Yvonne Ilg

»Schizophrenie« in der Alltagssprache

Reihe Germanistische Linguistik

Herausgegeben von
Noah Bubenhofer und Britt-Marie Schuster

328

Yvonne Ilg

»Schizophrenie« in der Alltagssprache

Eine linguistische Begriffsgeschichte 1908–2009

DE GRUYTER

Reihe Germanistische Linguistik
Begründet von Helmut Henne, Horst Sitta und Herbert Ernst Wiegand

Gefördert durch Beiträge aus dem Forschungskredit der Universität Zürich (Verfügung Nr. FK-15-067), der Janggen-Pöhn-Stiftung (St. Gallen) und der FAZIT-Stiftung (Frankfurt am Main).

Publiziert mit Unterstützung des Schweizerischen Nationalfonds zur Förderung der wissenschaftlichen Forschung.

Schweizerischer Nationalfonds

ISBN 978-3-11-079441-0
e-ISBN (PDF) 978-3-11-079447-2
e-ISBN (EPUB) 978-3-11-079453-3
ISSN 0344-6778
DOI https://doi.org/10.1515/9783110794472

Library of Congress Control Number: 2024944919

Bibliografische Information der Deutschen Nationalbibliothek
Die Deutsche Nationalbibliothek verzeichnet diese Publikation in der Deutschen Nationalbibliografie; detaillierte bibliografische Daten sind im Internet über http://dnb.dnb.de abrufbar.

Satz: Integra Software Services Pvt. Ltd.
Druck und Bindung: CPI books GmbH, Leck

www.degruyter.com
Fragen zur allgemeinen Produktsicherheit:
productsafety@degruyterbrill.com

MIX
Papier | Fördert gute Waldnutzung
FSC® C083411

Meinen Eltern

„Jedes Wort führt die Geschichte der Kontexte und Texte, innerhalb derer es bisher verwendet wurde, immer mit sich.“
(Andreas Blank 2001, 139)

Inhalt

Dank

Auf dem Weg dieser Arbeit haben mich zahlreiche Menschen begleitet und unterstützt. Ihnen möchte ich an dieser Stelle herzlich danken.

Allen voran gilt mein Dank meinen beiden Doktormüttern Angelika Linke und Britt-Marie Schuster. Mit ihren stets offenen Ohren für meine Fragen, ihrem ehrlichen Interesse und ihrer Begeisterung für den Inhalt dieser Studie waren sie stets zentrale Ankerpunkte meiner Arbeit. Ihr Verständnis auch für die lebensweltlichen Umstände einer solchen Unternehmung und die mir von ihnen gewährte Freiheit haben mir das Doktorandinnen-Dasein wesentlich erleichtert.

Darüber hinaus haben mir zahlreiche Fachkolleginnen und Fachkollegen unterschiedlicher Seniorität mit Rat und Tat, als Diskussionspartnerinnen, Auskunftspersonen und manchmal auch als Blitzableiter zur Seite gestanden. Namentlich danken möchte ich Anke Maatz, Marina Lienhard, Veronika Rall, Daniel Knuchel, Noah Bubenhofer, Paul Hoff, Jakob Tanner, Marina Iakushevich, Theresa Schnedermann, Juliane Schröter, Larissa Schüller, Ekkehard Felder, dem Graduiertenkolleg Geschichte des Wissens und dem DFG-Netzwerk >Linguistik und Medizin<. Ebenso haben mir die angenehmen Bedingungen am Deutschen Seminar der Universität Zürich die Arbeit sehr erleichtert.

Noah Bubenhofer und Britt-Marie Schuster danke ich für die Aufnahme in die Reihe Germanistische Linguistik, den beiden anonymen Gutachterinnen bzw. Gutachtern für ihre hilfreichen Kommentare und Eti Antonova Baumann sowie Albina Töws für die angenehme Betreuung bei De Gruyter. Das umsichtige und sorgfältige Korrektorat verdanke ich Gesa Steinbrink.

Ganz besonders dankbar bin ich meiner Familie. Meinen Eltern dafür, dass sie mich in all meinem Tun stets bedingungslos unterstützt haben und unterstützen. Es ist die Grundlage, auf der alles erst gedeihen kann. Ich danke es ihnen von ganzem Herzen und widme ihnen deshalb dieses Buch. Auch auf die vielfältige Unterstützung meiner Schwiegereltern durfte ich stets zählen. Dafür bin ich ihnen sehr dankbar. Meinen beiden kleinen Kindern danke ich dafür, dass sie meine Perspektive auf das Leben stets aufs Neue erweitern und immer wieder neu justieren. Mögen sie ihre Heiterkeit und Unbekümmertheit so lange wie möglich behalten! Mein grösster Dank gilt schliesslich Emanuel Ruoss – für alles Zuhören, Fragen, Diskutieren, Lesen, Korrigieren; für das gemeinsame Durchhalten und seine Geduld mit mir und mit diesem Buch. Dass er sein Leben mit mir teilt, ist mein grosses Glück.

https://doi.org/10.1515/9783110794472-203

Dank

Zu diesem Buch als interdisziplinäre Unternehmung

Ich hatte das Glück, diese Arbeit in einem interdisziplinären Umfeld zu schreiben. Ihren Rahmen bildet das SNF-Projekt *„Schizophrenie": Rezeption, Bedeutungswandel und Kritik eines Begriffes im 20. Jahrhundert* der Universität und Psychiatrischen Universitätsklinik Zürich, in dem Wissenschaftlerinnen und Wissenschaftler aus der Psychiatrie, Geschichts-, Film- und Sprachwissenschaft gemeinsam zum Schizophreniebegriff geforscht haben. Der stete Austausch im Projekt, die gemeinsame Arbeit an Vorträgen, Publikationen und Tagungskonzeptionen eröffnete einen Diskussions- und Denkraum, der für das linguistische Arbeiten Bereicherung und Herausforderung zugleich war. Es zeigten sich Verbindungslinien und Überschneidungen zwischen den einzelnen Disziplinen und zugleich wurden blinde Flecken der eigenen Perspektive deutlich sichtbar. Der Austausch im interdisziplinären Graduiertenkolleg des Zentrums Geschichte des Wissens der Universität und ETH Zürich und der Graduiertenplattform des Forschungsnetzwerks Sprache und Wissen haben den vielfältigen Diskussionsrahmen zusätzlich erweitert.

Dieser heterogene Forschungsraum hat zur Überzeugung geführt, dass der Dialog über die Disziplinengrenzen hinaus gerade auch für die Linguistik ein angestrebtes Ziel sein muss und ein erfüllbares sein kann. In der hier verhandelten Thematik, in der Frage nach der alltagssprachlichen (und damit: gesellschaftlichen) Aneignung und Umformung eines psychiatrisch-fachlichen Krankheitsbegriffs, werden Aspekte etwa der Wissen(schaft)sgeschichte, aber auch der aktuellen Psychiatrie relevant, die weit über die Sprachwissenschaft hinausweisen. Hier kann der interdisziplinäre Dialog der Linguistik einen wertvollen Input geben. Zugleich kann die Sprachwissenschaft zu Fragen beitragen, die auch die aktuelle Psychiatrie umtreiben oder für historische Analysen Relevanz besitzen. Die vorliegende Studie ist ein Versuch, auf beides hinzuweisen und einzugehen: den möglichen Beitrag der Sprachwissenschaft für die hier angesprochenen Fragen aufzuzeigen und zugleich über den eigenen linguistischen Tellerrand hinauszublicken und Anregungen von ausserhalb aufzunehmen. Für dieses Buch wünsche ich mir entsprechend ein inter- und multidisziplinäres Publikum und habe versucht, es auch für Nicht-Sprachwissenschaftlerinnen und Nicht-Sprachwissenschaftler zugänglich zu schreiben.

https://doi.org/10.1515/9783110794472-204

I Einleitung

„Seither aber hat das Wort Schizophrenie [...] sozusagen Familie bekommen. Auch im Tagesschrifttum schwirrt es heute von schizoiden und schizothymen Persönlichkeiten, von schizophrener Kunst. Und je häufiger man das dunkle Zauberwort verwendet, desto gefährlichere Scheinklarheit gewinnt es für die Menge, während der [...] Besonnene zunehmend beunruhigt wird durch den rauschhaften Kult, der da wieder einmal mit einem faszinierend klingenden [...] Wort getrieben wird."

Hans Prinzhorn (1925, 733)

1 Zu einer linguistischen Begriffsgeschichte von *Schizophrenie*

Diese Studie widmet sich dem psychiatrischen Begriff *Schizophrenie* in der deutschen Alltags- bzw. Gemeinsprache[1], seiner dortigen Entwicklung und Veränderung seit seiner Entstehung zu Beginn des 20. Jahrhunderts bis ins erste Jahrzehnt des 21. Jahrhunderts. Wenn dabei hier und im Folgenden von „der Schizophrenie" oder „Schizophrenie" die Rede ist, wird darunter in erster Linie ein historisch situiertes psychiatrisches Diagnosekonstrukt verstanden.[2] Darüber, ob es in der Welt eine wie auch immer geartete Krankheitsentität „Schizophrenie" gibt, d. h. über den ontologischen Status der Schizophrenie, kann und will diese Studie keine Aussage machen. Dass das Diagnosekonstrukt „Schizophrenie" unabhängig davon aussersprachliche Realitäten schafft, ist hingegen unbestritten und sehr wohl Gegenstand dieser Arbeit. Ebenso ist es unbestritten, dass es Menschen gab und gibt, deren Wahrnehmung von sich selbst und der Welt, deren Denken, Fühlen und Handeln sich – für sie selbst und für ihre Umwelt – in teilweise schmerzlicher Weise verändert haben und verändern. Wie dies medizinisch und sprachlich adäquat gefasst werden kann – und ob es überhaupt gefasst werden kann, ist bis heute Gegenstand der Debatte.

Zur Einleitung in die vorliegende Studie wird in Kapitel 1.1 der Versuch unternommen, Schizophrenie als Kategorie der psychiatrischen Nosologie zu charakterisieren, was diese bei ihrer Begründung 1908 umfasste und wie sie in der Psychiatrie heute verstanden wird. Zugleich sollen die mannigfaltigen Projektionsflächen beleuchtet werden, die der Schizophreniebegriff in seiner Geschichte bisher geboten hat, sollen die unterschiedlichen Facetten und Verwendungsweisen angesprochen werden, die die Ausdrücke *Schizophrenie*, *schizophren* und weitere Ableitungen des Fachterminus ausserhalb der Psychiatrie heute umfassen und die *Schizophrenie* für eine Begriffsgeschichte zu einem besonders interessanten Untersuchungsobjekt machen. Aufbauend auf dieser Einführung werden in Kapitel 1.2 anschliessend Fragestellung und Erkenntnisinteresse präzisiert. Kapitel 1.3 ist der fachlichen Verortung dieser Studie und ihrem Aufbau gewidmet.

1 Vgl. zur Problematik der Termini *Alltags-* und *Gemeinsprache* die Ausführungen in Kapitel 3.1.1.

2 Die folgende Einschätzung ist insbesondere angelehnt an Woods 2011, 6.

https://doi.org/10.1515/9783110794472-001

1.1 Schizophrenie als psychiatrisches Krankheitsbild – und darüber hinaus

Der Begriff *Schizophrenie* ist ein schillernder. In der Psychiatrie bezieht sich *Schizophrenie* nach wie vor auf eine der schwersten Formen psychischen Leidens und der tiefgreifendsten Veränderungen des psychischen Erlebens. Im Jahre 1908 vom Zürcher Psychiater Eugen Bleuler erstmals publiziert, ist der Schizophreniebegriff heute weltberühmt und mit ihm die damalige Wirkstätte Bleulers, das Burghölzli bzw. die Psychiatrische Universitätsklinik Zürich. Der Vorschlag des Zürcher Klinikdirektors war dabei keine völlig neue Konzeption, sondern eine Weiterentwicklung zum Konzept der Dementia praecox (zu übersetzen etwa mit ‚frühzeitige Verblödung') seines deutschen Fachkollegen Emil Kraepelin. In Bleulers heute berühmtem Handbuch *Dementia praecox oder Gruppe der Schizophrenien* von 1911 definierte dieser das Krankheitsbild wie folgt:

> „Mit dem Namen der Dementia praecox oder der Schizophrenie bezeichnen wir eine Psychosengruppe, die bald chronisch, bald in Schüben verläuft, in jedem Stadium Halt machen oder zurückgehen kann, aber wohl keine volle Restitutio ad integrum erlaubt. Sie wird charakterisiert durch eine spezifisch geartete, sonst nirgends vorkommende Alteration des Denkens und Fühlens und der Beziehungen zur Außenwelt." (Bleuler 1911b, 6)

Die spezifisch geartete „Alteration des Denkens und Fühlens und der Beziehung zur Außenwelt" (ebd.) war für Bleuler zugleich die Inspiration und Basis für den neuen Namen *Schizophrenie* (etwa zu übersetzen mit ‚Spaltung des Bewusstseins'):

> „Ich nenne die Dementia praecox S c h i z o p h r e n i e, weil, wie ich zu zeigen hoffe, die Spaltung der verschiedensten psychischen Funktionen eine ihrer wichtigsten Eigenschaften ist." (Bleuler 1911b, 5, Hervorhebung i. O.)

Die Spaltung der (gedanklichen) Assoziationen ist gemäss Bleuler denn auch das zentrale Symptom der Schizophrenie (vgl. Bleuler 1911b, 10).[3] Daraus erst resultieren seiner Ansicht nach weitere Symptome wie Störungen der Affekte, Ambivalenz,[4] Autismus und auch Halluzinationen und Wahnideen (vgl. ebd., 9–186, 284–371).

---

3 Bleuler (1911b, 10) erläutert dazu: „Die Assoziationen verlieren ihren Zusammenhang. Von den tausend Fäden, die unsere Gedanken leiten, unterbricht die Krankheit in unregelmäßiger Weise da und dort bald einzelne, bald mehrere, bald einen großen Teil. Dadurch wird das Denkresultat ungewöhnlich und oft logisch falsch."

4 Unter *Ambivalenz* – einem ebenfalls von Bleuler geprägten Begriff – versteht die Psychiatrie das „[g]leichzeitige[ ] Bestehen gegensätzlicher Gefühle und Strebungen" (Pschyrembel Online, Ambivalenz; vgl. Bleuler 1911a; Scharfetter 2001a, 32).

Bis heute ist der Bleuler'sche Diagnoseterminus Teil der psychiatrischen Theorie und Praxis geblieben. In der aktuell (noch) verwendeten zehnten Revision der *International Classification of Diseases (ICD),*[5] des Diagnosemanuals der Weltgesundheitsorganisation (WHO), ist in Abschnitt F20 unter *Schizophrenie* zu lesen:

> „Die schizophrenen Störungen sind im Allgemeinen durch grundlegende und charakteristische Störungen von Denken und Wahrnehmung sowie inadäquate oder verflachte Affekte gekennzeichnet. [...] Die wichtigsten psychopathologischen Phänomene sind Gedankenlautwerden, Gedankeneingebung oder Gedankenentzug, Gedankenausbreitung, Wahnwahrnehmung, Kontrollwahn, Beeinflussungswahn oder das Gefühl des Gemachten, Stimmen, die in der dritten Person den Patienten kommentieren oder über ihn sprechen, Denkstörungen und Negativsymptome."[6] (ICD-10, F20)

Zwischen den beiden zitierten Publikationen, zwischen Bleulers Handbuch und der *ICD-10,* liegen über hundert Jahre und eine von Beginn an wechselvolle Geschichte. Wenn auch der gleichbleibende Name *Schizophrenie* Kontinuität suggeriert, so waren die damit verbundenen fachwissenschaftlichen Konzeptualisierungen bereits zu Bleulers Zeit vielfältig und sie haben sich im Laufe des Jahrhunderts mehrfach gewandelt. Der Psychiatriehistoriker Sander L. Gilman fasst die Geschichte des psychiatrischen Krankheitskonzepts – eher pessimistisch – so zusammen:

> „[...] [W]hen we look at the various descriptions and theories of schizophrenia [...] there is a dialectic at work in the construction of the disease concept. Theories react to other theories and to the position of various models in the culture of a specific place and time. No composite theory of schizophrenia can be proposed and perhaps none will ever be generated [...]." (Gilman 2008, 478)

Bereits zu Beginn war dabei der grundsätzliche Status der Schizophrenie – und davor jener der Dementia praecox – im Fach umstritten. Um die Wende zum 20. Jahrhundert war zum Kraepelin'schen Vorschlag eine weitreichende Debatte über die sogenannte „Dementia-praecox-Frage" entbrannt (vgl. Bernet 2013, 9–11,

---

5 Die elfte Revision der *ICD* wurde von der WHO am 18. Juni 2018 in Genf veröffentlicht (vgl. WHO 2018) und ist auf den 1. Januar 2022 offiziell in Kraft getreten. In der klinischen Anwendung wird jedoch (im Rahmen einer Übergangszeit) aktuell noch nach der *ICD-10* gearbeitet (vgl. Ebner et al. 2023; https://www.bfarm.de/DE/Kodiersysteme/Klassifikationen/ICD/ICD-11/_node.html, letzter Zugriff 12.07.2024).

6 *Gedankenausbreitung* bedeutet hier „die Überzeugung, dass Andere die eigenen Gedanken denken oder diese kennen" (Pschyrembel Online, Gedankenübertragung). Mit *Gefühl des Gemachten* beschreibt die Psychiatrie die „sichere[ ] Empfindung der betroffenen Person, dass Wollen, Denken und/oder Handeln von außen erzeugt bzw. manipuliert werden" (Pschyrembel Online, Gefühl des Gemachten). Und unter *Negativsymptom* fasst die Psychiatrie verschiedene Formen der Minderung früher vorhandener psychischer Fähigkeiten. Dazu gehören etwa Interessensverlust, Verflachung der Affekte und Antriebsarmut (vgl. Pschyrembel Online, Negativsymptomatik).

82–89). Eine psychiatrische Fachdebatte, die sich von der Frage nach Form und Definition eines einzelnen Krankheitsbildes zu einer grundsätzlichen Diskussion über das Wesen von Geisteskrankheiten ausgeweitet hatte, ja, „zu einem Schibboleth [wurde], zu dem jeder Fachmann, der etwas auf sich hielt, Stellung beziehen musste“ (ebd., 10; vgl. Stransky 1909, 1). Bereits von Anfang an bildete so die Schizophrenie im Fach eine schillernde Projektionsfläche. Die „Königin der Psychosen“ (Birnbaum 1935, 12) wurde als *pars pro toto* der Psychiatrie, ja als *pars pro toto* des Wahnsinns schlechthin betrachtet (vgl. Maatz/Hoff 2017). Bereits 1932 resümierte der Heidelberger Psychiater Hans W. Gruhle:

> „Die *Geschichte* der Schizophrenie ist eigentlich die Geschichte der Psychosen überhaupt, denn aus dem Ganzen, was im Beginn der psychiatrischen Wissenschaft als Geisteskrankheit, Seelenkrankheit, Wahnsinn, psychische Krankheiten, Irresein, Seelenstörung, – insanity, mental derangement, madness, derangement of mind, alienation, – maladie mentale, folie, alienation mentale, phrénopathie, vésanie, – pazzia benannt wurde, sonderten sich die exogenen [= organisch bedingten, Y. I.] Psychosen immer mehr ab, und als eigentlicher Kern des Irreseins blieb die Schizophrenie übrig.“ (Gruhle 1932, 1, Hervorhebung i. O.)

Auch in der sogenannten Antipsychiatrie-Bewegung der 1960er- und 1970er-Jahre symbolisierte *Schizophrenie* weit mehr als eine psychische Krankheit (vgl. u. a. Schmitt 2018, 313–356; Woods 2011, 125–182; Majerus 2008, 345–355; Maatz/Hoff 2017, 79–81). Das Diagnosekonstrukt und der Umgang der Psychiatrie mit den von der Diagnose *Schizophrenie* Betroffenen wurde zu einem Sinnbild stilisiert für alles, was in der Institution laut ihren Kritikerinnen und Kritikern falsch lief. *Schizophrenie. Das heilige Symbol der Psychiatrie* lautete der deutsche Titel eines aufsehenerregenden Buches von Thomas Szasz (engl. 1976; dt. 1979), einem der profiliertesten amerikanischen Psychiatriekritiker. „Schizophrenie“, so schrieb er darin, sei „*nur* ein Wort“ (Szasz 1979, 55, Hervorhebung i. O.) und Bleulers Vorschlag lediglich „eine neue Rechtfertigung [...], um den Psychiater als Arzt, den Schizophrenen als Patienten und das Gefängnis, in welches der erstere den letzteren sperrt, als Krankenhaus zu betrachten“ (ebd., 23).

Auch aktuell ist das Diagnosekonstrukt umstritten. So diskutierte die internationale Fachgemeinschaft im Rahmen der jüngsten Revisionen ihrer wichtigsten Manuale, der bereits zitierten *ICD* der WHO und des *Diagnostic and Statistical Manual of Mental Disorders (DSM)* der American Psychiatric Association (APA) über dessen Abschaffung (vgl. Kapitel 2.1) und führt die Debatte bis in die Gegenwart weiter (vgl. u. a. die Übersicht bei Tandon et al. 2022a und 2022b). „Eliminate schizophrenia“ titelte etwa jüngst ein Beitrag in der Fachzeitschrift *Schizophrenia Research*, in dem zu lesen war: „[S]chizophrenia [...] is not useful as a diagnostic term, a disease concept, or a construct for scientific research“ (Zick et al. 2022, Abstract). Die Kritik steht dabei auch hier in Zusammenhang mit weitaus grundsätzlicheren Fachdebatten, u. a. zum generellen Nutzen – respektive Schaden – von psychiatrischen Diagnoselabels überhaupt.

Die Schizophrenie wurde darüber hinaus auch auf vielfältige Weise ausserhalb der Institution Psychiatrie zum Thema. *Schizophrenie* wurde zugleich zu einem einflussreichen Begriff in Kunst, Kultur, gesellschaftlichen und geisteswissenschaftlichen Diskursen. Schon früh geriet die Kunst von Menschen mit der Diagnose Schizophrenie in den Fokus der öffentlichen Aufmerksamkeit und die psychiatrische Kategorie wurde zur posthumen Deutung der Leben und Werke berühmter Künstler wie Hölderlin und van Gogh herangezogen. „Schizophrenie", so die Kunsthistorikerin Bettina Gockel (2010, 13) war „*die* Künstlerkrankheit der 1920er Jahre schlechthin" (Hervorhebung i. O.). Umgekehrt wurde das Krankheitsbild auch Thema in literarischen und filmischen Werken, der „Schizophrenie-Roman" ab den 1970er-Jahren zu einem „neue[n] Genre" (Wübben 2015, 3). In diesen künstlerischen Werken, aber auch in antipsychiatrischen und kulturtheoretischen Texten (etwa von Deleuze und Guattari (frz. 1972; dt. 1974), Laing (engl. 1960; dt. 1972) und Foucault (frz. 1961; dt. 1973)) wurde das psychiatrische Krankheitsbild zugleich zur fundamentalen Gesellschafts- und Kapitalismuskritik herangezogen, wurde die Schizophrenie als Produkt zeitgenössischer Gesellschaften und damit zugleich als Beleg für die schädliche Auswirkung kapitalistischer Systeme bzw. den desolaten Zustand der sozialen Gemeinschaft bewertet (vgl. u. a. Schmitt 2018, 313–402; Woods 2011, 125–182; Fischer 2005b, 687–689).

Parallel zu diesen psychiatrischen und ausserpsychiatrischen Entwicklungen bzw. – so die zentrale These dieser Studie – in enger Verknüpfung mit ihnen ist der Fachbegriff *Schizophrenie* (für den sich Eugen Bleuler 1908 explizit auch wegen seiner sprachlichen „Handlichkeit" entschied, vgl. Bleuler 1911b, 4) in unsere Alltagssprache übernommen und für neue kommunikative Zwecke adaptiert worden. *Schizophren* war nun auch ein Adjektiv zur negativen Bewertung des politischen Gegners, *Schizo* ein jugendsprachliches Schimpfwort geworden. Die alltagssprachliche Verwendung hat dabei zu einer Ausweitung von Gebrauch und Bedeutung geführt, deren systematischer Charakter auf eine spezifische, auch bei anderen (psychiatrischen) Fachtermini beobachtbare Praktik der Kommunikationsgemeinschaft verweist, die den Fachbegriff für Zwecke jenseits medizinisch-psychiatrischer Kontexte anverwandelt.

Was der Heidelberger Psychiater und Kunsthistoriker Hans Prinzhorn bereits 1925 (beunruhigt) als Tendenz wahrnahm (vgl. das Eingangszitat), hat bis ins 21. Jahrhundert hinein nichts an seiner gesellschaftlich-kommunikativen Relevanz verloren. So diagnostizierte etwa Papst Franziskus in seiner Weihnachtsansprache 2014 eine „schizophrenia esistenziale" (Franziskus 2014, 3) in der Kurie, der Medienwissenschaftler Stefan Rieger erklärt in seinem Buch *Multitasking* den „polypersonalen Schizo“ (Rieger 2012, 18) zur Leitfigur der gegenwärtigen Ökonomie-Gesellschaft (vgl. ebd.) und der Genfer Historiker François Walter nennt das Verhältnis von Öffnung und Abschottung in der Schweizer Politik eine „schizophrénie helvétique“ (Walter 2010, 97). Dass alle drei Zitierten es mit diesen Verwendungen von *Schizophrenie* in die Schlagzeilen grosser deutschsprachiger Zeitungen und Magazine schafften,[7] zeigt, welch brisantes kommunikatives Potenzial dem Begriff auch im 21. Jahrhundert innewohnt.

Diese alltags- bzw. gemeinsprachlichen Veränderungen von *Schizophrenie* und den zugehörigen Ableitungen wie *schizophren*, *schizoid* oder *Schizo* wirken dabei wiederum auf die Psychiatrie und die von der Diagnose Schizophrenie Betroffenen zurück. Mit Bezug auf die kritischen Schriften Susan Sontags wird *Schizophrenie* in Fachpublikationen bereits mit Sorge als „the new illness as metaphor“ (Chopra/Doody 2007, 425) gesehen (vgl. auch Finzen 1996; Finzen/Hoffmann-Richter 1999). Patientenorganisationen warnen davor, den Schizophreniebegriff metaphorisch zu verwenden, da so die Stigmatisierung befördert werde (vgl. z. B. Schmutz 2012, 10), und die psychiatrische Fachgemeinschaft diskutiert wegen dessen stigmatisierender Wirkung die Abschaffung bzw. Ersetzung des Namens *Schizophrenie*, was in einigen Ländern bereits offiziell umgesetzt worden ist (vgl. Sartorius et al. 2014).

1.2 Erkenntnisinteresse der Studie

Vor diesem Hintergrund fragt die vorliegende Studie nach der Entwicklung des psychiatrischen Fachbegriffs *Schizophrenie* in der deutschen Alltags- bzw. Gemeinsprache seit seiner Entstehung zu Beginn des 20. Jahrhunderts bis in die 2000er-Jahre. Sie fragt nach der Zirkulation eines wissenschaftlichen Begriffs in öffentlichen Medien und Diskursen, nach der Entwicklung des psychiatrischen Fachterminus *Schizophrenie* von der Bezeichnung eines Krankheitsbildes in der institutionellen professionellen Kommunikation zwischen Ärztinnen, Patienten und Behörden zu einer (Leit-)Metapher gesellschaftskritischer Debatten und zum stigmatisierenden Schimpfwort; und sie fragt nach damit verbundenen Interpretationen von gesellschaftlichen Verhältnissen als krankhaften Zuständen, aber auch nach den zugehörigen „semantischen Kämpfen“ (Felder 2006a) zwischen Psychiaterinnen, Patienten, Journalistinnen und Alltagssprechern um Gebrauch und Deutungshoheit des nach

7 Vgl. u. a. die *Neue Zürcher Zeitung* zu Walter: „Helvetische Schizophrenie“ (Hafner 2011, 13), der *Tages-Anzeiger* zu Rieger: „Selbstoptimierung bis zur Schizophrenie“ (Meyer-Marsilius 2012) und *Focus online*: „Papst: Kurie leidet an ‚existenzieller Schizophrenie‘“ (fas/AFP 2014).

wie vor im klinischen Einsatz stehenden Diagnoseterminus. Ziel ist es, die rund hundertjährige Karriere des gesamten terminologischen Feldes in der deutschen Gemeinsprache zu untersuchen: Wie ist die Interdiskursivierung (Link 1999) von *Schizophrenie* vonstattengegangen? Was sind relevante Kontexte, typische Ausdrucks- und sprachliche Handlungsmuster, wie haben sich diese über die Zeit verändert und welche soziokulturellen Interpretationen lassen sich daraus ableiten? Der Fokus der Analyse liegt dabei auf dem medial-öffentlichen Gebrauch des Begriffsfeldes seit seiner Entstehung von 1908 bis 2009 im deutschsprachigen Raum.

1.3 Fachliche Verortung und Aufbau der Studie

Die vorliegende Studie interessiert sich demnach für Sprache und Kommunikation, eingebettet in unterschiedliche soziokulturelle, historische Kontexte. Insofern ist sie eine linguistische Arbeit, der kulturanalytisch orientierten Sprachgeschichte, der Historischen Semantik und Diskurslinguistik zuzuordnen. Methodisch werden in der Studie quantitativ-korpuslinguistische mit qualitativen Verfahren kombiniert. Die Studie interessiert sich aber auch für wissenschaftliche Begriffe und an sie geknüpfte Wissensbestände, für die soziohistorische Relevanz psychiatrischen Wissens, dessen Zirkulation und Veränderung über die Zeit, dabei relevante Akteure und gesellschaftliche Umstände. Insofern geht sie über die Sprachwissenschaft im engeren Sinn hinaus; sie interessiert sich für wissenshistorische und begriffsgeschichtliche Fragestellungen zum 20. und beginnenden 21. Jahrhundert und streift zugleich Fragen, die auch für die aktuelle psychiatrisch-medizinische Praxis Relevanz besitzen. Insofern ist die Studie auch interdisziplinär, in der aktuellen Forschungslandschaft dem Feld der kritischen Medical Humanities (vgl. z. B. Viney et al. 2015; Greaves/Evans 2000) zuordenbar.

Die Arbeit ist in vier Teile gegliedert. Im *ersten, einleitenden Teil* wird nach Fragestellung und Erkenntnisinteresse in Kapitel 2 der interdisziplinäre Forschungshorizont dargelegt. Darauf folgt im *zweiten Teil* die Diskussion der theoretisch-methodischen Referenzfelder einer linguistischen Begriffsgeschichte (Kapitel 3 bis 5). Hierbei stehen neben zentralen sprachwissenschaftlichen Forschungsfeldern wie der Fachsprachenlinguistik, der Transferwissenschaft, der Historischen Semantik, Diskurs- und Korpuslinguistik auch die primär historiographischen Richtungen der Begriffs- und Wissensgeschichte im Fokus. Am Schluss des zweiten Teils wird in Kapitel 6 die Datengrundlage der Studie vorgestellt.

Der dritte Teil bildet den Hauptteil der Studie und besteht aus den empirischen Analysen. Diese sind in insgesamt vier Kapitel untergliedert: Das erste (Kapitel 7) ist der Positionierung von *Schizophrenie* im psychiatrischen Fachdiskurs gewidmet und geht der Frage nach, wie sich die Einführung der neuen psychiatrischen Diagnosekategorie und des fachlichen Terminus in den Fachdiskurs gestaltet haben. Basierend auf dieser Grundlage stehen in Kapitel 8 die ersten Belege von *Schizophrenie*, *schizophren* und weiteren Ableitungen im ausserpsychiatrischen Kontext im Zentrum, und es werden die Anfänge des Schizophreniebegriffs im öffentlichen Diskurs in der ersten Hälfte des 20. Jahrhunderts nachgezeichnet. Auch aufgrund der Quellenlage erfolgt die Analyse für diesen Zeitraum mehrheitlich qualitativ. Quantitative, auch auf Instrumente der Korpuslinguistik und statistische Verfahren zurückgreifende Analysen stehen im Zentrum von Kapitel 9. Anhand von Untersuchungen zu Gebrauchsfrequenz, Wortbildungsaktivitäten und Kollokationen werden die Steigerung der Präsenz und die Ausdifferenzierung der Verwendungsweisen von *Schizophrenie* im öffentlichen Diskurs von 1950 bis 2009 skizziert. Kapitel 9 bildet damit die Grundlage für die ausgewählten Mikrostudien in Kapitel 10, anhand derer die Entwicklung der übertragenen Verwendung von *Schizophrenie* im öffentlichen Diskurs detaillierter nachgezeichnet wird.

Die Arbeit endet im *vierten Teil* mit einer Zusammenfassung der wichtigsten Ergebnisse und einem Fazit aus theoretisch-methodischer Sicht (Kapitel 11 und 12). Zudem wird ein Ausblick eröffnet auf aktuellste Entwicklungen und mögliche Schlüsse der Studie für derzeit drängende Fragen der Psychiatrie (Kapitel 13).

2 Interdisziplinärer Forschungshorizont

Die Entwicklung des Schizophreniebegriffs in der deutschen Alltags- bzw. Gemeinsprache ist in ihrer kommunikativen und gesellschaftlichen Relevanz für das 20. und 21. Jahrhundert erst bruchstückhaft untersucht. Insbesondere die Sprachwissenschaft hat bisher verhältnismässig wenig Interesse an psychiatrischen Begriffen, ja an der psychiatrischen Fachsprache und ihren diskursiven Kontexten insgesamt gezeigt (vgl. Kapitel 2.2 zu Ausnahmen in der jüngsten Forschung). In anderen Disziplinen haben der Schizophreniebegriff wie auch andere psychiatrische Begriffe mit ihren soziokulturellen und historischen Kontexten hingegen viel Aufmerksamkeit erfahren und zu zahlreichen Arbeiten geführt, die auch für die vorliegende Studie wichtig sind. Die relevante Literatur gestaltet sich dem interdisziplinären Interesse gemäss sehr heterogen. Zur Übersicht ist sie nachfolgend (und soweit möglich) nach fachlicher Verortung und Forschungsinteresse gruppiert. Einen Anspruch auf Vollständigkeit zu erheben, wäre angesichts der Fülle an Forschungsarbeiten jedoch vermessen.

2.1 Psychiatrische und psychologische Beiträge zu sprachlichen Fragen

Die bislang einzigen Studien, die sich explizit mit dem alltags- bzw. gemeinsprachlichen Gebrauch von *Schizophrenie* auseinandersetzen, stammen fast ausschliesslich aus der Psychiatrie und dem psychiatrienahen Forschungsumfeld (vgl. als Ausnahme die Arbeit der Literaturwissenschaftlerin Constanze Fiebach 2010). Im Rahmen einer verstärkten Sensibilisierung für die Problematik der Stigmatisierung von Menschen mit der Diagnose Schizophrenie[1] bzw. einer entsprechend negativen Wir-

1 Die psychiatrische Forschung zur Stigmatisierung von Menschen mit der Diagnose Schizophrenie, zu entsprechenden allgemein verbreiteten Vorstellungen sowie zu Gegenmassnahmen ist auch aufgrund der Schwere des Problems für die Betroffenen umfangreich und hinsichtlich der Vorgehensweisen (und entsprechend: des tatsächlich Untersuchten) sehr heterogen. An dieser Stelle kann lediglich auf einzelne Beispiele verwiesen werden: Für den deutschen Sprachraum z. B. auf Angermeyer/Matschinger (2003), die Interviews mit Nicht-Betroffenen zu Fallvignetten durchführen, d. h. zu einzelnen Fallgeschichten ohne Nennung der zugehörigen Diagnose (!); auf Mnich et al. (2015), die eine Aufklärungskampagne evaluieren, und auf die kontrastive Studie zu Deutschland und Tunesien von Angermeyer et al. (2016), die alle ebenfalls mit Vignetten arbeiten; vgl. zudem die Arbeit von Angermeyer et al. (2004), die u. a. auf Interviews mit Patientinnen und Patienten basiert. Zu anderen Sprachräumen vgl. z. B. die Metastudien von Read et al. (2006) und Corrigan (2012); für eine Übersicht über aktuelle Perspektiven und Programme im gesamten Bereich der Stigmaforschung zu psychischen Krankheiten vgl. Gaebel et al. (2017).

https://doi.org/10.1515/9783110794472-002

kung des Diagnoselabels sowie der Frage nach einem diesbezüglichen Zusammenhang mit der medialen Berichterstattung sind dort insbesondere seit den 1990er-Jahren zahlreiche Analysen entstanden, die das Vorkommen sowie unterschiedliche Lesarten und Kontexte der Ausdrücke *Schizophrenie* und *schizophren* in massenmedialen Publikationen (meist in Zeitungen) untersuchen. Für den deutschsprachigen Raum besonders hervorzuheben ist das Basler Forschungsprojekt *Die Psychiatrie, die Medien und die öffentliche Meinung: eine Analyse ausgewählter deutschsprachiger Printmedien* (vgl. Hoffmann-Richter 2001), aus dem auch mehrere Studien zum Gebrauch von *Schizophrenie* und *schizophren* in deutschsprachigen Printmedien für den Zeitraum von 1994 bis 1996 hervorgegangen sind.[2] Die ausführlichste Analyse findet sich in der qualitativ und quantitativ angelegten Arbeit *Psychiatrie in der Zeitung* von Ulrike Hoffmann-Richter (2000, 134–219). Eine aktuellere Untersuchung zum deutschen Sprachraum findet sich bei Schlier/Lincoln (2014). Daneben existieren zahlreiche ähnliche Studien zu *Schizophrenie* bzw. zu entsprechenden Übersetzungen[3] in diversen anderen sprachlichen bzw. politischen Räumen.[4] Allen Studien ist gemein, dass sie sich auf grobe semantische und thematische Aspekte sowie eine meist synchrone Perspektive beschränken.[5] Andere sprachliche Ebenen, etwa die

---

2 Vgl. Hoffmann-Richter et al. 1998a; 1998b; 2003; Finzen/Hoffmann-Richter 1999; Hoffmann-Richter 2000, 134–219; Finzen et al. 2001 sowie die medizinischen Dissertationen Hinselmann 1996; Crain 2000; Forrer 2000; Benz 2001; Jakobitsch-Schischma 2001; Walther Kuenzi 2001.

3 Zum Diagnosenamen *Schizophrenie* sind u. a. in vielen europäischen Sprachen lautlich und graphematisch ähnliche Lehnwörter in Gebrauch: z. B. frz. *schizophrénie*, engl. *schizophrenia*, ital. *schizofrenia*, span. *esquizofrenia*, poln. *schizophrenia*, türk. *şizofreni*. Daneben existieren u. a. im asiatischen Raum auch verschiedene Lehnübersetzungen zur Bedeutung ‚gespaltener Geist/gespaltenes Bewusstein', so etwa japan. *seihin-bunretsu-byo*, *junghinbu-nyeolbyung* in Südkorea und *jiing-shen-fen-lie-zheng* im chinesischen Sprachraum. (Vgl. aber die Ausführungen zu bereits durchgeführten Umbenennungen im asiatischen Raum unten sowie in Kapitel 13).

4 Vgl. Wahl et al. 1995; Wahl 1996; Duckworth et al. 2003; Vahabzadeh et al. 2011 zu den USA; Chopra/Doody 2007a; 2007b; Clement/Foster 2008; Goulden et al. 2011; Maletta/Vass 2023 zu Grossbritannien; Cain et al. 2014 zu Australien; Thys et al. 2014; 2013 zum Flämischen; Magliano et al. 2011 zu Italien; Athanasopoulou/Välimäki 2014; Athanasopoulou/Sakellari 2016 zu Griechenland bzw. zum Griechischen; Dubugras et al. 2011a; 2011b zu Brasilien; Boke et al. 2007; Kara/Şenel Kara 2021 zur Türkei bzw. zum Türkischen sowie Park et al. 2012 zu Südkorea. Die genannten Studien untersuchen mehrheitlich Zeitungen jeweils jüngster Jahrgänge, Athanasopoulou/Välimäki (2014) untersuchen Zeitungs-Websites, Cain et al. (2014) gehen zusätzlich auf Online-Nachrichtenseiten ein und Park et al. (2012) beziehen TV-Nachrichten mit ein. Wahl et al. (1995) untersuchen populäre Zeitschriften für den Zeitraum von 1964 bis 1992 und Maletta/Vass (2023) vergleichen den Gebrauch der Termini *schizophrenia* und *psychosis* von 2000 bis 2019. Joseph et al. (2015), Athanasopoulou/Sakellari (2016) und Kara/Şenel Kara (2021) schliesslich untersuchen Twitter-Daten.

5 Vgl. als Ausnahme mit diachronem Fokus für das Deutsche Rottleb et al. (2007) zur Darstellung der Psychiatrie in ausgewählten Jahrgängen der *Leipziger Volkszeitung* zwischen 1897 und 2003.

Frage nach der morphologischen Varianz, nach der Verteilung von adjektivischer gegenüber substantivischer Gebrauchsform, nach syntagmatischen Verwendungsmustern oder auch nach spezifischen pragmatischen Aspekten, werden in den meisten Fällen ausser Acht gelassen. Die Studien stehen dabei alle in einem grösseren Forschungszusammenhang zur medialen Darstellung psychischer Krankheit. Das wirkmächtige Potenzial massenmedialer Publikationen bezüglich Wahrnehmung, Verständnis und auch Stigmatisierung psychischer Krankheiten und der von ihnen Betroffenen hat diese schon lange in den Fokus psychiatrischer und psychologischer Forschung gerückt (vgl. z. B. Hoffmann-Richter 2001, 100 f.).[6]

Neben diesen Arbeiten, die nach dem Gebrauch von *Schizophrenie* und *schizophren* in massenmedialen Publikationen fragen, existieren einige Studien, die, meist basierend auf Befragungen mittels Fragebögen, dem „weit verbreitete[n] [...] Irrtum [...], bei Schizophrenie liege eine gespaltene Persönlichkeit vor" (Borsche et al. 2007, 384), und dessen möglichen Ursachen nachgehen.[7] Wie auch die übertragene Verwendung von *Schizophrenie* in der Alltagssprache wird dieser „Irrtum" dabei in der Fachdebatte als mitverantwortlich für die stigmatisierende Wirkung des Diagnoselabels betrachtet (vgl. explizit: Schlier/Lincoln 2013). Und genauso wie die übertragene Verwendung von *Schizophrenie* ein in vielen Sprachen zu beobachtendes Phänomen ist, ist auch dieser „Irrtum" keineswegs auf das Deutsche beschränkt.[8]

Die Diskussion um eine stigmatisierende Wirkung des Diagnoselabels *Schizophrenie* hat im Fach auch zu einer Debatte bezüglich der eigenen klinischen wie wissenschaftlichen Sprachpraxis in der Psychiatrie geführt. Dazu existieren einer-

6 Schulze (2004, 854) verweist auf Nunnally (1961) als erste Studie zur Mediendarstellung psychisch Kranker. Vgl. zur jüngeren Forschung die zahlreichen Metastudien, die Analysen unterschiedlicher Medien und Formate (Zeitungen, TV-Nachrichten und Unterhaltungsprogramme, Filme) aus unterschiedlichen Sprachräumen und zu verschiedenen psychiatrischen Diagnosen miteinander vergleichen, u. a. Sieff 2003; Stout et al. 2004; Klin/Lemish 2008; Pirkis/Francis 2012. Vgl. zudem die Übersicht bei Loch/Rössler 2017 zur Rolle der Massenmedien in Stigmatisierungsprozessen. – Wenn Hoffmann-Richter (2000, 209) dabei über die übertragene Verwendung von *Schizophrenie* urteilt, der Terminus werde in den Zeitungstexten „*missbraucht*, um Aufmerksamkeit hervor zu rufen" (Hervorhebung Y. I.; ähnlich auch Finzen 1994, 47), wird deutlich, dass verschiedene dieser Arbeiten für die vorliegende Studie zugleich Quellen darstellen. Es sind immer auch metakommunikative Kommentare zum untersuchten terminologischen Feld und zu dessen Gebrauch in der Alltagssprache, wobei manche der Studien auch als Zeugnisse eines „semantischen Kampfes" im Sinne Felders (2006a; 2006b) um die Verwendung des psychiatrischen Fachvokabulars gelesen werden können.

7 Vgl. für den deutschsprachigen Kontext Holzinger et al. 1998; Bäuml 2007; Borsche et al. 2007; Schomerus et al. 2007; Schlier/Lincoln 2013; ferner auch Gaebel et al. 2002a, 668; 2002b, 282.

8 Vgl. z. B. McNally 2007 zum Englischen; Schomerus et al. 2007 kontrastiv zum Russischen und Deutschen.

seits Arbeiten, die der Frage nachgehen, mit welchen Lexemen von der Diagnose Betroffene bezeichnet werden sollen (und wollen).[9] Die entsprechende Debatte konzentriert sich mehrheitlich auf das Englische, das die psychiatrische Fachdebatte auch bezüglich solcher Fragen dominiert und auch für das Deutsche als Vorbild betrachtet wird. Andererseits ist, wie bereits in Kapitel 1.1 angetönt, in der Psychiatrie eine intensive Debatte darüber im Gange, ob der Begriff *Schizophrenie* gänzlich aufgegeben und die Diagnosekategorie ersetzt oder – wie in einigen asiatischen Ländern bereits geschehen[10] – das Krankheitsbild umbenannt werden soll. Die Gründe dafür liegen neben der dem Diagnosenamen zugesprochenen stigmatisierenden Wirkung teilweise auch an inhaltlich-medizinischer Kritik am Schizophreniekonzept insgesamt.[11] Die beiden Formen der Kritik, die inhaltliche Kritik am Diagnosekonstrukt und die sich lediglich – aufgrund der ihm zugesprochenen stigmatisierenden Wirkung – auf den Namen beschränkende Kritik, fliessen in der Debatte zur Umbenennung teilweise zusammen. Eine Übersicht zu konkreten Umbenennungsvorschlägen bieten Lasalvia et al. (2015) in ihrer Metastudie zu knapp fünfzig Essays, Kommentaren und (erst wenigen) empirischen Studien, mehrheitlich Umfragen aus unterschiedlichen Sprach- und Kulturräumen, die ab den 2000er-Jahren erschienen sind.[12] Dabei gehen sie auf die Situation im asiati-

---

9 Vgl. u. a. die Essays von Haghighat/Littlewood 1995; Sass 2007; Haghighat 2008; Essock/Rogers 2011; Fuller Torrey 2011 sowie die Studie von Penn/Nowlin-Drummond 2001. Vgl. auch den kurzen Abschnitt bei Helmchen (2013, 336) zum Deutschen.

10 Vgl. dazu u. a. Sartorius et al. 2014; Lasalvia et al. 2015, 276–281; ferner Maruta/Matsumoto 2017.

11 Einen Überblick über die Argumente der jüngeren Forschung gibt ein umfangreiches Sonderheft der Zeitschrift *Schizophrenia Research* mit dem Titel *Reinventing schizophrenia. Updating the construct* von Tandon et al. (2022b) mit über vierzig Beiträgen, vgl. dazu auch das zugehörige Editorial von Tandon et al. (2022b). Aus inhaltlich-medizinischer Sicht werden dabei u. a. die zu wenig klare Abgrenzung gegenüber anderen psychotischen Diagnosekategorien sowie die unvollständige Erfassung der diagnoserelevanten Symptome kritisiert. Erneut befeuert wurde die Debatte davor bereits durch die jüngsten Revisionen der zentralen Diagnosemanuale, des *DSM* (publiziert 2013) und der *ICD* (publiziert 2018), die jeweils als Gelegenheit zu grundsätzlichen Veränderungen der Klassifikationssysteme gelten.Vgl. ausführlich z. B. Lake 2012 (*Schizophrenia is a Misdiagnosis*) und aktueller Van Os 2016 (*„Schizophrenia“ does not exist*); Van Os et al. 2015; Kahn et al. 2015 sowie die von Lasalvia/Ruggeri 2019 eingeleitete Sammlung Maruta/Matsumoto 2019; Guloksuz/Van Os 2019; Gaebel/Kerst 2019. Damit in Zusammenhang stehen Beiträge zum generellen Nutzen (respektive Schaden) von Diagnoselabels in der Psychiatrie und Psychologie (vgl. z. B. Van Os 2010) bis hin zu Forderungen, Diagnose-Systeme wie die *ICD* und das *DSM* ganz abzuschaffen (z. B. bei Timimi 2013). Vgl. auch Pilgrim (2007), der die Grundsatzdebatte um Diagnosen in den Kontext früherer fachlicher Auseinandersetzungen stellt, sowie Pitt et al. (2009) und aktueller Roelandt et al. (2020), als Beispiele für Studien mit Fokus auf die bzw. unter Einbezug der Perspektive von Patientinnen und Patienten.

12 Vgl. als Umfragestudien zur Thematik Maruta et al. 2014; Seré 2016; Lasalvia et al. 2021; Mesholam-Gately et al. 2021; Aker/Kahve 2022; Landolt et al. 2024.

schen Raum ein und geben eine Übersicht über Vorschläge für neue Diagnosenamen aus Kanada, den USA und europäischen Ländern, die jeweils auch für die internationale Klassifikation zur Debatte stehen (vgl. dazu Kapitel 13 am Schluss dieser Studie).

2.2 Linguistische Beiträge zu medizinischer Sprache

Innerhalb der Linguistik existieren zur Thematik vor allem Arbeiten, die nach den Besonderheiten der Sprache von Menschen mit der Diagnose Schizophrenie fragen,[13] nicht jedoch nach den Bedingungen und Kontexten der Verwendung des Begriffs. Eine Ausnahme bildet die Studie von Britt-Marie Schuster (2010) zur Entstehung der psychiatrischen Fachsprache, die sich mit einem Kapitel der „Erfindung der Schizophrenie zu Beginn des 20. Jahrhunderts" widmet und dabei den Fokus insbesondere auf die fachsprachliche Verwendung des Begriffs im nationalsozialistischen Deutschland legt (vgl. Schuster 2010, 399–430). Explizit mit der alltagssprachlichen, übertragenen Verwendung von *Schizophrenie* im Deutschen befasst sich Constanze Fiebach (2010), die sich jedoch einzig auf Bedeutungsangaben in vereinzelten Wörterbüchern stützt und keine weitere empirische Untersuchung unternimmt (vgl. die Diskussion in Kapitel 10.4.3).

Daneben sind auch die weiteren Arbeiten von Schuster (1999; 2001; 2009) zur psychiatrischen Fachsprache relevant, die so insgesamt einen guten Einblick in deren Entstehung geben. Für die psychiatrische Fachsprache wichtige Bezugspunkte bilden zudem die medizinische Fachsprache, zu der Wiese (1998) eine Übersicht bietet, und die Terminologie der Psychoanalyse, auf die Pörksen (1986, 150–181) spezifisch eingeht. Daneben sind in jüngster Zeit einige synchron wie auch diachron ausgerichtete Studien mit diskurslinguistischem Fokus, teilweise unter Einbezug korpuslinguistischer Methoden, entstanden, die sich einzelnen Krankheitsbegriffen (*ADHS, Autismus-Spektrums-Störungen, Depression, Burnout, HIV/AIDS*) in fach- und gemeinsprachlichen Kontexten des Deutschen widmen.[14] Spezifisch mit metaphori-

13 Vgl. z. B. die Sammlung bei Schecker/Kindt (1998), für eine aktuellere Übersicht Titone (2010) sowie Hinzen (2017) als Beitrag zur Diskussion bezogen auf verschiedene psychische Krankheiten.

14 So die Arbeiten von Schnedermann zur öffentlich ausgetragenen Kontroverse um den Diagnosebegriff *ADHS* (Schnedermann 2016) und zu Definierungspraktiken zum Burnout-Phänomen (Schnedermann 2021), jene von Gredel (2016) zu fach- und gemeinsprachlichen „Metapherninventare[n] zu *Burn-out*" (ebd., 227) sowie die Arbeiten von Iakushevich (2013; 2017; 2018; 2021) zu *Depression* im öffentlichen und populärwissenschaftlichen Diskurs. Ferner ist auch die Studie von Knuchel (2019) zu *HIV/AIDS* von Interesse. Von Knuchel und Schenk sind zudem Dissertationspublikationen zu *HIV/AIDS* und *Autismus-Spektrums-Störungen* in Vorbereitung.

schen Verwendungsweisen von Krankheits- bzw. medizinischen Begriffen aus linguistischer Sicht befassen sich darüber hinaus die Arbeiten von Angelika Feine (2009) und Feine/Habermann (2005) ausgehend vom Konfix *-man-* bzw. von Wortbildungen mit der Konstituente *-manie* wie auch *-phobie*, die Arbeiten von Andreas Musolff (2003; 2005) zur argumentativen Funktion von Krankheitsmetaphorik im öffentlichen Diskurs sowie von Eva Gredel (2014) zu *Virus* als Bildspender und -empfänger. Kürzere Arbeiten existieren zudem aus der Historischen Semantik: So befassen sich Keller/Kirschbaum (2003, 53–57) mit dem Bedeutungswandel von *toll*, *verrückt*, *wahnsinnig* und *irre*; Kirschbaum (2002a, 212; 2002b, 152–157) nimmt zudem ihre Funktion als Intensivierer in den Blick.

Daneben interessieren linguistische Studien, die sich insgesamt mit dem Austausch zwischen Fach- und Alltagskommunikation befassen. Der Themenbereich Medizin/Gesundheit scheint sich dazu in den Augen vieler Linguistinnen und Linguisten als Forschungsfeld geradezu anzubieten: Die Medizin stehe „wie kein zweiter Bereich des Lebens im Spannungsfeld von fachwissenschaftlicher Spezialisierung und menschlicher Alltagserfahrung" (Riecke 2004, 2; vgl. auch Busch/Spranz-Fogasy 2015b, 335; Roelcke 2010, 39 f.) und die Medizinkommunikation sei eine „Experten-Laien-Kommunikation par excellence" (Busch 2015, 374). Zentrale Arbeiten stammen von Albert Busch, der sich eingehend mit der Kommunikation zwischen Expertinnen und Laien in der Medizin befasst (vgl. u. a. Busch 1994; 1999; 2005; 2015). Daneben sind auch Studien wie jene von Andrea Becker (2001) zu populärmedizinischen Vermittlungstexten oder (jedoch mit Hauptfokus auf dem Spanischen) Eva Martha Eckkrammer (2016) zu *Medizin für den Laien* relevant, indem sie ebenfalls explizit auf spezifische Formen des Vermittlungsdiskurses eingehen. Erstaunlicherweise werden jedoch psychiatrische bzw. psychopathologische Themenbereiche in entsprechenden Studien selten explizit in den Blick genommen, was bereits Wolfgang Steinig (1981, 422 f.) moniert hat. Zusammen mit Jakob (1998, 714 f.) gehört er zu den wenigen, die sich spezifisch dem Austausch zwischen psychiatrischer und psychologischer Fach- und Alltagssprache widmen.

Allgemeiner gefasst lässt sich die bisher genannte Literatur auch in ein heterogenes Forschungsfeld „Linguistik und Medizin" bzw. „Sprache in der Medizin" einordnen, das in Teilen – insbesondere mit konversationsanalytischer Ausrichtung – schon länger existiert und sich in der germanistischen Sprachwissenschaft als eigener Bereich formiert.[15] Im englischsprachigen Forschungsraum ist das stark interdisziplinär geprägte Gebiet „Health Communication" bzw. „Medicine and Language"

15 Vgl. hierzu Busch/Spranz-Fogasy 2015a; 2015b; Iakushevich et al. 2021a; 2021b sowie das DFG-Forschungsnetzwerk >Linguistik und Medizin< (vgl. Iakushevich et al. 2017; www.linguistik-medizin.net, letzter Zugriff 12.07.2024) und das Kompetenzzentrum Language&Medicine Zurich (www.language-and-medicine.uzh.ch, letzter Zugriff 12.07.2024) für den deutschen Sprachraum.

seit Längerem etabliert und insbesondere in der Angewandten Linguistik verankert.[16] Für die vorliegende Studie relevant sind vor allem Arbeiten, die sich (neben der erwähnten Thematik der Expertinnen-Laien-Kommunikation) mit medizinischen Themen in medialen Diskursen befassen (vgl. Harvey/Koteyko 2013, 121–142, zur Übersicht).

2.3 Geisteswissenschaftliche Beiträge zu Schizophrenie und Psychiatrie

Wichtige Referenzen und Anknüpfungspunkte für die vorliegende Studie sind des Weiteren Arbeiten mit geschichts-, literatur- und kulturwissenschaftlichem Hintergrund.

Aus wissenshistorischer und kulturanalytischer Perspektive gibt es verschieden Studien, die sich mit unterschiedlichen zeitlichen, räumlichen, aber auch inhaltlichen Fokussen mit dem psychiatrischen Krankheitsbild Schizophrenie beschäftigen. Sie alle sind für die vorliegende Untersuchung auch dahingehend interessant, als sie nicht nur die disziplinär-psychiatrischen, sondern auch relevante soziokulturelle Kontexte beleuchten. Brigitta Bernet (2013) befasst sich in ihrer wissenshistorischen Schizophreniestudie mit der *Entstehung und Entwicklung [des] [...] psychiatrischen Krankheitsbilds um 1900* und legt den Fokus primär auf den Zürcher und Schweizer Kontext (vgl. auch Bernet 2006). Daran anknüpfend existieren einige wenige Arbeiten, die die Einführung und diagnostische Nutzung des Schizophreniebegriffs an psychiatrischen Kliniken ausserhalb des Schweizer Kontexts untersuchen. So jene von Friedland/Herrn (2012) zur Berliner Charité und jene von Clauss/Bonah (2016) zur Universitätsklinik zu Strassburg. Johanna Weiler (2020) untersucht die Entwicklung der Krankheitsbilder Dementia praecox und Schizophrenie im psychiatrischen Lehrbuch um 1900. Bezogen auf spätere Zeiträume ist die Arbeit von Sandra Schmitt (2018) zu *Schizophrenie in Wissenschaft, Gesellschaft und Kultur nach 1945* in beiden Teilen Deutschlands hervorzuheben. Neben diesen auf den deutschen Sprachraum fokussierenden Arbeiten sind auch Studien zu anderen Sprach- und politischen Räumen von Interesse.[17] Zentral ist zudem die Arbeit von Angela Woods (2011), welche

16 Vgl. Harvey/Koteyko 2013; Hamilton/Chou 2014a; 2014b zur Übersicht.

17 Besonders hervorgehoben seien die Arbeiten von Noll (2011) zu Aufstieg und Fall von Dementia praecox in den USA und McNally (2016) zu Veränderungen des Schizophreniekonzepts von 1908 bis 1987 mit vornehmlichem Fokus auf englischsprachige Literatur; vgl. zur Rezeption im angelsächsischen Raum ferner auch Dalzell 2010. Vgl. allgemeiner auch Gilman 2008. Vgl. zudem Lienhard (2023) zum Zusammenhang von Familienkonzeptionen und Schizophrenie von 1948 bis 1980 im angelsächsischen Raum.

die Rolle des Krankheitsbildes in kulturtheoretischen Schriften ausleuchtet. Hinsichtlich der existierenden zahlreichen weiteren Arbeiten, die sich aus medizin- und sozialhistorischer, aber auch kulturwissenschaftlicher Perspektive mit der Geschichte des psychiatrischen Krankheitsbildes beschäftigt haben, ist dabei mit Bernet (2013, 18) kritisch anzumerken, dass „der Forschungsstand zur Geschichte der Schizophrenie [insgesamt] geprägt [ist] durch implizite oder explizite Ätiologiehypothesen", sei es zum Status als „‚natürliche' [...] pathologische Störung" (ebd., 17) in der Medizingeschichte oder zu einem postulierten Zusammenhang von Krankheitsbild und Moderne in kulturwissenschaftlichen Arbeiten.[18] In der Tat ist dies „[a]us wissenshistorischer Perspektive [...] [als, Y. I.] Ausgangslage unbefriedigend" (Bernet 2013, 18).

Des Weiteren bilden auch Arbeiten zur Psychiatriegeschichte des 20. Jahrhunderts, insbesondere zum deutschen Sprachraum, einen relevanten Bezugspunkt.[19] Die Werke Michel Foucaults, allen voran *Wahnsinn und Gesellschaft* (vgl. Foucault 1995 [1973]), sind für diese Studie dabei sowohl als Quelle wie auch als Forschungsliteratur von Interesse. Bezüglich der wissenshistorischen und kulturanalytischen Beschäftigung mit psychiatrischen Krankheitsbildern stellt Schmitt (2018, 20) in jüngerer Zeit „ein[en] regelrechte[n] Boom fest[ ], angestoßen von einem neuen Interesse an den Zusammenhängen von Krankheit, Psyche, Gesellschaft und Kultur". In der Tat existieren zu zahlreichen (heute teilweise nicht mehr als solche betrachteten) Krankheitsbildern Studien mit unterschiedlichen inhaltlichen und disziplinären Fokussen, so u. a. zu Depression (vgl. u. a. Teuber 2011; Ingenkamp 2012), Hysterie (vgl. Greene 2009), Multipler Persönlichkeitsstörung (vgl. Hacking 1996) und Epilepsie (vgl. Möller 2009; 2010). Für die vorliegende Studie bilden sie wichtige Vergleichsfolien.

Ebenfalls relevant sind schliesslich Arbeiten, die sich mit dem Zusammenhang von Literatur und Kunst mit Schizophrenie beschäftigen, der insbesondere für die öffentliche Rezeption des Schizophreniebegriffs eine prägende Rolle spielt. Von besonderem Interesse sind Untersuchungen, die literaturwissenschaftliche und kunstgeschichtliche Ansätze mit wissenshistorischen Fragen verbinden. Grundlegend für die Sphäre der bildenden Künste ist die Arbeit von Bettina Gockel (2010), die der *Pa-*

18 Vgl. Bernet (2013, 17 f.) für eine Übersicht. Zu zentralen medizinhistorischen Arbeiten gehören u. a. Scharfetter 1973; 2001a; 2001b; Berrios et al. 2003; vgl. zudem Leferink 1997 als Beispiel einer entsprechenden kulturhistorischen Arbeit.

19 Vgl. exemplarisch zum Kontext der Weimarer Republik und der NS-Zeit Blasius (1994), mit Fokus auch auf das Verhältnis von Psychiatrie und Öffentlichkeit in Deutschland von 1860 bis 1980 Brink (2010b; 2006), zum deutschschweizerischen Kontext Meier et al. (2007) zur *Psychiatrie im Kanton Zürich 1870–1970* sowie zum Schweizer Kontext insgesamt Fussinger et al. 2003b; Fussinger et al. 2003a; Tanner 2007.

thologisierung des Künstlers in der Moderne nachgeht. Zur literaturwissenschaftlichen Auseinandersetzung mit dem Krankheitsbild Schizophrenie gibt Tilman Fischer (2005b) eine Übersicht.[20] Relevant für die vorliegende Studie sind insbesondere die den Literature and Science Studies zugeordneten Untersuchungen Yvonne Wübbens (2011; 2012; 2014; 2015; 2016a; 2016b), u. a. zu Georg Büchners *Lenz*, Hugo Balls Sonett *Der Schizophrene* und den Werken Heinar Kipphardts, insbesondere zu *März*, die für die öffentliche Wahrnehmung und Verhandlung des Schizophreniebegriffs alle von Bedeutung sind. In diesem Kontext sind auch die Arbeiten Thomas Anz' (1987; 2006; 2008) zu erwähnen, der sich der Rolle von Schizophrenie als Metapher in literarischen Texten widmet. Martina Wernli (2014) befasst sich in ihrer Arbeit mit der *„Bernische[n] kantonale[n] Irrenanstalt Waldau" und ihre[n] Narrative[n] (1895–1936)* und liefert so Erkenntnisse zum Wirken und den Werken von u. a. Friedrich Glauser, Adolf Wölfli und Robert Walser, die allesamt die Wahrnehmung und Konnotationen des Krankheitsbildes und Begriffs mitgeprägt haben. Den Fokus nicht auf Künstlerinnen und Literaten, sondern auf die sie verhandelnden Werke verschiedener Psychiater legt schliesslich der Medizinhistoriker Kai Sammet (2016) in seiner Analyse *Wozu man die Schizophrenie gebrauchen kann: Semantik, Pragmatik, Öffentlichkeit(en) ca. 1910 bis 1930*, was – über einen grösseren Zeitraum hinweg – auch ein zentraler Fokus dieser Studie ist.

20 Vgl. zudem Käser (2014) für eine Übersicht über neuere, literaturwissenschaftlich-kulturanalytisch geprägte Forschung zum „interdiskursiven Verhältnis[ ] von Literatur und Medizin" (ebd., 15).

II Theorie, Methode, Datengrundlage

3 Zur Zirkulation wissenschaftlicher Begriffe

Die Frage nach der Entwicklung des Schizophreniebegriffs in der Alltagssprache lässt sich allgemeiner als Frage danach fassen, wie wissenschaftliche Begriffe und an sie geknüpfte Wissensbestände in andere Domänen gelangen, wie sie in verschiedenen Diskursen zirkulieren, sich dabei verändern und so wieder auf die Fachwissenschaft zurückwirken. So gefasst berührt der Gegenstand der vorliegenden Studie zentrale Fragestellungen und Konzepte der Sprachwissenschaft (etwa der Fachsprachenforschung und der Transferwissenschaft) sowie der Wissens- und Wissenschaftsgeschichte, die im Folgenden näher ausgeleuchtet werden.

3.1 Perspektiven aus der Linguistik

3.1.1 Fachsprachenforschung und Transferwissenschaft

Aus sprachwissenschaftlicher Perspektive handelt es sich bei *Schizophrenie* zunächst um ein Fachwort oder einen Terminus aus der psychiatrischen Fachsprache. *Fach-* und *Wissenschaftssprachen* werden in der Forschung meist als spezifische sprachliche Varietäten[1] gefasst, die sich zu anderen Varietäten, etwa auch zur *Alltags-* oder *Gemeinsprache*, abgrenzen lassen (vgl. z. B. Roelcke 2020, 15–18). *Fachwörter* oder *Termini* können mit Thorsten Roelcke (2015, 373) synonym als „kleinste bedeutungstragende und syntaktisch frei verwendbare sprachliche Einheit der Kommunikation in einem spezialisierten menschlichen Tätigkeitsbereich" beschrieben werden, deren Gesamtheit den *Fachwortschatz* bzw. die *Terminologie* eines solchen Bereiches bildet (vgl. ebd.).[2] Von besonderem Interesse für die vorliegende Studie sind Modellierungen und Analysen zu Austauschprozessen zwischen *Fach-/Wissenschafts-* und *Alltags-/Gemeinsprache*, die sich in der Linguistik vor allem in der Fachsprachenforschung und ab den 2000er-Jahren auch in der neu, mit transdisziplinärer Absicht formierten Transferwissenschaft finden, vermehrt auch unter dem Stichwort *Wissenstransfer*.[3]

1 *Varietäten* werden hier mit Löffler (2010, 79) verstanden als „gebündelte Textexemplare [...], deren sprachliche Merkmale in der Hauptsache von Redekonstellationstypen oder sozio-pragmatischen Bedingungen wie Individuum, Gruppe, Gesellschaft, Situation, Milieu oder Funktion geprägt sind".

2 Für eine systematische Untergliederung des Fachwortschatzes vgl. z. B. Roelcke 2020, 69–72.

3 Einen Überblick über zentrale Aspekte (und Kritikpunkte an) der Fachsprachenlinguistik und Terminologieforschung bieten z. B. Roelcke 2020; Schuster 2020. Zur Transferwissenschaft grundlegend sind Wichter/Antos 2001; Antos 2001; einen Einblick in neuere Arbeiten bieten Kiprijanov

https://doi.org/10.1515/9783110794472-003

Theoretische und methodische Probleme bereiten dabei bereits die grundlegenden Kategorien *Fach-*, *Gemein-* und *Alltagssprache*, die als zu starr (wie sollen exakte Grenzen bestimmt werden?) und nur unzulänglich definierbar (was genau ist ein *Fach*?, aus welchen Elementen setzt sich eine *Fachsprache* genau zusammen?) kritisiert werden.[4] Zentral ist deshalb die Dynamisierung der Konzepte: *Fachsprachlichkeit* und *Alltags-/Gemeinsprachlichkeit* sind als skalare Eigenschaften zu fassen, die sich je nach fachlicher Domäne, Situation, Sprecherin, Adressat, Textsorte auf unterschiedlichen kommunikativen Ebenen in unterschiedlicher Ausprägung manifestieren.[5] Mit Begriffen wie *Allgemein-*, *Gemein-*, *Alltags-* und auch *Umgangssprache* wird dabei – mit unterschiedlicher Fokussierung und in der Linguistik durchaus uneinheitlich – auf den gegenüberliegenden Pol zu *Fachsprache*, auf die „unmarkierte, überdachende Varietät" (Niederhauser 1999, 15) Bezug genommen.[6] In der vorliegenden Studie wird vor diesem Hintergrund zumeist mit dem Begriffspaar *Alltags- bzw. Gemeinsprache* auf den gegenüberliegenden Pol von *Fachsprache* referiert. Zentral sind dabei die Eigenschaft der Unmarkiertheit sowie die Fokussierung auf das Über-

et al. 2023a; vgl. darin auch Kiprijanov et al. 2023b. Spezifisch mit Austauschprozessen zwischen Fach- und Gemeinsprache befassen sich u. a. Wichter 1994; 1995; Baumann 1998; Hoffmann 1998a; 1998b; Jakob 1998; Niederhauser 1999; Niederhauser/Adamzik 1999a; 1999b; Adamzik/Niederhauser 1999; Oksaar 1998; Jung 1999; 2001; Stenschke 2004; Bongo 2014; Caliendo 2014; Bongo/Caliendo 2014. Beispiele für Untersuchungen mit Fokus auf eine bestimmte Domäne sind etwa Wichter 1991; Busch 2004a; 2004b zur Computertechnologie, Jung 1994 zur Atomenergie, Pörksen 1998 allgemeiner zum Bereich der Naturwissenschaften sowie Busch 1994; 1999; 2005; 2015; Becker 2001 zur Domäne der Medizin. Während die Fachsprachenlinguistik dabei lange Zeit fast ausschliesslich auf Terminologien fokussierte, ja den Wortschatz einer Fachsprache quasi mit dieser gleichsetzte, fassen neuere Ansätze Fachsprachlichkeit als vielschichtigeres Phänomen, das mit Rückgriff auf diskurs- und kognitionslinguistische sowie pragmatische Ansätze untersucht wird; vgl. dazu die Übersichten bei Schuster 2020; Caliendo 2014. Vgl. zudem Adamzik/Niederhauser (1999, 20–23), die diese Fokussierung auf Terminologien auch auf verbreitete Laienkonzepte von Fach- und Wissenschaftssprache zurückführen, die das linguistische Bild mitgeprägt haben.

4 Vgl. dazu u. a. Hoffmann 1998a; 1998b; Kalverkämper 1990; Roelcke 2020, 11–40; Schuster 2020, 174–176; sowie die Übersicht bei Becker 2001, 49–53. Vgl. zudem Schuster (2010, 67–90), die die problematisch starren Grenzen der Konzepte sowie den häufig fehlenden Blick für diachrone Prozesse und Hybridformen in Bezug zur Erforschung der Genese der psychiatrischen Fachsprache aufzeigt.

5 Vgl. z. B. Kalverkämper (1990), der eine gleitende Skala der Fachsprachlichkeit vorgeschlagen hat, vgl. auch Hoffmann 1998a, 163–165.

6 Vgl. z. B. die Definition von *Gemeinsprache* im *Metzler Lexikon Sprache*: „Sprachform, die keine regionalen, sozialen oder fachsprachl[ichen] Besonderheiten aufweist und daher allgemein gut verständlich ist. Die Hochsprache wird z. T. als besondere Form der G[emeinsprache] angesehen, z. T. mit ihr gleichgesetzt ebenso wie die Einheitssprache, Standardsprache, Alltagsrache [sic] und Umgangssprache. Diese definitor[ische] Unschärfe ist v. a. darauf zurückzuführen, dass die G[emeinsprache] meist zur Abgrenzung anderer Termini diente." (Glück/Rödel 2016, 227 f.).

dachende wie auch auf das (All-)Gemeine und Alltägliche, auf die allgemein verbreitete Verwendung der Varietät und die alltägliche Lebenswelt als Gebrauchskontext. Die referierte Varietät ist so auch von Konzepten wie der *Bildungssprache* abzugrenzen, die spezifische Kontexte und Eigenschaften der Produzentinnen und Produzenten bzw. Rezipientinnen und Rezipienten implizieren.

Gewinnbringend in diesem Zusammenhang sind Verknüpfungen mit diskursanalytischen und soziopragmatischen Zugängen, die entsprechende (fach- und gemein-/alltagssprachliche) Kommunikationsformen als spezifische diskursive und soziale Praktiken auffassen. Sie lenken so den Blick auf die diskursiven Kontexte und Vernetztheiten entsprechender Äusserungen, auf ihre spezifischen kommunikativen Zwecke, auf charakteristische (kommunikative) Routinen und Musterhaftigkeiten, aber auch auf die entsprechenden Akteurinnen und Akteure der je unterschiedlichen fachlichen und alltagsweltlichen Domänen.[7]

Genauso wie *Fach-* und *Gemein-/Alltagssprachlichkeit* sind auch die Kategorien *Experte/Expertin* und *Laie/Laiin* als Produzentinnen, Adressaten und Rezipientinnen entsprechender kommunikativer Äusserungen als skalar zu betrachten und können je nach Perspektive variieren (vgl. z. B. Wichter 1994 42–55; Niederhauser/Adamzik 1999a, 8 f.). Zentrales Konzept hierzu ist die *Vertikalität*, womit die Fachsprachenlinguistik (als Gegenstück zur auf unterschiedliche Fächer abzielenden Horizontalität) „die Existenz verschiedener Expertenniveaus innerhalb eines Faches“ (Wichter 1995, 284) fasst:

> „Die Vertikalität umfaßt alle Personengruppen, wobei man im ersten Angang einfach untergliedern kann in das Fach, in das Fachumfeld als die Gruppe der informierten Laien und in das Fachaußenfeld als die Gruppe der Personen ohne fachliche Information. Kommunikationen finden unter den Bedingungen dieser Niveauspanne statt, und Wissensentwicklungen desgleichen.“ (Wichter 1995, 284)[8]

Die unterschiedlichen Vertikalitätsniveaus können dabei je nach Perspektive variieren und sind nicht zwingend von allen Kommunikationsteilnehmerinnen und

7 Vgl. dazu u. a. die Übersicht bei Schuster 2020, 178–183; vgl. zudem Felder/Gardt 2015; Schuster 2010, 86–113; Niederhauser/Adamzik 1999a, 9. Schuster (2020, 181) verweist ferner auf die französisch geprägte *socioterminologie*; vgl. Gaudin 2005.

8 Für eine Übersicht und Diskussion verschiedener Vertikalitätsmodelle vgl. Wichter 1994, 9–29; Roelcke 2014, 160–166; ferner Wichter 1995; Roelcke 2020, 41–68. Eine Verknüpfung von Vertikalitäts- und Diskurskonzept unternehmen u. a. Busch 2004a; Stenschke 2004; vgl. auch Wichter 1999, 276–279; vgl. zudem Wichter 1991 für das Konzept einer *vertikalen Sprachgeschichte*. Entsprechend der als skalar zu betrachtenden Grössen spricht u. a. Busch (1994, 17 f.) von einem Vertikalitäts*kontinuum*. Zur Vertikalität im spezifischen Kontext der medizinischen Fachsprachen vgl. u. a. Busch 1994, 42–47; 2005. Übersichten zur horizontalen Gliederung von Fachsprachen geben z. B. Roelcke 2020, 42–49; Wichter 1994, 30–37.

-teilnehmern akzeptiert.[9] Wichter unterscheidet dazu *unbestrittene* von *bestrittener Vertikalität* (vgl. ebd., 286–288): Während die Herausbildung und Standardisierung entsprechender gesellschaftlicher/fachlicher Rollen wie etwa Ärztin und Patient oder Fachjournalistin und Leser „auf die durchschnittliche Akzeptanz [...] [dieser, Y. I.] Institutionalisierungen und Rollen" und auf eine „wechselseitige Anerkennung des jeweiligen vertikalen Status" (ebd., 286) verweist, existieren genauso Verhältnisse, in denen dieser bestritten wird, was ebenso „zur normalen Fortentwicklung von Wissen [gehört]" (ebd., 287).[10]

Bezüglich der Austauschprozesse zwischen Fach- und Gemein-/Alltagssprache bzw. zwischen Fach- und Alltagswissen kann mit Matthias Jung (1999, 194–198) zwischen *öffentlicher* und *nicht-öffentlicher Popularisierung* einerseits sowie *systematischer* und *unsystematischer Popularisierung* andererseits unterschieden werden (wobei sich alle Formen gegenseitig „beeinflussen und bedingen" (ebd., 197)). Jung (1999; 2001) definiert dazu vier wesentliche Typen des Fachzeichentransfers:

	systematisch	**unsystematisch**
öffentlich	*z. B. populärwissenschaftlicher Artikel*	*z. B. Politikerrede Radionachrichten*
nicht-öffentlich	*z. B. Handbuch, Schulung*	*z. B. Diskussion mit Bekannten*

Abbildung 3.1: Vier Typen des Fachzeichentransfers nach Jung (1999, 195).

Im Fall der *nicht-öffentlichen Popularisierung* „werden Fachausdrücke in einem individuellen Aneignungsprozeß übernommen" (Jung 1999, 194), sie ist „meist ‚von unten'" motiviert, ist „praktische[n] Handlungserfordernisse[n]" (ebd.) geschuldet,

9 Die „wohl bekannteste und einflussreichste" (Roelcke 2015, 376) Einteilung von Vertikalitätsniveaus stammt von Hoffmann (1985, 64–70), ist jedoch stark an naturwissenschaftlicher und technischer Fachkommunikation orientiert; vgl. zur zugehörigen Kritik u. a. Roelcke 2014, 161 f.

10 Als Opponenten in bestrittenen Vertikalitätsverhältnissen nennt Wichter (1995, 287) etwa Vertreterinnen und Vertreter unterschiedlicher Lehrmeinungen in den Wissenschaften, unterschiedlicher Weltanschauungen, politischer Gruppierungen oder Bürgerinitiativen. An anderer Stelle hält Wichter (1999, 277) dazu weiter fest, dass „jenseits der *tatsächlichen Kompetenz* einer Person, sei sie Experte oder Laie, auch die *unterstellte Kompetenz* ein realer Faktor [sei], treffe die wie auch immer motivierte Unterstellung zu oder treffe sie nicht zu" (Hervorhebungen i. O.). Dabei ist „mit der Zuerkennung oder Absprechung von Kompetenz [...] oftmals die Legitimation verbunden, im Diskurs eine Sprecherrolle einzunehmen beziehungsweise von den Medien zugewiesen zu bekommen" (Stenschke 2004, 53).

indem etwa Geräte bedient oder die Steuererklärung ausgefüllt werden müssen. Zentrale Vermittlungsinstanzen sind „Handbücher, Fachartikel sowie Berufs- oder Alltagsexperten (etwa Ärzte oder Steuerberater [...])" (ebd.). Bei der *öffentlichen Popularisierung* „dominieren die Massenmedien als Vermittlungsinstanz, die ein Interesse für Sach- und Terminologiewissen erzeugen, ohne daß ein individuelles handlungspraktisches Bedürfnis besteht" (ebd.). – Bei einer *systematischen, reflektierten Vermittlung* sowohl öffentlicher wie nicht-öffentlicher Art „werden ein Wissensbestand und das zugehörige terminologische Feld zusammenhängend und explizit didaktisiert für eine Zielgruppe dargeboten, [...] wobei Vereinfachungen gegenüber dem fachinternen Diskussionsstand üblich sind" (ebd., 196).[11] Mit der *unsystematischen Vermittlung* bezieht sich Jung (ebd.) auf „die vielen Fachwörter, die man bei der Presselektüre, im Radio, während einer Fernsehsendung (öffentliche Popularisierung) oder im Gespräch mit Nachbarn, Kollegen und Freunden (nicht-öffentliche Popularisierung) nebenbei ‚aufschnappt'". Indem sich „die Bedeutung von Fachzeichen ein Stückchen weit immer durch den Kontext erschließen [läßt]" (ebd.), „findet also durchaus ein Vermittlungsprozeß statt – wie vage und ungenau auch die Konzepte sein mögen, die sich beim ‚Laien' durch die wiederholte Rezeption in variierenden Kontexten etablieren" (ebd.).[12]

Bei allen Formen von Transferprozessen ist dabei zu beachten, dass übernommene Termini und Wissensbestände jeweils in bereits vorhandene Wissens- und Wortschatzsysteme eingegliedert, verändert und eingepasst werden. Entsprechend hebt Wichter (1995, 208) den Einfluss bestehender (Laien-)Wissenssysteme wie auch von „Wissensbiographien" der Rezipientinnen und Rezipienten auf Transferprozesse hervor.[13] Bezüglich der Übernahme wissenschaftlicher Termini in die Alltags-/Gemeinsprache spricht die linguistische Forschung auch von *Ent-* oder *Determinologisierung* (als Gegenbegriff zu *Terminologisierung*), die sich auf die Bedeutung einzelner Fachausdrücke, auf deren Wortmaterial, auf grammatische wie auch pragmatische Eigen-

---

11 Vgl. hierzu auch Baumann (1998, 728), der die folgenden Textsorten zu den „popularisierenden Formen der Vermittlung wissenschaftlicher Inhalte" zählt: (Schul-)Lehrbuch, Lehrbrief, enzyklopädischer Lexikonartikel, Handbuch, Informations- und Ratgeberschrift, populärwissenschaftlicher Zeitungsartikel, Aufklärungstext und Sachbuch. Vgl. zur systematischen Vermittlung zudem Niederhauser 1999; bezogen auf medizinische Inhalte u. a. Becker 2001; Eckkrammer 2016.

12 Zusätzlich zu einer solchen qualitativen ist auch eine quantitative Differenzierung von Transferprozessen möglich. Gerd Antos (2001, 20) unterscheidet dazu etwa die folgenden drei Stufen: „Keine Transformation, aber Kenntnis von der Existenz eines bestimmten wissenschaftlichen Wissens – Lediglich Übernahme wissenschaftlicher Begriffe in die Umgangssprache – Übernahme von wissenschaftlichen (Teil-)Modellen".

13 Für mögliche Vergleichsschemata unterschiedlicher Wissenssysteme vgl. Wichter 1994, 145–183; ferner Busch (1999) mit Fokus auf die medizinische Fachdomäne.

schaften auswirken kann.[14] In ihrer Übersicht unterscheiden Meyer/Mackintosh (2000) dazu grundsätzlich zwei Formen: Eine erste, in der „the essence of the terminological sense (i. e. its domain sense)“ (ebd., 113) erhalten bleibt und die entsprechend selten grammatische und/oder pragmatische Veränderungen nach sich zieht; und eine zweite Form substanziellerer Veränderungen, „involving a significant dilution of the terminological sense“, die mitunter auch zu grammatischen und pragmatischen Neuerungen führt (ebd.; vgl. ebd., 113–126). Dass in diesem Kontext von zirkulären Prozessen ausgegangen werden muss und entsprechende Veränderungen wiederum auch auf die Fachkommunikation und ihre Terminologien zurückwirken, wird – zumindest in der germanistischen – Literatur erstaunlicherweise meist nur am Rande thematisiert (vgl. Jung 1999, 194; Jakob 1998, 715; ausführlich dagegen Meyer/Mackintosh 2000, 129–135).

„[U]m Ausbreitungspfade von Fachwissen und Fachvokabular inklusive der dabei stattfindenden semantischen Prozesse [...] und der dabei intervenierenden politisch-gesellschaftlichen Bedingungsfaktoren auf einer Makroebene zu rekonstruieren“, verknüpft Jung (1999, 201) die in Abbildung 3.1 dargelegte Schematisierung mit diskursgeschichtlichen Modellen (vgl. ebd., 198–213). Ein (bei Jung thematisch definierter) Diskurs existiert in seiner Gesamtheit dabei „meist gleichzeitig auf öffentlicher, innerfachlicher und alltagssprachlicher Ebene“ (ebd., 200).

Aus sprachgeschichtlicher Perspektive wird in der linguistischen Forschung ab dem 20. Jahrhundert eine auffällige Zunahme fachsprachlicher Elemente in der Alltagssprache festgestellt, die häufig unter dem Stichwort *Verwissenschaftlichung der Alltagssprache* gefasst wird (vgl. u. a. Jakob 1998; Polenz 1999, 485–503; in eher polemischem Ton Pörksen 1985). Zu Recht weist Jakob (1998, 713 f.) darauf hin, dass Übertragungen aus Theoriebereichen in die Alltagskommunikation zwar „zu allen Zeiten“ stattgefunden haben. Dennoch ist die Situation im 20. und 21. Jahrhundert von einer neuen Qualität: „[R]evolutionäre[ ] Veränderungen in der Bildungs-, Me-

14 Eine gute (auf englischen Beispielen basierende) Übersicht bieten Meyer/Mackintosh 2000. Vgl. zudem die Untersuchungen zum Fachwortschatz der Computertechnologie im Deutschen von Busch 2004b; 2004a, 253–274, 293–321, 351–386, 405–425. In der älteren Fachsprachenforschung wird die Determinologisierung häufig mit einem Verlust an Exaktheit, steigender Polysemie und Vagheit der betroffenen Termini in Verbindung gebracht (vgl. auch noch Jakob 1998, 711). Zwar verliert ein Fachausdruck, wie etwa der Diagnoseterminus *Schizophrenie*, im alltags-/gemeinsprachlichen Gebrauch gewissermassen die verpflichtende Anbindung an gültige Normierungssysteme. Wie bereits Roelcke (1995) aufzeigt, ist jedoch die Vorstellung einer exakt definierten, monosemen und kontextunabhängigen Terminologie vor allem ein Ideal, das zwar in der Fachwort*konzeption* angelegt sein mag, jedoch wenig mit dem tatsächlichen Fachwort*gebrauch* zu tun hat (vgl. auch Schuster 2020, 174–175). Vgl. auch Kapitel 7.2.2 zur anfänglichen Verwendung des Diagnoseterminus *Schizophrenie* im psychiatrischen Fachdiskurs, dessen uneinheitlicher Gebrauch einzelne Fachvertreter babylonische Zustände beklagen liess; vgl. auch Ilg/Schnedermann 2014, 37 f.

dien-, Alphabetisierungs- und Lesestoffgeschichte“ (ebd., 712) haben völlig andere Kommunikationsbedingungen geschaffen, die zu einer „neue[n] qualitative[n] Stufe der Verwissenschaftlichung“ (ebd.) geführt haben, „in der jeder in großem Umfang an den im Alltag anwendbaren wissenschaftlichen Erkenntnissen partizipieren kann, ja sogar in vielen Teilbereichen muß“ (ebd.). Die Verschränkung von Fach- und Alltagssprache wird so deutlich enger als davor; die „Verwissenschaftlichung der Lebenswelt“ (ebd., 711) schlägt sich auch im alltäglichen Sprechen nieder. Gemäss Jung scheint dabei

> „[e]ine dauerhafte Popularisierung von Fachtermini und Fachwissen über ein Spezialistenpublikum hinaus [...] immer dann zu erfolgen, wenn ein Sachbereich wie Unterhaltungselektronik, Mikrocomputer oder Medizin eine besondere alltagspraktische Bedeutung einnimmt oder aber in der öffentlichen Arena zum Gegenstand des Medieninteresses wird.“ (Jung 1999, 194)

Des Weiteren kann auch das hohe Prestige bestimmter Fachsprachen wie der medizinischen einen Einfluss auf die Übertragung in die Alltagssprache haben (vgl. Jakob 1998, 713). Entsprechende Transfers sind letztlich immer zeit- und kulturabhängig (vgl. ebd., 714) und resultierende Laiensysteme „nicht zuletzt eine Konsequenz partikulärer historisch-politischer Umstände“ (Jung 1999, 194).

Wie bereits einige Male angeklungen, zeigt sich gerade in jüngeren Arbeiten der Fachsprachenlinguistik und Transferwissenschaft die Relevanz der Kategorie *Wissen* für die sprachwissenschaftliche Forschung, insbesondere im Bereich der Übertragung zwischen Fach- und Alltags-/Gemeinsprache.[15] Das folgende Kapitel 3.1.2 ist vor diesem Hintergrund (aus vornehmlich linguistischer Perspektive) einzelnen Aspekten des Zusammenhangs von Wissen und Sprache gewidmet.

3.1.2 Zum Zusammenhang von Sprache und Wissen

Wissen ist, „soweit wir darunter ein mentales Phänomen verstehen, als solches nicht zugänglich“ (Linke 2009, 34). Insofern als jedoch

> „Wissen in Symbolisierungsformen, d. h. in Zeichen gebunden ist, ist es über deren Ausdrucksseite materialisierbar und damit auch mitteilbar, sei dies in den flüchtigen Artikulationen der gesprochenen Sprache oder in Verdauerungsformen wie Schrift, Diagramm, Karte oder Bild.“ (Linke 2009, 34)

15 Entsprechendes konstatiert auch Bongo (2014, 239–242) in seiner *Standortbestimmung* zur *Sprache der Popularisierung* und fordert einen „Perspektivenwechsel“ (ebd., 242) der linguistischen Forschung in diesem Gebiet und eine vermehrte Beschäftigung der Linguistik mit der Kategorie *Wissen*.

Wissen ist also *in und durch Sprache* zugänglich, fassbar und intersubjektiv teilbar. In dessen (unter anderem) sprachlichen Materialisierungen werden „die Formen und Muster ersichtlich, die unsere Wissensbildung sowohl ermöglichen als auch prägen" (ebd.). Zentral hierbei ist der Umstand, dass „Wissen [...] den Zeichensystemen, die seiner Ausbildung, Existenz und Kommunikation dienen, weder vorgängig noch [...] unabhängig von ihnen" ist (ebd.). Die medialen Formen, in denen unser Wissen materialisiert wird, beeinflussen es wesentlich.

Bezogen auf das Medium Sprache führt etwa Ekkehard Felder aus:

> „Sprache ist kein neutrales Medium, das die Gegenstände und Sachverhalte ‚unverändert', in ihrem Ursprung oder gar 1:1 ins Bewusstsein der Menschen bringt. Vielmehr werden die gesamtgesellschaftlich relevanten Wissensbestände durch die eingesetzten sprachlichen Mittel (mit)geformt. Wem es beispielsweise gelingt, bestimmte Bezeichnungen und Ausdrucksweisen in Diskursen durchzusetzen oder bestimmten sprachlichen Mustern spezifische Bedeutungsaspekte zuzuschreiben und diese im öffentlichen Bewusstsein zu verankern, der prägt Deutungen von Sachverhalten mit. Sprache erzeugt die fachlichen Gegenstände und Sachverhalte allererst selbst, sprachliche Mittel und Formen konstituieren das Wissen." (Felder 2008, 270)

Mit anderen Worten: Wissen wird (auch) im Medium der Sprache ausgedrückt, die es zugleich und immer wieder neu (mit-)konstituiert (vgl. auch Bongo 2014, 240–242; Caliendo 2014, 8–10).

Mit Angelika Linke (2009, 35–41) ist in diesem Zusammenhang auf die Dialogizität als ein grundlegendes Prinzip von Sprachgebrauch und Kommunikation zu verweisen. Auch vordergründig monologische Formen, wie etwa das Halten einer Rede im Parlament oder das Verfassen eines Zeitungsartikels, sind von ihren Produzentinnen auf bestimmte Rezipienten ausgerichtet und werden von diesen wiederum in der Rezeption mitkonstituiert (vgl. auch Stenschke 2004, 45). Für in sprachlichen Zeichen ausgedrückte Wissensbestände bedeutet dies, dass sie als dynamische Einheiten betrachtet werden müssen. Zwar wird etwa in Lehrsätzen oder festgelegten Definitionen gerade in fachwissenschaftlichen Kontexten eine „sprachliche Fixierung sogenannt ‚gesicherten Wissens'" (Linke 2009, 41) angestrebt, wird versucht, „Wissen zu stabilisieren und es der Veränderung in und durch kommunikative Akte zu entziehen" (ebd.). Vor dem beschriebenen Hintergrund ist „eine rein vermittelnde Wissenskommunikation aber dennoch nicht der Normal-, sondern der Spezialfall" (ebd.).

Im Umkehrschluss bedeutet das Gesagte, dass der Sprachwissenschaft, wie Felder/Müller (2009b, 2) betonen, „die Kompetenz zu[kommt], die Struktur und die kommunikative Hervorbringung der Sprache als Leitmedium der gesellschaftlichen Existenz von Wissen mit im Fach erarbeiteten Methoden untersuchen und beschreiben zu können". Mittels sprachwissenschaftlicher Methoden können (Neu-)Formierungen von Wissensbeständen – gerade auch in Transferprozessen –

untersucht und kann die auch im Medium der Sprache angelegte Perspektivierung von Wissen bei dessen Konstitution, Vermittlung und Präsentation aufgespürt werden; etwa in spezifischen kommunikativen Mustern verschiedener sprachlicher Ebenen (wie lexikalische und idiomatische Prägungen, grammatische Formen, Textsorten, sprachliche Varietäten) und in entsprechend relevanten kommunikativen Kontexten und sprachlichen Routinen (vgl. die Übersicht bei Felder 2009; zudem Warnke 2009, 130–135).

Entsprechende Untersuchungen sind gerade auch im Zusammenhang mit diskursanalytischen Forschungszugängen (vgl. Kapitel 4.3) entstanden.[16] Ingo Warnke (2009, 118–122) bringt dazu etwa die Kategorien der sprachlichen Konstruktion, Argumentation und Distribution von Wissen ins Spiel, auf die das analytische Augenmerk gerichtet werden kann. Als gewinnbringend hat sich auch die Untersuchung „semantischer Kämpfe“ (Felder 2006a) erwiesen, worunter Felder (2006b) mit Bezug auf das semiotische Dreieck (Odgen/Richards 1974) die Untersuchung von „Bezeichnungs-, Bedeutungs- und Sachverhaltsfixierungs-Konkurrenzen“ in unterschiedlichen Wissensdomänen fasst.[17] Entsprechende Analysen machen dabei deutlich, „dass intersubjektiv gesichertes Wissen keineswegs konsensuell produziert wird“ (Warnke 2009, 114). Wissen erscheint, wie Warnke (ebd.) mit Rückgriff auf Max Weber festhält, „vor diesem Hintergrund nicht als Erkenntnissicherung ontologischer Fakten, sondern als dynamisch verhandeltes Gut der Vergesellschaftung“.[18]

---

16 Vgl. auch Busse (2000, 46), der unter der historisch-semantischen Diskursanalyse eine „Wissensanalyse mit linguistischen Mitteln“ versteht; vgl. auch Busse 2013a. Vgl. zum Forschungsfeld Sprache und Wissen u. a. Felder 2008; Felder/Müller 2009a; Felder 2009; 2013; Warnke 2009; ferner Spitzmüller/Warnke 2011, 40–64, sowie insgesamt das Forschungsnetzwerk Sprache und Wissen (vgl. www.sprache-und-wissen.de, letzter Zugriff 12.07.2024).

17 Felder (2009, 37) führt dazu mit Bezug auf Wittgenstein und Rainer Wimmer aus: „Das Prägen eines Begriffes bzw. Konzeptes (mittels des spezifischen und steten Gebrauchs eines bestimmten sprachlichen Ausdrucks im Sinne Wittgensteins 1958/[11]1997) wird hier als *Bedeutungsfixierungsversuch* bezeichnet (vgl. Wimmer 1979, 1998), identische Ausdrücke können Begriffe bzw. Konzepte mit divergierenden Teilbedeutungen evozieren und tragen damit zu einer spezifischen Sachverhaltskonstitution bei (hier als *Sachverhaltsfixierungsakt*, von Wimmer 1979, 1998 als *Referenzfixierungsakt* bezeichnet).“ (Hervorhebungen i. O.) Von *semantischen Kämpfen* spricht bereits Koselleck 1972a, 119–120. Beispiele linguistischer Untersuchungen zu semantischen Kämpfen finden sich in Felder 2006b; vgl. darin Busch 2006; Domasch 2006 zu semantischen Kämpfen in medizinischen Bereichen. Vgl. ferner Viehöver et al. (2013, 10), die in der sprach- und sozialwissenschaftlichen Diskursanalyse einen „zunehmenden Bezug auf gesellschaftliche *Deutungskämpfe*“ (Hervorhebung i. O.) feststellen und dies als „mögliche[n] Brückenschlag“ (ebd.) zwischen den Disziplinen werten.

18 Warnke (2009, 116) verweist im weiteren Zusammenhang auch auf die anklingende Konzeption der „gesellschaftlichen Konstruktion der Wirklichkeit“ von Berger/Luckmann (1977 [1969]). Entsprechend auch der Hinweis Busses (2013a, 156), dass „[f]ür linguistisch-semantische For-

3.2 Perspektiven aus der Wissensgeschichte

„[D]ie *gesellschaftliche Produktion und Zirkulation von Wissen*“ (Sarasin 2011, 164, Hervorhebungen i. O.) steht auch im Fokus aktueller wissensgeschichtlicher Ansätze.[19] In seinem Aufsatz *Was ist Wissensgeschichte?* nennt Philipp Sarasin (2011) dazu zwei zentrale Prämissen wissensgeschichtlicher Forschung, deren erste lautet:

> „Wissen zirkuliert zwischen Menschen und Gruppen, weil im Raum von Zeichensystemen und Diskursen semantische Gehalte grundsätzlich die Potenz haben, über institutionelle, soziale, politische oder auch geographische Grenzen hinweg zu gleiten. Das heißt nicht, dass sich Wissen schrankenlos ausbreitet und überall gleichmäßig verteilt ist [...], es heißt aber, dass Wissen in seinem ‚Funktionieren‘ auf Zirkulation angewiesen ist, dass es auf ‚Anstöße‘ aus anderen Wissensfeldern aus unterschiedlichen sozialen Räumen reagiert, an anderen Orten wieder aufgegriffen und dabei umgeformt wird.“ (Sarasin 2011, 164)

Die zweite Prämisse beinhaltet die Betrachtung von Wissen als „ein historisches Phänomen“ (ebd., 165). Im Zentrum steht die Frage, „wie, wann und gegebenenfalls warum ein bestimmtes Wissen auftaucht – und wieder verschwindet. Ferner: welche Effekte es hat, in welchen Zusammenhängen es funktioniert, wer seine Träger sind, in welchen Formen es erscheint“ (ebd.). Zu den wichtigsten Bezugspunkten wissensgeschichtlicher Ansätze zählen die Arbeiten des Wissenschaftstheoretikers Ludwik Fleck (insbesondere: 1994 [1935]), Arbeiten von Michel Foucault sowie neuere Arbeiten der Wissenschaftsgeschichte[20] (vgl. Sarasin 2011, 165; Speich Chassé/Gugerli 2012, 91–94).

Für die Fragen dieser Studie scheinen mir insbesondere zwei Aspekte einer so verstandenen Wissensgeschichte zentral: Das Konzept der Zirkulation zur Beschreibung von Austauschprozessen und der Schritt über die Wissen*schafts*geschichte hinaus zur Geschichte des Wissens. Beides führt zu einer Erweiterung

---

schungen [...] die Frage der *Wahrheit* grundsätzlich keine Voraussetzung des Wissensbegriffs [ist]. [...] Ob Wissen nur fiktional [...] oder ‚real‘ ist, ist für die Semantik und die Diskursanalyse sekundär.“ (Hervorhebung i. O.).

19 Für eine erste Übersicht über das heterogene Feld der Wissensgeschichte und den auch hier diskutierten Zugang vgl. Speich Chassé/Gugerli 2012; Sarasin 2011; 2020. Vgl. zudem Hagner 2020 zu deren besonderen Popularität kurz nach der Wende zum 21. Jahrhundert.

20 Eine Übersicht über die Entstehung sowie grundlegende wie auch jüngere Fragen und Arbeiten der Wissenschaftsgeschichte und der mit ihr eng verwandten, soziologisch und ethnologisch ausgerichteten Science and Technology Studies bieten Sommer et al. 2017; Bauer et al. 2017b; darin insbesondere Bauer et al. 2017a; Müller-Wille 2017. Wegweisende Studien des Gebiets sind u. a. Shapin/Schaffer 1985; Latour 1987; Rheinberger 2001; vgl. für diese Einschätzung auch Sarasin 2011, 165; Gugerli/Speich Chassé 2012, 92.

des Blickes über die (vermeintlich klar abgrenzbare) Domäne der Wissenschaft hinaus. Zwar beschäftigt sich auch die Wissensgeschichte mit „mehr oder weniger *rationalem Wissen*" (Sarasin 2011, 166, Hervorhebungen i. O.), das „seinen Kristallisationskern in den [...] wissenschaftlichen Disziplinen" (ebd.) findet. Die wissenschaftlichen Disziplinen bilden aber „weder notwendig seinen [= des Wissens, Y. I.] Ausgangspunkt, noch seinen ausschließlichen institutionellen Ort, und auch nicht seine alleinige Funktion" (ebd.). Der Wissensbegriff als solcher bleibt in der Wissensgeschichte dabei gewollt unscharf und wird sehr breit gefasst, was mir auch für diese Studie sinnvoll erscheint. Er kann, wie Müller-Wille et al. (2017, 3) ausführen, „sowohl implizites als auch explizites Wissen umfassen und sich auf als gesichert geltende Fakten, begriffliche und theoretische Konstruktionen sowie kulturelle Denk-, Orientierungs- und Handlungsmuster erstrecken".[21] Wissen ist, so verstanden, „in der Regel auf eine Vielzahl unterschiedlicher Medien, Akteure und Institutionen verteilt" (ebd.); und es wird damit zugleich auf die „Verflechtung gesellschaftlicher Bereiche in der Generierung, Kommunikation und Anwendung von Wissen" (ebd.) verwiesen. Basierend auf Fleck (1994 [1935]) gerät auch die soziale Bedingtheit der Wissensgenerierung, -stabilisierung und -tradierung vermehrt in den Blick: Wissen wird in der Regel nicht von Individuen, sondern von *Denkkollektiven* (vgl. ebd.) generiert (vgl. auch Müller-Wille 2017, 5).

Das Konzept der *Zirkulation* trägt dabei zu einer „Enthierarchisierung" (Simonis 2013, 823) der Beschreibung von Prozessen des Wissensaustausches bei.[22] Im Gegensatz zu den Konzepten der (Wissens-)*Popularisierung* oder des (Wissens-)*Transfers*, die unidirektional und (insbesondere Ersteres) hierarchisch geprägt sind (und in den in Kapitel 3.1.1 skizzierten linguistischen Zugängen nach wie vor Verwendung finden), ermöglicht der Zirkulationsbegriff eine dynamischere Betrachtung. Zudem ermöglicht er eine Loslösung von der insbesondere dem Popularisierungsbegriff impliziten strikten Dichotomie zwischen wissenschaftlichem und nicht-wissenschaftlichem Wissen sowie von der Vorstellung eines primär intentional gesteuerten (Übertragungs-)Prozesses.[23] Aus wissensgeschicht-

21 Vgl. auch Speich Chassé/Gugerli (2012, 95), gemäss denen der Wissensbegriff „durchaus so offen und unbestimmt gelassen werden [darf], dass eine möglichst grosse Bandbreite von Verständigungsweisen aufscheint. Wir sehen jedenfalls gegenwärtig den Erkenntnisgewinn nicht, der sich aus einer definitorischen Abgrenzung von Wissen, Glauben, Information und prozeduraler Erfahrung gewinnen liesse." Vgl. weiter auch Sarasin 2020.

22 Zu Geschichte und Relevanz des aus den Kulturwissenschaften übernommenen Zirkulationsbegriffs in unterschiedlichen Kontexten vgl. Sarasin/Kilcher 2011; Simonis 2013.

23 Vgl. Sommer et al. 2017, 7 f.; Daum 2002, 33–41, zur Begriffsgeschichte von *Popularität, Popularisierung, Populärwissenschaft*; zur (Wissenschafts-)Popularisierung als Konzept und Forschungsfeld vgl. die Überblicksdarstellungen bei Azzouni 2013; 2017; Kretschmann 2003. Zur Kritik am Popularisierungsbegriff vgl. z. B. Weingart 2001, 233–237; Kretschmann 2003, 12–14; Schirrmacher

licher Perspektive nennen Sarasin/Kilcher (2011, 8–10) vier zentrale Punkte des Zirkulationskonzepts: Als Erstes die „grundlegend materielle Dimension von ‚Zirkulation'" (ebd., 8); Zirkulation ist an den „Austausch von Material" und die „Weitergabe von Dingen", aber auch an die „Materialität und Medialität der Zeichen" gebunden (ebd., 9). Zweitens hat Wissen in der Regel nicht einen einzigen definierbaren „Anfangs- und Ausgangspunkt" (ebd., 10), „sondern entsteht in einer kulturellen Produktion und in gesellschaftlichen Kräfteverhältnissen, für die – zum Beispiel – das Labor oder der Schreibtisch nur vorübergehende Kristallisationspunkte darstellen" (ebd.). Entsprechend „transzendiert [es] soziale und institutionelle Schranken" (ebd.). Letzteres bedeutet jedoch – drittens – nicht, dass Wissen „jederzeit *allen* zur Verfügung steht" (ebd., Hervorhebung i. O.), vielmehr ist die Zirkulation beeinflusst von komplexen Machtverhältnissen, muss die Untersuchung der Zirkulation von Wissen auch Umwege und Hemmnisse in Betracht ziehen. Letzteres hängt dabei, viertens, zusammen mit den spezifischen „semiotischen, diskursiven und medialen Systeme[n], die Wissen überhaupt erst möglich machen" (ebd.) und die es in der wissensgeschichtlichen Analyse mit zu analysieren gilt.

Die *Beschreibung entsprechender Austauschprozesse* findet sich bereits bei Fleck, der sich mit der gegenseitigen Beeinflussung des „*fachmännischen* und *populären* Wissens" (Fleck 1994 [1935], 148, Hervorhebungen i. O.; vgl., insbes. 146–164) befasst, wobei er dem populären Wissen und der „populäre[n] Wissenschaft" (ebd., 148) eine zentrale Bedeutung zumisst (vgl. Azzouni 2017, 334 f.). Als vereinfachte, „künstlerisch angenehme, lebendige, anschauliche Ausführung" (Fleck 1994 [1935], 149) bildet das populäre Wissen für Fleck die Basis für ganze Weltanschauungen und wirkt so auch auf die Fachwissenschaft zurück:

> „Auf diese Weise schließt sich der Zirkel intrakollektiver Abhängigkeit des Wissens: Aus dem fachmännischen (esoterischen) Wissen entsteht das populäre (exoterische). Es erscheint dank der Vereinfachung, Anschaulichkeit und Apodiktizität sicher, abgerundeter, fest gefügt. Es bildet die spezifische öffentliche Meinung und die Weltanschauung und wirkt in dieser Gestalt auf den Fachmann zurück." (Fleck 1994 [1935], 150)

2008, 79–84; Ash 2007, 349–352; ferner auch Kailer 2003, 329–334; Müller-Wille 2017, 7 f. Neben den genannten Kritikpunkten wird auch die Unschärfe des Popularisierungsbegriffs sowie dessen häufige Einschränkung auf naturwissenschaftliche und technische Wissensbestände kritisiert. Dennoch wird er häufig und „wohl eher der Einfachheit halber" (Azzouni 2017, 335) trotzdem beibehalten, verknüpft mit einer Ausweitung und Neujustierung (vgl. z. B. Kretschmann 2003, 13–16; Schirrmacher 2008, 70–90). Entsprechende Vorhaben gehen dabei teilweise mit der Neukonzeptualisierung des Austauschs von Wissensbeständen als *kommunikative* Prozesse einher (vgl. z. B. Kailer 2003, 331; Nikolow/Schirrmacher 2007, 19–27; vgl. dazu auch Kapitel 3.1.2).

Dem so gefassten populären Wissen „[verdankt] auch der exakteste Fachmann viele Begriffe, viele Vergleiche und seine allgemeinen Anschauungen“ (ebd., 148) und es wird zum „allgemeinwirkende[n] Faktor jedes Erkennens“ (ebd.).[24] Fleck geht dabei grundsätzlich davon aus, dass jeder Mensch mehreren Denkkollektiven angehört:

> „Von Beruf z. B. Wissenschaftler, kann er außerdem religiös sein, einer politischen Partei angehören, am Sport teilnehmen usw. Darüber hinaus partizipiert jeder am Kollektiv des praktischen Gedankens des ‚täglichen Lebens‘. Auf diese Weise ist das Individuum Träger der Einflüsse eines Kollektivs auf das andere.“ (Fleck 1983 [1936], 114)[25]

Dabei wird ein Wissensbestand „*durch jede Mitteilung, ja durch jede Benennung* [...] *exoterischer, populärer*“ (Fleck 1994 [1935], 152, Hervorhebungen i. O.) und somit auch festgefügter.

Verwandt mit der Modellierung entsprechender Bewegungen und Veränderungen als Zirkulationen ist das von Mieke Bal geprägte Modell der *travelling concepts* oder *wandernden Begriffe* (vgl. Bal 2002, insbes. 22–55; 2006 [2002]).[26] Bezogen auf die Interdisziplinarität kulturwissenschaftlichen Arbeitens befasst sich Bal mit dem Umstand, dass verschiedene Disziplinen die (vermeintlich) selben Begriffe verwenden. Diese vermögen zwar viel zu leisten: „they offer miniature theories, and in that guise, help in the analysis of objects, situations, states, and other theories“ (Bal 2002, 22; vgl. auch Fleck 1994 [1935], 58). Sie sind jedoch nichts Fixes, auf das sich die Forschung unhinterfragt verlassen könnte:

---

24 Als Beispiel führt Fleck (1994 [1935], 149) aus: „Wenn ein Ökonom vom Wirtschafts-*Organismus* spricht, oder ein Philosoph von der *Substanz*, oder ein Biologe vom *Zellstaat*, so gebrauchen sie im eigenen Fachgebiete Begriffe, die ihrem populären Wissensbestande entstammen. Um diese Begriffe bauen sie ihre fachmännischen Wissenschaften [...]. [...] Bestandteile [populären Wissens, Y. I.] waren oft maßgebend für den Inhalt fachmännischen Wissens, sie haben deren Entwicklung für Jahrzehnte bestimmt.“ (Hervorhebungen i. O.).

25 Vgl. dazu aus (fachsprachen-)linguistischer Sicht mit Blick auf Phänomene der De- und Re-Terminologisierung Meyer/Mackintosh 2000, 131–135.

26 Neumann/Nünning (2012, 4–7) machen darauf aufmerksam, dass der Begriff (und entsprechend die Metapher) der *travelling concepts* bezeichnenderweise selber eines ist und seinen Weg in vielfältige Formen und Theorien gefunden hat. Bal (2002, 29) verweist bereits selbst auf die Untersuchung von Stengers (1987). Wie auch in der Begriffsgeschichte (vgl. Kapitel 4.1) scheint auch bei Bal (und auch bei der nachfolgend erwähnten Arbeit Löwys) die Abgrenzung zwischen *Wort* und *Begriff* nicht explizit definiert oder problematisiert. So ist bei Bal (2006 [2002], 10) etwa zu lesen: „Begriffe – bzw. jene Worte, die von Außenstehenden als Fachjargon angesehen werden“, und zugleich: „Daher ist ein Begriff nicht bloß ein Etikett, das ohne weiteres durch ein geläufigeres Wort ersetzt werden kann.“ Es scheint, als ob *Begriff* zumindest teilweise ‚Wort aus dem Fachjargon‘ meint. Für das Verständnis von *Begriff* und *Wort* in der vorliegenden Studie vgl. Kapitel 5.2.

> „Begriffe […] wandern: zwischen den Fächern, zwischen einzelnen Wissenschaftlern sowie zwischen historischen Perioden und geographisch verstreuten akademischen Gemeinschaften. Im Verhältnis zwischen den Fächern müssen ihre Bedeutung, ihre Reichweite und ihr operationaler Wert nach jedem ‚Ausflug' von neuem bewertet werden. […] Wenn Begriffe von einer Periode zur anderen wandern, reisen ihre Kontexte mit und bringen spätere Verwender mitunter in Verlegenheit." (Bal 2006 [2002], 11)

Die Beschäftigung mit *travelling concepts* ist für Bal entsprechend zwingende Voraussetzung (kultur-)wissenschaftlichen Arbeitens, sie macht die zugehörige Untersuchung aber auch als Analyseinstrument fruchtbar (vgl. die Studien in Bal 2002). Im Zentrum steht dabei die unterschiedliche Gebrauchsweise von Begriffen, anhand derer sich ihre Kontexte und Hintergründe erschliessen lassen.[27] Für besonders instabil hält Bal (2002, 25–29) dabei Begriffe, die parallel auch in der Alltagssprache verwendet werden.[28]

In der Wissenschaftsgeschichte werden solche wandernden Begriffe mit Ilana Löwy (1993) in Anlehnung an die *boundary objects* von Star/Griesemer (1989) auch als *boundary concepts* bzw. *unscharfe Begriffe* beschrieben. Löwy hebt in ihrer Forschung zur Immunologie bezogen auf den dort von verschiedener Seite verwendeten Begriff des Selbst hervor, wie entsprechende unscharfe Begriffe eine produktive Rolle für die interdisziplinäre Zusammenarbeit einnehmen können.[29] Ganz offensichtlich ist die Analyse von *travelling* und *boundary concepts* in Zusammenhang mit der Begriffsgeschichte (vgl. Kapitel 4.1) zu sehen, die in der wissen(schafts)geschichtlichen Forschung in jüngerer Zeit (in unterschiedlicher disziplinärer Prägung) verschiedentlich Beachtung gefunden hat und sich auch vermehrt den Verflechtungen wissenschaftli-

---

27 Bal (2006 [2002], 13) schreibt dazu: „Begriffe werden nie in genau dem gleichen Sinn verwendet. Folglich kann man über ihre Gebrauchsweisen debattieren und diese zurückbeziehen auf die verschiedenen Traditionen und Schulrichtungen, aus denen sie hervorgegangen sind, um auf diese Weise die Gültigkeit ihrer Implikationen zu taxieren."

28 Explizit kritisch beurteilt Bal die Verwendung von Begriffen als „labels" (Bal 2002, 33; „Etiketten" in der dt. Übersetzung): „Begriffe, die als Etiketten gebraucht (mißbraucht) werden, verlieren ihre Wirkungskraft. Sie unterliegen der Mode und werden schnell bedeutungslos" (Bal 2006 [2002], 10). Als Beispiel nennt sie auch den psychiatrischen Fachbegriff *Trauma* (vgl. Bal 2006 [2002], 11; 2002, 33). Vgl. ferner auch Bernet (2013, 179 f.), die in ihrer Untersuchung zur Entstehung des Krankheitsbildes Schizophrenie um 1900 den bei Bleuler zentralen Assoziationsbegriff theoretisch als *travelling concept* fasst, „das im Verlauf des 19. Jahrhunderts von der politischen Sphäre in die Populärkultur und die Wissenschaften diffundierte und in diesen unterschiedlichen Kontexten abhängig von lokalen und kulturellen Bedingungen unterschiedlich spezifiziert wurde".

29 Wie Löwy (1993, 189) anmerkt, beschreibt auch bereits Fleck (1994 [1935]), dass wissenschaftliche Begriffe in unterschiedlichen Denkkollektiven unterschiedlich gebraucht werden, dass sie zwischen diesen zirkulieren, sich auf diese Weise verändern und so auch zu Innovationen führen können.

cher Begriffe mit den diese umgebenden gesellschaftlichen und künstlerischen Kontexten widmet.[30]

Die Frage nach wissenschaftlichen Begriffen und deren Veränderungen ist jedoch nur *ein* Element des vielseitigen Analysespektrums innerhalb der Wissen(schaft)sgeschichte. Sarasin (2011, 167) nennt Fragen nach „(a) Systematisierungen und Ordnungen des Wissens[,] (b) Repräsentationsformen und Medialität[en] des Wissens[,] (c) Akteure[n] des Wissens“ und „(d) Genealogien des Wissens“ als zentrale Richtungen wissensgeschichtlicher Forschung (vgl. ebd., 167–172; vgl. auch Sarasin 2020, 21). Hinzu kommen Fragen nach unterschiedlichen „Formen und Techniken der Wissensproduktion und -zirkulation“ (Speich Chassé/Gugerli 2012, 94) sowie nach relevanten Machtverhältnissen und „soziopolitische[n] Konstellationen“ (ebd., 93). Im *Handbuch Wissenschaftsgeschichte* (vgl. Sommer et al. 2017) stehen zudem Orte der Wissensproduktion bzw. spezifische „Institutionen und soziale Räume“, wie etwa Universität, Labor oder Klinik, im Fokus, „in denen sich Praktiken der Wissensproduktion mit institutionellen Werten und Normen und bestimmten Idealen der wissenschaftlichen Persona verschränken“ (Müller-Wille 2017, 4). Das Augenmerk wird so auch auf spezifische lokale Kontexte gelegt, welche die Wissensproduktion und -veränderung beeinflussen (vgl. ebd.).

Daneben sind auch spezifische Zeiträume von Interesse. Für die hier im Zentrum stehende Periode des 20. und 21. Jahrhunderts verweist etwa Böschen (2017) in seinem Übersichtsartikel zur *Wissensgesellschaft* auf eine markante strukturelle Veränderung von der „Wissensgesellschaft 1. Ordnung“ zur „Wissensgesellschaft 2. Ordnung“ (ebd., 329–331; vgl. zudem Weingart 2001, 11–34): Erstere setzt er zum Ende des 18. und Beginn des 19. Jahrhunderts an, einem Zeitpunkt, zu dem eine „ungeheure innere Differenzierung“ der Wissenschaft festzustellen ist, einhergehend mit einem „allgemeinen Zuwachs an Bedeutung, welche wissenschaftlichem Wissen zuerkannt wird“ (ebd., 328). Seit den 1970er-Jahren ist gemäss Böschen (ebd.) dann eine strukturelle Veränderung zu Wissensgesellschaften 2. Ordnung auszumachen, die „durch das Paradox geprägt [sind], dass einerseits die Formen und Vielfalt

---

30 Vgl. z. B. Eggers/Rothe 2009b; Müller/Schmieder 2008a; Berg 2008; Schauz 2015. Eine Übersicht über Bezüge zwischen Begriffs- und Wissenschaftsgeschichte geben Schauz 2015; Müller/Schmieder 2016, 512–614; vgl. zudem ebd., 604–608, zur Bedeutung Kosellecks für die Wissenschaftsgeschichte. Als fruchtbar für wissen(schaft)sgeschichtliche Fragestellungen haben sich die Untersuchung der Entstehung wissenschaftlicher Termini sowie terminologischer Veränderungen und Umbrüche erwiesen (vgl. Müller/Schmieder 2008b, XVIIf.; Eggers/Rothe 2009b). Müller/Schmieder (2008b, XV) sehen dabei gerade im Kontext naturwissenschaftlicher Disziplinen „die Auflösung des Scheins von Begriffskonstanz“ als wichtiges Verdienst der Begriffsgeschichte.

der Nutzung wissenschaftlicher Expertise für Prozesse des Entscheidens jeglicher Art expandieren und an Bedeutung zunehmen, andererseits aber diese Expertise zugleich immer umstrittener wird". Beide Entwicklungen sind für die Bedingungen der Zirkulation wissenschaftlicher Begriffe und an sie geknüpfter Wissensbestände relevant und müssen auch für die hier getätigte Analyse mitbedacht werden.

4 Referenzfelder einer linguistischen Begriffsgeschichte

Zentrale Referenzfelder der hier angestrebten *linguistischen Begriffsgeschichte* sind die *(historiographische) Begriffsgeschichte*, die *Historische Semantik*, die linguistisch adaptierte *Diskursanalyse* bzw. *Diskurslinguistik* und die *Korpuslinguistik*. Alle vier Bereiche bieten nicht nur methodische Werkzeugkästen, sondern implizieren zugleich unterschiedliche theoretische Zugänge. Beides ist für das hier gehegte Vorhaben relevant und soll nachfolgend näher beleuchtet werden. Die Darstellung muss dabei notgedrungen verkürzt bleiben. Der Fokus wird vornehmlich auf jene Aspekte gerichtet, die für die geplante Analyse als gewinnbringend und hinsichtlich gegenseitiger Anknüpfungspunkte und übergreifender Verbindungslinien als fruchtbar erscheinen. Die gewählte Aufteilung in vier getrennte Abschnitte ist dabei in ihrer Absolutheit eine künstliche. Tatsächlich sind die Gebiete teilweise sehr eng miteinander verknüpft und bauen in vielerlei Hinsicht aufeinander auf.

4.1 Begriffsgeschichte

„[D]ie B[egriffsgeschichte]", so fasst Jannidis zusammen,

> „zielt auf die Rekonstruktion der Genese und Entwicklung von Begriffen an und ist damit eine Methode aller Wissenschaften, die mit historischem Sprachmaterial arbeiten, z. B. der Philosophie, der Geschichts- und der Lit[eratur]wissenschaft." (Jannidis 2015, 66)

Den heterogenen Zugängen entsprechend unterscheiden sich sowohl Gegenstand (und damit das Verständnis von *Begriff*) und Ziele der Begriffsgeschichte als auch die konkreten methodischen Herangehensweisen an das historische Sprachmaterial beträchtlich.[1] Gemeinsamer Nenner ist das begriffsgeschichtlichen Fragestellungen zugeschriebene Erkenntnispotenzial, welches dem Zugang gerade in jüngerer Zeit auch in internationalen Publikationen viel Aufmerksamkeit eingebracht hat (vgl. Müller/Schmieder 2016, 11 f.).[2] Besonders in den Fokus rückt hier bis heute das von den His-

1 Vgl. für eine Übersicht Müller/Schmieder 2016; ferner Jannidis 2015.

2 International ist vermehrt die Bezeichnung *History of Concepts* gebräuchlich, vgl. dazu z. B. Müller 2011, 22. Vgl. weiter die Übersichten zu internationaler begriffsgeschichtlicher Forschung bei Steinmetz 2008; Müller 2011; Müller 2015; Müller/Schmieder 2016, 392–401. Als Beispiele entsprechender Publikationsreihen vgl. z. B. die Zeitschriften *Redescriptions: Political Thought, Conceptual History and Feminist Theory* (erscheint seit 1997 mit wechselndem Titel, https://journal-redescriptions.org/,

https://doi.org/10.1515/9783110794472-004

torikern Reinhart Koselleck, Otto Brunner und Werner Conze herausgegebene Werk *Geschichtliche Grundbegriffe. Historisches Lexikon zur politisch-sozialen Sprache in Deutschland* (*GG*) (1972–1997).[3] Das insbesondere von Koselleck (u. a. 1972a; 1972b; 1978) theoretisch fundierte Grossprojekt gilt mittlerweile als Klassiker und bildet eine Art Grundstein der historischen Begriffsgeschichte, wie sie heute betrieben wird. Das Interesse der *GG* ist dabei primär ein sozialgeschichtliches.[4] Basis ist der Grundgedanke, dass „die soziale und politische Sprache, speziell ihre Terminologie, *zugleich als Faktoren und als Indikatoren geschichtlicher Bewegung*" (Koselleck 1972b, XIV, Hervorhebung Y. I.) betrachtet werden muss.[5] Die in den Fokus gerückten *Grundbegriffe* versteht Koselleck (1972b, XIII) als „Leitbegriffe der geschichtlichen Bewegung, die, in der Folge der Zeiten, den Gegenstand der historischen Forschung ausmacht". Erklärtes Ziel ist die Untersuchung jener „Ausdrücke, von deren Tragweite und durch deren Anwendung Strukturen und große Ereigniszusammenhänge erschlossen werden können" (ebd., XIIIf.). In den Fokus genommen werden sollen, wie Dietrich Busse (2013a, 158) treffend zusammenfasst, die „historisch wirkungsmächtigen und die gesellschaftliche Selbstverständigung leitenden Begriffe[ ]".[6]

---

letzter Zugriff 12.07.2024); *Forum interdisziplinäre Begriffsgeschichte* (*FIB*) (erscheint seit 2012, http://www.zfl-berlin.org/forum-begriffsgeschichte.html, letzter Zugriff 12.07.2024) und *Contributions to the History of Concepts* der *History of Concepts Group* (erscheint seit 2005, https://www.berghahnjournals.com/view/journals/contributions/contributions-overview.xml, letzter Zugriff 12.07.2024).

3 Für eine Übersicht zu Entstehung und Anlage der *Geschichtlichen Grundbegriffe* (*GG*) sowie zu Kosellecks theoretischem Werk vgl. Müller/Schmieder 2016, 278–337, 905–928. Neben den *GG* existieren mehrere verwandte begriffsgeschichtliche Grossprojekte anderer disziplinärer Prägung wie das *Historische Wörterbuch der Philosophie* (*HWPh*), das *Handbuch politisch-sozialer Grundbegriffe in Frankreich* und die *Ästhetischen Grundbegriffe*; vgl. Müller/Schmieder 2016, 843–992, für eine Übersicht.

4 Indem in den *GG* explizit *nicht* die historiographische Terminologie, sondern eben ein sozialhistorisches Interesse im Fokus steht (vgl. Koselleck 1972b, XIII), unterscheidet sie sich von anderen begriffsgeschichtlichen Vorhaben wie etwa dem *HWPh* (vgl. dazu Müller/Schmieder 2016, 869–905) oder dem *Handwörterbuch der musikalischen Terminologie* (*HmT*) (vgl. dazu ebd., 938–942).

5 Das Forschungsprogramm der *GG* ist auch als eine Gegenreaktion auf die zeitgenössische Situation der Geschichtswissenschaft, insbesondere der deutschen Gesellschaftsgeschichte der 1960er-Jahre, vor dem *linguistic turn* zu sehen, die sich hauptsächlich auf der Basis von Daten zu Einkommen, Steuerleistungen, Familiengrösse u. a. mit der Rekonstruktion gesellschaftlicher Makrostrukturen befasste (vgl. Steinmetz 2008, 186 f.).

6 Gemäss Koselleck (1972b, XIV) sammelt das Lexikon der *GG* konkret „zentrale Verfassungsbegriffe; Schlüsselworte der politischen, der wirtschaftlichen und der gesellschaftlichen Organisation; Selbstbenennungen entsprechender Wissenschaften; Leitbegriffe politischer Bewegungen und deren Schlagworte; Bezeichnungen dominierender Berufsgruppen und sozialer Schichtung;

Methodisch bedient sich die so gefasste Begriffsgeschichte der „historisch-kritischen Methode“ (Koselleck 1972b, XX) und nimmt dazu gemäss Koselleck (ebd., XIXf.) „Anregungen der Sprachwissenschaft und der philosophischen Terminologiegeschichte“ auf.[7] Wortgeschichtliche bzw. etymologische Aspekte stehen genauso im Fokus wie Fragen nach Sprecherinnen und Adressaten, nach spezifischen sozialen Gruppierungen, für die die untersuchten Begriffe typisch sind, aber auch etwa nach Gegenbegriffen eines Grundbegriffs (vgl. ebd., XX). Die begriffsgeschichtliche Analyse soll dabei in zwei Schritten erfolgen: Durch Textanalysen, d. h. die Untersuchung des „Wortgebrauch[s]“, sollen zunächst „die Bedeutungsgehalte der Worte“ ermittelt werden; worauf in einem zweiten Schritt „die Begriffe [...] aus ihrem Kontext gelöst“ und „ihre Bedeutungen durch die Abfolge der Zeiten [...] einander zugeordnet“ (ebd., XXf.) werden. Die Methode, so Koselleck,

> „pendelt [...] zwischen semasiologischen, onomasiologischen sowie sach- und geistesgeschichtlichen Fragestellungen hin und her: alle sind erforderlich, um den geschichtlichen Gehalt eines Begriffs zu erfassen.“ (Ebd., XXIII)[8]

Ziel der Begriffsgeschichte ist es, an „die in den jeweiligen Begriffen enthaltene Erfahrung und an die in ihnen angelegte Theorie“ (ebd., XXIV) heranzuführen. Sie soll Veränderungen und Wege der ausgewählten Grundbegriffe aufzeichnen und so „die Gleichzeitigkeit des Ungleichzeitigen auf[klären], die in einem Begriff enthalten ist“ (ebd., XXI).

Als Quellen der *GG* dienen gemäss Koselleck zum einen „‚Klassiker‘“ (ebd., XXIV), d. h. Texte „repräsentativer Schriftsteller“ (wozu Ökonominnen, Staatsrechtler und Philosophinnen gleichermassen gezählt werden wie Dichter). Zum anderen aber auch Texte, die „weit in den Alltag hinein[reichen]“ (ebd.), wozu öffentliche Schriftlichkeit (wie Zeitungen, Zeitschriften, Parlamentsakten) wie auch private Texte (wie Briefe und Tagebücher) gehören. Als dritte Quellengattung nennt Koselleck Wörterbücher und Lexika, in denen sich das „Wissen und Selbstverständnis der Generationen niedergeschlagen“ (ebd.) hat. Gerade auch Diffe-

---

theoretisch anspruchsvolle Kernbegriffe, auch der Ideologien, die den Handlungsraum und die Arbeitswelt gliedern und auslegen“.

7 Vgl. zur Methode der *GG* insgesamt Koselleck 1972b, XIX–XXIV.

8 Das von Koselleck beschriebene Ermitteln der Bedeutungsgehalte durch die Untersuchung des Wortgebrauchs als ersten Analyseschritt wäre wohl auch ganz im Sinne der Gebrauchssemantik (vgl. dazu die Ausführungen in Kapitel 4.2). Koselleck grenzt die Begriffsgeschichte dabei explizit von zeitgenössischen linguistischen Strömungen ab, insbesondere von der strukturalistischen. Mit letzterer im Blick schreibt er: „Die Beziehung vom ‚Wort‘ zur ‚Sache‘ wird behandelt, der Begriff wird in seiner politisch-sozialen, nicht in seiner linguistischen Funktion thematisiert.“ (Koselleck 1972b, XXI).

renzen zwischen den drei Quellengruppen werden dabei als „aufschlußreich für die Begriffsbildung und ihre Wirkung" (ebd., XXV) gewertet.

Das hier holzschnittartig skizzierte Forschungsprogramm hat weit über die Geschichtswissenschaft hinaus Beachtung gefunden (vgl. die Übersicht bei Müller/ Schmieder 2016, 916–928). Gerade in der Linguistik stiess die postulierte Relevanz der Begriffsgeschichte auf offene Ohren. So schreibt etwa Fritz Hermanns anerkennend:

> „Das ist die Entdeckung von Koselleck: daß ein Wort historisch wichtig sein kann, weil es selber zur historischen Entwicklung etwas beiträgt. Als ihr Faktor. Deshalb, weil ein Wort bewußtseinsprägend sein kann, insofern es Weltansichten und Erwartungen und Normen bündig ausdrückt." (Hermanns 2012 [1993], 284)

Angestossen durch das Forschungsprogramm der *GG* gerieten in der Linguistik diachrone, nicht ausschliesslich auf das Sprachsystem zielende Fragestellungen wieder vermehrt in den Blick und das Potenzial der Historischen Semantik für bewusstseins-, mentalitäts- und damit auch wissensgeschichtliche Fragen gelangte neu in den Fokus (grundlegend: Busse 1987; Hermanns 1995; 2012 [1993]; bereits früh: Polenz 1973). Verbunden war das sprachwissenschaftliche Interesse jedoch auch mit grundlegender theoretisch-methodischer Kritik am Vorgehen der Nachbardisziplin – die hier geteilt wird (vgl. Polenz 1973; Busse 1987, 50–76; Hermanns 2012 [1993], 283–285; Hermanns 1995, 79–86; vgl. aus interdisziplinärer Sicht auch Koselleck 1978). Ein zentraler Kritikpunkt betrifft den Begriffsbegriff, der in den *GG* inkonsistent verwendet wird und nicht mit einer linguistischen Zeichentheorie vereinbar ist.[9] Darüber hinaus ist in der *GG* die Definition von *Bedeutung* aus linguistischer Sicht zu wenig präzise,[10] zudem ist unklar, wie Grundbegriffe analytisch von anderen Begriffen abgegrenzt werden können. Des Weiteren zielte die Kritik an den ersten *GG*-Bänden auch auf die als mangelhaft empfundene Umsetzung ihrer eigenen

---

9 In der angesprochenen, in der Sprachwissenschaft nach wie vor grundlegenden Zeichentheorie werden im semiotischen Dreieck nach Ogden/Richards (1974, 18) Bedeutung, sprachlicher Ausdruck und Referenzobjekt in Relation gesetzt, wobei erstere zwei als zwei Seiten eines Zeichens betrachtet werden (vgl. u. a. Busse 1987, 54; Hermanns 2012 [1993], 284). Koselleck (1972b, XXII) lehnt dieses Modell in seiner Einleitung zu den *GG* explizit ab: „Die Unterscheidung zwischen Wort und Begriff ist im vorliegenden Lexikon pragmatisch getroffen worden. Es wird also darauf verzichtet, das sprachwissenschaftliche Dreieck von Wortkörper (Bezeichnung) – Bedeutung (Begriff) – Sache in seinen verschiedenen Varianten für unsere Untersuchung zu verwenden."

10 Vgl. im Gegenzug dazu die in Kapitel 4.2 umrissenen Diskussionen in der linguistischen Historischen Semantik. Zur Definition von *Bedeutung* und *Begriff* in dieser Studie vgl. Kapitel 5.2.

methodisch-theoretischen Vorgaben, etwa bezüglich der Diversität der einbezogenen Quellen.[11]

Neben den theoretischen Impulsen der Begriffsgeschichte gerade für die Linguistik und die in dieser Studie gestellten Fragen scheint mir in der Begriffsgeschichte, ähnlich wie in der Diskursanalyse, auch ein grosses interdisziplinäres Potenzial zu liegen. In einem ersten Schritt zumindest einmal insofern, als dass begriffsgeschichtliche Fragen für verschiedene Disziplinen als gewinnbringend erscheinen und auf diese Weise Anschlusspotenzial und Chancen für den Austausch bieten – sei es auch nur in der Auseinandersetzung über unterschiedliche Vorannahmen, Vorgehensweisen und *Begriff*-Definitionen.[12]

4.2 Historische Semantik

Eng verwandt mit der Begriffsgeschichte ist die Historische Semantik.[13] Als linguistische Teildisziplin fragt sie nach der Bedeutung sprachlicher Zeichen und deren Wandel über die Zeit.[14] Im Gegensatz zur geschichtswissenschaftlichen Begriffsgeschichte interessiert sie sich *primär* für Sprachliches. Dabei befasst sie

11 So wurde die zu starke Konzentration auf Höhenkammliteratur bemängelt bzw. der zu wenig vorhandene Einbezug alltagsgeschichtlicher Quellen. Auch sei die von Koselleck erwünschte Abkehr von der traditionellen Ideengeschichte nicht immer erfüllt. Zudem wurde bedauert, dass neuere Begriffsentwicklungen zu wenig erfasst würden, was allerdings auch nicht dem Ziel des Lexikons entsprach. Vgl. für eine Übersicht über die Kritikpunkte Müller/Schmieder 2016, 916–928.

12 Vgl. dazu auch Veit-Brause (2000, insbes. 27–29), die neben dem Nutzen interdisziplinärer Zugänge für die Begriffsgeschichte (gerade auch im Verbund mit der Wissenschaftsgeschichte) umgekehrt auch die Leistungen der Begriffsgeschichte als „sine qua non von Interdisziplinarität" (ebd., 27) betrachtet, indem die genaue Kenntnis jeweiliger disziplinärer Begrifflichkeiten eine Voraussetzung für interdisziplinäre Zusammenarbeit überhaupt darstellt (ähnlich auch Bal 2002; 2006 [2002], vgl. Kapitel 3.2). Vgl. auch Müller/Schmieder 2016, 819–842.

13 Müller/Schmieder (2016, 17) weisen darauf hin, dass (je nach Interpretation mit Majuskel oder Minuskel) *(H/h)istorische Semantik* in verschiedenen Disziplinen als Bezeichnung verwendet wird, wobei die Abgrenzung zu *Begriffsgeschichte* alles andere als einheitlich ist. So werden *Begriffsgeschichte* und *(H/h)istorische Semantik* etwa in der Geschichts- und Kulturwissenschaft jeweils wechselseitig als Ober- bzw. Unterbegriffe füreinander interpretiert (vgl. ebd.). Vgl. z. B. auch Steinmetz (2008, 174, 183), der für *Historische Semantik* als Bezeichnung für eine erweiterte Begriffsgeschichte und als Sammelbezeichnung unterschiedlicher Forschungsrichtungen plädiert. Im vorliegenden Kapitel 4.2 liegt der Fokus auf dem, was in der Linguistik gemeinhin als *Historische Semantik* bezeichnet wird.

14 Vgl. z. B. Blank (1997, 7–46) und Fritz (2012) zu Geschichte und unterschiedlichen Strömungen der Historischen Semantik in der Sprachwissenschaft sowie Müller/Schmieder (2016, 402–511) mit einem zusätzlichen Blick auf Interferenzen mit der Begriffsgeschichte.

sich mit sprachlichen Zeichen jeglicher Art; sie unterscheidet nicht zwischen Grund- und (weniger relevanten) anderen Begriffen, sondern stellt lediglich fest, dass unterschiedliche Arten sprachlicher Zeichen und Bedeutungen existieren, die in spezifischen kommunikativen Kontexten unterschiedliche Funktionen einnehmen können (vgl. auch Müller/Schmieder 2016, 412). Wie die Historische Semantik vorgeht, welche Fragen sie stellt (und auch: zu welchen Ergebnissen sie kommt), hängt dabei massgeblich vom zugrunde gelegten Verständnis von Bedeutung ab. Grob lässt sich das Feld in kognitive Ansätze auf der einen und pragmatische bzw. gebrauchs- und handlungstheoretische Ansätze auf der anderen Seite aufteilen (vgl. für eine Übersicht z. B. Fritz 2011; 2012).

Die *kognitive Ausrichtung* der Historischen Semantik[15] ist Teil eines grösseren Bereichs der kognitiven Semantik bzw. kognitiven Linguistik, die ihren Analysefokus auch auf mentale Prozesse legt (vgl. z. B. Löbner 2015, 318–395). Bedeutungen werden vor diesem Hintergrund als mentale Einheiten (Konzepte, Konzeptualisierungen, Kategorien) aufgefasst, deren einzelne Aspekte, so die Annahme, nur in Verbindung mit kognitiven Prozessen angemessen beschrieben werden können (vgl. Fritz 2012, 2633). Kategorien und Konzepte werden dabei als strukturierte Einheiten mit unscharfen Grenzen angenommen, die unser Denken und unsere Wahrnehmung massgeblich steuern (vgl. ebd.). Entsprechend fragt die (historische) kognitive Semantik bei der Untersuchung von Bedeutung(en) nach der Systematik, nach Strukturierung und Verbindungen entsprechender mentaler Prozesse und Einheiten.

Die *handlungs- bzw. gebrauchstheoretische Ausrichtung* der Historischen Semantik (vgl. z. B. Fritz 2005; 2006; 2012, 2638–2641; Keller/Kirschbaum 2003) „neigt" dagegen gemäss Fritz (2011, 4) dazu, „in Bezug auf die Vorgänge im Kopf eher agnostisch zu sein".[16] Sie steht in der Tradition Ludwig Wittgensteins und Paul Grice' und definiert Bedeutung auf der Basis des tatsächlichen Sprachgebrauchs: Unter *Bedeutung* versteht sie „die sozialen Regeln oder Routinen des Gebrauchs sprachlicher Ausdrücke" (ebd., 3).[17] Entsprechend geht sie davon aus, dass Bedeutungen und ihre Veränderungen anhand ihrer Verwendungszusammenhänge im Sprachgebrauch zu untersuchen sind

---

15 Vgl. für eine Übersicht zur kognitiv ausgerichteten Historischen Semantik u. a. Fritz 2012, 2633–2635; Geeraerts 2012; ferner Müller/Schmieder 2016, 477–483; vgl. auch Blank 1997.

16 Zu Recht merkt Fritz (2011, 4) an, dass man die Frage nach kognitiven Prozessen „[i]n Bezug auf ältere historisch-semantische Entwicklungen […] ohnehin nicht empirisch klären können [wird]".

17 Vgl. dazu Wittgenstein (1967 [1958], § 43): „Man kann für eine *große* Klasse von Fällen der Benützung des Wortes ‚Bedeutung' – wenn auch nicht für *alle* Fälle seiner Benützung – dieses Wort so erklären: Die Bedeutung eines Wortes ist sein Gebrauch in der Sprache." (Hervorhebungen i. O.).

(vgl. z. B. Fritz 2005, 17). Im Zentrum einer so ausgerichteten Historischen Semantik stehen dabei „das funktionale Verwendungspotenzial“ (Fritz 2011, 4) sprachlicher Ausdrücke, d. h. wie diese von den Sprachbenutzerinnen und Sprachbenutzern eingesetzt werden, „und damit verbunden die [notwendigen und eingesetzten, Y. I.] Ressourcen für die Verwendung von Ausdrücken“ (ebd.).[18]

Neben gesonderter Forschung in den einzelnen Richtungen gibt es (was mir fruchtbar erscheint) auch Bemühungen, *Gemeinsamkeiten der beiden Ansätze* zu betonen (vgl. z. B. die Übersicht bei Fritz 2011, 2–7; zudem Felder 2006a, 20–35; 2015, 91–97).[19] Wie Fritz (2011, 5) zu Recht hervorhebt – und dies gerät bei gebrauchstheoretischen Darstellungen häufig zu sehr aus dem Blick –, spielen in beiden Ansätzen mentale Kategorien „eine wichtige Rolle“. Für beide Ansätze zentral ist „die Annahme der Bedeutung von Wissensbeständen bei der Verwendung sprachlicher Ausdrücke“ (ebd.). In gebrauchstheoretischen Ansätzen wird immer wieder auf die wichtige kommunikative Funktion gemeinsam geteilten Wissens hingewiesen – mit Fritz ist etwa der Grice’sche Begriff des „common ground“ (Grice 1989, 65) zu erwähnen (vgl. Fritz 2011, 5).[20] In kognitiven Ansätzen werden Wissensrahmen oder Frames angenommen, mit denen Strukturen von Wissensbeständen beschrieben werden (vgl. ausführlich Busse 2012). Ein weiterer Überschneidungspunkt ist der Bezug auf die Wittgenstein’schen Konzepte der Familienähnlichkeits- und Prototypenverhältnisse (vgl. Wittgenstein 1967 [1958], § 66 f.), die in beiden Ansätzen zur Beschreibung von Bedeutungen sprachlicher Ausdrücke und deren Beziehungen untereinander eine wichtige Rolle spielen (vgl. Fritz 2011, 5).

Alle Richtungen der Historischen Semantik befassen sich dabei mit den unterschiedlichen *Formen des Bedeutungswandels* und den Folgen derselben. Zentral (aus gebrauchssemantischer Sicht wie aus Sicht der kognitiven Semantik) sind

---

18 Vgl. hierzu auch die von Fritz (2006, 4) in seiner Übersicht postulierten „zwei zentralen Fragen der historischen Semantik“: „1. Wie nutzen die Sprecher einer Sprache das vorhandene Bedeutungspotenzial sprachlicher Ausdrücke dazu, erfolgreich zu kommunizieren, also beispielsweise neue Gedanken auszudrücken, bekannte Gedanken besonders treffend auszudrücken und auf ihre Kommunikationspartner geschickt Einfluß nehmen? 2. Welche Folgen hat diese Praxis für die Entwicklung der Bedeutung sprachlicher Ausdrücke (d. h. der Wörter und Wortgruppen)?“

19 Mit Felder (2006a, 23) ist es überdies zu „bezweifel[n]“, dass es sich bei den umschriebenen Ansätzen um „alternative, sich gegenseitig ausschließende Theorien“ handelt. Vielmehr „geben [sie] nur auf unterschiedliche Fragen Antworten – und die können unter Umständen beide erkenntnisstiftend sein“ (ebd.).

20 Mit Verweis auf Grice definiert z. B. Robert Stalnaker (2002, 701) *common ground* als „presumed background information shared by participants in a conversation“. Vgl. z. B. Allan (2013) für eine Übersicht zur Kategorie des *common ground*; auf Ähnliches referieren gemäss Allan (ebd., 291) auch die ebenfalls (mehr oder weniger) gebräuchlichen Termini *common knowledge, mutual knowledge, shared knowledge, assumed familiarity* und *presumed background information.*

die mit Kategorien der Rhetorik bezeichneten Phänomene der Metapher und Metonymie (vgl. dazu ausführlich Kapitel 10.1).[21] Sie spielen in jüngerer Zeit auch in der wissensgeschichtlichen Forschung eine zentrale Rolle und sind gerade auch bezüglich der Geschichte des Schizophreniebegriffs von besonderer Bedeutung. Genauso wie für entsprechende Mechanismen interessiert sich die Historische Semantik auch für die *Folgen des Bedeutungswandels*; so etwa für Formen der Mehrdeutigkeit sprachlicher Ausdrücke, für Polysemie und Homonymie (vgl. z. B. Koskela/Murphy 2006 für eine kurze Übersicht), sowie für den Wegfall einzelner Bedeutungsaspekte bzw. Teilbedeutungen (vgl. z. B. Blank 1997, 406–438; Fritz 2006, 105–112; Keller/Kirschbaum 2003, 101–121).

Mitunter die grössten Schwierigkeiten bereiten die Fragen nach *Gründen für den Bedeutungswandel* und nach der *Konventionalisierung neuer Bedeutungen* (vgl. z. B. Fritz 2006, 64–84). Grundsätzlich ist mit Hermann Paul (1995 [1880], 75) davon auszugehen, dass Bedeutungswandel „zu Stande kommt durch eine Abweichung in der individuellen Anwendung von dem Usuellen, die allmählich usuell wird“. Erste innovative Verwendungsweisen können dabei von vielerlei Faktoren abhängen, wie etwa vom spezifischen kommunikativen Kontext, den Rezipientinnen und Rezipienten, geteilten Wissensbeständen und spezifischen kommunikativen Funktionen der Neuerungen (vgl. Fritz 2012, 2639). Bezüglich der allmählichen Usualisierung spricht Rudi Keller (1994), angelehnt an ökonomische Modelle, von *invisible hand-Prozessen*. Hierbei handelt es sich gemäss Keller (ebd., 92) um ein „Phänomen der dritten Art“, das „weder schlagartig noch durch Handlungen eines Einzelnen“ (Keller/Kirschbaum 2003, 133) auftritt, sondern sich aus „kumulative[n] Effekte[n] der Handlungen vieler“ (ebd.) zusammensetzt, wobei wiederum einzelne „Etappen des Geneseprozesses selbst neue Rahmenbedingungen schaffen können“ (ebd.).[22] Da diese Prozesse der Übernahme und Verbreitung meist „kontinuierlich verlaufen“ (Fritz 2006, 65), ist eine exakte analytische Erfassung und Beschreibung derselben schwierig (vgl. ebd.) und „in der Forschung insgesamt unterrepräsentiert“ (ebd., 69).

---

21 Vgl. z. B. Blank 1997, 157–190, 230–281; Blank 2001, 74–86; Fritz 2005, 81–104; 2006, 43–46; Geeraerts 2012, 2660–2666; Keller/Kirschbaum 2003, 34–79.

22 Keller/Kirschbaum (2003, 133) führen dazu weiter aus: „Wenn sich ein Trampelpfad andeutet, ist möglicherweise auch der bereit, über den Rasen zu gehen und ihn zu ‚nutzen‘, der einen unberührten Rasen nie betreten würde.“ Vgl. zur *invisible hand*-Theorie aber auch die Kritik beispielsweise von Linke (2011b, 29), die auf die „fehlende Erklärungskraft“ des Modells hinweist bzw. zu Recht bemerkt, dass Kellers Modell „keine Antwort auf die Frage liefern [kann], weshalb im Einzelfall eine bestimmte sprachliche Formulierung in einer Sprachgemeinschaft musterhaft wird“.

Aus einer *prozessorientierten Perspektive* versucht dabei insbesondere die gebrauchstheoretische Semantik, unterschiedliche Entwicklungsschritte im Verlauf einer semantischen Neuerung bis zu deren Durchsetzung in einer Sprachgemeinschaft zu definieren. Fritz (2006, 66) nennt dazu die *Routinisierung*, dass sich „[b]ei sich häufig wiederholenden Situationen desselben Typs [...] allmählich eine Routine einspielen [kann]", eine damit einhergehende mögliche *Standardisierung* (vgl. ebd., 66 f.) und schliesslich die *Lexikalisierung*, d. h., dass eine entsprechende neue Verwendung von der jeweiligen Gruppe der Sprecherinnen und Sprecher normativ als die richtige bewertet wird (vgl. ebd.). Aus einer *explanativen Perspektive* sucht die Forschung gebrauchstheoretischer wie auch kognitiver Richtung nach möglichen Ursachen und Motiven für entsprechende Lexikalisierungen. U. a. Blank (1997, 405) sieht dazu sprachökonomische Gründe, „das fundamentale Streben der Sprecher nach möglichst effizienter Kommunikation", als zentrale Grundlage aller Lexikalisierungen. Als spezifische Motive semantischer Neuerungen nennt er in seiner (nicht nur kognitiv geprägten) Übersicht u. a.: die Versprachlichung neuer Konzepte, die Konkretisierung abstrakter Konzepte, sozio-kulturellen Wandel, das Schliessen lexikalischer Lücken, die Reduktion lexikalischer Komplexität, die Umgehung von Tabus, das Streben nach besonders expressiver Markierung wie auch die Abnutzung von Euphemismen und stark expressiven Ausdrücken (vgl. ebd., 373–405). Anzufügen ist hierzu auch aus gebrauchstheoretischer Perspektive der kommunikative Erfolg im weitesten Sinne, der für jede Lexikalisierung sprachlicher Neuerungen grundlegend ist.

Neben zentralen theoretischen Überlegungen und Fragestellungen bietet insbesondere die gebrauchstheoretisch orientierte Historische Semantik zudem ein hilfreiches *Analyseinstrumentarium*, wie in konkreten sprachlichen Daten verschiedene Bedeutungsnuancen bzw. unterschiedliche Verwendungsweisen eines Ausdrucks (und entsprechend im Vergleich deren Wandel) ermittelt werden können.[23] Zentrale, auch für die vorliegende Studie fruchtbare Verfahren sind insbesondere: die Kollokationsanalyse, hier vorerst einmal verstanden als Analyse „häufig auftretender Wortverbindungen" (Bubenhofer 2009, 112, basierend auf Firth 1957 [1951], 194 f.) eines bestimmten Ausdrucks (vgl. ausführlicher Kapitel 4.4 und 9.3.2); die Ermittlung thematischer Zusammenhänge, Gebrauchsdomänen und Textsorten, in denen ein Ausdruck verwendet wird; die Ermittlung der sprachlichen Handlungen und Teilhandlungen, zu denen ein Ausdruck eingesetzt wird; die Ermittlung syntaktischer Eigenschaften, spezifischer Wortbildungsaktivitäten und prototypischer Ver-

23 Eine Übersicht über entsprechende Analyseverfahren der (Historischen) Semantik findet sich z. B. bei Fritz (2005, 17–24), sehr ausführlich geht Iris Bons (2009, 29–94, 109–147) in ihrer synchron ausgerichteten Studie zur Polysemie deutscher Adjektive auf entsprechende Verfahren ein.

wendungsweisen eines Ausdrucks; die Ermittlung der Verknüpfungen unterschiedlicher Verwendungsweisen sowie ihrer jeweiligen semantischen Relationen; und schliesslich die Ermittlung sogenannter sprechender Belege, d. h. von Belegen, die von metasprachlichen Kommentaren zu bestimmten Verwendungsaspekten begleitet werden. Darüber hinaus fragt die gebrauchstheoretisch orientierte Semantik, wie angedeutet, auch nach dem „kollektive[n] Wissen, das die Verwendung des Ausdrucks [...] normalerweise voraussetzt“ (Fritz 2005, 17).

All diese hier genannten Verfahren dienen dabei der Ermittlung von Veränderungen auf unterschiedlichen sprachlichen Ebenen und hinsichtlich unterschiedlicher kommunikativer Aspekte. Bezogen auf die Kernfragen der Historischen Semantik spiegelt die Aufzählung zugleich die Vielschichtigkeit bedeutungskonstituierender Elemente und verweist auf relevante Orte an der sprachlichen Oberfläche, an denen man ihrer aus gebrauchstheoretischer Sicht analytisch habhaft werden kann (vgl. zu weiteren Ausführungen zu den einzelnen Aspekten auch die Analysekapitel 7 bis 10).

4.3 Diskurslinguistik

Die linguistische Beschäftigung mit dem Diskurskonzept Michel Foucaults[24] hat in verschiedener Hinsicht zu einer Erweiterung der in Kapitel 4.1 und 4.2 skizzierten lexembasierten Zugänge geführt, grundlegend etwa in der Form der *Historischen Diskurssemantik* (Busse 1987; 2000; Busse/Teubert 1994) und der *linguistischen Mentalitätsgeschichte* (Hermanns 1995).[25] Was unter *Diskurs* gefasst wird, ist dabei (auch)

---

24 In der Linguistik ist der Diskursbegriff mehrdeutig. Neben einem (mehr oder weniger eng) an Foucault angelehnten Verständnis von *Diskurs* sind weitere Formen u. a. in Anlehnung an den Diskursbegriff bei Jürgen Habermas und an die angloamerikanischen *Discourse analysis* gebräuchlich. Gute Übersichten finden sich bei Spitzmüller/Warnke 2011, 5–10; Linke 2011a. Für das hier im Zentrum stehende, mehrheitlich eher „locker“ (Busse 2000, 40) an Michel Foucault angelehnte Verständnis sind insbesondere dessen Schriften *Die Ordnung der Dinge* (1971, frz. 1966), *Archäologie des Wissens* (1973, frz. 1969) sowie die Inauguralvorlesung *Die Ordnung des Diskurses* (1974, frz. 1972) zentral; vgl. für eine Auseinandersetzung mit diesen Schriften aus linguistischer Sicht u. a. Busse 1987, 222–250; Warnke 2007, 3–18; Spitzmüller/Warnke 2011, 65–78.

25 Für eine Übersicht über die inzwischen zahlreichen Strömungen und Bezugspunkte der Diskursanalyse innerhalb der (v. a. germanistischen) Linguistik vgl. u. a. Bluhm et al. 2000; Konerding 2009; Spitzmüller/Warnke 2011; Reisigl 2013; Warnke 2018; mit (m. E. gewinnbringendem) Fokus v. a. auf die verbindenden Elemente Gardt 2007; mit einem explizit über den deutschsprachigen Forschungsraum hinausgehenden Blick Reisigl/Ziem 2014; sowie aus einer anwendungsorientierten Perspektive Roth/Spiegel 2013. Eine erste Übersicht über die Literatur gibt die Bibliographie von Schmidt-Brücken 2016. Einen Überblick über die Diskursforschung anderer Disziplinen bietet das *Interdisziplinäre Handbuch Diskursforschung* von Angermuller et al. 2014 (Bd. 1); Nonhoff et al.

innerhalb der Sprachwissenschaft umstritten.[26] Als kleinster gemeinsamer Nenner diskursanalytischer Ansätze kann *Diskurs* in enger Anlehnung an Foucault (1973, 156) mit Spitzmüller/Warnke (2011, 9) als „Formationssystem von Aussagen, das auf kollektives, handlungsleitendes und sozial stratifizierendes Wissen verweist", umschrieben werden. In der Sprachwissenschaft rückt die Beschäftigung mit Diskursen so die „*gesellschafts-* und *wissenskonstituierende* Funktion [von Sprache]" (ebd., 10, Hervorhebungen i. O.) in den Fokus; die Aufmerksamkeit richtet sich mit Foucault auf „Bedingungen und Regeln der Produktion und Kontrolle kommunikativer Ordnungen und Handlungsvollzüge und auf die Regularitäten der damit zusammenhängenden Erzeugung, Aufrechterhaltung und Veränderung gesellschaftlicher Wissensbestände und Lebenspraktiken" (Konerding 2009, 159).

In einer Vielzahl diskurslinguistischer Studien werden Diskurse in erster Linie thematisch bestimmt. Auf der Basis zentraler Forschungsarbeiten fasst Andreas Gardt (2007) das verbreitete Verständnis wie folgt zusammen:

„Ein Diskurs ist die Auseinandersetzung mit einem Thema,
- die sich in Äußerungen und Texten der unterschiedlichsten Art niederschlägt,
- von mehr oder weniger großen gesellschaftlichen Gruppen getragen wird,
- das Wissen und die Einstellungen dieser Gruppen zu dem betreffenden Thema sowohl spiegelt
- als auch aktiv prägt und dadurch handlungsleitend für die zukünftige Gestaltung der gesellschaftlichen Wirklichkeit in Bezug auf dieses Thema wirkt." (Gardt 2007, 30)

2014 (Bd. 2). Hinsichtlich der Diskurslinguistik verweisen Reisigl/Warnke (2013, insbes. 7 f.) zudem auf die innerhalb des Forschungsfeldes als markant wahrgenommene Unterscheidung zwischen primär deskriptiven und explizit präskriptiv/kritischen Ansätzen. Zu ersteren werden jene der erwähnten Historischen Diskurssemantik und linguistischen Mentalitätsgeschichte der Heidelberger/Mannheimer Gruppe (vgl. z. B. Busse/Hermanns/Teubert 1994) gezählt, aber auch jene der Diskursgeschichte der sogenannten Düsseldorfer Schule (vgl. z. B. Stötzel/Wengeler 1995; Jung 1996; Böke 2005 [1996]). Zu den kritischen Ansätzen gehören u. a. die Kritische Diskursanalyse der Duisburger Schule (vgl. z. B. Jäger 2015) oder die Wiener Critical Discourse Analysis (CDA) (vgl. z. B. Wodak et al. 1998; Wodak/Meyer 2016). Wenngleich sich die Zugänge durchaus unterscheiden, scheint mir die von Reisigl und Warnke angebrachte Skepsis doch berechtigt, ob unkritische Beobachtung und Beschreibung, wie dies eine deskriptive Haltung suggeriert, überhaupt möglich und damit eine solch strikte Opposition überhaupt haltbar sei (vgl. Reisigl/Warnke 2013; Reisigl 2013, 265–268).

26 Spitzmüller/Warnke (2011, 5 f.) sprechen bezüglich des Diskursbegriffs treffend von „transdisziplinärer Polysemie".

Diskurse (und damit implizit: ihre einzelnen Komponenten, die Aussagen[27]) können sich also in Texten und Äusserungen manifestieren. Die Einheit *Diskurs* ist aber – so das in der vorliegenden Studie vertretene Verständnis – nicht einfach als Sammlung von Texten zu verstehen, sie ist vielmehr *transtextuell* und steht gewissermassen quer zu gängigen linguistischen Einheiten wie *Wort, Satz* und *Text.*[28] Die Einheit *Diskurs* eröffnet so „eine Perspektive über den Tellerrand gegebener linguistischer Kategorien und Beschreibungsebenen hinaus" (Linke 2015, 68).[29] Neben der durchaus einleuchtenden Fokussierung auf thematisch definierte Diskurse scheint es zudem fruchtbar, mit Linke (2015, 71–73) auch eine mögliche Erweiterung im Blick zu behalten. Linke schlägt vor,

> „Diskurse nicht (nur) anhand von thematisch manifesten Kohärenzen dingfest zu machen, sondern – sozusagen ex negativo – davon auszugehen, dass sich zumindest *Veränderungen* von Diskursen oder auch *neue* Diskurse in erster Linie in Brüchen oder ‚Lücken' innerhalb ansonsten vertrauter Kohärenzen anzeigen, dass sie in semantischen Irritationen, im Auftauchen unerwarteter, ‚unpassender' Zeichenkombinationen, in der Enttäuschung von Erwartungshaltungen, im vielleicht kaum explizit benennbaren Unterlaufen kommunikativer Normen, in der Veränderung semiotischer Muster aufblitzen und in solchen Momenten in gewisser Weise fassbar werden." (Linke 2015, 73, Hervorhebungen i. O.)

27 *Aussagen* bzw. *énoncés* im Sinne Foucaults sind dabei nicht mit *Äusserungen* gleichzusetzen; vgl. z. B. Busse 1987, 222–232. Vgl. auch Busse (2013a, 150), der *Aussage* im Sinne Foucaults mit *Wissenssegment* umschreibt.

28 Ein solches Verständnis steht in einem gewissen Widerspruch zur gängigen linguistischen Einordnung der Grösse *Diskurs* in Reihen wie *Morphem – Wort – Satz – Text – Diskurs* o. ä., quasi als oberste linguistische Ebene. Wie Linke (2015, 66–70) anmerkt, impliziert eine solche Einreihung ein Verständnis von *Diskurs* als „eine – wie auch immer zu denkende – Sammlung bzw. als ein Komplex von *Texten*, die durch ihre gleichartige thematische Orientierung aufeinander bezogen sind" (ebd., 67, Hervorhebungen i. O.; vgl. auch Spitzmüller/Warnke 2011, 22–25). Eine solche Konzeptualisierung von Diskursen liegt auch der grundlegenden Arbeit von Busse/Teubert (1994) und in der Folge einer Vielzahl weiterer sprachwissenschaftlicher Arbeiten zugrunde, vgl. auch Linke (2015, 67, Fussnote 8), vgl. aber auch Busse (2013b, 39), der dies explizit als rein forschungspraktisch motiviert rechtfertigt.

29 Ein Verständnis von *Diskurs* als transtextueller Grösse ist auch enger an das Foucault'sche Verständnis angelehnt. Vgl. zudem Jung (1996, 459–462), der gegenüber der Busse/Teubert'schen (1994) Diskursdefinition betont, dass sich „[k]ein Text [...] durch seine Zugehörigkeit zu *einem* Diskurs vollständig erfassen [lässt]" (Jung 1996, 459, Hervorhebung i. O.) und dass es „[u]mgekehrt zahlreiche Äußerungen zu einem bestimmten Gegenstand außerhalb thematisch einschlägiger Texte [gibt]" (ebd.). Gerade letzteren weist Jung (ebd.) eine „eigene Signifikanz" zu: „Zum einen machen sie die ‚interdiskursiven' Bezüge, d. h. die Querverbindungen verschiedener Diskurse im kollektiven Bewußtsein ihrer Zeit deutlich, zum anderen zeigt die Häufigkeit des Auftauchens, wie gesellschaftlich dominant ein bestimmter Diskurs ist."

Methodisch orientieren sich diskurslinguistische Zugänge einerseits an semantischen Analyseansätzen, andererseits (häufig eng mit ersteren verbunden) an einer pragmatisch-handlungsorientierten Untersuchungsperspektive (vgl. Linke 2015, 65).[30] Für Ersteres sind Untersuchungsverfahren aller linguistischen Ebenen relevant, sind Methoden der Wort-, Satz- und Textsemantik zentral. Angewendet werden etwa lexembasierte Analysen der (Historischen) Semantik (vgl. Kapitel 4.2), häufig werden Metaphern in den Blick genommen (vgl. Linke 2015, 65), aber auch Argumentationsmuster und Topoi, text- und varietätenlinguistische Aspekte oder die Fragen nach Formen der Themenentfaltung und unterschiedlichen Diskursstrategien haben sich als fruchtbare analytische Zugänge erwiesen (vgl. die Übersicht bei Gardt 2007, 30–35). Insgesamt sollen dabei „die jeweils kleineren Elemente aus der Perspektive der übergeordneten Einheiten betrachtet werden, das Wort also in seinem Beitrag zur Semantik von Satz, Text und Diskurs, der Satz in seinem Beitrag zur Semantik von Text und Diskurs usw." (Gardt 2007, 32). In vielen Studien wird die Grösse *Diskurs* dabei zu analytischen Zwecken weiter untergliedert, etwa in *Spezialdiskurse*, *Leitdiskurse* oder einzelne *Diskursstränge* (vgl. ebd.).[31]

Für die pragmatisch-handlungsorientierte Untersuchungsperspektive steht die Foucault'sche (1973, 75) „Erste Frage: Wer spricht?" im Zentrum, die Frage nach den Handelnden im Diskurs (vgl. Spitzmüller/Warnke 2011, 172–187). Ausgehend von der Prämisse, dass „Transtextualität [...] keine innersystematische Eigenschaft von Sprache [ist], sondern [...] durch Sprachhandlungen hergestellt [wird]" (ebd., 172), interessiert sich die so ausgerichtete Diskurslinguistik für „die sprachlichen Handlungen, vermittels derer Texte [und es ist anzufügen: sowie weitere sprachliche Einheiten, Y. I.] als Teile von Diskursen erscheinen" (ebd.). Dazu nimmt die Diskurslinguistik eine zusätzliche Kategorie in den Fokus und fragt nach den gesellschaftlichen *Akteurinnen und Akteuren* in ihren diskursiven Rollen.[32] Die sozialwissenschaftliche Akteurskategorie zielt dabei auf „Individuen, Gruppen von Individuen, Netzwerke von Individuen, aber auch nicht-personale Handlungsinstanzen wie Institutionen,

30 Zu Methoden der Diskurslinguistik vgl. u. a. Warnke/Spitzmüller 2008a, Warnke/Spitzmüller 2008b; Spitzmüller/Warnke 2011, 121–201; Warnke 2018; Gardt 2007, 30–35, sowie den detaillierten Katalog von Analyseschritten der Diskurssemantik bei Busse 1987, 264–266.

31 Vgl. auch den Vorschlag Jungs (1996, 457–459), Diskurse zu analytischen Zwecken nicht nur thematisch, sondern nach zusätzlichen Kriterien weiter zu untergliedern; nach bestimmten *Kommunikationsbereichen* (z. B. einer Fachdisziplin oder politischen Gruppierung), nach weiteren *inhaltlich definierten Teilbereichen*, gleichsam Unterthemen, und nach bestimmten *Redekonstellationen oder Textsorten* (vgl. auch bereits die Diskursdefinition in Busse/Teubert 1994, 14). Vgl. auch Spitzmüller (2005, 49–51), der zusätzlich nach *Kommunikationsform* (z. B. Zeitungen, Zeitschriften, TV) fragt und diese zusammen mit den *Textsorten* unter der Analysekategorie *Medien* subsummiert.

32 Vgl. z. B. Liebert (2004, 151 f.) zu diesbezüglichen Unterschieden zu Foucault.

Parteien, Medien etc." (Spitzmüller/Warnke 2011, 172). Die Diskurslinguistik fragt nach dem diskursiven Auftreten und Handeln unterschiedlicher Akteure und nach entsprechenden Machtverhältnissen, die die Möglichkeitsbedingungen von Aussagen überhaupt regulieren. Mit Spitzmüller/Warnke (ebd., 177–183) kann so etwa nach spezifischen Diskursgemeinschaften, d. h. nach verschiedenen Gruppierungen in Diskursen gefragt werden, nach unterschiedlichen Vertikalitätsstatus verschiedener Akteure (vgl. Kapitel 3.1.1) und nach *ideology brokers* mit besonderen Autoritätspositionen im Diskurs. In den diskurslinguistischen Analyse werden dazu „konkrete Akteure mit spezifischen Interessen identifiziert, die nach bestimmten Handlungsmustern handeln" (Liebert 2003, 151), die „also argumentieren, appellieren, Entwarnung geben, Maßnahmen empfehlen usw." (ebd.), und hinsichtlich ihrer diskursiven Rollen befragt.

Bei all diesen Zugangsweisen richtet die Diskurslinguistik ihren Blick zuerst auf den Sprachgebrauch, „auf die sprachliche Oberfläche, auf die Performanz von Sprechen und Schreiben und auf deren kollektive Geprägtheit" (Linke 2011a, 59). Sie geht davon aus, dass sich „die Regulierung des Sagbaren und die Konstitution von Welt durch Sprache auch auf der Formebene des Sprechens und Schreibens lokalisiert, d. h. in den Musterbildungen des Sprachgebrauchs" (ebd., 58; vgl. auch Linke 2011b). Die skizzierten Analyseformen beider Ansätze, der semantischen wie auch pragmatisch-handlungsorientierten Perspektive, gehen dabei von der Annahme aus, dass entsprechende sprachliche Muster (also beispielsweise metaphorische Muster, spezifische Formulierungen und Muster sprachlicher Handlungen) sowohl gesellschaftliche Strukturen und relevante Wissensbestände prägen als auch durch diese Elemente geprägt werden – und dass sie entsprechend über sprachliche Analysen aufgedeckt werden können (vgl. auch Kapitel 3.1.2). Meist sind die sprachlichen Muster den Sprecherinnen und Sprechern dabei „nicht bewusst" (Linke 2011a, 58) und historische Veränderungen nicht intendiert. Gerade dies wiederum verweist aber auf „ihren diskursiven Charakter" (ebd., 59) und macht sie so zu einer gewinnbringenden Analysekategorie diskurslinguistischer Forschung. Die Linguistik macht damit ein spezifisches Angebot zur Operationalisierung der Diskursanalyse nach Foucault. Ihre sprachwissenschaftlichen Analyseinstrumente und die damit verbundenen Beschreibungsmöglichkeiten sind so auch ein Abgrenzungsmerkmal der Diskurs*linguistik* gegenüber Diskursanalysen anderer Disziplinen und werden entsprechend als Besonderheit der beizutragenden Expertise hervorgehoben.[33]

---

33 Vgl. dazu z. B. Busse (2013a, 148): „‚Linguistisch' an einer Diskursanalyse sollten insbesondere Verfahrensregeln (Methode) der Untersuchung und (semantischen) Beschreibung sein. Dazu können gehören: Strikte Korpus-Orientierung; Sorgfalt bei der Auswahl und Zusammenstellung des Text- und Aussagen-Korpus; strikte Orientierung an den Zeichenfunktionen (unter Beachtung von Zeichen-Typologien, sprachlichen Ordnungs- und Anordnungs-Regularitäten, textuellen Funktions- und

Dennoch ist auch in einer linguistischen Diskursanalyse nicht aus dem Blick zu verlieren, dass

> „Diskurse (und ihre Konstitutionsmomente [...] [die] *Aussagen*) [...] als eine Bedeutungsstruktur [zu denken sind], die zwar vorzüglich Sprache und Sprechen, ebenso aber auch andere semiotische Ausdrucksformen prägt bzw. in ihnen zu Ausdruck und Wirkung kommen kann: In bildlichen Darstellungen, Architektur, Hygieneverhalten, Schulstrukturen, Tanzformen etc. [...].“ (Linke 2015, 70, Hervorhebung i. O.)[34]

Dass damit, wie Linke (2015, 70) weiter schreibt, „allerdings beide Grössen, *Diskurs* wie *Aussage*, einer monodisziplinären, in jedem Fall einer rein linguistischen Bestimmung [entrücken]“ (Hervorhebung i. O.), scheint mir eindeutig mehr Gewinn denn Gefahr (vgl. auch Kapitel 5.1; Busse 2015).

4.4 Korpuslinguistik

Für alle in Kapitel 4 bisher vorgestellten Zugänge relevant ist die Korpuslinguistik, in deren Zentrum die sprachlichen Daten stehen, das Korpus.[35] Unter einem *Korpus* versteht die Sprachwissenschaft dabei eine „[e]ndliche Menge von konkreten

---

Ordnungsmustern).“ (Vgl. ähnlich auch Jung 1996, 464). Als Abgrenzungshandlung von nichtlinguistischer Seite erscheint es wiederum, wenn Achim Landwehr (2009 [2008], 10) zur Neubearbeitung seiner Einführung in die Historische Diskursanalyse schreibt: „Die wichtigste inhaltliche Veränderung zielt hingegen auf eine weniger deutliche Betonung der Sprache, die in der vorherigen Auflage doch zu stark geriet [...]. Sprache spielt für die folgenden Darlegungen fraglos eine wesentliche Rolle [...]. Bedeutsamer scheint mir aber im Zusammenhang der historischen Diskursanalyse sowie einer sie überwölbenden Kulturgeschichte das Problem historischer Wirklichkeiten, die zwar wesentlich, aber eben keineswegs ausschließlich durch sprachliche Handlungen hergestellt werden. Dieser Aspekt findet sich in der Neuausgabe deutlicher berücksichtigt, weshalb auch der Titel *Geschichte des Sagbaren* wegfiel, da er sprachliche Aspekte über Gebühr unterstrich.“ (Hervorhebungen i. O.) In den Augen mancher Historikerinnen und Historiker scheint Landwehrs Eindämmung sprachlicher Aspekte dabei nicht weit genug gegangen zu sein (vgl. die Rezension von Otto 2008). Auf Ähnliches verweisen Viehöver et al. (2013, 8) für die sozialwissenschaftliche Diskursanalyse. Für eine Übersicht zur Diskursforschung in der Geschichtswissenschaft vgl. z. B. Sarasin 2003a; Landwehr 2009 [2008]; Füssel/Neu 2014.

34 Linke (2015, 70) verweist in diesem Kontext auch auf Sarasin (2003a, 36), der aus Sicht des Historikers in seinem Text „Geschichtswissenschaft und Diskursanalyse“ lapidar feststellt: „Es geht nicht um die abstruse Frage, ob es noch etwas anderes als Texte gebe, sondern darum, wie die nichtsprachlichen Dinge ihre Bedeutung erlangen.“

35 Vgl. als Einführungen in die Grundlagen der Korpuslinguistik u. a. Bubenhofer 2006–2024; Biber et al. 1998; Tognini-Bonelli 2001; Lemnitzer/Zinsmeister 2010; Scherer 2014; McEnery/Hardie 2012; Hirschmann 2019; vgl. auch Baker 2006 und Bubenhofer 2009; 2018 spezifisch zur Korpuslinguistik in der Diskursanalyse.

sprachlichen Äußerungen, die als empirische Grundlage für sprachwiss[enschaftliche] Untersuchungen dienen" (Bußmann 2008, 378). Die Korpus*linguistik* befasst sich zunächst mit der adäquaten Zusammenstellung und Gestaltung solcher, meist sehr grosser, Millionen Wortformen umfassender Korpora; sie befasst sich weiter mit auf Computertechnologie und statistische Berechnungen gestützten Analysen derselben und sie entwickelt Wege der Darstellung und Interpretation der gewonnenen Analyseresultate.

Korpuslinguistische Korpora sind digitale, maschinenlesbare Sammlungen sprachlicher Daten – in der Mehrheit basierend auf schriftlichen Äusserungen,[36] die mit zusätzlichen Informationen (Metadaten) zu den gesammelten sprachlichen Äusserungen, etwa zu Herkunftsort und Datierung, versehen und linguistisch annotiert werden. Gängige Formen linguistischer Annotationen sind das *Part-of-Speech-Tagging* (*POS Tagging*) und die Lemmatisierung, bei denen meist mittels automatisierter Vorgänge jeder einzelnen Wortform im Korpus Informationen zu Wortart (genauer: morpho-syntaktische Informationen) und Grundform zugefügt werden (vgl. dazu kritisch Bubenhofer 2009, 124–129). Der starken Orientierung auf die Datengrundlage entsprechend nimmt die Reflexion bezüglich Zusammenstellung sowie Aussagepotenzial entsprechender Quellensammlungen in der Korpuslinguistik einen hohen Stellenwert ein (vgl. z. B. die Übersicht bei Tognini-Bonelli 2001, 55–64), was für alle bisher diskutierten analytischen Zugänge Vorbild sein sollte. Dazu gehört insbesondere die Frage nach der Repräsentativität eines Korpus, d. h. beispielsweise danach, für welche sprachlichen Varietäten ein zusammengestelltes Korpus überhaupt repräsentative Aussagen machen kann, sowie die Frage nach der Vergleichbarkeit entsprechender Daten bzw. Analyseresultate, die stets eine Normalisierung der ermittelten Ergebnisse und damit ein In-Relation-Setzen derselben erfordert (vgl. z. B. Scherer 2014, 39–41).

Viele Korpuslinguistinnen und Korpuslinguisten wehren sich darüber hinaus dezidiert gegen die Auffassung, Korpuslinguistik sei ‚lediglich' ein computerbasierter Werkzeugkasten praktischer Analyseinstrumente (vgl. Tognini-Bonelli 2001, 1–6). So etwa Noah Bubenhofer:

> „Die Korpuslinguistik ist [...] weit mehr als ein Methodenapparat und Werkzeugkasten. Ihre Art der Sprachanalyse führte zu wichtigen Paradigmenwechseln in der linguistischen Theorie: Stichwort ist hier das Prinzip einer ‚corpus-' oder ‚data-driven' Korpuslinguistik, die mitunter traditionelle Sichtweisen auf Sprache auf den Kopf stellt." (Bubenhofer 2009, 97)

36 Es existieren aber auch Korpora mündlicher Sprachdaten: vgl. für das Deutsche das *Archiv für Gesprochenes Deutsch* des Instituts für Deutsche Sprache, Mannheim: http://agd.ids-mannheim.de/index.shtml, letzter Zugriff 12.07.2024.

Bubenhofer betont damit die Verortung der Korpuslinguistik in der empirisch basierten Sprachwissenschaft (vgl. auch Lemnitzer/Zinsmeister 2010, 15–39) und verweist auf die in der Korpuslinguistik zentrale Differenzierung zwischen *corpus-driven* und *corpus-based*: Während ersteres einen streng induktiven Analysezugang beschreibt, bei welchem sich der Korpusanalytiker bzw. die Korpusanalytikerin gänzlich durch das Korpus leiten lässt (eine m. E. zu stark idealisierte Vorstellung),[37] beschreibt *corpus-based* einen deduktiven Zugang, der Korpora als eine Art Nachschlagewerke zur Überprüfung vorgefertigter Hypothesen nutzt (vgl. Tognini-Bonelli 2001, 65–100; zudem Bubenhofer 2009, 99–102). In der vorliegenden Studie wird dabei, wie Bubenhofer (2008, 421) dies auch für die korpuslinguistische Diskursanalyse beschreibt, „[e]in Verfahren zwischen corpus-driven und corpus based" angewandt (vgl. ebd., 421–423).

Für die in Kapitel 4.1 bis 4.3 diskutierten Forschungsansätze bietet die Korpuslinguistik eine Reihe hilfreicher Analyseverfahren. Gerd Fritz (2011, 7) sieht in den korpuslinguistischen Korpora gar einen „Auslöser für den Anfang einer neuen Blütezeit" der historischen Semantik und ist überzeugt: „Soweit historische Semantiker ernsthaft empirisch gearbeitet haben, waren sie in gewissem Sinne schon immer Korpuslinguisten. Wie hätten sie ihren Gegenstand auch sonst erfassen können?" – In der Tat bieten die Korpuslinguistik und mit ihr die Nutzung computergestützter Verfahren zur Analyse grosser Sprachdatenmengen lange erwünschte Möglichkeiten und eine massive Verbesserung bereits lange angewandter Verfahren. Auch für die historiographische Begriffsgeschichte sieht etwa Steinmetz (2008, 181 f.) grosse Chancen in korpuslinguistischen Methoden (vgl. auch Müller/Schmieder 2016, 783–801),[38] ebenso werden korpuslinguistische Verfahren mit Gewinn für diskurslinguistische Analysen eingesetzt.[39] Neben gezielten Abfragen nach einzelnen oder mehreren Lexemen, grammatischen Informationen, Kombinationen entsprechender Eigenschaften sowie deren Frequenzen in grossen Datenmengen (vgl. Baroni 2009; Baker 2006,

---

37 Die unter dem Label *corpus-driven* vertretene Idee einer „Leitung durch das Korpus" erscheint mir als zu stark idealisiert, wenn man etwa bedenkt, dass die Zusammenstellung der Korpora genauso wie die hinter den statistischen Analysen stehenden Parameter natürlich das Produkt des Analytikers/der Analytikerin sind, die damit das Ergebnis in jedem Fall bereits massgeblich beeinflussen.

38 Wie Steinmetz (2008, 182) mit Blick auf die historiographische Variante der Historischen Semantik bzw. Begriffsgeschichte festhält, „erfordert dies von den Historikerinnen und Historikern, ihre Terminologie und Methodik linguistischen Genauigkeitsstandards anzupassen, andernfalls wird die Historische Semantik von den Vorteilen der neuen Technologien kaum profitieren können".

39 Grundlegendes zur Rolle der Korpuslinguistik in der Diskursanalyse findet sich u. a. bei Bubenhofer 2008; 2009; Baker 2006; Felder 2012; Spitzmüller/Warnke 2011, 28–40; ferner bei Gür-Şeker 2015 zu lexembasierten Zugängen. Vgl. zudem Felder et al. 2012 zu einer *Korpuspragmatik*.

47–69) ermöglicht die Korpusanalyse insbesondere auch die Ermittlung von (nach statistischen Kriterien) typischem Sprachgebrauch, nach Sprachgebrauchsmustern (vgl. u. a. Bubenhofer 2008; 2009; Bubenhofer/Scharloth 2010; zudem Linke 2011b). Ein hilfreiches Instrument auch für die hier gestellten Fragen ist dabei die Kollokationsanalyse.[40] Der Begriff der Kollokation, wie ihn die Korpuslinguistik fasst, geht auf John Rupert Firth (1957 [1951], 194) zurück und wird hier mit Bubenhofer (2008, 415) definiert als „statistisch signifikantes gemeinsames Auftreten von Wörtern (je nach Definition von Lexemen oder Wortformen)".[41] Entsprechende Analysen können also – breit abgestützt – Auskünfte über Bedeutungsaspekte und -nuancen eines sprachlichen Ausdrucks geben und verweisen zugleich (und damit zusammenhängend) auf relevante thematische Kontexte und Diskurse eines Lexems (vgl. z. B. Baker 2006, 104–116; Steyer 2004, 110; vgl. zum Analyseverfahren ausführlich Kapitel 9.3.2).[42]

Trotz dieser vielversprechenden Analysemöglichkeiten macht aber etwa Steinmetz (2008, 182) aus Sicht der Begriffsgeschichte zu Recht darauf aufmerksam, dass die Korpuslinguistik „bisher stark auf synchrone Analysen der Gegenwartssprache fixiert[ ]" ist und „erst für diachrone Untersuchungen sensibilisiert" werden muss. Zwar gibt es durchaus diachron orientierte korpuslinguistische Projekte und Korpora,[43] aus offensichtlichen Gründen ist die Erstellung brauchbarer Korpora basierend auf Daten aus der Zeit vor der digitalen Revolution aber deutlich aufwändiger und komplexer. Neben der Digitalisierung bereiten etwa die Frakturschrift für Verfahren der Texterkennung und variierende Schreibweisen für die Annotation grössere Mühe.

---

40 Vgl. zur Kollokationsanalyse u. a. Sinclair 1991; Bubenhofer 2008, 415–420; 2009, 110–124; Steyer 2002; 2004; Evert 2009; Baker 2006, 95–120; McEnery/Hardie 2012, 122–166.

41 Vgl. Bubenhofer (2009, 110–124) für eine Übersicht zu unterschiedlichen Definitionen von *Kollokation* in der (korpus-)linguistischen Forschung sowie gängigen alternativen Bezeichnungen.

42 Firth betrachtet die Kollokationen eines Lexems explizit als Teil von dessen Bedeutung und schreibt: „The statement of meaning by collocation and various collocabilities does not involve the definition of word-meaning by means of further sentences in shifted terms. Meaning by collocation is an abstraction at the syntagmatic level and is not directly concerned with the conceptual or idea approach to the meaning of words. One of the meanings of *night* is its collocability with *dark*, and of *dark*, of course, collocation with *night*." (Firth 1957 [1951], 196, Hervorhebung i. O.) Vgl. als Beispiel auch die synchrone, vornehmlich auf Kollokationsanalysen gestützte semantische Studie von Bons 2009.

43 Vgl. z. B. die Übersicht in Curzan/Arbor 2009. Beispiele germanistischer Korpora sind das *Deutsche Textarchiv DTA* für den Zeitraum von 1600 bis 1900 sowie die Korpora des *Digitalen Wörterbuchs der deutschen Sprache DWDS* für das 20. und 21. Jahrhundert, die beide Referenzkorpora für das Deutsche aufbauen (vgl. Geyken et al. 2017 sowie Kapitel 6.2.1), das *RIDGES-Projekt (Register in Diachronic German Science)* zur deutschen Wissenschaftssprache ab Mitte des 15. bis ins 20. Jahrhundert (vgl. Lüdeling et al. 2020) und das Projekt *Text + Berg digital* zu den Jahrbüchern des Schweizer Alpenclubs seit 1864 (vgl. Göhring/Volk 2011).

5 Verknüpfung der disziplinären Zugänge und Operationalisierung

Die in Kapitel 3 und 4 skizzierten Forschungszugänge und theoretischen Modellierungen überschneiden sich in vielerlei Hinsicht. Zentrale theoretische Konzepte wie *Begriff, Diskurs, Wissen* sind in den diskutierten linguistischen wie historiographischen Zugängen leitend und sind zugleich Paradebeispiele für *travelling* bzw. *boundary concepts* im Sinne Bals (2002) und Löwys (1993). Die zugehörigen Verständnisse sind in den unterschiedlichen Zugängen keineswegs deckungsgleich, häufig sind die Grenzen unscharf – und dennoch verweisen sie auf ähnliche Fragen und Ziele der einzeldisziplinären Richtungen und auf transdisziplinäres Anschlusspotenzial. Zugleich finden sich auch in den methodischen Herangehensweisen Parallelen: etwa in der Orientierung auf den tatsächlichen Sprachgebrauch in der Begriffsgeschichte und den vorgestellten linguistischen Zugängen; in der Frage nach der Macht und dem Einfluss des Mediums Sprache und entsprechender Zirkulationsbewegungen auf gesellschaftliche Wissensbestände in der modernen Fachsprachenlinguistik/Transferwissenschaft und in der Wissensgeschichte; in der Frage nach diskursiven Akteuren in der Diskurslinguistik wie auch in der Wissensgeschichte. Wenn sich die jeweiligen Modellierungen von Sprache und Kommunikation, vom *Wandern der Begriffe* und den zugehörigen Zirkulationsbewegungen in den einzelnen Zugängen auch nicht unerheblich unterscheiden, so lohnt es sich doch, das Augenmerk auf das Verbindende zu richten.

Wie bereits bei Bal und Löwy angelegt, sollen die unterschiedlichen Zugänge und interdisziplinären Überschneidungen auch hier als Ressourcen für die Analyse verstanden werden.[1] Zugleich verlangt dies umso mehr nach einer begrifflichen Präzisierung von *Begriff* und *Bedeutung* als Kernkonzepte der angestrebten *linguistischen* Begriffsgeschichte. Ersteres wird in Kapitel 5.1 näher ausgeführt, bezogen auf die fächerübergreifende Interdisziplinarität wie auch auf die innerlinguistische Multiperspektivität; Letzteres wird in Kapitel 5.2 eingelöst. In den letzten beiden Kapiteln folgt die sprachwissenschaftliche Operationalisierung für eine Begriffsgeschichte von *Schizophrenie* in der deutschen Alltags- bzw. Gemeinsprache: die Definition des analytischen Ansatzpunktes auf der sprachlichen Oberfläche in Kapitel 5.3 und die Diskussion des öffentlichen Diskurses als adäquate Quellengrundlage in Kapitel 5.4.

1 Entsprechende Bekenntnisse zur Notwendigkeit „interdisziplinärer Verständigung" (Müller-Wille 2017, 3) finden sich in vielen der zugehörigen Forschungszugängen: vgl. für die Wissensgeschichte z. B. Müller-Wille (ebd.), für die Begriffsgeschichte Koselleck (2006 [2002], 100) und Steinmetz (2008, 178) sowie z. B. Linke (2015, 70) für die Diskursanalyse.

https://doi.org/10.1515/9783110794472-005

5.1 Interdisziplinarität und Multiperspektivität als Forschungsressourcen

Die Verbindung genuin linguistischer Fragen und Forschungszugänge mit (wissens-) historischen ermöglicht es, den sprachwissenschaftlichen Fokus etwa der linguistischen Historischen Semantik oder der Fachsprachenforschung auszuweiten. Indem die Wissen(schaft)sgeschichte und die (historiographische) Begriffsgeschichte sich erst nachgeordnet für sprachliche Fragen interessieren, rücken sie die enge Verwobenheit von Sprachlichem und Aussersprachlichem umso mehr in den Fokus. Indem sie nach gesellschaftlichen und politischen Gruppierungen fragen, nach Formen und Veränderungen von Machtverhältnissen, nach Institutionen und Orten, rücken sie in den begriffs- und wissensgeschichtlichen Analysen aussersprachliche Faktoren in den Vordergrund, die auch für sprachliche Entwicklungen wesentlich sind. Dabei weiten sie nicht nur den Blick für relevante Untersuchungsfragen und mit einzubeziehende Einflussfaktoren auch für die linguistische Analyse, sondern sie liefern zugleich wesentliche Erkenntnisse, die allein durch sprachwissenschaftliche Analysen nicht zu gewinnen, für die Interpretation und Einbettung derselben aber wesentlich sind.

Umgekehrt fehlt aus linguistischer Sicht etwa bei wissenshistorischen und allgemein historiographisch ausgerichteten begriffsgeschichtlichen Arbeiten häufig der Blick für die Bedingungen der jeweiligen spezifischen Kommunikationssituationen und für das Wesen jeder Kommunikation als soziale Interaktion. Es fehlt der Blick für den Einfluss der konkreten sprachlichen Materialität, für das Zusammenspiel unterschiedlicher linguistischer Ebenen wie auch insgesamt deren präzise analytische Trennung sowie für die Notwendigkeit einer hinsichtlich linguistischer Kriterien reflektierten Quellengrundlage (vgl. auch Müller/Schmieder 2016, 502). Aus linguistischer Sicht fehlt zudem meist ein Bezug zu gesamtsprachlichen Entwicklungen,[2] die über den im Fokus stehenden spezifischen thematischen Kontext hinausgehen und Hinweise auf zusätzlich relevante Mechanismen bezüglich der beobachteten Prozesse geben können.

An einem konkreten Beispiel exemplifiziert: Während sich die rein sprachwissenschaftlich orientierte Historische Semantik beispielsweise für die Veränderung der Ausdrücke *Wahnsinn* und *wahnsinnig* von Krankheitsbezeichnungen zu Intensivierern interessiert (etwa in Sätzen wie *Das Spiel war der Wahnsinn!*, *Das gefällt mir wahnsinnig gut!*), Parallelen zu *Tollheit/toll*, *Irresein/irre*, *Verrücktheit/verrückt* zieht und daraus Hypothesen über das Funktionieren von Bewertungsausdrücken, deren Einsatz in tatsächlichen Kommunikationszusammenhängen und sprachli-

2 Vgl. dazu auch die Forderung von Gardt (2007, 41 f.) bezogen auf diskurslinguistische Forschung.

chen Wandel generiert (vgl. z. B. Keller/Kirschbaum 2000, 49 f.; 2003, 53–58; Kirschbaum 2002a, 213; 2002b, insbes. 161 f., 182–203), fragt die Wissen(schaft)sgeschichte nach Konzeptualisierungen psychischer Krankheit in spezifischen soziohistorischen Kontexten, nach der Genese und Entwicklung der Institution Psychiatrie, nach ihren internen Machtstrukturen, nach damit verbundenen sozialen Ausgrenzungen ganzer gesellschaftlicher Gruppen sowie nach der grundsätzlichen Verwobenheit der Psychiatrie mit den sie umgebenden soziohistorischen Entwicklungen (vgl. z. B. Brink 2010b; Meier et al. 2007 und auch Foucault 1995 [1973]). Dass beides miteinander in Bezug steht, würde (hoffentlich) keine der beiden Seiten bestreiten. Nichtsdestotrotz bleibt die jeweils andere Perspektive häufig (wenn überhaupt) eine Fussnote.

In der hier unternommenen *linguistischen Begriffsgeschichte* wird eine stärkere Verbindung der beiden Perspektiven angestrebt, wozu die in Kapitel 3 und 4 skizzierten Zugänge gleichermassen als Ressourcen dienen: Durch den Einbezug (wissens-) historischer Konzepte, Blickwinkel (und nicht zu vergessen: Forschungsergebnisse) in die Untersuchung des Schizophreniebegriffs von 1908 bis 2009 wird eine Einordnung und Interpretation der auf der sprachlichen Oberfläche beobachteten Phänomene überhaupt erst möglich (vgl. Linke 2003a, 46).[3] Im besten Fall führt dies nicht nur zu fundierten Erkenntnissen zur Entwicklung des psychiatrischen Fachbegriffs *Schizophrenie* und damit auch zur Zirkulation psychiatrischer Termini und Wissensinhalte in unterschiedlichen Domänen, sondern vermag zugleich Antworten auf allgemeinere Fragen der Sprachwissenschaft, gerade der Fachsprachenforschung und Historischen Semantik, aber auch der Wissen(schaft)sgeschichte des 20. und 21. Jahrhunderts geben.

Als *linguistische* Begriffsgeschichte kombiniert die Arbeit dazu das analytische Werkzeug der skizzierten Zugänge der Historischen Semantik, Diskurs- und Korpuslinguistik mit wissenshistorischen Fragen. Die Einheit *Diskurs* dient dabei als heuristisches Instrument (vgl. Busse 2000, 42 f.) zur Erfassung der transtextuellen Ebene. Angestrebt wird nicht primär eine Analyse eines (wie auch immer gearteten) „Schizophrenie-Diskurses", vielmehr soll das Diskurskonzept den Blick auf un-

---

3 Vgl. auch Hermanns (2007, 205), dessen Feststellung zur Analyse von Diskursen auch für jene von Begriffen gilt: „Die Sprachwissenschaft allein reicht nicht zum Interpretieren von Diskursen. Man muss sich dafür schon auch sachkundig machen. Dreierlei Weltwissen muss man dazu haben oder sich verschaffen: erstens Wissen über den Weltausschnitt, *in dem* sich ein Diskurs abgespielt hat; zweitens Wissen über den Weltausschnitt, *über den* darin verhandelt wurde, und zwar als *heutiges* (möglichst wissenschaftlich begründetes, für uns objektives) Wissen; drittens *Wissen über Wissen*, nämlich dasjenige der Diskursteilnehmerinnen und -teilnehmer, also Metawissen über deren Wissen (Denken, Meinen) über diejenigen Weltausschnitte, die in dem jeweiligen Diskurs verhandelt wurden; und auch über deren Wollen sowie Fühlen, d. h. *mentalitätsgeschichtliches Wissen.*" (Hervorhebungen i. O.).

terschiedliche „Zeitgespräche[ ]" (Hermanns 1994, 50) bzw. „Gesellschaftsgespräch[e]" (Wichter 1999, 274) lenken, in denen der Schizophreniebegriff mit unterschiedlicher kommunikativer Funktion Verwendung findet und fand. Dazu werden die entsprechenden diskurslinguistischen Fokussierungen u. a. auf Diskursakteurinnen und -akteure zur auch hier als notwendig erachteten Erweiterung der Historischen Semantik und Begriffsgeschichte hinzugezogen.[4]

Neben der Verbindung sprachwissenschaftlicher Zugänge mit (wissens-) geschichtlichen wird mit der *Kombination quantitativ korpuslinguistischer* mit primär *qualitativen sprachwissenschaftlichen Methoden* auch eine Verbindung unterschiedlicher *linguistischer* Perspektiven angestrebt. Zwar eröffnen die Möglichkeiten zur Speicherung und Analyse von Big Data wertvolle Optionen der quantitativen, statistisch fundierten sprachwissenschaftlichen Analyse und machen die Korpuslinguistik zu einem mächtigen Instrument sprachwissenschaftlichen Arbeitens. Doch eignen sich die entsprechenden Analyseformen besonders gut für Daten etwa ab den 1990er-Jahren und weisen hingegen für die Analyse früherer Zeiträume zusätzliche Schwierigkeiten auf. Kommt hinzu, dass korpuslinguistische Methoden wie etwa die Kollokationsanalyse vornehmlich auf statistisch signifikante, d. h. mit hoher Wahrscheinlichkeit usualisierte sprachliche Muster zielen und damit okkasionelle, situative und seltene Verwendungsweisen nicht erfassen.[5] Um sprachliche Veränderungen aufzuspüren, sind aber letztere von ebenso grosser Bedeutung wie erstere. Entsprechend ist eine Triangulation nicht nur von Quellen, sondern auch von unterschiedlichen methodischen Herangehensweisen, quantitativer und qualitativer Art, gerade auch für den hier verhandelten Forschungszeitraum unumgänglich.[6] – Wie die angestrebte Kombination der umrissenen Zugänge dabei in den

---

4 Vgl. dazu auch Hermanns (2007, 199–205), der die linguistische Begriffsgeschichte als eine Spielart der Diskursanalyse wertet; ähnlich Gardt (2005, 153): „Wer Begriffe analysiert, greift zugleich auf Diskurse zu, denn Begriffe sind die thematischen Bausteine der Diskurse." Vgl. zudem auch Koselleck (2006 [2002], 101), gemäss dem sich durch den notwendigen analytischen Einbezug der Kontexte, auf die jeder Begriff bezogen ist, der „Überschritt in die sogenannte Diskursanalyse [...] von selbst [ergibt]". Umgekehrt sieht Fritz (2011, 12–16) auch für die Historische Semantik einen Gewinn darin, Diskurse in die Untersuchung miteinzubeziehen.

5 Ähnlich argumentieren auch Spitzmüller/Warnke (2011, 38 f.) bezogen auf die Diskurslinguistik; ebenso Felder 2012, 125. Vgl. auch Bubenhofer (2013, 129), der in diesem Kontext für eine „‚quantitativ informierte qualitative Analyse'" plädiert, „die qualitative Analysen immer vor dem Hintergrund quantitativer Daten vornimmt". Vgl. auch die kurze Übersicht bei Stubbs (2016, 117) zur durchaus umstrittenen Frage des grundsätzlichen Nutzens statistischer Analysen für die semantisch ausgerichtete Korpusanalyse.

6 Vgl. auch die Anmerkung von Fritz (2011, 8; 2012, 2646), dass die analytischen Herausforderungen der Korpuslinguistik insbesondere in der Ermittlung innovativer, gradueller Veränderungen liegen.

konkreten Analysen, am konkreten Datenmaterial umgesetzt wird, wird in den jeweiligen Analysekapiteln ausführlicher erläutert.

Mit dem skizzierten Forschungszugang geht zugleich ein linguistisches (Selbst-)Verständnis einher, das – wie etwa Gardt (2007, 39) dies mit Blick auf die linguistische Diskursanalyse beschreibt – „die *Sprachwissenschaft als Kulturwissenschaft* [begreift], also als eine Disziplin, die sprachliche Zusammenhänge vor dem Hintergrund philosophischer, religiöser, politischer, gesellschaftlicher, ökonomischer, technisch-naturwissenschaftlicher, ästhetischer und alltagsweltlicher Zusammenhänge untersucht" (Hervorhebung Y. I.).[7] Ihr zugrunde liegt ein Verständnis von Sprache als kulturellem Phänomen, als „*Medium symbolischer Schöpfung und Setzung*" (Linke 2003b, 44, Hervorhebung i. O.), ausgehend von der Annahme „einer wechselseitigen Abhängigkeit von Sprache und Kultur" (Schuster 2016, 519). Insofern deckt sich das hier vertretene Verständnis einer linguistischen Begriffsgeschichte auch mit jenem von Andreas Gardt (2005), der *Begriffsgeschichte als Praxis kulturwissenschaftlicher Semantik* interpretiert.

5.2 Terminologische Klärung: *Begriff* und *Bedeutung* in dieser Studie

Wie in den Kapiteln 4.1 und 4.2 gezeigt, werden *Begriff* und *Bedeutung* bereits innerhalb der linguistischen Forschung wie auch in angrenzenden Disziplinen unterschiedlich definiert. Für die vorliegende Studie soll u. a. mit Thorsten Roelcke (2020, 74) ein interdisziplinär anschlussfähiger, zugleich dezidiert linguistisch geprägter und – vor allem auch mit Blick auf die Besonderheit fachsprachlicher Terminologie – „pragmatischer", d. h. hinsichtlich Untersuchungsfrage und Forschungsgegen-

7 Ansätze zu einer *kulturwissenschaftlichen* bzw. *kulturanalytischen* (vgl. zur terminologischen Unterscheidung Schröter 2014, 27–29), sowohl diachron wie auch synchron ausgerichteten Linguistik geraten seit den 1990er- und 2000er-Jahren wieder vermehrt in den Blick. Vgl. hierzu aus der germanistischen Linguistik insbesondere die folgenden Sammelbände und programmatischen Schriften: Gardt et al. 1999a; 1999b; Auer 2000; Gardt 2003; 2012; Hornscheidt 2003; Linke 2003b; 2011b; 2018; Günthner/Linke 2006; Ehlich 2006; Jäger 2006; Wengeler 2006a; 2006b; Kämper 2007; Bubenhofer 2009; Schröter 2014; Schröter/Tienken/Ilg 2019; Schröter et al. 2019; Bubenhofer/Knuchel/Schüller 2021. Schröter (2014, 26) macht darauf aufmerksam, dass diese Strömung keineswegs auf die deutsche Sprachwissenschaft beschränkt ist (vgl. etwa den Verweis auf die Slavistik ebd.). Vgl. zudem das von Juliane Schröter und Susanne Tienken 2014 gegründete Forschungsnetzwerk KULI – Kulturbezogene und kulturanalytische Linguistik sowie die zugehörige Positionsbestimmung auf http://kulturlinguistik.org/, letzter Zugriff 12.07.2024; vgl. auch Schuster 2016.

stand möglichst praktikabler Weg gewählt werden. Unterschieden wird dazu zwischen *Ausdruck, Bedeutung, Wort* und *Begriff*, die wie folgt gefasst werden:

> „*Ausdruck* = formale (schriftliche oder lautliche) Seite eines (lexikalischen) Zeichens;
> *Bedeutung* = funktionale (inhaltliche) Seite eines (lexikalischen) Zeichens;
> *Wort* = (lexikalisches) Zeichen als Einheit aus Ausdruck und Bedeutung mit Betonung der Ausdrucksseite;
> *Begriff* = (lexikalisches) Zeichen als Einheit aus Ausdruck und Bedeutung unter Betonung der Bedeutungsseite." (Roelcke 2020, 74, Hervorhebungen i. O.)

Mit dieser Definition wird der in der Linguistik grundlegenden Unterscheidung zwischen Form und Inhalt, zwischen dem sprachlichen Material und der Bedeutung sprachlicher Einheiten Rechnung getragen. Zugleich ist darin mit den aufgeführten Definitionen von *Wort* und *Begriff* auch berücksichtigt, dass die beiden Seiten (also: Sprachmaterial und Inhalt) nur zu analytischen Zwecken unterschieden, in Tat und Wahrheit jedoch nicht voneinander losgelöst werden können. Wie sich in den Analysen zeigen wird, gilt dies gerade auch für den Schizophreniebegriff. *Bedeutungen* in obigem Sinne bzw. einzelne Teilbedeutungen oder Bedeutungsaspekte sind dabei für die Analyse in konkreten Äusserungskontexten eines Ausdrucks ermittelbar und zugänglich, befinden sich – mit de Saussure gesprochen – auf der Ebene der *parole*. *Begriffe* bilden dagegen eine Abstraktion auf der Ebene der *langue*, sind vom einzelnen Äusserungskontext bzw. von einzelnen Äusserungskontext*en* abstrahiert und entsprechend in der Untersuchung von einer grossen Anzahl einzelner Verwendungen zugänglich (vgl. Felder 2006a, insbes. 20–35; 2015, 91–96).

In diesem Verständnis von *Begriff* und *Bedeutung* steckt auch eine Art ‚pragmatischer' Mittelweg zwischen kognitivem und gebrauchssemantischem Zugang: Dass bei der semantischen Analyse, bei der Untersuchung der Bedeutung sprachlicher Ausdrücke, mentale Einheiten einbezogen werden, sei es auch ‚nur' in der Annahme von gemeinsamen (oder sich unterscheidenden) Wissensbeständen, scheint mir unausweichlich. Gerade auch dann, wenn es etwa darum geht, die konzeptuelle Fixierung und damit diskursive Setzung eines Krankheitsbegriffes in der psychiatrischen Wissenschaft zu beschreiben (vgl. Kapitel 7). Zugleich setzt die vorliegende Arbeit primär auf der sprachlichen Oberfläche an, geht davon aus, dass Bedeutungen und damit auch Begriffe anhand ihrer konkreten Äusserungskontexte untersucht werden können (und sollen). Eine detaillierte Aussage darüber, in welcher Art und Weise mentale Strukturen geformt, wie Begriffe und Wissen mental abgespeichert sind, ist für eine Analyse wie die vorliegende dagegen kein realistisches Ziel.

Schliesslich wird mit der gewählten Definition und Unterscheidung von *Ausdruck, Wort, Bedeutung* und *Begriff* zugleich der semantische Gehalt von *Begriff* gegenüber dem Verständnis in der Begriffsgeschichte und in wissenshistorischen Zugängen, auch gegenüber dem Verständnis, das den *wandernden* und *unscharfen Begriffen* zugrunde liegt (vgl. Kapitel 3.2 und 4.1), analytisch geschärft und sprachwissenschaftlich fundiert; er wird an die sprachliche Materialität gebunden und zum tatsächlichen Sprachgebrauch, zu tatsächlichen Äusserungskontexten und kommunikativen Situationen, verstanden als Formen sozialer Interaktion, in Beziehung gesetzt.

5.3 Der sprachliche Ausdruck *Schizophrenie* als Ausgangspunkt

In ihrer Analyse zum Krankheitsbild Schizophrenie um 1900 führt die Wissenshistorikerin Brigitta Bernet als eines der Ziele ihrer Studie auf,

> „die Illusion der Einheitlichkeit aufzubrechen, die durch die semantische Kontinuität des Begriffs ‚Schizophrenie' gestützt wird. Sie macht glauben, dass Phänomene, die wir zu Beginn des 21. Jahrhunderts als schizophren bezeichnen, mit dem übereinstimmen, was Eugen Bleuler 100 Jahre zuvor als ‚schizophrene Assoziationsstörung' bezeichnet hat. [...] Die Auffassungen, Therapiekonzepte und Ätiologiehypothesen, die sich jeweils mit dem Begriff ‚Schizophrenie' verbanden, haben sich aber ebenso verändert wie die Verwendungs- und Verweisungshorizonte des Konzepts." (Bernet 2013, 16)

Aus linguistischer Perspektive muss hier weiter präzisiert werden: Bei all den Veränderungen von *Schizophrenie,* die bereits innerhalb des psychiatrischen Fachdiskurses auftauchen, auf die Bernet hier aufmerksam macht (und deren Nicht-Beachtung in Studien historischer wie auch kulturwissenschaftlicher Art sie im weiteren Verlauf zu Recht bemängelt), scheint auch eine „semantische Kontinuität" (ebd.) des Schizophreniebegriffs nicht unbedingt gegeben. Ja, die von Bernet bemerkte Veränderung von dessen Verwendung und Verweishorizonten lassen geradezu auf das Gegenteil schliessen. Das einzige, was (im Deutschen) mit Sicherheit bis heute seit Bleulers Publikation 1908 konstant geblieben ist, ist die Schreibung <Schizophrenie> und – so ist zumindest zu vermuten – die Aussprache [ʃitsofreˈniː].[8] Mit anderen Worten: Der Ausdruck *Schizophrenie,* die sprachliche Materialität, ist dieselbe geblieben. Dass sich semantische Kontinuitäten

8 Eine Ausnahme scheint der österreichische Psychiater Friedrich Schulhof gewesen zu sein, der 1934 in seinem Psychiatrielehrbuch für die getrennte Aussprache des postalveolaren Frikativs [ʃ] als dem Griechischen nachempfundenes [sç] plädierte und dies auch graphematisch mit der Schreibung <S-chizophrenie> betonte (vgl. Schulhof 1934, 128; Gabriel 2012, 150, und Kapitel 7.2.1, vgl. dort auch den Hinweis auf einen ähnlichen Vorschlag in *Meyers Konversationslexikon* von 1929 – ebenfalls als Ausnahme unter den einbezogenen Lexika und Wörterbüchern).

bezüglich bestimmter Teilaspekte ausmachen lassen, ist sehr wahrscheinlich. Für den Schizophreniebegriff als Gesamtes trifft dies jedoch nicht zu.

Vor diesem Hintergrund ist die vorliegende Studie in ihrem primären Zugriff semasiologisch ausgerichtet und wählt beim sprachlichen Ausdruck *Schizophrenie* ihren Ausgangspunkt. Die Fokussierung auf den sprachlichen Ausdruck *Schizophrenie*, die Konzentration auf dessen unterschiedliche Bedeutungen, Kontexte und Funktionen in einer bestimmten sprachlichen Umgebung ermöglicht es überhaupt erst, semantische Veränderungen und Brüche in diesen vermeintlichen Kontinuitäten aufzuspüren und sichtbar zu machen.[9] Selbstverständlich soll durch den Fokus auf das Wort – bzw. vielmehr auf *die* Worte, auf den Ausdruck *Schizophrenie* mit all seinen Derivationen und Komposita – die onomasiologische Perspektive nicht aus den Augen verloren werden. Wo möglich, wird sie in die Analyse einbezogen. Und selbstverständlich ist der Ausdruck *Schizophrenie* zwar Ausgangspunkt der Analyse, nicht jedoch deren einziger Fokus. Gerade auch der Einbezug von Synonymen und Parallelbegriffen zu *Schizophrenie* kann für die Analyse wertvolle Hinweise liefern und soll auch hier nicht ausser Acht gelassen werden.

5.4 Der öffentliche Diskurs als primäre Quellengrundlage

Bezüglich der Zirkulation von Wissen und Begriffen sowie der Frage nach Austauschprozessen zwischen Fach- und Gemein- bzw. Alltagssprache ist der öffentliche Diskurs von besonderer Relevanz und dient dieser Studie als vornehmliche Quellengrundlage. Die Linguistin Karin Böke beschreibt den öffentlichen Diskurs mit Verweis auf Jürgen Link (1999) als „eine Art ‚Marktplatz' des Interdiskurses" (Böke 2005 [1996], 200), der eine, wenn nicht *die* zentrale „Mittelstellung zwischen Fach- bzw. Wissenschaftssektor und Alltagssektor" (ebd.) einnimmt (vgl. auch Jung 1999; 2001; Stenschke 2004). Und auch aus wissenschaftstheoretischer Perspektive misst u. a. Ludwik Fleck (1994 [1935], 150) der öffentlichen Sphäre, der „öffentliche[n] Meinung", eine zentrale Rolle bezüglich entsprechender Austauschprozesse zu (vgl. auch Kapitel 3.2).[10]

---

9 Vgl. auch Müller/Schmieder 2016, 838: „Jeder Wandel lässt sich nur vor dem Hintergrund einer Konstanz identifizieren, wobei die Frage ist, was sich jeweils verändert und welche Elemente konstant bleiben. In dem semiotischen Gefüge von Sachverhalt, Begriff und Wort kann die Veränderung des einen Elements in Bezug auf die Konstanz eines anderen Elements dargestellt werden."

10 Vgl. zum Austausch zwischen Wissenschaft und Öffentlichkeit aus wissensgeschichtlicher und -soziologischer Perspektive Shapin 1990; Ash 2007; Weingart 2001; 2005; Azzouni 2017; mit Fokus auf den deutschsprachigen Raum im 19. Jahrhundert Daum 2002; im 20. Jahrhundert

Öffentlichkeit kann dabei als „Raum" (Nikolow 2014, 47) beschrieben werden, „der vom Privaten abgetrennt ist" (ebd.), und meint, wie Jürgen Schiewe herausstreicht, grundsätzlich zweierlei:

> „a. die prinzipielle Zugänglichkeit von Kenntnissen, Themen, Meinungen, Fakten, Institutionen, Kompetenzen usw. für alle Menschen innerhalb eines bestimmten politischen Systems und
>
> b. eine bestimmte Formation der Gesellschaft, in der sich Meinungen bilden, durch die diese Gesellschaftsformation ihre Identität erhält, und in der diese Meinungen die Funktion einer eigenständigen politischen Kraft beanspruchen." (Schiewe 2004, 281)

Voraussetzung für eine so verstandene Öffentlichkeit sind eine gemeinsame Sprache, „ein Verstehen und Verstandenwerden" (ebd.) sowie Kommunikationsräume und -medien, die einen entsprechenden öffentlichen Diskurs überhaupt ermöglichen.

Im hier fokussierten Zeitraum des 20. und 21. Jahrhunderts haben sich diese öffentlichen Kommunikations- und Diskursräume und damit zugleich die Bedingungen des öffentlichen Diskurses grundlegend gewandelt.[11] Das 20. Jahrhundert steht „für den Wandel von der vornehmlich bürgerlichen Öffentlichkeit der Wenigen zur demokratischen Öffentlichkeit der Vielen" (Nikolow/Schirrmacher 2007, 13). Zentral hierbei ist die Veränderung der medialen Landschaft bzw. die Entwicklung des Massenpressewesens (vgl. Schiewe 2004, 149–162; Stöber 2005, 118–291; Scherrer/Clavien 2012). Dabei ging ein grosser Anstieg in der Publikation von Zeitungen, Zeitschriften und Illustrierten Hand in Hand mit entsprechenden politischen Veränderungen, die in der zweiten Hälfte des 19. Jahrhunderts zu einer weitgehenden Aufhebung der Zensur etwa in der Schweiz und in Deutschland geführt haben (vgl. Scherrer/Clavien 2012; Schiewe 2004, 197–235).[12] Zusammen mit dem Aufkommen neuer Medien im Laufe des 20. Jahrhunderts, des Radios und des Fernsehens sowie gegen Ende des Jahrhunderts des Internets, ist so eine mediale Landschaft entstanden, die eine breite Öffentlichkeit ermöglicht und „öffentliche

---

Nikolow/Schirrmacher 2007; Schirrmacher 2008; 2013; Nikolow 2014; Klein et al. 2014; Goschler 2000a; Felt 2000; 2002.

11 Zu Entstehung und Wandel der Öffentlichkeit in Deutschland vgl. Schiewe 2004; für die Situation in der Schweiz vgl. Würgler 1996; Jost 1996; Imhof/Kraft 2011. Vgl. zudem Schiewe (2004, 19–61) zur Begriffsgeschichte von *Öffentlichkeit.*

12 Im Laufe des 20. Jahrhunderts wurde die Pressefreiheit in Deutschland wieder verschiedentlich eingeschränkt, insbesondere vom NS-Regime und später durch die Führung der DDR (vgl. z. B. Schiewe 2004, 234–243, für einen kurzen Überblick).

Foren für Diskurse mit einer zeitlichen und räumlichen Reichweite [konstituiert], wie sie alternativ nicht verfügbar ist“ (Konerding 2009, 173).[13]

Für eine Untersuchung zur Gemeinsprache sind Texte des öffentlichen Diskurses vor diesem Hintergrund auch hinsichtlich ihres breiten Produktions- und Rezeptionskontextes, ihrer entsprechend grossen Reichweite und ihrer „gewisse[n] Verbindlichkeit über eine Vielzahl von Soziolekten und Textsorten hinweg“ (Jung 1996, 459) besonders interessant. Dabei kommen, wie Stötzel (1995, 10) festhält, gerade „[i]m öffentlichen Sprachgebrauch [...] die Intentionen und Interpretationen gesellschaftlich wirksamer Kräfte zum Ausdruck, unabhängig davon, ob diese Kräfte bewußt den Sprachgebrauch zu beeinflussen versuchen“. Eine Analyse entsprechender Sprachdaten kann Hinweise darauf geben, „wie in und durch Sprache öffentliches Bewusstsein und damit gesellschaftliche Wirklichkeit geschaffen wird“ (Gardt 2007, 28; vgl. auch Konerding 2009, 172–174).

Die Massenmedien spielen dabei als Akteure des öffentlichen Diskurses eine zentrale Rolle, indem sie, nach Kriterien wie „Nutzen, Brisanz, aber auch Unterhaltungswert eines Themas“ (Azzouni 2017, 338) – und damit letztlich auch nach ökonomischen Kriterien (vgl. auch Klein et al. 2014, 15) –, (mit-)lenken und selektionieren, was überhaupt in der Öffentlichkeit Raum erhält (vgl. u. a. Konerding 2009, 173; Stenschke 2004, 46–50). Sie bestimmen auf diese Weise „wesentlich, was in einem bestimmten gesellschaftlichen Bereich zu einer Zeit auf welche Art öffentlich thematisierbar ist und welche Meinungen und Meinungsträger jeweils maßgeblich sind“ (Konerding 2009, 173; vgl. auch Klein et al. 2014, 15). Damit üben sie zugleich konkreten Einfluss auf „individuelle Wirklichkeitskonstruktion[en]“ (Konerding 2009, 173) aus. Zugleich haben die Massenmedien hinsichtlich sprachlicher, u. a. semantischer Innovationen, neuen Nuancierungen und Gebrauchsweisen von Wörtern eine besonders starke „Durchschlagkraft“ (Busse 1996, 356) und können diesen besondere „Durchsetzungschancen“ (ebd., 357) verleihen (vgl. ebd., 351–358; Fritz 2006, 73). Entsprechend erstaunt es nicht, dass öffentli-

13 Entsprechend hat sich „[m]it der entstehenden Massenöffentlichkeit [...] auch die Form der Beziehung zwischen Wissenschaft und Öffentlichkeit [geändert]“ (Nikolow/Schirrmacher 2007, 15; vgl. auch Azzouni 2017, 337); es „eröffnen sich [...] neue Möglichkeiten sowohl der Diffusion von Fachwissen im Sinne klassischer Popularisierung wie auch der Wechselwirkung mit populärem Wissen in Form von Alltagswissen und öffentlicher Meinung“ (ebd.). Nikolow/Schirrmacher (2007, 24) betrachten Wissenschaft und Öffentlichkeit dabei als „Ressourcen füreinander“, die gegenseitig voneinander profitieren. Vgl. hierzu auch Schirrmacher (2008, 75), der bezüglich der Relation von Wissenschaft und Öffentlichkeit in Deutschland im 20. Jahrhundert markante Veränderungen konstatiert und um 1900 sowie im Übergang der 1950er- zu den 1960er-Jahren die „einschneidendsten Zäsuren“ setzt. Die Beziehung zwischen Wissenschaft und Öffentlichkeit um die Jahrhundertwende bewertet Schirrmacher (2013, 475) dabei im Vergleich zum 19. Jahrhundert als „more dialogical and less missionary“.

che, massenmediale Quellen nicht nur aus den Perspektiven der Diskursanalyse und Historischen Semantik als gewinnbringende Datengrundlage betrachtet werden (vgl. z. B. Busse 1996; Gardt 2007, 28; Konerding 2009, 172–174), sondern auch häufig psychiatrischen Studien als Grundlage dienen, die sich der Stigmatisierung von Menschen mit der Diagnose Schizophrenie widmen und der Genese und Verbreitung entsprechender Einstellungen und Stereotype in sozialen Gemeinschaften auf den Grund gehen wollen (vgl. Kapitel 2.1).

Nikolow/Schirrmacher (2007, 12) weisen dabei zu Recht darauf hin, dass „[d]ie verbreitete Rede von *der* Öffentlichkeit“ (Hervorhebungen i. O.) eigentlich „unangemessen“ (ebd.), dass die Annahme eines homogenen Kommunikationsraumes zu stark vereinfachend ist (vgl. auch Ash 2007, 349–352; Stenschke 2004, 46 f.; Schiewe 2004, 153 f.). Klein et al. (2014, 14) sprechen in diesem Zusammenhang von „Teilöffentlichkeiten“, unter denen sie „medial konstruierte Räume bestimmter sozialer Gruppen mit jeweils spezifischen Interessen“ (ebd.) verstehen. Schirrmacher (2008, 84–88) schlägt im Kontext der Austauschprozesse zwischen Wissenschaft und Öffentlichkeit ein „gestuftes Modell der Öffentlichkeit“ (ebd., 84) vor. Dazu unterscheidet er die „gebildete/interessierte Öffentlichkeit“ (ebd., 86), „gewissermaßen das aufmerksame Stammpublikum der Wissenschaftsvermittlung“ (ebd., 85), eine „gelegentlich interessierte Öffentlichkeit“ (ebd., 86) und eine „breite Öffentlichkeit“ (ebd.). Unter letzterer fasst er dabei „die im Wesentlichen nicht an wissenschaftlicher Bildung interessierten Kreise [...], die allenfalls durch Sensationalisierung in den Massenmedien wissenschaftliche Inhalte zur Kenntnis nahmen“ (ebd.) und „vor allem von der Wissenschaftsberichterstattung der großen Illustrierten und Zeitungen angesprochen wurden“ (ebd.). Zentral für die vorliegende Studie ist hierbei der Hinweis, dass stets von heterogenen Kreisen der Rezipientinnen und Rezipienten ausgegangen werden muss, welche hier als Quellenbelege verhandelte Texte je unterschiedlich rezipieren und einzuordnen wissen (vgl. auch Stenschke 2004, 46).

6 Datengrundlage

6.1 Das Korpus zum öffentlichen Diskurs

Basierend auf den theoretisch-methodischen Überlegungen sowie auf ersten Voranalysen in Referenzkorpora (vgl. Kapitel 6.2.1) wurden die folgenden, hier mit Angabe des Herkunfts- sowie des zugänglichen Erscheinungszeitraumes aufgeführten Publikationen als Ausgangspunkt der Analysen gewählt:[1]

1) Tageszeitungen: *Berner Landeszeitung* (CH, 1834–1922), *Vossische Zeitung* (D, 1918–1934), *Neue Zürcher Zeitung* (CH, 1780–), *Schaffhauser Nachrichten* (CH, 1861–), *Frankfurter Allgemeine Zeitung* (BRD, 1949–), *Neues Deutschland* (DDR, 1946–1990)
2) Literatur- und Kulturzeitschriften: *Neue Rundschau* (D, 1890–), *Du* (CH, 1941–)
3) Parlamentsprotokolle: Protokolle der öffentlichen Debatten des Schweizer Parlaments (1891–), Plenarprotokolle des deutschen Bundestages (1949–)

Wie die Auflistung zeigt, macht die Gruppe der *Tageszeitungen* als zentrale Organe der Massenpresse den grössten Anteil aus. Dazu gehören einerseits qualitativ hochwertige Zeitungen: die *Neue Zürcher Zeitung*, die Berliner *Vossische Zeitung* und die *Frankfurter Allgemeine Zeitung*, deren Wirkungsradius weit über ihre jeweiligen Erscheinungsorte hinaus reich(t)en und die zu den wichtigsten Tageszeitungen der deutschsprachigen Schweiz und Deutschlands zähl(t)en (vgl. zur *NZZ* Maissen 2005; Meyer 2005; zur *Vossischen Zeitung* Zeller 2010; zur *FAZ* Stöber 2005, 263–265). Andererseits wurden mit den *Schaffhauser Nachrichten* und der *Berner Landeszeitung* auch kleinere Regionalzeitungen miteinbezogen. Eine besondere Stellung nimmt das *Neue Deutschland* ein. Es ist die erste überregionale Tageszeitung Ostdeutschlands, die als Zentralorgan der SED von der Sozialistischen Einheitspartei herausgegeben und finanziert wurde (vgl. Staatsbibliothek Berlin 2012; Stöber 2005, 262). Sie konnte sich dadurch „im zentralistisch geplanten Zeitungsmarkt der späteren DDR ab 1949 zum politischen Leitmedium entwickeln und war 1989 neben dem FDJ-Organ ‚Junge Welt' die auflagenstärkste Tageszeitung" (Staatsbibliothek Berlin 2012) der DDR.[2] Nicht repräsentiert in dieser Auswahl ist der Boulevardjournalismus, was einzig forschungspragmatischen Gründen geschuldet ist. Ebenso deckt die Auswahl (das *Neue Deutschland* ausgenommen) nur einen mehrheitlich bürgerlich-

---

1 Die Publikationen sind teilweise unter wechselnden Titeln erschienen, eine Übersicht dazu findet sich in der Bibliographie im Kapitel *Quellen und Korpora*. Ebenda sind auch die Erscheinungsdaten der Publikationen dargelegt sowie eine Aufschlüsselung der verwendeten Siglen.

2 Vgl. in diesem Zusammenhang Schiewe (2004, 239–243) zur Zensur in der DDR.

https://doi.org/10.1515/9783110794472-006

liberalen/bürgerlich-konservativen Teil des politischen Spektrums ab; politisch links positionierte Tageszeitungen sind (ebenfalls aus forschungspragmatischen Gründen) nicht vertreten. Beide Einschränkungen sind für die Analyse zu beachten und gerade auch hinsichtlich möglicher Generalisierungen von Ergebnissen einzubeziehen.

Die Entscheidung, zusätzlich *Literatur- und Kulturzeitschriften* sowie *Protokolle parlamentarischer Debatten* einzubeziehen, hat mehrere Gründe. Zum einen scheinen der Bereich der Kunst bzw. der Künste sowie das politische Geschehen und Handeln bereits früh besonders relevante Referenzkontexte des Schizophreniebegriffs darzustellen, zu denen diese Publikationen bezüglich Rezeptions- und Produktionskontext wie auch bezüglich des abgedeckten thematischen Spektrums einen zusätzlichen Zugang bieten. Zum anderen weisen die beiden Publikationsarten je spezifische Eigenschaften aus, die sie für die vorliegende Studie zu wertvollen Quellen machen:

Bezüglich der Interaktion und Vermittlung zwischen Fachgemeinschaft und Öffentlichkeit, den Künsten sowie den Fachdisziplinen untereinander nehmen die *Literatur- und Kulturzeitschriften* insbesondere für die erste Hälfte des 20. Jahrhunderts eine besondere, teilweise explizit angestrebte Vermittlungsrolle ein (vgl. Albrecht/Friede 2004). Wie Albrecht/Friede (2004, 99) darlegen, „eigne[n] [sie] sich daher auf ganz besondere Weise für die Beobachtung, Dokumentation und Analyse von Transferprozessen zwischen den Disziplinen", wobei die Autorinnen zu letzteren explizit auch die Künste zählen, die in den Kulturzeitschriften einen wichtigen Platz einnehmen (vgl. ebd.). Mit dem *Du* und der *Neuen Rundschau* sind hier je eine deutschschweizerische und eine deutsche langjährig erscheinende Kulturzeitschrift in die Datengrundlage integriert, die internationale Beachtung erlangte. Die 1890 unter dem Titel *Freie Bühne* ins Leben gerufene Zeitschrift *Neue Rundschau* erschien ab 1892 monatlich, ab 1945 vierteljährlich (vgl. Albrecht/Friede 2004, 104; Jürgensen o. J.). Die 1941 erstmals publizierte, international bekannte Schweizer Monatszeitschrift *Du* gilt als die „‚klassische' Kulturzeitschrift der Schweiz" (Bugmann 2012, 1; vgl. auch Bachmann 2004, 1).

Die *Protokolle der öffentlichen Parlamentsdebatten* grenzen sich von den beiden erstgenannten Publikationsgruppen deutlich ab. Als schriftlich abgefasste Wortprotokolle mündlich geführter Debatten, die wiederum grösstenteils aus schriftlich vorbereiteten Reden einzelner Parlamentarierinnen und Parlamentarier sowie vereinzelten spontanen Zwischenrufen des Parlaments bestehen, nehmen sie eine eigentümliche Zwischenstellung zwischen mündlicher und schriftlicher Sprache ein.[3] Abgesehen von den Zwischenrufen (vgl. Burk-

3 Vgl. Burkhardt (2003) zur parlamentarischen Kommunikation in Deutschland; vgl. ebd., 455–542, zur Geschichte, Anfertigung und Genauigkeit der Plenarprotokolle.

hardt 2004), die im Bundestag deutlich häufiger vorkommen als in den Schweizer Parlamentskammern, sind die Protokolle konzeptionell schriftlich geprägt (vgl. Koch/Oesterreicher 1994). Wie Josef Klein darlegt, sind die Debatten dabei stark auf eine Öffentlichkeit als Rezeptionskontext ausgerichtet; sie sind „vielfältig mit öffentlichen oder fachöffentlichen Auseinandersetzungen und institutionsintern […] *diskursiv vernetzt*“ (Klein 2014 [2001], 255, Hervorhebung i. O.; vgl. auch Burkhardt 2003, 304–318) und weisen ein breites Spektrum politischer Themen auf (vgl. Klein 2014 [2001], 254–256). Diese Eigenschaften machen die Quellen zu einer interessanten Ergänzung der restlichen Daten, die in einem begrenzten, vermittelten Rahmen auch Aussagen über den Gebrauch des untersuchten Feldes in (einem sehr spezifischen) mündlichen Kontext zulassen.[4]

Mit dieser Publikationsauswahl liegt der *zeitliche Schwerpunkt* der einbezogenen Daten etwas stärker auf den späteren Jahrzehnten ab 1950. Das potenzielle Ungleichgewicht ist der Quellensituation geschuldet. Der Blick in die über den gesamten Untersuchungszeitraum von 1908 bis 2009 erscheinenden und zugänglichen Publikationen sowie in geeignete Referenzkorpora zeigt allerdings, dass die Belegzahlen für die erste Hälfte des 20. Jahrhunderts im Verhältnis markant tiefer sind als jene für die Dekaden ab 1950. Das hier besser abgedeckte spätere 20. Jahrhundert sowie das beginnende 21. Jahrhundert scheinen für die Geschichte des Schizophreniebegriffs insgesamt von grösserer Relevanz. *Räumlich* ist die Zusammenstellung der Publikationen bezüglich des heutigen Deutschlands und der deutschsprachigen Schweiz ungefähr ausgewogen.[5]

Für die konkrete Analyse wurden aus den gewählten Publikationen jene Dokumente ausgewählt, die mindestens einen Beleg des Ausdrucks *Schizophrenie* oder

---

4 Für das Korpus dienten mehrere parlamentarische Publikationen als Grundlage: Für den bundesdeutschen Raum sind es die Plenarprotokolle des Bundestages, die sogenannten Stenografischen Berichte, die für jede Plenarsitzung seit der ersten Wahlperiode 1949 angefertigt werden (vgl. Deutscher Bundestag 2024). Für den Schweizer Sprachraum ist das *Amtliche Bulletin* die wichtigste Quelle. Seit 1891 werden dort jene Plenardebatten des Schweizer Parlaments, d. h. des Nationalrats, des Ständerats sowie der vereinigten Bundesversammlung, publiziert, die referendumsfähige Erlasse verhandeln (vgl. Comment 2007 zur Geschichte des *Amtlichen Bulletins*). Alle übrigen öffentlichen Debatten werden seit 1921 protokolliert, wurden jedoch erst ab 1971 ins *Amtliche Bulletin* integriert und dort veröffentlicht. Für den Zeitraum von 1921 bis 1970 sind die entsprechenden Protokolle als *Protokolle der Bundesversammlung* in einer separaten Publikation zugänglich, die ebenfalls als Datengrundlage verwendet wird. Im Gegensatz zu den Bundestagsprotokollen sind die Schweizer Protokolle, entsprechend den Debatten in den eidgenössischen Räten, mehrsprachig und enthalten neben deutschen auch französische und italienische Passagen.

5 Die Ausklammerung Österreichs als drittes Vollzentrum des Deutschen hat rein forschungspragmatische Gründe: Insbesondere für die wichtige Quellengruppe der Tageszeitungen war die Zusammenstellung vergleichbarer Quellen nicht möglich.

daraus abgeleiteter Formen enthalten. Dazu wurden die digitalisierten Publikationen mittels Volltextsuche durchsucht, wobei sich der Suchausdruck **schizo** (oder äquivalente Suchausdrücke) ohne Gross-/Kleinschreibungs-Sensitivität als sinnvoll erwiesen hat.[6] Insgesamt umfasst die Untersuchungsgrundlage so 14'262 Belege mit dem Element *-schizo-* in 8'864 Texten:

Tabelle 6.1: Anzahl Texte und Belege im Untersuchungskorpus.

Publikation	**1908–1949**		**1950–2009**		
	Texte	**Belege**	**Texte**	**Belege**	**Token**
Berner Landeszeitung (1908–1922)	0	0	–	–	–
Vossische Zeitung (1918–1934)	61	124	–	–	–
Neue Zürcher Zeitung (1908–2009)	199	325	2'778	4'857	[7](3'353'950)
Schaffhauser Nachrichten (1908–2009)	34	38	918	1'309	754'389
Frankfurter Allgemeine Zeitung (1949–2009)	0	0	3'831	6'069	4'160'002
Neues Deutschland (1946–1990)	3	3	150	187	124'663
Neue Rundschau (1908–2009)	19	31	91	197	524'854
Du (1941–2009)	11	13	141	221	374'212
Parlamentsprotokolle CH (1908–2009)[8]	10	32	236	334	5'709'347
Parlamentsprotokolle BRD (1949–2009)	0	0	382	522	39'855'271
Total:	**337**	**566**	**8'527**	**13'696**	**54'856'688**

6 Das Konfix *schizo-* ist bereits von Beginn an Basiselement der Ableitungen und Weiterbildungen zum Ausdruck *Schizophrenie* (vgl. zur morphologischen Einordnung Kapitel 7.1.2). Die Asterisken im Suchausdruck stehen dabei als Platzhalter (*Wildcards*) für null bis unendlich viele Zeichen, sodass all jene Belege gefunden werden, die aus der Buchstabenfolge <schizo> bestehen oder in denen diese enthalten ist. Belege wie z. B. der russische Name *Tschizowa*, die zwar die gesuchte Buchstabenfolge enthalten, jedoch keine Ableitung oder Weiterbildung zu *Schizophrenie* darstellen, wurden manuell aussortiert. Bei den Publikationen, deren Inhalte bereits vor 1908 zugänglich sind, wurden diese ebenfalls in die Suche einbezogen. Erwartungsgemäss liessen sich vor 1908 aber keine entsprechenden Belege finden.

7 Die Tokenzahl des *NZZ*-Korpus ist im Vergleich zu den anderen Texten weniger verlässlich, da hier auch für den Zeitraum der 1950er- wie auch der 1960er-Jahre noch grössere OCR-Probleme in Kauf genommen werden mussten.

8 Die für die Schweizer Parlamentsprotokolle aufgeführten Text- und Belegzahlen beschränken sich auf die mittels der geschilderten Suchabfrage eruierten Belege in deutschsprachigen Abschnitten und die entsprechenden Dokumente, in denen sie enthalten sind. Daneben führte das angewandte Suchmuster auch zu 103 nicht-deutschsprachigen (mehrheitlich französischen und wenigen italienischen) Belegstellen in 86 Dokumenten.

Die ermittelten Texte bestehen aus vielfältigen Formen: Die Texte aus den Tageszeitungen sowie den Literatur- und Kulturzeitschriften umfassen mehrheitlich Artikel, Essays und Interviews unterschiedlicher Länge (vgl. dazu auch die unterschiedlichen Verhältnisse von Anzahl Token und Texten in Tabelle 6.1), es sind jedoch auch weitere Textformen wie Leserbriefe, Anzeigen und Inserate sowie Radio-, Fernseh- und Kinoprogramme dabei. Die parlamentarischen Protokolle sind nach Sitzungen (Bundestag) und einzelnen Geschäften (Schweizer Parlament) aufgeteilt.[9]

Aufgrund der unterschiedlichen Archivsituationen und des Alters der Texte müssen einige Einschränkungen in Kauf genommen werden: Die markanteste besteht in der teilweise fehlerhaften maschinellen Texterkennung (OCR). Besonders anfällig für Fehler bzw. im Verhältnis schwieriger für die maschinelle Texterkennung ist die Frakturschrift, die auch in mehreren der hier einbezogenen Publikationen bis in die ersten Jahrzehnte des 20. Jahrhunderts breite Verwendung fand.[10] Deutlich besser ist das OCR-Resultat bei Texten in Antiqua. Mit einer aus der maschinellen Texterkennung resultierenden geringen Verfälschung der Suchresultate muss jedoch prinzipiell bei all jenen Texten gerechnet werden, die nicht primär in digitaler Form hergestellt wurden. Hinzu kommt, dass einige wenige der verwendeten Archive nicht zu einhundert Prozent vollständig sind. Zumeist handelt es sich gemessen an der Gesamtmenge nur um sehr geringe Anteile, weshalb ihr Einfluss auf die Analyseergebnisse vernachlässigbar bleibt. Ungünstiger ist die Situation jedoch beim hier genutzten, verlagseigenen retrodigitalisierten Archiv der *Neuen Zürcher Zeitung*, das (für den Zeitraum von 1780 bis 1992) an einzelnen Stellen nicht näher dokumentierte Lücken aufweist. Neben der entsprechend gebotenen Vorsicht bei der Interpretation der Daten ist zu hoffen, dass der Vergleich mit Publikationen, die räumliche und zeitliche Gemeinsamkeiten aufweisen, trotzdem eine adäquate Einordnung der Ergebnisse ermöglicht.

Aufgrund all dieser Eigenschaften und Einschränkungen hat sich eine spezifisch korpuslinguistische Untersuchung nur für die Daten von 1950 bis 2009 als sinnvoll erwiesen. Dazu wurden die Texte mit dem Programm *TreeTagger* (vgl. Schmid 1994; 1995) mit einer Wortarten-Annotation nach dem *Stuttgart-Tübingen-Tagset* (*STTS*)

---

9 Die nachträglich publizierten Protokolle der Schweizer Bundesversammlung (vgl. Fussnote 4) sind ebenfalls (wie die bundesdeutschen Plenarprotokolle) in einzelne Sitzungen unterteilt. Innerhalb der Daten machen sie jedoch die Minderheit aus.

10 Von den verwendeten Publikationen erschienen die folgenden in Fraktur: Die *Berner Landeszeitung* und die *Vossische Zeitung*, die *Neue Zürcher Zeitung* bis Mitte 1946 (sie stellte am 01.08.1946 auf Antiqua um, vgl. Maissen 2005, 149), die *Schaffhauser Nachrichten* bis Frühling 1949 (die erste Ausgabe in Antiqua erschien am 04.04.1949) sowie die *Neue Rundschau* bis Ende 1921. Die Schweizer Parlamentsprotokolle sind von Beginn an in Antiqua verfasst.

versehen (vgl. Schiller et al. 1995) und lemmatisiert.[11] Als Korpusanalyse-Software diente die *IMS Open Corpus Workbench* (vgl. Hardie 2012).[12]

6.2 Ergänzende Quellen und Korpora

6.2.1 Deutsche Referenzkorpora

Selbstredend sind bestehende Referenzkorpora des Deutschen für diese Studie potenziell interessante Quellen. Für die hier relevante Zeitspanne des 20. und 21. Jahrhunderts sind dies vor allem die online zugängliche Korpussammlung des *Digitalen Wörterbuchs der deutschen Sprache DWDS* (vgl. Geyken et al. 2017) und darin das *Kernkorpus 20*, das als einziges Referenzkorpus des Deutschen das gesamte 20. Jahrhundert abdeckt, sowie das sich im Aufbau befindliche *Kernkorpus 21* für das 21. Jahrhundert (vgl. ebd., 330; Berlin-Brandenburgische Akademie der Wissenschaften o. J.). Das *Kernkorpus 20* umfasst 121'395'654 Token in 79'115 Dokumenten (vgl. ebd.).[13] Es ist (in nicht unproblematischer Weise) nach „Textklassen" (ebd.) zusammengestellt und eingeteilt, und zwar nach den Kategorien *Belletristik* (28,42 %), *Zeitung* (27,36 %), *Wissenschaft* (23,15 %) und *Gebrauchsliteratur* (21,0 5%) (vgl. ebd.).[14] Das sich im Aufbau befindliche *Kernkorpus 21* umfasst

---

11 Eine spezifische Schwierigkeit ergab sich aus dem Umstand, dass im retrodigitalisierten Archiv der *NZZ* (ab 1993) wie auch vereinzelt im Archiv der *FAZ* inkonsistente Umlautschreibweisen vorhanden sind. In der *NZZ* wurden diese in früheren Jahren aus technischen Gründen ausgeschrieben (<ae> statt <ä> etc.) (vgl. zu diesem Problem in der *NZZ* bereits Bubenhofer 2009, 196). Vereinzelt ist dies auch in den *FAZ*-Daten zu beobachten. Um bei Kollokationsanalysen dadurch keine Fehlerquelle zu erhalten, wurde das Korpus als Gesamtes auf die ausgeschriebenen Umlaute (<ae> statt <ä>) zurückgeführt. Zitiert wird jedoch nach den gedruckten Originalen.

12 Die Daten wurden im Rahmen des Projekts *„Schizophrenie": Rezeption, Bedeutungswandel und Kritik eines Begriffes im 20. Jahrhundert* des Schweizerischen Nationalfonds SNF und mit technischer Unterstützung der Forschergruppe *Semtracks* (Leitung: Noah Bubenhofer und Joachim Scharloth) aufbereitet. Der Forschergruppe, insbesondere Noah Bubenhofer, und auch Daniel Knuchel danke ich herzlich.

13 Für die vorliegende Studie ist die Version 3 des *Kernkorpus 20* vom September 2016 Grundlage. Hier ausser Acht gelassen werden die im *DWDS-Kernkorpus* ebenfalls enthaltenen mündlichen Sprachdaten, da diese nur einen marginalen Zeitraum abdecken.

14 Insgesamt scheint mir eine Einteilung in *Textklassen* zwar sinnvoll und gewinnbringend, allerdings birgt die vorgenommene Kategorisierung auch verschiedene Probleme: So ist beispielsweise die Kategorie *Gebrauchsliteratur* sehr (respektive: zu) weit gefasst und beinhaltet etwa zugleich *Das Lexikon der Hausfrau* (Von Treskow/Weyl 1937 [1932]) und den poetologischen Essay *Der Künstler*

15'462'297 Token und 12'186 Dokumente,[15] ist allerdings noch nicht ausgewogen. Es enthält mehrheitlich belletristische und wissenschaftliche Texte sowie Zeitungstexte aus den Jahren 2000 bis 2006 (vgl. ebd.). Die Analysemöglichkeiten sind für beide Korpora im Vergleich zur *IMS Open Corpus Workbench* beschränkt. Insbesondere das *Kernkorpus 20* stellt aber als ausgewogenes Referenzkorpus des 20. Jahrhunderts dennoch eine wertvolle Ergänzung zu den unter Kapitel 6.1 beschriebenen Daten dar.

Ergänzend zu den beiden *Kernkorpora 20* und *21* existiert mit dem *Deutschen Textarchiv DTA* auch ein Referenzkorpus des Neuhochdeutschen für frühere Jahrhunderte. Das *DTA-Kernkorpus* deckt den Zeitraum von 1600 bis 1900 ab, die hier einbezogene Version[16] enthält 142 Millionen Token in 1'405 Werken und ist nach denselben „Textklassen" aufgebaut und ausgewogen wie die Kernkorpora des *DWDS* (vgl. Berlin-Brandenburgische Akademie der Wissenschaften 2007–2024). Genauso wie für diese Kernkorpora sind auch hier die Analysemöglichkeiten im Vergleich zur *Workbench* begrenzt. Nichtsdestotrotz ist das Korpus eine wertvolle Quelle für diesen frühen Zeitraum und wird zur Klärung entsprechender Fragen in die Analyse einbezogen. Schliesslich bietet die *DWDS*-Plattform für die Abfrage diachroner Wortfrequenzen zusätzlich ein sehr grosses Zeitungskorpus (*DWDS-Zeitungskorpus*) an, das punktuell ebenfalls zu Frequenzabgleichen verwendet wird (vgl. zur Zusammenstellung des Korpus Kapitel D.1 im Anhang).[17]

6.2.2 Gedruckte Quellen

Neben den digitalen Textkorpora werden auf qualitativer Basis auch weitere gedruckte Quellen hinzugezogen. Dazu gehören insbesondere literarische Werke sowie gemeinsprachliche deutsche Wörterbücher und Lexika. Darüber hinaus wird psychiatrische Fach- und Vermittlungsliteratur in die Analyse einbezogen.

---

und die Zeitkrankheit von Hugo Ball (1984 [1926]). In der Kategorie *Zeitung* wiederum sind auch Literatur- und Kulturzeitschriften enthalten, deren Inhalte zu grossen Teilen belletristisch sind.

15 Für die vorliegende Studie dient die Version vom Juni 2018 des *Kernkorpus 21* als Grundlage.

16 Das für die folgenden Analysen verwendete *DTA-Kernkorpus* basiert auf der Version vom Juni 2018.

17 Das *Deutsche Referenzkorpus DeReKo* des Leibniz-Instituts für Deutsche Sprache (IDS) in Mannheim, die wichtigste und grösste Sammlung deutscher Textkorpora, eignet sich aufgrund ihrer zeitlichen Ausrichtung mit Schwerpunkt ab den 1990er-Jahren für die vorliegende Studie nur begrenzt (vgl. IDS o. J.). Wo es punktuell doch einbezogen wurde, dient die Version 2018-I des *DeReKo* als Grundlage.

III Analysen

7 Einführung und Positionierung von *Schizophrenie* im psychiatrischen Fachdiskurs

Um die Geschichte des Schizophreniebegriffs im öffentlichen Diskurs besser zu verstehen, ist ein vorgängiger Blick auf dessen Prägung im Fachdiskurs nötig. Erst auf dieser Basis können die Entwicklungen in ausserpsychiatrischen Kontexten sinnvoll eingeordnet werden. Im Folgenden stehen deshalb – gleichsam als Auftakt der empirischen Analyse – die Begründung des Schizophreniebegriffs durch Eugen Bleuler (Kapitel 7.1), dessen anfängliche Rezeption im Fachdiskurs (Kapitel 7.2) sowie der bald folgende Ausbau des zugehörigen terminologischen Feldes im Fachwortschatz (Kapitel 7.3) im Zentrum. Der Fokus liegt dabei insbesondere auf dem deutschsprachigen Kontext.

Bezüglich einer psychiatrie- und wissenshistorischen Perspektive kann dazu auf bestehende Forschung zurückgegriffen werden (vgl. für den deutschsprachigen Raum insbesondere Bernet 2013; Friedland/Herrn 2012; Clauss/Bonah 2016; ferner Müller 2001; Gabriel 2012). Aus linguistischer Sicht zu wenig zur Geltung kommen dort jedoch genuin sprachliche Aspekte der Wort- und Begriffsprägung: so etwa die Wahl des Sprachmaterials und der weitere Umgang damit, semantische Verfahren der Begriffsbildung, die für die Publikation gewählten kommunikativen Settings bzw. Textsorten sowie die in Positionierung und Kritik des Begriffs, von Ausdruck und Bedeutung von *Schizophrenie*, zum Tragen kommenden Argumentationstopoi. Das vorliegende Kapitel versucht, diese sprachwissenschaftlichen Fragen mit wissenshistorischen Aspekten zu verbinden. Eine umfassende Analyse des anfänglichen *fachsprachlichen Diskurses* zum Schizophreniebegriff kann im gegebenen Rahmen nicht geleistet werden; vielmehr handelt es sich im Folgenden um eine skizzenhafte Darstellung ausgewählter Aspekte.

7.1 Die Begründung: Eugen Bleulers *Schizophrenie*

7.1.1 Bleulers Argumentation

Geprägt wurde der Schizophreniebegriff vom Zürcher Psychiater Eugen Bleuler, Professor für Psychiatrie an der Universität Zürich und Direktor der „Irrenheilanstalt Burghölzli", der heutigen Psychiatrischen Universitätsklinik Zürich.[1] Die berühmt gewordene Neuschöpfung *Schizophrenie* (etwa zu übersetzen mit ‚Spal-

1 Zu Eugen Bleulers Leben und Werk vgl. z. B. Hell/Scharfetter/Möller 2001; Scharfetter 2006.

https://doi.org/10.1515/9783110794472-007

tung des Bewusstseins') referierte dabei nicht auf eine völlig neue Krankheitseinheit, sondern basierte insbesondere auf der Konzeption der Dementia praecox (,frühzeitige Verblödung') von Bleulers deutschem Fachkollegen Emil Kraepelin, deren Benennung gemäss dem Autor wiederum auf Bénédict Augustin Morels *Démence précoce* zurückging (vgl. Kraepelin 1913a, 669, aber auch Weiler 2020, 41–43, die ein differenzierteres Bild zeichnet).[2]

Um das von Kraepelin geprägte Krankheitsbild war im Fach um die Wende zum 20. Jahrhundert eine weitreichende Debatte um die sogenannte „Dementia-praecox-Frage" entbrannt.[3] Eine psychiatrische Fachdebatte, die sich von der Frage nach Form und Definition eines einzelnen Krankheitsbildes zu einer grundsätzlichen Diskussion über das Wesen von Geisteskrankheiten ausgeweitet hatte, ja „zu einem Schibboleth [wurde], zu dem jeder Fachmann, der etwas auf sich hielt, Stellung beziehen musste" (Bernet 2013, 10).[4] Bleuler selbst hatte sich bereits vor seiner Publikation zur Schizophrenie an der Debatte beteiligt. Anfänglich noch durchaus positiv gegenüber Kraepelins Vorschlag eingestellt, wurden seine Beiträge im Laufe der Zeit immer kritischer. Interessant bezüglich der von Bleuler später postulierten folgenreichen Änderung des Diagnosenamens ist eine Stellungnahme aus dem Jahr 1902 im *Journal of Mental Pathology* (vgl. Bleuler 1902/1903). Es handelt sich um eine Replik auf den russischen Psychiater Vladimir Serbski, der in Kraepelins Dementia praecox grundsätzlich kein einheitliches Krankheitsbild sieht, was Bleuler wiederum deutlich zurückweist. In besagtem Aufsatz äussert sich Bleuler auch ein erstes Mal kritisch zur Kraepelin'schen Namensgebung (vgl. Bernet 2013, 11; Maatz/Hoff 2014, 438), misst diesem Aspekt jedoch noch wenig Gewicht bei:

---

2 Der Münchner Psychiatrieprofessor Kraepelin publizierte seine Konzeption der Dementia praecox als eigenständiges Krankheitsbild erstmals 1893, in der vierten Auflage seines Psychiatrie-Lehrbuchs (vgl. Bernet 2013, 84–86; Weiler 2020, 35–40). Kraepelin hatte die Dementia praecox in die „psychischen Entartungsprocesse" eingeordnet, womit er eine „subacute Entwickelung eines eigenartigen, einfachen geistigen Schwächezustandes im jugendlichen Alter" bezeichnete (Kraepelin 1893, 435, Sperrung i. O.). Dabei entsprach der Bedeutungsumfang von *Dementia praecox* zunächst im Wesentlichen jenem der bereits bekannten Diagnose der Hebephrenie (,Jugendirresein') (vgl. Bernet 2013, 86). Im Laufe der Jahre erweiterte Kraepelin seine Konzeption der Dementia praecox deutlich und integrierte schliesslich in der sechsten Auflage seines Lehrbuchs die zuvor noch als eigenständige Krankheitseinheiten geführten Kategorien der Katatonie und Dementia paranoides als Subkategorien bzw. Untergruppen in die Dementia praecox (vgl. Kraepelin 1899, 137; vgl. auch Bernet 2013, 86; Friedland/Herrn 2012, 208; detailliert Weiler 2020, 35–145, auch zur Rezeptionsgeschichte).

3 Vgl. für das Folgende zur Fachdebatte Bernet 2013, 9–11, 82–89.

4 Bernet (2013, 10) bezieht sich im Zitierten insbesondere auf Stransky (1909, 1), der die Debatte explizit als „Schibboleth" bezeichnete, wie auch auf Gruhle (1932, 1); vgl. auch Maatz/Hoff 2017, 78 f.

„Some of Serbski's less important objections are easily answered. It is enough to point out one of them. According to him, dementia is not always an accompaniment of the disease, nor is the disease always *praecox*. To be sure, the name is not well chosen; but the question is only that of a *nomen et flatus vocis* and not of the thing. To waste words about it is, therefore, useless." (Bleuler 1902/1903, 120, Hervorhebungen i. O.)

Ganz offensichtlich änderte Bleuler in den folgenden Jahren seine Meinung und entschied sich, einen gänzlich neuen Diagnoseterminus zu kreieren.

Diese inhaltliche Neumodellierung und Umbenennung der Dementia praecox in *Schizophrenie* stellte Bleuler erstmals am Vormittag des 24. April 1908 in einem Vortrag an der Jahresversammlung des Deutschen Vereins für Psychiatrie (DVP) in Berlin einer Fachöffentlichkeit vor. Der Vortrag wurde noch im selben Jahr in einer Fachzeitschrift publiziert (vgl. Bleuler 1908). – An der Tagung war die Dementia-praecox-Frage als Hauptthema der Auftaktsitzung gesetzt (vgl. Friedland/Herrn 2012, 209). Und bereits im Vorfeld des Referats verteilten Bleuler und sein Marburger Ko-Referent Maximilian Jahrmärker den Versammlungsteilnehmern dazu ein mehrseitiges Papier mit Leitsätzen (vgl. Bleuler/Jahrmärker 1908, 429–432; vgl. auch Friedland/Herrn 2012, 209). Dort bestätigten die beiden Kraepelins Postulierung einer entsprechenden Krankheitseinheit. Sie nannten jedoch auch zahlreiche Argumente für eine inhaltliche Modifikation derselben und schlugen – zum ersten Mal – den neuen Krankheitsnamen vor:

„1. *Kraepelins* Dementia praecox umfaßt Krankheitsfälle, welche wesensverschieden sind von den uns bekannten anderen Psychosen; [...]
2. die Dementia praecox stellt e i n e Krankheit dar; charakteristische Krankheitszeichen lassen die Bezeichnung ‚Schizophrenie' passend erscheinen; [...]." (Bleuler/Jahrmärker 1908, 429, Hervorhebungen i. O.)

Nach einer Einleitung Jahrmärkers (1908) zu Kraepelins Dementia praecox führte Bleuler unter dem Titel *Die Prognose der Dementia praecox (Schizophreniegruppe)* ein erstes Mal näher aus, weshalb er sich nun für einen neuen Namen entschieden hatte:

„Im Interesse der Diskussion möchte ich nochmals hervorheben, daß es sich bei der *Kräpelin*schen Dementia praecox weder um eine notwendige Dementia, noch um eine notwendige Praecocitas handelt. Aus diesem Grunde und weil man von dem Ausdruck Dementia praecox keine adjektivischen oder substantivischen Weiterbildungen machen kann, erlaube ich mir, hier das Wort S c h i z o p h r e n i e zur Bezeichnung des *Kräpelin*schen Begriffes zu benützen. Ich glaube nämlich, daß die Zerreißung oder Spaltung der psychischen Funktionen ein hervorragendes Symptom der ganzen Gruppe sei, und werde dies an anderem Orte begründen.“ (Bleuler 1908, 436, Hervorhebungen i. O.)[5]

Bereits in diesem kurzen Ausschnitt sind die zwei wesentlichen Aspekte angesprochen, die Eugen Bleuler zur Veränderung und Umbenennung der Kraepelin'schen Dementia praecox bewogen. Einerseits sind es inhaltliche Gründe (vgl. dazu insbes. Maatz/Hoff 2014): Bei der von Kraepelin beschriebenen Krankheitsentität handelt es sich nach Bleulers Meinung nicht um eine Dementia und insbesondere auch nicht um deren frühzeitige Form. Er ist mit der von Kraepelin postulierten Prognose der Krankheit, dass diese typischerweise zu einer ‚Verblödung' führe, nicht einverstanden. Zudem nennt Bleuler im Gegensatz zu Kraepelin die Spaltung der psychischen Funktionen als wesensbestimmendes Merkmal der Krankheit. – Andererseits spielen für Bleuler explizit auch sprachpragmatische Eigenschaften der terminologischen Bezeichnung eine Rolle (vgl. auch Schuster 2010, 399), die er mit der Forderung nach der Möglichkeit zu substantivischen und adjektivischen Weiterbildungen des Krankheitsnamens anführt. Bereits an dieser Stelle zeigt sich dabei, dass Eugen Bleuler weit mehr tut, als lediglich einen neuen sprachlichen Ausdruck für die „Bezeichnung des *Kräpelin*schen Begriffes zu benützen“ (Bleuler 1908, 436, Hervorhebung i. O.), wie er hier selber vorgibt. Mit der neuen Benennung, dem neuen sprachlichen Ausdruck *Schizophrenie*, ist zugleich eine Veränderung der Bedeutung und damit letztlich eine Veränderung des Begriffes der Kraepelin'schen Dementia praecox intendiert, eine Verschiebung des für die Krankheit als wesensbestimmend betrachteten Merkmals. Dabei zeigt sich, mit der Terminologie Ekkehard Felders (2006a, 15) gesprochen, wie eng der *semantische Kampf* um Benennung, Bedeutung und damit letztlich auch um die Sachverhalts- bzw. Referenzfixierung zusammenhängen kann.

Ausführlicher für die vorgenommenen Veränderungen gegenüber Kraepelin argumentiert Bleuler in seiner zweiten zentralen Publikation zur Schizophrenie mit dem Titel *Dementia praecox oder Gruppe der Schizophrenien* (Bleuler 1911b; vgl. auch Schuster 2010, 399–402). Gemäss eigenen Angaben hatte Bleuler die Arbeit an diesem heute weltberühmten Werk bereits im Sommer 1908 abgeschlossen (vgl. Bleuler 1911b, VIII). Publiziert wurde es aber erst drei Jahre später, 1911, als Band 4.1 des *Handbuchs der Psychiatrie* des Kölner Psychiatrieprofessors Gustav Aschaffenburg. Auf knapp vierhundert Seiten begründet Bleuler dort die Gruppe der Schizophrenien. Die Ausführungen zur Wahl des neuen Namens *Schizophrenie* sind in einem eigenen Unterkapitel aufgeführt (vgl. ebd., 4 f.). Dabei wird die Argumentation aus dem Berliner Vortrag beibehalten: Bleuler argumen-

5 Das hier Zitierte basiert auf der abgedruckten „[u]rsprüngliche[n] Fassung des Referats, das für den Vortrag mehrfache Kürzung erfuhr“ (Bleuler 1908, 436). Welche Teile davon an der Berliner Tagung tatsächlich vorgetragen wurden, ist aus dem Zeitschriftenabdruck nicht zu erschliessen.

tiert zum einen sprachpragmatisch mit konkreten Hinweisen auf die alltägliche fachkommunikative Schreib- und Lesepraxis (vgl. auch Schuster 2010, 399 f.):

> „Leider konnten wir uns der unangenehmen Aufgabe nicht entziehen, einen neuen Namen für die Krankheitsgruppe zu schmieden. Der bisherige ist zu unhandlich. Man kann damit nur die Krankheit benennen, nicht aber die Kranken, und man kann kein Adjektivum bilden, das die der Krankheit zukommenden Eigenschaften bezeichnen könnte, wenn auch ein verzweifelter Kollege bereits ‚präkoxe Symptome' hat drucken lassen. Eine ausführliche Differentialdiagnostik ohne ein solches Wort wäre schlimm zu schreiben und noch schlimmer zu lesen." (Bleuler 1911b, 4)

Zum anderen führt Bleuler die genannten inhaltlichen Gründe an, die er gegenüber den sprachpragmatischen als vorrangig bewertet und als „materiell[ ]" (ebd.) bezeichnet.[6]

Dass es überhaupt notwendig ist, den Diagnosenamen zu ändern, scheint Bleuler dabei, so schreibt er zumindest, selbst zu missfallen. Ja, er legt es gar als Schwäche seiner Fachgemeinschaft aus:

> „Man sollte allerdings meinen, die ursprüngliche Bedeutung des Namens sei irrelevant [...]; man spricht ja auch von Melancholie, ohne sich durch die schwarze Galle stören zu lassen. Es ist keine Ehre für die Psychiatrie, daß dem gar nicht so ist." (Bleuler 1911b, 4)

Als Beleg für die Notwendigkeit einer Umbenennung nennt Bleuler das ebenfalls von Kraepelin geprägte *periodische Irresein* als Beispiel, dessen Name „manche Türe verschlossen" (ebd.) habe, da viele Psychiater die periodische Eigenschaft der Krankheit anzweifelten und sich deshalb weigerten, die Bezeichnung zu verwenden (vgl. ebd.). „[N]och viel schlimmer" (ebd., 5), so Bleuler, ergehe es nun aber dem Ausdruck *Dementia praecox*, dessen Referenz als gesamtes Krankheitsbild abgelehnt werde, weil einzelne, der Diagnose nach Kraepelin zuzuordnende Fälle „nicht verblödet" oder „nicht präcociter [...] verblödet" (ebd.) seien. Die Argumentation Bleulers ist zugleich ein Beleg dafür, dass sprachlicher Ausdruck (also der Name) und Bedeutung (der semantische Gehalt) zwar auf einer analytischen Ebene durchaus getrennt werden können, dass sie im tatsächlichen Sprachgebrauch aber als zusammengehörige Einheit, als *ein* Wort oder Begriff wahrgenommen werden.

Die Schöpfung *Schizophrenie* beschrieb Bleuler (sei es auch zumindest teilweise aus rhetorischen Gründen) nicht notwendigerweise als endgültige Lösung:

---

6 Vgl. Bleuler 1911b, 4: „Es gibt aber noch einen viel wichtigeren, materiellen Grund, warum es mir unausweichlich schien, neben den bisherigen Namen einen neuen zu stellen: der alte Name ist gebildet worden zu einer Zeit, da sowohl der Begriff der Dementia wie der der Präcocitas auf fast alle einbezogenen Fälle anwendbar war. Zu dem jetzigen Umfange des Krankheitsbegriffes passt er nicht mehr, denn es handelt sich weder um lauter Kranke, die man als d e m e n t bezeichnen möchte, noch ausschließlich um f r ü h z e i t i g e Verblödungen" (Hervorhebungen i. O.).

> „Ich kenne die Schwächen des vorgeschlagenen Ausdruckes, aber ich weiß keinen besseren, und einen ganz guten zu finden, scheint mir für einen Begriff, der noch in der Wandlung begriffen ist, überhaupt nicht möglich." (Bleuler 1911b, 5)[7]

Bleuler spricht damit die grundsätzliche Schwierigkeit der Fachterminologie an, teilweise auch unerforschte und damit ihrem Wesen nach unbekannte Phänomene sprachlich fassen und damit zugleich bis zu einem gewissen Punkt begrifflich festlegen zu müssen. Die Verwendung von *Schizophrenie* im Singular, so Bleuler weiter, sei dabei der Sache eigentlich nicht angemessen, da es sich um eine Gruppe von Krankheiten handle: „Der Bequemlichkeit wegen brauche ich das Wort im Singular, obschon die Gruppe wahrscheinlich mehrere Krankheiten umfaßt." (Ebd., Hervorhebungen i. O.) – Hier stellt Bleuler also wiederum die sprachpragmatische Handlichkeit in den Vordergrund, was in der Folge wohl stark dazu beigetragen hat, dass Schizophrenie auch in der Öffentlichkeit als *eine* Krankheit wahrgenommen wurde – und bis heute so wahrgenommen wird.

Im Anschluss an diese Ausführungen in Bleulers Handbuch folgt schliesslich die bekannte inhaltliche Begründung für die Bezeichnung *Schizophrenie*, die Bleuler im zentralen Merkmal des Krankheitsbildes, der „Spaltung der verschiedensten psychischen Funktionen" (ebd.), sieht. Was er genau darunter fasst, erläutert er im Abschnitt zur Definition des Diagnoseterminus (vgl. ebd., 6–8):

> „In jedem Falle besteht eine mehr oder weniger deutliche Spaltung der psychischen Funktionen: ist die Krankheit ausgesprochen [= besonders stark, Y. I.], so verliert die Persönlichkeit ihre Einheit; bald repräsentiert der, bald jener psychische Komplex die Person: [...] die psychischen Komplexe fließen nicht mehr wie beim Gesunden zu einem Konglomerat von Strebungen mit einheitlicher Resultante zusammen, sondern ein Komplex beherrscht zeitweilig die Persönlichkeit, während dessen andere Vorstellungs- oder Strebungsgruppen ‚abgespalten' und ganz oder teilweise unwirksam sind." (Bleuler 1911b, 6, Hervorhebungen i. O.)

Im Gegensatz zum Degenerationskonzept bei Kraepelins *Dementia* stellt Bleuler also jenes der Dissoziation ins Zentrum seines Krankheitsbegriffs (vgl. auch Bernet 2013, 12). Wichtigstes Symptom der Schizophrenie ist dabei gemäss Bleuler eine Störung bis hin zur „Spaltung" der (gedanklichen) Assoziationen.[8] Aus diesem zentralen Symptom resultieren weitere Grund- bzw. Primärsymptome (u. a. Störungen der Affekte, Ambivalenz, Autismus), die wiederum zu verschiedenen sekundären Symptomen wie Halluzinationen oder Wahnideen führen können.[9]

---

7 Vgl. ein ähnliches Votum Bleulers in der Diskussion zum Berliner Vortrag: Bleuler 1908, 480.

8 Vgl. z. B. Bleuler 1911b, 10; vgl. ferner Bernet 2013, 157–209.

9 Vgl. Bleuler 1911b, 9–186, 284–371. Vgl. zudem McNally (2016, 109–126) kritisch zur bis heute insbesondere im englischen Sprachraum verbreiteten Interpretation, die wichtigsten Elemente

Der Kern der Krankheit ist bei Bleuler damit psychologischer Natur, auf Einflüsse der eigenen Psyche und der den Menschen umgebenden Umwelt zurückzuführen – und nicht auf Somatisches, d. h. Körperliches, Organisches, wie bei Kraepelin (vgl. z. B. Bernet 2013, 12).

Der – nach Vortrag und Handbuch – dritte wichtige Publikationsschritt Bleulers folgte schliesslich 1916 mit der Veröffentlichung seines ebenso berühmten *Lehrbuchs der Psychiatrie* und dem dort vorhandenen Kapitel „Die Schizophrenien (Dementia praecox)" (vgl. Bleuler 1916, 277–330). Auch dort argumentiert er explizit für die neue Bezeichnung:

> „Da auch der Name der Dementia praecox, die weder zur Demenz führen noch praecociter auftreten muß, zu vielen Mißverständnissen Anlaß gab, ziehe ich den der Schizophrenie vor." (Bleuler 1916, 278, Hervorhebung i. O.)

Auch hier wird die enge Verbundenheit von sprachlichem Ausdruck und zugehöriger Bedeutung ersichtlich: Passen die Elemente nicht zusammen (vgl. auch das in Kapitel 7.2.1 vorgestellte Schema nach Dieckmann 2012), drohen Missverständnisse und damit letztlich ein Scheitern der Kommunikation.

7.1.2 Lexikalische Aspekte

Mit der Wahl einer auf dem Griechischen basierenden metaphorischen Fremdwortbildung[10] reiht sich Bleuler mit *Schizophrenie* bezüglich verschiedener lexikalischer Aspekte in vorhandene (fach-)sprachliche Traditionen ein und macht seine terminologische Neuerung so in mehrerer Hinsicht anschlussfähig.[11]

Hinsichtlich der Sprachwahl: Wie Schuster (2010) aufzeigt, ist in der Entwicklung der psychiatrischen Fachsprache nach einer von gemeinsprachlichen Ausdrücken geprägten Initialphase in der ersten Hälfte des 19. Jahrhunderts[12] in der nachfolgenden „Konsolidierungsphase" (ebd., 281) in der zweiten Hälfte des 19. und um die Wende zum 20. Jahrhundert eine verstärkte Tendenz zu lateinischer und griechi-

von Bleulers Schizophrenie seien die sogenannten „4 A's": Störungen der Affekte und Assoziationen, Ambivalenz und Autismus.

10 Ich folge der Terminologie von Fleischer/Barz (2012, 102) und verzichte auf den Begriff *Lehnwortbildung* bzw. *Lehn-Wortbildung*. Zur Diskussion der Begriffe *Lehn-* und *Fremdwort* vgl. z. B. Müller 2005a, 22 f.; Munske 2009, 248–257; Riehl 2015, 346–351.

11 Vgl. auch Schuster (2010, 96) zur zentralen Rolle sprachlicher Aspekte für die (fachliche) Anschlussfähigkeit.

12 Der Zeitraum von 1800 bis 1840 wird in der psychiatriehistorischen Literatur allgemein als Gründungsphase der Psychiatrie, verbunden mit der Gründung moderner Heil- und Pflegeanstalten und weiteren Institutionalisierungsprozessen, betrachtet (vgl. Schuster 2010, 115).

scher Terminologie auszumachen (vgl. ebd., 264–274, 353, 434–436). Letzteres steht dabei im Kontext einer „Verwissenschaftlichung" (ebd., 353) sowie einer angestrebten Annäherung der Psychiatrie an medizinisch-naturwissenschaftliche Fächer und deren Sprachpraxis.[13] Mit der Wahl des griechischen Ausdrucks *Schizophrenie* reiht sich Bleuler so in etablierte Wortschatztraditionen seines Faches ein (vgl. auch Ilg 2016, 43 f.).[14]

Hinsichtlich der verwendeten Wortbildungselemente schiz(o)-[15] *und -phren(ie):*[16] Das Erstglied basiert auf dem griechischen Verb *schízein* (*σχίζειν*, ‚spalten') (vgl. Kluge 2011; Pfeifer et al. 1993) und dem Fugenelement *-o-*. Das Konfix[17] *schiz(o)-* ist dabei zeitgenössisch bereits in verschiedenen naturwissenschaftlichen Fachtermini belegt. So führt etwa die vierzehnte Ausgabe von 1903 des *Brockhaus' Konversations = Lexikons* sieben fachsprachliche Lemmata zum Wortbildungselement *schiz(o)-*, alle aus Gebieten der Biologie (vgl. Brockhaus 1903, Bd. 14, 474).[18] In der psychiatrischen Fachsprache scheint es dagegen bis zu Bleulers Schöpfung noch keine zentralen Termini dieser Bildung zu geben; ebenso scheint das Konfix im nicht-wissenschaftlichen

---

13 Vgl. Wiese (1998, 1279) zur griechisch-lateinischen Prägung des medizinischen Fachwortschatzes und Dilg (1998, 1272) zu ähnlichen Eigenschaften der pharmazeutischen Terminologie.

14 Sander Gilman (2008, 465, 468) interpretiert Bleulers Wahl des Griechischen zugleich als Ausdruck einer Gegenposition zu Kraepelins lateinischem *Dementia praecox* und als Anknüpfung an Freud'sche Theorien. Vgl. auch Bernet (2013, 215–223) zur Rolle der Psychoanalyse in der von Bleuler geprägten Zürcher Schule und z. B. Friedland/Herrn (2012, 238 f.) zur Rolle der Psychoanalyse in Bleulers Schizophreniekonzept; vgl. zudem Pörksen (1986, 150–181) zur psychoanalytischen Fachterminologie. Eine interessante nicht-fachkommunikative Quelle in diesem Zusammenhang ist der Kriminalroman *Matto regiert* des Schweizer Schriftstellers Friedrich Glauser. Dort erklärt der Psychiater Laduner dem ermittelnden Wachtmeister Studer, was *Schizophrenie* bedeutet (vgl. Glauser 1995 [1936], 97), und fügt darin ein: „Aber wir sind vorsichtig, lieber Studer, und wenn ich ‚wir' sage, so denke ich an die paar Leute in unserer Zunft, die nicht meinen, daß mit einigen griechisch-lateinischen Sprachenmésalliancen das Rätsel der menschlichen Psyche gelöst sei ..." (ebd., 98). Laduner, der im Roman für eine moderne Psychiatrie steht, verweist mit seiner Kritik indirekt auf die in der ersten Hälfte des 20. Jahrhunderts bereits als typisch wahrgenommene lateinisch-griechische Terminologie seines Fachs. (Vgl. zu *Matto regiert* auch Kapitel 8.2.3).

15 Die verwendete Schreibweise mit dem Fugen-o in Klammern übernehme ich in diesem Kontext von Schmidt (1987, 419 f.), der für das Element *therm(o)-*, das dem hier diskutierten in mehrerer Hinsicht ähnlich ist, argumentiert, dass im deutschsprachigen Kontext nicht nur von der Einheit *therm-*, sondern in manchen Fällen auch von der Einheit *thermo-* ausgegangen werden müsse.

16 Vgl. z. B. Harras (2005) und Müller (2005b) zu Problemen der morphologischen Kategorisierung fremder Wortschatzeinheiten in der germanistischen Sprachwissenschaft.

17 Vgl. zum in der germanistischen Linguistik nicht unumstrittenen, hier jedoch meines Erachtens gut geeigneten Konfixbegriff Schmidt (2005 [1987]), ferner auch Fleischer/Barz (2012, 63 f.).

18 Es sind *Schizäaceen* (‚Pflanzenfamilie aus der Gruppe der Farne'), *Schizomyceten* (‚Bakterien'), *Schizoneura* (‚Blutlaus'), *Schizoneuron* (‚fossiler Schachtelhalm'), *Schizophyceen* (‚Gruppe der Algen'), *Schizopoda* (‚Spaltfüßer') und *Schizymenia* (‚Hauttang, Algengattung') (vgl. Brockhaus 1903, Bd. 14, 474).

Sprachgebrauch selten.[19] An sich sind jedoch laut Schuster (2010, 353) Konfixbildungen (insbesondere solche zu *psycho-*, *hystero-* und *neuro-*) für die Konsolidierungsphase der psychiatrischen Fachsprache typisch.

Das Zweitglied *-phren(ie)* basiert auf dem griechischen Substantiv *phrḗn* (*φρήν*, ‚Zwerchfell') (vgl. Kluge 2011; Pfeifer et al. 1993) und dem im Deutschen häufigen exogenen Suffix *-ie* (vgl. Munske 2009, 240). Im Gegensatz zum Konfix *schiz(o)-* ist *-phren(ie)* in der psychiatrischen Fachsprache bereits zu Bleulers Zeit als Wortbildungselement etabliert, was mit der antiken Vorstellung zusammenhängt, wonach das Zwerchfell der Sitz der Seelentätigkeit sei, und so *phrḗn* etwa mit ‚Seele, Geist, Verstand' (vgl. Pfeifer et al. 1993) übersetzt wird. Beispiele für entsprechende Diagnosetermini sind *Hebephrenie* nach dem deutschen Psychiater Ewald Hecker (vgl. Kraam/Phillips 2012) und *Dysphrenie*[20] nach Wolff.[21] Entsprechend passt auch, dass Bleuler *Schizophrenie* von Beginn weg deutsch flektiert und z. B. im Plural von *Schizophrenien* spricht.

Hinsichtlich des gewählten semantischen Verfahrens: Wie in Kapitel 10.1.1 dargelegt, ist das von Bleuler gewählte semantische Verfahren der Metapher, das der Bildung *Schizophrenie* zugrunde liegt, ein elementares, weitverbreitetes kommunikatives Verfahren zur Bildung neuer Bedeutungen – in alltags- wie auch in fachsprachlichen Kontexten. Interessant ist, dass die metaphorische Übertragung (deren Relevanz für Wissenschaftssprachen erst in jüngerer Zeit anerkannt wird) bereits früh als typisch für die psychiatrische Fachsprache gesehen wurde. Der besonders schwer zu fassende Gegenstand der Psychiatrie, so die verbreitete Meinung, mache metaphorisches Sprechen gewissermassen unvermeidlich (vgl. Schuster 2010, 85).[22] Die von Bleuler gewählte Metapher der Spaltung der psychischen Funktionen geht dabei auf das lange davor, bereits in der ersten Hälfte des 19. Jahrhunderts in Fachkreisen diskutierte Konzept der Dissoziation zurück, auf das Bleuler (1911b, 296)

---

19 So ergibt eine entsprechende Abfrage (verwendetes Suchmuster: **schizo** || **Schizo**) im *DTA* für den Zeitraum vor 1908 fast ausschliesslich Treffer, die der Textkategorie *Wissenschaft* zugeordnet werden. Im *Kernkorpus 20* des *DWDS* stammen die einzigen entsprechenden Treffer aus Einträgen in einem *Brockhaus*-Lexikon, das der Kategorie *Gebrauchsliteratur* zugeordnet wird.

20 Vgl. zu *Dysphrenie* auch die Tabelle 7.1 unten sowie Kapitel 7.2.1.

21 Die Hebephrenie wurde bereits von Kraepelin als Teil der Dementia praecox gesehen und wird auch von Bleuler als eine von vier Unterformen der Schizophrenie genannt (vgl. Bleuler 1911b, 7; Kraam/Phillips 2012, 338).

22 Zur weiten Verbreitung metaphorischer Bildungen in der medizinischen Fachsprache vgl. auch die kurze Übersicht bei Divasson/Léon (2006), die Studien zum Altgriechischen, Französischen, Englischen und Spanischen vorstellen. Vgl. auch Steinig (1981) zur psychologischen Fachsprache.

auch selbst verweist (vgl. Scharfetter 2001b, 35 f.; 1973, 79 f.). Wie die folgende Übersicht von Scharfetter (2001b) zeigt, findet sich der Aspekt der Dissoziation in verschiedenen Diagnosetermini und fachsprachlichen Ausdrücken wieder, die teilweise auch bereits lange vor Bleulers Wirkungszeit geprägt wurden:

Tabelle 7.1: Diagnosetermini zum Dissoziationskonzept, zusammengestellt von Scharfetter 2001b, 35.

Begründer	Jahr	Terminus
Herbart	1816	*Dissoziation von Komplexen*
Esquirol	1838	*Spaltung psychischer Funktionen*
Griesinger	1845	*Abspaltung aus dem Bewusstsein*
Neumann	1859	*Zerfall des Bewusstseins*
Kahlbaum; Hecker	1874; 1871	*Inkongruenz von Inhalt und Gefühl*
Neisser	1892	*Zerfall der Persönlichkeit*
Wernicke	1880; 1894; 1896	*Sejunktionspsychose*
Janet; Binet	1889; 1892	*dissociation, désagrégation*
Otto Gross	1904	*Dementia sejunctiva*
Stransky	1903	*Dissoziationsprozess*
Wolff	1908	*Dysphrenie*
Zweig	1908	*Dementia dissecans*
Jahrmärker	1908	*Zerfallspsychose*

Die zugrunde liegende Metapher der Persönlichkeit, des Bewusstseins oder der Psyche als ein aus verschiedenen Elementen zusammengesetztes Ganzes, das zerfallen kann bzw. von dem sich einzelne Teile abspalten können (vgl. auch Ilg/Maatz 2015, 65),[23] scheint keineswegs auf den psychiatrischen Fachdiskurs beschränkt. Interessante Belege sind hierzu die von Lakoff et al. (1991) in ihrer (allerdings synchron ausgerichteten) *Master Metaphor List* aufgeführten Metaphernkonzepte[24] „MIND, or MENTAL SELF IS A BRITTLE OBJECT" (ebd., 139) und „EMOTIONAL SELF IS A BRITTLE OBJECT" (ebd., 144), die ebenfalls auf dieser Vorstellung gründen. Lakoff et al. verweisen zudem darauf, dass innerhalb des Konzepts MIND, OR MENTAL SELF IS A BRITTLE OBJECT „breaking" (ebd.) mit „going crazy" (ebd.) gleichzusetzen sei (vgl. ebd.).

23 Vgl. ferner auch Meier (2011, 391–397) zu Persönlichkeitskonzepten der frühen Psychiatrie.
24 Vgl. zur Theorie der Metaphernkonzepte Lakoff/Johnson (1980, 4) und Kapitel 10.1.1.

7.1.3 Wissenshistorische Aspekte der ersten Publikationen

Die drei vorgestellten wichtigsten Fachpublikationen Bleulers zum Krankheitsbild Schizophrenie entsprechen hinsichtlich ihrer Publikationsart bzw. der dazu gewählten Textsorten einer steten Steigerung, einer stetig selbstbewussteren Positionierung des neuen Begriffs im psychiatrischen Fachdiskurs. Zumindest auf den ersten Blick entsprechen der mündlich präsentierte und dann in Form eines Zeitschriftenartikels veröffentlichte Vortrag von 1908, das 1911 veröffentlichte Handbuch und das Lehrbuchkapitel von 1916 gleichsam ideal den gleichnamigen Kategorien der *Zeitschriften-*, *Handbuch-* und *Lehrbuchwissenschaft* Ludwik Flecks (1994 [1935], 147–164). Der Wissenschaftstheoretiker und Mediziner kategorisiert damit unterschiedlich gefestigte Formen wissenschaftlichen Wissens bzw. zugehöriger *Denkkollektive*.[25] Die Zeitschriftenwissenschaft trägt gemäss Fleck „das Gepräge des Vorläufigen und Persönlichen" (ebd., 156) und beschränkt sich auf einen engen, „esoterischen Kreis[ ]" (ebd.) von Produzentinnen und Rezipienten.[26] Sie „[strebt] ins Handbuch" (ebd.), in die Form einer „kollektive[n], allgemeingültige[n] Handbuchwissenschaft" (ebd., 158 f.), die ebenfalls zum esoterischen, fachmännischen Kreis gehört, jedoch gefestigteres Wissen enthält. Die Lehrbuchwissenschaft schliesslich besteht ebenfalls aus gefestigten Wissensformen, enthält jedoch zusätzlich einen pädagogischen Fokus auf die Einweihung in spezifische Wissensformen (vgl. ebd., 148).

Blickt man mit den Fleck'schen Kategorien auf Bleulers zentrale Schizophreniepublikationen, wird zum einen die vorläufige Form des Vortrags und des entsprechenden Zeitschriftenartikels von 1908 deutlich sichtbar. Hier scheint die Fleck'sche Kategorie zu passen: Ungesichertes Wissen, ein neuer Vorschlag zur Ordnung und Interpretation bekannter Krankheitssymptome wird in einem kleinen Kreis von Wissenschaftlern vor- und zur Diskussion gestellt. Interessant ist hierzu die Beobachtung von Friedland/Herrn (2012, 209), der Vortrag Bleulers sei „noch deutlich im Duktus relativierender Vorläufigkeit eines Neuentwurfs abgefasst". Die Autoren machen dies an Formulierungen wie *ich habe versucht*, *vielleicht* und *ich glaube nämlich* fest (sogenannten *Hedges* bzw. Heckenausdrücken,

---

25 Vgl. Schuster (2010, 281–286) zur Einteilung der Psychiatrie als Fachdisziplin nach Flecks Kategorien der Zeitschriften- und Handbuchwissenschaft. Vgl. auch Bernet, die ihre Studie zur Entwicklung des Krankheitsbildes Schizophrenie nach Fleck strukturiert (vgl. insbes. Bernet 2013, 23–26, 28–30), und Friedland/Herrn (2012), die in ihrem Aufsatz zur Einführung des Schizophreniebegriffs an der Berliner Charité ebenfalls mit Fleck'schen Kategorien argumentieren.

26 Fleck sieht die Gegensätze *exoterisch* und *esoterisch* auch als Zentrum und Peripherie eines wissenschaftlichen Denkkollektivs bzw. bestimmter Wissensformationen (vgl. Fleck 1994 [1935], 150). Für den Fall der Medizin nennt Fleck etwa ein Forschungslabor als esoterisches und einen nicht in der Forschung tätigen Arzt als exoterisches Beispiel (vgl. ebd., 150).

vgl. Lakoff 1973), die „Unsicherheit ausdrücken[ ]“ und „den gesamten Vortragstext [durchziehen]“ (Friedland/Herrn 2012, 209).[27]

Zum anderen zeigt sich vor dem Hintergrund der Fleck’schen Kategorien aber auch deutlich, welche aussergewöhnliche Form das *Handbuch* im Grunde für Bleulers Publikation von 1911 darstellt. In einem noch sehr frühen Stadium der Rezeption, in dem Bleulers Vorschlag von einer breiten Akzeptanz in der internationalen Fachgemeinschaft und damit von einem Handbuch*status* im Fleck’schen Sinne noch weit entfernt ist (vgl. Kapitel 7.2.2), werden die neu vorgestellte Bezeichnung *Schizophrenie* und die damit verbundene theoretische Modellierung des Krankheitsbildes von seinem Erfinder bereits in eine Handbuch*form* gesetzt. Eine Textform, die den in ihr enthaltenen Aussagen also zwar eigentlich nicht angemessen ist, ihnen so aber zusätzliches Gewicht verleiht.[28] So schreibt Fleck zur Erklärung seiner Kategorie der Handbuchwissenschaft:

> „Im geordneten System einer Wissenschaft, wie ein Handbuch es darstellt, erscheint eine Aussage eo ipso viel gewisser, viel bewiesener als in der fragmentarischen Zeitschrift-Darstellung. Sie wird zu einem bestimmten Denkzwang.“ (Fleck 1994 [1935], 160)

Den Auftrag zum Handbuchband hatte Bleuler bezeichnenderweise bereits lange vor seinem Berliner Vortrag erhalten, nämlich schon kurz nach seinem Amtsantritt im Burghölzli 1898 (vgl. Bleuler 1988, VII). Gemäss seinem Sohn und späteren Nachfolger als Klinikdirektor des Burghölzli, Manfred Bleuler, beruhte die Wahl Eugen Bleulers durch den Kölner Herausgeber Aschaffenburg für die Handbuchreihe auf der Veröffentlichung von 1902/1903, in der sich dieser noch mehrheitlich positiv zum Kraepelin’schen Dementia-praecox-Begriff geäussert hatte (vgl. ebd.). Selbstredend war es zudem Bleulers Stellung in der Psychiatrie als Klinikdirektor und angesehener Wissenschaftler, die ihm diese forschungsstrategisch geschickte Positionierung des neuen Namens *Schizophrenie* und seiner damit verbundenen Modellierung der Krankheitseinheit, d. h. auch: des Schizophreniebegriffs, im Fachdiskurs erst ermöglichte und so deren Chancen auf Erfolg – so ist zumindest zu vermuten – deutlich erhöhte.[29] Gleiches gilt für das 1916 publizierte Lehrbuchkapitel zur

---

27 Es wäre in einer gesonderten Studie zu prüfen, inwiefern Hedges ganz allgemein für die Textsorte *psychiatrischer Fachvortrag* bzw. *wissenschaftlicher Vortrag* typisch sind.

28 Friedland/Herrn (2012, 210) sprechen dieser Publikation bereits ein *Lehrbuchstadium* nach Fleck zu. Aufgrund welcher Kriterien sie dies tun, erschliesst sich in ihrem Beitrag nicht vollständig.

29 Ebenso ist auch die Einladung Bleulers, ein Referat an der Jahresversammlung des DVP zum Thema zu halten, – neben seiner Stellung als arrivierter Wissenschaftler in der Fachgemeinschaft – auf dieses Engagement in der zentralen Fachdebatte zurückzuführen (vgl. Bernet 2013, 10 f.).

Schizophrenie, dessen Form im Grunde ebenfalls noch nicht dem ungefestigten Status des Bleuler'schen Vorschlags entsprach, der ihm zu diesem Zeitpunkt ausserhalb des Zürcher und Schweizer Forschungskontextes nach wie vor zukam (vgl. auch Kapitel 7.2.2 sowie Weiler 2020, 157–201).[30]

7.2 Erste Rezeption im Fachdiskurs

Die Frage nach der Rezeption des Bleuler'schen Fachbegriffs, die nachfolgend im Fokus steht, beinhaltet mehrere Aspekte: Einerseits die Frage nach expliziten metasprachlichen Kommentaren zum neuen Terminus aus dem Fachumfeld (Kapitel 7.2.1) und andererseits die Frage nach der tatsächlichen Anwendung des neuen Diagnoseterminus und der zugehörigen Neumodellierung in der forschenden und klinischen Praxis, etwa in wissenschaftlichen Vorträgen und Studien sowie im klinischen Alltag (Kapitel 7.2.2).

7.2.1 Metasprachliche Argumentationen für und gegen *Schizophrenie*

Betrachtet man die ersten Reaktionen auf Bleulers Publikationen von 1908 und 1911 im psychiatrischen Fachdiskurs[31] – ausserhalb der Zürcher und Deutschschweizer *scientific community* fielen diese eher spärlich und vorerst häufig ablehnend aus –, fällt aus linguistischer Sicht auf, dass sich darunter neben Meinungen zu medizinischen Aspekten der postulierten Krankheitseinheit auch verschiedene Aussagen zu

30 Der nachgezeichnete Dreischritt vom Zeitschriftenartikel über das Hand- zum Lehrbuch, die stetige Verfestigung der Positionierung des Schizophreniebegriffs im wissenschaftlichen Diskurs, schlägt sich dabei auch in den von Bleuler gewählten Publikationstiteln bzw. Überschriften nieder. Von der ersten gleichsam defensiven Äusserung als Klammerattribut zum etablierten Terminus Kraepelins im Zeitschriftenartikel *Die Prognose der Dementia praecox (Schizophreniegruppe)* wird der Terminus *Schizophrenie* zur mittels der koordinierenden Konjunktion *oder* syntaktisch quasi auf Augenhöhe beigeordneten Alternative im Handbuch (*Dementia praecox oder Gruppe der Schizophrenien*) und vermag dann im Lehrbuchartikel nun den Vorgänger in die zu Beginn noch selbst eingenommene Klammerposition zu verdrängen: *Die Schizophrenien (Dementia praecox)*. Vgl. hierzu auch Kapitel 7.2.2 zur Verwendung von *Dementia praecox* als erklärendem Zusatz zu *Schizophrenie*.

31 Die folgenden Ausführungen beziehen (und beschränken) sich mehrheitlich auf die in der *Allgemeinen Zeitschrift für Psychiatrie und psychisch-gerichtliche Medizin* abgedruckten Diskussion zu Bleulers Berliner Vortrag 1908 (vgl. Bleuler 1908, 470–480) sowie auf die in Müller (2001) und Gabriel (2012) präsentierten Übersichten über frühe Reaktionen auf Bleulers Vortrag und Handbuch im deutschsprachigen Raum sowie auf die dort genannten Rezensionsartikel und Diskussionen der ersten Jahre nach Bleulers ersten beiden Veröffentlichungen.

genuin sprachlichen Aspekten des Diagnoseterminus finden. Zur genaueren Differenzierung solch wortgebundener Sprachkritik können mit Walther Dieckmann (2012, 135–147) die folgenden fünf Formen unterschieden werden (vgl. auch Mell 2015, 444 f.):[32]

a) Kritik an der Wortform (morphologisch-syntaktische Aspekte, Fragen der Lautung (phonologische) und der Schreibung (graphematische Aspekte))
b) Kritik an der (sprachlich bezeichneten) Sache
c) Kritik an der Struktur des Wortinhalts (z. B. Kritik an der grundsätzlichen Vagheit einer Bedeutung)
d) Kritik an (sich in der Sprache spiegelnden) Einstellungen und Theorien
e) Kritik an der (sprachlich bewirkten) Verzerrung der Wirklichkeit (z. B. Kritik an als unrechtmässig empfundenen Beschönigungen/Euphemismen)

Während (a) auf die Ausdrucksseite eines sprachlichen Zeichens und (b) auf dessen Referenzobjekt zielt, beziehen sich (c), (d) und (e) alle auf einzelne Aspekte der Bedeutung bzw. der Inhaltsseite eines Sprachzeichens. Der in (c) angesprochene Aspekt ist dabei vom spezifischen Referenzobjekt losgelöst, (d) und (e) zielen dagegen beide darauf, „dass das Wort nicht zum Sachverhalt passt" (Dieckmann 2012, 140). Zu Recht weist Dieckmann (ebd.) darauf hin, dass (d) und (e) nur bei Ausdrücken auftreten, „die in ihrer Wortbildung gewisse Eigenschaften der Sache abbilden, d. h. bei lautmalenden Wörtern oder in anderer Weise bei den teilmotivierten abgeleiteten und zusammengesetzten Wörtern". Bei Simplizia wie etwa *Bett* oder *Bild* hingegen „läuft die Frage nach der Übereinstimmung von Wort und Wirklichkeit ins Leere, weil bei ihnen die Beziehung zwischen Wortform und Bezeichnetem mit einigen Ausnahmen arbiträr (unmotiviert) ist" (ebd.).

Genau diese Motiviertheit der Bildung *Schizophrenie*, die darin enthaltene Einordnung des Referenzobjekts wurde nun in der frühen Rezeption der Bleuler'schen Publikationen mehrfach thematisiert und damit im Fachdiskurs relevant gesetzt. Zum einen wurde grundsätzlich darüber diskutiert, *dass* der Diagnoseterminus *Schizophrenie* bereits in sich, d. h. als Motivationsbedeutung des gewählten sprachlichen Ausdrucks (vgl. Fleischer/Barz 2012, 42), eine Aussage über die theoretische Einordnung der postulierten Krankheitseinheit enthält, wobei die Meinungen darüber auseinandergingen, ob dies an sich wünschenswert oder zu

---

32 Die nachfolgende Auflistung lehnt sich eng an Dieckmann (2012, 135–147) an. Bezüglich (d) halte ich jedoch die von Dieckmann (2012, 137 und 140) gewählte Formulierung „Kritik am (sich in der Sprache spiegelnden) Bewusstsein" bzw. „Kritik am (sich in der Sprache spiegelnden) Denken" für verwirrlich und habe sie angepasst. Vgl. auch Wengeler (1996) für eine detailliertere Typologie wortgebundener Sprachkritik; für Kriterien einer allgemeineren Einordnung von Sprachthematisierungen vgl. z. B. Jung (1996, 467).

vermeiden sei. Zum anderen beinhalteten diese Aussagen häufig zugleich eine Bewertung der von Bleuler gewählten Einordnung.

Positiv zu den genannten Aspekten äusserte sich etwa der österreichische Psychiater Rudolf Allers, der sich in einer frühen Rezension zu Bleulers Monographie von 1911 zwar skeptisch gegenüber der dort postulierten Modellierung der Krankheit zeigte (vgl. Allers 1912), zur gewählten Bezeichnung *Schizophrenie* jedoch festhielt, dass diese *Dementia praecox* gegenüber „unzweifelhaft einige Vorteile [hat], namentlich den, daß sie von einem der wichtigsten Krankheitssymptome hergenommen ist" (ebd., 657). Ähnliches ist auch bei von Mach (1913, 131) in einer Rezension derselben Publikation zu lesen. Ebenso beim Wiener Psychiater Erwin Stransky, einem der wenigen, die Bleulers Publikation bereits früh ausführlich diskutiert haben (vgl. Stransky 1912c). Wie Allers und von Mach begegnete Stransky der medizinischen Konzeption Bleulers durchaus kritisch, zeigte sich aber dennoch mit dem gewählten Diagnosenamen einverstanden:

> „In diesem Sinne, d. h. insofern darin der Hinweis auf den so sehr hervorstechenden d i s s o z i a t i v e n Grundzug in der Psyche der Kranken zum Ausdruck gelangt, dürfte der von B l e u l e r eingeführte Name ‚S c h i z o p h r e n i e ' zurzeit der treffendste sein; [...]." (Stransky 1912c, 616, Hervorhebungen i. O.; vgl. auch Stransky 1912b, 517)

Kritisch äusserte sich dagegen der deutsche Psychiater Clemens Neisser. Bereits in der auf Bleulers Berliner Vortrag folgenden Diskussion an der Tagung 1908 meldete er sich zu Wort, um „dringend davor [zu] warnen, den Namen ‚Schizophrenie' anzunehmen" (Bleuler 1908, 476):

> „[I]ch [möchte] mich gegen den Namen Schizophrenie wenden, [...] weil er nicht von u n m i t t e l b a r d e r k l i n i s c h e n B e o b a c h t u n g z u g ä n g l i c h e n E r s c h e i n u n g e n, sondern von einer t h e o r e t i s c h e n A n s c h a u u n g über das Wesen des Krankheitsprozesses seinen Ausgang nimmt. [...] Auf alle Fälle scheint mir durch eine solche Namengebung die Gefahr gegeben, daß die unbefangene, empirisch klinische Krankheitsbetrachtung Schaden leide." (Bleuler 1908, 476 f., Hervorhebungen i. O.)

Mit ähnlichen Argumenten sprach sich auch der für Bleuler und die Zürcher Schule einflussreiche Sigmund Freud in einer Randbemerkung seiner Arbeit zu Daniel Paul Schreber von 1911 gegen *Schizophrenie* aus:

> „Auch gegen die B l e u l e r s c h e Bezeichnung des gleichen Formenkreises als Schizophrenie wäre [wie auch gegen den Namen *Dementia praecox*, Y. I.] einzuwenden, daß der Name nur dann gut brauchbar erscheint, wenn man sich an seine Wortbedeutung nicht erinnert. Er ist sonst allzu präjudizierlich, indem er einen theoretisch postulierten Charakter zur Benennung verwendet, überdies einen solchen, welcher der Affektion nicht ausschließend zu-

kommt und im Lichte anderer Anschauungen nicht für den wesentlichen erklärt werden kann." (Freud 1911, 66, Hervorhebung i. O.)[33]

Dieses Problem, das bereits bei Neisser anklingt und das Freud hier mit der Bewertung „allzu präjudizierlich" umschreibt, dass also, wie der Linguist Pörksen (1986, 177) trefflich formuliert, „ein Terminus aufgrund des in dem Wort enthaltenen Hinweises auf seinen Begriffsinhalt ein Phänomen verzeichnet oder verengt", ist nicht nur in der psychiatrischen Terminologie ein häufiges Problem und hat gemäss Pörksen (ebd.) „in der Geschichte der Wissenschaft immer wieder Anstoß zur Kritik und zur Ersetzung vorhandener Terminologien" gegeben.

Aufgrund genau dieser Problematik sprach sich auch Emil Kraepelin (der sich an der Berliner Tagung nicht spezifisch zu Bleulers Namensvorschlag geäussert hatte) in der ersten Neuauflage seines Lehrbuchs nach Bleulers Vortrag, 1913, für einen möglichst vagen Krankheitsnamen aus:

> „Es hat sich gezeigt, daß die Voraussetzungen, auf die sich der gewählte Name [= Dementia praecox] gründet, zum mindesten zweifelhafte geworden sind. [...] Will man daher den strittigen [...] Namen durch einen anderen ersetzen, so wäre nur zu wünschen; daß er nicht bald das Schicksal so vieler derartiger Bezeichnungen und auch der ‚Dementia praecox' teile, eine sich als unsicher oder falsch erweisende Anschauung über das Wesen des benannten Krankheitsvorganges wiederzugeben. Vorzuziehen wäre unter diesem Gesichtspunkte, wie W o l f f ausgeführt hat, ein möglichst nichtssagender Name, wie Dysphrenie [...]." (Kraepelin 1913a, 669 f., Hervorhebungen i. O.)

Bleuler selbst hatte sich unabhängig von Kraepelins Votum bereits in seinem Handbuch von 1911 – gerade *weil* der Ausdruck semantisch vage und „nichtssagend" sei – gegen *Dysphrenie* ausgesprochen:

> „W o l f f hat neuestens ‚Dysphrenie' vorgeschlagen. Der Ausdruck ist aber schon in anderem Sinne gebraucht worden, er ist so leicht verständlich und seine Bedeutung so weit, daß die Versuchung, ihm einen unpassenden Sinn unterzuschieben, zu groß wird." (Bleuler 1911b, 5, Hervorhebungen i. O.)

Neben diesen metasprachlichen Äusserungen zu Aspekten der Motivationsbedeutung von *Schizophrenie* (insbes. Aspekt (d) nach Dieckmann) finden sich in der frühen Rezeption Bleulers im Fach auch einige wenige Aussagen zur Sprachwahl (Aspekt (a)). So verknüpfte der deutsche Psychiater Heinrich Kreuser seine Überlegungen zur Aussagekraft des Diagnosenamens mit dieser Thematik und äusserte

33 Insgesamt scheint Freud die Frage des Namens zwar offensichtlich für erwähnenswert, nicht jedoch für zentral zu halten und fügt an: „Es ist aber im ganzen nicht sehr wichtig, wie man Krankheitsbilder benennt" (Freud 1911, 66).

sich in der Diskussion nach Bleulers Vortrag 1908 in Berlin wie folgt (vgl. auch Ilg 2016, 43 f.):

> „Ein großer Teil der Einwendungen gegen die Kraepelinsche Dementia praecox dürfte hinfällig werden mit dem Schwinden des Krankheitsnamens. Ob freilich die Schizophrenie sich mehr Anerkennung erringen wird, kann dahingestellt bleiben. Der Name hat jedenfalls den Vorteil, daß er nicht so leicht ins Deutsche übersetzt werden kann von jedem, der einmal eine Lateinschule besucht hat. Damit schwindet die weite Verbreitung der üblen prognostischen Bedeutung der gestellten Diagnose." (Bleuler 1908, 471, Hervorhebungen i. O.)

Neben dem abzulesenden Status des Lateins als (zumindest in den Augen Kreusers) gegenüber dem Griechischen deutlich verbreitetere Fremdsprache verweist die Aussage des Psychiaters zusätzlich auf eine weitere Form dessen, was Schuster (2010, 194) in der Fachsprachentwicklung als „Aufbau sprachlicher Demarkationslinien" bezeichnet. Dabei geht es Kreuser nicht darum, sich gegen philosophische oder religiöse Fachdiskurse abzugrenzen (wie dies Schuster für den Beginn des psychiatrischen Fachdiskurses anspricht), sondern vielmehr gegen Laien. Ob er sich dabei gegen medizinische Laiinnen und Laien im Allgemeinen wendet oder aber gegen Mediziner und Medizinerinnen, die keine psychiatrische Ausbildung haben, lässt sich hier nicht mit Sicherheit sagen.[34]

Explizit *gegen* einen fremdsprachlichen Diagnosenamen sprach sich 1912 der Psychiater Johannes Bresler in einem ausführlichen, Bleulers Handbuch gewidmeten Aufsatz aus. Für die „so sehr verbreitete Geisteskrankheit, für die es bisher schwer war, einen zutreffenden Namen zu finden" (Bresler 1912, 21), schlägt er

---

34 Besonders weit in der Befürwortung des Griechischen ging rund 25 Jahre später der österreichische Psychiater Friedrich Schulhof, der 1934 in seinem Lehrbuch für die griechische Aussprache plädierte, d. h. für eine Aussprache des postalveolaren Frikativs [ʃ] als dem Griechischen nachempfundenes [sç], und dies auch graphematisch mit der Schreibung <S-chizophrenie>, <s-chizophren> etc. betonte (vgl. auch Gabriel 2012). Mit Bezug auf das Wort *S-chizisch* schreibt Schulhof dazu: „Zuerst einmal etwas über die hier auffallende Schreibweise des Wortes: S-chizisch; diese Schreibweise wurde deshalb von mir gewählt, weil man selbst viele Kollegen, die die griechische Sprache einmal gelernt gehabt hatten, das Wort mit dem deutschen Sch-Laute im Beginne aussprechen hört; man soll Wörter immer so aussprechen, wie sie in jener Sprache ausgesprochen werden, der sie entnommen sind. S-chizein heißt zu deutsch: spalten; tatsächlich hat man manchmal von einem ‚Spaltungsirresein' reden gehört; an dieser Bezeichnung der hierhergehörigen Krankheit ist etwas Wahres [...]." (Schulhof 1934, 128) Schulhof scheint mit seiner Forderung jedoch eine Ausnahme darzustellen. Ähnlich verzeichnet zwar auch das *Meyers Konversationslexikon* im ersten Eintrag zu *Schizophrenie* von 1929 den Aussprachehinweis „(spr[ich] ß ̧chĭ-, grch.)" (Meyers Lexikon 1929, Bd. 10, Sp. 1264). Es steht mit diesem (für alle verzeichneten Ableitung zum Konfix *schiz(o)-* aufgeführten) Hinweis jedoch unter den konsultierten zeitgenössischen Lexika und Wörterbüchern isoliert da (vgl. auch Kapitel 8.2.4).

dort das deutsche Kompositum *Zwiesinn* als Ersatz für *Schizophrenie* vor und verwendet den Ausdruck anschliessend zusammen mit der adjektivischen Form *zwiesinnig* und der substantivischen Form *der/die Zwiesinnige* in der Besprechung von Bleulers Werk fast durchgängig. Zu seiner Wortschöpfung schrieb Bresler:

> „Er [= Eugen Bleuler in seinem Handbuch, Y. I.] kam dabei zu dem Resultat, dass das Wesentlichste in dem Krankheitsbild der Dementia praecox die Spaltung der verschiedenen seelischen Tätigkeiten ist. Bleuler hat für diesen Vorgang ein griechisches Wort: Schizophrenie gewählt. Es ist aus verschiedenen Gründen wünschenswert, dafür eine deutsche Bezeichnung zu setzen, und hier dürfte sich das Wort Zwiesinn eignen." (Bresler 1912, 21, Hervorhebung i. O.)

Leider (aus Sicht der Forscherin) bleibt der Autor seinem Publikum eine Ausführung der „verschiedenen Gründe[ ]" (ebd.) für die deutsche Bezeichnung in diesem Aufsatz schuldig.[35] In jedem Falle ist Breslers Schöpfung aber bemerkenswert. Offensichtlich ist die Parallele zum lexikalisierten deutschen Kompositum *Zwiespalt*. Bresler (ebd., 30) spricht in seinem Aufsatz einmal von dem „krankhafte[n] Zwiespalt des Denkens, de[m] Zwiesinn der Seele", der die Kranken plage, und bringt die beiden Komposita so auch syntaktisch in Nachbarschaft. Die im Erstglied *zwie-* enthaltene semantische Komponente ‚zwei' ist dabei insbesondere vor dem Hintergrund späterer alltagssprachlicher Bedeutungskomponenten des Schizophreniebegriffs interessant: etwa im bis heute gängigen Missverständnis, *Schizophrenie* beschreibe als Hauptsymptom eine Spaltung in *zwei* Persönlichkeiten oder aber in der übertragenen Lesart zur Bezeichnung eines Nebeneinanders *zweier* widersprüchlicher Elemente (vgl. insbesondere Kapitel 10.4.3).

Mögen das akademische Gewicht Breslers und damit das seines Vorschlags verhältnismässig gering gewesen sein – Müller (2001, 41) bewertet den Ansatz als „[s]kurril anekdotisch" –, so blieb er dennoch nicht gänzlich unbeachtet. Der erwähnte Wiener Psychiater Stransky (1912a, 155) nahm etwa von Breslers Schöpfung Notiz und nannte sie „ein als solches durchaus zu begrüßendes Verdeutschungsbestreben". Vor dem Hintergrund der Fragestellung dieser Studie ist zudem bemerkenswert, dass sich bis in nicht-fachsprachliche Publikationen hinein Spuren von Breslers Schöpfung finden. So wird in der 20. und 21. Auflage (aus den Jahren 1929 und 1948) des *Volksfremdwörterbuchs*, des erfolgreichsten deutschen Fremdwörter-

35 In einer späteren, auf Bresler bezugnehmenden Arbeit von Georg Wanke (1919, 11) findet sich – ohne genauere Herkunftsangabe – der folgende Verweis: „Bresler hat für das in Rede stehende Krankheitsbild den Ausdruck Zwiesinn vorgeschlagen, der nach seinen Worten in der Silbe ‚Zwie' den Kern des psychologischen Prozesses, in ‚Sinn' das Gebiet der Erkrankung enthält, insofern der Sinn des Lebens dem Kranken unverständlich, gespalten wird, d. h. subjektiv verstanden, der Sinn ihres innerlichen geistigen Zusammenhangs, also im phrenischen und thymischen Sinn, bezüglich Intellekt und Gefühl" (Hervorhebungen i. O.).

buchs des beginnenden 20. Jahrhunderts (vgl. Heier 2012, 309–327), *Zwiesinn* als erklärendes Synonym zu *Schizophrenie* geführt.[36]

Schliesslich wird auch die von Bleuler geforderte sprachpragmatische Handlichkeit (ebenfalls Aspekt (a) nach Dieckmann) von anderen Psychiatern am Ausdruck *Schizophrenie* zur Kenntnis genommen – und zwar durchweg wohlwollend. Ein entsprechendes Votum findet sich in der publizierten Diskussion zur bereits erwähnten ausführlichen Stellungnahme Stranskys, in der auch der Wiener Psychiatrieprofessor Julius Wagner von Jauregg das Wort ergriff. Mit der inhaltlichen Ausdehnung der Kraepelin'schen Dementia praecox bei Bleuler zeigte sich dieser zwar gar nicht einverstanden, wohl aber mit dem neu vorgeschlagenen Namen *Schizophrenie:*

> „Das Beste an der Neuerung – so kommt es mir beinahe vor – ist der Name. Die Begründung für die Einführung desselben, daß es ein Wort sein müsse, von dem man ein Adjektiv bilden und mit dem man den Kranken bezeichnen kann, finde ich gelungen." (Stransky 1912b, 519)

Ähnliches findet sich auch in der bereits erwähnten Rezension von Machs (1913, 131), der *Schizophrenie* auch deshalb für „glücklich gewählt" hält, weil die Bezeichnung „für Sprache und Schrift leicht handlich" sei.[37]

In der anfangs vorgestellten Differenzierung wortgebundener Sprachkritik nach Dieckmann nicht abgebildet ist schliesslich der Aspekt der *Lexikalisierung einer sprachlichen Einheit.* So finden sich in den genannten Stellungnahmen im psychiatrischen Fachdiskurs einige Voten, die die mangelnde „Einbürgerung" des Bleuler'schen Terminus monieren bzw. diesbezüglich Schwierigkeiten erwarten. So ist etwa im bereits zitierten Diskussionsbeitrag Neissers an der Berliner Tagung zu lesen: „Gewiß ist, wie vorhin betont wurde, der Name Dementia praecox nicht ganz befriedigend; wir wissen aber nun alle, was damit gemeint ist, und können vorläufig klinisch damit arbeiten." (Bleuler 1908, 476) Beim Terminus *Schizophrenie* ist sich der Zitierte dabei (aus nicht weiter ausgeführten Gründen)

---

36 Vgl. Liebknecht 1929, 473; 1932, 473; 1948, 451. Vgl. auch Kapitel 8.2.4. Vgl. zudem das folgende Zitat aus einer Rezension eines Werkes der Schweizer Psychoanalytikerin Marguerite Sechehaye in der Kulturzeitschrift *Du* von 1951: „Seit dieser Publikation [...] sind auch in den USA eine Reihe von Veröffentlichungen erschienen, welche für eine erfolgreiche analytische Behandlung der Schizophrenie Zeugnis ablegen und damit beweisen, daß Freud mit seinen symbolischen Deutungen nicht nur den Weg zum Träumenden, sondern auch zur Seele des Zwiesinnigen gefunden hat." (Du, 1951, 11(10), A. Kz., [Rezension zu:] M.-A. Sechehaye: La réalisation symbolique. Nouvelle méthode de psychothérapie appliquée à un cas de schizophrénie. Beiheft der Schweizerischen Zeitschrift für Psychologie, Nr. 12. Verlag Hans Huber, Bern 1947, S. 64).

37 Vgl. auch den Hinweis Gabriels auf die vierte Auflage des *Lehrbuchs der speziellen Psychiatrie* von Pilcz, in welchem dieser 1919 in einer Fussnote zum Kapitel „Dementia praecox (Hebephrenie)" schreibt: „Als neueste Bezeichnung wurde ‚Schizophrenie' vorgeschlagen [...]. Der Terminus hat nebenbei den Vorteil, daß sich von ihm ein Adjektiv bilden läßt." (Pilcz 1919, zit. nach Gabriel 2012, 149).

sicher, dass „er sprachlich sich nicht leicht einbürgern dürfte“ (ebd.). Und auch Emil Kraepelin gibt im zitierten Lehrbuch zugunsten seiner Terminologie zu bedenken, dass es sich bei *Dementia praecox* zwar um einen „strittigen, wenn auch schon ziemlich eingebürgerten“ (Kraepelin 1913a, 669) Terminus handle.

Im bisher Gesagten bereits angeklungen ist der Umstand, dass *Dementia praecox* und *Schizophrenie* nicht die einzigen Bezeichnungsvorschläge für das verhandelte Krankheitsbild waren. In seinem Handbuch von 1911 führt Bleuler allein vierzehn (!) verschiedene Bezeichnungen auf (vgl. auch die Aufzählung bei Kraepelin 1913a, 669 f.), die bereits von Fachkollegen vorgeschlagen wurden – und die er alle ablehnt (vgl. Bleuler 1911b, 5; Schuster 2010, 400 f.): *Dementia dissecans, Dementia sejunctiva, Psychose catatonique dégénérative, Dementia paratonica progressiva, Paratonia progressiva, Amblythymia, Amblynoia simplex et catatonica, Adolescent Insanity, Jugendirresein, Dyspherie, Dementia primitiva, Dementia simplex, Dementia apperceptiva* und *Paradementia.*[38] Diese beeindruckend lange Liste zeigt dabei beispielhaft, was Schuster (2010, 82–84, 400 f.) als besondere Eigenschaft der psychiatrischen Fachsprache beschreibt: Ihr reichhaltiger „Traditionsbestand [...] [erlaubt] immer neue Parallelbildungen“ (ebd., 82), die mitunter zu einer grossen Bezeichnungskonkurrenz führen.[39]

Insgesamt führt der hier vorgenommene erste Blick auf die frühe deutschsprachige Rezeption zum Terminus *Schizophrenie* zudem vor, was Schuster (2001,

38 Vgl. Bleuler 1911b, 5, Hervorhebungen i. O.: „Von ähnlichen Vorstellungen gehen Z w e i g und G r o ß [...] aus; ersterer nennt sie ‚Dementia dissecans‘, letzterer ‚Dementia sejunctiva‘. Wie schon gezeigt, ist aber das Wort ‚Dementia‘ sehr ungeeignet[1]); dazu kommt beim zweiten Vorschlag, daß der Begriff der Sejunktion bei W e r n i c k e nicht ganz in dem Sinne definiert ist, wie er sein sollte, um die Krankheit richtig zu bezeichnen, und daß er von anderen [...] in viel unbestimmterem Sinne gefaßt wird, so daß weiteren unfruchtbaren Diskussionen wieder Tür und Tor geöffnet wären. P a r i s hat die Bezeichnung ‚Psychose catatonique dégénérative‘ vorgeschlagen. Da wir den Begriff der Degeneration in diesem Zusammenhang ablehnen müssen, und die katatonen Symptome nicht wesentlich sind, können wir auch diesen Namen nicht annehmen. Zu einseitig erscheinen uns auch der von B e r n s t e i n empfohlene Name der ‚Dementia paratonica progressiva‘ oder ‚Paratonia progressiva‘ und E v e n s e n s [...] ‚Amblythymia‘ oder ‚Amblynoia simplex et catatonica‘. In allen Beziehungen unpassend ist natürlich ‚Adolescent Insanity‘ (C o n a g h e y) und ‚Jugendirresein‘. – W o l f f hat neuestens ‚Dysphrenie‘ vorgeschlagen. [...] [1])Wir können deshalb Bezeichnungen wie ‚Dementia primitiva‘ (Italiener, S o m m e r), ‚Dementia simplex‘ (R i e g e r), ‚Dementia apperceptiva‘ (W e y g a n d t) schon aus diesem Grunde nicht aufnehmen. Ich würde auch noch B r u g i a s ‚Paradementia‘ fürchten.“

39 Die Aufzählung ist zugleich ein weiterer Hinweis auf die bereits angesprochene Tendenz zu lateinisch-griechischer Fremdwortbildung: Einzig die Ausdrücke *Adolescent Insanity* und *Jugendirresein* tragen (englische und deutsche) gemeinsprachliche Elemente in sich. Vgl. zu *Jugendirresein* zudem die Beobachtungen in Kapitel 8.2.2 und 8.2.4 zum öffentlichen Diskurs.

153) bereits für die Entstehungsprozesse der psychiatrischen Fachsprache im 19. Jahrhundert feststellt: „Erstaunlich oft" ist die Entwicklung der psychiatrischen Fachsprache „kein Selbstläufer, sondern von Sprachreflexion begleitet" (vgl. auch Ilg/Schnedermann 2014).

7.2.2 Gebrauch und Durchsetzung in Zürich und darüber hinaus

Wie aber gestaltete sich die Entwicklung und Etablierung des Schizophreniebegriffs in der alltäglichen psychiatrischen Praxis? Gemäss Bernet gewann dieser zunächst vor allem im Zürcher und Schweizer Kontext an Einfluss: Die Zürcher Psychiatrie baute den Bleuler'schen Vorschlag „ebenso still wie schnell in ihr Denkgebäude ein" (Bernet 2013, 277) und die Rezeption des so modellierten Krankheitsbildes verlief dort „[i]m Unterschied zum umliegenden Ausland [...] ebenso unspektakulär wie reibungslos" (ebd., 21; vgl. auch Müller 2001, 38–40; Friedland/Herrn 2012, 212). Zur Aufnahme im Schweizer Kontext verweist Bernet dabei etwa auf die erstmalige Verwendung des Terminus *Schizophrenie* durch Bleuler im Verein schweizerischer Irrenärzte in einem Vortrag im November 1909 (also rund ein Jahr nach seiner Vortragspublikation), „was frag- und diskussionslos akzeptiert" (ebd., 21) worden sei.[40]

Ein weiteres interessantes Dokument hierzu ist der 1909 im *Correspondenz-Blatt für Schweizer Aerzte* von Bleuler veröffentlichte Vortrag *Die Differentialdiagnose zwischen Dementia praecox (Schizophrenie) und den Neurosen* (vgl. Bleuler 1909a), den dieser am *Klinischen Ärztetag* der Gesellschaft der Ärzte des Kantons Zürich am 6. Juli 1909 gehalten hatte. Der Beginn des Vortrags wird im Beitrag wortgetreu wiedergegeben und entsprechend wird – und zwar ohne weitere Erklärung – jeweils von *Schizophrenien, Schizophrenie* und *schizophrenen Symptomen* gesprochen (vgl. ebd., 782). Ab dem dritten Absatz des Textes erfolgt die Darstellung des Referats zusammenfassend – vermutlich verfasst durch den Aktuar Hämig, der nun nicht mehr *Schizophrenie,* sondern die Bezeichnung *Dementia praecox* verwendet. Dieser nicht weiter kommentierte Wechsel im Text schlägt sich auch in der gewählten Personalform nieder, die von der 1. Person Plural des Autors Bleuler zur

---

40 Dabei handelt es sich um den Vortrag *Über Freud'sche Symptome der Dementia praecox* [sic] an der 41. Jahresversammlung des Vereins schweizerischer Irrenärzte in Zürich (vgl. Bernet 2013, 21).

3. Person Singular und damit zu einer Aussenperspektive auf den „Referenten" wechselt:

> „Schizophrenien nehmen wir also dann an, wenn wir bestimmte Zeichen dieser Krankheit nachweisen, eine Neurose nur dann, wenn wir trotz genauer Untersuchung ausser den neurotischen Symptomen keine spezifischen Aeusserungen der Psychose finden können. Sicher ist also jeweils nur die Diagnose der Schizophrenie, nicht die der Neurose, da man ja nie ausschliessen kann, dass nicht morgen schizophrene Symptome, die heute nicht sichtbar waren, zum Vorschein kommen.
>
> Referent geht nun die einzelnen Symptome der Dementia praecox durch, und sucht ihre Bedeutung für die Diagnose klarzulegen." (Bleuler 1909a, 782, Hervorhebungen i. O.)

Nach dem letzten hier zitierten Satz scheint dann für den restlichen Bericht zu Bleulers Referat eine Mischung vorzuherrschen und die beiden Krankheitsbezeichnungen werden ohne erkennbare funktionale Aufteilung beide verwendet. Aufgrund des Textanfangs ist davon auszugehen, dass Bleuler selbst wie in vielen weiteren Publikationen auch hier konsequent den Terminus *Schizophrenie* gebraucht und dass in diesem Beispiel die Federn zweier unterschiedlicher Autoren der Grund für die parallele Verwendung von *Schizophrenie* und *Dementia praecox* sind.

Es gibt jedoch auch gegenteilige Belege, die zeigen, dass Bleuler teilweise selbst noch beide Termini gebrauchte. So etwa eine im *Zentralblatt für Nervenheilkunde und Psychiatrie* erschienene Anmerkung Bleulers (1909b) zu einem Text seines Kollegen Birnbaum über *Wahnhafte Einbildungen der Degenerierten*. Darin benutzt Bleuler durchgehend den Krankheitsnamen *Dementia praecox*, spricht jedoch an zwei Stellen von den *Schizophrenen* (ebd., 79 f.) als Verweis auf die von der Krankheit Betroffenen – gleichsam als Beleg für seine Forderung nach einer „substantivischen Weiterbildung" (Bleuler 1908, 436) des Krankheitsnamens, die von *Dementia praecox* nicht möglich sei. Gleiches ist auch in einem 1911 erschienenen Autoreferat Bleulers zur Ambivalenz in der *Psychiatrisch-Neurologischen Wochenschrift* zu beobachten (vgl. Bleuler 1911a, 406). In einem längeren, 1910 publizierten Artikel Bleulers *Zur Theorie des schizophrenen Negativismus* in derselben Zeitschrift findet sich dagegen eine parallele Verwendung der Termini, die keiner erkennbaren funktionalen Motivation folgt: *Schizophrenie* und *Dementia praecox* erscheinen beide als gleichwertige Bezeichnungen, wenn letztere auch deutlich seltener auftaucht (vgl. Bleuler 1910). Ähnliches bemerken Maatz/Hoff (2014, 438) sogar auch für Bleulers Handbuch von 1911 (!). – Wenngleich also von einem Übergangsstadium ausgegangen werden muss, sind diese Texte dennoch Belege dafür, wie früh Bleuler den Ausdruck *Schizophrenie* und zugehörige Ableitungen bereits in Fachpublikationen (von den jeweiligen Herausgebern offensichtlich toleriert) einsetzte und auf diese Weise auch den Schizophreniebegriff weiterverbreitete und prägte.

Auch Bleulers Schülerinnen und Schüler verwendeten die neue Krankheitsbezeichnung und verteidigten den Schizophreniebegriff Bleuler'scher Prägung bereits in den frühen 1910er-Jahren. Gemäss Bernet (2013, 277) folgten bereits 1911 „die ersten Dissertationen und Fachartikel, die mit grösster Selbstverständlichkeit von Schizophrenie [...] sprachen" (vgl. auch Müller 2001, 38–40; ferner Friedland/Herrn 2012, 212).[41] Zudem wehrten sich verschiedene Mitarbeiter Bleulers auch öffentlich für ihren Direktor gegen Kritiker seines Begriffs und den damit verbundenen theoretischen Modellierungen, etwa in Diskussionen zu Vorträgen (vgl. Votum Maier in Kraepelin 1913b, 152) oder mittels positiver Rezensionen der Handbuchpublikation (vgl. Maeder 1912; Müller 2001, 39 f.).[42]

Die besondere Erfolgsgeschichte des Diagnoseterminus *Schizophrenie* und der zugehörigen Krankheitskonzeption – und damit des Schizophreniebegriffs – im Zürcher und Schweizer Kontext führt Bernet (2013, 277–334, 342–345) auf mehrere lokale, auch ausserpsychiatrische Faktoren zurück, die dessen frühe Stabilisierung massgeblich mitbeeinflussten. Eingebettet in ein zeitgenössisch weitverbreitetes, umfassendes Krisenbewusstsein des Fin de Siècle und einen daraus folgenden „Denkzusammenhang, in dem wissenschaftliche, lebensreformerische, eugenische und sozialkritische Strömungen" (Bernet 2006, 176) ineinander verwoben wurden, sieht Bernet die spezifische Forschungsumgebung des Denkkollektivs der sogenannten Zürcher Schule[43] und deren Theoriebildung „in enger Wechselwirkung" (Bernet 2013, 343) mit dem Bereich der Justiz und Behörden (vgl. ebd.). Dabei stiessen insbesondere der von Bleuler in seiner Schizophreniekonzeption relevant gesetzte Assoziationsbegriff wie auch insgesamt die sozialpsychologische Prägung

---

41 Vgl. hierzu auch die Liste der bei Bleuler abgefassten Dissertationen bei Scharfetter 2006, 447–453. Interessantes Dokument in dieser Hinsicht ist die 1911 bei Bleuler abgefasste Dissertation von Sabina Spielrein, die bei Scharfetter (2006, 450) und auch bei Wilmanns (1932, 757) (vgl. zu Wilmanns Fussnote 45) mit dem Titel *Über den Psychologischen Inhalt eines Falles von Schizophrenie* verzeichnet ist, deren Titel in der publizierten Form im *Jahrbuch für psychoanalytische und psychopathologische Forschungen* jedoch um die Klammer (*Dementia praecox*) ergänzt wurde (vgl. Spielrein 1911). Es ist dies ein Beispiel dafür, dass in der Zeit des Übergangs *Dementia praecox* wohl auch schlicht als Erklärung des neuen Terminus *Schizophrenie* mit angegeben werden musste. Ähnliches zeigen auch Friedland/Herrn (2012, 215) bei Publikationen des Berliner Klinikdirektors Bonhoeffer von 1914, in denen dieser bei unterschiedlichen Versionen desselben Vortrags den Terminus *Schizophrenie* einmal mit und einmal ohne den erklärenden Zusatz *Dementia praecox* verwendet.

42 Eine Ausnahme scheint hier Carl Gustav Jung gewesen zu sein, der sich 1911 in einem Brief an Freud durchaus negativ über Bleulers Vorschlag äusserte (vgl. Müller 2001, 39).

43 Zum Denkkollektiv der Zürcher Schule vgl. Bernet 2013, 213–237.

und Vagheit der Krankheitskonzeption in den öffentlichen, bürgerlich geprägten lokalen Diskursen über die *Soziale Frage* – so die Sammelbezeichnung für als besonders drängend wahrgenommene gesellschaftliche Probleme (vgl. Bernet 2006, 176) – und über eine schweizerische, nationale Identität auf fruchtbare „Resonanzräume" (Bernet 2013, 343).

Im Gegensatz zur positiven Aufnahme im (Deutsch-)Schweizer Kontext verlief die Aufnahme des Schizophreniebegriffs in anderen Ländern erheblich problematischer.[44] Ja, der Zürcher Terminus und die zugehörige inhaltliche Konzeption wurden gemäss Bernet (2013, 277) bis zum Beginn der 1920er-Jahre „ausserhalb der Schweiz praktisch nicht verwendet".[45] Schon in den durch die geteilte Sprache eng verbundenen österreichischen und deutschen Psychiatriekreisen reagierte man zu Beginn hauptsächlich mit Ablehnung oder Zurückhaltung auf Bleulers Vorschlag.[46] Bereits die unmittelbaren Reaktionen in der Diskussion zu Bleulers Vortrag 1908 fielen sehr gemischt aus (vgl. Bleuler 1908, 470–480) und haben damit, so Bernet (2013, 21), bereits „exemplarisch die ambivalente Aufnahme zum Ausdruck [gebracht], die Bleulers Vorschlag in der internationalen *scientific community* seiner Gegenwart erfuhr" (Hervorhebungen i. O.). Wie Müller (2001, 40) aufzeigt, wurde Bleulers Handbuch in den ersten Jahren in mehreren deutschsprachigen Fachzeitschriften schlicht ignoriert bzw. überhaupt nicht besprochen.

Die mehrheitlich geäusserte Kritik richtete sich vor allem gegen die psychoanalytische Ausrichtung Bleulers bzw. seiner Schizophreniekonzeption, gegen die von ihm angestrebte Ausweitung des Krankheitsbegriffs und gegen den von Bleuler in seiner Arbeit als zentral gesetzten Begriff der Assoziation (vgl. Bernet 2013, 277; vgl. auch Gabriel 2012; Friedland/Herrn 2012, 236–247).[47] Bernet (2013, 278) führt diese Kritik insbesondere auf die spezifische Situation der tonangebenden deutschen Psychiatrie zu Beginn des 20. Jahrhunderts zurück, die den Anschluss

---

44 Wie Bernet (2013, 16) anmerkt, wird die „Entstehungsgeschichte der Schizophrenie" in der Forschung häufig „[z]u Unrecht [...] als Erfolgsgeschichte erzählt".

45 Bernet (2013, 277 f.) verweist hierzu insbesondere auf die ausführliche Bibliographie bei Wilmanns (1932, 714–764) als Quelle. Sie umfasst über 3000 Einträge zu Zeitschriftenartikeln, Monographien und anderen Fachtexten aus dem deutschsprachigen Raum sowie aus Italien, Frankreich und den USA aus den Jahren 1900 bis 1930 (vgl. Bernet 2013, 277 f.). Bernet (ebd., 278) macht darauf aufmerksam, „dass sämtliche Artikel, die den Begriff Schizophrenie vor 1919 im Titel verwenden, von Schweizer Autorinnen und Autoren stammen – mit Ausnahme von vier Artikeln".

46 Vgl. allgemein Bernet 2013, 277–334; Müller 2001, 40–44; ferner Scharfetter 2006, 297–348; spezifisch zur österreichischen Rezeption Gabriel 2012; ferner Tölle (2008, 94–96) zur Rezeption Bleulers in der deutschen Psychiatrie. Wie Tölle (2008, 95) ausführt, war Bleuler als Wissenschaftler zur Zeit der Publikation seines Handbuchs dabei auch ausserhalb der Schweiz im deutschsprachigen Fachdiskurs durchaus bekannt.

47 Eine erste Reaktion auf die Kritik gab Bleuler (1914) im Aufsatz *Die Kritiken der Schizophrenien.*

an die Medizin suchte und entsprechend nach naturwissenschaftlich orientierten, präzisen Taxonomien strebte.[48] Eine massgebliche Veränderung der vorherrschenden Meinung im Fach sieht Bernet (ebd., 328) im Laufe des Ersten Weltkrieges, der psychologischen Auffassungen in der deutschen Psychiatrie Auftrieb gab und so auch dazu geführt habe, dass Bleulers Terminologie und Konzeption dort im Laufe der 1920er-Jahre vermehrt übernommen worden sei (vgl. auch Friedland/Herrn 2012, 243–246).

Zur tatsächlichen Anwendung der Bleuler'schen Terminologie in der klinischen Praxis deutschsprachiger Anstalten liegen von Friedland/Herrn (2012) und Clauss/Bonah (2016) Untersuchungen vor. Auf der Basis von Dokumenten der klinischen Alltagspraxis (insbesondere Krankenakten und Diagnosebüchern), aber auch von fachlichen Publikationen widmen sie sich einem der „großen Psychiatriezentren des 20. Jahrhunderts" (ebd., 131) im deutschsprachigen Raum, der Berliner Charité, sowie einer „peripheren Institution[ ]" (ebd., 131 f.) an der deutsch-französischen Sprach- und Nationalgrenze,[49] der Universitätsklinik Strassburg.[50] Die Untersuchungen (Friedland/Herrn 2012 zu Berlin; Clauss/Bonah 2016 zu Strassburg) machen deutlich, dass einzelne Kliniken als je eigene Diskursräume mit je eigenen Dynamiken und fachsprachlichen Prägungen gedacht werden müssen: Während die Schizophreniediagnose in Berlin etwa bereits zwischen 1917 und 1919 in der klinischen Praxis etabliert und entsprechend der Diagnoseterminus *Dementia praecox* deutlich früher aufgegeben wurde, geschah dies in Strassburg erst gegen Ende der 1920er-Jahre.[51] Interessant ist auch der Befund, dass in beiden Kliniken zwischen der aka-

---

48 Auch in dieser Reaktion der deutschen Psychiatrie auf Bleulers Fachbegriff zeigt sich, wie Fachterminologie dem Aufbau „sprachlicher Demarkationslinien" (Schuster 2010, 194) dienen kann bzw. aus genau diesem Grund, indem sie nicht nur Inhalte sprachlich fasst, sondern etwa die Zugehörigkeit zu einer bestimmten Schule anzeigt, verworfen werden kann (vgl. auch Schuster 2020, 178–183).

49 Die Strassburger Klinik war bis 1918 unter deutscher Leitung, von 1918 bis 1941 war sie französisch, wurde jedoch von 1919 bis 1945 durchgehend vom von deutschen Psychiatern ausgebildeten Elsässer Charles Pfersdorff geleitet (vgl. Clauss/Bonah 2016, 135).

50 Clauss/Bonah (2016) unterscheiden allerdings nicht spezifisch zwischen den Ausdrücken *Dementia praecox* und *Schizophrenie* und ihren französischen Entsprechungen (*Démence précoce/Schizophrénie*).

51 Gemäss Clauss/Bonah (2016, 156) sind dabei die Strassburger Psychiater als Anhänger Kraepelins zu werten, wohingegen der Berliner Direktor Theodor Ziehen (1862–1950) und sein Nachfolger Karl Bonhoeffer (1868–1948) der Kraepelin'schen Dementia praecox kritisch gegenüberstanden. Vgl. auch den Hinweis von Friedland/Herrn (2012, 213) auf die Rezension des Charité-Psychiaters Richard Henneberg, der als einziger Arzt der Berliner Klinik eine „grundsätzlich positive Rezension der Bleuler-Monographie" (ebd.) verfasste und „die Anschlussfähigkeit des Schizophrenie-Konzepts – trotz dessen psychoanalytischer Herleitung – an die etablierten psychiatrischen Positionen betonte" (ebd.; vgl. Henneberg 1912, 1268).

demischen Rezeption von Bleulers Vorschlag, die bereits in den frühen 1910er-Jahren begann, und der alltagspraktischen Anwendung des Diagnoseterminus *Schizophrenie*, die an beiden Orten erst später folgte, markante Unterschiede bestanden.[52] Zudem zeigen die Studien auf, dass der Terminus *Schizophrenie* und die zugehörige Konzeption – und damit letztlich der Schizophreniebegriff – in den jeweiligen Klinken (und es ist davon auszugehen: auch in vielen anderen psychiatrischen Institutionen) ganz unterschiedliche, je spezifisch lokale Modifikationen und semantisch-pragmatische Ausformungen erfahren hat, mit unterschiedlichen Schwerpunkten in der Symptomatik und unterschiedlichen differentialdiagnostischen Abgrenzungen.[53] In Strassburg erlangten die Bezeichnungen *Schizophrenie* und *Dementia praecox* für eine bestimmte Zeit des Übergangs gar beinahe Synonymstatus und wurden im klinischen Alltag, wenn auch mit unterschiedlichen Nuancierungen, parallel verwendet.[54]

Vor diesem Hintergrund bedenkenswert ist auch ein möglicher Einfluss der von Bleuler thematisierten sprachpragmatischen Handlichkeit des Ausdrucks *Schizophrenie* auf die Formung, Verbreitung und Etablierung des Schizophreniebegriffs (vgl. auch Schuster 2010, 404): Friedland/Herrn (2012, 217) weisen etwa auf die ersten Verwendungen des Terminus *Schizophrenie* bzw. seiner Ableitungen in Berliner Krankenakten hin, die allesamt adjektivische Verwendungen in der Form *schizophrene Symptome* sind. Allerdings urteilt Tölle (2008, 95) in seiner Übersicht zu Bleulers Rezeption in der deutschen Psychiatrie (ähnlich: Bernet 2013, 331; Gabriel 2012, 149): „Ohne Zweifel war der Einfluss Kraepelins stärker, überwiegend folgte man seiner Konzeption der Dementia praecox dem Inhalt nach, nicht aber unter dieser sprachlich umständlichen Bezeichnung. Der Terminus Schizophrenie setzte sich bald durch, wenn auch nicht mit der dahinterstehenden Konzeption."

Auch in anderen Sprachräumen nahm man von Bleulers neuem Diagnosenamen *Schizophrenie* und der zugehörigen Veränderung der Krankheitskonzeption Notiz, reagierte jedoch auch ausserhalb der deutschen Sprachgemeinschaft eher mit Ablehnung und Zurückhaltung (vgl. Bernet 2013, 21). Einen besonders schwieri-

52 Auf deutliche Unterschiede zwischen akademischer Rezeption und der Anwendung im klinischen Alltag verweist auch Majerus (2014) in seiner Studie zum belgischen Kontext.

53 Friedland/Herrn (2012, 226) zeigen etwa auf, dass an der Charité die Störung der Affekte das wichtigste Symptom der Schizophrenie darstellte, während den von Bleuler als zentral gesetzten Assoziationsstörungen keine besondere Relevanz beigemessen wurde.

54 Friedland/Herrn (2012, 225) verweisen für Berlin auf eine Publikation des Klinikdirektors Karl Bonhoeffer, in der dieser *Schizophrenie* und *Dementia praecox* ebenfalls synonym verwendet. Vgl. zudem die Kapitel 8.2.2 und 8.2.4 zum öffentlichen Diskurs und zur Repräsentation in gemeinsprachlichen Wörterbüchern.

gen Stand hatte Bleulers Vorschlag in der französischsprachigen Forschung (vgl. z. B. Müller 2001, 44–46; und bereits Gruhle 1932, 24).[55] Leicht günstiger, wenn auch immer noch zögerlich, fielen die Reaktionen im englischen Sprachraum und den Niederlanden aus.[56] Für die in der psychiatrischen Forschung heute tonangebende angelsächsische Forschungsgemeinschaft verweisen Dalzell (2010) und Noll (2011, 232–275) auf eine allmähliche Durchsetzung ab Mitte der 1920er-Jahre in den USA bzw. bis Mitte der 1930er-Jahre in Grossbritannien und Irland.[57] Auch für andere Sprachräume zu bedenken ist die von Dalzell (2010, 327) für das Englische betonte Sprachbarriere: So wurde Bleulers Handbuch von 1911 erst knapp vierzig Jahre später, 1950, ins Englische übersetzt; sein Lehrbuch von 1916 immerhin bereits 1924.[58] Der 1908 publizierte Vortrag Bleulers ist bis heute nicht vollständig ins Englische übersetzt und entsprechend im angelsächsischen und internationalen Forschungsraum wenig rezipiert (vgl. Maatz/Hoff 2014, 432). Wie Maatz/Hoff (2014) und auch Müller (2001, 47) anmerken, enthalten die drei Werke Bleulers dabei aus psychiatrischer Sicht unterschiedliche Pointierungen und Akzentuierungen, was angesichts der Übersetzungslage die jeweilige Rezeption bis heute beeinflusst.

Wie bereits Clauss/Bonah (2016) für Strassburg festgestellt hatten, wurden die Bezeichnungen *Schizophrenie* (bzw. *Schizophrenia*) und *Dementia praecox* auch im englischen Sprachraum im Laufe der 1920er-Jahre zunehmend austauschbar,

55 Müller (2001, 44–46) verweist darauf, dass sich im französischen Fachdiskurs nach anfänglich aufmerksamer Rezeption die Fronten allmählich verhärteten und fügt als persönliche Anekdote an: „Als ich [...] 1947 als Externe in Paris arbeitete, wurde ich eines Tages als kleiner Volontär in das Büro des damaligen Psychiatriepapstes Guiraud gerufen, der mir folgendes sagte: ‚Mon cher collègue, vous venez de la Suisse, donc vous utilisez le terme ‚schizophrénie'. Voulez-vous s.v.p. m'expliquer ce que c'est, parce que pour moi ça n'existe pas'" (ebd., 46).

56 Zur Rezeption im englischen Sprachraum vgl. Dalzell 2010; Gilman 2008; McNally 2016; Noll 2011. Zur Rezeption in den Niederlanden verweist Bernet (2013, 21) auf Wilschut (2005). Vgl. ferner Majerus (2014) zum belgischen Kontext, der auf einen ähnlichen Rezeptionsverlauf hinweist.

57 Dalzell (2010) und Noll (2011) zeigen auf, wie auch in den heterogenen Fachdiskursen der USA und Grossbritanniens je unterschiedliche Faktoren, etwa die Einstellung der jeweiligen Fachgemeinschaften gegenüber Kraepelin und seiner Dementia praecox, aber auch gegenüber Freud und seiner insbesondere in frühen Schizophreniekonzeptionen präsenten psychoanalytischen Richtung die Aufnahme von Bleulers Terminologie beeinflusst haben.

58 Die Übersetzung verfasste der amerikanische Psychiater Abraham A. Brill, ein ehemaliger Bleuler-Schüler mit österreichischen Wurzeln und ein Befürworter der Psychoanalyse (vgl. Noll 2011, 262). Die offizielle Anerkennung in den USA erfolgte erst zwei Jahre nach der Übersetzung des Handbuchs von 1950: In der 1952 erschienenen ersten Ausgabe des bis heute einflussreichen *Diagnostic and Statistical Manual: Mental Disorders* (*DSM I*) der American Psychiatric Association ersetzt *schizophrenic reaction* den Terminus *Dementia praecox*, vgl. Noll 2011, 274 f.; ferner Kendler/Tsuang 1981, 599 f.

und zwar, wie Dalzell (2010, 331) festhält, „even for psychiatrists who were aware of Bleulers new conception" (vgl. ebd.; Noll 2011, 233 f., 261).[59] Dabei zeigt sich auch in der englischen Rezeption, wie der Schizophreniebegriff je nach Forschungsgemeinschaft sehr unterschiedlich ausgestaltet und lexikalisiert wurde. Noll (2011, 270) zitiert hierzu einen Vortrag Manfred Bleulers von 1929, in dem dieser erstaunt feststellte: „Since coming to the United States I have had the valuable experience of realizing that the conceptions of schizophrenia are very different here from those held in our clinic at Burghölzli." (Bleuler 1931, 610) Ein Umstand, der sich im Laufe der Zeit noch zuspitzen sollte (vgl. z. B. auch Gilman 2008, 478). So berichtet M. Bleuler zwanzig Jahre später in einem Übersichtsartikel über die Schizophrenieforschung von 1941 bis 1950 resigniert:

> „Tragikomische Szenen habe ich erlebt, wenn noch junge Psychiater verschiedener Länder heute zusammen über Schizophrenie sprechen wollten. Es war etwa, als ob Verschiedensprachige miteinander diskutierten, ohne zu merken, daß jeder eine eigene Sprache spricht." (Bleuler 1951, 385)[60]

Dabei handelt es sich um eine Problematik, die im psychiatrischen Fachdiskurs auch bezüglich anderer Diagnosetermini immer wieder für Gesprächsstoff sorgt (vgl. auch Ilg/Schnedermann 2014, 37 f.).

7.3 Ausbau des terminologischen Feldes – Ausdehnung der Reichweite

Der Erfolg eines neuen Begriffs lässt sich auch an der sprachlichen Produktivität ablesen. Werden auf der Basis eines Terminus weitere, damit zusammenhängende Fachtermini gebildet, ist dies ein Hinweis auf eine allmähliche Einschreibung in den Wortschatz eines Faches, auf eine gesteigerte Gebrauchsfrequenz und Bekanntheit. Bleulers *Schizophrenie* hat im Laufe der Jahrzehnte eine wahre Kaskade

---

59 Majerus (2014) macht für den belgischen Kontext ähnliche Beobachtungen und verweist auf eine zunehmend synonyme Verwendung von *schizophrénie* und *démence précoce* in den 1930er-Jahren.

60 Vgl. auch Friedland/Herrn (2012, 248), die auf ähnliche Klagen des ehemaligen Berliner Klinikdirektors Karl Bonhoeffer von 1941 verweisen. Bereits im 1916 erschienenen Lehrbuch schrieb zudem E. Bleuler (1916, III): „Leider bedeuten [die psychiatrischen Benennungen] von Lehrer zu Lehrer nicht das Gleiche; und noch schlimmer ist, daß die dahinter steckenden Begriffe zu einem nicht kleinen Teil auch nicht einheitlich sind und sogar oft der nötigen Klarheit entbehren. Ich habe mich bemüht, mit scharfen Begriffen zu arbeiten, und, wo das noch nicht möglich ist, den Mangel ins Licht zu setzen; unscharfe Begriffe, die für klare gehalten werden, schaden einem wirklichen Verständnis viel mehr als Nichtwissen."

an fachsprachlichen Wortbildungen hervorgerufen, darunter unzählige Ad-hoc-Bildungen, aber auch Neubildungen, die das psychiatrische Fachvokabular dauerhaft oder zumindest über einen längeren Zeitraum erweitert haben (vgl. auch McNally 2016, 6, 14–20).[61]

Im Folgenden werden zunächst die beiden auch im öffentlichen Diskurs auftretenden Lexeme *schizoid* und *schizothym* (mit den entsprechenden Ableitungen *Schizoid(ie), Schizoide* und *Schizothymie, Schizothyme*) näher betrachtet.[62] Beide wurden bereits in den ersten Jahren nach Bleulers Schizophreniepublikationen geprägt und dienen hier als Beispiele dafür, wie sich Bleulers Terminologie und Begrifflichkeit bereits früh – sprachlich und inhaltlich – ausbreitete und wie diese in der Fachgemeinschaft weiter ausdifferenziert und ausgeweitet wurde. Dabei soll der Fokus auch auf Akteure und sprachliche Plattformen gerichtet werden, die an dieser Entwicklung beteiligt waren.

Schizoid, Schizoid(ie), Schizoide

Die ältere Lexemgruppe ist mit aller Wahrscheinlichkeit jene zu *schizoid*, die aus fachsprachlicher und wissenshistorischer Perspektive eine bemerkenswerte Geschichte aufweist. Morphologisch betrachtet lässt sich *schizoid* in ein im Deutschen – insbesondere in der medizinischen Fachsprache – reihenbildendes Wortbildungsmuster von meist adjektivischen Derivationen mit dem Suffix *-(o)id* und der Wortbildungsbedeutung „‚Annäherung, Ähnlichkeit, Nicht-Gleichheit'" (Fleischer/Barz 2012, 350) einreihen.[63] Die Motivationsbedeutung (vgl. ebd., 42) von *schizoid* wäre

61 Bleuler selbst machte bereits in seiner Publikation 1908 von den von ihm selbst geforderten Möglichkeiten zur Wortbildung Gebrauch und bildete nicht nur das Adjektiv *schizophren* und dessen Substantivierung *Schizophrene*, sondern sprach auch von der „Schizophreniegruppe" (Bleuler 1908, Titel), von „Schizophrenieformen" (ebd., 446) und von „Schizophreniesymptome[n]" (ebd., 459).

62 Dass die Bildungen *schizoid* und *schizothym* bzw. *Schizoid* und *Schizothymie* auch über den Fachdiskurs hinaus Relevanz besassen, belegt beispielsweise deren Verzeichnung in verschiedenen zeitgenössischen allgemeinen Wörterbüchern des Deutschen; *Schizoid* wird überdies 1933 auch im *Brockhaus* vermerkt (vgl. Brockhaus 1933, Bd. 16, 638 und Kapitel 8.2.4).

63 Vgl. z. B. Fleischer/Barz 2012, 348–350; Kühnhold et al. 1978, 336 f.; Wellmann 2005 [1975], 359 f. Das exogene Suffix *-(o)id* geht auf das Griechische *-eidēs* zurück (*-ειδής*, ‚aussehend, -gestaltig, -artig'; vgl. Kluge 2011; Deutsches Fremdwörterbuch 1978, Bd. 4, 84) und wird meist um den Fugenvokal *-o-* ergänzt. Die Basis der Bildungen ist „in der Regel ein Substantiv, in der Mehrzahl Personen- und Krankheitsbezeichnungen" (ebd.; vgl. auch Kühnhold et al. 1978, 337). Wellmann (2005 [1975], 359) sieht die „Hauptverwendung des Suffixes [in] [...] Abl[eitungen] zu Krankheitsbezeichnungen" und führt dazu u. a. *epileptoid, tetanoid, typhoid* als Beispiele auf (vgl. ebd.; vgl. auch Kühnhold et al. 1978, 337). Diese Gruppe ist innerhalb des Wortbildungsparadigmas gemäss Well-

demnach mit ‚der Schizophrenie ähnlich' zu umschreiben. Auf wen die Bildung *schizoid* als Urheber zurückgeht, wann, wo und von wem sie in den Fachdiskurs eingeführt worden ist bzw. wem sie von der Fachgemeinschaft zugesprochen wird, ist erstaunlicherweise unklar.

So fügt Bleulers Sohn Manfred in seiner Arbeit zu den *schizophrenen Geistesstörungen im Lichte langjähriger Kranken- und Familiengeschichten* von 1972 zu *schizoid* die folgende Fussnote an (vgl. auch McNally 2016, 91):

> „Meines Wissens wurde der Begriff ‚schizoid' erstmals in der Arbeit eines jungen Assistenten von E. Bleuler gebraucht: Kurt Binswanger (1920): Über schizoide Alkoholiker. – Binswanger teilte mir mit, daß der Begriff damals in der Umgangssprache der Ärzte am Burghölzli so gebräuchlich gewesen sei, daß er unwillkürlich angenommen habe, er sei in die Wissenschaft längst eingegangen. Erst bei der Durchsicht seiner Arbeit durch Oberarzt Maier sei ihm mitgeteilt worden, daß der Begriff bisher nur in der lokalen Umgangssprache und nicht in der Literatur gebraucht werde." (Bleuler 1972, 159, Hervorhebungen i. O.)[64]

In der gleichen Arbeit ergänzt er im Kapitel „Die schizoide Wesensart und die schizoide Psychopathie" in Bezug auf den „Begriff des schizoiden Wesens" (ebd., 546) und die „Lehre vom Schizoid" (ebd.):

> „Der Begriff und seine Bezeichnung sind in Gesprächen zwischen den Ärzten des Burghölzli im Zusammenhang mit dem Ausdruck Schizophrenie um das Jahr 1910 herum entstanden. Lange wurden sie in Veröffentlichungen nicht oder nur nebenbei erwähnt." (Ebd.)

Diese für wissenschaftliche Gepflogenheiten seltsame Situation, dass die erste öffentliche Verwendung eines neuen Terminus nicht von dessen rechtmässigem Urheber stammt, veranlasste bereits dreissig Jahre früher den schwedischen Psychiater Erik Essen-Möller in seinem Übersichtsaufsatz *The concept of schizoidia* von 1946 zu einem längeren Kommentar:

> „Professor M. Bleuler has kindly informed me, after conference with Berze, K. Binswanger and H. W. Maier, that this term [= *schizoid*] probably originated from E. Bleuler. It had been

mann (2005 [1975], 360) so dominant, dass „auch die meisten anderen *-oid*-Adjektive zusätzlich das konnotative Wertungsmerkmal ‚krankhaft' [erhalten]". Dabei scheint, was Wellmann (2005 [1975], 259) hier aus der Perspektive von 1975 und mit Verweis auf Pschyrembels *Klinisches Wörterbuch* von 1969 als Quelle angibt, auch für die Zeit Bleulers zu gelten. So finden sich etwa in der zweiten Auflage von 1901 desselben Wörterbuchs Einträge zu den Lemmata *Cystoid, Heboïdophrenie, Syphiloid* und *Typhoid*, daneben sind auch diverse Lemmata mit anderer Basis denn Krankheitsbezeichnungen, wie *Amöboid* oder *Dermoid*, verzeichnet (vgl. Dornblüth 1901).

64 Vgl. auch Schuster (1999, 189) zur Bedeutung der „Sozialisation in fachspezifische[n]/gruppenspezifische[n] Gebrauchsnormen" für die Erlernung bestimmter fachsprachlicher Besonderheiten (die sie hier insbesondere auf die spezifische Verwendung gemeinsprachlicher Lexeme bezieht).

used for a long time in the latter's clinic, though it was perhaps not presented immediately in the literature. The only mention I can find of it earlier is in a speech of *Binswanger* of 1918 and later in *Hoffmann* (1920) and *Kahn* (1921)." (Essen-Möller 1946, 259, Hervorhebungen i. O.)

Im hier berichteten Gespräch, bei dem auch die bereits erwähnten Binswanger und Maier anwesend waren, wies M. Bleuler die Schöpfung *schizoid* also – zumindest gemäss Essen-Möller – explizit seinem Vater zu.[65]

Die jeweils erwähnte Schrift Binswangers (1920) basiert auf einem Vortrag, den dieser am 13. Oktober 1918 im Verein der schweizerischen Irrenärzte in Zürich gehalten hatte (vgl. ebd., 127) – vor einem Publikum also, in dem der von Bleuler geprägte Schizophreniebegriff wohl schon gut akzeptiert war und dem der Ausdruck *schizoid* vermutlich ebenso geläufig war wie dem jungen Assistenzarzt Bleulers. Die erste Erwähnung in Binswangers Publikation findet sich in einer Einleitung zu dort präsentierten Fallgeschichten:

„Ob man die im nachfolgenden zu zeigende Charakterveränderung schon zur Schizophrenie rechnet, ob man sie Veränderung ‚in der Richtung Schizophrenie' nennt oder ob man sie noch in die Diagnose ‚schizoide Psychopathie'[2)] eingereiht wissen will, hängt vorläufig noch von den verschiedenen Auffassungen über die Abgrenzung dieser Krankheitsbegriffe ab." (Binswanger 1920, 128)

Zur Bezeichnung *schizoide Psychopathie* fügt Binswanger eine ausführliche Fussnote an und beschreibt verschiedene Formen des damit benannten Krankheitsbildes (vgl. Binswanger 1920, 128): Dabei handle es sich etwa um „autistische Menschen [...], deren Affektivität aber nicht ausgesprochen schizophren" sei, auch würden dazu „Typen" gehören, „wie sie auffallend häufig unter den Angehörigen von manifesten Dementia-praecox-Kranken zu finden sind" (ebd.).[66] Binswangers Ausführungen sind

65 Ein weiterer Beleg dafür, dass Binswangers Publikation zumindest die erste ist, die den Terminus *schizoid* im Titel trägt, findet sich in der bereits erwähnten ausführlichen Bibliographie von Wilmanns (1932, 714–764), die in den aufgeführten Titeln keine früheren *schizoid*-Belege verzeichnet.

66 Vgl. Binswanger (1920, 128): „Hierher gehören autistische Menschen, die nach außen barsch, abweisend, oft verletzend sein können, deren Affektivität aber nicht ausgesprochen schizophren ist und die in gewissen Berufen hervorragende Werte schaffen können; ferner paranoide Charaktere mit sehr guter Affektivität, die sich für andere aufopfern können, die aber wegen ihres schweren Mißtrauens mit allen in Unfrieden leben; dann exzentrische Käuze mit sonderbaren Einfällen, die sie selbst nicht zu begründen vermögen, oder hochintelligente, die immer nur Examina machen, ohne je fertig zu werden, und dann wieder Leute, die überall Schiffbruch leiden, sich weder durch Worte noch durch Schicksale belehren lassen. Es sind dies solche Typen, wie sie auffallend häufig unter den Angehörigen von manifesten Dementia-praecox-Kranken zu finden sind." Bemerkenswert ist hier ferner, dass es für Bleulers Assistenzarzt Binswanger offenbar

zugleich ein Hinweis darauf, dass die Definition der Schizophrenie als Krankheitsbild (und damit einhergehend der Schizophreniebegriff) hinsichtlich der Abgrenzung zu anderen Phänomenen (und den sich auf diese beziehenden Begrifflichkeiten), dass die sprachliche Fassung und Benennung von Grenzfällen zu dieser Zeit noch nicht gesichert und Gegenstand fachdiskursiver Aushandlungen war.

Im Gegensatz zum 1920 publizierten Vortrag Binswangers scheint eine zweite frühe Verwendung von *schizoid* in einem Aufsatz von 1919 des Warschauer Psychiaters Gustav Bychowski in der Fachliteratur wenig bis gar nicht rezipiert. Bychowski weilte von 1918 bis 1919 als Assistenzarzt am Burghölzli (vgl. Scharfetter 2006, 440) und verfasste eine Studie über die Psychopathologie der Brandstiftung. In einer darin präsentierten Fallgeschichte schreibt er über den 26-jährigen Patienten H. und dessen Komplexe:

> „Nun ist es sehr bezeichnend, wie seine affektiven Möglichkeiten durch diese Komplexe gleichsam erschöpft werden, so dass er anderen Dingen gegenüber gleichgültig bleibt, auch wenn sie für ihn von hoher Bedeutung sind. So ist denn seine Einstellung zum Delikt, zu der merkwürdigen Brandstiftung recht *schizoid.*“ (Bychowski 1919, 32, Hervorhebung Y. I.)

Die selbstverständlich anmutende Verwendung des bis dato wahrscheinlich noch gar nie schriftlich publizierten Fachausdrucks lässt sich gut mit M. Bleulers Darlegung erklären: Auch Bychowski scheint nicht bewusst gewesen zu sein, dass *schizoid* zwar zum gebräuchlichen Vokabular im klinischen Alltag am Burghölzli gehörte, jedoch (noch) nicht zu jenem des öffentlichen Fachdiskurses. Entsprechend sieht sich Bychowski auch nicht veranlasst, das Lexem *schizoid* spezifisch auszuzeichnen oder explizit einzuführen.[67]

Eugen Bleuler selbst, in dessen Werk zur Schizophrenie die Idee der Schizoidie gemäss Maatz et al. (2015, 46) implizit bereits von Beginn weg präsent ist, publiziert dazu erst einige Jahre später (vgl. Bleuler 1922; 1929).

---

auch noch 1920 selbstverständlich scheint, sozusagen in einem Atemzug von *schizophrener Affektivität* und *Dementia-praecox-Kranken* zu schreiben und die konkurrierenden Termini parallel zu verwenden.

67 Unklar ist, worauf sich Bychowskis Bemerkung zum Schluss des Aufsatzes bezieht, in der er seinem „Lehrer, Herrn *Professor Bleuler*, für die mir zuteil gewordene Anregung, sowie für gütige Überlassung des Materials“ (Bychowski 1919, 55, Hervorhebung i. O.) seinen „innigen Dank“ (ebd.) ausspricht. Dass auch die zitierte Fallbeschreibung zum überlassenen Material gehören und so ursprünglich aus Bleulers Feder stammen könnte, ist nicht gänzlich auszuschliessen.

Schizothym, Schizothymie, Schizothyme

Auch die zweite hier näher betrachtete Lexemgruppe *schizothym, Schizothymie, Schizothyme* ist in den 1910er-Jahren entstanden. Auf morphologischer Ebene ist sie ähnlich gebildet wie der Diagnosename *Schizophrenie*. Der mit dem Konfix *schiz(o)-* kombinierte zweite Teil der Bildung *-thym(ie)* basiert ebenfalls auf dem Griechischen, gebildet aus *thymós* (*θυμός*), etwa zu übersetzen mit ‚Leben, Empfindung, Gemüt' (vgl. Duden Fremdwörterbuch 2007). Auch dieses Wortbildungselement ist in der psychiatrischen Fachsprache bereits im frühen 20. Jahrhundert reihenbildend. Charakterisiert werden damit bestimmte Gemütstypen, die jeweils als mildere Varianten der korrespondierenden Krankheiten betrachtet werden (vgl. u. a. Ghaemi/Dalley 2014, 317).[68]

Und auch bei dieser Lexemgruppe ist der Ursprung nicht klar zu eruieren bzw. scheint es parallele ‚Ursprünge' zu geben. Einerseits wird der deutsche Psychiater Oskar Kohnstamm mit dem Terminus *schizothym* in Verbindung gebracht (vgl. McNally 2016, 215).[69] Anfangs April 1914 veröffentlichte dieser zusammen mit Max Friedemann eine längere Arbeit *Zur Pathogenese und Psychotherapie bei Basedowscher Krankheit*. Darin beschreiben die Autoren Symptome, welche sich auf „Komplexe" (d. h. auf Gruppen von Vorstellungen oder Ideen) zurückführen lassen, die von den Patientinnen und Patienten nicht erinnert werden und die „zum großen Teile die Eigenschaft [haben], dissoziiert bzw. amnesiert zu sein" (Friedemann/Kohnstamm 1914, 394). „Der einfacheren Terminologie wegen" (ebd.) schlagen die Autoren dazu vor, die entsprechenden Symptome *schizothyme Symptome* zu nennen (vgl. ebd.). Zur Wortbildung schreiben sie:

> „Das Wort ist als Analogon zu den ‚katathymen' Wahnbildungen M a i e r s [...] gebildet. [...] Der ethymologische Anklang von ‚schizothym' an B l e u l e r s ‚schizophren' dürfte durch die inhaltliche Beziehung der Begriffe berechtigt erscheinen. Denn bei der Schizophrenie handelt es sich nach B l e u l e r um Dissociationsvorgänge auf dem Boden eines invaliden Gehirns." (Friedemann/Kohnstamm 1914, 394 f., Hervorhebungen i. O.)[70]

---

68 Ghaemi/Dalley (2014, 317) nennen *Dysthymie* (zu *Depression*), *Zyklothymie* (zu *manisch-depressive* oder *zirkuläre Psychose*) und *Hyperthymie* (zu *Manie*) als Beispiele.

69 Vgl. z. B. auch das *Klinische Wörterbuch*, das 1930 den folgenden Eintrag führt: „**Schizothyme Zeichen** K o h n s t a m m geistige Vorgänge, die nach Art der post-hypnotischen Suggestion entstehen" (Dornblüth 1930, 369, Hervorhebungen i. O.).

70 Vgl. weiter auch Kohnstamm 1914a; 1914b. Interessant vor dem Hintergrund der Frage nach der geeigneten Sprachwahl (vgl. Kapitel 7.2.1) ist zudem, dass die Autoren für die Kommunikation mit Patienten und Patientinnen eine Art Übersetzung des Ausdrucks vorschlagen: „Bei psychotherapeutischen Darlegungen Patienten gegenüber übersetzen wir das Wort ‚schizothym' mit ‚Sandbanksymptom', weil diese Symptome, wie eine Sandbank über die Meeresoberfläche, aus einer anderen ‚heteropsychischen' Sphäre – und zwar störend – in das ‚präsentipsychische' normale Bewußtsein hineinragen" (Friedemann/Kohnstamm 1914, 395).

Offenbar unabhängig davon – zumindest ohne expliziten Bezug auf Kohnstamm oder Friedemann – publizierte der Warschauer Psychiater Maurycy Bornstein 1917 einen Aufsatz mit dem Titel *Über einen eigenartigen Typus der psychischen Spaltung. („Schizothymia reactiva“).* Darin schlägt er eine neue Untergliederung der „zur Zeit unter der gemeinsamen Bezeichnung von ‚Dementia praecox‘ umfaßten Krankheitstypen“ (Bornstein 1917, 144) vor, die er in *Schizothymie*, *Schizophrenie* nach Bleuler und *Dementia schizophrenica* unterteilt.[71] Den neu gebildeten Ausdruck *Schizothymie* setzt er dabei nicht nur zu *Schizophrenie* und *Dementia praecox* in Bezug, sondern zusätzlich zum Terminus *psychischer Prozess* nach Karl Jaspers. Dazu schreibt Bornstein:

> „[...] würde ich vorschlagen, den zu umfangreichen Begriff ‚psychischer Prozeß‘ durch die Bezeichnung ‚Schizothymie‘ zu ersetzen, die das Spaltungselement (Schizo-) nebst derjenigen Tatsache hervortreten läßt, daß sich diese Spaltung hauptsächlich auf die affektive Seite bezieht (*θυμός*), meistens in engem Zusammenhange mit einem gewissen affektiven Erlebnis entsteht.“ (Bornstein 1917, 144, Hervorhebungen i. O.)

Die hier gewählte Bedeutung zum Ausdruck *Schizothymie* steht damit in einem ganz anderen Zusammenhang als dies Kohnstamm für das zugehörige Adjektiv *schizothym* vorschlägt. Beiden gemein ist aber der Bezug zu Bleulers Schizophreniebegriff und zu der darin enthaltenen Bedeutung der Dissoziation. Ihre offenbar voneinander unabhängige, zeitlich nur wenige Jahre auseinander liegende Entstehung kann als Hinweis darauf gedeutet werden, dass das von Bleuler mit dem Terminus *Schizophrenie* in den psychiatrischen Fachdiskurs eingebrachte Wortmaterial gewissermassen in Umlauf war und als Teil des fachkommunikativen Ressourcenpools produktiv eingesetzt wurde.

Während die Ansätze Kohnstamms und Bornsteins mit den Bildungen *Schizothymie* und *schizothym* jeweils auf ein Krankheitsbild bzw. auf Krankheitssymptome referieren, verhält sich dies bei der Prägung Ernst Kretschmers, die zur bekanntesten, auch im öffentlichen und künstlerisch-literarischen Diskurs rezipierten Verwendungsweise der Lexemgruppe zu *schizothym* wurde (vgl. Kapitel 8.2.3), anders. In seinem berühmten Werk *Körperbau und Charakter* von 1921 entwickelt der deutsche Psychiater Kretschmer eine Typenlehre, in der er Zusammenhänge

71 Bornstein (1917, 144) schreibt zur Schizothymie: „Der Krankheitstypus kommt dadurch zustande, daß sich ein einziger, vorwiegend mit einem wirklichen Erlebnis verbundener Komplex von der gesamten Psychik abspaltet und stellt somit meistens eine Reaktion gegen jenes Erlebnis dar. Das klinische Bild besteht in direkter Verwirklichung des in diesem Komplex enthaltenen, im Leben aber unerfüllt gebliebenen Verlangens“ (Hervorhebung i. O.).

zwischen körperlicher Konstitution und Persönlichkeitsmerkmalen behauptet. Kretschmer ist es dabei ein Anliegen, „[nicht] an der Grenze des psychiatrischen Forschungsgebiets [...] stehen[zu]bleiben" (Kretschmer 1921, 152) und seine Bezeichnungen entsprechend zu wählen – wobei der adjektivische Ausdruck *schizothym* und dessen substantivische Ableitung *Schizothyme* ins Spiel kommen:

> „Wir nennen die Angehörigen der großen Konstitutionskreise, aus denen sich die Schizophrenien rekrutieren, s c h i z o t h y m e M e n s c h e n, die den zirkulären Psychosen entsprechenden z y k l o t h y m e [...] M e n s c h e n. Die Übergangsformen zwischen krank und gesund bzw. die krankhaften Abortivformen kann man dann zweckmäßigerweise s c h i z o i d oder z y k l o i d nennen, wie wir das bereits getan haben. Es ist also von Anfang an klar festzuhalten, d a ß d i e B e z e i c h n u n g e n s c h i z o t h y m u n d z y k l o t h y m m i t d e r F r a g e : k r a n k o d e r g e s u n d g a r n i c h t s z u t u n h a b e n, sondern daß sie u m f a s s e n d e K e n n w o r t e f ü r g r o ß e a l l g e m e i n e B i o t y p e n sind, die in sich die große Masse gesunder Individuen mit den ganz vereinzelt dazwischen gestreuten zugehörigen Psychosen umfassen. Die Worte besagen also nicht, daß die Mehrzahl aller Schizothymen psychische Spaltungen und die Mehrzahl aller Zyklothymen periodische Gemütsschwankungen haben müßten, sondern wir gleichen nur zweckmäßigkeitshalber die Bezeichnungen für das Gesunde an die schon bestehenden Worte für das entsprechend Krankhafte an." (Kretschmer 1921, 152 f., Sperrung i. O.)

Der bereits ältere Terminus *zyklothym* bezieht sich auf die zeitgenössisch auch als *zirkuläres* oder *zyklisches Irresein* bezeichneten manisch-depressiven bzw. bipolaren Störungen.[72]

Interessant an den Bildungen *schizothym* und *schizoid* sowie ihren substantivischen Ableitungen ist die damit auf Bedeutungsebene verbundene inhaltliche Ausdehnung und die damit einhergehende Ausweitung des Anwendungsbereiches der von *Schizophrenie* abgeleiteten Bezeichnungen vom Bereich der Krankheiten auf Grenzbereiche zwischen gesund und krank (mittels *schizoid)* bis hin zum ganz Gesunden (mittels *schizothym).*[73] – Wie sich in der Analyse der Quellen zum öffentlichen Diskurs zeigt, handelt es sich dabei um eine Entwicklung, die auch für die Übertragung des Schizophreniebegriffs in ausserpsychiatrische Diskurse von Bedeutung ist (vgl. Kapitel 8.2.3 und 8.3).[74]

72 Vgl. Kretschmer 1921, 1; Dornblüth 1930, 460, 462; Bleuler (1922, 374) schlägt dafür *synton* vor.

73 Vgl. hierzu auch Wetzell (2009, 273 f.), der auf ein seit dem ausgehenden 19. Jahrhundert steigendes Interesse der Psychiatrie an Übergangsphänomenen hinweist.

74 Diese Ausdehnung des Krankheitsbegriffes ist dabei bereits ganz zu Beginn von Eugen Bleuler mit dem Terminus der *latenten Schizophrenie* artikuliert worden, die zu viel Kritik geführt, aber gemäss Bernet (2013, 313–316) wohl auch – zumindest im Deutschschweizer Kontext – zu dessen Stabilisierung über die Psychiatrie hinaus beigetragen hat. Vgl. zur Kritik z. B. die in Kapitel 7.2.1

Die Veränderung des Konfixes *schiz(o)-*

Die dargelegten Entwicklungen sind deutliche Hinweise darauf, dass Bleuler mit seiner Schöpfung *Schizophrenie* allmählich zu einer semantischen Veränderung des – bereits in Fachausdrücken anderer Disziplinen auftretenden – Konfixes *schiz(o)-* geführt hat. Es hat zumindest in der psychiatrischen Fachkommunikation die (zusätzliche) Wortbildungsbedeutung ‚der Schizophrenie zugehörig' erhalten und ist – zusammen mit den „Basislexemen" *Schizophrenie, schizophren, Schizophrene*[75] – in entsprechender Lesart zum Ausgangspunkt weiterer psychiatrisch-fachsprachlicher Wortbildungen geworden.[76] Bleuler hat einerseits selbst das Vokabular laufend erweitert (vgl. Scharfetter 2006, 149): Er sprach zur Unterscheidung von erblichen Faktoren und der „manifesten Schizophrenie" (Bleuler 1922, 388) von „Erbschizose" und „Sichtschizose" (ebd.),[77] von „Schizoidhormone[n]" (ebd., 390), aber auch von „Schizormonen" (Bleuler 1929, 54) und von „schizochemischen Prozessen" (ebd.).[78] Andererseits wurde das terminologische Feld auch ausserhalb der Zürcher Schule laufend vergrössert. Ein frühes Beispiel ist der 1913 von Emil Kraepelin in der achten Auflage seines Lehrbuchs vorgeschlagene Terminus *Schizophasie,* zu dem er im Kapitel zur Dementia praecox schreibt:

> „Eine letzte, ganz eigenartige Gruppe von Fällen, deren Besprechung hier eingeschoben werden soll, bilden die Kranken mit S p r a c h v e r w i r r t h e i t . Es handelt sich um Erkrankun-

angesprochene Wortmeldung Wagner v. Jaureggs (vgl. Stransky 1912b, 519 f.) und insgesamt Scharfetter (2006, 315–319) zum „Overdiagnosing" an der Bleuler'schen Klinik. Vgl. auch Kapitel 8.1 und 8.3.

75 Parallel zur Form *Schizophrene,* die zur Bezeichnung männlicher und weiblicher Personen verwendet wird, sind im späteren Fachdiskurs auch die Form *Schizophreniker* und die Bildung *Schizophrenin* belegt (vgl. für *Schizophreniker* etwa den Hinweis bei Wilmanns (1932, 732) auf Guber-Gritz 1926; für *Schizophrenin* vgl. z. B. Bürger-Prinz 1932, 674). Beide Bildungen haben sich jedoch nicht durchgesetzt. Bleuler selbst verwendet *Schizophrene* von Anfang an für männliche und weibliche Personen: „Bei dem Pflegeanstaltsmaterial habe ich in prognostischer Hinsicht einen q u a l i t a t i v e n U n t e r s c h i e d z w i s c h e n d e n G e s c h l e c h t e r n nicht gefunden, während allerdings die Zahl der internierten männlichen und weiblichen Schizophrenen sich nahezu wie 2 : 3 verhält, ohne daß Anstaltsverhältnisse dazu den Grund abgeben würden." (Bleuler 1908, 440, Sperrung i. O.).

76 McNally (2016, 19) urteilt dazu: „The list of incestuously cited terminology was then nigh endless. Hence, the existence of schizophrenia or otherwise was, to paraphrase Dorothy Rowe (1980), as much a battle of words as it was of facts."

77 Vgl. auch Josef Berze (1925, 603), der *Schizosen* als „jene Psychopathien und Psychosen, deren Zugehörigkeit zum ‚Erbkreise der Schizophrenie' angenommen wird", umschreibt.

78 Eugen Bleuler war auch ausserhalb des *Schizophrenie*-Wortparadigmas sprachschöpferisch tätig. Zu seinen wichtigsten Schöpfungen neben *Schizophrenie* gehören *Autismus* und *Ambivalenz*, vgl. Scharfetter 2006, 148–165. Vgl. zudem Kuhn 2001; Schuster 2010, 402–404. Vgl. zu *Ambivalenz* auch Kapitel 10.4.1.

gen, deren Entwicklung und Verlauf im allgemeinen demjenigen der Dementia praecox entspricht. Abweichend ist dagegen der Ausgang in einen Endzustand, der wesentlich durch eine ungemein auffallende Störung des sprachlichen Ausdrucks bei verhältnismäßig geringer Beeinträchtigung der übrigen seelischen Leistungen gekennzeichnet wird. Wenn man will, kann man daher, in Anlehnung an Bleulers Benennung, von einer ‚Schizophasie' sprechen." (Kraepelin 1913a, 859, Hervorhebungen i. O.).

Bemerkenswert ist diese Wahl Kraepelins auch in Anbetracht der im selben Werk vorzufindenden durchaus skeptischen Haltung gegenüber dem Durchsetzungsvermögen von Bleulers Schöpfung *Schizophrenie* (vgl. Kapitel 7.2.1).[79]

Schliesslich entstanden auch in nicht-deutschsprachigen Kontexten zahlreiche Neubildungen zum Konfix *schiz(o)-* (vgl. McNally 2016, 14–20). Ein Beispiel ist die Bezeichnung *schizoaffektiv:* Im Jahr 1932 hat der Psychiater Jacob S. Kasanin mit dem Diagnoseterminus *schizoaffective psychoses*[80] das adjektivische Kopulativkompositum *schizoaffective* eingeführt, das auf Phänomene referiert, die eine Kombination schizophrener und affektiver Symptome aufweisen (vgl. Kasanin 1994 [1933]). Wie im Englischen wurde auch bei der deutschen Variante *schizoaffektiv,* die als komplexe Entlehnung übernommen wurde, das Konfix *schiz(o)-* für die Bedeutungskomponente ‚schizophren' eingesetzt und damit einer (ebenfalls denkbaren) Variante **schizophren-affektiv* vorgezogen.

7.4 Zwischenfazit: *Schizophrenie* im Fachdiskurs zu Beginn des 20. Jahrhunderts

Welche Schlüsse lassen sich nun aus den bisherigen Analysen bezüglich des Schizophreniebegriffs im psychiatrischen Fachdiskurs zu Beginn des 20. Jahrhunderts ziehen? Betrachtet man die 10er- und 20er-Jahre des 20. Jahrhunderts so ist wohl insbesondere der unsichere Status des Begriffs und dessen Nicht-Gefestigt-Sein hervorzuheben. Zwar scheinen die Ausdrücke *Schizophrenie, schizophren* und *Schizophrene* in den 1920er-Jahren bereits deutlich über den Zürcher Lokalkon-

---

79 Bleuler nahm den Terminus *Schizophasie* 1916 in sein Lehrbuch auf (vgl. Bleuler 1916, 322). Dabei führte wohl die als eng wahrgenommene Verbindung zwischen Bleuler und dem terminologischen Feld zu *Schizophrenie* dazu, dass in späteren Jahren auch die Prägung *Schizophasie* Bleuler zugerechnet wurde, so im *Klinischen Wörterbuch* von Dornblüth (vgl. etwa Dornblüth 1927, 373).

80 Kasanin präsentierte den Terminus *schizoaffective psychoses* erstmals 1932 in einem Vortrag an der vom 30. Mai bis 3. Juni stattfindenden 88. Jahresversammlung der American Psychiatric Association (vgl. Kasanin 1994 [1933], 144). Ein Jahr später, im Juli 1933, wurde dieser publiziert (vgl. ebd.).

text hinaus bekannt und in der fachkommunikativen Praxis in Verwendung zu sein. Die genaue fachsprachliche Bedeutung dieser Ausdrücke, die Modellierung ihrer Begrifflichkeit scheint sich aber auch bereits im deutschen Sprachraum von Diskursraum zu Diskusraum, beinahe schon von Klinik zu Klinik, zu unterscheiden. Ja, teilweise scheint der Ausdruck *Schizophrenie* im fachkommunikativen Alltag auch schlicht als Synonym zu *Dementia praecox* in Verwendung zu sein, was angesichts der Entstehungsgeschichte und der von Eugen Bleuler vorgeschlagenen, dezidiert veränderten konzeptuellen Modellierung des damit bezeichneten Krankheitsbildes doch erstaunt.

Bemerkenswert aus linguistischer Sicht ist die Rolle der sprachlichen Materialität, der Ausdrucksseite von *Schizophrenie*, die sich in den bisherigen Analysen in unterschiedlicher Weise manifestiert. Neben der expliziten Forderung Bleulers nach sprachpragmatischer Handlichkeit eines Diagnosenamens erstaunt auch die im Verhältnis zur Skepsis gegenüber der inhaltlichen Konzeption von verschiedenen Fachvertretern geäusserte Zustimmung zur sprachlichen Form *Schizophrenie*. Es scheint durchaus plausibel, dass diese kommunikative Handlichkeit, die mit *Schizophrenie* gewonnene sprachökonomischen Effizienz gegenüber der früheren Bezeichnung *Dementia praecox* wie auch die Möglichkeit zu Weiterbildungen sowohl zu *Schizophrenie* wie auch zum Konfix *schizo-*, in nicht unerheblichem Masse letztlich auch zur Verbreitung und Etablierung des von Bleuler geprägten Schizophreniebegriffs beigetragen hat.

Während dabei die zu Beginn des 20. Jahrhunderts vorhandenen unterschiedlichen Ausformungen der fachsprachlichen Bedeutung von *Schizophrenie* durchaus wesentlich sind, sind auf einer sehr allgemeinen Ebene auch Bedeutungsaspekte festzumachen, die allen unterschiedlichen Verwendungsweisen gemein sind. Wesentlich sind die Aspekte ‚psychische Krankheit' und die von Bleuler so beschriebene ‚spezifisch geartete Alteration des Denkens und Fühlens und der Beziehungen zur Außenwelt' (vgl. Bleuler 1911b, 6), die mit dem Ausdruck *Schizophrenie* verbunden werden und damit zum Schizophreniebegriff gehören. Dass die Motivationsbedeutung des Ausdrucks (also: ‚Spaltung des Bewusstseins') im fachkommunikativen Alltag bei jeder Äusserung zwingend aktualisiert wird, ist unwahrscheinlich. Insbesondere auch deswegen, weil dieser Bedeutungsaspekt auch von verschiedenen Fachvertretern dezidiert abgelehnt wurde. Dem sprachlichen Ausdruck *Schizophrenie* inhärent bleibt sie aber trotzdem und ist somit als Bedeutungspotenzial stets vorhanden.

8 *Schizophrenie* im öffentlichen Diskurs 1908–1949 – die Anfänge

Im Folgenden stehen die ersten Verwendungen von *Schizophrenie* in Texten des öffentlichen Diskurses im Zentrum. Den Ausgangspunkt bildet eine ausführliche qualitative Analyse der frühesten auffindbaren Belege des Ausdrucks *Schizophrenie* und seiner Ableitungen aus den 1910er-Jahren in Kapitel 8.1. Auf dieser Basis folgt in Kapitel 8.2 die Untersuchung der Folgejahrzehnte (1920 bis 1949). Dazu werden, soweit möglich und sinnvoll, auch quantitative Aspekte einbezogen. Der Fokus liegt dabei auf den grösseren thematischen Kontexten genauso wie auf den unmittelbar umgebenden sprachlichen Strukturen und dem eingesetzten sprachlichen Material.

Was bezüglich der Quellenlage in Kapitel 6.1 dargelegt wurde, gilt es insbesondere für die hier fokussierte Zeitperiode noch einmal zu betonen: Die Quellensituation für die erste Hälfte des 20. Jahrhunderts ist keine ideale. Einige der einbezogenen Publikationen (insbesondere die *Neue Zürcher Zeitung*) liegen nicht vollständig vor, zudem ist die für eine systematische Analyse notwendige automatische Texterkennung bei der zeitgenössisch häufig verwendeten Frakturschrift besonders fehleranfällig. Nichtsdestotrotz geben die analysierten Quellen Einsichten in frühe Entwicklungstendenzen des Schizophreniebegriffs in gemeinsprachlichen Texten, die auch für die Einordnung und Bewertung der nachfolgenden Dekaden unerlässlich sind.

8.1 Erste Belege und Kontexte 1908–1919

Der allererste Beleg für den Bleuler'schen Fachbegriff aus dem hier zugrunde liegenden Korpus des öffentlichen Diskurses – einschliesslich der deutschsprachigen Grosskorpora *DTA*, *DWDS* und *DeReKo* – stammt von 1915, also vier Jahre nach Erscheinen des Bleuler'schen Handbuchs 1911 und ein Jahr vor der Publikation seines Lehrbuchs 1916.[1] Es ist also in der Tat ein früher Beleg, ein Beleg zu einer Zeit, in der Bleulers Neukonzeption des Krankheitsbildes von flächendeckender

1 Im *DTA*, das schwerpunktmässig den Zeitraum von 1600 bis 1900 abdeckt, finden sich erwartungsgemäss keine Belege. Die ersten Belege aus dem *DWDS-Kernkorpus* stammen aus den 1920er-Jahren. Zwar werden bei der entsprechenden Suche im *DWDS-Kernkorpus* auf 1903 datierte Belege aus dem *Grossen Kneippbuch* angezeigt, hierbei handelt es sich aber um eine falsche Einreihung einer späteren Auflage von 1939 (vgl. Reile 1939 [1903], 606–608). In den einbezogenen Korpora des *DeReKo* schliesslich finden sich keine Belege aus der ersten Hälfte des 20. Jahrhunderts.

https://doi.org/10.1515/9783110794472-008

Anerkennung im deutschsprachigen (und sowieso im darüber hinausgehenden) Forschungsraum noch weit entfernt war (vgl. Kapitel 7.2.2). Insofern passt es ins Bild, dass die Recherche in den hier einbezogenen Publikationen (vgl. Kapitel 6.1) für den Zeitraum von 1908 bis 1919 insgesamt lediglich vier Belege ergab. Sie sind in Tabelle 8.1 in lemmatisierter Form aufgeführt:

Tabelle 8.1: Übersicht über die ersten Belege im öffentlichen Diskurs, 1908–1919.

	Jahr	Publikation	Beleg	Thema/Kontext
(1)	1915	NZZ	*Schizophrene*	Psychiatrie im Krieg
(2)	1917	NZZ	*Schizophrenie*	Bericht zu Vortrag von E. Bleuler
(3)	1919	NZZ	*Schizophrene*	Meldung Dissertation bei E. Bleuler
(4)	1919	NeRu	*Schizophrenie*	Politische Satire

Wie die Tabelle zeigt, stammen die frühesten Belege des Schizophreniebegriffs (resp. des sprachlichen Ausdrucks *Schizophrenie* oder entsprechender Ableitungen) in den untersuchten Publikationen des öffentlichen Diskurses alle aus der *Neuen Zürcher Zeitung*, ein einziger Beleg von 1919 ist aus dem bundesdeutschen Raum, aus der Literatur- und Kulturzeitschrift *Neue Rundschau* (*NeRu*). Alle vier Belege sind Okkurrenzen entweder des Diagnoseterminus *Schizophrenie* oder der bereits zu Beginn von Bleuler verwendeten Substantivierung *der/die Schizophrene*. Sie sollen nachfolgend hinsichtlich Publikationskontext und -anlass, Produzentinnen und möglichen Rezipienten näher betrachtet werden.

Der erste Beleg stammt aus einem Artikel mit der Überschrift *Zur Lage. Psychiatrie im Kriege* aus der *NZZ* vom 18. April 1915. Darin berichtet ein Arzt oder eine Ärztin[2] über die „in diesem Kriege vorkommenden psychischen Erkrankungen" (NZZ, 18.04.1915, Dr. F. L., Lokales, Zur Lage. Psychiatrie im Kriege) und deren „große praktische Bedeutung" (ebd.). Nach allgemeinen Ausführungen und einem Abschnitt über „Nervenkrankheiten unter den P f e r d e n " (ebd., Sperrung i. O.), berichtet der Autor bzw. die Autorin über den Zustand und die Probleme der „J u n g m a n n s c h a f t " im heftig wütenden Krieg:

(1) „Bei der J u n g m a n n s c h a f t kommen hysterische Zustände, Phobien (Angstgefühle, Paniken), Stupor, chronische Vergiftung des Alkoholismus, schnell zum Vorschein. Gehörtäuschungen mit Waffensuggestion. Debile

2 Der Autor bzw. die Autorin wird als Dr. F. L. ausgewiesen. Gemäss Scharfetters (2006, 439–444) Übersicht scheint es sich nicht um einen zu dieser Zeit am Burghölzli tätigen Mediziner/eine dort tätige Medizinerin zu handeln.

und epileptoide Anlage offenbart sich in Verstimmung, Dämmerzustand und finsterer Verschlossenheit bis zum Stummsein. Bald nach der Mobilmachung wurden Delirien beobachtet als Folge heftiger Gemütserschütterung beim Abschied, der langen Eisenbahnfahrten mit Schlaflosigkeit und der plötzlich auf Befehl eintretenden Abstinenz. **Latent Schizophrene** wurden sofort sichtbar. Stieda, Bonhöffer und Awtokratow (dieser russische Psychiater behandelt mit ausgezeichneter Sachkunde die psychiatrischen Vorkommnisse im japanischen Kriege) machen die Beobachtung, daß der Krieg versteckte Anlagen mit rapider Gewaltsamkeit heraustreibe, so z. B. die Inkubationszeit für fortschreitende Paralyse abkürze." (NZZ, 18.04.1915, Dr. F. L., Lokales, Zur Lage. Psychiatrie im Kriege, Sperrung i. O.)[3]

Aus linguistischer Perspektive fällt hier zunächst die hohe Dichte fachsprachlicher Ausdrücke auf, die der Text aufweist und die aus heutiger Sicht in Anbetracht des – vorderhand an ein Laienpublikum gerichteten – Mediums der Massenpresse erstaunt.[4] So finden sich bereits in diesem kurzen Ausschnitt zahlreiche Fachausdrücke aus der medizinisch-psychiatrischen Fachsprache (z. B. *Stupor, debil, epileptoid, Paralyse*), die nicht weiter erläutert werden und die – so muss geschlossen werden – sowohl vom Autor/von der Autorin wie auch von der Zeitungsredaktion für den durchschnittlichen Leser/die durchschnittliche Leserin als zumutbar eingestuft wurden. Auch scheint von der Leserschaft erwartet zu werden, dass sie die nicht weiter eingeführten oder vorgestellten deutschsprachigen Psychiater Stieda und Bonhöffer einordnen kann. Einzig der im zitierten Ausschnitt als dritte Fachautorität aufgeführte russische Psychiater Awtokratow, der womöglich auch in deutschsprachigen Fachkreisen hätte kontextualisiert werden müssen, wird mit einem erklärenden Zusatz in Klammern vorgestellt.

Einer dieser psychiatrischen Fachausdrücke ist nun auch der Beleg *latent Schizophrene*, eine substantivierte Form des Diagnoseterminus *Schizophrenie*, näher bestimmt durch das Adjektiv *latent*. *Schizophrene* ist im gesamten zitierten Abschnitt die einzige Form, die explizit auf Personen referiert. Alle anderen Krankheits-, Symptom- oder Zustandsbezeichnungen sind in ihrer grammatischen Form von

3 Wenn nicht anders vermerkt, stammen die Hervorhebungen in fetter Schrift in den nummerierten Belegbeispielen jeweils von mir, Y. I.

4 Bemerkenswert ist darüber hinaus, dass dieser ausgesprochen wissenschaftlich-fachsprachlich geprägte Text nicht etwa im Feuilleton erscheint, das in der *NZZ* bereits seit 1858 als Ressort existierte (vgl. Maissen 2005, 49) und der eigentliche Ort für wissenschaftliche, durchaus fachsprachlich geprägte Abhandlungen gewesen wäre (vgl. Stöber 2005, 203, 209 und auch das nachfolgende Belegbeispiel (2)), sondern in einer Rubrik zur (nationalen) Lage im Krieg.

den Patientinnen und Patienten losgelöst: in Form von substantivischen Diagnosetermini (z. B. *Phobien, Paniken, Stupor, Delirien*), in der adjektivischen Beschreibung bestimmter *Zustände* (*hysterisch*) oder *Anlagen* (*debil, epileptoid*). Diese Besonderheit ist gerade auch angesichts der von Bleuler explizit geforderten Möglichkeit zu substantivischen Weiterbildungen eines Diagnosenamens bemerkenswert (vgl. Kapitel 7.1.1). Die Wendung *latente Schizophrene* bzw. das von Bleuler bereits 1911 in seinem Handbuch so beschriebene Krankheitsbild der *latenten Schizophrenie* (vgl. u. a. Bleuler 1911b, 196) steht zugleich für die Ausdehnung des Schizophreniekonzepts, die von Beginn an zu viel Kritik geführt,[5] zugleich aber auch zur Durchsetzung und Stabilisierung des Schizophreniebegriffs in der Psychiatrie beigetragen haben dürfte (vgl. Bernet 2013, 313–316; vgl. auch Kapitel 7.3).

Dass dieser erste Beleg im öffentlichen Diskurs im Zusammenhang mit dem Ersten Weltkrieg und den dadurch ausgelösten Krankheiten steht, passt gut ins Bild, das Bernet (2013, 328–332) zur Entstehung und Durchsetzung der Bleuler'schen Krankheitskonzeption im Fachdiskurs zeichnet. Wie in Kapitel 7.1.1 dargelegt, liegt das Neue im Ansatz Bleulers im Vergleich zur Kraepelin'schen Dementia praecox im psychologischen Ansatz, der dem Schizophreniebegriff inhärent ist und die Krankheit nicht auf somatische Ursachen, sondern vornehmlich auf Einflüsse der Psyche und der Umwelt zurückführt. Diese anfangs gerade auch in der deutschen Fachgemeinschaft abgelehnte Überzeugung erlangte durch die zahlreichen durch den Krieg ausgelösten psychischen Krankheiten in den folgenden Jahren neuen Aufwind.[6] Dennoch erstaunt angesichts des 1915 in der Fachgemeinschaft noch um-

---

5 Vgl. z. B. die Wortmeldung des Wiener Psychiatrieprofessors Julius Wagner von Jauregg zu einem Vortrag Erwin Stranskys (1912b, 519 f.) *über den derzeitigen Stand der Klinik der Dementia praecox*: „Die Menschen mit der Dementia praecox sind wenigstens geisteskrank. In der Schizophrenie B l e u l e r s befinden sich aber auch eine Menge von Geistesgesunden – nämlich die latenten Schizophrenen, bei denen die Geisteskrankheit sich bei irgend einer Gelegenheit, zum Beispiel einer fieberhaften Krankheit, entwickelt. Bekommt die Person diese Krankheit nicht, dann merkt man ihre Schizophrenie vielleicht während ihres ganzen Lebens nicht – das heißt, man merkt sie erst bei genauer Untersuchung. In dieser Schizophrenie finden sich also nicht bloß Krankheiten, sondern auch Veranlagungen. Wir kommen da auf eine, meines Erachtens, sehr bedenkliche Richtung, besonders dort bedenklich, wo forensische Fragen in Betracht kommen." Vgl. auch Scharfetter (2006, 297–319) zu Rezeption und Kritik an Bleulers Konzeption, insbesondere auch an der Postulierung einer latenten Schizophrenie.

6 Bernet verweist in diesem Kontext auf den zentralen Aufsatz Kurt Schneiders (1918) zu *Schizophrenen Kriegspsychosen*, wobei es sich um „einen der ersten deutschen Fachartikel, die den Begriff Schizophrenie benutzten und zugleich positiv auf Bleulers Erklärungsansatz rekurrierten" (Bernet 2013, 30 f.), handle. Schneider (1918, 429) resümiert, dass „m a n [. . .] v i e l l e i c h t d o c h ö f t e r , a l s m a n g e m e i n h i n a n n i m m t , v o n e i n e r ‚A u s l ö s u n g', w e n n m a n w i l l a u c h v o n e i n e r ‚V e r u r s a c h u n g' s c h i z o p h r e n e r P r o z e s s e d u r c h a f f e k t i v e F r o n t e r l e b n i s s e s p r e c h e n m u ß" (Hervorhebung i. O.). Vgl. ferner die Verweise in Kapi-

strittenen Status des Schizophreniebegriffs die Selbstverständlichkeit, mit der *Schizophrenie* bzw. das substantivierte Adjektiv *Schizophrene* im hier diskutierten Beleg in einer Tageszeitung verwendet wird. Einen erklärenden Zusatz, wie dies bei späteren Belegen beobachtbar ist (vgl. Kapitel 8.2.2), oder zumindest einen Verweis auf Kraepelins damals noch geläufigeren Terminus *Dementia praecox* sucht man vergeblich.

Auch die zwei weiteren Artikel der *NZZ* aus den 1910er-Jahren haben einen explizit psychiatrisch-fachlichen Bezug. Der erste stammt von 1917 und ist ein Artikel, der sich der angesprochenen Thematik des von Bleuler vertretenen psychologischen Ansatzes in der Psychiatrie widmet. Der Artikel trägt den Titel *Psychiatrie und Psychologie* und erschien im Feuilleton. Es ist ein Bericht über die Schweizerische Naturforscher-Tagung in Zürich, an der, so der *NZZ*-Autor nicht ohne Spitze, „geschah, was man nicht für möglich gehalten hätte: Psychologie wurde offiziell als eine Disziplin der Naturwissenschaft anerkannt und vom Delegiertenrat als Verhandlungsgegenstand zugelassen"[7]. Als besonders wichtig für diese Anerkennung bewertet der Zeitungsautor den Vortrag Bleulers (den er im Artikel „unser[en] Burghölzlidirektor" nennt) an der Hauptversammlung der Tagung. Der Vortrag trägt den Titel *Die neuere psychologische Richtung in der Psychiatrie und ihre Bedeutung für andere Disziplinen* und wird im Artikel inhaltlich umrissen. Bleuler erwähnte unter anderem die französische Forschung, aus der auch die von ihm befürworteten Anregungen aus der psychologischen Richtung kamen. Besonders hervorgehoben wird im Artikel die Leistung des französischen Psychiaters Jean-Martin Charcot:

(2) „Charcot hatte nach brauchbaren Unterscheidungszeichen zwischen den anatomischen Nervenkrankheiten und den funktionellen oder Neurosen, d. h. den eigentlichen Krankheiten des Geistes gesucht; sein Ziel [...] hatte [...] zur Folge, daß man sich mit dieser Seite der Seelenmechanik von nun ab näher befaßte. Die erste große Folge der Einsichten [...] war die Abscheidung der Verblödungspsychosen **(Schizophrenien)** von den sogenannten funktionellen Geisteskrankheiten (Neurosen)." (NZZ, 14.09.1917, -lsch., Feuilleton, Psychiatrie und Psychologie, Sperrung i. O.)

Dieser Auszug ist in verschiedener Hinsicht bemerkenswert. Zunächst ist es ein weiterer Beleg dafür, wie selbstverständlich Bleuler (und mit ihm der Zeitungsschreiber) bereits 1917 seinen neuen Fachterminus verwendet, ja auch wie „rei-

tel 8.2.3 zu den ersten Belegen in den Schweizer Parlamentsprotokollen, die im Zusammenhang mit versicherungsgerichtlichen Fragen zur Verursachung von Schizophrenie durch den Militärdienst stehen.

7 NZZ, 14.09.1917, -lsch., Feuilleton, Psychiatrie und Psychologie.

bungslos" (Bernet 2013, 21; vgl. Kapitel 7.2.2) sich Bleulers Terminologie im Zürcher und Schweizer Forschungskontext durchgesetzt hat. Im zitierten Ausschnitt scheint es, verstärkt durch die parallele syntaktische Struktur als Klammerbemerkungen, als ob *Schizophrenie* der gleiche gesicherte Status als Diagnoseterminus zukomme wie *Neurose*, was 1917 nicht der Fall war. Diese Selbstverständlichkeit wirkt umso erstaunlicher, bezieht man den Abdruck des referierten Vortrags in der Zeitschrift der Schweizer Naturforschenden Gesellschaft mit ein (vgl. Bleuler 1918). Darin schreibt Bleuler diese grundlegende Unterscheidung zwischen „Verblödungspsychosen (Schizophrenien)" und den „sogenannten funktionellen Geisteskrankheiten (Neurosen)" explizit Emil Kraepelin zu, was wiederum umso bemerkenswerter macht, dass im *NZZ*-Artikel Kraepelins Prägung *Dementia praecox* mit keinem Ton erwähnt bzw. stillschweigend ersetzt wird.[8]

Dieser *NZZ*-Beleg ist zudem – wie auch die weiteren Analysen in Kapitel 8.2.3 zeigen – ein gutes Beispiel dafür, wie sich fachsprachliches Vokabular über eine enge Fachgemeinschaft hinaus ausbreitet und in den öffentlichen Diskurs gelangt. Eine erste, über die psychiatrische Fachdisziplin hinaus erweiterte Rezipientenschaft stellen die Mitglieder der Schweizer Naturforschenden Gesellschaft dar.[9] Sie hören an der Tagung den Vortrag Bleulers, der erst seit kurzem Mitglied der Gesellschaft war (vgl. o. A. 1917, 146), sie hören und/oder lesen ihn später in der Zeitschrift der Gesellschaft und begegnen so dem Fachterminus *Schizophrenie* vielleicht ein erstes Mal. Die zweite, breitere Rezipientenschaft trifft den Ausdruck *Schizophrenie* in einer Zeitung an, die im Feuilleton ihr gebildetes Publikum über interessante wissenschaftliche Tagungen bzw. thematische Ausschnitte daraus unterrichtet. Dass der Schizophreniebegriff zu diesem Zeitpunkt umstritten und keineswegs *common sense* der gesamten Fachgemeinschaft ist, erfahren der Zeitungsleser und die Zeitungsleserin mit keinem Wort. Vielmehr wird er als

8 Vgl. dazu die entsprechende Stelle in der Zeitschrift: „So standen die Sachen, als K r a e p e l i n im Jahre 1895 von klinischen Gesichtspunkten aus die *Verblödungspsychosen* (die Schizophrenien) aus den sogenannten funktionellen Geisteskrankheiten heraushob, wodurch man endlich natürliche Grenzen zwischen einigen grösseren Gruppen von Geisteskrankheiten erhielt [...]." (Bleuler 1918, 89, Hervorhebungen i. O.).

9 Die Schweizer Naturforschende Gesellschaft (SNG), die Vorgängerin der Schweizerischen Akademie der Naturwissenschaften (SANW), wurde 1815 als erste nationale naturwissenschaftliche Gesellschaft Europas gegründet und wurde so zum Vorbild weiterer naturwissenschaftlicher Gesellschaften etwa in Deutschland, England oder Frankreich (vgl. Sitter-Liver 2014b). Bis zur Gründung der Schweizer Akademie der Medizinischen Wissenschaften (SAMW) 1943 gehörten ihr auch die Mediziner und Medizinerinnen an (vgl. Sitter-Liver 2014a; 2014b). Die Gesellschaft hatte zahlreiche universitäre Mitglieder, daneben waren aber auch etwa Kaufleute, Lehrer oder praktizierende Ärzte Mitglied – Personen also, die ausseruniversitären Kreisen angehörten (vgl. als Beispiel die Auflistung von Kommissionsmitgliedern und Neuzugängen in o. A. 1917).

wissenschaftlich etablierte Begrifflichkeit, als Teil des gesicherten psychiatrischen Wissens präsentiert.

Auch der dritte und letzte *NZZ*-Beleg aus den 1910er-Jahren stammt aus dem Feld der Wissenschaft. Und zwar handelt es sich um einen Eintrag in der Rubrik zur Meldung verliehener Doktorwürden der Universität Zürich, in dem auch die Titel der Doktorarbeiten abgedruckt wurden (vgl. auch Kapitel 8.2.2):

(3) „Universität Zürich. Die Doktorwürde wurde verliehen [...] [v]on der medizinischen Fakultät: Fräulein Louise R ä m i aus Zürich, Dissertation. Die Dauer der Anstaltsbehandlung der **Schizophrenen**." (NZZ, 27.05.1919, o. A., Lokales, Universität Zürich, Sperrung i. O.)[10]

Auch hier tritt wieder die substantivierte Weiterbildung *Schizophrene* im Plural auf, wie bereits in Beleg (1). Durch die textuelle Rahmung des Belegs ist von vornherein ein fachsprachlicher und wissenschaftlicher Kontext gegeben, wobei die mit Sicherheit nicht für alle Leserinnen und Leser verständlichen Titel der Arbeiten jeweils nicht weiter erklärt werden. Louise Rämis Arbeit wurde dabei, wie im Dissertationenverzeichnis des Burghölzlis bei Scharfetter (2006, 451) nachzulesen ist, von Eugen Bleuler selber abgenommen, die Arbeit ist bei Scharfetter auf 1918 datiert.

Der vierte Beleg stammt ebenfalls aus dem Jahr 1919, und zwar aus der deutschen Literatur- und Kulturzeitschrift *Neue Rundschau* von S. Fischer. Es handelt sich um den politisch-satirischen Text *Die Drahtzieher* des Schriftstellers und Psychiaters (!) Alfred Döblin, den dieser unter dem Pseudonym *Linke Poot* (‚linke Pfote') in der Septemberausgabe der Zeitschrift publizierte.[11] Der Text befasst sich, wie die meisten Texte Poots (vgl. Heinrich-Jost 1986; Graber 1972), mit der gesellschaftlich-politischen Lage Deutschlands vor dem Hintergrund des erst kürzlich beendeten Ersten Weltkriegs, des Endes der Monarchie im Deutschen Kaiserreich und der neu ausgerufenen Weimarer Republik. Für Poot geht die demokratische Entwicklung zu langsam voran, ist das Bürgertum zu wenig aktiv, um die Überwindung der alten Machtstrukturen und die sozialistische Entwick-

10 Wenn nicht anders vermerkt, handelt es sich bei *o. A.* auch in diesen Angaben um die Abkürzung für *ohne Autorin* bzw. *ohne Autor* und nicht um das Namenskürzel eines Journalisten oder einer Journalistin.

11 Ab Juni 1919 bis Oktober 1922 publizierte Döblin regelmässig unter dem Pseudonym *Linke Poot* in der *Neuen Rundschau*, insgesamt 21 Beiträge. Bereits davor veröffentlichte Döblin mehrere Romane, Novellen und Erzählungen, publizierte in verschiedenen Zeitschriften – auch in der *Neuen Rundschau* – und war vom Winter 1919 bis zum Frühjahr 1920 zudem selbst in deren Redaktion tätig (vgl. Heinrich-Jost 1986, 88, 103 f.).

lung voranzutreiben.[12] Im besagten Text nimmt sich Poot die titelgebenden politischen Drahtzieher vor, widmet sich mit spitzer Feder Gesinnung und Handeln des französischen Ministerpräsidenten Georges Clemenceau, des U. S.-Präsidenten Wilson und des britischen Premiers David Lloyd George. Während George, ein Liberaler, so Poot mit gewisser Anerkennung, „der Arbeiterbewegung vorgegriffen [hat], nicht mit Waffen und Unterdrückung, sondern mit Sättigung und Beruhigung"[13], sehe das Bild in Deutschland viel schlechter aus:

(4) „Statt Politiker und Köpfe produzierten wir Verdiener. Der Liberalismus ist seit langem keine geistige Macht in Deutschland. Verächtlich und mit Recht sprechen die Sozialisten von bürgerlicher Ideologie. Man werfe einen Blick auf die ideenlosen Angstprodukte heutiger bürgerlicher Parteien. Als sich die Arbeiter vom Liberalismus lossagten, war der Stab über ihn gebrochen, die Bürger fuhren mit Volldampf zum Feudalismus, unglücklich pendelten sie noch. Der Vorkampf gegen die frechen Feudalen wurde von den Arbeitern geführt, die ehemaligen Kämpfer wurden Nutznießer und hielten sich retardierend und oft beschämt im Hintergrund. Und jetzt. Wie lebenschaffend wäre die mächtige liebevolle republikanische Gesinnung. Zu spät. **‚Schizophrenie' sagt der Psychiater, Zerfall der Persönlichkeit**. Sie erleiden, weil sie nicht handeln und denken konnten. Soldaten waren lange deutscher Denkersatz. Jetzt denken sie sehr überzeugend – auf der anderen Seite." (NeRu, 1919(9), Linke Poot, Die Drahtzieher, S. 1149)

Das Nichtstun bürgerlicher Kreise (die auch zur Leserschaft der *Neuen Rundschau* gehörten) gegen das alte, eigentlich auch von ihnen abgelehnte feudalistische System bewertet Poot als „Zerfall der Persönlichkeit" und diagnostiziert mit explizitem Verweis auf den medizinischen Experten: „‚Schizophrenie' sagt der Psychiater". Es ist dies in den hier untersuchten und befragten Korpora die erste Verwendung des neuen, sich gerade erst im Fachkontext durchsetzenden Diagnoseterminus in einem nicht-psychiatrischen Kontext. Ganz offensichtlich werden in dieser sprachlichen Übertragung nicht alle Teilbedeutungen des Fachausdrucks aktualisiert, der Fokus liegt auf dem semantischen Aspekt der auch von Bleuler – allerdings mit der Metapher der Spaltung beschriebenen[14] –

12 Döblin selbst war von 1918 bis zu deren Ende 1921 Mitglied der USPD und trat danach in die SPD ein (vgl. Heinrich-Jost 1986, 104).

13 NeRu, 1919(9), Linke Poot, Die Drahtzieher, S. 1149.

14 Das Bild des *Zerfalls* der Persönlichkeit oder des Bewusstseins ist in der zeitgenössischen Psychiatrie durchaus gängig (vgl. die in Kapitel 7.1.2 präsentierte Übersicht nach Scharfetter (2001b, 35), insbesondere die von Neisser 1892 geprägte Bezeichnung *Zerfall der Persönlichkeit*), wird von

Symptomatik und dem pragmatischen Aspekt einer psychiatrischen Krankheitsdiagnose (vgl. zu diesen Aspekten ausführlich Kapitel 10).

Dass ein Redaktor und Publizist eines Literatur- und Kulturmagazins den verhältnismässig neuen psychiatrischen Fachbegriff *Schizophrenie* kennt, ist dabei nicht selbstverständlich. Aber: „Ein Individuum gehört eben mehreren Denkkollektiven an" (Fleck 1994 [1935], 61; vgl. auch 1983 [1936], 114). Wie erwähnt ist Döblin auch selber Mediziner und war zu dieser Zeit als Kassenarzt für Neurologie und Psychiatrie in Berlin tätig (vgl. Heinrich-Jost 1986, 100). Es ist anzunehmen, dass er durch diese Tätigkeit auch mit dem neuen psychiatrischen Fachvokabular der Zürcher Schule vertraut war; hatte sich der Bleuler'sche Diagnoseterminus doch an der Berliner Charité – für den deutschen Kontext sehr früh – zum Ende der 1910er-Jahre bereits durchgesetzt (vgl. Friedland/Herrn 2012). Döblin vereinigt als Schriftsteller/Publizist und praktizierender Psychiater also *in persona* die beiden Welten,[15] die fachlich-psychiatrische und die literarisch-öffentliche, die jeweiligen sprachlichen Mittel sind ihm entsprechend geläufig und er geht virtuos mit ihnen um.[16] Der zitierte satirische Text Döblins erreichte dabei in der Folge weitere Publizität. Zwei Jahre später erschien er in *Der deutsche Maskenball* bei S. Fischer, einem Sammelband verschiedener Texte Poots aus der *Neuen Rundschau*, der in insgesamt vier Auflagen erschien (vgl. Poot 1972 [1921]).

Resümee

Diese vier Belege aus den ersten Jahren nach Bleulers Publikationen von 1908 und 1911 sind natürlich aufgrund der dargelegten Quellensituation mit Vorsicht zu bewerten. Vor dem Hintergrund der Analysen späterer Zeiträume wie auch

---

Bleuler jedoch explizit abgelehnt. Mit Verweis auf den Psychiater Otto Gross schreibt er im Handbuch von 1911: „Was Groß unter ‚B e w u ß t s e i n s z e r f a l l' [sic] versteht, ist das Gleiche wie unsere ‚Spaltung'. Das Bewußtsein kann aber nicht zerfallen, sondern nur sein Inhalt; wir finden ferner die Spaltung im Unbewußten so gut wie im Bewußten, und der Ausdruck ‚Zerfall' kann die besonders feste Bindung einzelner Assoziationskomplexe nicht in sich schließen. Wir ziehen deshalb den Ausdruck Spaltung vor." (Bleuler 1911b, 296, Sperrung i. O.; vgl. z. B. Gross 1904).

15 Döblin schrieb überdies neben seinen literarischen Texten gleichzeitig auch in der Rolle des Psychiaters für die *Neue Rundschau* (vgl. z. B. Beleg (25) in Kapitel 8.2.3).

16 Im Text *Die Drahtzieher* spielt die Medizin auch an anderen Stellen eine Rolle. Über Clemenceau, der eine medizinische Ausbildung besass, schreibt Poot etwa: „Clemenceau ist ein Mediziner. Und danach sollte er fein und human sein. Er ist es aber nicht [...]. [...] Clemenceau hat es mit Deutschland zu tun. Er will Deutschland heilen von dem Leiden der großen Begehrlichkeit, er will schröpfen und amputieren, daß es völlig damit beschäftig ist, sich zu winden." (NeRu, 1919(9), Linke Poot, Die Drahtzieher, S. 1146). Wie in Beleg (4) ist der Bereich der Medizin auch hier Bildspender für die Kritik an politischen Figuren und Geschehnissen (vgl. auch Kapitel 10.2).

Ergebnissen wissensgeschichtlicher Forschung zeigen sich darin jedoch bereits interessante Tendenzen.

Bezüglich der *räumlichen Verteilung* erstaunt es unter Einbezug der in Kapitel 7.2.2 dargelegten unterschiedlich schnellen Rezeption des Schizophreniebegriffs in der Schweiz und dem restlichen deutschsprachigen Raum wenig, dass die ersten Belege fast alle aus einer Schweizer Zeitung bzw. sogar aus jener Zürcher Zeitung stammen, zu der E. Bleuler persönliche Kontakte pflegte und für die er auch selbst Beiträge verfasste (vgl. Bernet 2013, 116, 132). Die in die Analyse einbezogene deutsche Zeitung, die Berliner *Vossische Zeitung*, liegt im Korpus zwar erst ab 1918 vor. In diesen Jahren, bis zum ersten Beleg 1923, erscheint der Zürcher Terminus jedoch noch nicht.[17] Ebenso wenig ist er in den durchsuchten Schweizer Lokalzeitungen *Schaffhauser Nachrichten* und *Berner Landeszeitung* vertreten, und auch in den Schweizer Parlamentsprotokollen finden sich keine Belege.

Bezüglich der *Akteure, Medien* und *Wege der Wissenszirkulation* (vgl. auch Kapitel 8.3) zeigen sich bereits Aspekte, die auch in den folgenden Jahrzehnten eine wichtige Rolle spielen: Ärzte publizieren in massenmedialen Publikationen (Beleg (1)), halten Vorträge vor nicht fachwissenschaftlichem Publikum (Beleg (2)), die dann zusätzlich von Journalisten medial verbreitet werden, und schliesslich bieten akademische Graduierungsriten Anlass für Berichte über die Wissenschaftswelt. Bemerkenswert ist in diesem Kontext, dass in der Hälfte der Belege (in (1) und (3)) an keinem Ort explizit erklärt wird, was der Fachausdruck *Schizophrenie* oder seine Ableitung *Schizophrene* genau bedeuten. Auch in Beleg (2) sind die aus dem Kontext zu schliessenden Hinweise auf die Bedeutung des Ausdrucks *Schizophrenie* nur beschränkt.

Bezüglich der *Übertragung des wissenschaftlichen Begriffs* Schizophrenie *auf andere Kontexte* ist der aufgeführte Beleg (4) ein Hinweis dafür, dass das entsprechende kommunikative Potenzial ganz offensichtlich bereits von Beginn an vorhanden war. Bezeichnenderweise ist die Verwendung Döblins im Rahmen des politischen Kontextes bis heute eine prototypische geblieben (vgl. Kapitel 10.4).

8.2 Entwicklungen der ersten Jahrzehnte 1920–1949

Zur Analyse der Entwicklung im Zeitraum von 1920 bis 1949 werden nachfolgend Gebrauchsfrequenzen und lexikalische Varianz (Kapitel 8.2.1), unmittelbare sprachliche

17 Als Vergleich: Gemäss Richard Noll (2011, 264) taucht das Wort *schizophrenia* in der *New York Times* erstmals am 29.12.1925 auf, und zwar in einem Konferenzbericht, vgl. dazu auch die Ausführungen in Kapitel 7.2.2 zur Rezeption von Bleulers Werk im englischsprachigen Raum.

(Kapitel 8.2.2) und zentrale thematische Kontexte (Kapitel 8.2.3) sowie die Verzeichnung in zeitgenössischen Lexika und Wörterbüchern (Kapitel 8.2.4) in den Blick genommen.

8.2.1 Tendenzen auf der sprachlichen Oberfläche: Gebrauchsfrequenz und Wortmaterial

Als ersten analytischen Zugriff kann die quantitative Analyse des vorhandenen (oder *nicht* vorhandenen) Wortmaterials Hinweise auf die anfänglichen Entwicklungen des Begriffs im öffentlichen Diskurs geben. In den nachfolgenden Tabellen 8.2 bis 8.4 (siehe nächste Seite) sind für die einbezogenen Periodika in einem ersten Schritt die Zahl der Texte (Zeitungsartikel, Parlamentsprotokolle, Essays in Zeitschriften etc.) und die Zahl der darin gefundenen Belege für den Ausdruck *Schizophrenie* und seine Ableitungen pro Jahr aufgeführt. Die verwendeten Siglen sind in der Bibliographie im Kapitel *Quellen und Korpora* unter *Periodika* aufgeschlüsselt.[18]

Die in den Tabellen dargelegten Zahlen erhärten die These, dass der Schizophreniebegriff, der Ausdruck *Schizophrenie* und seine Derivationen und Komposita, in den hier einbezogenen Publikationen zu Beginn des 20. Jahrhunderts selten verwendet werden – dies insbesondere auch vor dem Hintergrund der Vergleichszahlen späterer Dekaden des 20. und 21. Jahrhunderts (vgl. Kapitel 9.1). Zudem geben die Zahlen Hinweise auf einen ersten Anstieg der Gebrauchsfrequenz in den untersuchten Zeitungstexten ab den 1930er-Jahren. Bemerkenswert ist der Unterschied zwischen den überregional ausgerichteten, qualitativ hochstehenden Zeitungen, der Berliner *Vossischen Zeitung* (*Voss*) und der *Neuen Zürcher Zeitung* (*NZZ*), gegenüber der Regionalzeitung *Schaffhauser Nachrichten* (*ShN*): Das fachsprachlich geprägte Wortfeld ist in letzterer deutlich seltener. Dabei ist in Anbetracht der Datensituation bei der *NZZ* sogar davon auszugehen, dass möglicherweise mehr Belege vorhanden sind, als hier gefunden wurden. Bei den restlichen Quellen sind Archivsituation und Texterkennung zuverlässiger.

18 Aufgrund der mehrheitlich kleinen Belegzahlen und der insbesondere bei der *NZZ* problematischen Archivsituation und Texterkennung verzichte ich bei diesen ersten Jahrzehnten auf eine Normalisierung der Daten. Entsprechend sind Aussagen über Entwicklungen der Gebrauchsfrequenzen nur in begrenztem Rahmen möglich. Die in den Tabellen aufgeführte *Berner Landeszeitung* erschien bis zum 30. Juni 1922, die *Vossische Zeitung* liegt bis 1934 vor, das monatlich erscheinende *Du* wurde erstmals im März 1941 publiziert und das *Neue Deutschland* erschien erstmals am 23. April 1946 (vgl. auch Kapitel 6.1). In der Tabelle zu den 1940er-Jahren nicht aufgeführt sind die ab dem 1. November 1949 erscheinende *FAZ* und die ab dem 7. September 1949 erscheinenden Plenarprotokolle des Deutschen Bundestages. Beide weisen im relevanten Zeitraum keine Belege auf.

Tabelle 8.2: Anzahl Texte (T) und Belege (B) zum Konfix *schizo-*, 1920–1929.

Jahr	NZZ		ShN		BLZ		Voss		PrCH		NeRu	
	(T)	(B)	(T)	(B)	(T)	(B)	(T)	(B)	(T)	(B)	(T)	(B)
1920	1	1	0	0	0	0	0	0	0	0	0	0
1921	2	3	0	0	0	0	0	0	0	0	0	0
1922	6	12	0	0	0	0	0	0	0	0	1	8
1923	9	36	0	0	–	–	1	1	1	1	2	3
1924	0	0	0	0	–	–	1	1	0	0	0	0
1925	1	1	0	0	–	–	3	18	2	15	0	0
1926	5	8	0	0	–	–	5	6	0	0	1	1
1927	6	16	1	1	–	–	8	16	0	0	1	1
1928	5	7	0	0	–	–	2	2	0	0	2	3
1929	5	5	0	0	–	–	14	32	0	0	1	1
Total	**40**	**89**	**1**	**1**	**(0)**	**(0)**	**34**	**76**	**3**	**16**	**8**	**17**

Tabelle 8.3: Anzahl Texte (T) und Belege (B) zum Konfix *schizo-*, 1930–1939.

Jahr	NZZ		ShN		Voss		PrCH		NeRu	
	(T)	(B)	(T)	(B)	(T)	(B)	(T)	(B)	(T)	(B)
1930	7	7	2	2	7	21	0	0	3	4
1931	5	11	0	0	3	3	0	0	1	1
1932	7	9	1	1	5	6	0	0	0	0
1933	9	9	1	1	11	17	0	0	0	0
1934	11	16	0	0	1	1	0	0	1	3
1935	7	8	3	3	–	–	0	0	0	0
1936	6	6	1	1	–	–	0	0	0	0
1937	3	3	0	0	–	–	0	0	0	0
1938	11	13	1	1	–	–	0	0	0	0
1939	3	3	3	3	–	–	1	1	0	0
Total	**69**	**85**	**12**	**12**	**(27)**	**(48)**	**1**	**1**	**5**	**8**

Tabelle 8.4: Anzahl Texte (T) und Belege (B) zum Konfix *schizo-*, 1940–1949.

Jahr	NZZ		ShN		NeDeu		PrCH		NeRu		Du	
	(T)	(B)	(T)	(B)	(T)	(B)	(T)	(B)	(T)	(B)	(T)	(B)
1940	5	5	1	1	–	–	1	6	1	1	–	–
1941	7	29	0	0	–	–	1	1	0	0	0	0
1942	7	20	2	2	–	–	0	0	0	0	0	0

Tabelle 8.4 (fortgesetzt)

Jahr	NZZ		ShN		NeDeu		PrCH		NeRu		Du	
	(T)	(B)	(T)	(B)	(T)	(B)	(T)	(B)	(T)	(B)	(T)	(B)
1943	7	11	1	1	–	–	0	0	1	1	0	0
1944	20	27	2	2	–	–	1	1	0	0	1	2
1945	13	17	3	3	–	–	1	5	1	1	0	0
1946	4	6	3	5	1	1	0	0	1	1	3	3
1947	4	7	5	6	1	1	0	0	0	0	0	0
1948	13	14	2	2	0	0	2	2	0	0	6	7
1949	7	12	2	3	1	1	0	0	1	1	1	1
Total	**87**	**148**	**21**	**25**	**(3)**	**(3)**	**6**	**15**	**5**	**5**	**(11)**	**(13)**

Neben der Frage nach den Belegfrequenzen stellt sich die Frage nach dem eingesetzten Wortmaterial. Dazu geben Tabelle 8.5 bis 8.8 Auskunft, in denen die Belege nach Lexemen, Publikationsorganen und Erscheinungszeiträumen sortiert sind. In Tabelle 8.5 bis 8.7 sind neben den drei Hauptlexemen *Schizophrenie, schizophren* und *Schizophrene* die in den ersten Jahrzehnten verhältnismässig häufigen fachsprachlichen Lexeme *Schizothymie* und *Schizoidie* bzw. ihre Ableitungen verzeichnet. Alle anderen auftretenden Wortformen sind in Tabelle 8.8 aufgelistet.

Tabelle 8.5: Verteilung unterschiedlicher Lexeme zum Konfix *schizo-* in absoluten Zahlen und in Prozent aller Belege der jeweiligen Publikation im Zeitraum 1920–1929.

Beleg	NZZ		ShN		Voss		PrCH		NeRu	
	#	%	#	%	#	%	#	%	#	%
Schizophrenie	37	41.57	1	100	26	34.21	12	75.00	4	23.53
schizophren	17	19.10	0	0	14	18.42	2	12.50	5	29.41
Schizophrene	13	14.61	0	0	11	14.47	2	12.50	2	11.76
schizoid	4	4.49	0	0	4	5.26	0	0	3	17.65
Schizoide	7	7.87	0	0	4	5.26	0	0	3	17.65
Schizoidie	5	5.62	0	0	0	0	0	0	0	0
Schizoid	1	1.12	0	0	0	0	0	0	0	0
schizothym	2	2.25	0	0	5	6.58	0	0	0	0
Schizothyme	1	1.12	0	0	9	11.84	0	0	0	0
Schizothymie	0	0	0	0	1	1.32	0	0	0	0
Belege total	**89**		**1**		**76**		**16**		**17**	

Tabelle 8.6: Verteilung unterschiedlicher Lexeme zum Konfix *schizo-* in absoluten Zahlen und in Prozent aller Belege der jeweiligen Publikation im Zeitraum 1930–1939.

Beleg	NZZ		ShN		Voss		PrCH		NeRu	
	#	%	#	%	#	%	#	%	#	%
Schizophrenie	36	42.35	7	58.33	15	31.25	1	100	4	50.00
schizophren	16	18.82	1	8.33	8	16.67	0	0	0	0
Schizophrene	15	17.65	0	0	2	4.17	0	0	2	25.00
schizoid	8	9.41	4	33.33	6	12.50	0	0	1	12.50
Schizoide	0	0	0	0	3	6.25	0	0	0	0
schizothym	7	8.24	0	0	10	20.83	0	0	0	0
Schizothyme	1	1.18	0	0	2	4.17	0	0	0	0
Belege total	**85**		**12**		**(48)**		**1**		**8**	

Tabelle 8.7: Verteilung unterschiedlicher Lexeme zum Konfix *schizo-* in absoluten Zahlen und in Prozent aller Belege der jeweiligen Publikation im Zeitraum 1940–1949.

Beleg	NZZ		ShN		NeDeu		PrCH		NeRu		Du	
	#	%	#	%	#	%	#	%	#	%	#	%
Schizophrenie	71	47.97	13	52.00	3	100	11	73.33	3	60.00	2	15.38
schizophren	30	20.27	5	20.00	0	0	3	20.00	0	0	7	53.85
Schizophrene	21	14.19	2	8.00	0	0	0	0	2	40.00	0	0
schizoid	11	7.43	2	8.00	0	0	1	6.67	0	0	0	0
Schizoide	1	0.68	0	0	0	0	0	0	0	0	0	0
schizothym	2	1.35	0	0	0	0	0	0	0	0	1	7.69
Schizothyme	2	1.35	0	0	0	0	0	0	0	0	1	7.69
Belege total	**148**		**25**		**(3)**		**15**		**5**		**(13)**	

Tabelle 8.8: Weitere Derivationen und Komposita zum Konfix *schizo-*, 1920–1949.

	Beleg	#	Publikation
1920 – 1929	*Schizo-Typ*	1	Voss
	schizophrenieähnlich	1	NZZ
	Schizophrenieauffassung	1	NZZ
	Schizophrenieproblem	1	Voss

Tabelle 8.8 (fortgesetzt)

	Beleg	#	Publikation
1930 – 1939	*primitiv-schizoid*	1	NeRu
	schizophren-mystisch	1	Voss
	Schizophrenie-Symptom	1	NZZ
	Schizophreniephänomen	1	Voss
	schizoistisch	1	NZZ
1940 – 1949	*debil-schizoid*	1	NZZ
	schizophrenia simplex	2	ShN
	Schizophren [Subst.]	1	ShN
	Schizophrenelisgärtli	2	NZZ, Du
	Schizophrenie-Diagnose	2	NZZ
	Schizophreniebehandlung	1	NZZ
	Schizophreniefall	1	NZZ
	Schizophrenieform	1	NZZ
	Schizophreniegebiet	1	NZZ
	Schizophrenieproblem	1	NZZ
	Schizophrenin	1	NZZ
	schizophrenisch	1	Du

Die in Tabelle 8.5 bis 8.7 präsentierten Daten zeigen zweierlei: Zunächst lassen sie Rückschlüsse auf die Gebrauchshäufigkeit der drei Hauptlexeme *Schizophrenie*, *schizophren* und *Schizophrene* zu. Zusammen machen die drei Lexeme in allen drei Jahrzehnten und in allen untersuchten Publikationen (zumeist deutlich) über die Hälfte aller Belege aus, wobei der Krankheitsname *Schizophrenie* fast überall (und mit Abstand) das häufigste Lexem ist. Ferner verweisen die Daten auf die Varianz des Wortmaterials: Bereits in den frühen Jahrzehnten sind in Texten des öffentlichen Diskurses weitere Lexeme des fachsprachlichen Feldes nachzuweisen, wobei *schizoid* und *schizothym* resp. ihre Ableitungen die wichtigsten sind. Beide Lexemgruppen dienen der Beschreibung von Übergangsphänomenen (vgl. auch Kapitel 7.3).[19] Die Daten in Tabelle 8.8 verweisen auf einen allmähli-

19 Diese Tendenzen, der grosse Anteil der drei Hauptlexeme, insbesondere des Substantivs *Schizophrenie* und des Adjektivs *schizophren*, sowie die zusätzliche Relevanz insbesondere der Lexeme *Schizothyme* und *schizothym* bestätigen sich für diesen Zeitraum auch im *Kernkorpus 20* des *DWDS* (Abfragesyntax: **Schizo** || **schizo**, alle „Textklassen" einbezogen, 1920–1949). Zusätzlich zu diesen bereits im Fachdiskurs lexikalisierten Wortformen finden sich im *Kernkorpus 20* in diesem Zeitraum nur zwei: *Massenschizophrenie* und *Schizophreniekranke*, beide in Texten aus den 1930er-Jahren.

chen Anstieg der Wortbildungsaktivität in den 1940er-Jahren. Angesichts der bereits in den 1910er-Jahren vorhandenen Produktivität des terminologischen Feldes innerhalb des Fachdiskurses (vgl. Kapitel 7.3) ist jedoch bei verschiedenen Belegen zu vermuten, dass diese nicht gemeinsprachliche Bildungen sind, sondern in Fachkontexten entstanden.[20] Es gibt jedoch auch eindeutige gemeinsprachliche Bildungen wie *Schizophrenelisgärtli* (vgl. dazu Kapitel 8.2.3). Insgesamt kann die zunehmende Varianz (unter Vorbehalt der unsicheren Quellenlage) als zusätzlicher Indikator für eine allmähliche Steigerung der Gebrauchsfrequenz der fachsprachlichen Ausdrücke und damit letztlich auch für eine Lexikalisierung des Begriffs ausserhalb des Fachwortschatzes betrachtet werden.

8.2.2 Unmittelbare sprachliche Kontexte: Erklärung und Übersetzung

Betrachtet man die unmittelbare sprachliche Umgebung des Ausdrucks *Schizophrenie* sowie der damit verbundenen Derivationen und Komposita in diesen Anfangsjahrzehnten, fällt auf, dass die neuen Fachtermini – insbesondere in den untersuchten Zeitungsbelegen – teilweise mit erklärenden Zusätzen versehen sind (vgl. dazu Jung 1999, 196 f.). Die meist kurz gehaltenen Anmerkungen treten in Form der „markierten Paraphrase bzw. Definition" (ebd., 196) oder als „Erläuterung eines Fachbegriffs in Klammern durch ein Synonym" (ebd.) auf. Sie bilden gemäss Jung (ebd.) eine Art „Übergang von der rein kontextuellen, impliziten hin zur explizit systematischen Vermittlung" und gehören zu den „klassische[n] Verfahren popularisierender Textsorten" (ebd.).[21]

Bezüge zur Metapher der Spaltung

In den untersuchten Quellen wird in entsprechenden Äusserungen auffallend häufig auf die von Bleuler relevant gesetzte und im griechischen Namen *Schizophrenie* angelegte Spaltungsmetaphorik Bezug genommen. Als *gespalten* oder *geteilt* wird Unterschiedliches beschrieben:

---

20 *Schizophrenia simplex* ist beispielsweise eine Bleuler'sche Bildung und auch *Schizophrenin* findet sich bereits früher in fachlichen Texten (vgl. Kapitel 7.3).

21 Wie Jung (1999, 196 f.) ausführt, dienen entsprechende Äusserungen jeweils nicht zwingend der Belehrung bzw. Vermittlung, sondern können oft auch anderen „diskursstrategischen Zielen dienen", etwa der „Selbststilisierung als Experte".

(5) „**Schizophrenie heißt die Krankheitsform, weil das Ich sich gespalten hat,** weil das Bewußtsein von der Wirklichkeit, die es umgibt, keinen Einfluß besitzt auf jenes zweite Bewußtsein, das in dem eigenen Kreise einer selbstgeschaffenen Welt sich erfüllt, die keinem andern Gesetze gehorcht als dem von ihrem Schöpfer gebotenen." (NZZ, 17.09.1922, Prof. Dr. Kurt Glaser, Bildnerei der Geisteskranken)

(6) „Vielleicht sieht es so aus, als sei der **Schizo-Typ – der mit der gespaltenen Seele** – schon an sich anormal und pathologisch." (Voss, 02.10.1925, M-m, Das Unterhaltungsblatt, Grenzen der Menschheit. Zyklothyme und Schizothyme)

(7) „Die neueren Feststellungen amerikanischer Psychologen, welche sich besonders auf die seltsamen Erscheinungen der **S c h i z o p h r e n i e , des Geteiltseins der Persönlichkeit,** beziehen und selbst die Möglichkeit ergeben haben, daß derselbe Mensch an einem Tage als Typus a, am anderen Morgen aber als Typus b mit geradezu entgegengesetzten Charaktereigenschaften erwachen kann (M o r t o n P r i n c e), werfen auf das rätselhafte Wesen des Ich ein besonderes Licht." (Voss, 22.07.1927, Professor F. Köhler, Das Unterhaltungsblatt, Das psychologische Ich; Sperrung i. O.)

(8) „Es tritt eine **Spaltung im Bewußtsein ein (Schizophrenie)**, bei welcher der Mensch gewisse Triebhandlungen begeht, in sonstiger Beziehung aber normal bleibt." (NZZ, 13.08.1935, Wp., Der Fall Hagenbuch vor Militärgericht. Verhandlungsbericht. Aerztliche Gutachten)

(9) „Am eingehendsten befaßte sich Dr. Dietrich mit der Angelegenheit. Er erklärte, Hitler habe als **Schizophren** [sic] **(gespaltene Persönlichkeit)** selbst gelegentlichen Beobachtern den Eindruck erweckt, sie seien zwei verschiedenen Persönlichkeiten begegnet." (ShN, 07.06.1947, o. A., Die Legende von Hitlers Doppelgänger)

Unter anderem mit diesen Umschreibungen, dass das *Ich*, die *Seele*, die *Persönlichkeit* oder das *Bewußtsein gespalten* oder *geteilt* sei, versuchen die Autoren (in (5) und (7) sind es Wissenschaftler) in den aufgeführten Belegen ihrem Lesepublikum den Fachterminus gleichsam zu übersetzen und damit leichter verständlich zu machen. Die unterschiedlichen Formulierungen machen zugleich deutlich, wie die Schizophrenie als Krankheitskonzeption – und damit der Schizophreniebegriff – mit zeitgenössischen Modellierungen davon, was das Individuelle, das Selbst eines Menschen ausmacht, verknüpft ist.[22] In den (zeitlich rund zwanzig Jahre auseinanderliegenden) Belegen (7) und (9) aus der *Vossischen Zeitung* und den *Schaffhauser Nachrichten* zeigen sich zudem explizite Spuren des heute von der psychiatrischen Forschung als „weit verbreitet[en] [...] Irrtum" beklagten Verständnisses, „bei Schizophrenie liege eine gespaltene Persönlichkeit vor" (Borsche et al. 2007, 384; vgl. auch Kapitel 2.1).

Gewissermassen *in nuce* zusammengefasst ist diese Form der erklärenden Übersetzung im Kompositum *Bewusstseinsspaltung*, wie Beleg (10) illustriert:

(10) „Ist es nicht das gleiche wie jene Geisteskrankheit, die man **Schizophrenie oder Bewußtseinsspaltung** nennt [...]?" (Voss, 31.10.1932, Kurt Heuser, Das Unterhaltungsblatt, Abenteuer in Vineta)

Bewusstseinsspaltung erscheint aber in diesen frühen Belegen der ersten Hälfte des 20. Jahrhunderts als erklärendes Synonym noch selten. Bedeutend häufiger taucht der ebenfalls als Übersetzung und synonym verwendete, heute veraltete[23] Ausdruck *Spaltungsirresein* auf,[24] wie die folgenden Belege veranschaulichen sollen:

(11) „Mir scheint eine **Schizophrenie** ganz überwiegend wahrscheinlich **(d. h. das sogenannte Spaltungs-Irresein**, bei dem die betreffende Person neben normalen auch Wahnvorstellungen zeigt)." (NZZ, 23.01.1927, A. Pfister, Feuilleton, Die Geisteskrankheit van Goghs)

(12) „Eine Patientin z. B., die an **‚Spaltungsirresein' (Schizophrenie)** leidet, geht, wie ihre Krankengeschichte zeigt, in ihrem Denken auf [...] höchst ei-

22 Vgl. hierzu auch die Arbeit von Marietta Meier (2011), in der die Historikerin Persönlichkeitskonzepte in der Psychiatrie des 20. Jahrhunderts untersucht und deren Verknüpfung mit psychiatrischen Therapien und Konzeptualisierungen von psychischen Krankheiten darlegt.

23 Vgl. z. B. die Gebrauchsangabe in der vierten Auflage des *Duden. Das große Wörterbuch der deutschen Sprache* (*Duden-GWDS*) (2012).

24 Eine ähnliche Tendenz zeigt sich im *DWDS-Kernkorpus 20*, das für die erste Hälfte des 20. Jahrhunderts insgesamt vierzehn Belege für *Spaltungsirresein* führt (normiert auf der Basis des *Kernkorpus* von 1900 bis 1949 entspricht dies rund 0.22 pro Mio. Token (pMT); dabei überwiegt die Schreibung mit Bindestrich als <Spaltungs-Irresein>). Die Belege stammen jedoch aus nur zwei Dokumenten, beide aus den 1930er-Jahren. In späteren Dekaden gibt es für *Spaltungsirresein* keine Belege mehr. Für *Bewusstseinsspaltung* (bzw. <Bewußtseinsspaltung>) liefert das *Kernkorpus 20* für die erste Hälfte des 20. Jahrhunderts drei Belege aus drei Dokumenten (entspricht normiert 0.05 pMT), in der Zeit von 1950 bis 1999 sind es neun Belege (0.16 pMT). Bemerkenswert ist, dass sich für *Bewusstseinsspaltung* im *DTA-Korpus* bereits Belege aus dem 19. Jahrhundert finden. Und zwar aus den *Studien über Hysterie* von Josef Breuer und Sigmund Freud (1895). Die beiden Psychiater verwenden das Kompositum offensichtlich unabhängig von Bleulers *Schizophrenie* für ein Phänomen, das sie dem Krankheitsbild der Hysterie zurechnen.

gentümliche Weise vor [...].“ (Voss, 04.01.1929, Dr. Lily Herzberg, Das Unterhaltungsblatt, Der Psychiater als Folklorist)

(13) „So beträgt die Wahrscheinlichkeit der **Schizophrenie (Spaltungsirresein)** der Nichten und Neffen von Schizophrenen etwa 1,4 Prozent, d. i. doppelt so viel wie in der Durchschnittsbevölkerung.“ (Voss, 24.05.1933, M–i, Erbvoraussage. Vorträge im Harnackhaus)

(14) „Arbeiten aus dem Burghölzli halfen bei der Umschreibung zahlreicher, heute geläufiger psychischer Krankheitsbilder wesentlich mit. So beruht namentlich die moderne Auffassung der **Schizophrenie, des sog. Spaltungsirreseins**, auf den Untersuchungen der Klinik.“ (NZZ, 25.06.1945, Prof. Dr. Bleuler, 75 Jahre Burghölzli)

Wie die Belege zeigen, wird das Substantivkompositum *Spaltungsirresein* sowohl mit Bindestrich (<Spaltungs-Irresein>) als auch, und dies bedeutend häufiger, ohne (<Spaltungsirresein>) realisiert. Der in (11) und (14) verwendete Heckenausdruck (vgl. Lakoff 1973) *sogenannt* wie auch die Anführungszeichen in (12) können als Zeichen der Distanzierung der Autorinnen und Autoren (in (12) und (14) sind es Fachpersonen) gegenüber dem deutschen Kompositum interpretiert werden – weil der Ausdruck als nicht lexikalisiert erachtet oder aus fachlicher Sicht als nicht gänzlich korrekt bewertet wird (vgl. Graefen 2000).[25] Insgesamt scheint sich aber *Spaltungsirresein* in diesen ersten Dekaden mehr und mehr als gemeinsprachliche Erklärung für *Schizophrenie* durchzusetzen (vgl. auch Wübben 2011, 143). Ein Hinweis darauf ist etwa Beleg (13), in welchem der Ausdruck schlicht als erklärendes Synonym in Klammern nachgestellt wird. Bemerkenswert ist auch Beleg (14), in dem Bleulers Sohn Manfred als Autor zeichnet und – wenn auch mit distanzierendem *sog.* – ebenfalls *Spaltungsirresein* als Umschreibung verwendet. Auch in gemeinsprachlichen Nachschlagewerken wird *Spaltungsirresein* ab den 1930er-Jahren und bis in die späte zweite Jahrhunderthälfte als Übersetzung oder Synonym zu *Schizophrenie* geführt.[26] Ja, selbst in der Trauerrede des Präsidenten

---

25 Vgl. auch Jung (1999, 196), der *sogenannt* auch als typisches metakommunikatives Signal entsprechender erklärender Zusätze aufführt.

26 Vgl. als frühen Beleg Brockhaus 1933, Bd. 16, 638; zu ersten *Schizophrenie*-Einträgen in Nachschlagewerken vgl. Kapitel 8.2.4. Späte Belege für *Spaltungsirresein* als erklärendes Synonym finden sich z. B. in Pfeifers *Etymologisches Wörterbuch des Deutschen* von 1989 (vgl. Pfeifer 1989, 1522), in der zweiten Auflage des *Duden Universalwörterbuchs* (*DUW*) aus demselben Jahr (vgl. DUW 1989, 1320) und im mehrbändigen *Duden-GWDS* in der zweiten Auflage von 1993 bis 1995 (vgl. Duden-GWDS 1994, 927). In der dritten Auflage des *DUW* von 1996 wird *Spaltungsirresein* unter dem des Psychiatrisch-Neurologischen Vereins Zürich, Professor Mieczyslaw Minkowski (1941, 5), an der Gedenkfeier für E. Bleuler im Februar 1940 heisst es: „Es sei auch hervorgehoben, daß der Begriff der Schizophrenie oder des Spaltungsirreseins von *Bleuler* in Zürich geprägt wurde" (Hervorhebung i. O.).

Zusätzlich finden sich auch vereinzelte Belege für Analogiebildungen zu *Spaltungsirresein*, mit denen *schizoid* und *schizothym* übersetzt werden:

(15) „Er belegte mit überaus reichhaltigem, gutgewähltem Bildermaterial seine These, daß die Phantasie auch des modernen Künstlers genau nach dem gleichen **schizothymen (spaltmütigen)** Mechanismus arbeite wie die der Medizinmänner bei primitiven Völkern – und wie die der Geisteskranken." (Voss, 03.03.1929, Tr., Das Unterhaltungsblatt, Kunst, Wissenschaft, Literatur, Empirische Kunstphilosophie)

(16) „Es handelt sich hier offenbar um den Typ jener **Schizoiden oder, wie man verdeutschend und verdeutlichend neuerdings gern sagt: Spaltmütigen,** die sowohl sich selbst gegenüber dies Erlebnis der Spaltung haben: als seien sie jemand anders, als auch gegenüber der Welt: zwischen ihnen und dem Außen klafft ein Spalt." (Voss, 11.06.1929, Heinrich Mühsam, Das Unterhaltungsblatt, Das Herz an der Wand. Philosophie in der Klinik)

(17) „Schon die Regel, daß zum zartgliedrig-schlankwüchsigen Typ (und auch zum athletischen noch) eine **spaltsinnige (schizoide)** Seelenanlage gehöre, die bei geistiger Erkrankung zum Spaltungs-Irresein (Schizophrenie) führt, während mit einer rundwüchsig-pyknischen Körpergestalt ebenso auffällig eine kreismäßige (zyklothyme) Seelenverfassung verschwistert sei, die bei geistiger Erkrankung das Bild des ganz andersgearteten zirkulären, manisch-depressiven Irreseins entstehen lasse –, schon diese Regel wird allenthalben durchbrochen." (NZZ, 03.10.1931, Feuilleton, Handbau und Persönlichkeit)

(18) „Die Deutung des anderen, des **schizoiden, des ‚spaltmütigen' Menschentyps**. [...] Da hätten sie beide nämlich erst **einen echten Schizoiden, einen**

Lemma *Schizophrenie* nicht mehr verzeichnet und der Eintrag zu *Spaltungsirresein* erhält erstmals den Kommentar „veraltend" (vgl. DUW 1996, 1321, 1424). Vgl. zudem das verbreitete Lehrbuch *Memorix Psychiatrie und Psychotherapie*, in dem 2011 *Spaltungs-Irresein* noch als Synonym zu *Schizophrenie* aufgeführt wird (vgl. Laux/Möller 2011, 192). Vgl. zum weiteren Vorkommen ab der zweiten Jahrhunderthälfte auch Kapitel 9.3.2. Das konkurrierende Synonym *Bewusstseinsspaltung* wird in den konsultierten Wörterbüchern der ersten Jahrhunderthälfte (vgl. Kapitel 8.2.4) deutlich seltener verwendet, nämlich einzig im *Rechtschreibduden* in der Neuauflage von 1941 (vgl. Duden 1941, 510).

‚**Spaltmütigen**', bemühen müssen." (Voss, 19.08.1933, Walter Tritsch, Meskalin und Mythos. Echter und falscher Rausch)

Wie die Belege zeigen, wird *spaltmütig* sowohl zur Übersetzung von *schizoid* als auch von *schizothym* eingesetzt. In (17) wird alternativ *spaltsinnig* für die Umschreibung von *schizoid* verwendet. Bemerkenswert ist der metasprachliche Kommentar in (16), dass „man" *Spaltmütige* „verdeutschend und verdeutlichend neuerdings gern" verwende.[27]

Das Paradigma führt auch zu weiteren Komposita mit *spalt-* oder *spaltung-* als Erstglieder, die als Ad-hoc-Bildungen zu bewerten sind. Der Arzt und Schriftsteller Gottfried Benn übersetzt in der *Neuen Rundschau* in einem Essay *Schizophrenie* mit *Spalthirnigkeit*:

(19) „In jener berühmten Geisteskrankheit, die in den letzten dreißig Jahren so intensiv durchforscht wurde und schon so bedeutungsvolle Aufklärungen über den Aufbau der Persönlichkeit brachte, der **Schizophrenie oder Spalthirnigkeit**, sehen wir in der Tat durch diesen Spalt tief in das Geheimnisvollste und Nächtigste des Seins." (NeRu, 1930(11), Gottfried Benn, Der Aufbau der Persönlichkeit. Grundriß einer Geologie des Ich, S. 701)

Und die *Vossische Zeitung* zitiert Carl Gustav Jung mit dem Begriff *Spaltungskrankheit* zur Umschreibung von *schizoide Erscheinung*:

(20) „Denn die **Spaltungskrankheit, die schizoide Erscheinung**, betont Jung, ist keineswegs an sich schon schlechthin und ausschließlich krankhaft." (Voss, 29.06.1933, H. M – m., Unterhaltungsblatt, Lob des Traums. C. G. Jung über Psychologie)[28]

In der Zusammenschau illustrieren die Belegbeispiele einerseits, wie die Vorstellung der Spaltung in diesen ersten Jahrzehnten den Fachterminus *Schizophrenie* und das zugehörige terminologische Feld – syntaktisch und semantisch – begleiten und, so ist anzunehmen, auch dessen alltags- bzw. gemeinsprachliches Verständnis

27 Im Gegensatz zu *Spaltungsirresein* sind die Ausdrücke *spaltmütig* bzw. dessen Substantivierung *Spaltmütige* und *spaltsinnig* in den untersuchten zeitgenössischen allgemeinen Wörterbüchern nicht als Übersetzungen verzeichnet (vgl. Kapitel 8.2.4).

28 Über die untersuchten Quellen hinaus findet sich im *DWDS-Kernkorpus 20* im Roman *Erfolg* von Lion Feuchtwanger 1930 die Bildung *Hirnspaltung*: „Es gehört Entschluß dazu, mehrere Jahre hindurch stille Schizophrenie zu machen. Hirnspaltung, affektive Ambivalenz. Aber man gewöhnt sich." (Feuchtwanger 1993 [1930], 452; vgl. zur affektiven Ambivalenz Kapitel 10.4.3).

wesentlich mitprägen. Andererseits zeigen die Belege auch, wie unterschiedlich diese Idee der Spaltung modelliert wird: Neben der in den Belegen (5) bis (9) ersichtlichen Bezugnahme der metaphorischen Spaltung auf Einheiten der Person, des Selbst oder des Bewusstseins als zentrales Element der Schizophrenie wird in Beleg (16) für „die Schizoiden" auch „ein Spalt" „zwischen ihnen und dem Außen" angenommen.[29] Für Gottfried Benn kann durch diesen Spalt sogar hindurchgesehen werden, „tief in das Geheimnisvollste und Nächtigste des Seins" (Beleg (19)). Diese vielfältigen Modellierungen zeigen die Anschlussfähigkeit und das Potenzial dieser bereits in der Motivationsbedeutung von *Schizophrenie* enthaltenen Spaltmetaphorik, die auch in der Folge und in ausserpsychiatrischen Bereichen im Zusammenhang mit dem Schizophreniebegriff zentral wird (vgl. auch Kapitel 8.2.3).[30]

Geisteskrankheit und *Geistesstörung* als einordnende Oberbegriffe

Neben diesen Verbindungen mit dem Konzept der Spaltung finden sich in den unmittelbaren sprachlichen Kontexten zu den Termini *Schizophrenie, schizophren* und weiteren zugehörigen Ausdrücken auch zahlreiche Nennungen von *Geisteskrankheit* oder (seltener) *Geistesstörung* als einordnende und erklärende Hyperonyme:

(21) „Nach der Meinung des Gutachters liegt ein S c h u l b e i s p i e l e r b l i c h e r B e l a s t u n g vor – **beginnende Geistesstörung, sogenannte Schizophrenie** – die freie Willensbestimmung ist ausgeschlossen." (Voss,

29 Vgl. auch den folgenden Beleg aus der *Vossischen Zeitung*, der von einem Spalt und einer „Glasscheibe" zwischen den Schizothymen und der Welt spricht: „Keller ist – körperbaulich und stilistisch – ein ‚Pykniker', ein Abgerundeter, mit der Welt in Einklang Befindlicher, zwar von Depressionen heimgesucht, aber nicht mit dem Spalt, der berüchtigten ‚Glasscheibe' zwischen sich und der Welt, dem Urerlebnis aller Schizothymen [...]. [...] Immerhin leuchtet es ein, daß die Gottfried Kellers [...], wenn man so will, gesünder sind als die andern, die immer erst eine Distanz zu überwinden haben, die sich jedesmal einen Ruck geben müssen, um den Anschluß an die Realität zu finden (manchmal finden sie ihn nie: weil der Spalt zu groß ist, die Welt auf der andern Seite immer weiter rückt und vor ihnen flieht ...)" (Voss, 12.07.1930, Heinrich Mühsam, Unterhaltungsblatt, Geniale Menschen. Ernst Kretschmers Buch).

30 In den untersuchten Quellen wird etwa von den „Spaltsinnphantasien ewig bedeutungswütiger Schizoiden" gesprochen (Voss, 12.10.1930, Walter Tritsch, Literarische Umschau, Das physiognomische Weltbild. Ein neues Buch von Rudolf Kaßner) und es werden die „Bedeutungsabspaltungen der Schizophrenen" erwähnt (Voss, 16.12.1930, T., Unterhaltungsblatt, Kunst, Wissenschaft, Literatur. Das Geheimnis der Poesis). Es ist von der „Fassade des Gespaltenen, Schizophrenen" die Rede (NZZ, 26.05.1945, Hans Keller, Literatur und Kunst, Worte des Eingangs. III.), vom Leiden „unter hochgradigen schizoiden Spaltungen" (ShN, 04.10.1949, Hans Räber, Gefährliches Wissen. Kriminal-Roman von Hans Räber), und in einer Filmrezension der *NZZ* heisst es: „Wir befinden uns in der Welt der blühendsten Schizophrenien. Es spaltet sich jeder und jede." (NZZ, 25.11.1949, At, Der Film in Zürich. „Dead of Night" im Studio 4).

08.08.1926, o. A., Erste Beilage, Das Doppelleben des Regierungsrats. Die Spielleidenschaft eines Geisteskranken, Sperrung i. O.)

(22) „Später – 1922 – erschien seine psychologische Untersuchung über S t r i n d - b e r g u n d v a n G o g h (die den Maler **für geisteskrank, nämlich schizophren,** im strengen Sinne [...] erklärte [...]).“ (Voss, 27.10.1931, Heinrich Mühsam, Unterhaltungsblatt, Die geistige Situation der Zeit. Karl Jasper's neues Buch, Sperrung i. O.)

(23) „Von **der als Spaltungsirresein (Schizophrenie) bezeichneten, recht verbreiteten Geisteskrankheit** ist heute auch in weiteren Kreisen bekannt, daß sie in sehr verschiedenartigen Formen auftreten kann, deren schwerste mit vollständiger Verödung der menschlichen Geistes- und Gemütskräfte enden.“ (NZZ, 27.06.1942, –lsch., Feuilleton, Schizophrenie und Körperhaushalt)

(24) „Den Gerichten lag damals ein medizinisches Gutachten vor, wonach R. an **schizophrenia simplex, also an einer Geisteskrankheit,** leide.“ (ShN, 22.08.1947, e. g., Geisteskrankheit und Urteilsfähigkeit)

Die alltags- bzw. gemeinsprachlich weniger verbreiteten Termini *Schizophrenie*, *schizophren* oder hier in (24) auch *Schizophrenia simplex* werden auf diese Weise der alltagssprachlich verbreiteteren Kategorie der Geisteskrankheiten zugeordnet und zugleich zu den damit verknüpften allgemein verbreiteten Wissensbeständen in Beziehung gesetzt.[31]

Verweis auf konkurrierende Diagnosetermini

Neben diesen gemeinsprachlichen Umschreibungen werden – wenn auch deutlich seltener – im öffentlichen Diskurs auch konkurrierende Diagnosetermini zur Erklärung verwendet. In den hier einbezogenen Quellen sind dies *Dementia praecox* und *Jugendirresein* sowie *jugendliche Verblödung*:

(25) „Kretschmer erörtert das Verhältnis von Körperbau und Charakter. Er geht von den beiden von Kräpelin [sic] herausgearbeiteten großen psychiatrischen Formkreisen des zirkulären Irreseins (das Stimmungsirresein, das manisch-depressive Irresein) und des **schizophrenen Irreseins (dementia**

31 Vgl. auch die Formulierung „den ‚Verrückten‘, den wir jetzt als ‚schizophren‘ bezeichnen“ aus einer Buchrezension zu Artur Kronfelds *Perspektiven der Seelenheilkunde* in der *Vossischen Zeitung* (Voss, 23.11.1930, Rudolf Lennhoff, Literarische Umschau, Bücher zur Gesundheitspflege).

präcox, jugendliche Verblödung) aus." (NeRu, 1922(12), Alfred Döblin, Metapsychologie und Biologie, S. 1226)

(26) „Es wären hier noch die Fälle von **Schizophrenie** zu erwähnen, von **Dementia praecox.**" (PrCH, NR, Herbsts., 1925, 06. Sitzung, 28.09.1925, Geschäftsnr. 1969. Geschäftsbericht für 1924, Votum Abt, S. 676)[32]

(27) „Entsprechend findet man bei Tuberkulosen vielfach schizophrene Symptome, wobei festzustellen ist, daß die Tuberkulose nicht Folge der **Schizophrenie (Jugendirresein)** ist, vielmehr beide Krankheiten in den gleichen Komplexen wurzeln." (Voss, 26.10.1932, o. A., Unterhaltungsblatt, Zauberberg-Psychologie)

Die Belege machen deutlich, dass *Schizophrenie, Jugendirresein* und *Dementia praecox* in der Gemeinsprache, im öffentlichen Diskurs auch schlicht als Synonyme verwendet wurden, wie dies für den frühen Fachdiskurs auch für *Dementia praecox* und *Schizophrenie* teilweise angenommen werden kann (vgl. Kapitel 7.2.2).[33] Gestützt wird diese Vermutung auch durch die Analysen früher Wörterbücher und Konversationslexika (vgl. Kapitel 8.2.4).

8.2.3 Zentrale thematische Kontexte: Psychiatrie, Justiz, Kunst

Für die Prägung des Schizophreniebegriffs ausserhalb des Fachdiskurses, für dessen Verständnis ausserhalb der Psychiatrie und dessen Einreihung in allgemein geteilte und verbreitete Wissensbestände und -systeme sind neben diesen erklärenden Zusätzen, Umschreibungen und Übersetzungen auch die grösseren thematischen Kontexte relevant, in denen das neue terminologische Feld im öffentlichen Diskurs verwendet wird.[34] Für die ersten Jahrzehnte, in denen der Schizophreniebegriff (bzw. der Ausdruck *Schizophrenie*, seine Derivationen und Komposita) im öffentlichen Diskurs nachzuweisen ist, sind drei thematische Kontexte zentral: der psychia-

---

32 Zur Zitation der Schweizer Parlamentsprotokolle werden hier und in der gesamten Studie die folgenden Siglen und Abkürzungen verwendet: *NR* = *Nationalrat, SR* = *Ständerat*; die Sessionen werden analog zu hier *Herbstsession* = *Herbsts.* abgekürzt.

33 Vgl. auch den folgenden Beleg, in dem alle drei Termini parallel, ohne erkenntlichen Bedeutungsunterschied verwendet werden: „Tiberius litt an dementia praecox, ebenfalls Caligula, der als Schizophrener gekennzeichnet ist; auch bei Nero ist Jugendirresein festzustellen." (Voss, 16.11.1927, J. M., Das Unterhaltungsblatt, Kunst, Wissenschaft, Literatur, Cäsaren-Porträts).

34 Einzelne Ergebnisse der nachfolgenden Analysen wurden in stark verkürzter Form bereits veröffentlicht in Ilg 2021b.

trische Kontext im engeren Sinne, der juristische Kontext und die Kunst. Bevor diese sich teilweise überschneidenden Bereiche näher erläutert werden, folgt in Tabelle 8.9 bis 8.11 zunächst eine Übersicht über deren Verteilung in den untersuchten Periodika und Dekaden. Berücksichtigt sind alle Texte des Untersuchungskorpus mit mindestens einem Beleg aus dem terminologischen Feld; geordnet sind die Tabellen nach Anzahl Texte, Publikationsorgan und Jahrzehnt:[35]

Tabelle 8.9: Verteilung der zentralen thematischen Kontexte nach Anzahl Texte, 1920–1929.

	NZZ		ShN		Voss		PrCH		NeRu	
	#	%	#	%	#	%	#	%	#	%
Psychiatrie	23	57.50	1	100	18	52.94	0	0	2	25.00
Justiz	2	5.00	0	0	4	11.76	3	100	0	0
Kunst	14	35.00	0	0	8	23.53	0	0	5	62.50
Andere	1	2.50	0	0	4	11.76	0	0	1	12.50
Total	**40**		**1**		**34**		**3**		**8**	

Tabelle 8.10: Verteilung der zentralen thematischen Kontexte nach Anzahl Texte, 1930–1939.

	NZZ		ShN		Voss (–1934)		PrCH		NeRu	
	#	%	#	%	#	%	#	%	#	%
Psychiatrie	30	43.48	1	8.33	14	51.85	0	0	2	40.00
Justiz	27	39.13	10	83.33	5	18.52	0	0	0	0
Kunst	10	14.49	0	0	6	22.22	0	0	3	60.00
Andere	2	2.90	1	8.33	2	7.41	1	100	0	0
Total	**69**		**12**		**(27)**		**1**		**5**	

35 Die Zuordnung erfolgte nach dem dominierenden Thema der jeweiligen Texte. Dabei liegt es in der Natur der Sache, dass etwa Texte zur Kunst von Psychiatriepatientinnen und -patienten (hier vorgenommene Zuordnung: Kunst) oder zu juristisch-psychiatrischen Fragen bezüglich Schuldfähigkeit psychisch Kranker (vorgenommene Zuordnung: Justiz) Überschneidungen mit dem Psychiatriekontext aufweisen. Zur Diskussion einzelner Belege aus der Kategorie *Andere* vgl. Kapitel 10.3.

Tabelle 8.11: Verteilung der zentralen thematischen Kontexte nach Anzahl Texte, 1940–1949.

	NZZ		**ShN**		**NeDeu (1946–)**		**PrCH**		**NeRu**		**Du (1941–)**	
	#	**%**	**#**	**%**	**#**	**%**	**#**	**%**	**#**	**%**	**#**	**%**
Psychiatrie	28	32.18	1	4.76	0	0	0	0	4	80.00	3	27.27
Justiz	37	42.53	14	66.67	0	0	5	83.33	0	0	0	0
Kunst	20	22.99	1	4.76	1	33.33	0	0	1	20.00	7	63.64
Andere	2	2.30	5	23.81	2	66.67	1	16.67	0	0	1	9.09
Total	**87**		**21**		**(3)**		**6**		**5**		**(11)**	

Psychiatrie

Dass der psychiatrische, wissenschaftliche Kontext im engeren Sinn für den Schizophreniebegriff auch im öffentlichen Diskurs zentral ist, mag nicht weiter erstaunen. Gerade weil es sich um den häufigsten Kontext des neuen Fachvokabulars handelt, lohnt es sich für eine Untersuchung wie die vorliegende, die nach den Wegen und Orten sucht, auf und an denen ein neuer Fachbegriff aus dem begrenzten universitären und institutionellen Diskursraum an die Öffentlichkeit tritt, umso mehr, hier genauer hinzuschauen. Es stellt sich die Frage, aus welchem Anlass in den Belegtexten psychiatrische Themen aufgegriffen werden und welche Akteure dafür massgeblich sind.[36]

Wie Tabelle 8.9 bis 8.11 zeigen, finden sich die relevanten Belege, die im engeren Sinn dem Thema *Psychiatrie* zugeordnet werden können, hauptsächlich in den untersuchten Tageszeitungen (mehrheitlich in der *NZZ* und der *Vossischen Zeitung*, wenige in den *Schaffhauser Nachrichten*) sowie in den Literatur- und Kulturzeitschriften (*Neue Rundschau* und *Du*). In der *NZZ* und der *Vossischen Zeitung* werden die neuen Fachtermini dabei in den 1920er- und 1930er-Jahren am häufigsten im Kontext von *wissenschaftlichen Vorträgen, Tagungen und Kongressen* erwähnt. Zum einen finden sich Belege in Ankündigungen für Vorträge oder Tagungen, die zu Werbezwecken abgedruckt werden. Zum anderen (und dies ist der deutlich häufigere Fall) taucht das fachsprachliche Vokabular in ausführlichen Zeitungsberichten über Tagungen und Vorträge auf.

36 Dabei ist festzuhalten, dass in den untersuchten Texten (aller Kontexte) das Krankheitsbild Schizophrenie bei Weitem nicht immer Hauptthema ist, sondern, wie die Analysen zeigen werden, häufig auch nur in thematischen Nebensträngen erwähnt wird. Gerade auch diese Stellen können aber für Fragen nach Zirkulations- und Austauschprozessen relevante Hinweise liefern, weshalb sie genauso in die Untersuchung einbezogen werden.

Zunächst zwei Beispiele für Ersteres, anhand kurzer Meldungen aus der *Vossischen Zeitung* und der *NZZ*:[37]

(28) „Der Deutsche Verein für Psychiatrie hält seine Jahresversammlung am 21. und 22. April 1927 in Wien als [sic]. Als Referate sind vorgesehen: ‚Psychologie der **Schizophrenie**' (Gruhle – Heidelberg und Berze – Wien), ‚Psychopathenfürsorge' (Mönkemöller – Hildesheim) und ‚Der ärztliche Nachwuchs in den öffentlichen Irrenanstalten' (Mercklin)." (Voss, 17.12.1926, o. A., Unterhaltungsblatt, Kunst, Wissenschaft, Literatur, Psychiater-Tagung, Sperrung i. O.)

(29) „Montag, den 29. Januar 1934, um 20 Uhr, wird in der Naturforschenden Gesellschaft Zürich Dr. Ernst Hanhart (Zürich) über neue Studien über den Erbgang von **Schizophrenie**, Schwachsinn, Taubstummheit und Albinismus in schweizerischen Inzuchtgebieten sprechen. Die Sitzung findet auf der Schmidstube, Marktgasse 20, statt. Eingeführte Gäste sind willkommen." (NZZ, 27.01.1934, o. A., Lokale Voranzeigen, Vortragschronik)

Die beiden Belegbeispiele verweisen auch auf die Bedeutung der insbesondere seit dem 19. Jahrhundert in Deutschland wie auch in der Schweiz entstehenden Vereine und Gesellschaften (wie hier der Deutsche Verein für Psychiatrie und die Naturforschende Gesellschaft) für die Wissenszirkulation (vgl. Freitag/Löscher 2007; Daum 2002, 85–191; Goschler 2000b). Durch die Schaffung entsprechender Rezeptionsräume in Form von Vereinszeitschriften, Versammlungen und öffentlichen Vorträgen bieten die Organisationen einerseits eine Plattform für den Austausch zwischen Fachdisziplinen, tragen andererseits aber auch zur Verbreitung des akademischen Wissens in breiteren Bevölkerungskreisen bei (vgl. den Aufruf in Beleg (29): „Gäste sind willkommen"). Frühe Massenmedien wie die *NZZ* oder die *Vossische Zeitung* wirken dabei, wie in diesen Vorankündigungen ersichtlich, an der Verbreitung mit und verstärken diese zusätzlich. Dieselbe Rolle übernimmt später auch das neue Massenmedium Radio, wie Beleg (30) aus einem 1941 in der *NZZ* gedruckten Radioprogramm veranschaulicht:[38]

---

37 Vgl. als weitere Beispiele: NZZ: 30.06.1922, o. A., Lokales, Vortragschronik; 22.10.1926, o. A., Lokales, Vortragschronik; 25.10.1929, o. A., Kleine Mitteilungen, Schweizerische Vereinigung für Psychiatrie; Voss: 17.08.1927, o. A., Unterhaltungsblatt, Psychiater-Tagung.

38 Vgl. hierzu auch Schirrmacher (2013, 492–494), der dem Radio für Prozesse der Wissensvermittlung in der Weimarer Republik eine zentrale Rolle zuspricht: „In summary, German radio extended the infrastructures of popular science considerably, given the central role allocated to pedagogical, vocational, and general educational broadcasts in its programming." (Ebd., 494).

(30) „**Beromünster**. [...] 19.00 Neue deutsche Kammermusik; 19.30 Nachr.; 19.40. Dir. Dr. E. Feißt: Stand der Milchwirtschaft; 19.45 Dr. H. E. Schmid: Was ist **Schizophrenie**?; 20.05. Ländlermusik" (NZZ, 25.11.1941, o. A., Radio, Aus dem Programm für Mittwoch, 26. November. Landessender, Fettung des Ausdrucks *Beromünster* i. O.)

Die ausführlicheren Tagungs- und Vortragsberichte der untersuchten Zeitungen berücksichtigen Anlässe im gesamten, über den jeweiligen nationalen Kontext hinausgehenden deutschen Sprachraum[39] und decken ein breites thematisches Feld ab, vom Psychotherapeutenkongress über heilpädagogische und anthropologische Tagungen bis zu den vornehmlich in den 1930er-Jahren verzeichneten Vorträgen zu Vererbungsfrage und Eugenik, in denen das Krankheitsbild Schizophrenie (neben anderen) häufig als Beispiel einer durch Vererbung übertragbaren Geisteskrankheit Erwähnung findet.[40] Letztere verweisen dabei zugleich auf die „hohe Anschlussfähigkeit und Öffnungsmöglichkeit der Schizophrenielehre in Richtung Genetik und Eugenik" (Bernet 2013, 202), welche ab den 1910er-Jahren auch am Burghölzli stattfand und zu deren Verfechtern auch Eugen Bleuler selbst zählte (vgl. ebd.), der sich in der Schweiz wie auch international in der Eugenikbewegung engagierte (vgl. ebd., 290).[41]

In den Artikeln wird dabei unterschiedlich detailliert auf das Krankheitsbild eingegangen: teilweise sehr ausführlich,[42] teilweise beschränkt sich die Berichterstattung auf eine Nebenbemerkung, wie im folgenden Beleg aus einem Bericht der Deutschen Anthropologischen Gesellschaft in der Vossischen Zeitung:

---

39 Vgl. z. B. Voss, 22.09.1927, Dr. Klare, Unterhaltungsblatt, Die Psychiater in Wien. Schizophrenie – Strafrecht – Neurologie zur Tagung des Deutschen Vereins für Psychiatrie und der Gesellschaft der Nervenärzte; NZZ, 07.12.1930, mm, V. Kongreß für Heilpädagogik in Köln der deutschen Gesellschaft für Heilpädagogik.

40 Vgl. zu den genannten Voss: 16.04.1929, Dr. R. F., Erste Beilage, Ziele der Psychotherapie. Psychotherapeuten-Kongreß in Nauheim; 12.08.1925, J. M., Unterhaltungsblatt, Die Anthropologen-Tagung. Bericht für die ‚Vossische Zeitung'; 23.11.1932, Dr. M–i., Eugenische Ethik?; 24.05.1933, M–i., Erbvoraussage. Vorträge im Harnackhaus; NZZ: 13.02.1930, J. M., Kleine Chronik, Die Vererbung von Geisteskrankheiten; vgl. auch Fussnote 39.

41 Vgl. hierzu Huonker (2003), der das dunkle Kapitel der Eugenik und der zugehörigen medizinisch-fürsorgerischen Praxis in der Schweiz mit besonderem Fokus auf Zürich aufarbeitet. Wie Huonker (ebd., 82) schreibt, „hatte die Schweiz lange die Vorreiterrolle bei der ‚Eugenik' [in Europa]". Zur Rolle E. Bleulers in entsprechend rassistisch-eugenischen Praktiken vgl. z. B. Scharfetter (2006, 53–58) sowie die zugehörige Übersicht und Einordnung entsprechender Forschung bei Bernet (2013, 113–117). Vgl. zudem die Ausführungen zum juristischen Kontext in diesem Kapitel.

42 Vgl. z. B. Voss, 22.09.1927, wie Fussnote 39.

(31) „Die Nutzbarmachung der Konstitutionsforschung für die Anthropologie wurde in den Referaten von v. R h o d e n – Halle und H e n k e l – Freiburg behandelt. Ersterer demonstrierte an Geisteskranken überzeugend die bekannten Kretschmerschen Konstitutions-Typen (asthenischer und athletischer Typus der **Schizophrenie** und pyknischer Typus des manisch-depressiven Irreseins mit ihren interessanten Gesichts- und sonstigen Körpermerkmalen) und führte im Lichtbilde die entsprechenden interessanten Typen bedeutender Männer der Geschichte und des Geisteslebens vor." (Voss, 12.08.1925, J. M., Unterhaltungsblatt, Die Anthropologen-Tagung. Bericht für die ‚Vossische Zeitung', Sperrung i. O.)

Der neben Vorträgen und Tagungen zweite häufige Anlass zur Erwähnung des fachsprachlichen Vokabulars in Zeitungen ist die *Publikation von Büchern und Forschungsarbeiten*. Für die 1940er-Jahre machen entsprechende Artikel in der *NZZ* fast die Hälfte aller dem psychiatrischen Kontext zugeordneten Belege aus. Auch diese sind unterschiedlich ausführlich und reichen von der kommentarlosen Auflistung entsprechender Buchtitel[43] bis zu (deutlich häufigeren) ausführlichen Besprechungen.

Ein vor allem in der *Vossischen Zeitung* auffällig häufig rezensierter, aber auch in der *NZZ* beachteter Autor ist Ernst Kretschmer.[44] Der deutsche Psychiater erfuhr insbesondere in den 1920er- und 1930er-Jahren mit den Werken *Körperbau und Charakter* (1921) und *Geniale Menschen* (1929) eine grosse Resonanz ausserhalb des Fachdiskurses (vgl. auch Hilken et al. 2007, 20 f.). In den beiden Büchern entwickelt Kretschmer eine mit Physiognomik verbundene Charakter- und Typenlehre, die er (auch) am Beispiel berühmter Persönlichkeiten, anhand von Künstlerinnen und Wissenschaftlern publikumswirksam illustriert.[45] Kretschmer interessiert sich dabei explizit nicht nur für pathologische Krankheitstypen, sondern beschreibt gleichermassen Stadien des Übergangs zwischen Krankheit und Gesundheit sowie gänzlich gesunde Konstitutionen, auch bezüglich des Krankheitsbildes der Schizophrenie.[46] So erfahren etwa die Leserinnen und Leser der *NZZ* in einer ausführlichen Besprechung von *Körperbau und Charakter*:

---

43 Vgl. Voss, 27.08.1933, o. A., Literarische Umschau, Katalog der neu eingegangenen Bücher vom 19. bis 25. August; NZZ, 22.12.1945, o. A., Neuerschienene Bücher, Medizin.

44 Vgl. Voss: 02.10.1925, M-m, Unterhaltungsblatt, Grenzen der Menschheit, Zyklothyme und Schizothyme; 12.07.1930, Heinrich Mühsam, Unterhaltungsblatt, Geniale Menschen. Ernst Kretschmers Buch; 25.07.1933, o. A., Unterhaltungsblatt, Geographie der seelischen Krankheiten. Neue Untersuchungen Ernst Kretschmers; NZZ: 22.07.1923, J. W., Körperbau und Charakter. Anmerkungen zu einem Buche; 15.12.1949, H. K. K, Literatur und Kunst, Psychologische Schriften. Psychotherapeutische Studien von Ernst Kretschmer.

45 Vgl. auch die Überlegungen unten zum Kunst-Kontext und der Textsorte der Pathographie.

46 Vgl. auch die Darlegung Wetzells (2009, 273 f.) zu einem ab den 1880er-Jahren ansteigenden Interesse der deutschen Psychiatrie an Übergangsphänomenen zwischen Gesundheit und Krankheit.

(32) „Manisch-depressives Irresein und **Schizophrenie** sind aber die beiden großen Formenkreise, in die die Geisteskrankheiten seit Kraepelin und Bleuler zerfallen. Und ihre Übersetzung ins Gesunde, oder der Boden, auf dem sie gedeihen, heißt das zyklothyme und das **schizothyme** Temperament. Oder wenn wir auf der Grenze zwischen Gesund und Krank bleiben wollen: die Zykloidie und die **Schizoidie**. [...] Jeder wird gewiß, wenn er nur dieses kurze Referat liest, aber sicher, wenn er sich mit dem sehr lesenswerten, flüssig geschriebenen Buch selbst beschäftigt, mit dem Finger auf den einen oder anderen Bekannten oder auf die eine oder andere historische Persönlichkeit zeigen und sie in eines der zwei Temperamente einreihen." (NZZ, 22.07.1923, J. W., Körperbau und Charakter. Anmerkungen zu einem Buche)

Damit geben Kretschmer (und der Artikelautor) jedermann ein Instrumentarium an die Hand, die Mitmenschen nach psychiatrischen Kategorien einzuteilen. Ja, der Zeitungsartikel fordert geradezu dazu auf, das Fachvokabular im alltäglichen Umfeld anzuwenden.

Die zeitgenössische Verbreitungswirkung, die mediale Durchschlagkraft dieser von Kretschmer geschaffenen Kategorien und seiner (Um-)Prägung der Ausdrücke *schizothym/Schizothymie* und *schizoid/Schizoidie* zur Benennung von Übergangsphänomenen zwischen Gesund- und Krankheit im Kontext der Schizophrenie (vgl. Kapitel 7.3), ist dabei nicht zu unterschätzen. Der Heidelberger Psychiater und Kunsthistoriker Hans Prinzhorn nennt wenige Jahre später in der Zeitschrift *Die Naturwissenschaften* Kretschmers Systematik den Grundstein für die Übernahme der entsprechenden Begrifflichkeiten und des Schizophreniebegriffs überhaupt in die Alltagssprache (vgl. Prinzhorn 1925, 735 f.). Durch Kretschmers Typologie, so Prinzhorn,

> „erlebt der Wissenschaftler wie der Laie die Überraschung, daß sich ihm die quälende Vielgestaltigkeit der Mitmenschen, für die er nie eine befriedigende Ordnung nach Wesenszügen gefunden hat, plötzlich wenigstens in zwei Hauptgruppen scheidet, deren jede über ein tiefwurzelndes seelisches Gestaltungsprinzip und obendrein über eine zum Teil nachmeßbare Eigenart der körperlichen Erscheinung verfügt." (Prinzhorn 1925, 736)

Ein Ordnungsangebot, das laut Prinzhorn weit über die Psychiatrie hinaus, für Medizin, Biologie aber eben auch für „die praktische Psychologie des Alltags" (ebd.) anregend und faszinierend wirkte (vgl. ebd.).[47]

---

47 Vgl. auch die – vornehmlich auf den Kunst-Kontext bezogene – These Wübbens (2011, 147), dass der Erfolg der Werke Kretschmers „weniger ihrer innerwissenschaftlichen Reputation als vielmehr den Schematisierungsleistungen, die sie erbringen und die ihren Transfer in den außerklinischen Bereich erleichtern", zu verdanken sei.

Bereits wenige Jahre später hiess es in der *Vossischen Zeitung* über Kretschmers Werk:

(33) „Ernst K r e t s c h m e r [...] ist vor einigen Jahren mit seinem Buch ‚Körperbau und Charakter' ein glücklicher Wurf gelungen: nicht nur innerhalb seines Faches, darüber hinaus, in Kreisen psychologisch interessierter Laien, sind seine gegensätzlichen Typen **‚Schizothym'** und ‚Zyklothym' **man kann fast sagen populär geworden**." (Voss, 12.07.1930, Heinrich Mühsam, Unterhaltungsblatt, Geniale Menschen. Ernst Kretschmers Buch, Sperrung i. O.)

Kretschmers so berühmt gewordener Schizoidbegriff erhält 1933 gar einen Eintrag im Brockhaus (1933, Bd. 16, 638; vgl. dazu Kapitel 8.2.4). Und 1946 schreibt der Psychiater Erik Essen-Möller (1946, 259) in seinem Übersichtsaufsatz *The concept of schizoidia*: „Although Kretschmer hardly meant it from the beginning, it soon became the custom to classify practically everyone as schizoid or cycloid." – Kretschmers Bedeutung für die Rezeption dieser Begriffe ist letztlich auch ein Beleg dafür, wie durchaus auch einzelne Sprecherinnen bzw. Diskursakteure (mit entsprechendem Zugang zu relevanten Publikationsmedien) die Verbreitung einzelner Begriffe, d. h. die Verbreitung sprachlicher Ausdrücke und spezifischer semantisch-pragmatischer Informationen – und damit letztlich die Zirkulation von Wissensbeständen –, wesentlich beeinflussen können.

Neben Vorträgen, Tagungen und Büchern führen auch *universitäre Graduierungsriten* zur Erwähnung des psychiatrischen Fachvokabulars in den Zeitungen, insbesondere in den analysierten Schweizer Publikationen. Wie bereits in Kapitel 8.1 für einen der ersten Belege gezeigt, werden in der *NZZ* und den *Schaffhauser Nachrichten* der Leserschaft Promotionen mitgeteilt und die Promovierten mit Namen und dem Titel der Promotionsschriften in Kurzmeldungen aufgelistet. Das bedeutet: Erscheinen der Fachterminus *Schizophrenie* oder seine Ableitungen im Titel einer Doktorarbeit, werden sie auch in den Zeitungen abgedruckt.[48] Im Unterschied zu den längeren Berichten über Tagungen und Bücher werden die fachsprachlichen Ausdrücke der Leserschaft an diesen Stellen jedoch kommentarlos präsentiert.

Neben den kurzen Meldungen von Promotionen druckt die *NZZ* auch ausführlichere Berichte zu Antrittsvorlesungen, die ebenfalls Kontextrahmen des Schizophreniebegriffs sein können. So wird der Terminus *Schizophrenie* in der öffentlichen Antrittsvorlesung von Bleulers Nachfolger Hans W. Maier im Jahre 1928 zu *Psychiat-*

---

48 Vgl. NZZ, 04.05.1923; 19.10.1927; 28.12.1927; 13.02.1928; 06.06.1930; 16.12.1932; 21.07.1938; 24.07.1938; 09.12.1943; 27.07.1944; 10.10.1946 jeweils im Ressort *Lokales* (Ausnahme: 10.10.1946), mit der Überschrift *Universität Zürich* (bzw. *Universität* am 06.06.1930). In den *ShN* ergab die Suche einen Beleg: 24.12.1927, o. A., Kanton Schaffhausen, Akademisches.

rie und Psychotherapie in der „bis auf das letzte Plätzchen besetzt[en]“ Aula der Universität Zürich verwendet und findet so den Weg in die Zeitung und somit zu einem breiteren Rezipientenkreis.[49] Dasselbe ist bezüglich der Antrittsvorlesung von Jakob Wyrsch, einem ehemaligen Assistenzarzt Bleulers, im Jahr 1938 zum Thema *Verstehen und Erklären in der Psychopathologie* an der Universität Bern und jener von Bleulers Sohn und wiederum Nachfolger von Maier, Manfred Bleuler, im Jahr 1943 zu *Grundformen seelischen Krankseins* in Zürich zu beobachten.[50] Ein Nachtrag zum Artikel über die Antrittsvorlesung von M. Bleuler in der *NZZ* gibt Hinweise auf das grosse Publikumsinteresse an psychiatrischen Themen:

> „Die Antrittsvorlesungen geben nicht nur den akademischen Lehrern und Studenten, sondern einem weiteren an der Universität interessierten Publikum Gelegenheit, neue Dozenten kennen zu lernen. Nicht alle Dozenten können mit ihren Stoffgebieten auf einen gleichen Andrang von Interessierten rechnen, wie ihn der neue Psychiater der Universität [= Manfred Bleuler] erlebte. (NZZ, 17.01.1943, ik., Feuilleton, Von Erscheinungsbildern zu Grundformen seelischen Krankseins. Antrittsvorlesung von Prof. Manfred Bleuler.“ [Ein Nachtrag])

Dabei ist genauso wie bei Berichten über den Erfolg entsprechender Begriffe und Publikationen (etwa von Kretschmer) auch hier davon auszugehen, dass Berichte über ein grosses öffentliches Interesse an solchen Themen dieses noch zusätzlich beflügelt haben – und damit letztlich auch das Interesse und den Eindruck der Bedeutsamkeit des Schizophreniebegriffs.

Weiter geben auch berühmte Forscher zu Zeitungsberichten Anlass. Insbesondere in der *NZZ* finden sich Belege in Texten zu Eugen Bleuler: zu seinem 25-Jahr-Jubiläum als Burghölzli-Direktor, über die zum Anlass publizierte Festschrift, zu seiner Abschiedsvorlesung in Zürich sowie in seinem Nachruf.[51] Der Schizophreniebegriff wird dabei als wichtiges Thema der Forschungstätigkeit Bleulers jedes Mal erwähnt, so etwa 1939 im von seinem Nachfolger Hans W. Maier verfassten Nachruf:

---

49 Vgl. NZZ, 16.02.1928, -lsch., Feuilleton, Psychiatrie und Psychotherapie; Zitat ebd.

50 Vgl. zu Wyrsch: NZZ, 22.03.1938, r. c., Feuilleton, Verstehen und Erklären in der Psychopathologie; zu Manfred Bleuler: NZZ, 17.01.1943, A. R., Feuilleton, Von Erscheinungsbildern zu Grundformen seelischen Krankseins. Antrittsvorlesung von Prof. Manfred Bleuler. Interessant ist die vom Autor an den Schluss des Berichts über Wyrsch gesetzte Bemerkung, die explizit auf die auch für Laien gewährleistete Verständlichkeit der öffentlichen Antrittsvorlesung verweist und diese als „sehr interessante und gut verständliche Rede“ (ebd.) bewertet.

51 Vgl. NZZ: 18.04.1923, (Korr.), Lokales, Ein Jubiläum; 29.04.1923, o. A., Die Festschrift für Professor Bleuler; 22.06.1927, o. A., Lokales, Abschiedsvorlesung von Prof. Bleuler; 18.07.1939, H. W. Maier, Eugen Bleuler. 30. April 1857–15. Juli 1939.

(34) „Er [= Eugen Bleuler, Y. I.] vertiefte und erweiterte besonders in psychologischer Hinsicht die Forschungen Emil Kraepelins über die Dementia praecox in seiner epochemachenden Monographie von 1911. Er schuf damals den Begriff der **Schizophrenie**, der in der ganzen wissenschaftlichen Welt Eingang gefunden hat.“ (NZZ, 18.07.1939, H. W. Maier, Eugen Bleuler. 30. April 1857–15. Juli 1939)

Auch die *Vossische Zeitung* würdigt Bleuler und meldet zu dessen Emeritierung 1927:

(35) „Der Ordinarius der Psychiatrie an der Universität Zürich Professor Eugen Bleuler tritt wegen Erreichung der Altersgrenze in den Ruhestand. Bleuler schuf, im Anschluß an Kraepelin, den Begriff der **Schizophrenie**, der neuerdings weit über die Terminologie des psychiatrischen Lehrbuchs hinaus, fast möchte man sagen: populär geworden ist.“ (Voss, 08.10.1927, o. A., Kunst, Wissenschaft, Literatur, Hochschulnachrichten)

In beiden Beispielen wird die Etablierung und Verbreitung des Fachbegriffs *Schizophrenie* mit als Beleg für das herausragende Lebenswerk Bleulers explizit erwähnt.[52]

Neben diesen Texten zu Exponenten und Anlässen der *Academia* sind in der *NZZ* auch Artikel zu spezifisch psychiatrischen Institutionen und ihren Akteuren, insbesondere zum Burghölzli, Kontexte, in denen das Bleuler'sche Fachvokabular auftaucht. So etwa zu Jahresberichten der Klinik, in denen Statistiken über Patientenaufnahmen und Krankheitsbilder abgedruckt werden,[53] in einem Bericht über einen Ausbau der Anstalt[54] und einem zu deren Jubiläum,[55] in denen jeweils die „Schizophrenen“ als Gruppe von Patientinnen und Patienten erwähnt werden. Verfasser der zwei letztgenannten Artikel sind die jeweiligen Burghölzli-Direktoren

52 In den untersuchten Zeitungen finden sich auch zu Emil Kraepelin entsprechende Artikel. Im hier betrachteten Zeitraum sind es je ein Artikel zu dessen Tod in der *Vossischen Zeitung* und in der *NZZ*, in denen auch die Bleuler'sche Terminologie auftaucht: In der Voss, 08.10.1926, L i., Emil Kraepelin †, ist vom „schizophrenen Formenkreis“ die Rede, für den Kraepelin den Grundstein gelegt habe. In der *NZZ* schreibt Eugen Bleuler: „Da brachte es Kraepelin fertig, [...] eine Scheide zwischen den zwei wichtigsten Krankheitsformen zu machen, indem er zeigte, wie bestimmte Symptome nur der später als Dementia praecox oder Schizophrenie genannten ersten Gruppe angehörten, der andern aber fehlten.“ (NZZ, 19.10.1926, E[ugen] Bl[euler], Emil Kraepelin).

53 Vgl. NZZ: 11.08.1926, o. A., Lokales, Heilanstalt Burghölzli; 23.10.1949, o. A., Kantone. Zürich, Kantonale Heil- und Pflegeanstalten.

54 Vgl. NZZ, 25.09.1929, Prof. Hans W. Maier, Ueber den Ausbau der Heilanstalt Burghölzli.

55 Vgl. NZZ, 25.06.1945, Prof. Dr. [Manfred] Bleuler, 75 Jahre Burghölzli.

Maier und M. Bleuler und auch die den ersten beiden Artikeln zugrunde liegenden Jahresberichte stammen von Mitgliedern der Institution. Hier führt also gewissermassen das Schreiben aus der Institution über die Institution zur Verwendung psychiatrischen Fachvokabulars im öffentlichen Diskurs.

Im Verhältnis zu den bisher genannten Gründen sind Artikel zu psychiatrischen Themen ohne erkenntlichen äusseren Anlass im untersuchten Korpus selten, zumindest in den Belegtexten der Zeitungen. Anders in den Kulturzeitschriften *Neue Rundschau* und *Du*: Unter den wenigen Texten der ersten Jahrzehnte machen dort neben dem Kunst-Kontext Artikel und Essays zu psychiatrischen Themen den wichtigsten Kontext des Schizophreniebegriffs aus.[56] Fragen der Psychiatrie passen dabei durchaus in das zeitgenössische Erscheinungsbild der Kulturzeitschriften und dem dort vertretenen Verständnis von Kultur. Wie Albrecht/Friede (2004, 97 f.) ausführen, haben sich die um die Jahrhundertwende entstehenden Kulturzeitschriften einem „*weiten Kulturbegriff*" (ebd., 98, Hervorhebung i. O.) verschrieben, der neben literarischen und ästhetischen Themen etwa auch Themen aus Sozialwissenschaft, Medizin und Psychologie umfasst und explizit inter- und transdisziplinäre Verbindungslinien, auch zwischen Natur- und Geisteswissenschaften, herstellen will (vgl. ebd., 97 f.). Die Verfasser der hier relevanten Texte mit Belegen zum Schizophreniebegriff bzw. zu den zugehörigen sprachlichen Ausdrücken sind mehrheitlich Ärzte, darunter auch Manfred Bleuler, sowie die zugleich als Schriftsteller und Mediziner in Erscheinung tretenden Gottfried Benn und Alfred Döblin (vgl. auch Beleg (4)).[57]

Justiz

Im ersten Drittel des 20. Jahrhunderts ist, so halten Marietta Meier et al. in ihrer Studie zur Psychiatrie im Kanton Zürich fest, eine „Ausweitung des psychiatrischen Tätigkeitsfeldes über die Anstaltsmauern hinaus" (Meier et al. 2007, 12) zu beobachten (vgl. ebd., 70–78). Insbesondere der juristisch-administrative Kontext ist (nicht nur in der Schweiz) ein Ort, an dem der psychiatrische Fachdiskurs mit anderen Institutionen und Diskursen in Berührung kommt und das psychiatrische Expertenwissen – und mit ihm der zugehörige Fachwortschatz – den engeren psychiatrischen Fachkon-

56 Zur Bedeutung von Zeitschriften für die Verbreitung und Zirkulation von Wissen vgl. Daum (2002, 337–376) zu naturwissenschaftlichen Zeitschriften sowie Albrecht/Friede (2004) zu Kulturzeitschriften.

57 Vgl. u. a. NeRu: 1928(8), Alfred Döblin, Missglückte Metamorphose. Ein Schülerselbstmord, S. 148–160; 1930(11), Gottfried Benn, Der Aufbau der Persönlichkeit. Grundriß einer Geologie des Ich, S. 693–705; 1934(2), Victor Jollos, Vererbung II, S. 228–239; Du, 1948, 8(4), Manfred Bleuler, Die psychiatrische Anstalt im Wandel der Anschauungen, S. 14 f.

text verlässt und in andere Bereiche integriert wird.[58] Eine wichtige psychiatrische Aufgabe aus diesem Feld ist die Gutachtertätigkeit für Justiz- und Verwaltungsbehörden, etwa zur Beurteilung der Schuldfähigkeit von Straftätern und Straftäterinnen oder für die Abklärung von Vormundschaftsfällen (vgl. Meier et al. 2007, 74 f.). Auf diese Weise wird der juristische Kontext auch für die Ausbreitung des Schizophreniebegriffs im öffentlichen Diskurs von Bedeutung. Insbesondere in den analysierten Deutschschweizer Zeitungen finden sich in den 1930er- und 1940er-Jahren auffällig viele Belege der untersuchten fachlichen Ausdrücke in Artikeln aus Rubriken wie *Aus dem Gerichtssaal* und *Unglücksfälle und Verbrechen*.[59] Während in der inhaltlich anspruchsvollen *NZZ* die juristische Thematik (zumindest in den hier untersuchten Texten) anteilsmässig mit der psychiatrisch-wissenschaftlichen Thematik etwa gleichauf ist, ist die Gerichtsberichterstattung in der Regionalzeitung *Schaffhauser Nachrichten* in diesen frühen Jahrzehnten nahezu der einzige Kontext, in dem die neuen Begrifflichkeiten überhaupt auftauchen, und damit auch der dominante gesellschaftliche Zusammenhang, in dem die Leserschaft der Zeitung die neue Terminologie – vielleicht ein erstes Mal überhaupt – wahrnimmt (vgl. Tabelle 8.10 und 8.11).[60]

Zentrales Transportmittel des Fachbegriffs, der fachsprachlichen Ausdrücke in die Gerichtssäle und von dort in die Zeitungen, sind die psychiatrischen Gutachten bzw. ist die ab der Jahrhundertwende stark ansteigende Gutachtertätigkeit der Psychiaterinnen und Psychiater für Justiz- und Verwaltungsbehörden.[61] Wie

58 Vgl. Meier et al. 2007, 48, 70–78; Bernet (2013, 126) spricht von der „Herausbildung eines psychiatrisch-juristischen Grenzdiskurses" gegen Ende des 19. Jahrhunderts (vgl. ebd., 126–127, 299–316); vgl. auch Germann (2004) zur Begegnung von Psychiatrie und Strafjustiz in der Deutschschweiz. Auch im deutschen Kontext etabliert sich ein Grenzdiskurs (vgl. Brink 2010b, 134–164; Engstrom 2014; Wetzell 2009).

59 Für Belege in Texten der Rubrik *Aus dem Gerichtssaal* (bzw. in den 1940er-Jahren: *Gerichtssaal*) vgl. zum Beispiel NZZ: 29.10.1925, o. A., Strafkammer des Zürcher Obergerichts; 10.02.1931, sz., Drohung mit Verbrechen; 24.10.1935, o. A., Geisteskranker Heiratsschwindler; 22.05.1938, o. A., Geistesgestörter Waffenbesitzer; 01.10.1943, (Korr.), Eine Auslandschweizertragödie; ShN: 23.05.1930, o. A., Raubmord von Horw; 13.04.1939, o. A., Unterschlagung öffentlicher Gelder; 05.10.1939, o. A., Durchtriebener Veloschmuggel. Für Belege in Texten aus der Rubrik *Unglücksfälle und Verbrechen* vgl. zum Beispiel NZZ: 15.06.1932, ag, Tragödie im Irrenhaus; 17.08.1932, o. A., Der Lustmörder Schmid; 30.03.1939, ag, Tat einer Unzurechnungsfähigen; 23.10.1944, ag, Ein Familiendrama; ShN: 15.08.1932, o. A., Der Mörder von Erlinsbach verhaftet; 30.03.1939, o. A., Familientragödie; 27.03.1947, o. A., Der Mörder vom Lützelsee als unzurechnungsfähig erklärt.

60 Zur zeitgenössischen Gerichtsberichterstattung im Allgemeinen vgl. Claßen 1988, 164–173.

61 Vgl. hierzu die Zahlen bei Meier et al. (2007, 73–74) und Bernet (2013, 299–301) zum Burghölzli sowie die Zahlen der Berner Kliniken bei Germann (2004, 189–205). Auch im deutschen Kontext nimmt die Gutachtertätigkeit zu bzw. wird diese vermehrt institutionalisiert: vgl. z. B. Wetzell 2009, 282 f.; Germann 2016, 210. Der deutliche Anstieg ist gemäss Meier et al. (2007, 74) auf sich gegenseitig verstärkende Bedürfnisse von Psychiatrie und Staatsbürokratie zurückzuführen: auf

die hier untersuchten Korpusdaten zeigen, „zirkulieren" die Gutachten damit nicht nur „zwischen unterschiedlichen Institutionen und konstituieren einen halböffentlichen Diskurs", wie Schuster (1999, 186) festhält.[62] Die wirkmächtigen Texte werden darüber hinaus auch im öffentlichen Diskurs rezipiert und tragen so zu einer noch weiteren Verbreitung des psychiatrischen Fachvokabulars „über die Binnenkommunikation der Universitätspsychiatrie hinaus[ ]" (ebd.) bei.[63]

Die (sich teilweise auch widersprechenden) psychiatrischen Gutachten werden in der Gerichtsberichterstattung häufig explizit erwähnt, wie die folgenden Belegausschnitte illustrieren:

(36) „Diesem Urteil nun lag die Auffassung zugrunde, daß Weiß nur vermindert schuldfähig sei, **entgegen dem psychiatrischen Gutachten**, das den Angeklagten als einen debilen, schwer **schizoiden Psychopathen für unzurechnungsfähig hält**." (NZZ, 10.02.1931, sz., Aus dem Gerichtssaal. Drohung mit Verbrechen)

(37) „Im Januar 1927 ist er dann **auf Grund eines psychiatrischen Gutachtens** durch Gerichtsbeschluß wegen Geisteskrankheit **(Schizophrenie)** unter Vormundschaft gestellt worden." (NZZ, 17.08.1932, o. A., Unglücksfälle und Verbrechen. Der Lustmörder Schmid)

(38) „**Das psychiatrische Gutachten sprach** von einer eigenartigen **schizoiden Psychopathie** mit intellektueller Unklarheit und pseudologischen Tendenzen und nahm eine beträchtlich verminderte Zurechnungsfähigkeit an." (NZZ, 13.11.1934, pz., Schwurgericht in Zürich. Der „Kulturkino"-Unternehmer)

(39) „**Am Ende der Sitzung wurde das psychiatrische Gutachten verlesen, das zum Schlusse kommt**: ‚Felber ist ein erblich belasteter **schizoider Psychopath**, leicht vermindert zurechnungsfähig." (ShN, 11.08.1936, o. A., Mordprozess Felber)

---

das Ansinnen der Psychiater, sich als nützliche Experten für die Gesellschaft darzustellen, und auf die Suche der Behörden nach der Legitimation sozial- und kriminalpolitischer Massnahmen.

62 Vgl. Germann (2016, 210), der psychiatrische Gutachten mit Star/Griesemer (1989) als *boundary objects* zwischen Psychiatrie und Strafjustiz fasst. Vgl. zudem Schäfer (2013) zu literaturwissenschaftlichen Überlegungen zum psychiatrischen Gutachten um 1900 und Schuster (1999, 186, 196–198; 2010, 419–430) zur Textsorte aus linguistischer Perspektive mit Fokus auf das nationalsozialistische Deutschland.

63 Vgl. hierzu auch die Ergebnisse Schusters (2010, 419), die in der halböffentlichen Kommunikation im Gegensatz etwa zu Krankengeschichten einen verstärkten Gebrauch der Fachsprache und einen Rückgang freier Formulierungen feststellt.

Wie in (36) und (38) treten die Gutachten in den Zeitungsartikeln erstaunlich häufig in metonymischer, personifizierter Form als diejenigen kommunikativen Akteure auf, welche die psychiatrischen Fachtermini tatsächlich verwenden: Das Gutachten *hält* den Angeklagten für einen schizoiden Psychopathen bzw. *spricht* von schizoider Psychopathie. In Beleg (39) wird zudem die kommunikative Situation näher beschrieben, in der das Gutachten im Gerichtsprozess präsentiert und so das darin vorhandene Fachvokabular geäussert wird. In diesem konkreten Fall wurde es den Anwesenden vorgelesen.[64]

Neben den Gutachten werden in den Zeitungsartikeln teilweise auch die Verfasser der Gutachten, die Sachverständigen bzw. Psychiater als Sprecher explizit erwähnt:

(40) „**Lassen wir zuerst den Psychiater sprechen**, um einen Einblick in das Wesen des Angeklagten zu erhalten. Eugen Surber ist 1910 als Sohn eines Malermeisters geboren. Seine Mutter wurde mit vierzig Jahren ins Burghölzli eingeliefert, weil sie unter Depressionszuständen litt, sich von den Nachbarn verfolgt und verhext glaubte und mehrere Selbstmordversuche unternahm. Sie litt an **Schizophrenie**." (NZZ, 19.12.1937, o. A., Schwurgericht in Zürich. Betrüger aus Schwachsinn, Sperrung i. O.)

(41) „**Er** [= der Angeklagte, Y. I.] **wird vom Psychiater als** ‚erblich außergewöhnlich schwer belasteter **schizoider Psychopath' bezeichnet**, dessen Zurechnungsfähigkeit leicht vermindert ist." (ShN, 13.04.1939, o. A., Aus dem Gerichtssaal. Unterschlagung öffentlicher Gelder)

In (40) wird dem Psychiater im Artikel explizit das Wort erteilt und in (41) ist der Fachausdruck *schizoid* Teil eines entsprechend mit Anführungszeichen markierten direkten Zitats. Es handelt sich um geradezu musterhafte Beispiele dafür, wie Fachvokabular aus der psychiatrischen Binnenkommunikation hinaus in die Zeitung gelangt und auf diesem Wege einem neuen, deutlich grösseren Rezipientenkreis zugänglich wird.[65]

Dass in den zitierten Belegen in vier von sechs Fällen das Adjektiv *schizoid* und die Kollokationen *schizoider Psychopath* bzw. *schizoide Psychopathie* auftre-

---

64 Vgl. Schäfer (2013, 290) zur unterschiedlichen medialen Form der Gutachten in Gerichtsprozessen.
65 Vgl. auch Kailer (2003), der anhand des aufsehenerregenden Falles des Mörders Fritz Haarmann die Zusammenhänge von Massenpresse, psychiatrischem Diskurs und der Popularisierung bzw. Zirkulation von Wissen in der Weimarer Republik aufzeigt. Vgl. ferner Claßen (1988) zur *Darstellung von Kriminalität in der deutschen Literatur, Presse und Wissenschaft um 1900 bis 1930.*

ten, ist kein Zufall. In den ausgewerteten Belegen aus dem juristischen Kontext werden das Adjektiv *schizoid* bzw. der Ausdruck *schizoider Psychopath* verhältnismässig häufig verwendet.[66] Für den Schizoidbegriff gilt dabei genauso, was Urs Germann für den Begriff der Psychopathie aufzeigt: Beide beziehen sich auf Grenzphänomene zwischen Gesundheit und Krankheit und sind so besonders anschlussfähig für andere Diskurse und kommunikative Zwecke – hier zur Beschreibung und Kategorisierung sozialer Devianz im juristischen Diskurs (vgl. Germann 2016; vgl. auch Wetzell 2009, 273 f.).[67] Dass in den Belegen (39) und (41) dabei von einem *erblich belasteten schizoiden Psychopathen* bzw. einem *erblich aussergewöhnlich schwer belasteten schizoiden Psychopathen* die Rede ist, verweist auf die Relevanz der Vererbungsthematik für die bzw. deren Verknüpfung mit der Konstruktion des Krankheitsbildes der Psychopathie bzw. der schizoiden Psychopathie, das sich um die Jahrhundertwende im Kontext der Degenerationstheorie und der Debatte um den „geborenen Verbrecher" etabliert hatte (vgl. Germann 2016, 211 f.).

Neben der Gerichtsberichterstattung bzw. den darin rezipierten Gutachten wird in den 1930er-Jahren die Gesetzgebung des NS-Regimes zu einem zweiten wichtigen juristischen Kontext, in dem die hier untersuchten psychiatrischen Termini auftauchen.[68] Zentral ist das im Juli 1933 verabschiedete „Gesetz zur Verhütung erbkranken Nachwuchses", in dem „die Erbgesundheitspolitik als Kernstück der nationalsozialistischen Gesundheitspolitik ihren folgenreichsten Ausdruck [fand]" (Brink 2010b, 278) und Schizophrenie explizit als eine von neun „Erbkrankheiten" aufgelistet wird, deren Trägerinnen und Träger sterilisiert werden

66 Vgl. aber die folgenden Ausführungen zur NS-Gesetzgebung, in der der Diagnosename *Schizophrenie* deutlich häufiger auftritt.

67 „Das Konzept der ‚psychopathischen Persönlichkeit'" bewertet Germann (2016, 210) dabei „als ein[en] spezifische[n] Beitrag der Psychiatrie zur Lösung der Entscheidungs und Legitimationsprobleme [...], mit denen sich Staat und Justiz um 1900 bei der Bewältigung von Kriminalität und anderen Formen von sozialer Devianz konfrontiert sahen." Hinsichtlich des Adjektivs *schizoid* sind hierzu auch dessen erste schriftliche Erwähnungen in psychiatrischen Fachpublikationen interessant (vgl. Kapitel 7.3): Bei Binswanger (1920, 128) erfolgt diese ebenfalls in der Kollokation *schizoide Psychopathie*, bei Bychowski (1919) steht der Schizoidbegriff mit Brandstiftern und damit indirekt mit dem juristischen Kontext im Zusammenhang. Vgl. in diesem Kontext auch die Schlussfolgerung Bernets (2013, 315), dass der Umstand, dass es „der Zürcher Psychiatrie [gelang], sich im juristisch-behördlichen Setting zu platzieren [...] – gewissermassen als institutioneller Unterbau –[,] zur Ausformung und zur Stabilisierung der weiten Schizophrenielehre beitrug." Dabei referiert Bernet mit „der weiten Schizophrenielehre" (ebd.) explizit auf entsprechende Ausweitungen auf Übergangsphänomene.

68 Zur Verflechtung von Psychiatrie und Nationalsozialismus vgl. z. B. Blasius 1994, 145–197; Brink 2010b, 270–359; ferner auch Schuster (2010, 405–430) mit Fokus auf die Schizophreniediagnose.

sollen.[69] Alleine bis zum Beginn des Zweiten Weltkriegs wurden auf Basis des verheerenden Gesetzes 300'000 Menschen sterilisiert (vgl. Blasius 1994, 151). Die meisten Sterilisationen erfolgten dabei aufgrund der Diagnosen *Schizophrenie* und *Schwachsinn*, die gemäss Weingart et al. (1988, 469) als „unscharfe Sammelkategorien“ dienten, die „[i]m wesentlichen [...] Beschreibungen der ‚Abweichung vom Normalen‘ [enthielten]“ (ebd.).

Im untersuchten Korpus findet sich der Diagnoseterminus *Schizophrenie* in verschiedenen Zeitungsartikeln zu diesem Gesetz. So drucken die *NZZ*[70] und die *Schaffhauser Nachrichten* am 28. respektive 29. Juli 1933 (rund zwei Wochen nach der Verabschiedung des Gesetzes am 14. Juli) die folgende Meldung nahezu gleichlautend ab:

(42) „Das ‚Gesetz zur Verhütung erbkranken Nachwuchses‘ besagt: Wer erbkrank ist, kann durch chirurgischen Eingriff unfruchtbar gemacht (sterilisiert) werden, wenn nach den Erfahrungen der ärztlichen Wissenschaft mit großer Wahrscheinlichkeit zu erwarten ist, daß seine Nachkommen an schweren körperlichen oder geistigen Erbschäden leiden werden. Erkrankt im Sinne dieses Gesetzes ist, wer an einer der folgenden Krankheiten leidet: 1. Angeborenem Schwachsinn; 2. **Schizophrenie**; 3. Zirkulärem (manisch-depressivem) Irrsinn; 4. Erblicher Fallsucht; 5. Erblichem Veitstanz; 6. Erblicher Blindheit; 7. Erblicher Taubheit; 8. Schwerer erblicher körperlicher Mißbildung. – Ferner kann unfruchtbar gemacht werden, wer an schwerem Alkoholismus leidet.“ (ShN, 29.07.1933, o. A., Aus dem dritten Reich. Gesetz zur Verhütung erbkranken Nachwuchses)

Wie hier in Beleg (42) wird *Schizophrenie* im Kontext der NS-Gesetzgebung in den Zeitungsartikeln (etwa zu Ausführungsbestimmungen, zum Inkrafttreten oder Schätzungen der Betroffenenzahl) dabei nicht spezifisch eingeführt oder erklärt, sondern ist Teil einer nicht weiter kommentierten Aufzählung von Diagnosetermini, deren Denotate als zu verhindernde „Erbkrankheiten“ kategorisiert und kontextualisiert werden.[71]

69 Vgl. Blasius 1994, 146–173; Brink 2010b, 278–286; Weingart et al. 1988, 464–480, zum Gesetz; zu Eugenik und „Rassenhygiene“ Weingart et al. 1988.

70 Vgl. NZZ, 28.07.1933, ag, Deutschland. Das Sterilisierungsgesetz.

71 Vgl. Voss, 09.12.1933, o. A., Verhütung erbkranken Nachwuchses. Die gesetzliche Durchführung; Voss, 21.12.1933, o. A., Unterhaltungsblatt, 400 000 Erbkranke sterilisiert; NZZ, 21.12.1933, [Tel. unseres O-Korr.], Inkraftsetzung des Sterilisationsgesetzes in Deutschland; NZZ, 20.10.1935, [Tel. unseres O-Korr.], Eheverbote in Deutschland.

In den allermeisten Fällen der gefundenen Belege wird dabei das Substantiv *Schizophrenie* verwendet, wie etwa in (43) aus einem Artikel der *Vossischen Zeitung*:

(43) „Auf die neun Krankheiten, die das Gesetz als Erbkrankheiten aufzählt, verteilt sich diese Zahl [der Erbkranken, die innerhalb kurzer Zeit zu sterilisieren sind] etwa folgendermaßen:

Angeborener Schwachsinn ...	200 000
Schizophrenie	80 000
Manisch-depressives Irresein ..	20 000
[...]	–––––
	410 600“

(Voss, 21.12.1933, o. A., Unterhaltungsblatt, 400 000 Erbkranke sterilisiert)

Eine Ausnahme bildet Beleg (44), in welchem die personifizierten Kranken genannt werden, so auch die *Schizophrenen*:

(44) „Der größte Teil der Sterilisierten sind **Schizophrenen** [sic], Kretins, Manisch-Depressive, Schwachsinnige und Epileptiker.“ (NZZ, 18.06.1935, o. A., Deutschland. Erfahrungen mit der Sterilisation)

Typisch für alle Fälle ist die syntaktische und inhaltliche Einreihung des Krankheitsnamens *Schizophrenie* in eine Reihe von Diagnosenamen, deren zugehörige Krankheitsbilder den Zeitungsleserinnen und Zeitungslesern alle als durch Vererbung übertragbare und unter Einsatz von gesetzlich angeordneter Gewalt zu verhindernde beschrieben werden. Zwar finden sich im Korpus durchaus Artikel, in denen die Vererbbarkeit der Krankheit Schizophrenie gerade im Kontext des folgenschweren Gesetzes angezweifelt wird.[72] Diese sind jedoch klar in der Minderheit. Dabei ist anzunehmen, dass durch diese häufig wiederholten unmittelbaren sprachlichen Kontexte der Ausdrücke *Schizophrenie* und *Schizophrene* deren konnotative und deontische (vgl. Hermanns 2012 [1995], 150 f.) Bedeutungsaspekte in der nichtfachsprachlichen Wahrnehmung geprägt und zugleich pejorisiert werden.[73]

72 Vgl. Voss, 16.11.1933, Dr. F. Reuter, Sterilisation und Kriminalpolitik; ebd., 09.01.1934, o. A., Nur Erbgesundheitsgerichte entscheiden. Biologische Gesichtspunkte – nicht juristische Formeln.

73 Zur „Ideologisierung [...] des Krankheitsbildes ‚Schizophrenie'“ (Schuster 2010, 413) in der nationalsozialistischen Psychiatrie vgl. Schuster 2010, 413–430. Vgl. zudem Möller (2009; 2010, 329–387), der für das Krankheitsbild Epilepsie aufzeigt, wie die psychiatrische Erblichkeitsforschung und das „Gesetz zur Verhütung erbkranken Nachwuchses“ des NS-Regimes Wissensbestände geprägt haben, die bis heute allgemein verbreitet sind. Möller (2009, 149) spricht für diese Zeit von einer „intensive[n] Hochphase der Vermittlung“ medizinischen Wissens.

Die geschilderten Bereiche, die Gerichtsberichterstattung und die Berichterstattung im Rahmen des NS-Gesetzes, sind für die untersuchten sprachlichen Ausdrücke im beschriebenen juristischen Kontext mit Abstand die häufigsten. Vereinzelt finden sich in der *NZZ* und in der *Vossischen Zeitung* auch Belege von *Schizophrenie* und weiteren zugehörigen Ausdrücken in thematischen Zeitungsartikeln zu juristischen Fragen, etwa zur Frage der Schuldfähigkeit psychisch Kranker oder zu bestimmten Strafrechtsbereichen wie dem Jugendstrafrecht.[74]

Daneben stehen die ersten Belege in den Debatten des Schweizer Parlaments mehrheitlich im Kontext von Gerichtsfällen vor dem Versicherungsgericht. Thema ist jeweils die Frage, inwiefern der Militärdienst Schizophrenie verursache.[75] In den 1940er-Jahren finden sich zudem zwei Belege im Kontext der Vererbungsthematik und Eugenik bzw. der Fragen nach der zugehörigen Gefahr oder Notwendigkeit staatlicher, d. h. gesetzgeberischer Massnahmen, wobei das Krankheitsbild auch hier jeweils neben anderen als Beispiel für erblich übertragbare psychische Krankheiten dient.[76]

Das Vokabular im juristischen Kontext ist vornehmlich auf den Diagnosenamen *Schizophrenie* beschränkt, der über die Hälfte der Belege ausmacht, sowie auf die Adjektive *schizophren* und *schizoid*. Eher selten erscheint das substantivierte Adjektiv *der/die Schizophrene* in diesem Kontext. Weitere abgeleitete Derivationen oder auch Komposita treten in den untersuchten Texten nicht auf.

74 Vgl. Voss, 22.07.1927, Professor F. Köhler, Unterhaltungsblatt, Das psychologische Ich; NZZ, 19.10.1941, Gustav Morf, Jurist oder Erzieher?

75 Vgl. PrCH: NR, Herbsts. 1923, 03. Sitzung, 27.09.1923, Geschäftsnr. 1720. Eidgenössisches Versicherungsgericht, Votum Müller, S. 559; NR, Herbsts. 1925, 06. Sitzung, 28.09.1925, Geschäftsnr. 1969. Geschäftsbericht für 1924, Votum Abt, S. 676; SR, Ord. Herbsts. 1940, 06. Sitzung, 19.09.1940, Votum Mercier, S. 45 f.; NR, Ord. Frühjahrss. 1948, 02. Sitzung, 09.03.1948, Votum Kobelt, S. 79. – In den Belegen finden sich vereinzelte Hinweise auf den Widerhall dieser Verhandlungen in den Zeitungen: vgl. z. B. NZZ, 20.09.1940, o. A., Ständerat. Verhandlungsbericht und zum selben Anlass ShN, 20.09.1940, o. A., Bundesversammlung. Ständerat.

76 Konkret handelt es sich um zwei sozialgesetzgeberische Parlamentsdebatten zu möglichen Formen der Adressierung des Geburtenrückgangs sowie zur Unterstützung von insbesondere kinderreichen Familien. Im Diskussionsbeitrag des ersten Belegs – Bezugsrahmen ist die Parlamentsdebatte zu „Altersversicherung und Familienschutz" – wird 1941 explizit vor staatlich bzw. gesetzlich verordneter Eugenik gewarnt (vgl. PrCH: NR, Ord. Sommers. 1941, 12. Sitzung, 13.06.1941, Altersversicherung und Familienschutz, Votum Bürgi, S. 397 f.). Im zweiten Beleg werden 1944 in der Debatte zum „Volksbegehren für die Familie" für den Gegenentwurf des Bundesrates zu dieser Volksinitiative zusätzliche Massnahmen „zur Verbesserung der Erb- und Volkshygiene" gefordert (NR, Winters. 1944, 06. Sitzung, Geschäftsnr. 4596. Volksbegehren für die Familie. Begutachtung, Votum Leupin, S. 525).

Kunst

Ein dritter zentraler Kontext für die Zirkulation und Veränderung des Schizophreniebegriffs ist schliesslich die Kunst (vgl. auch Bernet 2013, 11). Die Beziehung zwischen Kunst und Psychiatrie, zwischen Kunst und Schizophrenie ist dabei eine mehrseitige:

(I) Zum einen interessieren sich einzelne Vertreter der frühen Schizophrenieforschung für die Kunstproduktion von Patientinnen und Patienten wie auch für (lebende wie verstorbene) mehrheitlich männliche Künstler (vgl. Gockel 2010, 76 f.), die sie – mit grosser öffentlicher Resonanz und ohne persönlichen Kontakt – auf Basis ihrer Werke und bekannter Lebensumstände diagnostizieren.[77] Dieses Interesse der Psychiatrie ist in einem breiter gefassten ‚Genie und Wahnsinn'-Diskurs zu verorten, der u. a. auf Cesare Lombrosos *Genio e follia* von 1864 (dt. 1887) zurückgeht und das Interesse der Psychiatrie schon lange vor Bleulers Prägung auf ‚das Genie' und ‚den genialen Künstler' gelenkt hat (vgl. u. a. Dietze 2016, 269–273; Gockel 2010, 1–103; Hilken et al. 2007). (II) Umgekehrt hat dieses Interesse der Psychiatrie zu Beginn des Jahrhunderts auch die Aufmerksamkeit zeitgenössischer Künstlerinnen und Künstler auf den Schizophreniebegriff gelenkt, den sie in ihren Werken und theoretischen Arbeiten reflektieren. (III) Und schliesslich begannen auch Literatur- und Kunstwissenschaftler nach Zusammenhängen zwischen Schizophrenie und künstlerischen Werken zu suchen. Und so ist es wohl eine wechselseitige Potenzierung dieser Umstände, die die Schizophrenie zu „*[der]* Künstlerkrankheit der 1920er Jahre schlechthin" (Gockel 2010, 13, Hervorhebung i. O.) gemacht hat.[78]

Auch im Textkorpus dieser Studie finden sich zahlreiche Spuren dieser unterschiedlich gelagerten Interessen. Während in den Parlamentsprotokollen das Thema keine Rolle spielt und auch in den *Schaffhauser Nachrichten* bis auf eine Ausnahme nicht vertreten ist, finden sich in der *NZZ*, der *Vossischen Zeitung* wie auch der *Neuen Rundschau* und dem *Du* zahlreiche Belege. In den 1920er- und 1930er-Jahren überwiegen Belege im Kontext des Sprechens *über* Künstler und künstlerisches Schaffen gegenüber Belegen in literarisch-künstlerischen Texten deutlich. In den 1940er-Jahren finden sich dann auch vermehrt Belege in Bezug zu künstlerischen Werken (Filmen, Theaterstücken, Literatur), in denen das Krankheitsbild Schizophrenie thematisiert wird.

Eine prägende Figur dieses Diskurses im deutschsprachigen Raum ist der Heidelberger Psychiater und Kunsthistoriker Hans Prinzhorn mit seiner umfangreichen

77 Interessant vor diesem Hintergrund sind auch die Bemerkungen Schusters (2009, 374 f.), dass in frühen Texten über psychische Krankheiten die medizinischen Beobachtungen auch anhand von Literatur, anhand literarischer Gestalten, eingeordnet wurden.

78 Gemäss Gockel (2010, 22 f.) löst das Krankheitsbild Schizophrenie damit jenes der Epilepsie in der Rolle der wichtigsten „Künstlerkrankheit" ab (vgl. auch Putscher 1980, 164).

Sammlung künstlerischer Produkte von Psychiatriepatientinnen und -patienten sowie dem 1922 publizierten zugehörigen Werk *Bildnerei der Geisteskranken* (vgl. z. B. Jádi 2002, 217).[79] Die umfangreiche Sammlung widmet sich fast ausschliesslich Patienten und Patientinnen mit einer Schizophreniediagnose.[80] Während die *Bildnerei* in Fachkreisen eher zurückhaltend rezipiert wurde, erhielt das explizit auch an psychiatrische Laien gerichtete Werk in der Öffentlichkeit und von Künstlerinnen und Künstlern der Avantgarde umso mehr Aufmerksamkeit (vgl. u. a. Jádi 2002, 218; Wübben 2011, 144). So berichtete etwa die *NZZ* im März 1922 bereits im Vorfeld des Erscheinens der *Bildnerei* über einen Vortrag Prinzhorns, den dieser „in der dicht besetzten Aula“[81] der Universität Zürich auf Einladung der Ethnographischen Gesellschaft und der Kunstgesellschaft gehalten hatte. Bei diesem Anlass vernahmen das Vortragspublikum wie auch die *NZZ*-Leserschaft auch von der neuen Fachterminologie, da laut Prinzhorn die *Schizophrenen* als Kunstschaffende besonders in Betracht kommen:[82]

---

79 Die Heidelberger Sammlung, angelegt auf Geheiss des Klinikdirektors Karl Wilmanns von 1919 bis 1921, umfasst annähernd 5'000 sprachliche wie bildnerische Werke von rund 450 Patientinnen und Patienten psychiatrischer Anstalten verschiedener europäischer Länder (vgl. Jádi 2002, 215). Sie entsteht in einer Zeit, in der an verschiedenen Orten Europas ähnliche Sammlungen angelegt werden und sich ein wachsendes Interesse an der „Geisteskrankenkunst“ entwickelt, vgl. auch Luchsinger 2016, 89–113; ferner z. B. Jádi 2002, 216; zum Schweizer Kontext Luchsinger 2016, 209–336.

80 Dass Prinzhorn in Heidelberg, einer ehemaligen Wirkstätte Kraepelins, bereits 1922 die Bleuler'sche Terminologie gebraucht, ist nicht selbstverständlich (für seine Argumentation dafür vgl. Prinzhorn 1922, 357). Dabei hat er mit dieser Wahl wohl selbst einen Teil zur Verbreitung des Schizophreniebegriffs auch unter Laien beigetragen, wie er sie wenig später kritisiert (vgl. Kapitel 8.3; Prinzhorn 1925). Gemäss Prinzhorn (1922, 53) stammen dabei rund 75 % der Bildwerke von Patientinnen und Patienten mit einer Schizophreniediagnose. Den entsprechenden Schwerpunkt in der Sammlung begründet er auch mit einer besonderen Qualität der Werke: „Überwiegt die Schizophrenie-Gruppe schon prozentual, so zieht sie durch Mannigfaltigkeit, Reiz und Ergiebigkeit ihrer Produktion und schließlich auch durch Qualität im Sinne der Kunst den Betrachter so stark an, daß für den Rest nur mehr der Rang des Vergleichsmaterials übrig bleibt. Wir betonen eigens, daß auch der unbefangene Betrachter in dieser Weise beeindruckt wird, da dem Psychiater ja heutzutage fast zwangsmäßig die Psychologie der Schizophrenie am meisten am Herzen liegt.“ (Ebd.).

81 NZZ, 09.03.1922, o. A., Feuilleton, Kleine Chronik. Bildnerei der Geisteskranken.

82 Vgl. zu diesem Gedanken der besonderen Eignung von Menschen mit einer Schizophrenie als Künstler und Künstlerinnen auch die folgende Aussage des Zürcher Malers und Bleuler-Schülers Max Carl Herzog in einem Artikel im *Du* 1948: „Ich hatte kurz vor dem Tode meines Lehrers E. Bleuler Gelegenheit, über dieses Thema [= Berührungspunkte und Unterschiede zwischen der Kunst von Patienten mit einer Schizophrenie und gesunden Malern, Y. I.] mit ihm zu sprechen. Ich stellte die These auf: Bei der künstlerischen Tätigkeit ist das Vorhandensein einer Schizophrenie (in erweiterter Auslegung) ein positives Vorzeichen und kann durch Fleiß und technisches Können niemals aufgewogen werden. Er rief mir zu: ‚Stimmt! Schreiben Sie darüber.‘“ (Du, 1948, 8(4), Max Carl Herzog, Wie ich ihn sah: zum 15. Todestag von Otto Meyer-Amden, S. 9–11, 67).

(45) „in Betracht kommen die frühzeitig Verblödeten (dementia praecox), **die Schizophrenen**, wie man sie nach Bleulerscher Terminologie zu nennen heute vorzieht; solche, deren Persönlichkeit eine Veränderung erlitten hat in ihrer Stellung zum Ich und zur Umwelt, die in eigenen geheimnisvollen Beziehungen leben, welche nicht an der Wirklichkeit gemessen, sondern dagegen abgesperrt werden; Wahnvorstellungen, Erregungszustände, Halluzinationen sind die Symptome." (NZZ, 09.03.1922, o. A., Feuilleton, Kleine Chronik. Bildnerei der Geisteskranken)

Auch dem Erscheinen der *Bildnerei* widmet die *NZZ* einen Artikel und auch dort wird erklärt, was unter *Schizophrenie* zu verstehen sei.[83] Ebenso finden sich Spuren des Prinzhorn'schen Schaffens und seiner Beschäftigung mit Schizophreniepatientinnen und -patienten in der *Vossischen Zeitung*[84] und der *Neuen Rundschau*, in der der Mediziner Martin Gumpert die *Bildnerei* bespricht.[85] Wie wichtig Prinzhorns Einfluss auf das allgemeine Wissen zum Schizophreniebegriff wurde, zeigt auch der *Brockhaus*-Eintrag zum Lemma *Schizophrenie* von 1933, in dem auf die *Bildnerei* in den wenigen Literaturangaben zum Artikel verwiesen wird und es heisst: „Manchmal zeigen derartige Kranke künstlerische Fähigkeiten. Sie verfassen Gedichte, machen Zeichnungen oder formen Figuren von eigenartigem künstlerischem Wert" (Brockhaus 1933, Bd. 16, 639).

Fast zeitgleich mit Prinzhorns erschien ein zweites Werk, das ausserhalb des psychiatrischen Fachdiskurses grosse Resonanz erhielt, ebenfalls in Heidelberg entstand und in dem Schizophrenie und Kunst in Beziehung gesetzt wurden: das vom Psychiater und Philosophen Karl Jaspers (1922) verfasste *Strindberg und van Gogh. Versuch einer pathographischen Analyse unter vergleichender Heranziehung von Swedenborg und Hölderlin.*[86] Die Studie gilt „geradezu als Klassiker des Genre[s]" der Pathographie (Bormuth et al. 2007, 7), einer der Biographie ähnlichen, auch an medizinische Laien gerichteten Textgattung, die auf die (meist psychiatrische) Krankengeschichte berühmter Persönlichkeiten fokussiert und sich insbesondere zu Beginn des 20. Jahrhunderts grosser Beliebtheit erfreute.[87]

Das Werk Jaspers', in dem dieser an den Beispielen der vier Berühmtheiten und ihrer Werke verschiedene Formen von Schizophrenie darlegt, transportierte

83 Vgl. NZZ, 17.09.1922, Prof. Dr. Kurt Glaser, Bildnerei der Geisteskranken.
84 Vgl. Voss, 03.06.1923, Dr. Karl Birnbaum, Die schöpferische Psychose.
85 Vgl. NeRu, 1923(2), Martin Gumpert, Bildnerei der Geisteskranken, S. 287 f.
86 Vgl. dazu Gockel 2010, 97–103; Röske 2008; Sammet 2016.
87 Zur Textgattung der Pathographie vgl. Fischer 2005a; Gockel 2010, 75–103; Hilken et al. 2007. Gockel (2010, 79) beschreibt die Pathographien auch als „eine Art Testgebiet", „auf dem neue Kategorien der Psychologie und Psychiatrie erprobt oder sogar erst formiert wurden."

den Schizophreniebegriff ebenfalls in nicht-fachsprachliche Publikationen. Im untersuchten Korpus finden sich insbesondere in der *NZZ* und der *Vossischen Zeitung* mehrere Artikel, insbesondere Buchrezensionen dazu, die jeweils auch den neuen Diagnoseterminus erwähnen.[88] Die öffentlichkeitswirksame Pathographie Jaspers' und die von ihm vorgenommene Verbindung der vier Persönlichkeiten mit dem Bleuler'schen Krankheitsbild wurden auch darüber hinaus für den Schizophreniebegriff (mit-)prägend: Hölderlin, van Gogh, Strindberg und Swedenborg, so scheint es, wurden geradezu zu prototypischen Beispielen für den „genialen Schizophrenen".[89] Ein Beispiel findet sich in der erwähnten Prinzhorn-Rezension in der *Neuen Rundschau*:

(46) „Die Tatsache, **daß geniale Schizophrene wie van Gogh, Strindberg, Hölderlin** auf das Geistesleben unserer Zeit einen überragenden und faszinierenden Einfluß ausüben, der, unvermittelt entstanden und ständig wachsend, in allen kulturellen Schichten erkennbar ist, die ungeklärten Zusammenhänge zwischen Irrenkunst, Kinderkunst und primitiver Kunst, die Prinzhorn durch zahlreiche Vergleichsbilder deutlich macht, dies alles sind Fragen von eminenter Bedeutung für Soziologie und Psychologie." (NeRu, 1923(2), Martin Gumpert, Bildnerei der Geisteskranken, S. 288)

Aber auch im *Brockhaus* von 1956 finden sich Spuren: Dort ist im Eintrag zum Lemma *Schizophrenie* zu lesen: „Der Zusammenhang zwischen ursprünglicher Persönlichkeit und S[chizophrenie] zeigt sich am deutlichsten an den Genialen, die schizophren wurden (z. B. HÖLDERLIN, VAN GOGH, STRINDBERG)" (Ebd., Bd. 10, 386, Hervorhebung i. O.).[90]

---

88 So eine Rezension in der *NZZ*: NZZ, 25.06.1922, Rudolf K. Goldschmit, Feuilleton, Von Strindberg und van Gogh; verschiedene Artikel zu Karl Jaspers und/oder weiteren Werken von ihm: Voss: 26.05.1926, Ludwig Marcuse, Unterhaltungsblatt, Denker der Zeit. Karl Jaspers; 27.10.1931, Heinrich Mühsam, Unterhaltungsblatt, Die geistige Situation der Zeit. Karl Jasper's [sic] neues Buch; sowie Rezensionen weiterer Bücher zur Thematik: NZZ, 23.01.1927, A. Pfister, Feuilleton, Die Geisteskrankheit van Goghs; NZZ, 08.06.1930, Jakob Wyrsch, Van Goghs Leidensweg.

89 Jaspers war nicht der Einzige und teilweise auch nicht der Erste, der die vier als schizophren diagnostizierte. So nennt er für Hölderlin selbst die Pathographie Langes als Quelle, vgl. Jaspers 1922, 84. Vgl. zudem Wübben (2012, 160–240) zu Zusammenhängen von Psychiatrie, Pathographie und Literaturwissenschaft am Beispiel des bereits als Dementia-praecox-Kranker diskutierten Hölderlins; ferner auch Sammet (2016) zu psychiatrischen Analysen Hölderlins.

90 Neben berühmten Künstlerinnen und Künstlern, die als schizophren diagnostiziert wurden, gibt es auch Schizophreniepatienten und -patientinnen, die durch ihre künstlerische Tätigkeit öffentliche Aufmerksamkeit erlangten. Ein solches Beispiel ist Adolf Wölfli, der in der Berner Anstalt Waldau behandelt und zu dem der Bleuler-Schüler Walter Morgenthaler im Jahr 1921 das

Wie in den Belegen (45) und (46) ist in den 1920er- und 1930er-Jahren das substantivierte Adjektiv *der/die Schizophrene* mit knapp einem Viertel aller dem Kunst-Kontext zugeordneten Belege (im Vergleich etwa zum Justiz-Kontext) verhältnismässig häufig vertreten. Es scheint dies ein Ort, an dem – neben dem auch hier präsenten Diagnosenamen *Schizophrenie* – vermehrt auch *die Schizophrenen* als Akteure in den Fokus geraten bzw. mittels Fremdzuschreibung in den Fokus gestellt werden. Vor diesem Hintergrund ist die These Gockels (2010, 79) bemerkenswert, dass Pathographien zur „Konturierung und Popularisierung eines Krankheitsbildes" beitragen, das sich „vom schon bestehenden Ruhm der Persönlichkeiten, denen die Krankheit zugeschrieben wird[,] [nährt]".[91]

Neben weiteren kleineren Artikeln und weiteren Erwähnungen teilweise auch weniger berühmter Werke zur Thematik finden sich im Untersuchungskorpus ausserdem Hinweise darauf, dass die geschilderten Entwicklungen den Schizophreniebegriff so erweitert haben, dass er neu auch generell zur Beschreibung künstlerischer Werke verwendet werden konnte. So im folgenden Bericht, datiert auf den November 1930, aus der *Vossischen Zeitung* über eine Ausstellung der Vereinigung für junge Kunst in Düsseldorf:

(47) „Im ganzen gewinnt man den Eindruck: das meiste, das an den Wänden hängt, will um jeden Preis auffallen; in dieser schlechten Zeit äugt jeder Künstler, der nicht die starke innere Gewißheit, geschmackliche oder vitale Originalität besitzt, nach der Konjunktur. Die einen versuchen es auf **schi-**

Werk *Ein Geisteskranker als Künstler. Adolf Wölfli* publizierte (vgl. Morgenthaler 1985 [1921]). Gehäuft taucht der Name *Adolf Wölfli* in den hier untersuchten Daten des öffentlichen Diskurses jedoch vor allem ab den 1960er-Jahren auf, vgl. Kapitel 9.3.2; vgl. auch Wernli (2014, 237–242) zur Rezeptionsgeschichte der Werke Wölflis. Eine Ausnahme bildet ein früher Text zu Wölfli in der *NZZ*, in welchem wiederum Bezüge zu Jaspers, Hölderlin, Swedenborg und Strindberg hergestellt werden (vgl. NZZ, 29.08.1921, Koe, Feuilleton, Dämon I. Das Leben). Bemerkenswert ist ferner, dass der zitierte *Brockhaus*-Verweis auf Hölderlin, Strindberg und van Gogh im Artikel der folgenden Auflage von 1973 bereits nicht mehr auftaucht (vgl. Brockhaus 1973, Bd. 16, 678 f.). – Ein Hinweis auf Konjunkturen thematischer Kontexte und damit verknüpfter Konnotationen des Schizophreniebegriffs.

91 Den Gegensatz zwischen der so verbreiteten positiven Konnotation von *Schizophrenie* und der extrem pejorativen Kontextualisierung in der NS-Gesetzgebung verdeutlicht ein Beleg aus der *Vossischen Zeitung* von 1934: „Bezüglich der [...] sogenannten endogenen Psychosen, der Schizophrenie und des manisch-depressiven Irreseins, dürfte in manchen Fällen das individuelle Moment zu berücksichtigen sein, weiß man doch, daß aus Familien mit solcher Belastung häufig gerade auch recht bedeutende Menschen hervorgehen können, und daß ferner gerade bei diesen Leiden der Fall der Vererbbarkeit von Fall zu Fall sehr verschieden sein kann." (Voss, 09.01.1934, o. A., Nur Erbgesundheitsgerichte entscheiden. Biologische Gesichtspunkte – nicht juristische Formeln).

zophren-mystisch, andere auf infantil-naiv, noch andre auf neuromatisch oder surrealistisch.“ (Voss, 02.11.1930, o. A., Kunst, Wissenschaft, Literatur, Kunst in Düsseldorf)

Schizophren taucht hier in einem ad hoc gebildeten adjektivischen Kopulativkompositum (in den untersuchten Quellen der ersten Jahrhunderthälfte eine Seltenheit; vgl. Kapitel 8.2.1) als *schizophren-mystisch* auf und wird als stilbeschreibendes Adjektiv kontextualisiert.[92] Dabei klingt zugleich das pragmatische Potenzial des Begriffsfeldes an: Mit dem Urteil *schizophren* (in der Bedeutung ‚wie das Werk eines Schizophreniekranken‘) lassen sich Kunstwerke (insbesondere moderne) und ihre Urheber und Urheberinnen nicht nur bezüglich des Stils beschreiben, sondern auch pejorativ wertend diskreditieren.[93]

Quasi in einem einzigen Wort kondensiert ist die so geartete Kritik im berühmt gewordenen Kompositum *Schizophrenelisgärtli* (vgl. auch Gockel 2010, 155). In Anlehnung an das von Zürich aus gut sichtbare, *Vrenelis Gärtli* genannte Firnisfeld des Glärnisch-Massivs beschreibt der Feuilletonredaktor Jakob Welti in der *NZZ* damit 1940 eine Ausstellung Paul Klees im Kunsthaus Zürich:

(48) „Heute Samstagnachmittag, 15 Uhr, wird im Kunsthaus die A p r i l - A u s s t e l l u n g eröffnet. Nach der interessanten März-Exkursion in das eigenartige, vielen Besuchern zu hoch gelegene **Schizophrenelisgärtli** Paul Klees,

92 Im Belegbeispiel zeigt sich gut, wie das ursprünglich psychiatrisch-fachsprachliche Adjektiv auf mehreren sprachlichen Ebenen als stilbeschreibend kontextualisiert und so für die Rezipientenschaft als solches interpretierbar wird: auf Textebene durch die Einordnung in einen mit *Kunst in Düsseldorf* überschriebenen Artikel, auf syntaktischer Ebene durch die Reihung mit kategorial verwandten Adjektiven (*neuromantisch, surrealistisch*) und auf morphologischer Ebene durch Koordination mit einem ebenfalls zur Beschreibung von Kunststilen einsetzbaren Adjektiv (*mystisch*).

93 Vgl. Dietze (2016) zu entsprechenden Reaktionen der künstlerischen Avantgarde. Eine frühe Spur findet sich in einem Text Kurt Schwitters (1922) aus der Berliner Zeitschrift *Der Sturm*, in dem er auf ein Urteil des Psychiaters Wilhelm Weygandt antwortet und insbesondere auch die im öffentlichen Diskurs vorgenommene Einordnung mittels psychiatrischer Terminologie kritisiert: „Wenn Sie [= Weygandt, Y. I.] z. B. schreiben, ich hätte mich zu Leistungen begeistern lassen, denen eine bedenkliche Ähnlichkeit mit den Erzeugnissen Schizophrener innewohnt, dann könnte jemand mit demselben Rechte behaupten, Sie hätten eine künstlerische Urteilslosigkeit gezeigt, der eine bedenkliche Ähnlichkeit mit, Sie wissen ja gut Bescheid über die Namen der Geisteskrankheiten, jedenfalls innewohnt. [...] Sie stellen sich nur urteilslos, um, ja um zu kompromittieren, um die Kunst zu kompromittieren. [...] Wenn Sie nicht die Absicht haben, zu kompromittieren, warum schreiben Sie dann nicht Ihre wissenschaftlich scheinen sollenden Ausführungen in wissenschaftlichen Zeitschriften, sondern in Tageszeitungen, die von einem durchweg wissenschaftlich ungebildetem [sic] Publikum gelesen werden.“ (Ebd., 76 f.).

befindet man sich wieder in den klimatisch und optisch vertrauteren Gefilden der schweizerischen Mittellandsmalerei.“ (NZZ, 30.03.1940, wti., Aus dem Zürcher Kunsthaus, Sperrung i. O.)

Klee, zu dieser Zeit in Bern wohnhaft, beschwerte sich darauf über seinen Anwalt brieflich bei der Zeitung und forderte deren Chefredaktor Willy Bretscher zu einer Richtigstellung in der *NZZ* auf (vgl. Frey 1990, 123 f.).[94] Letzterer hielt eine solche jedoch nicht für nötig, da der Feuilletonredaktor mit dem Ausdruck

> „nicht einen medizinischen Befund über den Geisteszustand des Künstlers, sondern nur eine andeutende Charakterisierung des Ungewöhnlichen der Kunst Paul Klees bezweckte.“ (Brief von Willy Bretscher an Fritz Trüssel, Zürich, 02.04.1940, zit. nach Frey 1990, 124)

Auch wenn man davon ausgehen kann, dass sich Bretscher hier vor allem zum Schutz seines Mitarbeiters unverständig gibt, zeigen die beiden Reaktionen doch *in nuce*, wie der Diagnosebegriff Bleulers bzw. zugehörige sprachliche Ausdrücke, Ableitungen und Weiterbildungen ausserhalb der Institution Psychiatrie (und zugleich eng damit verwoben) schon früh neue semantisch-pragmatische Inhalte und Funktionen annehmen und die performative Wirkmacht als stark stigmatisierende psychiatrische Diagnose dennoch nicht verlieren. Umso deutlicher wird dies im Umstand, dass sich Klees Anwalt Trüssel im genannten Brief an Bertscher auch um das laufende Bewerbungsverfahren seines Mandanten für das Schweizer Bürgerrecht sorgt, das er durch die Zuschreibung der psychiatrischen Diagnose in der *NZZ* als gefährdet sieht (vgl. Frey 1990, 123).

Wenn Trüssel auch keine weiteren Schritte unternahm und die Angelegenheit vorerst erledigt schien,[95] blieb die Schöpfung des *NZZ*-Redaktors dennoch im kollektiven Gedächtnis hängen. Insbesondere im Deutschschweizer Sprachraum scheint die Wortkreation geradezu symbolisch für die im Rückblick als unhaltbar

94 Klees Anwalt Fritz Trüssel empörte sich im entsprechenden Brief an den *NZZ*-Chefredaktor über die „Entgleisung“, versicherte zugleich, dass sein Mandant psychisch gesund sei, und forderte, den „unpassenden Ausdruck in einer nächsten Nummer Ihrer Zeitung in geeigneter Form zu berichtigen und Paul Klee die verdiente Satisfaktion zu verschaffen“ (Brief von Fritz Trüssel an Willy Bretscher, Bern, 01.04.1940, zit. nach Frey 1990, 123 f.).

95 Wohl nicht ganz uneigennützig warnte Bretscher Trüssel davor, dass mit der geforderten „‚Berichtigung‘ [...] die Aufmerksamkeit des Publikums ganz unnötigerweise abermals auf den von Ihnen als so negativ und anstössig empfundenen Ausdruck gelenkt würde“, Brief von Willy Bretscher an Fritz Trüssel, Zürich, 02.04.1940, zit. nach Frey 1990, 124. Das Argument verfing und Trüssel beschloss, nicht weiter zu insistieren, vgl. Brief von Fritz Trüssel an Paul Klee, Bern, 03.04.1940, zit. nach Frey 1990, 124.

bewertete Klee- bzw. Kunstkritik dieser Zeit zu stehen.[96] Eine Entwicklung, deren verheerender Kulminationspunkt die Instrumentalisierung (auch) des Schizophreniebegriffs durch das NS-Regime zur Diskreditierung „Entarteter Kunst" und ihrer Produzenten und Produzentinnen darstellt (vgl. Krämer 2012). So warnt neun Jahre später selbst die *NZZ* vor entsprechendem Vokabular: In einer Buchrezension zu einem Werk des Tübinger Arztes Walter Winkler, der moderne Kunst anhand Kretschmers Typologielehre diagnostiziert, ist zu lesen:

(49) „Winkler steht positiv zur modernen Kunst; trotzdem ist die Wirkung des Buches negativ. [...] [V]or allem dadurch, weil die geschickten und auch die banalen Gegner der modernen Kunst die Typendiagnose durch eine leichte Akzentverschiebung in eine Diagnose von Krankheitserscheinungen verwandeln können, womit der auch heute noch in den verschiedensten Gewändern daherkommenden Nazi-Ideologie, der ‚entarteten' Kunst Vorschub geleistet wird. Unwillkürlich verfällt ihr Winkler selbst an mehreren entscheidenden Stellen, so etwa wenn er schreibt, daß ‚bei Schönberg das Gefühlsmoment völlig vernichtet' werde oder, noch schlimmer, wenn sich die Grenzen zwischen dem **Schizothymen** (dem Gesunden) mit dem **Schizoiden** (dem Krankhaften) verwischen." (NZZ, 27.11.1949, H. C., Zwei Aspekte des Anti-Naturalismus)[97]

96 Vgl. z. B. Gockel (2010, 155), die in ihrer Studie auf die zitierte Formulierung in der *NZZ* mit „die bekannte Schmähung" verweist. Bereits 1948 wird der *NZZ*-Artikel im Korpus dieser Studie ein erstes Mal zitiert, allerdings noch kommentarlos in einer Zusammenstellung verschiedener Klee-Kritiken im *Du*: vgl. Du, 1948, 8(10), o. A., Vier Dezennien der Klee-Kritik, S. 61–72. Im Jahr 2005 findet sich im *Du* ein Artikel über das in Bern neu eröffnete Zentrum Paul Klee mit dem Titel *Im Schizophrenelisgärtli wächst längst kein Gras mehr*, in dem auch auf die 1940 „irrlichternd[e] [...] NZZ" verwiesen wird, vgl. Du, 2005, 65(757), Andreas Nentwich, Im Schizophrenelisgärtli wächst längst kein Gras mehr, S. 10 f., hier S. 11. Vgl. ferner auch Du 2000, 60(703), Barbara Basting, Das Jahrhundert der Sammler, S. 5. Daneben steht die Bildung *Schizophrenelisgärtli* auch am Anfang einer Reihe meist satirisch und humoristisch eingesetzter Ad-hoc-Bildungen in Kombination mit dem Konfix *schizo-* und dem Schweizer Kurznamen *Vreni* bzw. dessen Diminutivform *Vreneli*; vgl. dazu Kapitel 9.2.3.

97 Vgl. auch die Thematisierung im *Du* (1944, 4(2), Otto Veraguth, Physiognomik in der schönen Literatur, S. 41–45) sowie Bohde (2012, 106–113) zum Einfluss Kretschmers auf die Beurteilung von Kunst. Die *NZZ* (bzw. einer ihrer Korrespondenten) schreibt 1990 gar selbstkritisch über die Verunglimpfung Paul Klees: „Und bei der ‚Neuen Zürcher Zeitung' braucht man nicht mehr bloss stolz darauf zu sein, dass sie in den dreissiger und vierziger Jahren einen wesentlichen Beitrag zur geistigen Landesverteidigung leistete; man darf sich auch ungeniert schämen, dass zum Beispiel 1940 in der Zeitung nach der würdigenden Besprechung einer Paul-Klee-Ausstellung durch Max Bill einer ihrer Redaktoren diese Kunst beiläufig als Schizophrenelisgärtli abtat." (NZZ, 03.12.1990, Roger Bernheim, Inland, Interessanter gewordene Schweiz. Schweizer Notizen eines *NZZ*-Auslandkorrespondenten).

Parallel zur bisher geschilderten Entwicklung und zugleich damit verwoben scheint die Kunst auch ein Nährboden für die Herstellung einer Verbindung des Krankheitsbildes und des Schizophreniebegriffs zu einer Art allgemein vorherrschenden gesellschaftlichen Grundstimmung zu sein.[98] Beide oben vorgestellten Autoren, Prinzhorn und Jaspers, gehen in ihren Werken auf die besondere Verbindung und Faszination ein, welche die von ihnen beschriebenen Werke von als schizophren diagnostizierten Künstlerinnen und Künstlern sowie das Krankheitsbild *per se* auf die zeitgenössische Gesellschaft ausüben. Prinzhorn spricht vom „schizophrene[n] Weltgefühl unserer Zeit" und Jaspers betitelt ein Kapitel seiner Pathographie mit „Schizophrenie und die Kultur der Zeit".[99] Auch vor dem Hintergrund späterer Entwicklungen des Schizophreniebegriffs scheint es plausibel, dass gerade auch solche Inbezugsetzungen der Schizophrenie zu gesamtgesellschaftlichen Kontexten und zur eigenen Epoche einen Anknüpfungspunkt für die künstlerische Produktion und entsprechende Übertragungen geschaffen haben. Die Empfindungen von Menschen mit der Diagnose Schizophrenie, insbesondere der im Zentrum stehenden Kunstproduzentinnen und -produzenten werden in diesem Kontext nicht – wie das ebenfalls gängig war und es bis heute ist – als etwas dem Gesunden gänzlich Unverständliches, Entgegengesetztes dargestellt, sondern es werden Verbindungslinien zur eigenen Zeit und allgemein verbreiteten Erfahrungen geschaffen.

Neben diesen von der Psychiatrie, von Psychiatern ausgehenden Verbindungen zu Künstlern und Künstlerinnen sowie künstlerischem Schaffen ist auch die Frage nach Verbindungen aus umgekehrter Richtung relevant: nach dem Stellenwert des Schizophreniebegriffs *in* künstlerischen Werken, in zeitgenössischen Romanen, Erzählungen, Dramen und Gedichten, später auch in Filmen; weiter auch nach dessen Vorkommen in poetologischen Äusserungen von Künstlerinnen und Künstlern, bezogen auf das (eigene oder fremde) künstlerische Schaffen. Zu dessen Stellenwert in künstlerischen Werken schreiben Thomas Anz und Tilman Fischer in ihren literaturwissenschaftlichen Analysen, dass der Schizophreniebegriff bzw. zugehörige Ausdrücke zu Beginn des 20. Jahrhunderts in literarischen Texten gerade auch im Vergleich zu späteren Jahrzehnten[100] nur selten explizit vorkommen (vgl. Anz 2006, 114; 2008, 204; Fischer 2005b, Sp. 685), was sich auch im Korpus dieser Studie widerspiegelt. In den hier untersuchten Zeitungen und Zeitschriften finden sich für die

98 Vgl. hierzu auch Bernet (2013), die Schizophrenie für das frühe 20. Jahrhundert als „kulturelles Deutungsmuster" (ebd., 344) liest.
99 Vgl. Prinzhorn 1922, 345–349; Jaspers 1922, 128–131; vgl. ferner Röske (2008, 322 f.), gemäss dem die Thematik auch bereits von früheren Autoren erörtert worden ist, sowie Kaufmann (2007).
100 Vgl. dazu die Diskussion zur Entwicklung in den 1970er-Jahren in Kapitel 9.4.

ersten Jahrzehnte des 20. Jahrhunderts nur wenige Belege in literarischen Texten, die in der *Neuen Rundschau* oder auch im Feuilleton der *NZZ* und der *Vossischen Zeitung* in Form von kurzen literarischen Formen oder Fortsetzungsromanen zugänglich wären.[101] Die wenigen Belege im Untersuchungskorpus stammen alle aus Texten ab Ende der 1920er-Jahre und später und bestehen häufig aus dem Diagnoseterminus *Schizophrenie*, der in den Texten meist im Kontext der Psychiatrie von psychiatrischem Fachpersonal verwendet wird.

Beispiele finden sich etwa im 1929 in der *Vossischen Zeitung* abgedruckten Text *Das Ehrenmal* des Schriftstellers Paul Weymar (Beleg (50)) oder im Fortsetzungsroman *Chemiker Null* von Norbert Jacques, der 1934 in der *NZZ* erscheint (Beleg (51)):

(50) „‚Ausgesprochen asthenischer Typ, Symptome für **Schizophrenie**‘ raunte Dr. Schollvin [= Assistent, Y. I.] Piccard [= Psychiatrieprofessor, Y. I.] zu. Sein blonder Bart zitterte vor Eifer und Erregung, dem Psychiater zu beweisen, daß auch er ... Piccard dankte mit einem Kopfnicken.“ (Voss, 08.01.1929, Paul Weymar, Das Unterhaltungsblatt, Das Ehrenmal)

(51) „[In einer psychiatrischen Anstalt, Y. I.] Und was haben Sie hier für drei interessante Fälle,‘ fuhr er [= Wod] fort. Der Assistent erzählte mit leiser Stimme, was er wusste. ‚**Schizophrenie** ... jaja,‘ hörte Kramp [= Hauptfigur, „falscher“ Anstaltsinsasse, Y. I.] Wod einhaken: ‚Das Wort ist heute ein Freipass in unserer Wissenschaft ...‘“ (NZZ, 03.04.1934, Norbert Jacques, Feuilleton, Chemiker Null. Roman von Norbert Jacques)

In den Belegen erscheint *Schizophrenie* in der ursprünglichen Verwendung als psychiatrischer Diagnoseterminus, begleitet jedoch von durchaus kritischem Unterton.

Daneben finden sich in der Literatur aber auch erste Inbezugsetzungen der Schizophreniediagnose zur Einordnung und Bewertung gesellschaftlicher Befindlichkeiten und Eigenheiten, wie etwa in den folgenden beiden Ausschnitten aus Werken der Schriftsteller Arthur Holitscher (abgedruckt in der *Neuen Rundschau*) und Kurt Heuser (abgedruckt in der *Vossischen Zeitung*):

---

101 Auch in der Textklasse *Belletristik* im *DWDS-Kernkorpus 20* kommen die Termini insbesondere bis in die 1930er-Jahre selten vor (vgl. Kapitel 9.1.1; vgl. zur Problematik der *Textklassen* Kapitel 6.2.1). Ebenfalls zu verhältnismässig wenigen Ergebnissen führt eine stichprobenartige Suche auf den Plattformen https://www.projekt-gutenberg.org und http://www.zeno.org/, letzter Zugriff 12.07.2024.

(52) „[Über den Amerikaner:, Y. I.] In seinem an **Schizophrenie** grenzenden, die am wenigsten zusammengehörigen Gefühle und Vorstellungen mühelos und ohne Gewissensbisse verkuppelnden Wesen gedeihen Vorstellungen von der absoluten gottgefälligen Demokratie mit dem Bewußtsein, die ökonomische Herrschaft über die Welt zu besitzen und aufrechterhalten zu müssen, friedlich nebeneinander." (NeRu, 1930(3), Arthur Holitscher, Wiedersehn mit Amerika. III. Wiedersehn mit Chicago, S. 367)

(53) „Herr Olk [...] entwickelte eine Theorie, die den Menschen in einen Privatmann und in einen Staatsbürger aufspaltete, [...] eine Theorie, die mir [...] wohlbekannt war, ohne daß ich sie hätte verstehen können. [...] [W]ie soll ich zu jemandem Du und Bruder sagen können, wenn er sein Ich beliebig aufteilt zwischen den Notwendigkeiten? Ist es nicht das gleiche wie jene Geisteskrankheit, die man **Schizophrenie oder Bewußtseinsspaltung** nennt und wie in Teufels Namen war diese Papageienpest trotz strenger Quarantäne hier auch schon eingedrungen? Nein, das kam nicht von draußen, sondern aus der Unzulänglichkeit der menschlichen Natur, mit den Forderungen der Gemeinschaft fertigzuwerden, und aus ihrer traurigen Verlogenheit." (Voss, 31.10.1932, Kurt Heuser, Das Unterhaltungsblatt, Abenteuer in Vineta)

In beiden Beispielen wird der Schizophreniebegriff, wird das damit verbundene Krankheitsbild zur Betonung des Nebeneinanders gegensätzlicher, in sich widersprüchlicher menschlicher Gefühle und Verhaltensweisen herangezogen. In (53) wird dazu explizit auf die dem Begriff inhärente Spaltungsmetaphorik Bezug genommen. Es sind beides Vergleiche, die spätere, sich dauerhaft in den alltags- bzw. gemeinsprachlichen Wortschatz einschreibende übertragene Verwendungen von *Schizophrenie, schizophren* und weiteren Ausdrücken (vgl. Kapitel 10.3 und 10.4) bereits in diesen frühen Jahren vorwegnehmen. Bemerkenswert ist zudem die in (53) anklingende Interpretation, entsprechende (negativ bewertete) Verhaltensweisen seien auf unerfüllbare Forderungen der Gesellschaft zurückzuführen.[102] Eine Idee, die, wenn auch nicht identisch, in psychiatriekritischen Strömungen der 1970er-Jahre wieder aufgenommen wird (vgl. Kapitel 9.4).

102 Vgl. hierzu auch Bernet (2013, 277–334, 343–345), die Bezüge zwischen politisch-gesellschaftlichen Diskursen im *Fin de Siècle* zu sozialen Problemen und veränderten Gesellschaftsstrukturen und Bleulers Konzeption des Krankheitsbildes Schizophrenie aufzeigt. Als besonders relevant bewertet Bernet dabei die in Bleulers Krankheitskonzeption enthaltenen „Denkfigur der zu engen und zu weiten Assoziation" (ebd., 344), die zeitgenössisch als „Deutung der Krise des Sozialen" (ebd.) diente und „im Fin de Siècle als Zeitdiagnose zirkulierte" (ebd.).

Auch in kunst- und kulturkritischen Texten aus schriftstellerischer Hand finden sich entsprechende Inbezugsetzungen des psychiatrischen Krankheitsbilds Schizophrenie mit gesellschaftlichen Strömungen und Empfindungen. Ein Beispiel ist der folgende Auszug aus einem Text des Autors Wilhelm Michel aus der *Neuen Rundschau*:

(54) „Ein neues Zusammenwachsen des in sich gespaltenen Menschen der Gegenwart? Ja, denn gespalten, ja **schizoid** verunreinigt bleibt der Mensch so lange, als er seine wahre, nämlich arbeitsteilige Grundsituation nicht anerkennt, als er sein Ich salvieren und es nicht ins Leben völlig hineingeben will." (NeRu, 1929(6), Wilhelm Michel, Das Ende der Grimasse, S. 832)

Ein heute bekannteres Beispiel einer solchen Inbezugsetzung von Schizophrenie (oder Schizoidie) zur Zeitepoche in einem poetologischen Text findet sich – und damit wird der Blick über das hier im Zentrum stehende Untersuchungskorpus hinaus gewandt – im 1926 publizierten Essay *Der Künstler und die Zeitkrankheit* des Dadaisten Hugo Ball (vgl. Ball 1984 [1926]; vgl. auch Kiesel 2002). Ball beschäftigt sich darin intensiv mit der *Bildnerei* Prinzhorns und schreibt:

> „Nach einem sehr gründlich durchgeführten Versuch, eine spezifisch irre Note dieser Bildwerke [in der *Bildnerei der Geisteskranken*, Y. I.] aufzufinden, muß der Herausgeber [= Prinzhorn, Y. I.] gestehen: ein Unterschied zwischen dieser und der Kunst unserer Zeit ergebe sich nur darin, daß die eine ihre seelischen Einstellungen bewußt erstrebt, während bei der andern die gleichen Resultate zwangsläufig auftreten. Hier wie dort führt der Zerfall des traditionellen Weltbildes, führt die Abkehr von der Wirklichkeit zu dem Bedürfnis, die gespaltene (schizophrene) Seele vermittels beschwörender Symbole, durch eine Vereinheitlichung der unter- und der überweltlichen Sphäre zu beruhigen. [...]
>
> So scheint mir dieses Buch [Prinzhorns, Y. I.] von mehrfacher Bedeutung. Es bezeichnet den Wendepunkt zweier Epochen. Der Kranke belehrt den Gesunden. Kunst und Künstler haben das Höchstmaß ihrer Leiden erreicht. Der Kranke tröstet den Gesunden als den noch nicht der Dissoziierung Verfallenen, aber mit ihr Kämpfenden." (Ball 1984 [1926], 118 f.)

Auch hier nimmt Ball das Bild der gespaltenen Seele (vgl. Kapitel 7.1.2 und 8.2.2), der Dissoziierung auf, das mit dem Krankheitsbild Schizophrenie in Verbindung steht, und sieht darin eine Empfindung, die auch dem Künstler vertraut ist.

Ball gilt überdies als Verfasser der ersten bekannten literarischen Sammlung, die den Schizophreniebegriff (in diesem Fall das Adjektiv *schizophren*) im Titel trägt: des Gedichtzyklus *Schizophrene Sonette* von 1924 (vgl. Ball 2007 [1924],

90–99; Anz 2006, 114; 2008, 204; Wübben 2011, 143).[103] Der Zyklus umfasst „verschiedene Rollen- und Figurengedichte" (Wübben 2011, 143), von denen eines als *Der Schizophrene* betitelt ist.[104] Wie Wübben (2011, 150–154) darlegt, wird in diesem Sonett auf unterschiedlichen Ebenen auf das psychiatrische Krankheitsbild und den Diagnoseterminus Bezug genommen. Zum einen verweist Wübben auf die darin angelegte Distanzierung von und Relativierung der psychiatrischen Diagnose (vgl. u. a. die zweite Zeile: „Bin ich – wie nennt ihrs doch? – ein Schizophrene", Ball 2007 [1924], 95; vgl. Wübben 2011, 151; vgl. auch Beleg (51)). Zum anderen spielt das Gedicht gemäss Wübben (2011, 144) mit „Formaspekte[n] der Schizophrenie", wobei sie der Prinzhorn-Sammlung „eine wichtige Vermittlungsfunktion zwischen Literatur und Wissenschaft" (ebd.) zuspricht, indem diese ebensolche Formaspekte betont und es Ball ermöglicht, „[a]uf dieser Basis [...] in seinem Gedicht eine strukturelle Nähe von Literatur und schizophrenem Sprechen [zu inszenieren]" (ebd.). Als Drittes verweist das Gedicht schliesslich implizit auch auf die Spaltungsmetapher: Schizophrenie funktioniert hier gemäss Wübben (2011, 154) auch als poetologische Kategorie zur Beschreibung der im Gedicht angelegten „Rollenverdoppelung", als „das Reden als Sprecher und Autor".

Vor dem Hintergrund dieser in verschiedenen Facetten schillernden Bezüge zum Schizophreniebegriff, der vielfältigen Verwendung der Bleuler'schen Terminologie in literarischen und poetologischen Texten stellt sich mit Wübben (2011, 143) die Frage, „was die Schizophrenie für die Literatur interessant gemacht hat". Wübben verweist dazu auf den in verschiedenen Belegen mehrfach angeklungenen Aspekt der Spaltung, der Spaltung der Persönlichkeit oder des Geistes, welche die

---

103 Beim Gedichtzyklus handelt es sich um ein Geschenk, das der 1915 in die Schweiz emigrierte Ball Hermann Hesse zu dessen 47. Geburtstag am 2. Juli 1924 überreichte (vgl. Ball 2007, 235). Der beschenkte Hesse, der 1916 selbst beim Zürcher Psychiater Josef Lang in einer psychotherapeutischen Behandlung war (vgl. Bernet 2013, 318), publizierte 1926 ebenfalls ein Gedicht mit dem Titel *Schizophren* (vgl. Hesse 2001, 230 f., 623 f.) – möglicherweise inspiriert durch das Geschenk Balls. Die Ball'sche Gedichtsammlung umfasste dabei ursprünglich neun Sonette, die dann in der 1963 erschienen *Gesammelte-Gedichte*-Ausgabe zu den *Sieben schizophrenen Sonetten* wurden (vgl. Ball 2007, 236). Zum gewählten Titel schrieb Ball an seine Frau: „Ich hab heute ein neues Sonett gemacht, das ich nur unter dem schizophrenen Titel publizieren kann, sonst glaubt man ich bin übergeschnappt" (Brief von Hugo Ball an Emmy Ball-Hennings, 19.01.1924, zit. nach Ball 2007, 235).

104 Das Sonett lautet wie folgt: „Der Schizophrene / Ein Opfer der Zerstückung, ganz besessen, / Bin ich – wie nennt ihrs doch? – ein Schizophrene. / Ihr wollt, daß ich verschwinde von der Szene, / Um euren eignen Anblick zu vergessen. // Ich aber werde eure Worte pressen / In des Sonettes dunkle Kantilene. / Es haben meine ätzenden Arsene / Das Blut euch bis zum Herzen schon durchmessen. // Des Tages Licht und der Gewohnheit Dauer / Behüten euch mit einer sichern Mauer / Vor meinem Aberwitz und grellem Wahne. // Doch plötzlich überfällt auch euch die Trauer. / Es rüttelt euch ein unterirdischer Schauer / Und ihr zergeht im Schwunge meiner Fahne." (Ball 2007 [1924], 95, Einfügung Schrägstriche Y. I.).

Schizophrenie „zur Signatur einer ganzen Epoche und zu einem Synonym für das gespaltene Ich" (ebd.) werden liess (vgl. ebd.). Dieser Aspekt hat sich gemäss Wübben (ebd., 143 f.) „im kulturellen Gedächtnis der Weimarer Zeit wohl auch deshalb verankert, weil es sich prägnant auf kulturhistorische Transformationen beziehen ließ, die mit der Ausbildung hybrider Identitäten einhergingen." Und in der Tat wird der Aspekt der Spaltung in je unterschiedlichen Interpretationen in weiteren literarischen Werken der 1920er- und 1930er-Jahren im Zusammenhang mit *Schizophrenie* explizit betont.[105] Bekannte Beispiele finden sich in Hermann Hesses Roman *Der Steppenwolf* (publiziert 1927)[106] und Friedrich Glausers Kriminalroman *Matto regiert* (publiziert 1936).[107] Beide Werke werden im hier untersuchten Korpus erwähnt. Sie werden in den 1940er-Jahren in der *NZZ* rezensiert, und in beiden Rezensionen wird auch der psychiatrische Fachterminus erwähnt.[108] Zu Glausers Roman heisst es in der *NZZ*:

---

105 Vgl. auch den Hinweis von Anz (2008, 204) auf die vorhandene „Tradition aus dem Umkreis des deutschen Idealismus und der klassisch-romantischen Ästhetik [...], in der Begriffe wie Spaltung oder Entzweiung (im semantischen Kontrast zu Einheit, Harmonie oder Identität) fundamentale Kategorien zur diagnostischen Beschreibung individueller und kollektiver Befindlichkeiten waren und diese noch weit bis in das 20. Jahrhundert hinein behielten" – und die so einen Anknüpfungspunkt für die hier besprochenen Formen des Bildes der Spaltung boten.

106 Vgl. das folgende Zitat aus dem *Steppenwolf*, einem Mann im „Magischen Theater" in den Mund gelegt: „Es ist Ihnen auch bekannt, daß der Mensch aus einer Menge von Seelen, aus sehr vielen Ichs besteht. Die scheinbare Einheit in diese vielen Figuren auseinanderzuspalten gilt für verrückt, die Wissenschaft hat dafür den Namen Schizophrenie erfunden." (Hesse 2001 [1927], 180) Vgl. auch Kapitel 8.2.2 zu dieser Interpretation von Schizophrenie als Multipler Persönlichkeitsstörung.

107 Vgl. dazu den folgenden Dialog zwischen Psychiater Laduner und Kommissar Studer in *Matto regiert*: „‚Schizophrenie ...', murmelte Studer. ‚Was heißt das?' [...] ‚Eigentlich heißt es: Spaltung, Gespaltensein', sagte Laduner. ‚Eine geologische Angelegenheit. Sie haben einen Berg, er wirkt ruhig, geschlossen, er ragt aus der Ebene auf, er atmet Wolken und braut Regen, er bedeckt sich mit Gras und sprossenden Bäumen. Und dann kommt ein Erdbeben. Ein Riß geht durch den Berg, ein Abgrund klafft, er ist in zwei Teile zerfallen, er wirkt nicht mehr ruhig, geschlossen, er wirkt grauenhaft; man sieht in sein Inneres, ja, das Innere hat sich nach außen gestülpt ... Denken Sie sich eine derartige Katastrophe in der Seele ... Und wie der Geologe mit Bestimmtheit von den Ursachen spricht, die einen Berg gespalten haben, so sprechen wir mit Bestimmtheit von den psychischen Mechanismen, die eine Seele gespalten haben." (Glauser 1995 [1936], 97 f.).

108 Vgl. zu Hesse: NZZ, 10.08.1946, Max Schmid, Literatur und Kunst, Ein Grundproblem der Werke Hermann Hesses. Zu Glausers *Matto regiert* im Jahr der Zweitauflage vgl. NZZ, 27.11.1943, -ie-, Literatur und Kunst, Schweizer Erzähler. „Matto regiert" von Friedrich Glauser. Zur Verfilmung des Romans *Matto regiert* vgl. NZZ, 18.04.1947, At., Ein neuer schweizerischer Kriminalfilm. Zur Premiere im „Rex". – Dass keine früheren Spuren im hier erstellten Untersuchungskorpus zu finden sind, kann auch an der problematischen Archivsituation liegen; vgl. aber auch Wernli (2014, 371–379) zur unmittelbaren Rezeption von *Matto regiert*.

(55) „Er unterhält uns nicht nur, sondern bereichert den Laien durch populärwissenschaftliche Darstellung schwieriger Tatbestände, wie etwa der **Schizophrenie**, der Psychoanalyse, der Psychotherapie, der verschiedenen Wege und Irrwege der Seelenheilung." (NZZ, 27.11.1943, -ie-, Literatur und Kunst, Schweizer Erzähler. „Matto regiert" von Friedrich Glauser)

Die beiden Romane sind indes nicht die einzigen künstlerischen Werke, in denen das Krankheitsbild Schizophrenie eine Rolle spielt: In den 1940er-Jahren finden sich in der *NZZ* mehrere weitere Belege in Rezensionen etwa von Filmen oder einem Theaterstück, in denen als *Schizophrene* oder *schizophren* bezeichnete Figuren in Szene gesetzt werden.[109]

Resümierend lässt sich der hier weit gefasste Kontext der Kunst als ein Geflecht vielgestaltiger Referenzen auf und Adaptionen des Schizophreniebegriffs beschreiben – ausgehend von einzelnen Psychiatern wie auch von Künstlern, die auf diese Weise wohl gleichermassen zu neuen Prägungen und zur Zirkulation des Fachbegriffs beigetragen haben. Der in der Motivationsbedeutung des Ausdrucks *Schizophrenie* enthaltenen Spaltungsmetapher kommt dabei ein besonders grosses Potenzial für Anknüpfungen und Inbezugsetzungen zum Empfinden „gesunder" Zeitgenossen zu. Gerade dies dürfte letztlich auch zur Prägung und Verbreitung entsprechender Konnotationen und Wissensbestände zu *Schizophrenie*, zur Festigung des Bildes der Spaltung als wesentliches Merkmal des Krankheitsbildes beigetragen haben (vgl. auch Wübben 2011, 144).

8.2.4 Aufnahme in den gemeinen Wort- und Wissensschatz: Erste Einträge in Lexika und Wörterbüchern

Die Zirkulation des Schizophreniebegriffs, der Bleuler'schen Terminologie über die psychiatrische Domäne hinaus in den gemeinsprachlichen Wortschatz lässt sich auch in einschlägigen deutschen Wörterbüchern und Lexika nachvollziehen. Mit der ihnen jeweils eigenen ‚Verspätung' bilden diese zeitgenössische Wissensbestände, als relevant erachtete Begriffe sowie deren Einordnung in das etablierte Wissenssystem ab – und tragen damit zugleich zu ebendieser Einordnung und mithin zur Vermitt-

109 Vgl. z. B. NZZ: 29.07.1947, hl, Lokales, Der Film in Zürich. „Zu den 7 Monden" im Rex; 30.06.1948, Hans Sahl, Feuilleton, Theater in New York.

lung und Zirkulation von neuem Wissen bei.[110] Die Verzeichnung eines Fachterminus wie *Schizophrenie* in einem gemeinsprachlichen Wörterbuch bedeutet entsprechend zweierlei: Einerseits verweist sie auf eine dem Begriff (zumindest von den Wörterbuchautoren und -autorinnen) auch für Nicht-Fachpersonen zugemessene Relevanz. Andererseits ist davon auszugehen, dass genau diese Aufnahme eines Fachterminus in ein gemeinsprachliches Wörterbuch wiederum auch dessen allgemeine Verbreitung und Bekanntheit zusätzlich steigern kann.[111]

Erste Einträge in Konversationslexika

Eine interessante Quelle hierzu sind die im 19. Jahrhundert aufkommenden Konversationslexika, die ihren Leserinnen und Lesern – insbesondere wird das sich formierende Bildungsbürgertum angesprochen – jene Kenntnisse aus Wissenschaft und Kunst vermitteln wollen, „welche ein Jeder als gebildeter Mensch wissen muß, wenn er an einer guten Conversation Theil nehmen und ein Buch lesen will" (Löbel, zit. nach Brockhaus 1837, Bd. 12, VII).[112] Zu den erfolgreichsten im deutschsprachigen Raum gehören der *Brockhaus* und das *Meyers Lexikon* (vgl. Haß-Zumkehr 2001, 318 f.; Keiderling 2012, 193 f.).

Die ersten Erwähnungen von *Schizophrenie* finden sich im *Meyers* wie im *Brockhaus* in den Neubearbeitungen aus den 1920er- und 1930er-Jahren.[113] Der alphabetischen Lemmatisierung und der entsprechenden Publikationsreihenfolge gemäss findet man erste Hinweise zunächst in den Bänden zum Buchstaben <D>, in Einträgen zum Lemma *Dementia*. Im *Meyers* heisst es dort 1925 kurz und knapp: „Dementia (lat.), f. Blödsinn, Geistesschwäche, Schizophrenie" (Meyers Lexikon 1925, Bd. 3, Sp. 411).[114] Der zu dieser Zeit insbesondere ausserhalb der (Deutsch-)Schweiz noch verhältnismässig neue Fachterminus *Schizophrenie* begegnet der fachunkun-

---

110 Vgl. Haß-Zumkehr (2001, 2–4) zur Bedeutung von Wörterbüchern und Lexika als Quellen historischer und kulturwissenschaftlicher Forschung; Niehr (2009) zu ihrer Bedeutung „als Instrumente im Wissens- und Diskurstransfer" (vgl. ebd., Aufsatztitel); ferner kritisch Schlaefer (2001).

111 Gemäss Keiderling (2012, 206) hatten etwa im *Brockhaus* u. a. jene Stichworte Vorrang, bei denen ein grosser Nachschlagebedarf zu erwarten war und die besonders häufig „im Alltag und in den Medien" (ebd.) auftauchten. Zudem wurde vorrangig „Allgemein- und Grundlagenwissen" aufgenommen, „Spezialwissen musste Spezialwerken vorbehalten bleiben" (ebd.).

112 Vgl. zur Geschichte der Konversationslexika Haß-Zumkehr 2001, 318–327.

113 Beim *Meyers* handelt es sich um die siebte Auflage, erschienen von 1924 bis 1930, beim *Brockhaus* um die fünfzehnte Auflage, erschienen von 1928 bis 1935. Die vorhergehenden Auflagen (*Meyers*: sechste Aufl., 1905–1909; *Brockhaus*: vierzehnte Aufl., 1892–1895) verzeichnen den 1908 erstmals im Fachdiskurs publizierten Terminus *Schizophrenie* erwartungsgemäss noch nicht.

114 Als Vergleich dazu der *Dementia*-Eintrag aus der vorhergehenden Auflage mit Publikationsjahr 1905: „Dementia (lat.), Blödsinn (s.d.); D. paralytica, s. Paralyse, progressive." (Meyers Lexikon 1905, Bd. 4, 625).

digen Rezipientenschaft kommentarlos in einer Reihung mit *Blödsinn* und *Geistesschwäche*, wobei *Blödsinn* als Übersetzung von *Dementia* sowie *Geistesschwäche* und *Schizophrenie* durchaus als zugehörige Synonyme interpretiert werden können.[115] Kraepelins *Dementia praecox* wird dagegen nicht erwähnt. – Anders im entsprechenden Eintrag zu *Dementia* im *Brockhaus*, der 1929 in der fünfzehnten Auflage erscheint. Während der *Dementia*-Eintrag in der vierzehnten Auflage 1894 wie im *Meyers* aus nur wenigen Zeilen bestand (vgl. Brockhaus 1894, Bd. 4, 919), umfasst er 1929 eine halbe Spalte und besteht zum grössten Teil aus einem Abschnitt zu *Dementia praecox*, in dem nun auch auf den neuen Terminus *Schizophrenie* verwiesen wird (vgl. Brockhaus 1929, Bd. 4, 496 f.).

Die Publikationen zum Buchstaben <S> folgen beim *Meyers* 1929 und beim *Brockhaus* 1933; in beiden Bänden finden sich Einträge zum Lemma *Schizophrenie* (vgl. Meyers Lexikon 1929, Bd. 10, Sp. 1264; Brockhaus 1933, Bd. 16, 638 f.). Der *Brockhaus* verzeichnet zudem einen Eintrag zu *Schizoid* (behandelt wird das Lemma als Substantiv und als Adjektiv) (vgl. Brockhaus 1933, Bd. 16, 638). Der dem Terminus *Schizophrenie* zugewiesene Platz – und damit die ihm von den Lexikonredaktionen zugemessene Relevanz im öffentlichen Diskurs bzw. für Nicht-Fachpersonen[116] – nimmt in diesen ersten Einträgen aus der ersten Hälfte des 20. Jahrhunderts dabei stetig zu, die von 1936 bis 1942 erschienene, wesentlich vom NS-Regime beeinflusste[117] achte Auflage des *Meyers* mit eingerechnet.[118] Beschrieben werden in diesen Ein-

---

115 Vgl. zu dieser Interpretation auch den *Dementia*-Artikel der folgenden achten Auflage: „Dementia, die (Demenz, lat. ‚Blödsinn'), ↑ Geisteskrankheiten; ↑ auch Paralyse, progressive, ↑ Schizophrenie" (Meyers Lexikon 1937, Bd. 2, Sp. 905).

116 Wie Keiderling (2012, 206) etwa bezüglich des *Brockhaus* ausführt, lautete bei jeder neuen Lexikonauflage „eine zentrale Frage: Welche Stichwörter werden [...] aufgenommen und was kann gekürzt werden, um Platz für Neues zu schaffen?"

117 Vgl. Haß-Zumkehr (2001, 202–223) zur Beeinflussung von Wörterbüchern während des NS-Regimes. Vgl. Keiderling (2012, 200 f.) zum Einfluss der NS-Zensur auf verschiedene *Brockhaus*-Lexika. Zwar unterlag auch der *Brockhaus* der hier verhandelten fünfzehnten Auflage gemäss Keiderling (ebd., 200 f.) ab Band 14 der NS-Zensur, zunächst betraf dies aber die „politischen, zeitgeschichtlichen und personen- wie institutionsbezogenen Artikel zum Dritten Reich, die zusammengenommen aber nicht mehr als drei bis fünf Prozent eines Universallexikons ausmachten" (ebd., 201). Inwiefern die hier diskutierten Artikel ebenfalls davon betroffen waren, ist nicht erforscht.

118 So umfassen die Einträge zum Lemma *Schizophrenie* im *Meyers* 1929 etwa ein Drittel einer Spalte, im *Brockhaus* bereits eine ganze; in der folgenden achten *Meyers*-Auflage (1936–1942) wird der Eintrag zu *Schizophrenie* ebenfalls auf fast eine ganze Spalte ausgebaut (vgl. Meyers Lexikon 1942, Bd. 9, Sp. 1093), in der sechzehnten *Brockhaus*-Auflage (1952–1957) bleibt die eingeräumte Spalte bestehen (vgl. Brockhaus 1956, Bd. 10, 385 f.) – und dies obwohl das *Brockhaus*-Lexikon von der fünfzehnten zur sechzehnten Auflage von zwanzig auf zwölf Bände reduziert wurde (vgl. die Übersicht bei Keiderling 2012, 195).

trägen meist unterschiedliche Symptome des Krankheitsbildes und es wird auf Prognosen und verhältnismässig knapp auf Therapieformen eingegangen.

Hinsichtlich des Schizophreniebegriffs fällt auf, dass alle diese frühen Einträge in unterschiedlichen Formen auf den Bezug zwischen *Schizophrenie* und dem Element der Spaltung hinweisen. Im *Brockhaus*-Eintrag von 1929 zum Lemma *Dementia praecox* heisst es: „Heute nimmt man an, daß die Fälle, denen eine starke Spaltung der Vorstellungen im Vordergrund des Krankheitsbildes steht, zusammengehören, und man nennt diese auf Vorschlag Bleulers →Schizophrenie."[119] (Brockhaus 1929, Bd. 4, 496 f.). Im *Meyers*-Artikel aus demselben Jahr zum Lemma *Schizophrenie* wird die Spaltung dagegen auf die „spezifisch krankhafte Veränderung [...] der persönlichen Beziehung zur Außenwelt (‚Spaltung')" (Meyers Lexikon 1929, Bd. 10, Sp. 1264) bezogen. Der *Brockhaus* von 1933 verweist zudem auf den inhaltlichen Bezug zum Diagnosenamen: „Diesen [= den unter *Schizophrenie* zusammengefassten Geisteskrankheiten, Y. I.] scheint eine eigenartige Störung des intellektuellen und affektiven Verhaltens gemeinsam zu sein, die auf eine Spaltung der Vorstellungsgruppen (daher auch der Name) hindeutet" (Brockhaus 1933, Bd. 16, 68 f.). Dazu wird, wie auch im *Schizophrenie*-Eintrag des *Meyers* von 1942 (vgl. Meyers Lexikon 1942, Bd. 9, Sp. 1093), *Spaltungsirresein* als Übersetzung aufgeführt.

Wie dies in den ersten Jahrzehnten des 20. Jahrhunderts sowohl für den Fachdiskurs als auch für einzelne Belege im öffentlichen Diskurs beobachtet werden konnte (vgl. Kapitel 7.2.2 und 8.2.2), zeigt sich auch in den Konversationslexika bezüglich der zeitgenössischen Konkurrenzbegriffe zu *Schizophrenie*, bezüglich der konkurrierenden Konzeptualisierungen und der mit ihnen verknüpften Bezeichnungen ein uneinheitliches Bild.[120] Als parallel verwendete Bezeichnungen zu *Schizophrenie* angegeben (und dem fach-unkundigen Leser, der fachunkundigen Leserin damit quasi als Synonyme präsentiert) werden *Hebephrenie, Jugendirresein, Pubertätsirresein* und auch *Dementia praecox*.[121] Zugleich werden die bezeichneten Phänomene andernorts als

---

119 Wie in diesem Zitat werden in allen hier genannten *Brockhaus*-Artikeln jeweils Kraepelin und Bleuler als Urheber der Termini *Dementia praecox* und *Schizophrenie* genannt, in den Artikeln des *Meyers* dagegen nicht.

120 Bezüglich des öffentlichen Diskurses ist es dabei durchaus möglich, dass die Konversationslexika einzelnen Journalisten als Nachschlagewerke gedient haben. Hinsichtlich der Konversationslexika ist jedoch davon auszugehen, dass deren Quellen mehrheitlich Fachbücher sind, zumeist wurden die Artikel auch von Fachpersonen verfasst (vgl. dazu Keiderling 2012, 204 f. zum *Brockhaus*).

121 So beschreibt das *Meyers* 1929 Schizophrenie als „verhältnismäßig oft in der Jugend beginnend" und leitet daraus ab, dass das Krankheitsbild „daher auch J u g e n d i r r e s e i n und H e b e p h r e n i e (s. d.) genannt" werde (Meyers Lexikon 1929, Bd. 10, Sp. 1264, Hervorhebungen i. O.). Diese Auffassung entspricht dabei dem ursprünglichen Dementia-praecox-Konzept bei Kraepelin von 1893, in dem der Bedeutungsumfang von *Dementia praecox* noch mehrheitlich mit der Diagnose der Hebephrenie übereinstimmte (vgl. auch Kapitel 7.1.1; Bernet 2013, 86). Diese Konzeption von Dementia

Unterformen des Krankheitsbildes geführt und die Termini damit quasi als Hyponyme zum Hyperonym *Schizophrenie* dargestellt. Im *Brockhaus*-Eintrag zu *Schizophrenie* von 1933 sind die gelisteten Unterformen etwa Katatonie, paranoide Form und Hebephrenie. Das deckt sich mit der von Kraepelin 1899 vorgenommenen Erweiterung der Dementia-praecox-Diagnose (vgl. Kraepelin 1899, 137; vgl. auch Bernet 2013, 86; Friedland/Herrn 2012, 208), nicht jedoch mit den von Bleuler in seinen Standardwerken definierten Unterformen der Schizophrenie: das Paranoid, Katatonie, Hebephrenie und Schizophrenia simplex (vgl. Bleuler 1911b, 187–196; 1916, 311–322). Im *Schizophrenie*-Artikel des *Meyers* von 1942 werden fünf verschiedene Formen gelistet:

> „Sie [= Schizophrenie, Y. I.] tritt in den mannigfachsten Formen auf: als H e b e p h r e n i e : Jugend-, Pubertätsirresein, Pubertätsdemenz; als D e m e n t i a p r a e c o x : frühzeitige rasche Verblödung; als K a t a t o n i e : Spannungsirresein [...]; als p a r a n o i d e S c h [i z o p h r e n i e] [...]; schließlich als P a r a p h r e n i e “. (Meyers Lexikon 1942, Bd. 9, Sp. 1093, Hervorhebungen i. O.)

Hier ist nun auch das frühere Hyperonym *Dementia praecox* als ein Hyponym zu *Schizophrenie* verzeichnet, dagegen sind *Jugendirresein* und *Pubertätsirresein* wiederum als Übersetzungen bzw. Erklärungen zum Hyponym *Hebephrenie* (zu gr. *hḗbē* (*ἥβη*), ‚Jugend') geführt.[122] Diese insgesamt uneinheitliche Darlegung ist als Resonanz auf die Situation im Fach selbst zu werten, in der eine Vielzahl von Bezeichnungen und Einteilungen parallel diskutiert und in der klinischen Praxis angewandt wurden. Es ist zugleich ein Hinweis darauf, wie auch in der „systematischen Vermittlung“ wissenschaftlicher Inhalte (vgl. Jung 1999; vgl. Kapitel 3.1.1)

---

praecox hatte Kraepelin aber bereits 1899 deutlich überarbeitet (vgl. Kraepelin 1899, 137; vgl. auch Bernet 2013, 86; Friedland/Herrn 2012, 208). Zugleich wird im zitierten Artikel aus dem *Meyers* zum Krankheitsbild Schizophrenie darauf hingewiesen, dass die Erkrankung „meist ziemlich früh zu Verblödung“ führen würde – eine Ansicht, die Bleuler *nota bene* nicht geteilt hätte –, was mit der Klammerbemerkung „(daher wird die S. auch Dementia praecox genannt)“ ergänzt wird (Meyers Lexikon 1929, Bd. 10, Sp. 1264). Der *Brockhaus*-Artikel zu *Dementia* aus demselben Jahr reiht dagegen *Dementia praecox* und *Jugendirresein* als Übersetzung bzw. Synonyme und geht bezüglich der mit *Schizophrenie* bezeichneten Fälle davon aus, dass sich „[e]in großer Teil dieser Fälle [...] mit der D. praecox Kraepelins [deckt]“ (Brockhaus 1929, Bd. 4, 497). Ähnlich heisst es im 1933 erschienenen *Schizophrenie*-Eintrag im *Brockhaus*, dass die mit *Schizophrenie* bezeichnete Gruppe von Geisteskrankheiten „ungefähr dieselben Krankheitsbilder aufweisen, die unter dem Namen →Dementia praecox von Kraepelin zusammengefaßt wurden“ (Brockhaus 1933, Bd. 16, 639). Zugleich ist in diesem Eintrag zu Schizophrenie zu lesen: „Die Krankheit entsteht meist im jugendlichen Alter (daher manchmal auch Pubertätsirresein genannt)“ (ebd., 637).

122 Dieser *Meyers*-Artikel von 1942 zu *Schizophrenie* nennt den Band *Schizophrenie* des *Handbuchs der Erbkrankheiten* von Kihn/Luxenburger (1940) als Quelle. Dort werden zwar ebenfalls fünf Formen von Schizophrenie angegeben, im Unterschied zum *Meyers* listen Kihn/Luxenburger jedoch nicht Dementia praecox, sondern Dementia simplex auf (vgl. ebd., 81–113).

zeitgleich durchaus uneinheitliches Wissen und uneinheitliche Begrifflichkeiten zirkulieren.

Der umstrittene Status des Wissens und die unterschiedlichen Auffassungen in der *scientific community* werden im *Schizoid*-Artikel des *Brockhaus* 1933 explizit angesprochen:

> „**Schizoid** (*ßchĭ-*, grch.), als Hauptwort nach Kretschmer Bezeichnung für Persönlichkeiten, die auf Grund ihrer Erbanlage von der Norm abweichende psychische Eigenschaften haben, die auf eine bei ihren Vorfahren vorhandene Schizophrenie zurückzuführen sind. Als Eigenschaftswort Bezeichnung für die dadurch entstandenen von der Norm abweichenden Eigenschaften. Diesen Eigenschaften soll ein besonderer Körperbau entsprechen. Diese Auffassung Kretschmers wird vielfach bekämpft, weil die Schizophrenie als eine einheitliche Krankheit noch nicht erwiesen ist, so daß ihr Erbgang nicht eindeutig ermittelt werden kann." (Brockhaus 1933, Bd. 16, 638, Hervorhebungen, i. O.)

Bemerkenswert ist hier zunächst die alleinige Erwähnung Kretschmers, die auf die besondere Popularität von dessen Interpretation der Termini *Schizoid* und *schizoid* hinweist (vgl. Kapitel 7.3). Obwohl auch in den anderen angesprochenen Artikeln des *Brockhaus* (weniger des *Meyers*) durchaus Hinweise auf nicht vorhandenes Wissen und Unsicherheiten bezüglich des Krankheitsbildes Schizophrenie sichtbar werden,[123] ist nirgends explizit von wissenschaftlichen Kontroversen bzw. *Kämpfen* die Rede, wie dies hier der Fall ist. Ungewöhnlich im Vergleich mit den restlichen Artikeln ist hier auch der explizite Verweis auf eine Abweichung von „der Norm", die schizoide Persönlichkeiten und schizoide Eigenschaften kennzeichnet.

Deutlich weniger zögerlich wirkt dagegen der Beginn des stark durch das NS-Regime beeinflussten *Schizophrenie*-Artikels der achten *Meyers*-Auflage von 1942: „Schizophrenie [...], eine geistige Erkrankung, deren Ursachen unbekannt sind, die sicher erbbedingt ist (dementsprechend dem Gesetz zur Verhütung erbkranken Nachwuchses unterliegt)" (Meyers Lexikon 1942, Bd. 9, Sp. 1093). Im Gegensatz zu allen anderen bisher zitierten Artikeln wird *Schizophrenie* nicht mehr als Bezeichnung für eine Gruppe von Krankheiten eingeführt, sondern für „eine geis-

---

123 So heisst es im *Brockhaus*-Eintrag zu *Dementia praecox*: „Es ist bisher nicht gelungen, den positiven Nachweis zu führen, daß es sich um eine eigene Krankheit handelt: weder die Ursache noch der pathol.-anatom. Krankheitsprozeß sind bekannt. – Heute nimmt man an, ohne es allerdings beweisen zu können, daß die Fälle, bei denen eine starke Spaltung der Vorstellungen im Vordergrund des Krankheitsgebildes steht, zusammengehören, und man nennt diese [...] Schizophrenie." (Brockhaus 1929, Bd. 4, 496 f.) Und im *Schizophrenie*-Artikel des *Brockhaus* ist über die unter der Bezeichnung zusammengefassten Geisteskrankheiten zu lesen: „Diesen *scheint* eine eigenartige Störung des intellektuellen und affektiven Verhaltens gemeinsam zu sein" (Brockhaus 1933, Bd. 16., 638 f., Hervorhebung Y. I.).

tige Erkrankung". Der Verweis auf das folgenschwere „Gesetz zur Verhütung des erbkranken Nachwuchses" macht zugleich deutlich, wie auch die in Kapitel 8.2.3 vorgestellten, nicht primär psychiatrisch-fachdiskursiven Kontexte des Schizophreniebegriffs in den Konversationslexika Widerhall finden.

Erste Einträge in Wörterbüchern

Die Verzeichnung des Schizophreniebegriffs, der zugehörigen psychiatrischen Fachtermini in allgemeinen deutschen Wörterbüchern beginnt ebenfalls gegen Ende der 1920er-Jahre, zu Anfang der 1930er-Jahre. Im bereits zu Beginn des 20. Jahrhunderts weitverbreiteten *Rechtschreibduden* (vgl. Kühn/Püschel 1990b, 2092) erfolgt die Aufnahme von *Schizophrenie* in dessen zehnter Auflage von 1929.[124] Dabei werden neben *Schizophrenie* auch *schizophren* und das Lemma *schizoid* aufgeführt (vgl. Duden 1929, 484). Während erstere mit ‚Geisteskrankheit' respektive ‚geisteskrank' umschrieben werden, wird *schizoid* nicht explizit auf den medizinischen Kontext bezogen, die Umschreibung lautet lediglich ‚nicht einheitlich, zerrissen' (vgl. ebd.). Der Eintrag bleibt in der folgenden elften Neubearbeitung 1934 unverändert (vgl. Duden 1934, 495). In der zwölften Auflage von 1941 ändert sich die Umschreibung von *schizophren* zu „mit Schizophrenie behaftet" (Duden 1941, 510) und für *Schizophrenie* zu „Bewußtseinsspaltung" (ebd.), was auch in der letzten Auflage vor der Teilung in eine Ost- und Westausgabe, der fünfzehnten Auflage von 1947, beibehalten wurde (vgl. Duden 1947, 508). Bemerkenswerterweise ist demgegenüber das Lemma *Dementia praecox* in keiner dieser Auflagen verzeichnet.[125]

Auch in nicht primär orthographischen Wörterbüchern findet man das Bleuler'sche Vokabular in diesem Zeitraum,[126] so im von Richard Pekrun 1933 neu her-

---

124 In der neunten Auflage des *Rechtschreibdudens* von 1915 sind weder das Lemma *Dementia*, dessen eingedeutschte Variante *Demenz* oder Spezifikationen wie *Dementia praecox* noch das Lemma *Schizophrenie* und entsprechende Derivationen aufgeführt (vgl. Duden 1919 [1915], 84, 423).

125 In der Auflage von 1929 findet sich lediglich (und als Neueintrag gegenüber der vorherigen Auflage von 1915) das graphematisch und phonologisch eingedeutschte Lemma *Demenz*, umschrieben mit „m[undartlich]: Wahnsinn" (Duden 1929, 100; vgl. Duden 1919 [1915], 84). 1934 wird dann *Dementia* (übersetzt mit ‚Schwachsinn') ergänzt und die Umschreibung zu *Demenz* mit „m[und]a[rtlich] für Dementia" (Duden 1934, 100) ersetzt. 1941 wird *Demenz* ganz gestrichen, was auch 1947 so bleibt (vgl. Duden 1941, 106; 1947, 104).

126 Bezüglich allgemeiner Wörterbücher des Deutschen gilt es, die Besonderheit des interessierenden Zeitraums zu beachten. Mit dem von Jacob und Wilhelm Grimm begründeten *Deutschen Wörterbuch* (*DWB*) (1854–1971) existiert zu dieser Zeit ein Grossprojekt, das für andere allgemeine Wörterbücher wenig Raum lässt und die deutschsprachige Wörterbuchlandschaft mit seiner diachronen Ausrichtung über ein Jahrhundert prägt. Die durch das *DWB* vorgegebene Richtung der historischen Lexikographie hat zu einer Marginalisierung und einer Lücke in der synchronen Wortschatzerfassung geführt, die erst in der zweiten Hälfte des 20. Jahrhunderts all-

ausgegebenen einbändigen Wörterbuch *Das deutsche Wort* (vgl. dazu Wiegand 1990, 2115–2124), das sich gemäss Titel der *Rechtschreibung und Erklärung des deutschen Wortschatzes sowie der Fremdwörter* widmet,[127] und auch im 1935 erstmals publizierten *Sprach-Brockhaus*. Bei Pekrun finden sich Einträge sowohl zu *Dementia praecox* (mit der Erläuterung ‚Jugendirresein', vgl. Pekrun 1933, 217) als auch zu *Schizophrenie* (Erläuterung: „(Jugend-)Irresein"), *schizophren* („irre") und *schizoid* („uneinheitlich, zerrissen") (Pekrun 1933, 859).[128] Im *Sprach-Brockhaus* (1935, 561) ist dagegen *Dementia praecox* nicht verzeichnet, jedoch ist das Interpretament zu *Schizophrenie* etwas ausführlicher: „die Schizophrenie *ßchidsöfrĕnī*, -/-n, Geisteskrankheit mit Spaltung der Vorstellungen, Jugendirresein. (griech. K[unstwort])" (ebd., 560);[129] Einträge zu *schizoid* und *schizophren* fehlen im *Sprach-Brockhaus*.

Auch das zu Beginn des 20. Jahrhunderts auflagenstärkste und erfolgreichste deutschsprachige Fremdwörterbuch,[130] das *Volks-Fremdwörterbuch* Wilhelm Liebknechts (vgl. dazu Heier 2012, 309–327), bestätigt den Befund, dass die Termini erst gegen Ende der 1920er-Jahre Eingang in populäre Wörterbücher fanden: *Schizophrenie* und auch *Dementia praecox* tauchen in der 1929 erschienenen zwanzigsten Auflage erstmals auf, in der vorhergehenden Auflage von 1922[131] ist dagegen lediglich *Dementia* verzeichnet.[132] Beim Lemma *Dementia praecox* wird 1929 bereits schlicht auf den Eintrag *Schizophrenie* weiterverwiesen (vgl. Liebknecht 1929, 96):

mählich geschlossen wird (vgl. für diese Einschätzung Kühn/Püschel 1990b, 2078; Wiegand 1990, 2105 f.; Haß-Zumkehr 2001, 355; Kramer 2012, 449).

127 Die gleichzeitige Beachtung von deutschem und Fremdwortschatz ist keineswegs selbstverständlich. So nimmt das *DWB* explizit nur den deutschen Wortschatz auf und verzeichnet entsprechend weder *Dementia* oder weitere dazugehörige Spezifizierungen noch *Schizophrenie* in späteren Bänden (vgl. Deutsches Wörterbuch, 1854–1971; Kühn/Püschel 1990a, 2064).

128 In der zweiten Auflage von 1953 bleiben die zitierten Einträge gleich (vgl. Pekrun 1953, 184, 680).

129 Beide Einträge scheinen in den nächstfolgenden Auflagen der 1940er-Jahre gleich zu bleiben: vgl. etwa Sprach-Brockhaus 1940, 115, 560; Sprach-Brockhaus 1948, 115, 560.

130 Vgl. zur deutschen Fremdwortlexikographie Heier 2012; Haß-Zumkehr 2001, 352–359; Kühn/Püschel 1990a, 2062–2064.

131 Gemäss Titelblatt der Ausgabe von 1922 wird diese zwar als achtzehnte Auflage und dann jene von 1929 als zwanzigste betitelt. Es scheint in der Zwischenzeit aber keine weitere Neuauflage erschienen zu sein, zudem wird im Vorwort von 1929 auf jene von 1922 als die neunzehnte Auflage referiert (vgl. Liebknecht 1929, V; vgl. auch die bibliographische Übersicht bei Heier (2012, 491–569), in der die Ausgabe des *Volks-Fremdwörterbuchs* von 1922 ebenfalls als neunzehnte gezählt wird, vgl. ebd., 523).

132 Auch in der letzten Auflage von 1922 des weitverbreiteten Fremdwörterbuchs von Heyse sind *Dementia praecox* wie auch *Schizophrenie* unerwähnt (vgl. Heyse 1922, 177, 785).

> „**Schizogonīē [...]; Schizophrenīē, f.**, ‚Spaltungsirresein‘, Zwiesinn, Vorhandensein **schizophrener Symptome*** (d. h. solcher, die e. ‚Spaltung d. geistig. Persönlichkeit‘ bekunden); = **Dementia praecox***; **Schizothymīē**, leichte Form od. auch nur Anlage zu Schizophrenie* (vgl. Zyklothymie*).“ (Liebknecht 1929, 473, Hervorhebungen i. O.)[133]

Vergleicht man die diskutierten Einträge im *Rechtschreibduden*, den erläuternden Wörterbüchern und dem *Volks-Fremdwörterbuch* so ist zum einen festzuhalten, dass in einigen der Nachschlagewerke *Schizophrenie* und *schizophren* schlicht mit den allgemeineren Hyperonymen *Irresein, irre* und *Geisteskrankheit, geisteskrank* umschrieben werden. Zum anderen zeigt sich auch hier, dass *Jugendirresein* – ganz offensichtlich beeinflusst durch Kraepelins *Dementia praecox* – offenbar zu Beginn ein verbreitetes Synonym bzw. eine verbreitete „Übersetzung“ des Fachterminus *Schizophrenie* darstellte. Und auch in diesen, vom Platz her stark beschränkten Wörterbucheinträgen, wird auf das als zentral aufgefasste Element der Spaltung verwiesen, bei Liebknecht wieder mit der Übersetzung *Spaltungsirresein*. Bemerkenswert ist auch, dass Liebknecht *Zwiesinn* als Synonym führt, das im Fachdiskurs wenig Durchschlagkraft hatte (vgl. Kapitel 7.2.1). Der *Rechtschreibduden* von 1941 und 1947 führt als einziger *Bewusstseinsspaltung* als Übersetzung.

Wie ersichtlich wurde, tauchen in diesen ersten Wörterbucheinträgen des neuen Fachbegriffs teilweise auch die Bildungen *schizoid* (jeweils nur als Adjektiv) und *Schizothymie* auf, was ein weiterer Beleg für eine verhältnismässig grosse Relevanz und Verbreitung dieser ersten fachlichen Bildungen im Umfeld des Schizophreniebegriffs darstellt. Sowohl Pekrun als auch der *Rechtschreibduden* verzeichnen *schizoid* ohne für den Laien erkennbaren Verweis auf den psychiatrisch-medizinischen Kontext, dagegen wird bei Liebknecht (1929, 473) *Schizothymie* mit „leichte Form“ oder „Anlage zur“ Schizophrenie umschrieben. Zumindest was deren Definition in der auch öffentlich breit rezipierten Publikation Ernst Kretschmers (1921) zur Unterscheidung zwischen *schizoid* und *schizothym* betrifft, verhält es sich dort genau umgekehrt (vgl. Kapitel 8.2.3 und Kapitel 7.3).

Einen anderen Zugang als die angesprochenen Wörterbücher wählt schliesslich das bis heute erfolgreiche Synonymwörterbuch *Wortschatz nach Sachgruppen* von Franz Dornseiff, das Bedeutungsbeziehungen innerhalb des Wortschatzes aufzeigt und damit zugleich Hinweise auf zeitgenössische Weltbilder und „Ordnung[en] der Welt“ (Haß-Zumkehr 2001, 285) geben kann.[134] Dornseiffs Wörterbuch wurde 1934

---

133 Die Einträge zu *Dementia praecox* wie auch jene zum Konfix *schiz(o)-* bleiben in der nächsten Überarbeitung, in der 21. Auflage des Wörterbuchs von 1948, gleich (vgl. Liebknecht 1948, 95, 451).

134 Vgl. Haß-Zumkehr (2001, 264–290) zu onomasiologischen Wörterbüchern des Deutschen, vgl. ebd., 286–289; Storjohann (2012) zu Geschichte und kulturhistorischer Bedeutung von Dorn-

erstmals publiziert und verzeichnet einen ersten Hinweis auf Bleulers Begrifflichkeit in Abschnitt 12.57 *Das Denken. Verrückt*: Dort findet sich das Adjektiv *schizophren* (vgl. Dornseiff 1934, 343), nicht aber das Substantiv *Schizophrenie* (vgl. ebd.). Dafür ist im selben Abschnitt „dementia (praecox)“ (ebd.) aufgeführt und erinnert so an jene Gebrauchsweise im frühen Fachdiskurs, bei der zwar substantivisch *Dementia praecox*, adjektivisch aber *schizophren* gebraucht wird (vgl. Kapitel 7.2.2 sowie Friedland/Herrn 2012, 217). Interessanterweise sind sowohl *Schizophrenie* als auch *Dementia praecox* im Abschnitt *Krankheiten des Nervensystems* nicht erwähnt (ebenso wenig der allgemeinere Terminus *Dementia*) (vgl. Dornseiff 1934, 207). Dies ändert sich erst in der nächsten substanziellen Überarbeitung von 1943, in der sich unter demselben Abschnitt *Schizophrenie* und *jugendliches Irresein* finden, nicht aber das Lemma *dementia (praecox)*, welches nach wie vor in Abschnitt 12.57 aufgeführt wird, zusammen mit dem Adjektiv *schizophren* (vgl. Dornseiff 1943, 380, 510).

Resümee

Insgesamt lässt sich resümieren, dass die Bleuler'sche Terminologie, dass der Schizopheniebegriff gegen Ende der 1920er- und zu Beginn der 1930er-Jahre in die allgemeinen deutschsprachigen Lexika und Wörterbücher und damit in den kodifizierten gemeinsprachlichen Wortschatz aufgenommen wird. Die Diskussionen im Fachdiskurs um die Konzeptualisierung des Krankheitsbildes, um zugehörige Benennungen und Taxonomien hinterlassen auch in den Nachschlagewerken Spuren. Insbesondere die von Bleuler (1911b, 5) als „[i]n allen Beziehungen unpassend“ bewertete Bezeichnung *Jugendirresein* bzw. *jugendliches Irresein*, aber auch *Dementia praecox* sind häufig als Synonyme positionierte Begleiter von *Schizophrenie*. Im Fach diskutierte semantische Unterschiede der Begriffe werden dabei für den Rezipienten und die Rezipientin der Wörterbücher nicht ersichtlich und sind auch in den ausführlicheren Lexika nicht immer erkenntlich.

---

seiffs Wörterbuch. Dornseiff (1934, 2) verzeichnet gemäss Vorwort „eher zu viel als zu wenig“ Fremdwörter, um „möglichst viel[e] Ausdrücke für die verschiedenen Begriffe“ bieten zu können. Zum medizinischen Wortschatz nennt er u. a. Dornblüths *Klinisches Wörterbuch* als Quelle (vgl. ebd., 61).

8.3 Zwischenfazit: Wege, Medien und Akteure der Wissenszirkulation

Die Analysen zum Schizophreniebegriff im öffentlichen Diskurs der ersten Hälfte des 20. Jahrhunderts geben Hinweise darauf, wie ein neues wissenschaftliches Konzept, wie ein neuer wissenschaftlicher Fachterminus sich ausserhalb seines Entstehungsumfeldes verbreitet, in Umlauf gerät und in unterschiedlichen Domänen zirkuliert. Am Beispiel der Ausdrücke *Schizophrenie, schizophren, Schizophrene, schizoid, schizothym* und weiteren lässt sich nachvollziehen, wie situative Kontexte, unterschiedliche Akteure, Anlässe und Medien zur Verbreitung neuer Wörter und damit verknüpfter Wissensbestände beitragen und als deren Multiplikatoren funktionieren. Zugleich weist der „Fall *Schizophrenie*" aber auch darauf hin, wie genuin sprachliche (hier insbesondere morphologische und semantisch-pragmatische) Aspekte die Wissenszirkulation beeinflussen und mitprägen können.

Relevante Akteure, Anlässe und soziohistorische Kontexte

Zunächst zu Ersterem: Als relevante *Akteure*, d. h. Personen und Institutionen, die zu Beginn des 20. Jahrhunderts zur Kommunikation und damit Zirkulation wissenschaftlicher, hier psychiatrischer Inhalte im öffentlichen Diskurs beitragen, haben sich insbesondere die Fachvertreter selbst (d. h. die Psychiater), Journalisten und die Medien, für die sie schreiben, sowie wissenschaftliche Gesellschaften und Vereine herauskristallisiert.[135] Psychiater schreiben Texte zu genuin fachlichen Themen in Qualitätszeitungen und Kulturzeitschriften.[136] Psychiater halten aber auch öffentliche

---

135 Vgl. auch Goschler (2000a, 25), der in seiner Einleitung zum Band *Wissenschaft und Öffentlichkeit in Berlin, 1870–1930* „Vereine, Museen, Ausstellungen, Vorführungen, Zeitungen und Zeitschriften, Verlage und schließlich Gerichte" als „ausgewählte Felder, die als institutionelle und mediale Schnittstellen bzw. als ‚Kommunikationskanäle' zwischen Wissenschaft und Öffentlichkeit[...] angesehen werden können", nennt.

136 Vgl. auch Schirrmacher (2008, 91), der anhand steigender Verkaufszahlen und sinkender Preise entsprechender Zeitschriften der „Wissenschaftsvermittlung" (ebd.) wie *Kosmos* und *Umschau* aufzeigt, wie sich ab der Jahrhundertwende eine gegenüber dem 19. Jahrhundert deutliche „Öffnung der Wissenschaftsvermittlung für ein Massenpublikum" (ebd.) abzeichnet; vgl. ferner Schirrmacher (2013) zu Entwicklungen medialer Wissenskommunikation in Deutschland im 20. Jahrhundert. Was die Urheberschaft der Texte angeht, vertritt Felt (2002, 63) die Meinung, dass „Qualitätszeitungen zu Beginn des 20. Jahrhunderts bei der Wissenschaftspopularisierung weitgehend auf Wissenschafter als Autoren zurückgriffen", wohingegen Azzouni (2017, 334) bereits für das 19. Jahrhundert festhält, dass „[i]n den Familienzeitschriften und Tageszeitungen der Zeit [...] zunehmend Artikel zu Wissensthemen [erscheinen], die nicht von akademisch ausgebildeten Autoren verfasst werden". In den hier untersuchten Zeitungsbelegen ist für zahlreiche Artikel ein Fachvertreter als Autor auszu-

Vorträge, eingebunden in akademische Veranstaltungen wie Tagungen und Kongresse oder auf Einladung von, meist mit den lokalen Kontexten eng verbundenen, wissenschaftlichen Vereinen und Gesellschaften, bei denen sie unter Umständen auch selber als Mitglieder Einfluss nehmen.[137] Und Psychiater schreiben schliesslich Bücher, die sich, wie die Werke Ernst Kretschmers, Hans Prinzhorns und Karl Jaspers', durchaus auch an ein nicht-fachliches Publikum wenden und entsprechend rezipiert werden.[138] Wie Bernet (2013, 116, 132) für E. Bleuler und dessen Publikationstätigkeit zu psychiatrischen und sozialen Themen in Schweizer Zeitungen zeigen konnte, erfolgt ein entsprechendes Engagement der Fachvertreter im öffentlichen Diskurs auch aus eigenem Antrieb mit der Absicht, die Öffentlichkeit für die Anliegen der eigenen Disziplin zu gewinnen.[139] Insbesondere die untersuchten Qualitätszeitungen fungieren in diesen Kontexten als zusätzliche Multiplikatoren, indem sie die Tagungen, Vorträge und Publikationen ankündigen und/oder über diese berichten und deren Inhalte so einem zusätzlichen, meist grösseren Kreis von Rezipientinnen und Rezipienten zugänglich machen. In den einbezogenen Lokalzeitungen fehlen dagegen entsprechende psychiatrisch-fachliche Inhalte im untersuchten Zeitraum fast gänzlich. Gerade hier zeigt sich, dass die Öffentlichkeit nicht als homogener Kommunikationsraum zu denken ist, ebenso wenig wie die Medien des öffentlichen Diskurses oder ihre Rezipienten und Rezipientinnen als homogene Einheiten zu modellieren sind.[140]

---

machen, in verschiedenen Fällen war dies jedoch auch nicht zu ermitteln bzw. spricht ein verwendetes Kürzel oder eine fehlende Autorangabe eher für einen Journalisten als Autor.

137 Vgl. auch Goschler (2000a, 25), der wissenschaftliche Vereine zum Ende des 19. Jahrhunderts und um die Jahrhundertwende als „‚Hybridräume'" bewertet, „in denen ständig Vermittlungs- und Definitionsprozesse von Wissenschaft und Öffentlichkeit stattfanden". Vgl. zur Rolle von Vereinen und Gesellschaften in der Wissenszirkulation zwischen, aber auch für die gegenseitige Abgrenzung von Wissenschaft und Öffentlichkeit Freitag/Löscher 2007; Daum 2002, 85–191; zum Berliner Kontext Goschler 2000b; vgl. ferner Jost (1996) zur Rolle von Vereinen für die Konstitution von Öffentlichkeit im Schweizer Kontext im 19. Jahrhundert.

138 Vgl. auch Azzouni 2017, 337: Gemäss der Autorin wird der Begriff *Sachbuch* seit den 1920er-Jahren verwendet, entsprechende, an ein nicht-fachliches Publikum gerichtete Buchpublikationen spielten aber bereits davor eine wichtige Rolle für die Zirkulation wissenschaftlichen Wissens.

139 Vgl. auch Nikolow, die auf unterschiedliche, von der Wissenschaft bzw. Wissenschaftlerinnen und Wissenschaftlern ausgehende Initiativen mit Adressierung an die Öffentlichkeit verweist, die letztlich alle dazu dienen, „Politik für die eigene Disziplin zu betreiben" (Nikolow 2014, 43; vgl. ebd., 42–44). Zu psychiatrischen Themen im öffentlichen Diskurs um die Jahrhundertwende und in der ersten Hälfte des 20. Jahrhunderts vgl. u. a. die Längsschnittstudie von Rottleb et al. (2007) zur *Leipziger Volkszeitung* sowie Brink (2010a) zur öffentlich geführten Kontroverse um die Psychiatrie um 1900.

140 Vgl. dazu auch Sammet (2016, insbes. 55–62), der Ähnliches in Bezug auf den Schizophreniebegriff im Kunst-Kontext bzw. bezüglich einiger von Psychiatern verfassten Pathographien festhält.

Aus dem Gesagten ergeben sich wissenschaftliche Tagungen, Vorträge und Buchpublikationen zugleich als relevante *Anlässe* für entsprechende Zirkulationsprozesse. Weiter haben die Analysen auch die Bedeutung akademischer Graduierungsriten wie (öffentliche) Antritts- und Abschiedsvorlesungen sowie (für den Schweizer Kontext) Promotionen gezeigt, die fachliche Inhalte in unterschiedlich ausführlicher Form in öffentliche Diskurse transportieren.[141] Die genannten Anlässe sind dabei nicht nur *per se* als Interaktionsplattformen zwischen Wissenschaft und Öffentlichkeit relevant, sondern sie bilden zugleich überhaupt erst einen Grund, *weshalb* fachliche Inhalte in Zeitungen gelangen.[142] Denn anders als in den untersuchten Kulturzeitschriften sind für Tageszeitungen inhaltliche wissenschaftliche Fragen als Publikationsgrund allein meist nicht ausreichend. Hier zählt der „Nachrichtenwert einer Meldung" (Nikolow 2014, 50), den Journalisten und Journalistinnen „nach impliziten Kriterien wie Aktualität, Sensation, Personalisierung und Lokalbezug beurteilen und aufbereiten" (ebd.) und entsprechend nach diesen Kriterien entscheiden, was in ihrem Medium abgedruckt wird (vgl. auch Konerding 2009, 173).[143]

Insbesondere die Stichworte *Personalisierung* und *Lokalbezug* verweisen zudem auf die Rolle spezifischer *soziohistorischer Konstellationen und Kontexte* für die Verbreitung und Präsenz eines wissenschaftlichen Begriffs und zugehöriger Wissensbestände im öffentlichen Diskurs. Für den Schizophreniebegriff zeigt sich dies deutlich in den Analysen der allerersten Belege des öffentlichen Diskurses im Zeitraum von 1908–1919, die mit einer Ausnahme alle in der *Neuen Zürcher Zeitung* erschienen sind. Der Zusammenhang mit dem lokalen Zürcher Fachkontext, in dem der neue Terminus deutlich schneller akzeptiert und in die fachkommunikative Praxis aufgenommen worden ist als anderswo (vgl. Kapitel 7.2.2), liegt auf der Hand. Die Nähe der *NZZ* zu „ihrem Burghölzlidirektor"[144], die Tätigkeit Bleulers wie auch einzelner seiner Mitarbeiter (z. B. Jakob Wyrsch) als Autoren der Zeitung, die dortige Verzeichnung der von Bleuler betreuten Dissertationsschriften – dies alles sind Belege lokaler

141 Vgl. auch Klein et al. (2014, 16), gemäss denen akademische Rituale und die akademische Festkultur „seit jeher eine wichtige ‚Brücke' zwischen Hochschule und öffentlichem Raum" bilden.

142 Vgl. auch Noll (2011, 263 f.), der die erste Erwähnung des Terminus *schizophrenia* in der *New York Times* auf die medial-öffentliche Aufmerksamkeit einer Konferenz der Association for Research in Nervous and Mental Disease vom 28.–29. Dezember 1925 zurückführt (vgl. auch Fussnote 17).

143 Vgl. zur Betonung dieser aktiven Rolle der Medien im Austauschprozess zwischen Wissenschaft und Öffentlichkeit Weingart 2001; 2005. Genauso wie bei öffentlichen Vorträgen ist zudem auch bei entsprechenden Zeitungstexten als intendierter Zweck schlicht die Unterhaltung des Publikums mitzubedenken (vgl. dazu auch Azzouni 2017, 336).

144 Vgl. die Ausführungen zu Beleg (2) in Kapitel 8.1.

Verflechtungen, die letztlich auch das Erscheinen des neuen Fachterminus in diesem nicht-fachkommunikativen Massenmedium begünstigt haben.[145] Der Einfluss spezifischer politischer Kontexte zeigt sich für den Schizophreniebegriff besonders deutlich in den 1930er-Jahren. Der Umstand, dass das NS-Regime auf der Basis und in Zusammenarbeit mit der Psychiatrie die Schizophrenie explizit in den Text des „Gesetzes zur Verhütung erbkranken Nachwuchses" schrieb, hat dem Krankheitsbild nicht nur an sich mehr Aufmerksamkeit beschert und dessen Konzeption verändert, sondern hat auch schlicht dazu geführt, dass der Terminus *Schizophrenie* häufiger im öffentlichen Diskurs geschrieben und gelesen wurde, stets kontextuell gerahmt als Bezeichnung einer gesetzlich zu verhindernden Erbkrankheit.

Neben diesen Anlässen, Akteuren und historischen Konstellationen, die zur Bekanntmachung und Verbreitung des neuen wissenschaftlichen Begriffs *Schizophrenie* über den engen Fachkontext hinaus beigetragen haben, ist auch die *Ausweitung des Zuständigkeitsbereichs und Fokus des Fachs*, die Ausweitung der Psychiatrie „über die Anstaltsmauern hinaus" (Meier et al. 2007, 12) als zentraler Faktor der Wissenszirkulation in diesem Fall zu werten. Zum einen ist dies für das Gebiet des Justizwesens festzustellen, für das sich in den Analysen insbesondere die Gutachtertätigkeit für Justiz- und Verwaltungsbehörden als relevantes Transfermedium herausgestellt hat. Im Rahmen der medialen Gerichtsberichterstattung wird die in psychiatrischen Gutachten enthaltene Fachsprache in neue Kommunikationsräume transportiert, erscheinen insbesondere die Termini *schizoid, Schizophrenie* und *schizophren* in den Zeitungen häufig im Kontext von „Unfällen und Verbrechen" als Attribute von Dieben, Betrügern und Mördern. Wie gezeigt werden konnte, ist dies für die Lokalzeitung *Schaffhauser Nachrichten* in diesen frühen Dekaden der nahezu einzige Kontext, in dem die Fachtermini überhaupt verwendet werden.[146]

---

145 Weitere Beispiele sind etwa die Meldung zu Bleulers 25-Jahr-Jubiläum als Burghölzli-Direktor und zur dazu publizierten Festschrift (vgl. NZZ 18.04.1923, (Korr.), Lokales, Ein Jubiläum; NZZ, 29.04.1923, o. A., Die Festschrift für Professor Bleuler). Beide Artikel führten zur Erwähnung des Bleuler'schen Terminus in der Zeitung: in ersterem wurde der Fachbegriff als Errungenschaft des Jubilars genannt, in letzterem wurden zahlreiche Beiträge der Festschrift vorgestellt, die sich mit der Schizophreniethematik befassen. Beide Anlässe – Jubiläum und Festschrift – blieben in der Berliner *Vossischen Zeitung* wie auch in den geographisch durchaus nahen *Schaffhauser Nachrichten* unerwähnt.

146 Diese Bindung an entsprechende Kontexte ist im öffentlichen Diskurs bis in die Gegenwart konstant geblieben und das Bild des „gefährlichen Schizophrenen" ist eine Konnotation, die dem Krankheitsbild bis heute anhaftet (vgl. Kapitel 9.3.2 sowie Angermeyer/Matschinger (1996) als Beispiel einer Studie zu entsprechenden stigmatisierenden Vorurteilen). Die Gerichtsberichterstattung wurde dabei in der Psychiatrie bereits früh kritisch gesehen, jedoch aus anderen Gründen. So ist 1945 in einem *NZZ*-Artikel zur ersten gemeinsamen Tagung der Schweizerischen krimina-

Neben dieser Ausweitung von Zuständigkeitsbereich und Zielen der Psychiatrie von der medizinischen Heilung auf die juristisch zentrale Bestimmung der Schuldfähigkeit hat sich auch die Ausweitung des psychiatrischen Fokus vom Kranken auf das Gesunde sowie von aktuellen Patienten und Patientinnen auf (teilweise längst verstorbene) Personen öffentlichen Interesses, insbesondere Schriftsteller und Künstler, als relevant erwiesen. Insbesondere Letzteres ist in verschiedenen Fällen schlicht an den Umstand geknüpft, dass sich einzelne Personen zugleich in mehreren Diskursräumen bewegen, verschiedene kommunikative Praktiken beherrschen bzw. dass, mit Fleck (1983 [1936], 114) gesprochen, alle Menschen mehreren Denkkollektiven angehören.[147] Dies zeigt sich etwa beim Kunsthistoriker und Psychiater Prinzhorn, der in seiner *Bildnerei der Geisteskranken* beide Perspektiven zusammenbringt, oder bei Gottfried Benn, der als Arzt und Schriftsteller in der *Neuen Rundschau* über die *Problematik des Dichterischen* schreibt und auch in diesem Kontext medizinische Fachterminologie verwendet.[148] Besonders augenfällig wird dies auch beim Urheber der ersten nichtpsychiatrischen Verwendung von *Schizophrenie* (vgl. Kapitel 8.1), dem Schriftstel-

listischen Gesellschaft und der Schweizerischen Gesellschaft für Psychiatrie in Neuenburg zu lesen: „Die Presse ist ein unentbehrliches Glied im Kampf gegen das Verbrechen. Da sie bei Erfüllung dieser Aufgabe gerade aus Kreisen der Strafbehörden und der Psychiater besonders häufig angegriffen wird – sobald sie sich ein eigenes Urteil erlaubt – ist es zu begrüßen, daß dieses Thema auf die Traktandenliste dieser gemeinsamen Tagung gesetzt wurde. [...] Die an der Tagung vorgebrachten Beanstandungen bezogen sich fast ausschließlich auf die Rubrik ‚Unglücksfälle und Verbrechen'. Dr. Z o l l i k e r, Direktor der Heil- und Pflegeanstalt Münsterlingen, anerkannte, daß die Gerichtsberichterstattung im allgemeinen klar und gezügelt ist. Vom Standpunkt der vorbeugenden Psychohygiene aus erblickte er in ihr jedoch eine Gefahr für gefährdete Jugendliche, Schwachsinnige und Schizophrene." (NZZ, 20.06.1945, o. A., Kriminalisten und Psychiater, Hervorhebung i. O.). Die Entgegnung aus Sicht der Presse fügt der Schreibende gleich in einer Klammerbemerkung an: „(Daß die Presse nicht für solche Leute schreibt und sich durch Rücksicht auf sie nicht von der Erfüllung ihrer Aufgabe abhalten lassen darf, wurde von einem späteren Referenten dargelegt.)" (Ebd.).

147 In seiner Untersuchung zu Pathographien von Lange, Jaspers und Mette wirft Sammet (2016, 60) die Frage auf, ob die Psychiater in diesen Publikationen als Akteure *„rollenkonform* anwesend" (Hervorhebung i. O.) waren, ob sie *„als* Psychiater [agierten], die sich (für die Psychiatrie) anderer Felder bemächtigen wollten" (ebd., Hervorhebung i. O.) – und verneint für Jaspers und Mette. Für die Frage nach der Verbreitung und Veränderung des Schizophreniebegriffs in öffentlichen Diskursen scheint mir dieser Aspekt jedoch nur bedingt relevant. Alleine die Tatsache, *dass* die Autoren *als Psychiater* wahrgenommen werden, dass ihre Bücher als von Psychiatern verfasste rezipiert werden, ist relevant und verleiht den darin enthaltenen Inhalten und Begrifflichkeiten die entsprechende fachliche Konnotation.

148 Vgl. NeRu, 1930(4), Gottfried Benn, Zur Problematik des Dichterischen, S. 485–497.

ler und Psychiater Alfred Döblin (bzw. Linke Poot).[149] Umgekehrt sind Robert Walser und Hermann Hesse Beispiele für Schriftsteller, die als Patienten Teil psychiatrischer Kliniken waren, auf diese Weise beide Welten kennengelernt und Terminologie und Inhalte der Psychiatrie in ihre Werke eingebaut haben (vgl. Kapitel 8.2.3). Wie Sammet (2016, 61) bezogen auf die Pathographien Langes, Jaspers' und Mettes dabei zu Recht festhält, veränderte jeder hier beschriebene „Transfer [...] die Arten kommunikativer Anschlussfähigkeit(en) und öffnete das, was als Schizophrenie bezeichnet wurde, für andere semantische Netzwerke und Anschlüsse". Besonders deutlich zeigt sich dies gerade auch im Bereich der Kunst, bei literarischen oder auch poetologischen Texten, deren Autoren den psychiatrischen Begriff aufnehmen und in neue Kontexte, in neue Beziehungen ausserhalb des psychiatrischen Umfelds stellen und so auch dessen Wahrnehmung und Verständnis ausserhalb des Fachs und der Klinik mitprägen.

Der Einfluss genuin sprachlicher Entwicklungen auf die Veränderung und Zirkulation von Wissen

Die Belege zur Ausweitung des psychiatrischen Fokus auf neue Kontexte, auf das Gesunde und auf Phänomene des Übergangs (vgl. auch Wetzell 2009, 273 f.) verweisen zusätzlich auf den *Einfluss genuin sprachlicher Entwicklungen* auf die Zirkulation und Veränderung fachlicher Wissensbestände. Besonders relevant ist hier die Prägung der Adjektive *schizoid* und *schizothym*. Wie in Kapitel 7.3 gezeigt, gehörte insbesondere das Adjektiv *schizoid* im lokalen Kontext der Zürcher Schule bereits früh zum gängigen Vokabular der fachkommunikativen Praxis. Ebenso gibt es frühe Hinweise der 1910er-Jahre auf unterschiedliche fachliche Verwendungen von *schizothym*. In der öffentlichen Wahrnehmung bekannt gemacht und nachhaltig geprägt hat aber wohl beide Termini Ernst Kretschmer. Die beiden – dank der von Bleuler bewusst gestalteten morphologischen „Handlichkeit" von *Schizophrenie* gut zu bildenden – adjektivischen Weiterbildungen sind dabei weit mehr als blosse

---

149 Die Kombination von Psychiatrie und Schriftstellerei ist auch mit Blick auf spätere Dekaden keineswegs eine Seltenheit und hat gerade auch dem Schizophreniebegriff zu einiger Präsenz in der Öffentlichkeit verholfen (vgl. z. B. Heinar Kipphardt, Autor von *Das Leben des schizophrenen Dichters Alexander M. Ein Film* und des Romans *März* (beide 1976) sowie Walter Vogt, Autor von *Schizogorsk* (1991 [1977]); vgl. Kapitel 9.4). Vgl. auch die 1956 gegründete Vereinigung der Schweizer schriftstellernden Ärzte und Ärztinnen (ASEM Association Suisse des Ecrivains Médecins) (vgl. o. A. 2001), ihr 1969 gegründetes Pendant, den Bundesverband Deutscher Schriftstellerärzte e. V. (http://bdsae.org/, letzter Zugriff 12.07.2024), sowie den Weltverband der Schriftsteller-Ärzte (https://unionmondiale.wordpress.com/, letzter Zugriff 12.07.2024). Der Begriff *Dichterarzt* besitzt gar einen Wikipedia-Eintrag (vgl. https://de.wikipedia.org/wiki/Dichterarzt, letzter Zugriff 12.07.2024).

sprachliche Ausdrücke; mit ihnen hat Kretschmer einen neuen (abstrakten) Gegenstand geschaffen (vgl. Felder 2013, 169), eine neue, vom Krankheitsbild abgeleitete gedankliche Konzeption: die Übertragung der Schizophrenie auf das Gesunde.

Es ist genau dieser konzeptuelle Schritt, den Prinzhorn bereits in den 1920er-Jahren als entscheidend für die alltags- bzw. gemeinsprachliche Verbreitung des Fachbegriffs bewertet hat. 1925 veröffentlichte er dazu den Aufsatz *Schizophrenie. Zur Geschichte des Wortes und zur Psychologie seines Einbruchs in das Zeitbewußtsein* und bemerkte bereits zu diesem verhältnismässig frühen Zeitpunkt zur Entwicklung des Schizophreniebegriffs, zur allgemeinen Verbreitung der entsprechenden psychiatrischen Termini:

> „Seither aber hat das Wort Schizophrenie, das man als Namen einer bestimmten Geisteskrankheit noch gutwillig hinnehmen konnte, sozusagen Familie bekommen. Auch im Tagesschrifttum schwirrt es heute von schizoiden und schizothymen Persönlichkeiten, von schizophrener Kunst. Und je häufiger man das dunkle Zauberwort verwendet, desto gefährlichere Scheinklarheit gewinnt es für die Menge, während der selbständig denkende Besonnene zunehmend beunruhigt wird durch den rauschhaften Kult, der da wieder einmal mit einem faszinierend klingenden [...] Worte getrieben wird." (Prinzhorn 1925, 733)

Prinzhorn nimmt diese Entwicklung als „Berechtigung, zu dieser Mode vom Boden der Fachwissenschaft aus in der Öffentlichkeit das Wort zu ergreifen" (ebd.). Er führt aus, wie in den letzten Jahren „in aller Stille etwas Unerwartetes" (ebd., 735) geschehen sei:

> „[D]as einheitliche Krankheitsbild der Schizophrenie, von Bleuler anfangs sehr nachdrücklich und wirksam proklamiert [...], verlor seine festen Grenzen, löste sich nach und nach auf und zerging schließlich mehr oder weniger zu einem geheimnisvollen Zauberwort, mit dem man den beunruhigenden Reiz schwer verständlicher, unbequemer, meist begabter Persönlichkeiten benannte." (Prinzhorn 1925, 735, Hervorhebung i. O.)

Den Ausgangspunkt für diese „[d]em Psychiater ärgerlich[e] [...] Übertragung des Begriffes ‚schizophren' in der abgeschwächten Form ‚schizoid' aus dem Bereiche der Medizin und der Klinik in die praktische Psychologie des Alltags" (ebd., 736) sieht Prinzhorn dabei hauptsächlich in Kretschmers besagtem Erfolgswerk *Körperbau und Charakter* (1921) (vgl. ebd., 735 f.), indem dieser damit auch der Allgemeinheit mit den Begriffen *schizoid* und *schizothym* ein Ordnungswerkzeug an die Hand gegeben habe. Bereits Bleuler selbst sei aber „auf diesem Wege vorangeschritten" (ebd., 736), so Prinzhorn, indem er von *latenter Schizophrenie* gesprochen und so seinerseits entsprechend abgeschwächte Formen der Schizophrenie explizit benannt habe (vgl. ebd.; vgl. Fussnote 5, Kapitel 8.1).[150]

Der kommunikative Erfolg einer sprachlichen Neuerung ist aber alleine durch deren Prägung noch nicht gegeben. Sie muss von der betreffenden Sprachgemeinschaft akzeptiert, aufgenommen und weiterverwendet werden. In seinem Aufsatz führt Prinzhorn „die rätselhaft faszinierende Wirkung des Wortes ‚schizophren'" (ebd., 738) auf eine Art Grundstimmung seiner eigenen Zeit zurück, auf ein bei vielen Zeitgenossen vorhandenes Grundgefühl, das seine eigene Epoche von anderen abgrenze:

> „[Das Wort ‚schizophren', Y. I.] rührt an diesen schwer zu schildernden gebrochenen Seelenzustand, durch den heute, als durch ein Zeitschicksal, auch Menschen hindurch müssen, die sonst auf der sonnigeren Seite des Daseins verwurzelt, höchstens von fern und verwundert bemerkten, daß es auch anders Veranlagte gebe als sie selbst. [...] Und es wäre ein leichtes, unter dem psychologischen Begriff der schizoiden Seelenart unsere Zeit von allen früheren Epochen abzugrenzen, Menschen, Institutionen, Kunstwerke, Praktiken und Ideale." (Prinzhorn 1925, 738)

Gemünzt auf die Frage nach Wegen, Medien und Akteuren, nach Mechanismen der Wissenszirkulation hiesse dies also: Die adjektivischen Weiterbildungen *schizoid* und *schizothym*, die aufgrund der Neubildung Bleulers überhaupt erst möglich wurden, sind in der Prägung Kretschmers auf öffentliche Resonanz gestossen, haben (so die Interpretation Prinzhorns) etwas artikuliert, was einem verbreiteten Gefühl entsprach, und auf diese Weise zu einer ausserfachlichen Verbreitung der Termini geführt (vgl. dazu auch Linke 2011b, 29). Besonders prägnant artikuliert wird dieses weitverbreitete Gefühl – und damit ist ein zweiter genuin sprachlicher Aspekt angesprochen – mit dem Bild der Spaltung des Geistes oder der Seele, das bereits dem Fachterminus *Schizophrenie* als Motivationsbedeutung inhärent ist. Die von Bleuler im Anschluss an bestehende (fachliche) Diskurstraditionen (vgl. Kapitel 7.1.2) gewählte Metapher zur Beschreibung und Benennung des Krankheitsbildes scheint über die Psychiatrie hinaus vielfältiges Resonanzpotenzial zu besitzen. Gerade im Kontext der Kunst, in literarischen Werken oder poetologischen Texten wird das Bild bereits in den 1920er- und 1930er-Jahren in Verbindung mit dem Schizophreniebegriff aufgegriffen und vielfach variiert. Damit wird der Aspekt der Spaltung zu-

---

150 Vgl. auch Scharfetter (2001a, 32), der auf „Bleulers grundsätzliche Perspektive auf ein dimensionales Kontinuum von gesund zu krank" verweist. Er zitiert dazu aus einem Aufsatz von 1904, in dem Bleuler festhält, dass „‚manche der auffallendsten Symptome der Dementia praecox nur qualitativ oder quantitativ entstellte Mechanismen des normalen Seelenlebens' seien" (Bleuler 1904, 261, zit. nach Scharfetter 2001a, 32).

gleich als (unterschiedlich konzipiertes) Element des Krankheitsbildes besonders hervorgehoben.[151]

Was Prinzhorn mit dem „Verlust der festen Grenzen" des Krankheitsbildes Schizophrenie und des zugehörigen Fachterminus in der alltagssprachlichen Verwendung beschreibt, kann als *Entterminologisierung* gefasst werden. Für die meisten der diskutierten Verwendungen von *Schizophrenie, schizophren, schizoid* und *schizothym* in alltags- bzw. gemeinsprachlichen Kontexten gilt dabei, was Meyer/Mackintosh (2000, 113 f.) für entsprechende Entterminologisierungsprozesse festhalten: „In the majority of cases, when a term starts to be used in general language, the *essence* of the concept perceived by laypersons is similar to that perceived by experts. In other words, when laypersons refer to the concept, they are still evoking its basic *domain sense.*" (Hervorhebung i. O.) Und was die Forscherinnen als wichtigsten Grund für diese Art der Entterminologisierung nennen, gilt auch für *Schizophrenie*: „In cases such as these, terms pass into general language because the reality that they designate for experts is also of great interest to a significant proportion of the general population." (Ebd., 114)

Der „Verlust der festen Grenzen" und damit auch die Verwässerung der Grenzen zwischen ‚krank' und ‚gesund' scheint dabei durch einen weiteren Effekt der Entterminologisierung verstärkt worden zu sein: Die bei Kretschmer eindeutig den einzelnen Sphären zwischen ‚gesund' und ‚krank' zugeordneten Termini *schizophren, schizoid* und *schizothym* wurden, so scheint es, im nicht psychiatrisch-fachsprachlichen Gebrauch nicht selten verwechselt. Zeitgenössische Hinweise dazu geben etwa die Kritik in der *NZZ*-Rezension Winklers von 1949 (vgl. Beleg (49)) wie auch die aufgeführten, zumindest unpräzisen, teilweise die intendierte Bedeutung auch explizit verwechselnden Erklärungen in den allgemeinen Wörterbüchern Liebknechts, Pekruns und im *Rechtschreibduden.*[152]

Damit in Zusammenhang steht der Umstand, dass ein grosser Teil der gefundenen Belegstellen zu *Schizophrenie, schizoid, schizophren* etc. in Publikationen des öffentlichen Diskurses als Form *unsystematischer Vermittlung* (Jung 1999, 196) kate-

---

151 Vgl. hierzu auch Bernet (2013, 277–334, 343–345), die vielfältige „Resonanzräume" herausarbeitet, welche für die Entstehung und den Erfolg des Krankheitsbildes Schizophrenie „als wissenschaftliche Tatsache und kulturelles Deutungsmuster" im *Fin de Siècle* wesentlich waren. Bernet sieht dabei insbesondere das Konzept der (gelockerten) Assoziationen als relevantes *boundary concept*. Den Prinzhorn'schen Text interpretiert sie dahingehend, dass der „Einbruch ins Zeitbewußtsein", d. h. die ausserfachliche Akzeptanz von Bleulers Schizophreniekonzeption, nicht nur dessen Erfolg im Schweizer Kontext, sondern zugleich auch dessen Akzeptanz in der deutschen Psychiatrie befördert habe.

152 Ein später Beleg für diese Entwicklung findet sich in den 1970er-Jahren im *Duden. Leicht verwechselbare Wörter*, der *schizophren, schizoid* und *schizothym* im selben Eintrag verhandelt (vgl. Müller 1973, 226).

gorisiert werden kann (vgl. Kapitel 3.1.1). In vielen Verwendungen etwa im juristischen Kontext, in den Listungen von Promotionsschriften und in Vortragsankündigungen wird deren Bedeutung nicht durch eine systematisierte Vermittlung, d. h. durch eine ausführliche Erklärung, erläutert. Es ist schlicht nicht der intendierte Zweck der entsprechenden Kommunikation (vgl. auch Kailer 2003, 328). Kommt hinzu, dass in zahlreichen Texten der Korpusbelege die Krankheit Schizophrenie keineswegs das Hauptthema darstellt, dass etwa der Terminus *Schizophrenie* nicht primär in Zeitungsartikeln auftaucht, die sich spezifisch mit dieser psychiatrischen Diagnose befassen. Von den Rezipientinnen und Rezipienten wird das Vokabular so quasi „nebenbei ‚aufgeschnappt'" (Jung 1999, 196). Entsprechend muss die Bedeutung der wissenschaftlichen Termini erschlossen werden, „wie vage und ungenau auch die Konzepte sein mögen, die sich beim ‚Laien' durch die wiederholte Rezeption in variierenden Kontexten etablieren" (Jung 1999, 196).[153] Vor diesem Hintergrund ist davon auszugehen, dass – da „lediglich einzelne Sprachzeichen aus bestimmten Fachbereichen und nicht ein irgendwie geartetes terminologisches System vermittelt" (ebd., 197) werden – „der Laie vielleicht aus einer Vielzahl solcher sprachlich-konzeptueller Versatzstücke ein entsprechendes Laiensystem aufbaut" (ebd.).

Die Frage nach diesen Laiensystemen, nach verbreiteten allgemeinen Wissensbeständen zu Schizophrenie und damit nach dem Laienverständnis von *Schizophrenie, schizophren, schizoid* und *schizothym* in diesen ersten Dekaden des 20. Jahrhunderts ist nicht ohne Weiteres zu beantworten. Während die Bedeutung von *Schizophrenie* im Fachdiskurs und auch in den sich daraus speisenden publikumswirksamen Büchern aus psychiatrischer Hand variiert (vgl. Kapitel 7.2.2; Sammet 2016; Wübben 2011, 148), bleibt die Ausdrucksseite von *Schizophrenie* dieselbe, was – gerade in den entsprechenden Kontexten unsystematischer Vermittlung – für den Laien auch inhaltliche Konstanz simuliert. Die fachliche Diskussion wird dabei auch in anderen hier diskutierten Texten (vgl. etwa bereits die Belege aus den 1910er-Jahren) nicht abgebildet. Für den Schizophreniebegriff im öffentlichen Diskurs gilt, was Fleck (1994 [1935], 150) für das populäre Wissen beschreibt: Es scheint „dank der Vereinfachung, Anschaulichkeit und Apodiktizität sicher, abgerundeter, fest gefügt".

Wie in Kapitel 8.2.2 und 8.2.4 gezeigt, ist in kurzen erklärenden Zusätzen und Wörterbuchartikeln insbesondere die dem Namen *Schizophrenie* inhärente Spaltungsmetapher häufig präsent: *Schizophrenie* bedeutet ‚Spaltungsirresein'. Die konkurrierenden Bezeichnungen *Dementia praecox* und *Jugendirresein* nehmen eher den Status als Synonyme oder Hyponyme ein. Mit Meyer/Mackintosh (2000,

153 Vgl. hierzu auch Konerding (2009, 173), der darauf verweist, dass „der Einfluss der Medien auf die individuelle Wirklichkeitskonstruktion des einzelnen [...] nach Erkenntnissen der Medienwirkungsforschung als desto stärker [gilt], je spärlicher die Primärkontakte [d. h., die eigene, individuelle Erfahrung mit einem bestimmten Sachverhalt, Y. I.] sind".

113 f.) kann so als wichtigste Veränderung dieser Art der Entterminologisierung die Entstehung von „[a] [s]hallower meaning“ (ebd., 114) und – dies scheint mir besonders relevant – von „[a]dded connotations“ (ebd., 115) betrachtet werden. In den geschilderten Verwendungen von *Schizophrenie, schizophren, schizoid, schizothym* etc. in Texten des öffentlichen Diskurses ist dabei bezüglich der Termini nicht nur von einer deutlich weniger differenzierten denotativen Bedeutung auszugehen. Die geschilderten Kontexte gerade der Justiz und Kunst haben, so ist anzunehmen, darüber hinaus auch erheblichen Einfluss auf die konnotative – und damit auch auf die deontische Bedeutung (vgl. Hermanns 2012 [1995], 150 f.). Bis in die Gegenwart bestehende Konnotationen der Gewalttätigkeit, Gefährlichkeit, aber auch der (künstlerischen) Genialität von *Schizophrenie, schizophren* und *Schizophrene* bzw. der mit diesen Ausdrücken bezeichneten Personen scheinen hier ihren Ursprung zu haben.

9 *Schizophrenie* im öffentlichen Diskurs 1950–2009 – Steigende Frequenz, Produktivität und Ausdifferenzierung der Verwendungsweisen

Ziel dieses Kapitels ist es, diachrone Entwicklungen des Schizophreniebegriffs im öffentlichen Diskurs von 1950 bis 2009 auf der Basis mehrheitlich quantitativer Analysen zum Ausdruck *Schizophrenie* und zu seinen Ableitungen bzw. Weiterbildungen nachzuzeichnen. Dies geschieht zunächst mit Blick auf die Gebrauchsfrequenz der sprachlichen Ausdrücke (Kapitel 9.1), gefolgt von Untersuchungen zu einzelnen Lexemen und ihrer Produktivität (Kapitel 9.2) sowie schliesslich mittels Analysen der sprachlichen Kontexte und Verwendungsweisen (Kapitel 9.3). Damit legt das vorliegende Kapitel zugleich eine quantitative Basis für die mehrheitlich qualitativ ausgerichteten Mikroanalysen zur übertragenen Verwendung in Kapitel 10.[1]

9.1 Gebrauchsfrequenz

Die Frage nach der Frequenz eines sprachlichen Ausdrucks, nach dessen „Vorkommen und Nicht-Vorkommen“ (Gür-Şeker 2015, 82) im diachronen Vergleich gibt erste Hinweise auf dessen Entwicklungen und Veränderungen sowie auf die Präsenz und Absenz damit zusammenhängender Diskurse im untersuchten Sprachraum (vgl. ebd., 82–84). Um die zugehörigen Daten für den Ausdruck *Schizophrenie*, seine Ableitungen und Weiterbildungen im hier fokussierten Zeitraum von 1950 bis 2009 (Kapitel 9.1.2) besser einordnen zu können, werden nachfolgend zunächst übergreifende Tendenzen der Gebrauchsfrequenz für das gesamte 20. Jahrhundert in den Blick genommen (Kapitel 9.1.1). Dazu wird in Kapitel 9.1.1 als Ergänzung zur primären Datengrundlage (vgl. Kapitel 6.1) das *DWDS-Kernkorpus 20* als Referenzkorpus hinzugezogen (vgl. Kapitel 6.2.1).

1 Einzelne Ergebnisse der nachfolgenden Analysen sind in stark verkürzter Form bereits veröffentlicht in Ilg/Maatz 2015; Ilg 2016; Maatz/Ilg 2021; Ilg 2021b.

https://doi.org/10.1515/9783110794472-009

9.1.1 Übergreifende Tendenzen im 20. Jahrhundert

Aufgrund der in Kapitel 6.1 dargelegten schwierigen Quellenlage für den Zeitraum von 1908 bis 1950 sind verlässliche und mit späteren Dekaden vergleichbare Frequenzangaben für die erste Hälfte des 20. Jahrhunderts auf der Basis des für diese Studie zusammengestellten Korpus nur bedingt möglich (vgl. zu den *möglichen* Angaben Kapitel 8.2.1). Für mehrere der einbezogenen Publikationen ergibt aufgrund der Quellenlage eine Normalisierung der Daten vor 1950 wenig Sinn und ein direkter Vergleich mit den Zahlen nach 1950 wäre nicht unproblematisch. Um die in Kapitel 9.1.2 präsentierten Analysen für den Zeitraum von 1950 bis 2009 besser einordnen zu können, werden sie hier deshalb um eine Untersuchung im *DWDS*-Referenzkorpus für das 20. Jahrhundert, dem *Kernkorpus 20*, ergänzt.[2] Basis dafür sind, wie bereits für das Korpus dieser Studie, auch hier alle Ausdrücke, die die Buchstabenfolge <schizo> enthalten (in der Suchsyntax des *DWDS*: **Schizo** || **schizo**; vgl. auch Kapitel 6.1). Die im *Kernkorpus 20* aus dieser Suchabfrage resultierenden 388 Treffer wurden zusätzlich manuell durchsucht und jene, die keine Ableitung oder Weiterbildung zum Lexem *Schizophrenie* darstellen (wie z. B. *Schizopoden* oder *Schizomyzeten*), aussortiert. Das bereinigte Resultat beinhaltet noch 330 Belege in 113 Dokumenten (von insgesamt 121'395'654 laufenden Wortformen in 79'115 Dokumenten im *Kernkorpus 20*).[3] Die so ermittelten Belegzahlen sind nachfolgend in vier Diagrammen (Abbildung 9.1 bis 9.4) in normalisierter Form nach Dekaden sortiert dargestellt. Die ersten beiden Diagramme basieren auf allen im *Kernkorpus 20* zur Verfügung stehenden Daten, in den letzten beiden (Abbildung 9.3 und 9.4) ist – gemäss dem hier verfolgten Interesse an der Entwicklung des Schizophreniebegriffs in der Alltags- bzw. Gemeinsprache – die Textklasse *Wissenschaft* ausgeschlossen (vgl. zur Grösse *Textklasse* Kapitel 6.2.1).

---

2 Vgl. zum *Kernkorpus 20* und zu der hier verwendeten Version die Ausführungen in Kapitel 6.2.1. Das *DWDS* stellt zwar auch ein *Kernkorpus 21* für die erste Dekade des 21. Jahrhunderts zur Verfügung. Da dieses sich aber erst im Aufbau befindet und hinsichtlich Publikationsarten noch nicht ausgewogen ist (vgl. auch Kapitel 6.2.1), wird es hier nicht berücksichtigt.

3 Aus Sicht heutiger korpuslinguistischer Ansprüche ist diese Belegzahl klein. Für die Analyse bedeutet die verhältnismässig kleine Belegbasis, dass entsprechende Befunde nicht ohne Weiteres generalisiert werden dürfen. Für die Triangulation mit den restlichen zur Verfügung stehenden Daten sind sie aber eine wertvolle Ergänzung und darauf basierende Aussagen über Entwicklungstendenzen m. E. durchaus zulässig. Darüber hinaus zeigt die geringe Belegmenge schlicht auch an, dass *Schizophrenie*, *schizophren* und weitere zugehörige sprachliche Ausdrücke insgesamt im Deutschen eher seltene Wörter sind. Im Vergleich zu diesen 330 Belegen zu <schizo> finden sich im *Kernkorpus 20* für die häufigsten Wörter des Deutschen, die Artikel *der*, *die* und *das*, insgesamt fast zwanzig Millionen Belege (genauer: 19'461'268 Belege für *der*, *die* und *das*).

Für die Normalisierung wurden zwei unterschiedliche Masse gewählt: Abbildung 9.1 und 9.3 basieren auf der Berechnung pro Million Wörter (Token), Abbildung 9.2 und 9.4 auf der Berechnung pro Dokument, d. h. auf der Berechnung aller Dokumente mit mindestens einem Beleg in Relation zur jeweiligen Gesamtdokumentzahl im Korpus. Die Normalisierungen wurden für jede Dekade und Textklasse gesondert vorgenommen und sind in den entsprechenden Diagrammbalken übereinandergestapelt. Auf diese Weise kann den unterschiedlichen Eigenschaften der Quellengruppen besser Rechnung getragen werden.[4]

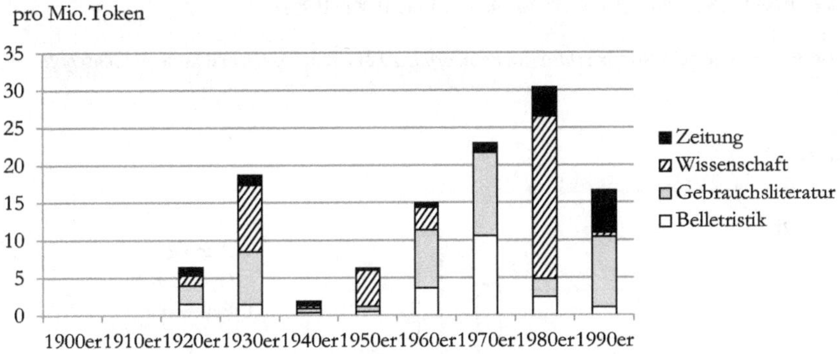

Abbildung 9.1: Belege zum Konfix *schizo-* im *Kernkorpus 20.*

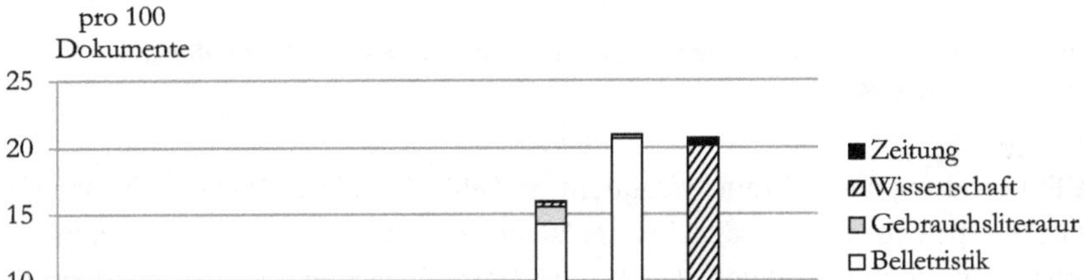

Abbildung 9.2: Dokumente mit mindestens einem Beleg zum Konfix *schizo-* im *Kernkorpus 20.*

4 So sind etwa Dokumente der Kategorie *Zeitung* (meist Artikel) im Durchschnitt deutlich kürzer, enthalten also weniger Token, als etwa jene der Kategorie *Belletristik* (meistens Bücher). Eine in absoluten Zahlen gleich hohe Dokumentzahl bedeutet entsprechend in jeder Textklasse etwas anderes und muss unterschiedlich gewichtet werden.

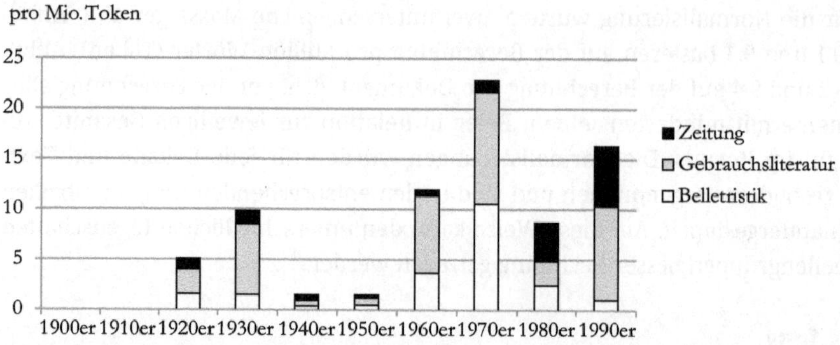

Abbildung 9.3: Belege zum Konfix *schizo-* im *Kernkorpus 20* abzüglich der Textklasse *Wissenschaft*.

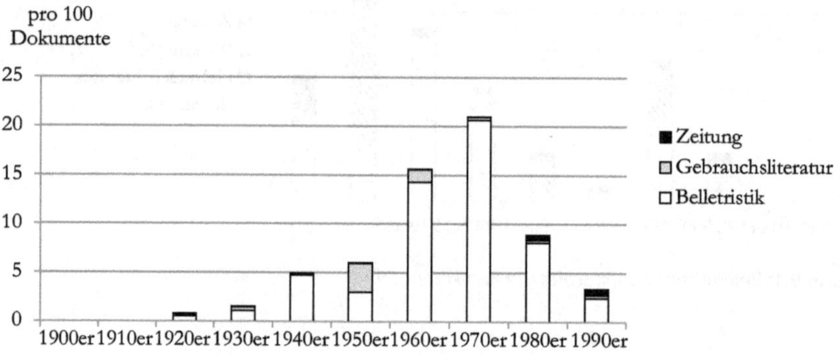

Abbildung 9.4: Dokumente mit mindestens einem Beleg zum Konfix *schizo-* im *Kernkorpus 20* abzüglich der Textklasse *Wissenschaft*.

Für die Entwicklung der Gebrauchsfrequenz im Feld von *Schizophrenie, schizophren* und weiteren sprachlichen Ausdrücken im 20. Jahrhundert bestätigen die abgebildeten Diagramme, unabhängig von der Art der Normalisierung, was auf der Grundlage erster Analysen zum Korpus dieser Studie zu vermuten war: Im Verhältnis zur ersten Jahrhunderthälfte sind die sprachlichen Ausdrücke auf Basis des Konfixes *schizo-* in der zweiten Hälfte des 20. Jahrhunderts insgesamt deutlich häufiger. Insbesondere ab den 1960er-Jahren ist ein Anstieg der Gebrauchsfrequenz zu beobachten. Die Entwicklung verläuft dabei zwischen 1950 und 1999 kurvenförmig. Lässt man die Textklasse *Wissenschaft* weg, so ist ein deutlicher Höhepunkt der Frequenz in den 1970er-Jahren mit einem anschliessenden Abflachen der Frequenzkurve zu erkennen. Unter Einbezug der Kategorie *Wissenschaft* gehören auch die 1980er-Jahre zur Hochphase dazu (in der Zählung nach Dokumenten, vgl. Abbildung 9.2) bzw. machen überhaupt erst den höchsten Punkt der Frequenzkurve aus (in der Zählung pro Mio. Token, vgl. Abbildung 9.1). Im Vergleich zu diesen Hochphasen ist die Gebrauchsfrequenz anschliessend in den 1990er-Jahren deutlich tiefer, wobei die Anzahl in der Zählung pro Dokument markant, in der Zählung pro Token etwas weniger stark zurückgeht.

Bezüglich der Textklasse *Wissenschaft* zeigt dabei der Blick in die Belege, dass es sich nicht in allen Fällen, wie man zunächst vermuten könnte, um Texte aus dem psychiatrischen Fachdiskurs mit Bezug zum Krankheitsbild Schizophrenie handelt. Während die zugehörigen Daten der 1920er-, 1930er- und 1940er-Jahre im *Kernkorpus 20* tatsächlich mit *Schizophrenie* im psychiatrischen Sinne in Verbindung stehen und auf eine entsprechende allmählich steigende Präsenz im wissenschaftlichen Fachdiskurs etwa in den 1930er-Jahren hinweisen (vgl. hierzu die Kapitel 8.2.3 und 8.3, insbesondere auch bezüglich des Einflusses der NS-Gesetzgebung), ist dies für die in Abbildung 9.1 und 9.2 auffallend hohen Belegzahlen in der Kategorie *Wissenschaft* in den 1980er-Jahren nicht der Fall. Hier sind auch zahlreiche Belege aus anderen Disziplinen verzeichnet, in denen die Ausdrücke *Schizophrenie, schizophren, schizoid* in einer *nicht* primär psychiatrisch-wissenschaftlichen Lesart verwendet werden.[5] Aus der (abgesehen von den 1980er-Jahren) in der zweiten Jahrhunderthälfte verschwindend kleinen Belegzahl in der Kategorie *Wissenschaft* ist aber umgekehrt nicht zu schliessen, dass der Schizophreniebegriff im psychiatrischen Fachdiskurs dann keine Rolle mehr spielen würde.[6]

Von diesen übergreifenden Beobachtungen abgesehen, weisen die Diagramme, je nachdem, ob man eine Normalisierung pro Million Token oder pro Gesamtzahl der Dokumente betrachtet, teilweise unterschiedliche Entwicklungen in der Gebrauchsfrequenz einzelner Textklassen aus. Dies hängt mit der unterschiedlichen Aussagekraft der beiden Werte zusammen: In der Normalisierung nach Anzahl Token fallen Einzeltexte, in denen Schizophrenie ein Hauptthema ist oder in denen die entsprechenden Ausdrücke aus anderweitigen Gründen besonders häufig ver-

5 Insbesondere bei der Normalisierung pro Mio. Token fällt dazu das Werk *Kritik der zynischen Vernunft* von Peter Sloterdijk verhältnismässig stark ins Gewicht: 47 der 65 Belege aus der Kategorie *Wissenschaft* im Zeitraum von 1980 bis 1989 stammen aus den beiden Bänden von Sloterdijks Werk. Der deutsche Philosoph setzt das psychiatrische Vokabular darin an zahlreichen Stellen zur Beschreibung und Bewertung gesellschaftlicher und politischer Vorgänge ein. Vgl. z. B.: „Daß die Zerstörung des Prinzips Verkörperung ein Werk der christlich-bürgerlich-kapitalistischen Schizophrenien ist, braucht man nicht breit auszuführen." (Sloterdijk 1983, 214).

6 Offensichtlich deckt die Kategorie *Wissenschaft* im Referenzkorpus nicht jede Disziplin gleichmässig ab und ist entsprechend für eine solche Aussage zu wenig breit aufgestellt. Nichtsdestotrotz kann die zunehmende Verbreitung des Englischen als Publikationssprache – insbesondere in den medizinischen Fächern – mit als Grund für die geringe Belegmenge zum Schizophreniebegriff in diesem deutschen Referenzkorpus in Betracht gezogen werden.

wendet werden, übermässig deutlich ins Gewicht. Insbesondere bei einer insgesamt eher niedrigen Belegzahl wie im hier besprochenen Fall. Dagegen bildet die Normalisierung nach Dokumenten eher eine Breitenwirkung ab und zeigt an, in wie vielen verschiedenen Dokumenten unterschiedlicher Autorinnen und Autoren die entsprechenden Ausdrücke ungeachtet ihrer Häufung im Einzeltext auftauchen. Mit der Normalisierung pro Gesamtzahl der Dokumente kann so eine entsprechende Verzerrung, die sich mit Blick auf die vermeintliche Verbreitung des Begriffs daraus ergibt, deutlich reduziert werden.

Bezüglich einer so gemessenen Breitenwirkung fällt in den Diagrammen für die nicht der Kategorie *Wissenschaft* zugerechneten Textklassen auf, dass die Ausbreitung von *Schizophrenie, schizophren* und weiteren zugehörigen Ausdrücken in der Textklasse *Belletristik* im Verhältnis zu *Gebrauchsliteratur* und den *Zeitungen* im *Kernkorpus 20* deutlich mehr Raum einnimmt. Der literarische Diskurs scheint also auch in diesem Korpus für das untersuchte terminologische Feld zentral zu sein. Zudem machen Abbildung 9.3 und 9.4 deutlich, dass sowohl gemessen an der Tokenzahl wie auch an der Dokumentzahl in den gerade auch für diese Studie wichtigen Zeitungstexten ab den 1970er-Jahren nochmals ein zusätzlicher Anstieg der Gebrauchsfrequenz zu erkennen ist. In den belletristischen Texten ist die Gebrauchsfrequenz nach dem Höhepunkt in den 1970er-Jahren dagegen rückläufig, bei der Gebrauchsliteratur bereits ab den 1950er-Jahren.[7]

9.1.2 Entwicklung 1950–2009

Vor dem Hintergrund der Analysen im *DWDS*-Referenzkorpus zum 20. Jahrhundert folgen nun die Untersuchungen zum Zeitraum von 1950 bis 2009 im Korpus dieser Studie (vgl. Kapitel 6.1). Dazu sind in Abbildung 9.5 bis 9.12 die entsprechenden Daten für alle acht einbezogenen Publikationen in einem Balkendiagramm dargestellt. Wie in Abbildung 9.2 und 9.4 bilden die nachfolgenden Diagramme die Anzahl Texte pro Jahr ab, in denen ein oder mehrere Beleg(e) des Diagnoseterminus *Schizophrenie* sowie zugehörige Ableitungen oder Weiterbildungen vorkommen – in Relation zur Gesamtmenge der jeweiligen Texte pro Jahr und Publikation.[8] Als

7 Die Unterschiede der angezeigten Gebrauchsfrequenz der Textklasse *Gebrauchsliteratur* je nach Form der Normalisierung für die Dekade der 1990er-Jahre wie auch für die Textklasse als Ganzes lassen überdies auch für die *Gebrauchsliteratur* darauf schliessen, dass einzelne, eher monothematische Werke verstärkt ins Gewicht fallen.

8 Diese Art der Normalisierung wurde auf Basis der Überlegungen in Kapitel 9.1.1 jener in Relation zur Gesamtzahl aller Token vorgezogen. Die Definition dessen, was als einzelner Text zählt, ist

Erstes folgen die Diagramme zu den vier Tageszeitungen, danach jene zu den Kultur- und Literaturzeitschriften und schliesslich jene zu den Parlamentsprotokollen.[9]

Tageszeitungen

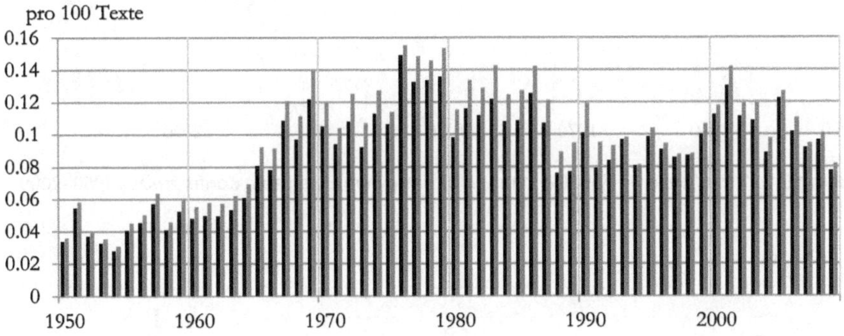

Abbildung 9.5: Anzahl Texte in der ***FAZ*** mit mindestens einem Beleg zum Konfix *schizo-* in Relation zur Gesamtmenge aller Texte in der *FAZ*, 1950–2009 (vgl. auch Maatz/Ilg 2021, 395).
Schwarz dargestellt die Daten auf Basis des gesamten *FAZ*-Archivs, grau jene basierend auf einer durchgängigen Ausgabe ohne Anzeigen.

dabei nicht immer eindeutig und wurde von den konsultierten und als Berechnungsgrundlage für die Gesamtzahlen verwendeten Archiven je eigenständig festgelegt. (Eine Interpretationsfrage ist die Zählung z. B. bei Zeitungsartikeln, die aus zusätzlichen kleineren Textelementen bestehen. Zudem wurden in den Archiven z. T. einzelne Werbeanzeigen und Veranstaltungshinweise zu einer grösseren Einheit als Anzeigeseite zusammengefasst.) Da im Folgenden jedoch in erster Linie der Vergleich der relativen Frequenzen zwischen den Publikationen interessiert und die Archive je für sich stringent kategorisieren, fällt dieser Umstand nicht in problematischer Weise ins Gewicht.

9 Für die *FAZ* sind in Abbildung 9.5 zwei Datenreihen aufgeführt: schwarz basierend auf dem für diese Studie verwendeten, vollständigen *FAZ*-Archiv des Verlags, das bis 1993 teilweise mehrere und ab 1993 alle unterschiedlichen Druckfassungen der Zeitung enthält (vgl. dazu Hedwig et al. 2015, 22), und grau basierend auf einer einzelnen durchgehenden Ausgabe der *FAZ* (basierend auf den Zahlen des *FAZ-Bibliotheksportals* (www.faz-biblionet.de, letzter Zugriff 12.07.2024), je verrechnet mit der Gesamtzahl der Texte in den jeweiligen Archiven. Wie die beiden Datenreihen illustrieren, unterscheiden sich zwar die normalisierten Werte, die relative diachrone Entwicklung ist aber sehr ähnlich. Für alle restlichen Zeitungen bildet dagegen je eine einzige Druckfassung die Datenbasis. Bei der *NZZ* (Abbildung 9.6) ist die Quellenlage und Form der Archivierung bzw. Aufbereitung der Quellen für den Zeitraum vor 1993 im Vergleich weniger günstig, weshalb auf eine Normalisierung verzichtet werden musste und die absoluten Zahlen eingesetzt sind. Um trotzdem Vergleichbarkeit zu schaffen, sind im Anhang in Kapitel A zu den Tageszeitungen zusätzlich die absoluten Gebrauchsfrequenzen einsehbar.

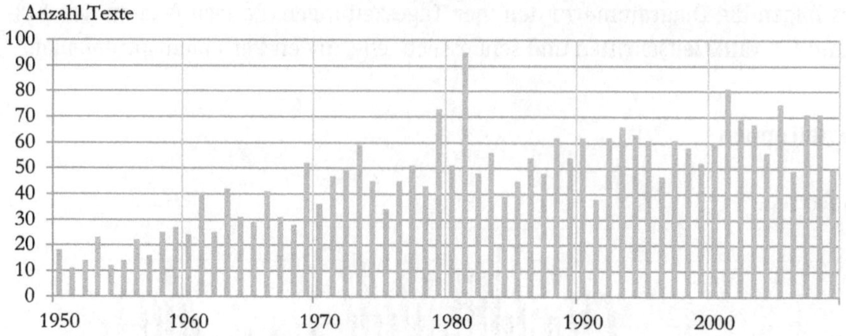

Abbildung 9.6: Anzahl Texte in der ***NZZ*** mit mindestens einem Beleg zum Konfix *schizo-*, 1950–2009.

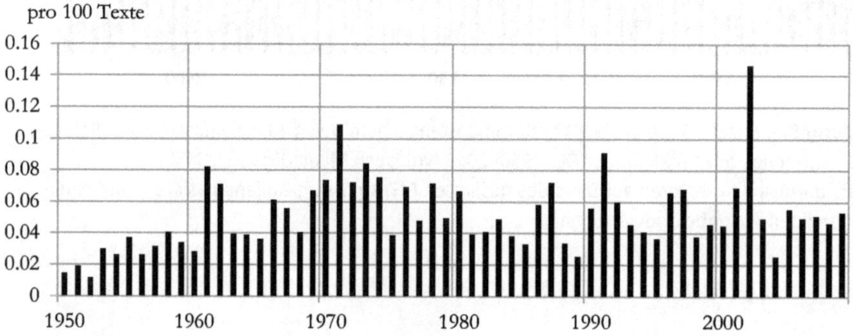

Abbildung 9.7: Anzahl Texte in den ***Schaffhauser Nachrichten*** mit mindestens einem Beleg zum Konfix *schizo-* in Relation zur Gesamtmenge aller Texte in den *Schaffhauser Nachrichten*, 1950–2009 (vgl. Ilg 2021b, 226).

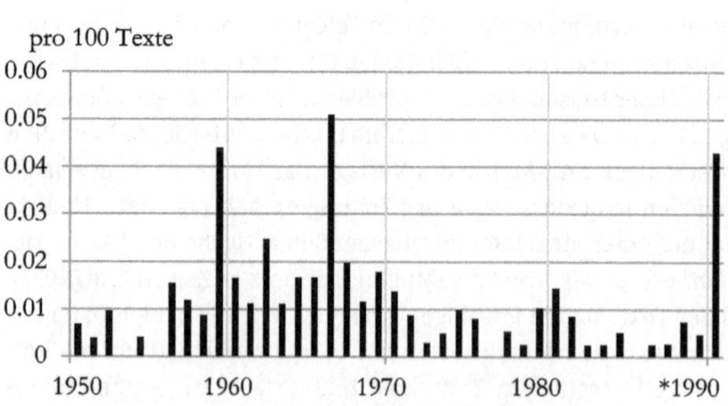

Abbildung 9.8: Anzahl Texte im ***Neuen Deutschland*** mit mindestens einem Beleg zum Konfix *schizo-* in Relation zur Gesamtmenge aller Texte im *Neuen Deutschland*, 1950 bis zum 03.10.1990.

Literatur- und Kulturzeitschriften[10]

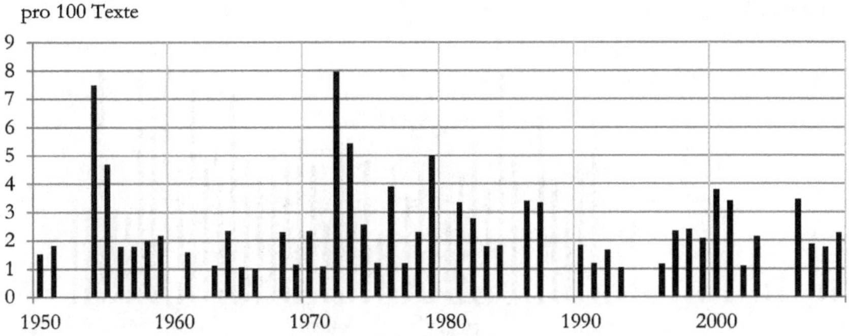

Abbildung 9.9: Anzahl Texte in der ***Neuen Rundschau*** mit mindestens einem Beleg zum Konfix *schizo-* in Relation zur Gesamtmenge aller Texte in der *Neuen Rundschau*, 1950–2009.

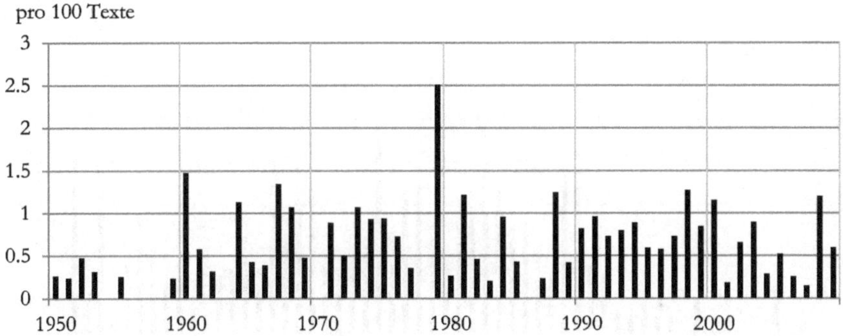

Abbildung 9.10: Anzahl Texte im ***Du*** mit mindestens einem Beleg zum Konfix *schizo-* in Relation zur Gesamtmenge aller Texte im *Du*, 1950–2009.

---

10 Für die Interpretation der Diagramme ist zu beachten, dass sich die beiden Literatur- und Kulturzeitschriften bezüglich Publikationsrhythmus und beinhalteter Textsorten voneinander unterscheiden. So erscheint die *Neue Rundschau* (*NeRu*) über den relevanten Zeitraum meist vierteljährlich, während das *Du* monatlich publiziert wird. Und während die *NeRu* fast ausschliesslich aus längeren Texten (Essays, Interviews, literarischen Texten) besteht, umfasst das *Du* zusätzlich kürzere Textsorten, etwa kurze Beschreibungen zu Werken der bildenden Kunst, aber auch Leserbriefe und Veranstaltungskalender. (Vgl. zur unterschiedlichen Textlänge auch Tabelle 6.1 in Kapitel 6.1: Das Korpus der *NeRu* für den Zeitraum von 1950 bis 2009 umfasst 91 Texte und 524'854 Token, was rund 5'768 Token pro Text entspricht, für das *Du* sind es dagegen 141 Texte und 374'212 Token, was rund 2'654 Token pro Text entspricht.) – Insofern sind die relativen Werte zu den Zeitschriften nicht direkt vergleichbar, die *Entwicklungen* der Gebrauchsfrequenz jedoch schon.

Parlamentsprotokolle[11]

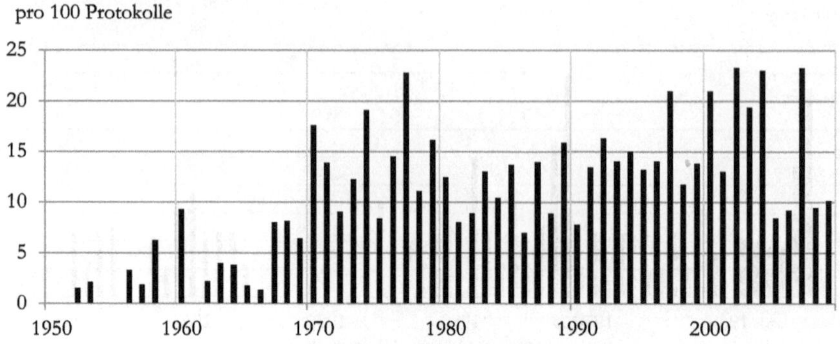

Abbildung 9.11: Anzahl **Plenarprotokolle des Deutschen Bundestages** mit mindestens einem Beleg zum Konfix *schizo-* in Relation zur Gesamtmenge aller Plenarprotokolle bzw. Plenarsitzungen, 1950–2009 (Ilg/Maatz 2015, 76).

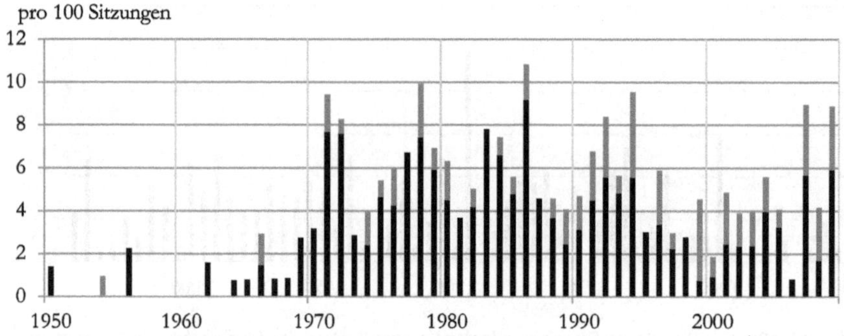

Abbildung 9.12: Anzahl **Protokolle des Schweizer Parlaments** mit mindestens einem Beleg zum Konfix *schizo-* aus den deutschen (schwarz) und anderssprachigen Passagen (grau) in Relation zur Gesamtmenge aller Sitzungen, 1950–2009 (vgl. Ilg 2021b, 227).

11 Wie in Kapitel 6.1 dargelegt, bilden die verwendeten Dokumente zu den Plenarprotokollen des deutschen Bundestages und zu den Protokollen des Schweizer Parlaments unterschiedliche Texteinheiten. Um die Frequenzen dennoch vergleichen zu können, wurde für beide Publikationen zur Normalisierung die Einheit *Parlamentssitzung* bzw. *Plenarsitzung* gewählt. Bei den Publikationen des deutschen Bundestages entspricht die Gesamtzahl der Plenarsitzungen der Gesamtzahl der Plenarprotokolle, für den Schweizer Kontext wurden die Daten entsprechend verrechnet.

Die Übersicht über die Diagramme zeigt zunächst deutliche *Parallelen fast aller Publikationen* sowohl im bundesdeutschen wie auch im Deutschschweizer Sprachraum: Mit Ausnahme der *Neuen Rundschau* ist die Gebrauchsfrequenz in der ersten Dekade, den 1950er-Jahren, in allen Publikationen im Verhältnis zu den restlichen Zeiträumen sehr niedrig. In den 1960er-Jahren ist daraufhin bei den meisten ein Frequenzanstieg zu beobachten und in der *FAZ*, den *Schaffhauser Nachrichten* (*ShN*), der *Neuen Rundschau* sowie den bundesdeutschen und Schweizer Parlamentsprotokollen folgt in den 1970er-Jahren ein eindeutiger Höhepunkt, wie dies auch die Untersuchung im *DWDS-Kernkorpus 20* unter Ausnahme der Textklasse *Wissenschaft* gezeigt hat (vgl. Kapitel 9.1.1). Im Anschluss an den Höhepunkt der 1970er-Jahre nimmt die Gebrauchsfrequenz dann bei den meisten der untersuchten Publikationen leicht ab. Auch diese Entwicklung gilt gleichermassen für den bundesdeutschen wie auch den deutschschweizerischen Sprachraum. Mit Ausnahme des *Neuen Deutschlands* und der *Neuen Rundschau* bleibt die Gebrauchsfrequenz aber bei allen Publikationen nach dem Höhepunkt in den 1970er-Jahren auch für die restlichen Dekaden des 20. Jahrhunderts wie auch in den 2000er-Jahren im Verhältnis zu den 1950er-Jahren deutlich erhöht. Insbesondere in der *FAZ*, mit grosser Wahrscheinlichkeit auch in der *NZZ* sowie in den Plenarprotokollen des deutschen Bundestages ist in den 2000er-Jahren zudem ein neuerlicher Frequenzanstieg zu beobachten.

Betrachtet man *die einzelnen Quellengruppen für sich genommen*, so zeigt sich bei den *Parlamentsprotokollen* für die Schweiz und die BRD ein auffällig ähnliches Bild: Bei beiden Datensätzen ist die relative Gebrauchsfrequenz auch in den 1960er-Jahren noch ausgesprochen niedrig und steigt dann ab den 1970er-Jahren sprunghaft an. Schliesst man die nicht-deutschsprachigen Teile der Schweizer Parlamentsprotokolle aus, so fällt dort der neuerliche relative Anstieg in den 2000er-Jahren im Vergleich zu den bundesdeutschen Protokollen deutlich schwächer aus. Die Gebrauchsfrequenz bleibt aber auch dort eindeutig höher als in den 1950er- und 1960er-Jahren.

Bei den *Tageszeitungen* verläuft der Anstieg der relativen Gebrauchsfrequenz in den 1950er-, 1960er- und 1970er-Jahren in der *FAZ*, der *NZZ* und den *ShN* weniger sprunghaft als bei den Parlamentsprotokollen. Vergleicht man die relative Gebrauchsfrequenz von *FAZ*, *ShN* und dem *Neuen Deutschland*, so zeigt sich eine interessante Abstufung der relativen Gebrauchshäufigkeit:[12] Die höchsten Werte verzeichnet die Qualitätszeitung *FAZ*, gefolgt von der Lokalzeitung *Schaffhauser*

12 Im Gegensatz zu den restlichen Quellengruppen scheint mir bei den Zeitungen für die *FAZ*, die *ShN* und das *Neue Deutschland* ein direkter Vergleich der relativen Frequenzwerte zulässig. Bei allen drei handelt es sich um Tageszeitungen und die je beinhalteten Textsorten sind grösstenteils dieselben. Vorbehalte speisen sich einzig aus den in Fussnote 8 und 9 angemerkten Unterschieden der Archivierung der als Berechnungsgrundlage verwendeten Datenbanken.

Nachrichten mit bereits niedrigeren Werten bis hin zur DDR-Zeitung *Neues Deutschland* mit einer verschwindend niedrigen Gebrauchsfrequenz. Zieht man die absoluten Werte der *NZZ* im Vergleich zu den absoluten Werten der drei restlichen Zeitungen mit in Betracht (vgl. dazu Kapitel A im Anhang), so scheinen diese eher näher bei der *FAZ* denn bei den *ShN* zu liegen.[13]

Diese Befunde deuten darauf hin, dass der Fachterminus *Schizophrenie* und die zugehörigen Ableitungen auch in der zweiten Hälfte des 20. und im ersten Jahrzehnt des 21. Jahrhunderts in den Qualitätszeitungen deutlich häufiger vorkommen als in der Lokalzeitung *Schaffhauser Nachrichten*, wie sich dies auch bereits in den Daten von 1908 bis 1949 im Vergleich mit der Berliner *Vossischen Zeitung* und der *NZZ* gezeigt hat (vgl. Kapitel 8.2.1). Der deutliche Unterschied zwischen der absoluten Belegmenge in der *NZZ* und den *Schaffhauser Nachrichten* ist dabei – wenn auch bezüglich der fehlenden Normalisierung mit Vorbehalt – ein zusätzlicher Hinweis dafür, dass der Unterschied zwischen *FAZ* und *ShN* nicht etwa auf die unterschiedlichen Sprach- und Kommunikationsräume, sondern eben auf die unterschiedliche Publikationsart Qualitäts- vs. Lokalzeitung zurückzuführen ist. Eine völlig andere Publikationssituation liegt selbstredend beim *Neuen Deutschland* vor (vgl. Kapitel 6.1). Die Bleuler'sche Terminologie scheint in der DDR-Publikation im Vergleich zu den restlichen Tageszeitungen quasi absent gewesen zu sein.

Im Gegensatz zu den anderen Publikationen lässt sich in den *Literatur- und Kulturzeitschriften* kein solch eindeutiger Trend über die Zeit von 1950 bis 2009 ausmachen. In der *Neuen Rundschau* ist die Gebrauchshäufigkeit auch in den 1950er-Jahren bereits verhältnismässig hoch, nicht dagegen im *Du*. In der *Neuen Rundschau* ist zudem – der allgemeinen Tendenz entsprechend – eine Häufung in den 1970ern zu beobachten, im *Du* dagegen eine Häufung in den 1990ern.

Bezüglich der Frequenzdaten in den *Zeitungen* ist zusätzlich auf eine inhaltliche Besonderheit einzugehen, die einzelne Ausschläge der Gebrauchsfrequenz mit beeinflusst. Gemeint ist die zu beobachtende häufige Wiederholung ein und derselben Wortfolge bzw. ein und desselben Textes zur Bewerbung von Fernseh- und Kinofilmen, die einen der hier gesuchten sprachlichen Ausdrücke entweder im Titel tragen – wie der deutsche Fernsehfilm *Das Leben des schizophrenen Dichters Alexander März* (Vojtěch Jasný, BRD 1975) oder der US-amerikanische Film *Schizoid* (David Paulsen, USA 1980) – oder, und dies ist der häufigere Fall, in deren Inhaltsangaben in Fernseh-

13 Das quellentechnische Problem bei der *NZZ*, d. h. die möglichen Archivlücken, würden natürlich, wenn überhaupt, höchstens zu *mehr* Belegen und damit zu einer höheren, noch näher an jener der *FAZ* liegenden Gebrauchsfrequenz führen, als man dies auf der jetzigen Basis annehmen kann.

und Kinoprogrammen, aber auch in deren zugehörigen Besprechungen und Kritiken die Ausdrücke verwendet werden. Beispiele für Letzteres sind die Filme *Family Life* (Kenneth Loach, GB 1971) und *A Beautiful Mind* (Ron Howard, USA 2001; dt. *A Beautiful Mind – Genie und Wahnsinn*) (vgl. auch Kapitel 9.3.2 und 9.4).[14]

In der Korpuslinguistik besteht die Tendenz, solche Häufungen als Störfaktoren zu betrachten; als Belege, die den Blick auf das untersuchte Phänomen (hier: der Schizophreniebegriff im öffentlichen Diskurs) verschleiern und entsprechende statistische Berechnungen verfälschen. Wenngleich solche Faktoren für die Analyse der Daten mitbedacht werden müssen, ist eine Bewertung derselben als für die Analyse hinderlich abzulehnen. Gerade für die hier gestellte Frage nach der Verbreitung und Prägung von fachsprachlichem Vokabular und damit verbundenen Wissensbeständen in alltags- bzw. gemeinsprachlichen Kontexten sind solche Belege interessant. Sie geben Hinweise auf eine verstärkte Präsenz des Diagnosebegriffs zu bestimmten Zeitpunkten und sie verweisen auf den Einfluss des Mediums Film auf die allgemeine Verbreitung spezifischer Wissensbestände und entsprechende (immer auch sprachlich verfasste) Prägungen. – Gewissermassen kristallisiert zeigt sich dieser Einfluss im Eponym *John Nash syndrome*, benannt nach dem in *A Beautiful Mind* porträtierten (und hinsichtlich mehrerer Aspekte idealisierten) Wissenschaftler mit einer schizophrenen Erkrankung, das in einer Umfrage unter Psychiaterinnen und Psychiatern als möglicher Ersatz für den Diagnoseterminus *Schizophrenia* genannt wurde (vgl. Maruta et al. 2014, 305; vgl. auch Kapitel 2.1).

9.2 Lexemverteilung und Produktivität

Als nächster Schritt zur Untersuchung der Karriere von *Schizophrenie* und zugehörigen Ableitungen steht die Ausgestaltung des lexematischen Feldes in seiner Qualität und diachronen Verteilung im Fokus. Kapitel 9.2.1 widmet sich dem Substantiv *Schizophrenie*, der adjektivischen Derivation *schizophren* und ihrer nominalisierten Form (*der/die/das*) *Schizophrene*. Danach stehen die zu Beginn entstandenen fach-

14 Im Korpus von 1950 bis 2009 ist der Titel *Das Leben des schizophrenen Dichters Alexander März* 16-mal belegt, für die Wortfolge *Alexander März* finden sich 78 Belege (vgl. auch Fussnote 128 in Kapitel 9.3.2). Zum Film *Family Life* sind es alleine in der *NZZ* 15 Texte aus dem Jahr 1973, was für dieses Jahr 22 % der *NZZ*-Texte ausmacht (vgl. Fussnote 107 in Kapitel 9.3.2). Noch stärker ins Gewicht fallen entsprechende Listungen in Publikationen mit insgesamt weniger Belegen wie den *ShN*. So ist der Ausschlag der Gebrauchsfrequenz in Abbildung 9.7 im Jahr 2002 auf den Film *A Beautiful Mind* zurückzuführen. Der zugehörige Programmtext taucht 32-mal in zwei Varianten auf, was rund 70 % der *ShN*-Belegtexte von 2002 entspricht (vgl. Fussnote 134 und 153 in Kapitel 9.3.2).

sprachlichen Bildungen *schizothym* und *schizoid* (Kapitel 9.2.2) sowie weitere Wortbildungsprodukte (Kapitel 9.2.3) im Zentrum. In Kapitel 9.2.4 wird gesondert auf die Neubildungen *Schizo* (als Substantiv) und *schizo* (als Adjektiv) eingegangen.[15]

9.2.1 *Schizophrenie, schizophren, Schizophrene*

Die nachfolgenden Diagramme (Abbildung 9.13 bis 9.20) geben eine Übersicht über die relativen Häufigkeiten der Lexeme *Schizophrenie, schizophren* und *Schizophrene* in Bezug zur jeweiligen Gesamtzahl aller Belege zum Konfix *schizo-* in den untersuchten Publikationen.[16]

Tageszeitungen

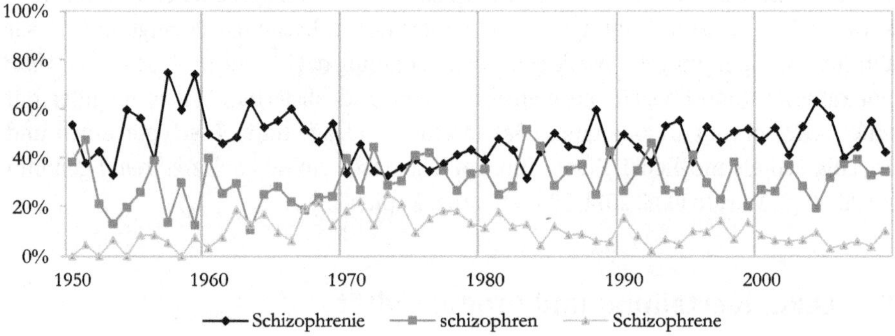

Abbildung 9.13: Prozentuale Verteilung von *Schizophrenie, schizophren, Schizophrene* in der ***FAZ***, 1950–2009 (Maatz/Ilg 2021, 395).[17]

15 Da der *TreeTagger* nicht fehlerfrei annotiert (Schmid 1995, 8 nennt eine Fehlerquote von 2.5 %) und insbesondere die Unterscheidung von *schizophren* und (*der/die/das*) *Schizophrene* nicht zufriedenstellend funktioniert, wurden die für dieses Kapitel relevanten Belege zusätzlich manuell kontrolliert.

16 Die gewählte Darstellung ermöglicht eine Übersicht über die Ausgestaltung des terminologischen Feldes und schafft Vergleichbarkeit zwischen den Publikationen und Quellengruppen. Die tatsächlichen Belegzahlen unterscheiden sich aber diachron betrachtet und zwischen den drei Quellengruppen teilweise deutlich. Vgl. für die absoluten Zahlen Kapitel B im Anhang.

17 Hier und in den nachfolgenden Kapiteln 9.2.2, 9.2.3 und 9.2.4 dient für die *Frankfurter Allgemeine Zeitung* das gesamte *FAZ*-Archiv als Basis. Belege aus jenen Artikeln, die sich über verschiedene Druckfassungen nur leicht verändert haben (vgl. dazu Fussnote 9) und so quasi zu doppelten oder mehrfachen Zählungen geführt hätten, werden hier jedoch nur einfach gezählt.

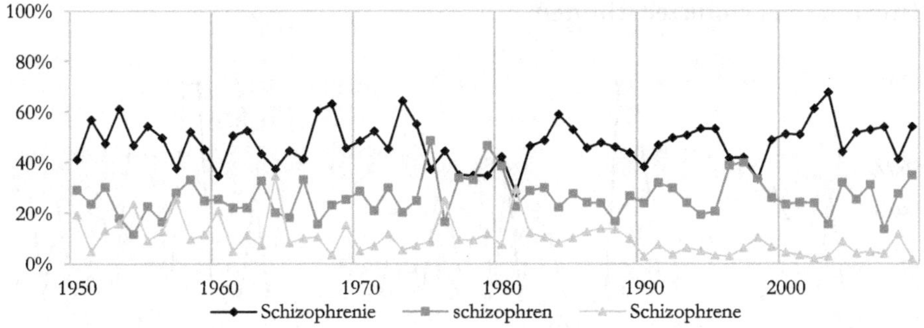

Abbildung 9.14: Prozentuale Verteilung von *Schizophrenie, schizophren, Schizophrene* in der ***NZZ***, 1950–2009.

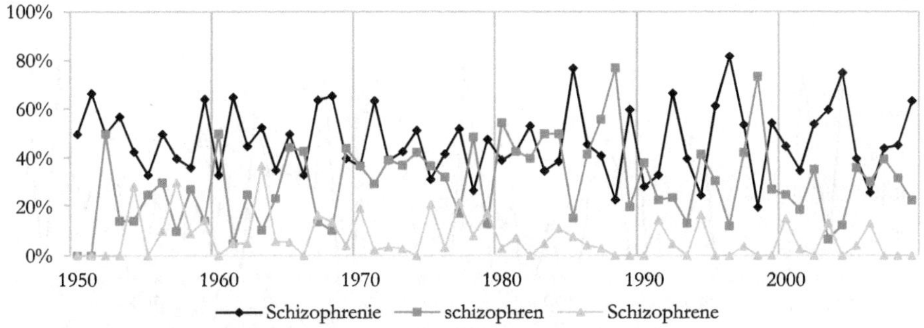

Abbildung 9.15: Prozentuale Verteilung von *Schizophrenie, schizophren, Schizophrene* in den ***Schaffhauser Nachrichten***, 1950–2009.

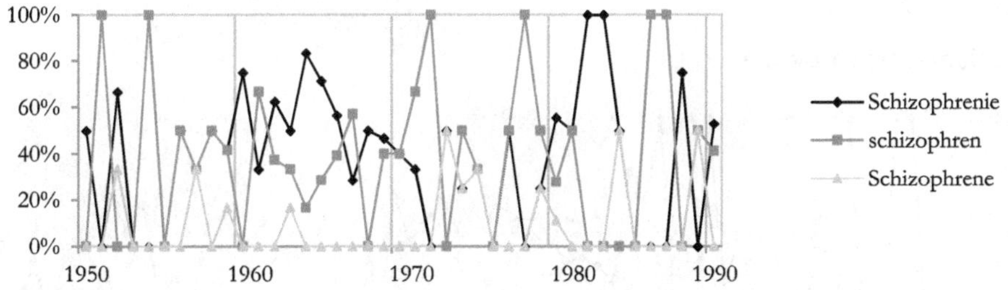

Abbildung 9.16: Prozentuale Verteilung von *Schizophrenie, schizophren, Schizophrene* im ***Neuen Deutschland***, 1950 bis zum 03.10.1990.

Literatur- und Kulturzeitschriften

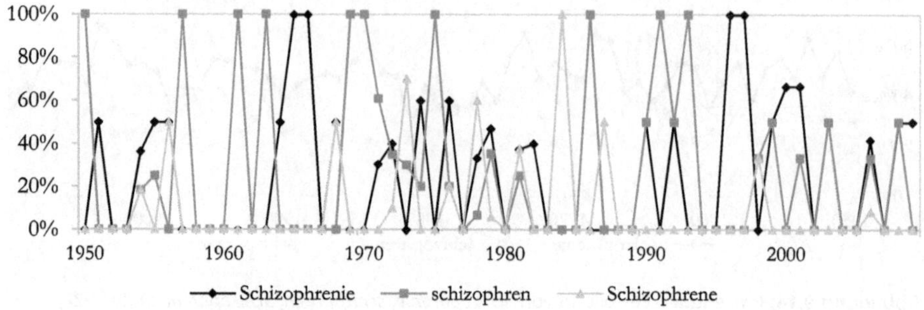

Abbildung 9.17: Prozentuale Verteilung von *Schizophrenie, schizophren, Schizophrene* in der ***Neuen Rundschau***, 1950–2009.

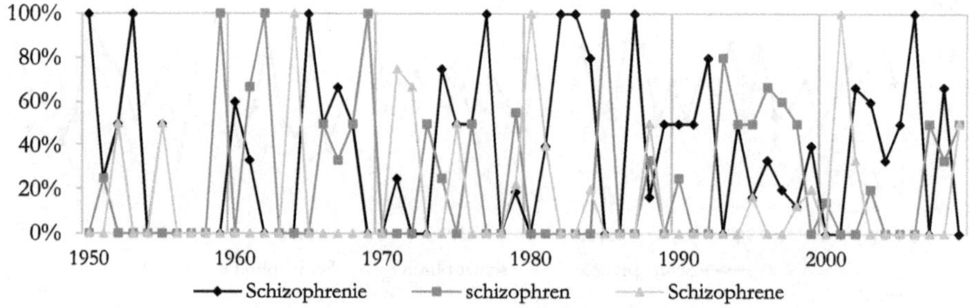

Abbildung 9.18: Prozentuale Verteilung von *Schizophrenie, schizophren, Schizophrene* im ***Du***, 1950–2009.

Parlamentsprotokolle

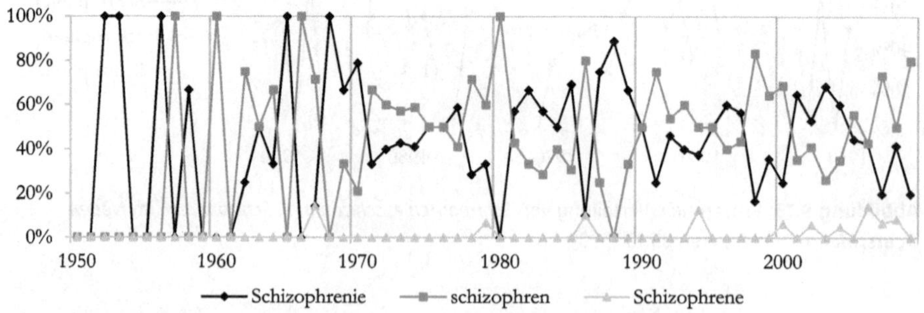

Abbildung 9.19: Prozentuale Verteilung von *Schizophrenie, schizophren, Schizophrene* in den **Plenarprotokollen des Deutschen Bundestages**, 1950–2009.

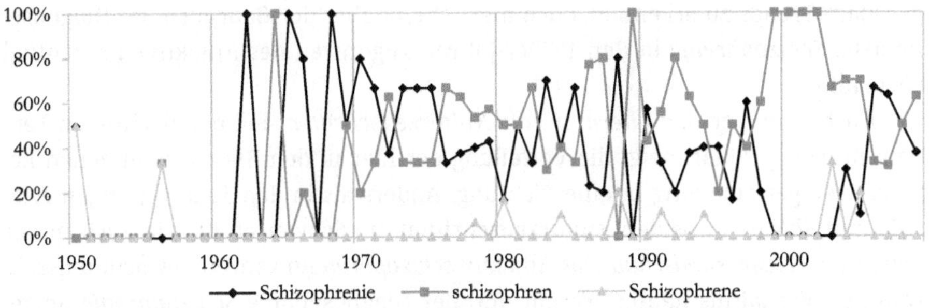

Abbildung 9.20: Prozentuale Verteilung von *Schizophrenie, schizophren, Schizophrene* in den **Protokollen des Schweizer Parlaments**, 1950–2009.[18]

Im Vergleich der Diagramme fällt bei den *Tageszeitungen* auf, dass der Diagnosename *Schizophrenie* in *FAZ, NZZ* und den *ShN* fast im gesamten Zeitraum von 1950 bis 2009 das häufigste Lexem innerhalb des betrachteten terminologischen Feldes ist. Auf Rang zwei folgt das Adjektiv *schizophren,* die Substantivierungen *(der/die/das) Schizophrene* sind am seltensten. In allen drei Zeitungen ist aber in den 1970er-Jahren – also während des Höhepunktes der Gebrauchsfrequenz (vgl. Kapitel 9.1.2) – eine auffällige Annäherung der Verteilung von Adjektiv und Diagnosename zu beobachten, d. h. eine Steigerung des prozentualen Anteils von *schizophren* und eine Abnahme des prozentualen Anteils von *Schizophrenie.* In *FAZ* und *ShN* setzt diese Entwicklung bereits Anfang der 1970er-Jahre ein, in der *NZZ* erst in der zweiten Hälfte dieser Dekade. In der *FAZ* ist in diesem Zeitraum, ab Ende der 1960er- und in den 1970er-Jahren, zugleich auch der prozentual höchste Anteil der nominalisierten Formen *(der/die/das) Schizophrene* zu beobachten, in den beiden Deutschschweizer Zeitungen ist der verhältnismässig höchste Anteil dieser substantivierten Formen in den 1950er- und 1960er-Jahren. Während der prozentuale Anteil des Adjektivs *schizophren* in der *FAZ* und den *ShN* auch nach dem Höhepunkt der Gebrauchsfrequenz ab den 1980er-Jahren im Vergleich zu den 1950er- und 1960er- Jahren und im Vergleich zum Diagnosenamen tendenziell erhöht bleibt, ist dagegen der Abstand der Prozentkurven von *Schizophrenie* und *schizophren* in der *NZZ* in diesem Zeitraum wieder ähnlich gross wie in den ersten abgebildeten Dekaden. Im *Neuen Deutschland* sind weni-

18 Belege in den französisch- oder italienischsprachigen Teilen der Schweizer Parlamentsprotokolle werden hier und in den folgenden Analysen in Kapitel 9.2 nicht in die Zählung einbezogen. Dies gilt auch für die dort zu findenden deutschen Belege (etwa in Zitaten). Umgekehrt werden anderssprachige Belege in den deutschen Abschnitten in die Zählung bzw. Gesamtmenge miteinbezogen.

ger klare Trends zu erkennen, auch hier scheint aber der Gebrauch des Diagnosenamens *Schizophrenie* in den 1970er-Jahren zugunsten des Adjektivs prozentual rückläufig.

Auch in den beiden *Literatur- und Kulturzeitschriften* sind die diachronen Tendenzen weniger klar, neigt die Verteilung der hier in den Blick genommenen Lexeme weniger eindeutig in eine Richtung. Anders als in den Tageszeitungen *FAZ, NZZ* und *ShN* ist in beiden Kulturzeitschriften, im Schweizer *Du* wie auch in der deutschen *Neuen Rundschau*, das Adjektiv *schizophren* im ganzen Betrachtungszeitraum im Verhältnis häufig präsent und der Diagnosename *Schizophrenie* umgekehrt nicht ähnlich dominant wie in den Tageszeitungen. In der *Neuen Rundschau* ist der Diagnoseterminus *Schizophrenie* zu verschiedenen Zeitpunkten anteilsmässig sogar deutlich seltener als das Adjektiv *schizophren*. Interessanterweise ist allerdings auch in der *Neuen Rundschau* in den 1970er-Jahren eine Angleichung der prozentualen Anteile der hier betrachteten „Basislexeme" zu beobachten, auch die substantivierten Formen *(der/die/das) Schizophrene* sind in dieser Dekade in der *Neuen Rundschau* verhältnismässig häufiger.

Die für die meisten Tageszeitungen wie auch für die *Neue Rundschau* zu beobachtende Annäherung der prozentualen Frequenzen von *schizophren* und *Schizophrenie* in den 1970er-Jahren ist schliesslich auch in den *Parlamentsprotokollen* beider Länder zu beobachten. Im Vergleich zu den anderen beiden Quellengruppen ist aber das Adjektiv *schizophren* sowohl in den bundesdeutschen wie auch den Schweizer Parlamentsprotokollen insbesondere ab den 1970er-Jahren prozentual auffallend häufig vertreten und ist zu verschiedenen Zeitpunkten sogar deutlich häufiger belegt als der Diagnoseterminus *Schizophrenie*. Die Substantivierungen *(der/die/das) Schizophrene* spielen in den politischen Protokollen dagegen nahezu keine Rolle.

Der *Überblick über alle Publikationen und Quellengruppen* zeigt, dass zwischen dem deutschschweizerischen und dem bundesdeutschen Kommunikationsraum keine relevanten Unterschiede zu erkennen sind. Dagegen werden publikationsspezifische Eigenheiten deutlich. Besonders auffällig ist die verhältnismässige Dominanz des Diagnoseterminus *Schizophrenie* in den Tageszeitungen und die – zumindest ab den 1970-Jahren vorherrschende Dominanz des Adjektivs *schizophren* in den Parlamentsprotokollen. Die in der Mehrheit der Publikationen beobachtbaren parallelen Entwicklungen in den 1970er-Jahren schliesslich führen zur Annahme, dass der Höhepunkt der relativen Gebrauchsfrequenz in dieser Dekade für das terminologische Feld in der alltags- bzw. gemeinsprachlichen Verwendung insgesamt mit einer nachhaltigen Verschiebung der Lexemverteilung bzw. mit einer längerfristig anhaltenden Annäherung der Gebrauchsfrequenzen insbesondere von *Schizophrenie* und *schizophren* einhergegangen ist. Dafür spricht, dass der Anteil des Adjektivs auch in den folgenden Dekaden in einer Mehrheit der untersuchten Publikationen prozentual auf höherem Niveau liegt als davor.

Dieser relative Frequenzanstieg des Adjektivs ab dem letzten Drittel des 20. Jahrhunderts zeigt sich noch deutlicher im Vergleich zu den Daten der ersten Jahrhunderthälfte (vgl. Kapitel 8.2.1). In den untersuchten Tageszeitungen, Protokollen und Kulturzeitschriften in den 1920er-, 1930er- und 1940er-Jahren liegt dessen Anteil – mit wenigen Ausnahmen – lediglich bei rund 15 bis 20 Prozent (pro Dekade gerechnet; siehe zum direkten Vergleich Kapitel B im Anhang). Mit anderen Worten: Im letzten Drittel des 20. Jahrhunderts werden in den hier untersuchten Quellen des öffentlichen Diskurses im Vergleich jene grammatischen Formen häufiger, die Eigenschaften (Adjektiv) bezeichnen, während die relative Häufigkeit des auf einen Zustand bezogenen Substantivs *Schizophrenie* abnimmt (vgl. auch Ilg/Maatz 2015, 77; Ilg 2021b, 227 f.). Das substantivierte Adjektiv *Schizophrene* scheint ab den 1980er- und 1990er-Jahren insgesamt seltener zu werden (vgl. auch Ilg 2021b, 228; Maatz/Ilg 2021, 395).[19]

Gestützt wird diese These durch eine vergleichende Analyse im *DWDS-Kernkorpus 20*. Dazu sind in Abbildung 9.21 (siehe nächste Seite) die Frequenzkurven pro Million Token für die Lexeme *Schizophrenie, schizophren* und *Schizophrene* im gesamten Referenzkorpus für den Zeitraum von 1900 bis 1999 pro Dekade aufgeführt. Es handelt sich also um dieselben Daten, wie sie auch den Analysen in Kapitel 9.1.1 zugrunde liegen.

Abgesehen von dem insbesondere auf die Textklasse *Wissenschaft* zurückzuführenden Ausschlag der Frequenz in den 1930er-Jahren[20] verweisen die pro Million Token berechneten Häufigkeiten im *Kernkorpus 20* auf ähnliche Entwicklungen wie in den bisher durchgeführten Analysen: Die auffällige Annäherung der Frequenzen vom (davor seltenen) Adjektiv *schizophren*, dem Diagnoseterminus *Schizophrenie* und der Substantivierung *Schizophrene* in den 1970er-Jahren ist auch in diesem Referenzkorpus zu erkennen. Und auch hier ist im Anschluss ein deutlicher Rückgang

---

19 In diese Interpretation nicht einbezogen sind die in Kapitel 9.2.3 diskutierten, insbesondere ab den 1980er-Jahren und vor allem bei den drei Tageszeitungen aus der Schweiz und der BRD auch hier mengenmässig ins Gewicht fallenden Weiterbildungen (vgl. Tabelle 9.3). Mehrheitlich sind es Komposita, meist zum Substantiv *Schizophrenie* (vgl. Fussnote 35). Dies würde also, so könnte man argumentieren, den hier teilweise beobachteten Abfall des prozentualen Anteils von *Schizophrenie* am terminologischen Feld im letzten Drittel des 20. Jahrhunderts relativieren. Wie jedoch Tabelle 9.5 zeigt, werden gerade die mengenmässig häufigsten entsprechenden Determinativkomposita keineswegs nur zur Bezugnahme auf den Zustand und die Diagnose der Schizophrenie verwendet, sondern besonders ab den 1980er- Jahren auch zur Bezeichnung der Betroffenen.

20 Vgl. dazu Kapitel 9.1.1. Der in den 1980er-Jahren in Abbildung 9.1 ebenfalls ersichtliche grosse Anteil der Textklasse *Wissenschaft* geht dabei nicht auf psychiatrische Fachtexte zurück.

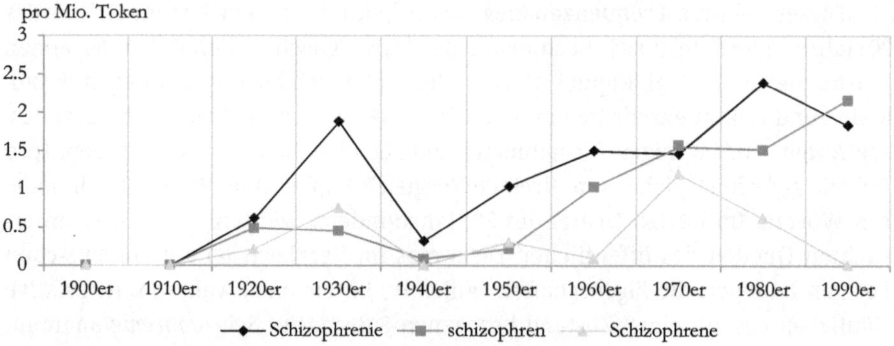

Abbildung 9.21: Wortverlaufskurve pro Dekade zu *Schizophrenie*, *schizophren*, *Schizophrene* im *Kernkorpus 20* des *DWDS*, 1900–1999.[21]

der an sich bereits verhältnismässig seltenen substantivierten Form (*der/die/das*) *Schizophrene* festzustellen. Dagegen steigt auch hier die Gebrauchsfrequenz des Adjektivs in der zweiten Jahrhunderthälfte kontinuierlich an und bleibt im gesamten Zeitraum deutlich über den Werten vor 1950.[22]

9.2.2 *Schizothym* und *schizoid*

Die fachsprachlichen Adjektive *schizoid* und *schizothym* sowie teilweise auch deren Substantivierungen (*der/die/das*) *Schizoide* und (*der/die/das*) *Schizothyme* gehören in der ersten Hälfte des 20. Jahrhunderts, insbesondere in den 1920er- und 1930er-Jahren, mit zu den zentralen Lexemen des untersuchten Feldes (vgl. Kapitel 8.2.1). Wie aber hat sich deren relative Frequenz von 1950 bis 2009 entwickelt? Tabelle 9.1 und 9.2 geben eine Übersicht zur Verteilung von *schizoid* und *schizo-*

---

21 Die Darstellung basiert auf der *Wortverlaufskurve* des *DWDS*, die gesammelte Berechnung pro Dekade wird für das *Kernkorpus* vom *DWDS* empfohlen (vgl. Berlin-Brandenburgische Akademie der Wissenschaften o. J., https://www.dwds.de/d/plot, letzter Zugriff 12.07.2024). Für die 1900er- und 1930er-Jahre wurden die Zahlen gegenüber der *DWDS*-Darstellung bezüglich einer zeitlich falschen Zuordnung einzelner Belege angepasst.

22 Wie die Frequenzwerte pro Mio. Token deutlich machen, sind die Lexeme im Referenzkorpus insgesamt selten. Die Aussagekraft entsprechender Analysen darf deshalb nicht überbewertet werden. Im Verbund mit weiteren Untersuchungen bilden sie jedoch ein nicht zu verachtendes zusätzliches Mosaiksteinchen für das Bild der Karriere von *Schizophrenie*.

thym nach Dekaden und Publikationen in Relation zur jeweiligen Gesamtmenge aller ermittelten Belege zum Konfix *schizo-*.[23]

Tabelle 9.1: Belegverteilung *schizoid* in Relation zur gesamten Belegmenge, 1950–2009.

	1950er		1960er		1970er		1980er		1990er		2000er	
	#	%	#	%	#	%	#	%	#	%	#	%
FAZ	11	4.91	27	3.79	47	3.64	35	2.81	28	2.38	47	3.38
NZZ	25	5.80	51	9.43	32	3.93	38	3.44	38	3.65	26	2.81
ShN	6	7.69	18	8.53	13	3.94	4	2.12	5	2.10	3	1.14
NeDeu[24]	0	0	2	2.41	0	0	0	0	(0)	0	-	-
NeRu	4	17.39	1	11.11	2	1.92	1	5.26	1	6.67	3	11.11
Du	1	9.09	2	9.52	0	0	0	0	4	7.55	1	2.86
PrD	1	11.11	0	0	0	0	1	1.10	0	0	0	0
PrCH	1	20.00	0	0	0	0	1	1.45	4	5.63	0	0
Total	**49**		**101**		**94**		**80**		**80**		**80**	

23 Die in den Tabellen nicht aufgeführten Substantive (*der/die/das*) *Schizothyme* sind von 1950 bis 2009 noch seltener als ihre adjektivische Basis *schizothym*. In den untersuchten Quellen finden sich insgesamt lediglich 4 Belege, alle in (bundesdeutschen wie Schweizer) Tageszeitungen in den 1950er- und 1960er-Jahren. Diese geringe Häufigkeit bestätigen auch die beiden grossen deutschen Referenzkorpora: Im *Kernkorpus 20* des *DWDS* findet sich nach 1949 kein *Schizothyme*-Beleg, im öffentlich recherchierbaren Teil des *DeReKo* ist ein Beleg verzeichnet, und zwar im Fachsprachenkorpus aus den 1990er-Jahren. Für *Schizothymie* gibt es im Korpus dieser Studie ab 1950 nur einen einzigen Beleg (in der *NZZ* aus den 1960er-Jahren). Im *DWDS-Kernkorpus 20* findet sich gar im *ganzen* 20. Jahrhundert lediglich ein Beleg zu *Schizothymie* und zwar in den 1970er-Jahren in der Textklasse *Belletristik*; im *DeReKo* sind es für *Schizothymie* im Zeitraum von 1950 bis 2009 6 Belege. Die substantivierten Formen (*der/die/das*) *Schizoide* sind mit insgesamt 40 Belegen von 1950 bis 2009 im Korpus dieser Studie deutlich häufiger als das Adjektiv *schizothym* und zugleich markant seltener als die adjektivische Form *schizoid*. Das in der ersten Hälfte des 20. Jahrhunderts ebenfalls verzeichnete Substantiv *Schizoidie* ist in den hier untersuchten Publikationen ab 1950 gar nicht mehr belegt. Auch in den Referenzkorpora sind die Belegzahlen gering: Im *DWDS-Kernkorpus 20* finden sich von 1950 bis 1999 5 Belege für (*der/die/das*) *Schizoide*; *Schizoidie* ist im ganzen *Kernkorpus 20* gar nicht verzeichnet. Im *DeReKo* gibt es im Zeitraum von 1950 bis 2009 für (*der/die/das*) *Schizoide* 40 und für *Schizoidie* insgesamt 17 Belege.

24 Das *Neue Deutschland* ist bis zur Ausgabe vom 03.10.1990 im Korpus (vgl. auch Kapitel 6.1).

Tabelle 9.2: Belegverteilung *schizothym* in Relation zur gesamten Belegmenge, 1950–2009.[25]

	1950er		1960er		1970er		1980er		1990er		2000er	
	#	**%**	**#**	**%**	**#**	**%**	**#**	**%**	**#**	**%**	**#**	**%**
FAZ	4	1.79	1	0.14	1	0.08	0	0	2	0.17	0	0
NZZ	1	0.23	0	0	1	0.12	2	0.18	3	0.29	0	0
ShN	2	2.56	2	0.95	2	0.61	0	0	2	0.84	0	0
NeDeu	0	0	0	0	0	0	0	0	(0)	0	–	–
NeRu	0	0	0	0	0	0	0	0	0	0	0	0
Du	0	0	0	0	0	0	1	4.00	0	0	0	0
Total	**7**		**3**		**4**		**3**		**7**		**0**	

Die dargelegten Befunde verweisen auf ganz unterschiedliche Karrieren der fachsprachlichen Ausdrücke in der Gemein- bzw. Alltagssprache, die Parallelen zu ihrer fachkommunikativen Entwicklung aufzeigen. Die Lexemgruppe *schizothym, Schizothyme, Schizothymie* scheint, basierend auf dem Erfolg der Publikation *Körperbau und Charakter* (1921) von Ernst Kretschmer, in den 1920er- und 1930er-Jahren eine Art Modewortstatus gehabt zu haben (vgl. Kapitel 8.2.3 und 8.3). Gemäss den hier untersuchten Daten ging der Gebrauch dieser Lexeme im öffentlichen Diskurs jedoch bereits in den 1940er-Jahren und auch in den Folgejahrzehnten deutlich zurück. Zwar heisst es noch 1964 in einem Nachruf auf Ernst Kretschmer in der *FAZ* über dessen „menschliche Grundtypen“, zu denen auch der „schizotyme[ ] [sic] Astheniker‘, [...] dessen Krankheitsform die Schizophrenie darstellt“, gezählt wird: „Diese Typen sind heute selbstverständliches Allgemeingut der Wissenschaft und auch der Alltagspsychologie.“[26] Und auch der Eintrag *schizophren/schizoid/schizothym* im 1973 erschienenen *Duden. Leicht verwechselbare Wörter* (Müller 1973, 226) deutet darauf hin, dass zumindest das Adjektiv *schizothym* über die 1930er-Jahre hinaus noch eine gewisse Relevanz besass.[27]

25 In den parlamentarischen Protokollen der BRD und der Schweiz sind im betrachteten Zeitraum keine *schizothym*-Belege vorhanden, weshalb die Publikationen in Tabelle 9.2 nicht aufgeführt sind.

26 Für alle Zitate aus dem Nachruf: FAZ, 11.02.1964, K. R., Feuilleton, Gestalt und Wesen des Menschen. Zum Tode des Tübinger Psychiaters Ernst Kretschmer.

27 Ein Beispiel einer geradezu kuriosen Verwechslung in gemeinsprachlicher Verwendung in diesem Zusammenhang, nämlich die synonyme Verwendung von *Zyklothymie* und *Schizophrenie*, zeigt sich in einer Meldung im Ressort Sport der *FAZ* von 1986: „Auf vier Millionen Mark Schmerzensgeld hat Bernd Schuster den FC Barcelona verklagt. Wie die Illustrierte ‚Bunte‘ zwei Wochen vor dem UEFA-Pokalspiel der Spanier bei Bayer Uerdingen berichtet, geht die Klage Schusters zurück auf den Begriff ‚Zyklothymie‘, den die beiden Anwälte des Fußballprofis in Barcelona beziehungsweise

Auf Basis der hier erhobenen Daten sind diese Belege aber eher als Nachklänge einer vergangenen Ära zu deuten. Aufgrund der kurzen Phase ihres Gebrauchs lassen sich die Lexeme als *Kurzzeitwörter* (Herberg 2002) beschreiben (vgl. auch Fritz 2006, 68). Hinweise auf das Verschwinden von Kretschmers Prägungen aus dem Gemeinwortschatz finden sich auch im *Duden – Das große Wörterbuch der deutschen Sprache* (*Duden-GWDS*), der ab der 1999 erschienenen dritten Auflage *schizothym* und *Schizothymie* mit der Gebrauchsangabe „Psych[iatrie], Med[izin] *früher*" versieht[28] und (*der/die*) *Schizothyme* gar nicht mehr verzeichnet (Duden-GWDS 1999, Bd. 7, 3360, Hervorhebung Y. I.; vgl. ebenso Duden-GWDS 2012). Zu diesen Befunden passt, dass die Lexemgruppe in den untersuchten gemeinsprachlichen Daten fast gar nicht produktiv geworden ist (vgl. Kapitel 8.2.1 und Kapitel C im Anhang). Die Entwicklung spiegelt jene in der Fachkommunikation: Auch in der Psychiatrie spielen die Begriffe spätestens im 21. Jahrhundert keine Rolle mehr.[29]

Eine deutlich andere Entwicklung zeigt die Lexemgruppe *schizoid, Schizoidie, Schizoide* bzw. hauptsächlich das Adjektiv *schizoid*. Bereits in der ersten Hälfte des 20. Jahrhunderts ist insbesondere *schizoid* in verschiedenen Publikationen des öffentlichen Diskurses vertreten (vgl. Kapitel 8.2.1). Auch im Zeitraum von 1950 bis 2009 bleibt es relevant und steht hinter *Schizophrenie, schizophren* und *Schizophrene* an vierthäufigster Stelle der untersuchten Lexeme. Sehr selten sind dagegen die Substantive (*der/die/das*) *Schizoide* und *Schizoidie*. Wie die Daten in Tabelle 9.1 zeigen, ist *schizoid* in den untersuchten Publikationen der Deutschschweiz wie auch der Bundesrepublik in allen Dekaden (mit Ausnahme der 1960er-Jahre) vergleichbar häufig vertreten. Im *Neuen Deutschland* ist das Adjektiv dagegen seltener und überhaupt nur in zwei Belegen aus den 1960er-Jahren dokumentiert. Bezüglich der Quellengruppen zeigt sich, dass *schizoid* nicht nur in den Zeitungen, sondern auch in den Literatur- und Kulturzeitschriften eine Rolle

---

Köln mit ‚Schizophrenie' erklären. Unter dem Hinweis auf diese Krankheit hatte der Tabellenzweite der ersten spanischen Liga den Deutschen beim spanischen Fussball-Verband Madrid abgemeldet [...]." (FAZ, 12.11.1986, ea., Sport, Schuster verklagt Barcelona auf vier Millionen Mark).

28 Die Zusatzinformation „früher" fehlt in den ersten zwei Auflagen des *Duden-GWDS*, die die Lemmata *Schizothyme, Schizothymie* und *schizothym* lediglich mit der Gebrauchsangabe „Psych[iatrie], Med[izin]" versehen, vgl. Duden-GWDS 1994, Bd. 6, 2927; Duden-GWDS 1980, Bd. 5, 2263.

29 Die Suche in relevanten Ausgaben des zentralen medizinischen Fachwörterbuchs in der Nachfolge Dornblüths, des *Pschyrembels*, zeigt etwa, dass das Adjektiv *schizothym* (als einziges der Lexemgruppe) in den Auflagen der 1980er- und 1990er-Jahre mit Verweis auf Kretschmer als eigenes Lemma geführt wird, jedoch nicht mehr ab der Überarbeitung von 2002 (vgl. Pschyrembel 1982, 1073; 1986, 1506; 1990, 1497; 1998, 1420; 2002, 1495; 2004, 1631). In der aktuellen Online-Ausgabe des *Pschyrembels* ist dagegen *Schizothymie* verzeichnet, allerdings mit folgendem Hinweis: „Mit den heute üblichen Begriffen (siehe Spektrumstörung, schizophrene) nicht kompatibel; empirisch nicht bestätigt" (Pschyrembel Online, Schizothymie).

spielt und auch in den Parlamentsprotokollen belegt ist (wenn dort auch selten). Diachron scheint die relative Häufigkeit des Adjektivs *schizoid* nach den 1950er- und 1960er-Jahren im Verhältnis zum gesamten untersuchten Feld allerdings leicht abzunehmen. Zu dieser im Vergleich zu *schizothym* unterschiedlichen Entwicklung passt auch der entsprechende Status von *schizoid* im psychiatrischen Fachdiskurs, in dem das Adjektiv nach wie vor (wenn auch mit wechselnder semantischer Ausprägung) verwendet wird, unter anderem als Teil der Diagnosebezeichnung *schizoide Persönlichkeitsstörung*.[30]

9.2.3 Varianz und Wortbildungen im Überblick

Neben der Gebrauchsfrequenz etablierter Lexeme können auch die Analysen der Varianz des dazugehörigen Feldes und damit zusammenhängender Wortbildungsaktivitäten Hinweise auf Status und Entwicklung eines Begriffs geben; insbesondere hinsichtlich Frequenz und Bedeutung sowie zentraler Gebrauchsaspekte einzelner Wortformen (vgl. Bons 2009, 136 f.). Der Linguist Hans Jürgen Heringer hält dazu fest:

> „Die Zahl der Bildungen zeigt erst einmal ihre Aktivität, die hinwiederum Ausfluss der Frequenz ist und zugleich die Frequenz begründet. Natürlich zeigt die Frequenz eines Lexems auch seine kommunikative Relevanz.
>
> Die Bildung eines Wortes erhebt den Anspruch des Habituellen, des Stehenden und Wichtigen. Sie will festschreiben. Was wir lexematisieren, heben wir ins Allgemeinere. Darum können Wortbildungen aufschlussreich sein für uns, die wir Konstruktion und Verfasstheit einer Kultur untersuchen.
>
> Entscheidend ist hier, dass die Wortbildungen uns wichtige Aspekte der Bedeutung erschließen. [...] In Wortbildungen haben wir die nächsten und signifikanten Nachbarn einer Wurzel. Für die Ermittlung des Gebrauchs und der Bedeutung sind sie prädestiniert.“ (Heringer 1999, 183 f.)

Dabei ist nicht nur die Frage nach sich langfristig etablierenden Wortbildungsprodukten von Relevanz. Genauso aufschlussreich kann die Analyse von Ad-hoc-Bildungen sein, deren weitere Entwicklung im Wortschatz unklar ist, die vielleicht auch nur ein einziges Mal auftauchen oder als Mode- bzw. Kurzzeitwörter nach eini-

---

30 Vgl. zur derzeitigen fachlichen Definition von *schizoide Persönlichkeitsstörung* APA 2015, 894–897; ICD-10, F. 60.1. In der *ICD-10* lautet die Definition unter F 60.1.: „Eine Persönlichkeitsstörung, die durch einen Rückzug von affektiven, sozialen und anderen Kontakten mit übermäßiger Vorliebe für Phantasie, einzelgängerisches Verhalten und in sich gekehrte Zurückhaltung gekennzeichnet ist. Es besteht nur ein begrenztes Vermögen, Gefühle auszudrücken und Freude zu erleben.“ Eine Übersicht über unterschiedliche Definitionen und Entwicklungen von *schizoid* (und damit verbunden von *Schizoidie*) im psychiatrischen Fachdiskurs gibt Kapfhammer 2017.

ger Zeit wieder verschwinden. Entsprechend zählt Stötzel (1995, 12) Gelegenheitsbildungen und Neologismen zu den wesentlichen sprachlichen Erscheinungen, die er mit Anklang an Koselleck als „Wandel- und Problemindikatoren" (ebd.) betrachtet bzw. denen er „Indikatorfunktion für geschichtliche Bedeutsamkeit" (ebd.) zuspricht (vgl. dazu Stötzel/Wengeler 1995). Nach Stötzel (1995, 12) kann etwa eine „auffällige Häufigkeit von sog. Gelegenheitskomposita mit gleichem Grund- oder Bestimmungswort" Hinweise auf zeitgenössisch aktuelle Diskurse und verbreitetes Wissen zu einem Thema geben. Dies auch deshalb, weil entsprechende Gelegenheitsbildungen häufig spezifisches Wissen voraussetzen, um überhaupt verstanden zu werden (vgl. ebd.). Vor diesem Hintergrund interessieren die Wortbildungsaktivitäten des Ausdrucks *Schizophrenie* und zugehöriger Ableitungen einerseits hinsichtlich ihrer *Quantität*: Wie produktiv sind die Fachtermini *Schizophrenie, schizophren, Schizophrene* etc. in der Alltags- bzw. Gemeinsprache? Und damit zusammenhängend: Wie gross ist die Varianz, d. h. wie variantenreich ist der Wortschatz zum Wortbildungselement *schizo-* in diesem Bedeutungszusammenhang? Sind diachrone Unterschiede zu erkennen? Andererseits ist auch die *Qualität* der Bildungen von Interesse: Welche Wortbildungsmuster und Grundwörter dominieren? Welche Inhalte werden damit ausgedrückt und welchen kommunikativen Zwecken dienen sie?

Für die *quantitative Analyse* sind in Tabelle 9.3 (siehe nächste Seite) zunächst die prozentualen Anteile aller Belege zum untersuchten Feld abzüglich der oben diskutierten Basislexeme (d. h. *Schizophrenie, schizophren, Schizophrene*), der in Kapitel 9.2.2 besprochenen etablierten fachlichen Bildungen wie auch abzüglich aller nicht deutschsprachigen Belege aufgeführt.[31] Gezählt wird jeweils pro Dekade und Publikation, die Relation ist in Bezug auf das jeweilige Total aller relevanten Belege zum Konfix *schizo-* berechnet. Tabelle 9.3 bildet dazu die Anzahl Einzelbelege solcher Wortbildung (Token) ab, in der folgenden Tabelle 9.4 ist die Anzahl der verschiedenen Wortbildungen (Types) aufgeführt (vgl. auch Ilg 2021b, 228). Die Wortlisten zu den aufgeführten Belegen finden sich nach Publikationen sortiert in Kapitel C des Anhangs.

Auch vor dem Hintergrund der Daten für den Zeitraum von 1908 bis 1949 (vgl. Kapitel 8.2.1) fallen in der quantitativen Analyse zwei Tendenzen auf, einerseits hinsichtlich der diachronen Verteilung und andererseits hinsichtlich der unterschiedlichen Publikationen: Diachron betrachtet ist die Varianz des Feldes in der ersten Hälfte des 20. Jahrhunderts im Verhältnis zu späteren Jahrzehnten sehr ge-

---

31 Nicht in der Tabelle berücksichtigt sind also die Lexeme *Schizophrenie, schizophren* und (*der/die/das*) *Schizophrene* sowie *schizoid*, (*der/die/das*) *Schizoide, Schizoidie, schizothym*, (*der/die/das*) *Schizothyme* und *Schizothymie*. Beispiele für ebenfalls nicht aufgeführte, nicht-deutschsprachige Belege sind etwa die englischen Zeitschriftennamen *Schizophrenia Research* und *Schizophrenia Bulletin*, aber auch schlicht Belege zu den Basislexemen *Schizophrenie, schizophren* und *Schizophrene* in anderen Sprachen.

Tabelle 9.3: Verteilung weitere, deutschsprachige Belege (Token) pro Dekade und im Verhältnis zur jeweiligen Gesamtbelegzahl zum Konfix *schizo-*, 1950–2009.

	1950er		**1960er**		**1970er**		**1980er**		**1990er**		**2000er**	
	#	**%**	**#**	**%**	**#**	**%**	**#**	**%**	**#**	**%**	**#**	**%**
FAZ	13	5.80	20	2.81	67	5.19	78	6.27	90	7.64	120	8.62
NZZ	16	3.71	25	4.62	72	8.83	117	10.59	130	12.50	130	14.05
ShN	4	5.13	10	4.74	25	7.58	4	2.12	33	13.87	51	19.39
NeDeu	1	3.57	5	6.02	1	4.00	2	5.88	(1)	5.88	–	–
NeRu	1	4.35	0	0	4	3.85	3	15.79	0	0	4	14.81
Du	0	0	0	0	3	3.95	0	0	5	9.43	9	25.71
PrD	0	0	0	0	0	0	2	2.20	0	0	1	0.84
PrCH	0	0	0	0	0	0	1	1.45	3	4.23	1	1.61
Total	**35**		**60**		**172**		**207**		**262**		**316**	

Tabelle 9.4: Anzahl weiterer deutsch- und nicht-deutschsprachiger Types pro Dekade, 1950–2009.[32]

	1950er		**1960er**		**1970er**		**1980er**		**1990er**		**2000er**	
	dt.	**~~dt.~~**	**dt.**	**~~dt.~~**	**dt.**	**~~dt.~~**	**dt.**	**~~dt.~~**	**dt.**	**~~dt.~~**	**dt.**	**~~dt.~~**
FAZ	9	1	16	1	34	1	35	2	44	5	49	3
NZZ	9	1	17	2	38	1	53	6	40	11	43	4
ShN	4	0	8	0	17	1	3	0	17	1	14	1
NeDeu	1	0	5	0	1	0	2	0	(1)	0	–	–
NeRu	1	1	0	0	1	2	3	0	0	0	3	0
Du	0	1	0	0	3	1	0	1	5	1	5	2
PrD	0	0	0	0	0	0	2	0	0	0	1	0
PrCH	0	0	0	0	0	0	1	0	2	0	1	0
Total	**24**	**4**	**46**	**3**	**94**	**6**	**99**	**9**	**109**	**18**	**116**	**10**

ring (vgl. Tabelle 8.8 in Kapitel 8.2.1). Ein deutlicher Anstieg von lexikalischen Varianten ist in der Folge erst ab den 1960er-, 1970er-Jahren zu verzeichnen. Bezüglich der Publikationsarten unterscheiden sich insbesondere die Parlamentsprotokolle von den Tageszeitungen und den Literatur- und Kulturzeitschriften. Die politischen Protokolle weisen eine deutlich geringere Lexemvarianz auf als die anderen beiden

32 In der Tabelle wird für jede Dekade neu gezählt, ein spezifischer Type kann also mehrfach auftauchen. Graphematische Varianten wurden für die Zählung der Types nicht beachtet.

Quellengruppen. Der Anteil weiterer Bildungen ausser den Lexemen *Schizophrenie*, *schizophren*, *Schizophrene* und *schizoid* ist dort nahezu inexistent. Dieser Unterschied ist dabei hauptsächlich auf die Spezifik der jeweiligen Textsorten und Diskursräume zurückzuführen.[33] Der Sprachraum scheint dagegen wenig Einfluss zu haben, zwischen den Deutschschweizer und bundesdeutschen Publikationen sind im Gesamtvergleich keine relevanten Unterschiede auszumachen.

Die *Analyse bezüglich der Art der Wortbildungen*[34] zeigt, dass die Komposition bei Weitem überwiegt: In allen untersuchten Zeiträumen und Quellengruppen machen (zumeist substantivische) Komposita unter den diskutierten Belegen die Mehrheit aus (wie dies auch für die Substantivbildung des Deutschen im 20. Jahrhundert insgesamt gilt, vgl. Polenz 1999, 367). In den Zeitungen ist das Substantiv *Schizophrenie* mit Abstand das häufigste Wortbildungselement, am zweithäufigsten belegt ist das Konfix *schizo-* (in neuen Verbindungen), gefolgt von *schizophren* und *Schizophrene*.[35] Auch in den Parlamentsprotokollen ist *Schizophrenie* wichtigstes Wortbildungselement,[36] zu *schizo-* und *schizophren* finden sich keine Bildungen, zu *Schizophrene* ein Beleg. In den Literatur- und Kulturzeitschriften dagegen sind Bildungen zu *Schizophrenie* und *schizophren* etwa gleich häufig verteilt, deutlich seltener sind Bildungen zum Element *schizo-* sowie zu *Schizophrene*.[37] Über alle Publikationen und Belege gesehen das häufigste Muster sind dabei, wie bereits in den 1940er-Jahren (vgl. Kapitel 8.2.1), substantivische Deter-

33 Vgl. Sawitzki, der in seiner synchronen Analyse okkasioneller Wortbildungen in der Pressesprache resümiert, dass diese in der vorgefundenen „Art und [hohen, Y. I.] Dichte wohl in keiner anderen Textsorte des Deutschen mehr vorkommen" (Sawitzki 2001, 388). Vgl. auch Busch (2004b, 189–193), der zur Ausbreitung des Computerwortschatzes in der zweiten Hälfte des 20. Jahrhunderts ebenfalls eine hohe Wortbildungsaktivität im Pressekorpus und eine fast inexistente in parlamentarischen Texten feststellt, wobei sich dieser Unterschied mit der zunehmenden Präsenz des Computerdiskurses in der öffentlichen Debatte noch verstärkte (vgl. ausführlicher: Busch 2004a). Busch sieht diesen Unterschied der lexikalischen Varianz in einem Zusammenhang mit der stärkeren „Fachsprachennähe" (ebd., 430) im parlamentarischen Computerdiskurs. Wie in Kapitel 9.3.1 deutlich wird, ist betreffend Fachsprachennähe für die Termini *Schizophrenie* und *schizophren* nicht von einer vergleichbaren Entwicklung auszugehen – im Gegenteil.

34 Für die morphologische Kategorisierung folge ich Fleischer/Barz 2012.

35 Bei den Tageszeitungen machen Weiterbildungen zu *Schizophrenie* von 1950 bis 2009 50.39 % aller Types und 68.81 % aller Token der untersuchten deutschsprachigen Wortbildungsprodukte aus, zum Konfix *schizo-* sind es 22.48 % (Types) und 14.02 % (Token), zu *schizophren* 13.57 % (Types) und 8.59 % (Token) und zu *Schizophrene* 6.20 % (Types) und 4.49 % (Token).

36 In den Parlamentsprotokollen basieren 85.71 % aller Types bzw. 87.5 % aller Token der Bildungen auf *Schizophrenie*.

37 Im *Du* und der *NeRu* basieren 35 % (Types)/34.48 % (Token) der Wortbildungsprodukte auf dem Substantiv *Schizophrenie*, 35 % (Types)/37.93 % (Token) auf *schizophren*, 25 % (Types)/ 20.69 % (Token) auf dem Element *schizo-* und 5 % (Types)/3.45 % (Token) auf *Schizophrene*.

minativkomposita mit *Schizophrenie-* als Erstglied, was auf die entsprechende Tendenz in den untersuchten Zeitungen zurückzuführen ist.[38] In Tabelle 9.5 sind die zugehörigen Bildungen nachfolgend lemmatisiert und pro Dekade sowie aus allen Publikationen zusammengefasst dargestellt.

Substantivische Determinativkomposita mit *Schizophrenie-* als Erstglied

Tabelle 9.5: Substantivische Determinativkomposita mit *Schizophrenie-* als Erstglied, 1950–2009.

Zeitraum	Belege[39]
1950–1959	*Schizophrenie-Angst, Schizophreniebegriff (2), Schizophreniebehandlung (2), Schizophrenie-Entstehung, Schizophrenieforschung (5), Schizophreniefrage, Schizophrenie-Genotyp, Schizophrenie-Kranke, Schizophrenie-Krankheit, Schizophrenielehre*
1960–1969	*Schizophrenieähnlichkeit, Schizophrenie-Begriff, Schizophreniebehandlung, Schizophrenie-Erlebnis, Schizophrenie-Faktor, Schizophrenieforschung (9), Schizophreniefall, Schizophreniegenese, Schizophrenie-Geschichte**[40], *Schizophreniekranke (5), Schizophrenielehre, Schizophrenie-Symposion, Schizophrenietherapie*
1970–1979	*Schizophrenieanfall, Schizophrenieätiologie, Schizophreniebegriff, Schizophrenie-Behandlung (8), Schizophrenie-Diagnose (3), Schizophrenie-Diagnostik, Schizophrenie-entstehung, Schizophrenie-Film, Schizophrenieforscher (5), Schizophrenieforschung (24), Schizophreniegenese, Schizophreniekonferenz, Schizophrenie-Kranke (2), Schizophrenielehre (6), Schizophrenienforscher, Schizophrenie-Studie (2)*, Schizophrenie-Symposion, Schizophrenie-Symposium, Schizophrenie-Verständnis, Schizophrenietheorie*

38 Vgl. Fleischer/Barz (2012, 117) zu ähnlichen Tendenzen im Deutschen insgesamt. Determinativkomposita mit *Schizophrenie-* als Erstglied finden sich bereits in Bleulers Publikation von 1908: *Schizophreniegruppe* (Bleuler 1908, Titel), *Schizophrenieform* (ebd., 446), *Schizophreniesymptom* (ebd., 459).

39 Die Anzahl der Belege ist in Klammern genannt, andernfalls handelt es sich um Einzelbelege. Bei variierender Schreibweise mit und ohne Bindestrich ist jeweils nur die häufigere aufgeführt, die Belegzahl entspricht dann der Summe beider Belegvarianten. Sind beide Varianten gleich häufig vertreten, wurde jene mit Bindestrich gewählt. Für die Aufschlüsselung nach Publikation und nach Häufigkeit der Schreibweisen aller Belege in Tabelle 9.5 bis 9.8 vgl. Kapitel C im Anhang.

40 Belege in nicht-psychiatrischer Verwendung (vgl. Kapitel 9.3.1) sind mit einem Asterisk markiert.

Tabelle 9.5 (fortgesetzt)

Zeitraum	Belege
1980–1989	*Schizophrenieanfall, Schizophrenie-Aspekt, Schizophrenieätiologie, Schizophreniebegriff (10), Schizophreniebehandlung (3), Schizophreniebuch, Schizophrenie-Diagnose (4), Schizophreniefall, Schizophrenieforscher (4), Schizophrenieforschung (23), Schizophreniegefährdete, Schizophrenie-Gen (4), Schizophreniegenese (3), Schizophrenie-Gesellschaft, Schizophreniehäufigkeit, Schizophreniekranke (17), Schizophrenie-Kongress (2), Schizophreniekonkordanz, Schizophrenie-Langzeitbehandlung, Schizophrenielehre (4), Schizophreniepatient (4), Schizophrenieproblematik, Schizophreniepsychotherapie, Schizophrenie-Schub, Schizophreniestudie, Schizophrenie-Theorie (4), Schizophrenie-Therapie, Schizophrenie-Therapeutin, Schizophrenieverdacht, Schizophrenieverlauf (2)*
1990–1999	*Schizophrenie-Attraktor (2), Schizophrenie-Begriff (2), Schizophreniebehandlung (9), Schizophrenieentstehung, Schizophrenie-Erkrankung (4), Schizophrenie-Fallstudie, Schizophrenieform (2), Schizophrenie-Forscher, Schizophrenieforschung (17), Schizophreniegefährdete, Schizophrenie-Gesellschaft, Schizophrenie-Konzeption, Schizophreniekranke (89), Schizophreniekrimi, Schizophrenielehre (2), Schizophrenie-Medikament (4), Schizophrenie-Metropole*, Schizophrenie-Mittel (4), Schizophreniemodell, Schizophrenie-Motiv, Schizophrenie-Oper, Schizophrenie-Patient (12), Schizophreniepräparat, Schizophrenieprojekt, Schizophrenieratte (2), Schizophrenieregister, Schizophrenie-Schilderung, Schizophrenie-Spektrum, Schizophrenie-Symposium, Schizophrenietherapie, Schizophrenieverdacht*, Schizophrenievergleich*
2000–2009	*Schizophrenie-Behandlung (8), Schizophrenie-Diagnose (2), Schizophrenie-Erkrankte (9), Schizophrenie-Erkrankung (9), Schizophrenie-Erreger, Schizophrenie-Experte, Schizophrenie-Fall (7), Schizophrenieforscher (4), Schizophrenieforschung (8), Schizophrenie-Forschungsanstalt, Schizophrenie-Forschungseinrichtung, Schizophrenie-Gen (6), Schizophrenie-Genese, Schizophrenie-Genkandidat, Schizophreniekongress, Schizophrenie-Konsortium, Schizophreniekonzept, Schizophreniekranke (62), Schizophrenie-Medikament (19), „Schizophrenie"-Metapher, Schizophrenie-Mittel (19), Schizophrenie-Patient (33), Schizophreniepatientin, Schizophrenie-Präparat (3), Schizophrenie-Rate (2), Schizophrenie-Risiko (7), Schizophreniesimulator*, Schizophrenie-Studie (3), Schizophrenie-Symptom (4), Schizophrenie-Theorie (2), Schizophrenie-Therapie, Schizophrenie-Vorwurf*, Schizophrenie-Zahl (2)*

Entsprechend der Gesamttendenz stammt die Mehrheit der Belege aus den Tageszeitungen, insbesondere aus der *FAZ* und der *NZZ*, deutlich weniger aus den *ShN*. Wie die Übersicht zeigt, finden sich unter den Komposita mit dem fachsprachlichen Erstglied zahlreiche Kombinationen mit alltags- bzw. gemeinsprachlichem Wortmaterial, etwa bei *Schizophrenie-Kranke, Schizophrenie-Erkrankung* oder *Schizophrenie-Mittel.* Zugleich sind Komposita vorhanden, deren Zweitglied eindeutig der medizinisch-psychiatrischen Fachsprache zuzuordnen ist (z. B. *Schizophrenie-Genotyp, Schizophrenieätiologie*).

Thematisch verweist eine Vielzahl der Belege auf die psychiatrische Wissenschaft und medizinische Praxis als Referenzbereiche. So ist in allen Dekaden *Schizophrenie-Forschung* belegt, meist mehrfach. Dazu kommen die Komposita *Schizophrenie-Symposion* (belegt in den 1960er- und 1970er-Jahren), *Schizophrenie-Symposium* (1970er, 1990er), *Schizophrenieforscher* (1970er, 1980er, 1990er, 2000er), *Schizophrenienforscher* (1970er), *Schizophreniekonferenz* (1970er), *Schizophrenie-Kongress* (1980er, 2000er), *Schizophreniestudie* (1980er, 2000er), *Schizophrenie-Fallstudie* (1990er), *Schizophrenie-Forschungsanstalt* (2000er) und *Schizophrenie-Forschungseinrichtung* (2000er). Sie alle benennen Personen, Veranstaltungen, Tätigkeiten und Institutionen, die sich wissenschaftlich mit dem Krankheitsbild Schizophrenie auseinandersetzen. Thematisch eher der medizinischen Praxis zuzuordnen sind Belege wie *Schizophrenie-Behandlung* (in allen Dekaden und ab den 1960er-Jahren je mehrfach belegt), *Schizophrenietherapie* (1960er), *Schizophrenie-Langzeitbehandlung* (1980er), *Schizophreniepsychotherapie* (1980er), *Schizophrenie-Therapeutin* (1980er) sowie – je nach Interpretation – *Schizophrenie-Diagnose* (1970er, 1980er, 2000er) und *Schizophreniefall* (1980er, 2000er).[41]

Die Belege verweisen darüber hinaus auf spezifische fachliche Fragen und Debatten zum Krankheitsbild, die auch in den hier untersuchten Texten des öffentlichen Diskurses thematisiert werden. So stehen mehrere Komposita im Kontext der Frage nach der Ursache von Schizophrenie, die bis heute nicht restlos geklärt ist. Dazu finden sich die Komposita *Schizophrenie-Entstehung* (1950er, 1970er, 1990er), *Schizophreniegenese* (1960er, 1970er, 1980er, 2000er) und *Schizophrenieätiologie* (1970er, 1980er). Hinzu kommen *Schizophrenie-Genotyp* (1950er), später vermehrt *Schizophrenie-Gen* (1980er, 2000er) bzw. *Schizophrenie-Genkandidat* (2000er), die auf vermutete genetische Ursachen referieren. Auf die Suche nach der Krankheitsursache verweisen auch die Belege *Schizophrenie-Attraktor* (1990er) und *Schizophrenie-Erreger* (2000er). Ebenso ist *Schizophrenie-Risiko* (2000er) in diesem thematischen Zusammenhang zu lesen. Wie bei den erst ab den 1980er-Jahren auftretenden Komposita zur Genforschung erkenntlich wird, geben diese auch erste Hinweise auf diachrone Unterschiede hinsichtlich relevanter thematischer Kontexte.

Eine weitere in den Komposita sich widerspiegelnde Thematik ist die medikamentöse Behandlung von Schizophrenie, die mit der Entwicklung der ersten Neuroleptika in den 1950er-Jahren und folgenden Weiterentwicklungen die klinische Praxis revolutionierte (vgl. zur Geschichte der Neuroleptika Balz 2010). Hinweise auf entsprechende Thematisierungen in den untersuchten Zeitungen geben zum einen die bereits erwähnten, allgemein auf medizinische Heilverfahren ver-

41 Einige der Determinativkomposita sind zusätzlich mit *Schizophrene* oder *schizophren* als Erstglieder belegt: *Schizophrendiagnose, Schizophrenentherapie, Schizophrenenstudie* (alle 1970er).

weisenden Komposita *Schizophrenie-Behandlung* (in allen Dekaden und ab den 1960er-Jahren je mehrfach belegt), *Schizophrenietherapie* (1960er) und *Schizophrenie-Langzeitbehandlung* (1980er), mittels derer zumeist auf die Anwendung entsprechender Psychopharmaka referiert wird. Ab den 1970er-Jahren stehen die zugehörigen Belege dabei meist im Kontext einer Kritik an der Behandlungsmethode.

Zum anderen finden sich ab den 1990er-Jahren in den drei Zeitungen zudem die Komposita *Schizophrenie-Medikament* (1990er: 4 Belege, 2000er: 19 Belege), *Schizophrenie-Mittel* (1990er: 4 Belege, 2000er: 19 Belege), *Schizophreniepräparat* (1990er) sowie das in Tabelle 9.5 nicht gelistete Kompositum *Anti-Schizophreniemittel* (1990er). Der Blick in die Daten zeigt, dass die verhältnismässig häufigen Komposita *Schizophrenie-Mittel* und *-Medikament* vornehmlich in Artikeln zu Pharmafirmen in den Wirtschaftsressorts auftauchen. Im besagten Zeitraum scheinen die Medikamente zur Behandlung von Schizophrenie für die Firmen ein so zentraler ökonomischer Faktor geworden zu sein, dass sie entsprechend explizit erwähnt werden.[42] Die beiden Komposita *Schizophrenie-Mittel* und *-Medikament* verweisen dabei in kondensierter Form auf ein, so kann man schliessen, zunehmend verbreitetes Wissen über die Existenz solcher Präparate und entsprechender Behandlungsmöglichkeiten der psychischen Krankheit, das ganz offensichtlich nicht nur in monothematischen Artikeln zum Krankheitsbild aktualisiert wird.

Des Weiteren finden sich unter den Determinativkomposita verschiedene Varianten zur Bezeichnung von Menschen mit der Diagnose Schizophrenie. In allen Dekaden belegt und mit deutlich steigender Frequenz ab den 1980er-Jahren ist *Schizophrenie-Kranke* (bzw. *Schizophreniekranke*): Von einem Beleg in den 1950er-, 5 in den 1960er- und 2 in den 1970er-Jahren steigt die Frequenz in den 1980er-Jahren bereits deutlich auf 17, in den 1990er- auf 89 und den 2000er-Jahren auf 62 Belege.[43] Dazu ist ab den 1980er-Jahren auch *Schizophreniepatient* belegt (1980er: 4 Belege, 1990er: 12, 2000er: 33) und ab den 2000er-Jahren zusätzlich *Schizophreniepatientin*

---

42 Vgl. z. B.: „Tobias ist 1993 überraschend von dem Telekommunikations-Konzern AT&T zu Lilly gestoßen. Dem Quereinsteiger werden einige Fehler angelastet [...]. Doch hat sich Lilly dank zweier Verkaufsschlager – dem Anti-Depressivum Prozac und dem Schizophrenie-Medikament Zyprexa – unter Tobias' Führung dennoch ausgesprochen erfolgreich entwickelt." (FAZ, 09.05.1998, Benedikt Fehr, Wirtschaft, Tobias zieht sich aus Eli Lilly-Führung zurück) Sowie: „Für einen erfolgreichen Börsengang ist auch die weitere Entwicklung des Schizophrenie-Mittels Asenapine entscheidend, an dem Akzo zusammen mit Pfizer arbeitet." (NZZ, 16.08.2006, Reuters, Wirtschaft, Niederlande. Akzo Nobel vor der Aufspaltung).

43 Zum verhältnismässig häufigen Substantiv *Schizophreniekranke* ist in den untersuchten Quellen auch das analog gebildete Adjektiv *schizophreniekrank* mehrfach belegt: insgesamt 15 Belege, 1960er: 1, 1980er: 1, 1990er: 10, 2000er: 3. Vereinzelt ist zudem das Kompositum *Schizophrenkranke*, basierend auf dem Erstglied *schizophren*, zu beobachten.

und *Schizophrenie-Erkrankte* (9 Belege[44]). In den 1980er- und 1990er-Jahren findet sich zudem je ein Beleg zu *Schizophreniegefährdete,* das Menschen mit einem erhöhten Schizophrenierisiko (siehe oben) benennt.[45] Die besonders hohe Belegzahl für *Schizophrenie-Kranke* geht dabei auch – aber bei Weitem nicht nur – auf den Namen der 1985 gegründeten Schweizer Vereinigung der Angehörigen von Schizophreniekranken (VASK) zurück, die in den Quellen zunehmend an Präsenz gewinnt.[46]

Einige der Komposita mit *Schizophrenie-* als Erstglied verweisen zudem auf eine Metadiskussion zum Schizophreniebegriff und zur damit verbundenen Krankheitskonzeption: Dazu zählen das in allen Dekaden belegte Kompositum *Schizophrenie-Begriff* selbst, aber auch *Schizophrenielehre* (1950er, 1960er, 1980er, 1990er), *Schizophrenie-Verständnis* (1970er), *Schizophrenietheorie* (1970er, 1980er, 2000er), *Schizophrenie-Konzeption* (1990er) und *Schizophreniekonzept* (2000er).[47] Die Komposita können dabei gleichsam als öffentlich-diskursive Spuren einer stetigen fachlichen Wandlung und Veränderung des Krankheitskonzepts und damit des Schizophreniebegriffs gelesen werden. Aufschlussreich hierzu ist etwa ein Blick auf das Kompositum *Schizophrenie-Theorie,* das in den Belegen häufig adjektivisch attribuiert und damit näher spezifiziert wird: Erwähnt werden u. a. die „analytische Schizophrenietheorie“,[48] „[f]amilien- und kommunikationspsychologische Schizophrenietheorien“,[49] „frühe neurochemische Schizophrenie-Theorien“,[50] „psycho- und soziogenetische[ ] Schizophrenietheorien“[51] sowie „die amerikanische [...] Schizophrenietheorie“,[52] die auf unterschiedliche psychiatrische Schulen und damit verbundene fachliche Konzeptionen des Krankheitsbildes referieren (vgl. dazu auch McNally 2016). Das in den 2000er-Jahren belegte Kompositum *„Schizophrenie“-Metapher* verweist zudem auf Diskussionen um die nicht-psychiatrische Verwen-

---

44 7 dieser 9 Belege gehen allerdings auf den Verweis „Merkuria GmbH, Privatwohnheim für Schizophrenie-Erkrankte, Schaffhausen“ auf den Anzeigeseiten der *Schaffhauser Nachrichten* zurück (erschienen am 11.01./13.01./29.01./03.02./10.02./31.03./09.05.2001 (jeweils o. A.)).

45 In den Quellen findet sich auch das zugehörige Adjektiv *schizophreniegefährdet.*

46 Insgesamt gehen 46 der 176 Belege von *Schizophreniekranke* (5 in den 1980er-, 15 in den 1990er- und 26 in den 2000er-Jahren) auf die Nennung der Vereinigung zurück, mehrheitlich in den beiden Schweizer Zeitungen *NZZ* und *ShN.*

47 In den 1970er-Jahren sind zudem je einmal *Schizophrenbegriff* und *Schizophrenlehre* belegt.

48 FAZ, 16.01.1970, Tilmann Moser, Wirtschaft, Psychoanalyse. Von der Theorie zur Behandlung.

49 NZZ, 01.03.1980, Hans-Martin Zöllner, Feuilleton, Psychiatrie als offene Wissenschaft. Der zehnte Band der Kindler-Psychologie-Enzyklopädie.

50 NZZ, 29.12.1982, Rolf Degen, Forschung und Technik, Falschmeldungen im Nervensystem. Neurobiologische Grundlagen der Geisteskrankheiten.

51 FAZ, 20.08.1983, Manfred Bauer, Bilder und Zeiten, In einer Atmosphäre ständiger Anspannung. Die Behandlung von Schizophrenen und die Rolle der Angehörigen.

52 FAZ, 15.10.2004, Caroline Neubaur, Neue Sachbücher, Neurosen sind out. Vamik Volkan klärt über die Schizophrenie auf.

dung von *Schizophrenie* (vgl. Kapitel 9.3.1 und Kapitel 10.5). Die im Beleg beigefügten Anführungszeichen betonen dabei die mit dem Kompositum angesprochene uneigentliche Bedeutung von *Schizophrenie* noch zusätzlich.

Auf nicht primär psychiatrische Kontexte, aber dennoch auf eine psychiatrische Lesart von *Schizophrenie* lassen die drei Komposita *Schizophrenie-Film* (1970er), *Schizophreniekrimi* (1990er) und *Schizophrenie-Oper* (1990er) schliessen. Alle dienen der Bezeichnung von künstlerischen Werken, in denen das Krankheitsbild Schizophrenie thematisch eine Rolle spielt. Diese Reihe wird ergänzt durch das Kompositum *Schizophrenie-Motiv* (1990er), das ebenfalls auf die entsprechende Thematik verweist.[53]

Determinativkomposita mit *-Schizophrenie* als Zweitglied

Die Mehrheit der Determinativkomposita mit *Schizophrenie-* als Erstglied bezieht sich auf die fachsprachlich-psychiatrische Lesart von *Schizophrenie* (die entsprechenden Ausnahmen sind in Tabelle 9.5 mit einem Asterisk (*) markiert). Ganz anders verhält es sich dagegen bei jenen Determinativkomposita, bei denen *Schizophrenie* Zweitglied ist. Wie in Tabelle 9.6 (siehe nächste Seite) ersichtlich, ist unter diesen Formen der grösste Teil in nicht-psychiatrischer Verwendungsweise belegt. Von insgesamt 49 Types im Zeitraum von 1950 bis 2009 beziehen sich in den Belegen lediglich acht auf die psychiatrische Lesart von *Schizophrenie* (in der Tabelle mit zwei Asterisken (**) gekennzeichnet). Dieser Unterschied ist auf die spezifische Struktur von Determinativkomposita zurückzuführen: Das Erstglied determiniert in der Regel das Zweitglied, bestimmt es näher hinsichtlich eines spezifischen Aspekts (vgl. auch Fleischer/Barz 2012, 72). In den in Tabelle 9.5 präsentierten Determinativkomposita mit *Schizophrenie-* als Erstglied dient dieses entsprechend jeweils der Spezifikation der Zweitglieder: *Schizophrenie-Forschung* bezieht sich auf eine spezifische Form der Forschung, nämlich jene zur Schizophrenie; *Schizophreniepatientin* bezeichnet eine spezifische Art einer Patientin, einer mit der Diagnose Schizophrenie. Die hier als Erstes diskutierten Komposita ermöglichen so in kondensierter Form ein Sprechen bzw. Schreiben über spezifische Aspekte rund um das Thema Schizophrenie, etwa über Patientinnen und Patienten, die an der Krankheit leiden, oder über die medizinische Forschung, die sich damit beschäftigt. Bei den Determinativkomposita in Tabelle 9.6 mit *-Schizophrenie* als Zweitglied dienen die Erstglieder umgekehrt der näheren Spezifikation bzw. der Modifizierung und Neukontextualisierung von *Schizophrenie* (vgl. auch Maatz/Ilg 2021, 395–398).

---

53 Als Kompositum zu *Schizophrene* findet sich in den 2000er-Jahren zudem *Schizophrenen-Roman*.

Tabelle 9.6: Determinativkomposita mit -*Schizophrenie* als Zweitglied, 1950–2009.

Zeitraum	Belege[54]
1950–1959	*Kollektiv-Schizophrenie, Lehrschizophrenie*
1960–1969	*Anerkennungsschizophrenie, Bildschirm-Schizophrenie, Entlobungs-Schizophrenie**, Fernseh-Schizophrenie, Gruppenschizophrenie**, Krankenschein-Schizophrenie, Ostkontaktschizophrenie, Parlamentsschizophrenie, P[f]ropfschizophrenie**, Politik-Schizophrenie, Statuten-Schizophrenie, UN-Schizophrenie*
1970–1979	*Intellektuellen-Schizophrenie, Katastrophenschizophrenie**, Kino-Schizophrenie**, Konjunkturschizophrenie, Rollenschizophrenie, Verkehrsschizophrenie*
1980–1989	*Bewußtseinsschizophrenie, Borderline-Schizophrenie**, Dauerschizophrenie (2), EG-Schizophrenie, Europaschizophrenie, Faulheits-Schizophrenie**, Großstadtschizophrenie, Haushaltsschizophrenie, Opern-Schizophrenie, Organistenschizophrenie, Ratsschizophrenie, Rollenschizophrenie, Rüstungsschizophrenie, Sprach-Schizophrenie/Sprachschizophrenie (2), Währungsschizophrenie*
1990–1999	*Dauerschizophrenie (3), Dichterschizophrenie, Jugendschizophrenie** (2), Kosovo-Schizophrenie, Massenschizophrenie (2), Planungsschizophrenie, Rollen-Schizophrenie, Sprachschizophrenie, Staats-Schizophrenie, Theater-Schizophrenie, Verbalschizophrenie*
2000–2009	*Amtsschizophrenie, Beobachtungsschizophrenie, Konsumschizophrenie, Kulturschizophrenie, Kunst-„Schizophrenie", Massenschizophrenie, Medienschizophrenie, Verantwortungsschizophrenie*

Die Erstglieder sind auch hier fast ausschliesslich Substantive, und im Gegensatz zu den Zweitgliedern in Tabelle 9.5 wird hier *Schizophrenie* fast ausschliesslich mit alltags- bzw. gemeinsprachlichem Wortmaterial kombiniert. Als Erstglieder sind einerseits Substantive zu beobachten, die Personen(gruppen) oder Institutionen bezeichnen, wie beispielsweise bei *Staats-Schizophrenie* oder *Massenschizophrenie*. Zum anderen, und deutlich häufiger, sind die Erstglieder Substantive, mit denen stichwortartig auf ein spezifisches Thema/einen Sachverhalt oder auf einen grösseren Themenkomplex referiert wird. So zum Beispiel *Konjunkturschizophrenie* und *Haushaltsschizophrenie*. Als Wortbildungsbedeutung/-muster lässt sich für die erste Variante ‚Schizophrenie des/der X' formulieren (in den Beispielen: ‚Schizophrenie des Staates', ‚Schizophrenie der Massen'),[55] für die zweite Variante ‚Schizophrenie

54 Wenn nicht anders vermerkt, sind es jeweils Einzelbelege. In dieser Tabelle sind einzig jene Belege, die mit zwei Asterisken markiert sind (**), in psychiatrischer Verwendungsweise gebraucht, alle anderen sind in den Quellen in nicht-psychiatrischer Lesart verzeichnet.

55 Vgl. Liebert (2002, 774 f.), der auf die semantische Ähnlichkeit dieser als Wortbildungsbedeutung formulierten und im Korpus auch als syntagmatisches Muster belegten (vgl. Kapitel 10.4.1)

in Bezug auf X'. Der Träger oder die Trägerin der „Schizophrenie" wird in der ersten Variante explizit im Erstglied genannt, ist dagegen in der zweiten Variante im Kompositum meist nicht direkt bezeichnet. Die entsprechende Zuschreibung findet dann auf syntaktischer Ebene statt.[56] Offensichtlich ist die Bedeutung des Zweitglieds *-Schizophrenie* hier eine andere als in der fachsprachlichen Lesart, die etwa im Kompositum *Schizophrenie-Forschung* realisiert wird (vgl. dazu Kapitel 9.3.1 und Kapitel 10). Betrachtet man die Belege in Tabelle 9.6 bezüglich der thematischen Kontexte, in denen sie auftauchen, so ist eine Mehrheit der Belege in politisch-ökonomischen Kontexten zu verorten (u. a. *Ostkontaktschizophrenie, UN-Schizophrenie, Verantwortungsschizophrenie, Währungsschizophrenie, Konjunkturschizophrenie* und weitere mehr). Einige verweisen zudem auf Kunst und Kultur als thematische Zusammenhänge (u. a. *Theater-Schizophrenie, Kulturschizophrenie, Kunst-„Schizophrenie"*). Bei der Mehrheit der Belege handelt es sich um Okkasionalismen, die ohne den zugehörigen Verwendungskontext oft nicht direkt verständlich sind.

Adjektivische Komposita mit *Schizophrenie* und *schizophren*

Im Gegensatz zu den substantivischen sind *adjektivische Komposita* mit der Konstituente *Schizophrenie* im Korpus nur wenige belegt. Bereits angesprochen wurden *schizophreniegefährdet* und *schizophreniekrank* zu *Schizophreniegefährdete* und *Schizophreniekranke*. Daneben finden sich *schizophrenie-ähnlich* und *schizophrenie-verdächtig*.[57] Eingliedern in diese Reihe lässt sich zudem *schizophrenieartig*[58] als einzige weitere adjektivische Bildung im Korpus mit dem Wortbildungselement *Schizophrenie*. Die drei Letztgenannten dienen dabei alle der Bezeichnung einer der Schizophrenie ähnlichen bzw. auf sie hinweisenden Eigenschaft.

Etwas mehr Varianz adjektivischer Bildungen existiert zu *schizophren*, wie Tabelle 9.7 auf der nächsten Seite zeigt. Unter den Bildungen finden sich Determi-

---

Nominalgruppe aus „Substantivkern + Genitivattribut" (ebd., 775) im Kontext von Bedeutungsübertragungen verweist.

56 Vgl. z. B. die Belegstelle zu *Haushaltsschizophrenie* aus den Plenarprotokollen des Bundestages: „Dabei wird dann die ganze Haushaltsschizophrenie der sogenannten ökologischen Partei deutlich." (PrD, 10/105, 29.11.1984, S. 7869, Klaus-Jürgen Hoffie FDP; die Quellenangaben zu den Plenarprotokollen sind hier und im Folgenden wie folgt verfasst: PrD, Wahlperiode/Sitzung, Datum, Seite im Plenarprotokoll, Sprecher oder Sprecherin Partei).

57 *Schizophrenie-ähnlich* ist in den untersuchten Quellen wie folgt belegt: 1960er: 4 Belege, 1970er: 3 Belege, 1980er: 1 Beleg, 1990er: 5 Belege, 2000er: 3 Belege; für *schizophrenie-verdächtig* finden sich in den 1960er-Jahren zwei Belege und in den 2000er-Jahren ein Beleg.

58 *Schizophrenieartig* ist wie folgt belegt: 1950er: 1 Beleg, 1960er: 3, 1970er: 1, 1980er: 3, 1990er: 2. Zur nicht unproblematischen morphologischen Kategorisierung von *-artig* und entsprechenden Wortbildungen vgl. Fleischer/Barz 2012, 62, 304.

nativkomposita, die der Graduierung bzw. näheren Spezifizierung (*mildschizophren*, *chronisch-schizophren*), der Negation (*nichtschizophren*) oder der Bezeichnung einer der Schizophrenie ähnlichen Eigenschaft dienen (*quasischizophren*, *schizophreniform*).[59] In der Mehrheit sind es jedoch Kopulativkomposita, die eine Kombination zweier Eigenschaften benennen. Neben Kombinationen mit fachsprachlichem Wortmaterial (*schizophrenparanoid*, *paranoid-schizophren*, *paranoisch-schizophren*,[60] *pathologisch-schizophren*) sind auch zahlreiche Kombinationen mit alltags- bzw. gemeinsprachlichen Adjektiven belegt. *Schizophren* wird kombiniert mit *anbiedernd*, *ekstatisch*, *naiv*, *nostalgisch*, *poetisch*, *scharfsinnig*, *telegrafisch*, *verrucht*, *zweigeteilt*. Das breite semantische Spektrum verweist – genauso wie die in Tabelle 9.6 präsentierten Komposita mit *Schizophrenie* als Zweitglied – auf eine Ausweitung der Kontexte und Verwendungsweisen von *schizophren*. Dass das Adjektiv *schizophren* hier nicht in der ursprünglich fachsprachlichen Verwendungsweise gebraucht wird, erschliesst sich dabei bereits aus den genannten Konstituenten. Wie die entsprechenden nicht-fachsprachlich gebrauchten Komposita in Tabelle 9.6 sind auch diese Bildungen zu *schizophren* als Okkasionalismen zu werten.

Tabelle 9.7: Adjektivische Komposita mit *schizophren* als Konstituente, 1950–2009.

Zeitraum	Belege[61]
1950–1959	*scharfsinnig-schizophren*
1960–1969	*schizophrenparanoid*
1970–1979	*mildschizophren, naiv-schizophren, nichtschizophren (5), paranoid-schizophren, pathologisch-schizophren, schizophreniform (2), schizophren-nostalgisch**
1980–1989	*chronisch-schizophren (3), nichtschizophren (3), paranoid-schizophren (2), schizophren-psychotisch (2), telegrafisch-schizophren**
1990–1999	*nichtschizophren (2), poetisch-schizophren, schizophren-verrucht*, telegraphisch-schizophren* (2)*
2000–2009	*anbiedernd-schizophren*, chronisch-schizophren, paranoid-schizophren (6), paranoisch-schizophren, quasi-schizophren/quasischizophren* (2), schizophren-ekstatisch*, schizophren-zweigeteilt**

Die am häufigsten belegte Wortbildung mit dem Element *schizophren* ist in den untersuchten Quellen jedoch eine Derivation. Es handelt sich um die fachsprachliche

59 *Nichtschizophren* ist auch als Substantiv *Nichtschizophrene* belegt: 1970er: 2, 1980er: 3, 1990er: 1 Beleg. In den 1980er-Jahren ist zudem *Halbschizophrene* als substantivische Form der Graduierung belegt.
60 Hierzu ist im Korpus auch die substantivische Form *Paranoisch-Schizophrene* (1970er) belegt.
61 Nicht-psychiatrische Verwendungsweisen sind mit einem Asterisk markiert.

Bildung *schizophrenogen* mit der Bedeutung ‚Schizophrenie auslösend', die ab den 1970er-Jahren und insbesondere in den 1980er-Jahren in der *FAZ* und der *NZZ* belegt ist, später auch in der *Neuen Rundschau.*[62] Typisches Verwendungsmuster ist die auf eine Prägung der Psychoanalytikerin Frieda Fromm-Reichmann von 1948 zurückgehende Kollokation *schizophrenogene Mutter* (vgl. z. B. Staub 2011, 44; Lienhard 2023), seltener in der Form *schizophrenogene Familie,* die auf zeitgenössische Interpretationen von Schizophrenie als durch mütterliches oder familiäres Fehlverhalten verursachte Erkrankung verweisen (vgl. dazu ausführlich Lienhard 2023).[63] In den Korpusbelegen werden die zugehörigen Konzepte dabei im Rückblick meist kritisch betrachtet und häufig dezidiert abgelehnt.

Bildungen zum Konfix *schizo-*

Schliesslich soll der Blick noch auf Bildungen zum Konfix *schizo-* gelenkt werden:

Tabelle 9.8: Bildungen zum Konfix *schizo-*, 1950–2009.

Zeitraum	Belege[64]
1950–1959	–
1960–1969	*schizoform***, *schizo-rationell***, *Schizovrenelisgärtli*[65]

62 *Schizophrenogen* ist im Korpus insgesamt 23-mal belegt: 1970er: 5 Belege, 1980er: 13, 1990er: 2, 2000er: 3. Als weitere adjektivische Derivationen mit der Basis *schizophren* sind ausserdem belegt: *schizophrenetisch* (1950er), *präschizophren* (1970er), *schizophregen* [sic] (1970er) und *schizophrenoid* (1990er).

63 Beispiele für die Kollokation *schizophrenogene Mutter* finden sich z. B. in FAZ, 03.10.1978, Asmus Finzen, Feuilleton, Störungen in der Familie. Ihre Therapie in der Bundesrepublik; NZZ, 12./13.11.1988, Cécile Ernst, Zeitfragen, Neuere Ansätze der Schizophrenieforschung. Hirnkrankheiten oder Leiden an Familie und Gesellschaft? Im letztgenannten Artikel findet sich zugleich ein Beleg für *schizophrenogene Familie.* Der Begriff der *schizophrenogenen Mutter* wurde dabei weit über den psychiatrischen Fachdiskurs hinaus bekannt, sodass Bleulers Sohn Manfred 1971 festhält: „Jedermann kennt heute das Wort von der ‚schizophrenogenen' Mutter, der Mutter, die das Kind schizophren macht, weil ihre Mutterliebe unecht, oberflächlich und heischend ist, weil sie dem Kinde keine Freiheit gewährt, weil sie es nach ihren absonderlichen Vorstellungen formen will, weil sie keine Wärme und Güte ausströmt oder weil sie irrational und zweideutig denkt." (Bleuler 1971, 112).

64 Wenn nicht anders vermerkt, sind es jeweils Einzelbelege. Jene Belege, die in psychiatrischer Lesart verwendet werden, sind mit zwei Asterisken (**) markiert.

65 Insbesondere *Schizophrenelisgärtli*, aber auch *Schizovreneli* und *schizovrenelig* könnten auch als Weiterbildungen zu *Schizophrenie* und *schizophren* interpretiert werden. Aufgrund der morphologischen Nähe zu *Schizo-Vreni*, *Schizo-Vreneli* und *Schizo-Vrenelisgärtli* werden hier alle gesammelt diskutiert.

Tabelle 9.8 (fortgesetzt)

Zeitraum	Belege
1970–1979	*Ober-Schizo**, Schizo-Analyse (2), Schizo-Depressive**, Schizogorsk (19), Schizoikie (2), schizo-oppositionell**, Schizo-Oppositionelle** (3), Schizophonia, Schizophonie, Schizophysiologie, Schizo-Vreneli, Schizo-Vrenelisgärtli (4), Schizo-Vrenie (2)*
1980–1989	*schizoaffektiv** (5), Schizogenie**, Schizoglossie, Schizogorsk (6), Schizogramm (2), Schizographie, Schizoisierung, Schizo-Kondition, Schizoland (3), schizomässig, schizomoralisch (2), Schizo-Oma**, schizoparanoid** (2), Schizophasie** (2), Schizopoet, Schizo-Vreneli (4)*
1990–1999	*schizoaffektiv** (4), Schizo-Analyse (3), Schizo-Bus**, Schizo-Clinch, Schizodie (2), Schizo-Eklektizismus, schizo-fragmentarisch, Schizofritz (3), Schizogorsk (5), Schizographie,*[66] *Schizokokke**, Schizo-Kunst**, Schizolinguistik**, schizophon, Schizophrenelisgärtli, Schizophysiologie, Schizo-Pullover, Schizotest, Schizotyp, schizotypisch**, Schizovirus**, schizovrenelig*
2000–2009	*schizoaffektiv** (3), Schizoaisthesis, Schizo-Analyse (2), Schizo-Doppelkopf, Schizo-Eklektizismus, Schizo-Existenz, Schizo-Figur, Schizo-Gestalt (2), Schizo-Gestik, Schizographie, schizographisch, Schizo-Kontrolle, Schizo-Paar, Schizophrenelisgärtli (5), Schizopolis (3), Schizo-Potential**, Schizo-Punk, schizotyp**, schizotypisch**, Schizovreneli*[67] *(6)*

Wie in Kapitel 7.3 bezogen auf den frühen Fachdiskurs gezeigt, weisen auch verschiedene Belege in den Quellen des öffentlichen Diskurses darauf hin, dass das Konfix *schizo-* durch Bleulers Wortschöpfung die zusätzliche Bedeutung ‚zur Schizophrenie gehörig' bzw. ‚der Schizophrenie ähnlich' oder schlicht ‚Schizophrenie' erhalten hat. In Tabelle 9.8 sind alle zugehörigen Bildungen aufgeführt. (Einzig die Kurzwörter *Schizo* (als Substantiv) und *schizo* (als Adjektiv) werden in Kapitel 9.2.4 separat diskutiert). Bezüglich des Vorkommens in den untersuchten Quellen ist zunächst festzuhalten, dass in den Parlamentsprotokollen wie auch im *Neuen Deutschland* keine weiteren Bildungen zum Konfix *schizo-* belegt sind. Ein Grossteil der Belege stammt aus den Zeitungen *FAZ*, *NZZ* und *ShN*, deutlich weniger aus dem *Du* sowie ein einzelner Beleg aus der *Neuen Rundschau* (vgl. Kapitel C im Anhang). Die Mehrheit (45 von 58 Types) sind Substantive, der Rest Adjektive. Wie die Tabelle zeigt, finden sich unter den Belegen mehrheitlich Komposita, seltener Derivationen und weitere Formen. Mit Ausnahme der Bildung *Ober-Schizo* ist das Konfix immer Erstglied oder Basis der Bildungen.

In einem kleineren Teil (19 von 58 Types) ist *schizo-* in der fachsprachlich geprägten Lesart belegt. So in den Komposita *schizo-rationell* (1960er), *Schizo-Depressive*

66 Je einmal in der Schreibweise <Schizographie> und <Schizografie>.
67 Teilweise realisiert mit Binnenmajuskel: <SchizoVreneli>.

(1970er), *schizoaffektiv* (1980er, 1990er), *schizoparanoid* (1980er), die mit Schizophrenie kombinierte Phänomene bzw. Eigenschaften oder „Mischformen“ (Schuster 2010, 295) benennen.[68] Des Weiteren sind adjektivische Bildungen wie *schizoform* (1960er), *schizotyp* (2000er), *schizotypisch* (1990er, 2000er) vorhanden, die eine von der Schizophrenie abgeleitete oder der Schizophrenie ähnliche Eigenschaft denotieren und so zugleich auf die Relevanz von Grenzphänomenen verweisen (vgl. Kapitel 7.3). Viele dieser Bildungen sind bereits früh im Fachdiskurs belegt (vgl. zu *schizoaffektiv* und ferner auch zu *Schizophasie* Kapitel 7.3) und kombinieren *schizo-* mit zusätzlichem fachsprachlichen Wortmaterial. Sie machen zugleich anschaulich, dass neben den in Kapitel 9.2.2 behandelten Formen *schizothym* und *schizoid* weitere Ausdrücke des expandierten terminologischen Feldes ausserhalb des Fachdiskurses vorkommen. Unter den substantivischen Bildungen dieser Kategorie sei insbesondere auf *Schizokokke* (1990er) und *Schizovirus* (1990er) verwiesen, die beide im Kontext der Ursachensuche von Schizophrenie zu lesen sind und so abermalig auf die Rezeption dieser Thematik im öffentlichen Diskurs verweisen.

In der Mehrheit (39 von 58 Types) der Bildungen, insbesondere der substantivischen, wird das Konfix *schizo-* jedoch nicht in der psychiatrisch-fachsprachlichen Lesart gebraucht. Wie bei den Determinativkomposita mit *-Schizophrenie* im Zweitglied ist auch bei diesen Bildungen meist von Okkasionalismen auszugehen. Der Blick in die Quellen zeigt, dass die Bedeutung von *schizo-* in den entsprechenden Wortbildungsprodukten facettenreich schillert. In der nicht-psychiatrischen Verwendung von *schizo-* werden je unterschiedliche Bedeutungsaspekte relevant gesetzt:

(1) „Wenn ich jetzt [= als neuer Besitzer von zwei Wohnsitzen, Y. I.] morgens aufwache, hier oder dort, [...] da muß ich mich erst im Zimmer umsehen, um zu wissen, wo ich bin. Und in diesem Augenblick packt mich manchmal die Angst, es könnte sich eine Spaltung meiner Persönlichkeit vollziehen. Schizophrenie, nicht wahr, nennt man das? [...] Wir begnügten uns damit, der Krankheit [...] einen passenden Namen zu geben, und bezeichneten sie als **‚Schizoikie‘** – was in wörtlicher Übersetzung aus dem Griechischen so etwas wie Haus- oder Wohnungs- oder Wohnensspaltung bedeutet und jedenfalls sehr wissenschaftlich klingt.“ (FAZ, 22.02.1975, Nikolas Benckiser, Wirtschaft, Das schwere Leiden der Schizoikie)

---

68 Vgl. Schuster (2010, 295), die in ihrer Studie zur Entstehung der psychiatrischen Fachsprache anhand des 1904 erschienenen Lehrbuchs von Binswanger et al. auf die dort genutzten morphologischen Möglichkeiten der Bildung von Bindestrichkomposita (wie *neurasthenisch-hypochondrisch*) und Konfix-Bildungen (wie *Hysteroneurasthenie*) verweist, durch die „neue Krankheitsbezeichnungen bzw. symptomatisch nicht eindeutige Zustände (Mischformen) klassifiziert [werden]“ (ebd.).

(2) „Virtuosität in der Ornamentik [von Architektur, Y. I.] erfordert einen Sinn für Gleichgewicht, Proportionen, Genauigkeit. Virtuosität in der Kosmetik erfordert etwas anderes, etwas Bedrohliches: paranoide Kontrolle, ausser Kontrolle geratene Kontrolle, **Schizo-Kontrolle**." (Du, 2000, 60(706), Jeffrey Kipnis, Die List der Kosmetik. Ein Essay, S. 8)

(3) „'Ich kann', schrieb Strauß weiter, 'den Eindruck nicht unterdrücken, daß die SPD **schizophren und schizomoralisch** handelt.' In Niedersachsen habe sie für eine Wiederaufarbeitungsanlage plädiert, in Bayern kämpfe sie dagegen." (FAZ, 13.03.1986, Fin., Politik, „SPD schizophren und schizomoralisch". Streit um Lang/Brief Strauß'/SPD: Nebelkerzen)

Zur näheren Beschreibung und Analyse der Bedeutungsaspekte sei hier auf Kapitel 10.4.3 verwiesen. An dieser Stelle ist lediglich festzuhalten, dass das Konfix *schizo-* ebenfalls in nicht-psychiatrischer Verwendung auftaucht und in den entsprechenden Kontexten in sehr ähnlichen Bedeutungen verwendet wird, wie dies bei *Schizophrenie* und *schizophren* in nicht-psychiatrischer Lesart beobachtet werden kann. An den drei präsentierten Belegbeispielen lässt sich zudem gut zeigen, dass *schizo-* als Wortbildungselement hier – wie auch in den genannten Belegen zur psychiatrischen Lesart – nicht lediglich die Bedeutung „'Spaltung, 'Trennung'" trägt, wie das *Duden-Fremdwörterbuch* (2007) schreibt, sondern ganz explizit auf Schizophrenie bezogen wird.

Unter den Belegen in Tabelle 9.8 finden sich des Weiteren auffällig viele Titel künstlerischer Werke, die in den untersuchten Quellen des öffentlichen Diskurses in verschiedenen Kontexten erwähnt werden: *Schizogorsk* (der am häufigsten genannte), ein 1977 erschienener Roman des Schweizer Schriftstellers und Psychiaters Walter Vogt;[69] *Schizodie*, ein 1990 erschienenes Musikalbum des Schweizer *Carlos Baumann Quartets*; *Schizofritz*, ein Bühnenprogramm des deutschen Kabarettisten Stefan Wald von 1993, und *Schizopolis*, ein 1996 erschienener Film von Steven Soderbergh (USA 1996). Hinzu kommt *Schizoland*, ein Kapiteltitel aus dem *Londoner Tagebuch* des Autors und Journalisten Georges Waser von 1990. Ferner ist hier auch das Kompositum *Schizo-Punk* zu nennen, das wiederum ein Teilzitat der mehrgliedrigen Fremdwortbildung *New Wave Schizo Punk* darstellt.[70] Auch

69 Zur Kombination von Psychiatrie und Schriftstellerei vgl. Kapitel 8.3 wie auch Kapitel 9.3.2 und 9.4.

70 Das mehrgliedrige Kompositum *New Wave Schizo Punk* stammt aus dem 1980 erschienenen Lied *Schizo* des österreichischen Musikers, Schauspielers, Regisseurs und späteren ÖVP-Politikers Franz Morak, der im Liedtext damit seine eigene Musik bezeichnet: „[D]er Mensch ist schlecht, der Kommerz ist groß, und wir und die gesamte Hölle sind los. Und die ist entartet und zynisch und krank, wie schneeweißer New Wave Schizo Punk!" (Franz Morak (1980): Schizo. Polydor).

in all diesen Bildungen ist das Konfix *schizo-* jeweils klar als Verweis auf den psychiatrischen Terminus *Schizophrenie* bzw. seine adjektivischen und substantivischen Ableitungen zu lesen, die auf andere Kontexte übertragen werden.

Eine deutschschweizerische Besonderheit stellen schliesslich *Schizo-Vrenelisgärtli/Schizophrenelisgärtli* (1960er, 1970er, 1990er, 2000er), *Schizo-Vrenie* (1970er), *Schizo(-)Vreneli/Schizovreneli* (1970er, 1980er, 2000er) und *schizovrenelig* (1990er) dar, die entsprechend alle aus der *NZZ*, den *ShN* und dem *Du* stammen. Die in der Deutschschweiz gebräuchlichen Verkleinerungsformen *Vreni* und *Vreneli* (zum weiblichen Vornamen *Verena)* scheinen aufgrund ihrer lautlichen Ähnlichkeit zum Zweitglied *-phrenie* geradezu zu diesem Wortspiel einzuladen. Es ist zudem anzunehmen, dass neben der lautlichen Ähnlichkeit auch der semantische Kontrast zwischen der Ernsthaftigkeit der denotierten Diagnose und der insbesondere durch die Diminutivformen (in *Vrenelisgärtli* gleich deren zwei) entstehenden Konnotation des Niedlichen und Unbeschwerten den Reiz des Wortspiels ausmacht. Wie in Kapitel 8.2.3 gezeigt, ist die früheste entsprechende Bildung, *Schizophrenelisgärtli,* die Erfindung eines *NZZ*-Redaktors zur Diffamierung Paul Klees.[71] In den hier ab den 1960er-Jahren belegten Formen verweisen die als Okkasionalismen zu wertenden Bildungen dagegen mehrheitlich auf andere Lesarten – und zwar auch die Form *Schizophrenelisgärtli,* sofern sie nicht explizit ein Zitat der *NZZ*'schen Bildung ist (vgl. dazu Fussnote 94 und 95 in Kapitel 8.2.3). So auch in den folgenden Beispielen:

(4) „Sektionspräsident Adolf Lüthy eröffnete die Feier [zum 75-Jahr-Jubiläum der Sektion Randen des Schweizerischen Alpen Clubs SAC, Y. I.] mit herzlichem Willkommensgruss an die Anwesenden. [...] Die Junioren-Gruppen boten mit ihren auf Ironie aufgebauten ‚**Am Schizovrenelisgärtli**' aus ihrem Skizzenbuch Gegenüberstellungen von Bergsteigern und Skifahrern alter und neuester Zeit, um damit Auswüchse im Alpinismus zu geisseln." (ShN, 04.05.1961, C. L., Region, 75 Jahre Sektion Randen SAC)

(5) „Da gibt es doch ein Lied mit unzähligen Strophen, gesungen bei feuchtfröhlichen Anlässen. In Abwandlung könnte eine solche Strophe dann etwa so lauten: die schönste Vrenie ist die **Schizo-Vrenie, Schizo-Vrenie** ... Das klang Florian durch den Kopf, als er die letzte Nummer des Sechs-Punkte-Programms des Landesrings las [...]. Einerseits will diese Partei keine Bettelbriefe an Parteifreunde und Sympathisanten verschicken [...]. Andererseits tut sie dasselbe einige Zeilen weiter unten [...]!" (ShN, 23.09.1976, Florian, Region, Rhyfall-Schprützer)

71 Noch früher, 1936, findet sich in Friedrich Glausers Roman *Matto regiert* (vgl. auch Kapitel 8.2.3) die Bildung *Schützovrenie*, die Glauser dem Pfleger Gilgen in den Mund legt (vgl. Glauser 1995 [1936], 59 f.) – wohl um dessen mangelnde Kenntnis der Fachsprache zu betonen.

(6) „Merkwürdig, das Verhältnis des Menschen zum Braunbären war seit jeher ‚**schizovrenelig**': Verehrung dicht neben Verachtung, überschwengliche Verhätschelung hier und bestialische Verfolgung dort." (ShN, 26.08.1991, Heini Hofmann, Region, Wieder Bären in den Schweizer Alpen?)

Die Bedeutung der je aus glossenartigen Texten stammenden Belege ist mit jener von *schizophren* in Beleg (3) vergleichbar (vgl. dazu Kapitel 10.4.3). *Schizo-Vreneli* dient darüber hinaus als Liedtitel (1977, von der Schweizer Band *Trampolin*). In den 2000er-Jahren taucht *SchizoVreneli* zudem mehrfach als Name einer Basler Fasnachtsclique (d. h. einer Faschingsgruppe) auf.[72] – *Schizo-Vreneli* ist aber auch mit Bezug auf *Schizophrenie* in der psychiatrischen Lesart belegt, so im Titel einer Radiosendung, auf die 1987 die *NZZ* hinweist: *Das Schizo-Vreneli ist nicht herzig. Gesichter der Schizophrenie*. Dazu heisst es:

(7) „Schizophrenie ist eine schwer zu fassende Krankheit. Ihre Erscheinungsformen – Wahnvorstellungen zwischen Horror und Glück, Störungen der Ich-Erfahrung, Verlust der Grenzen zur Umwelt oder völlige Abkapselung – flössen dem ‚gesunden' Menschen nicht selten Angst ein. Wie aber erleben die Betroffenen selbst ihre Krankheit? Hanspeter Gschwend versucht es im Gespräch mit Kranken und Fachleuten zu ergründen. Kennen Sie das **Schizo-Vreneli**? Wenn ja, so wissen Sie, dass sich hinter diesem Namen eine alles andere als harmlose Hexe verbirgt." (NZZ, 19.02.1987, o. A., Radio, 20.00 „Z.B.": Das Schizo-Vreneli ist nicht herzig. Gesichter der Schizophrenie)

Der Kontrast zwischen der Ernsthaftigkeit der Symptome und der verniedlichenden Diminutivform wird gerade hier besonders deutlich. Den Ausführungen im Radioprogramm dazugestellt ist ein Bild des „Schizo-Vreneli" (vgl. Abbildung 9.22 auf der nächsten Seite). Mit aller Wahrscheinlichkeit handelt es sich um die Zeichnung – und *Be*zeichnung – eines Patienten oder einer Patientin, die oder der auf diese Weise der Diagnose buchstäblich ein Gesicht verleiht.

Resümee

Als Fazit der in Kapitel 9.2.3 vorgestellten Belege und Wortbildungsmuster sind insbesondere die folgenden Aspekte zu nennen: Zunächst verweisen die Bildungen in

72 Vgl. z. B. NZZ, 10.03.2001, [Schizovreneli et al.], Zeitbilder, Yankee Doodle; NZZ, 23.03.2002, [Singvogel, SchizoVreneli, Wegglibuebe], Zeitbilder, Umverkehr?

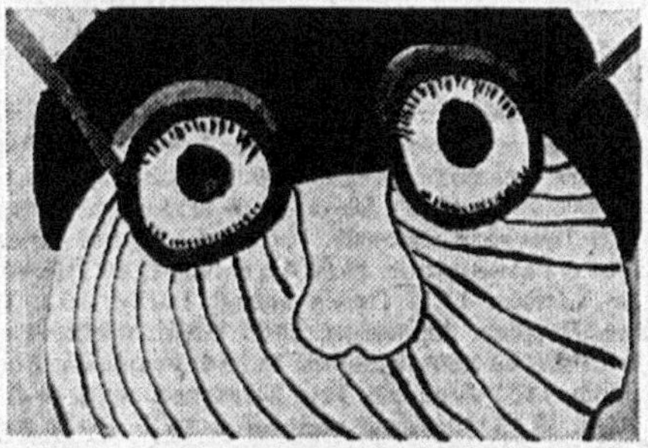

Grosse Augen hinter einer zurückbindenden Brille und ein fehlender Mund: das «Schizo-Vreneli» in einer Zeichnung.

Abbildung 9.22: Das Schizo-Vreneli. NZZ, 19.02.1987, o. A.

ihrer *Quantität* auf eine allmähliche Verfestigung der fachsprachlichen Ausdrücke *Schizophrenie, schizophren* wie auch des (auf Schizophrenie bezogenen) Konfixes *schizo-* insbesondere ab den 1970er- und 1980er-Jahren. Immer häufiger werden die Termini mit alltags- bzw. gemeinsprachlichem Wortmaterial kombiniert und damit zugleich in allgemein verbreitete Wortschatz- und Wissensstrukturen integriert. In ihrer *Qualität* verweisen die Bildungen einmal mehr auf den zentralen Status des Diagnosenamens *Schizophrenie* im untersuchten terminologischen Feld. Zugleich sind sie aber auch Belege dafür, dass darüber hinaus spätestens ab den 1970er-Jahren auch dem Konfix *schizo-* ein wichtiger Platz in alltags- und gemeinsprachlichen Kontexten zukommt. Die Bildungen werfen dabei erste Schlaglichter auf eine Vielzahl neuer Kontexte und Bedeutungsaspekte des Schizophreniebegriffs, die zusätzlich zu nach wie vor bestehenden Kontexten (wie jenen der Psychiatrie und Kunst) und Lesarten im untersuchten Zeitraum an Relevanz gewinnen. Insbesondere einige der dem psychiatrischen Kontext zuzuordnende Bildungen reflektieren zudem die stete Wandlung und Veränderung des Schizophreniebegriffs und der mit ihm verbundenen Krankheitskonzeptionen im fachlich-wissenschaftlichen Diskurs.

9.2.4 *Schizo* und *schizo*

Eine besondere Stellung innerhalb der diskutierten Wortbildungen nehmen das Substantiv *Schizo* und das Adjektiv *schizo* ein. Wie Tabelle 9.9 (siehe nächste Seite) zeigt, sind die Formen im hier untersuchten Korpus zwar selten, metakommunikative Äusserungen wie auch entsprechende Forschungsliteratur lassen jedoch den Schluss zu, dass es sich bei den Bildungen um mehr als nur Okkasionalismen handelt, ja, dass sie als alltags- bzw. gemeinsprachliche Neologismen zum fachsprachlichen Wortfeld zu bewerten sind. Morphologisch betrachtet sind beide Formen

Produkte der Kurzwortbildung (vgl. Fleischer/Barz 2012, 91, 277–296), zumeist gebildet aus dem Anfangssegment der Substantivierung *Schizophrene* und des Adjektivs *schizophren*, seltener auch aus dem Diagnosenamen *Schizophrenie*.[73] Sprachhistorisch sind sie in eine „dem allgemeinen Substandard zuzurechnende[ ] Kurzwortmode des späteren 20. Jahrhunderts" (Polenz 1999, 366) einzuordnen.[74]

Tabelle 9.9: Belegverteilung von *Schizo* (Subst.) und *schizo* (Adj.) in Relation zur Gesamtbelegmenge, 1950–2009.[75]

	1950er		1960er		1970er		1980er		1990er		2000er	
	#	**%**	**#**	**%**	**#**	**%**	**#**	**%**	**#**	**%**	**#**	**%**
NZZ	0	0	0	0	0	0	3 (S)	0.27	2 (A)	0.19	2 (S)	0.22
ShN	1[76]	1.28	0	0	0	0	2	1.06	0	0	0	0
FAZ	0	0	1 (S)	0.14	7 (S)	0.54	6 (S), 2(A)	0.64	0	0	6 (S)	0.43
NeRu	0	0	0	0	0	0	1 (S)	5.26	0	0	0	0
Total	**1**		**1**		**7**		**14**		**2**		**8**	

Die chronologisch ersten beiden Belege aus dem Korpus (aus den 1950er- und 1960er-Jahren) verweisen noch auf einen lexikalisch ungesicherten Status von *Schizo* und *schizo* bzw. entsprechen in semantischer, teilweise auch morphologischer Hinsicht noch nicht den sich später etablierenden Verwendungsweisen. Sie stammen aus den *Schaffhauser Nachrichten* und der *FAZ*, finden sich aber beide nicht in redaktionellen Zeitungsartikeln.

73 Mit Fleischer/Barz (2012, 278) sind die Formen als Kopfwörter einzuordnen. Vgl. zudem Zehetner (2004, 17), der das Verfahren als *back clipping* beschreibt. Meyer/Mackintosh (2000, 124) bewerten die Kürzung als häufige Entwicklung determinologisierter Wörter und nennen für das Englische auch explizit *schizo* zu *schizophrenic* als Beispiel.

74 Polenz (1999, 366) beschreibt diese Kurzwortmode als ein Verfahren, bei dem „Wörter auf Restformen mit auslautendem *-i* oder *-o* [...] gekürzt oder bei der Kürzung mit *-i* oder *-o* [...] als Suffix versehen werden" (ebd.). Schon weit früher belegt, wurde dieser Wortbildungstyp im Deutschen in der Nachkriegszeit, besonders seit der 68er-Bewegung „stark produktiv" (ebd.) und scheint es bis heute geblieben zu sein (vgl. Glück/Sauer 1997, 68–76; Zehetner 2004).

75 In den Parlamentsprotokollen, im *Neuen Deutschland* und im *Du* finden sich keine Belege, weshalb diese Publikationen hier nicht aufgeführt sind; ebenfalls keine Belege finden sich in den Quellen aus der ersten Jahrhunderthälfte (vgl. Kapitel 8.2.1).

76 Bei den Belegen ohne Zuordnung ist nicht eindeutig zu entscheiden, ob es sich um eine Kurzform des Adjektivs *schizophren* oder des Substantivs *Schizophrenie* handelt, vgl. auch Beleg (8).

Der Erste – es ist auch unter Einbezug des *DWDS-Kernkorpus 20* und des *DeReKo* der früheste auffindbare Beleg in gemeinsprachlichen Texten – steht in einem 1955 in den *Schaffhauser Nachrichten* abgedruckten Romanauszug des Schriftstellers Louis de Wohl:[77]

(8) „‚[...] [I]ch mag meine Patienten – alle – ausser Mr. Marmon.' ‚Weiss nicht, was Sie an ihm bemängeln wollen', brummte die Pflegerin Hadley. ‚**Schizo**, wie die meisten hier, und gerade ihm geht es viel besser. [...]'" (ShN, 13.10.1955, Louis de Wohl, Region, Die Erde liegt hinter uns)

Ob es sich bei *Schizo* in diesem wiedergegebenen Gespräch zweier Pflegerinnen um eine Abkürzung für *Schizophrenie* oder *schizophren* handelt, ist aufgrund der Grossschreibung am Satzanfang nicht sicher zu entscheiden. Deutlich wird jedoch, dass die Bildung ein Element umgangssprachlicher Formen der fachkommunikativen Praxis darstellt – entweder als Teil des im Kommunikationsraum der Klinik verbreiteten Vokabulars oder als Ad-hoc-Bildung der Pflegerin (bzw. des Romanautors).

Der zweite Beleg aus Tabelle 9.9 stammt aus der Titelzeile einer Karikatur in der *FAZ* von 1963, die sich den zeitgenössischen Teilungen bzw. „Spaltungen" Deutschlands widmet und in Abbildung 9.23 einsehbar ist (siehe nächste Seite).[78] Aufgrund der Grossschreibung ist *Schizo* hier als Substantiv zu interpretieren, die Syntax lässt auf *Schizophrenie* (und nicht *der/die Schizophrene*) als Referenz schliessen, was im Vergleich zu späteren Belegen eine Seltenheit darstellt.[79] Der Verwendungskontext im Bereich politischer Themen erinnert an entsprechende Kontexte des Schizophreniebegriffs in nicht-psychiatrischer Verwendung.

Zwar mögen diese beiden frühen Belege aus *FAZ* und *ShN* von späteren Gebrauchsformen abweichen und eher als künstlerische bzw. schriftstellerische Ad-hoc-Bildungen zu fassen sein. Sie verweisen aber dennoch bereits zu diesem frühen Zeitpunkt auf das morphologische Potenzial von *Schizo* in der Alltags- bzw. Gemeinsprache – nicht nur als Wortbildungselement, sondern auch als eigenständige Wortform.

---

77 Im *Kernkorpus 20* ist der früheste Beleg eine Verwendung des Adjektivs *schizo* im Jahr 1999 aus dem *Lexikon der Werbesprüche* (vgl. Hars 2002 [1999], 106). Der erste Beleg im *DeReKo* stammt aus der Wochenzeitung *Die Zeit* von 1961 (vgl. Die Zeit, 01.12.1961, o. A., Wenigstens schizo).

78 In der Karikatur wird mit einem zweigeteilten deutschen Michel, dessen Körperhälften sich auf zwei Seiten eines Stacheldrahtes befinden, die Teilung in DDR und BRD thematisiert. Zugleich wird anhand eines vom deutschen Michel imaginierten (oder: halluzinierten) Paares auf Kontakte und Beziehungen zwischen deutschen Frauen und US-amerikanischen Soldaten verwiesen.

79 In den Belegen aus Tabelle 9.9 ist es die einzige Form, die auf *Schizophrenie* zurückzuführen ist.

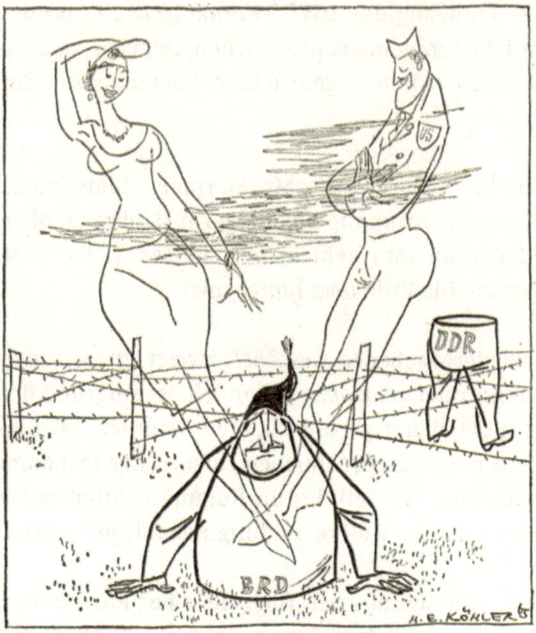

Und nun noch bißchen Schizo

„O ja — 'das hat mir zu meiner sonstigen Spaltung gerade noch gefehlt"

Abbildung 9.23: *Und nun noch bißchen Schizo*. FAZ, 10.04.1963, H. E. Köhler.

Betrachtet man die sich später etablierenden Formen im Überblick, so lassen sich insbesondere zwei zentrale Gebrauchskontexte und Verwendungsformen herausschälen: Zum einen ist das Substantiv *Schizo* in bildungssprachlichen Kontexten mit dem Werk *Anti-Ödipus. Kapitalismus und Schizophrenie* des Philosophen Gilles Deleuze und des Psychiaters Félix Guattari verknüpft. Im 1972 auf Französisch und 1974 auf Deutsch erschienenen psychiatrie- und gesellschaftskritischen Werk stellen die beiden Autoren den „Schizo" in den Fokus und plädieren für eine „Schizo-Analyse" (vgl. auch Tabelle 9.8) als Gegenentwurf zur Psychoanalyse (vgl. Deleuze/Guattari 1988 [1974]; vgl. auch Kapitel 9.4).[80] Auf das breit rezipierte

80 So resümieren Deleuze/Guattari (1988 [1974], 470 f.) am Ende ihres Werkes: „Wir haben gesehen, wie die gesellschaftliche Produktion den kranken Schizo hervorbringt [...]." Und sie führen aus: „Die Schizo-Analyse trägt diesen Namen, weil sie, statt wie die Psychoanalyse zu neurotisie-

Werk wird auch in den hier untersuchten Quellen mit dem zugehörigen Vokabular Bezug genommen.[81] Neben dieser bildungssprachlichen Prägung von *Schizo* sind das Lexem wie auch die adjektivische Realisierung *schizo* substandardsprachlich, teilweise auch explizit jugendsprachlich markiert. Entsprechende Verweise finden sich auch in den hier untersuchten Daten, wie die folgenden beiden Belege aus den 1980er-Jahren illustrieren:

(9) „Er ist ein ‚Idiot' und sie ist ‚dumm', und zwar nur deshalb, weil sie sich bei sportlichem Tun ungeschickt oder ungelenk bewegen oder im Extremfall unbegabt sind. Sportlich weniger talentierte Kinder werden zumindest von ihren Mitschülern und Mitspielern so bezeichnet, wenn nicht gar als **‚Schizo'** oder ‚Psycho' apostrophiert." (NZZ, 01.02.1980, -tz., Sport, Bewegungsgestört oder bewegungsunbegabt? Bewegung aus heilpädagogischer Sicht. Sportwissenschaftliches Kolloquium an der ETH)

(10) „Sogar auf die Bahamas fliegen die beiden, [...] und als Britta den ‚forschen Siebziger' in der Herrenboutique modisch herausgeputzt hat, kann sich selbst ihre Peepshow-Kollegin Petra hämisch verbrämte Anerkennungen nicht verkneifen. Je mehr er auflebt, der Ernst, der schließlich gar – ‚echt **schizo**' – ihren Jargon annimmt, desto gründlicher ruiniert er sich." (FAZ, 28.02.1987, Andreas Rossmann, Feuilleton, Altmännerfrühling, Jungweiberherbst. Harald Müllers „Bolero" in Bonn uraufgeführt)

Beide Formen werden hier der Jugendsprache zugeordnet; *Schizo* in der Verwendung als Diffamierungsausdruck, *schizo* als (ambiges) Wertadjektiv (siehe zu vergleichbaren Lexemen des jugendsprachlichen Wortschatzes Kapitel 10.2). Dabei ist anzunehmen, dass die geringe Belegmenge von *Schizo* und *schizo* in den hier untersuchten publizistischen Quellen auch auf diese substandardsprachliche Markiertheit zurückzuführen ist. Verweise auf *Schizo* und *schizo* als Elemente des jugendsprachlichen Wortschatzes finden sich darüber hinaus auch in der Forschung. Schleuning

ren, während ihres gesamten Behandlungsverfahrens schizophrenisiert." (Ebd.) Vgl. zur Rolle der Schizophrenie im Werk von Deleuze/Guattari zudem Woods 2011, 145–161.

81 Vgl. für Korpusbelege z. B. FAZ, 16.11.1976, Heinz Politzer, Literaturbeilage, Neue Sicht und böser Blick: allerlei Wissenschaftliches über Kafka. Hartmut Binder, Christoph Stölzl, Gilles Deleuze und Félix Guattari; NeRu, 1982(1), Uwe Schweikert, „Die Sprache anderen Wünschen öffnen". Über die Sprache der Verrücktheit, S. 161; NZZ, 22.06.2000, Karl-Heinz Ott, Feuillleton, Im Taumel der Verwandlungen. Yoko Tawadas „Opium für Ovid".

(1980) führt in seiner Sammlung zur „Scene-Sprache" *Schizo* als Substantiv mit der Erläuterung „Verrückter" (ebd., 23), wobei er die Entstehung der Scene-Sprache auf „[i]rgendwann Ende der 60er Jahre" (ebd., 41) datiert – passend zur oben zitierten diachronen Einordnung dieses explizit auch jugendsprachlich produktiven Wortbildungsmusters bei Polenz (vgl. dazu Androutsopoulos 1998, 118, 128–138).[82] Auch Androutsopoulos (1998) verweist in seiner Studie zur deutschen Jugendsprache der ersten Hälfte der 1990er-Jahre auf die Lexeme. Im dort untersuchten Korpus, das mehrheitlich aus Fanzines[83] besteht (vgl. ebd., 2, 617–620), finden sich Belege für die substantivische und adjektivische Bildung (vgl. ebd., 132, 660).[84]

Resümee

Insgesamt unterstreichen die geschilderten Entwicklungen von *schizo* und *Schizo* als eigene Wortformen in der zweiten Hälfte des 20. Jahrhunderts, insbesondere ab den 1970er- und 1980er-Jahren, die bereits in Kapitel 9.2.3 angeklungenen Tendenzen: Für die mit *Schizophrenie* verbundenen Ausdrücke ist in diesem Zeitraum im alltags- bzw. gemeinsprachlichen Gebrauch eine Ausdifferenzierung der Kontexte und Verwendungsweisen zu beobachten. Dabei verweist gerade auch das Nebeneinander von jugendsprachlichem Substandard und bildungssprachlicher Verwendung von *Schizo* auf das facettenreiche alltagskommunikative Potenzial des fachsprachlichen Paradigmas.

9.3 Verwendungsweisen und Kontexte

Zur näheren Beschreibung und diachronen Einordnung der Kontexte und Gebrauchsweisen von *Schizophrenie, schizophren* und weiteren zugehörigen Ausdrücken von 1950 bis 2009 werden die Korpusdaten in Kapitel 9.3 aus zwei

82 Den Entstehungskreis der Scene-Sprache ortet Schleuning (1980) in „Kreisen der Rocker, Schüler (auch Sonderschüler und Heimschüler: Spasti, Schizo!), Studenten und Rockmusiker" (ebd.) und damit in einem „Konglomerat linker Jugendkultur" (ebd.). Wenn auch seine Argumentation, die Ausdrücke *Schizo* und *Spasti* seien auf die Gruppe der „Sonderschüler und Heimschüler" als Entstehungskreis zurückzuführen, nicht einleuchtet (es gibt wenig Grund zur Annahme, dass z. B. der Ausdruck *Schizophrene* nur Jugendlichen in Sonderschulen bekannt sein sollte), so liefert die vorgenommene Datierung dieser Varietät doch beachtenswerte Hinweise.

83 Androutsopoulos (1998, 2) beschreibt Fanzines als „billig gemachte[ ], nicht kommerzielle[ ] Zeitschriften, die in Netzwerken der Jugendkultur produziert und rezipiert werden".

84 Graphematisch sind die Bildungen in den Fanzines teilweise auch mit zwei <z> als <schizzo> und <Schizzo> realisiert (vgl. Androutsopoulos 1998, 132, 660). Vgl. auch Zehetner 2004, 23.

unterschiedlichen Perspektiven betrachtet: In Kapitel 9.3.1 steht zunächst die quantitative Verteilung der zwei grundsätzlich zu unterscheidenden Lesarten, der psychiatrisch-fachsprachlichen und der nicht-psychiatrischen, von 1950 bis 2009 im Fokus. Anschliessend folgt in Kapitel 9.3.2 eine vergleichende Analyse ausgewählter Kollokationsprofile, die ein differenzierteres inhaltliches Bild der Verwendungskontexte ermöglicht.

9.3.1 Verteilung von psychiatrischer und nicht-psychiatrischer Verwendung

Zur Übersicht über die diachrone Verteilung der Verwendungsweisen stellen die nachfolgenden Abbildungen 9.24 bis 9.31 die in Kapitel 9.1.2 präsentierten Daten neu geordnet dar: aufgeteilt in eine primär psychiatrische und eine nicht-psychiatrische Lesart (vgl. auch Ilg/Maatz 2015, 77–79; Maatz/Ilg 2021, 396–399).[85] Als *psychiatrisch* wurden alle Belege kategorisiert, die sich im wörtlichen Sinn auf das Krankheitsbild Schizophrenie beziehen – z. B. in wissenschaftsjournalistischen Artikeln, in Berichten über filmische Bearbeitungen des Themas oder in parlamentarischen Debatten über die medizinische Versorgung. Als *nicht-psychiatrisch* gelten jene Belege, die in anderen Kontexten und Verwendungsweisen auftreten, in denen die Ausdrücke *Schizophrenie, schizophren* etc. etwa zur Beschreibung einer politischen Begebenheit oder zur verbalen Diffamierung verwendet werden. Diese Einteilung entspricht der von Meyer/Mackintosh (2000, 113) vorgenommenen grundlegenden Unterscheidung semantischer Veränderungen in Entterminologisierungsprozessen: „On the one hand, the essence of the terminological sense (i. e. its domain sense) may be retained [...]. On the other hand, semantic changes can be more substantial, involving a significant dilution of the terminological sense [...].“ Die Kategorisierung der Belege erfolgte dabei manuell auf der Grundlage ihrer sprachlichen Kontexte.[86]

85 Da auch hier die Darstellungseinheit *Text* bevorzugt wird (vgl. Fussnote 8), ist es möglich, dass vereinzelte Texte doppelt gezählt werden, wenn sie Belege für beide Verwendungsweisen enthalten. Es handelt sich allerdings in allen Publikationen nur um verhältnismässig wenige Fälle.

86 Vereinzelt waren Belege nicht eindeutig zuordenbar und wurden deshalb nicht in die Diagramme aufgenommen – es handelt sich jedoch nur um wenige Belege.

Tageszeitungen

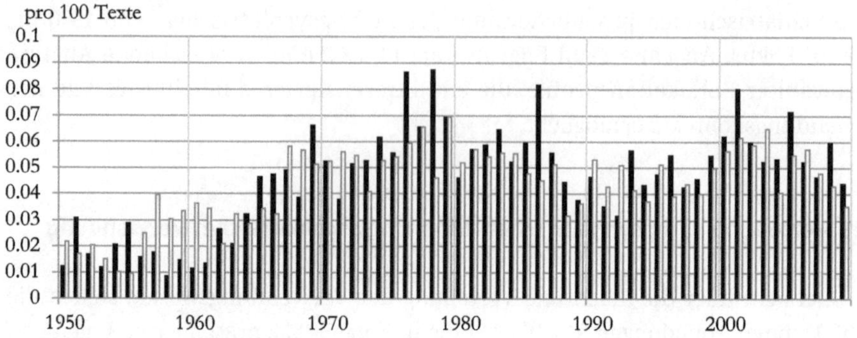

Abbildung 9.24: Relative Anzahl Texte in der ***FAZ*** mit Beleg(en) in psychiatrischer (schwarz) und nicht-psychiatrischer (weiss) Verwendungsweise, 1950–2009 (Maatz/Ilg 2021, 396).

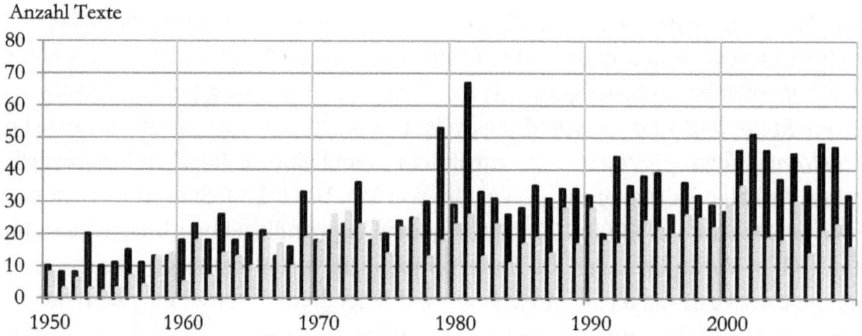

Abbildung 9.25: Anzahl Texte in der ***NZZ*** mit Beleg(en) in psychiatrischer (schwarz) und nicht-psychiatrischer (grau) Verwendungsweise, 1950–2009.

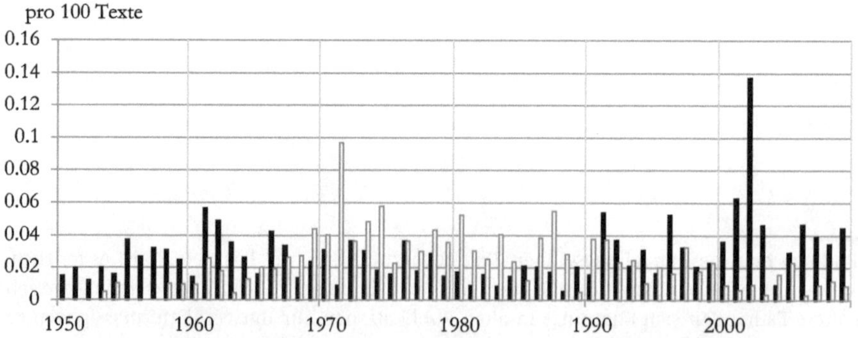

Abbildung 9.26: Relative Anzahl Texte in den ***Schaffhauser Nachrichten*** mit Beleg(en) in psychiatrischer (schwarz) und nicht-psychiatrischer (weiss) Verwendungsweise, 1950–2009.

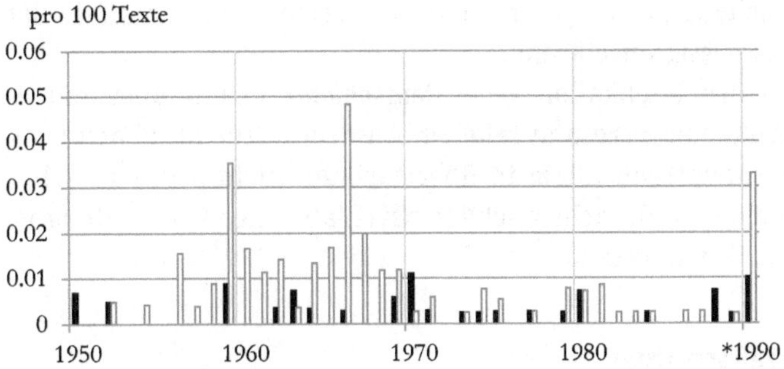

Abbildung 9.27: Relative Anzahl Texte im ***Neuen Deutschland*** mit Beleg(en) in psychiatrischer (schwarz) und nicht-psychiatrischer (weiss) Verwendungsweise, 1950 bis zum 03.10.1990.

Der Vergleich zunächst von *FAZ*, *NZZ* und *ShN* deutet darauf hin, dass der bereits in Kapitel 9.1 deutlich gewordene Höhepunkt der Gebrauchsfrequenz in den 1970er-Jahren mit einem Höhepunkt der Gebrauchsfrequenz der nicht-psychiatrischen Verwendung der untersuchten Ausdrücke zum Konfix *schizo-* einhergeht. Die allgemeine Konjunktur des Feldes scheint auch die Verwendung der zwar bereits von Anfang an belegten, damals jedoch selten realisierten (vgl. Kapitel 10.3) nicht-psychiatrischen Verwendung zu begünstigen.[87] Am stärksten gestützt wird diese These durch die Daten in der Lokalzeitung *Schaffhauser Nachrichten*. Wie Abbildung 9.26 zeigt, ist die nicht-psychiatrische Verwendung von *Schizophrenie*, *schizophren* und anderen Ausdrücken in der Lokalzeitung hauptsächlich in den 1970er- und 1980er-Jahren zu beobachten. Ganz im Gegensatz zum Zeitraum davor (1950–1967) und danach (1990–2009) überflügelt sie in diesen beiden Jahrzehnten die ursprüngliche Lesart in den meisten Jahren, in vielen sogar deutlich. Im Vergleich der drei Zeitungen ist zudem – bezüglich der unterschiedlichen Berechnungsgrundlage mit Vorbehalt – für die 2000er-Jahre ein Unterschied zwischen dem bundesdeutschen und Deutschschweizer Sprachraum auszumachen. Sowohl in der *NZZ* wie auch in den *Schaffhauser Nachrichten* ist die nicht-psychiatrische Verwendung in diesem Zeitraum im Verhältnis zur psychiatrischen

87 Vgl. ähnliche Beobachtungen von Toepfer (2009) und Eggers/Rothe (2009a, 17) zur „Karriere“ von *Organismus* in wissenschaftlichen Diskursen: Im frühen 19. Jahrhundert setzt sich *Organismus* in der Biologie „als Fachterminus für Lebewesen durch – und wird im Zuge seiner Erfolgsgeschichte zugleich attraktiv als Metapher für Soziales“ (ebd.). Umgekehrt weisen Meyer/Mackintosh (2000, 130) darauf hin, dass der Modewortstatus eines Fachterminus in der Alltagssprache wiederum die Gebrauchsfrequenz von parallel existenten nicht-fachlichen Lesarten des betreffenden Ausdrucks erhöhen kann.

Verwendung deutlich seltener, wohingegen die beiden Verwendungsweisen in der *FAZ* mehrheitlich gleichmässig verteilt sind.

Abbildung 9.27 zur DDR-Publikation *Neues Deutschland* zeigt darüber hinaus, dass die in dieser Publikation insgesamt seltenen Ausdrücke zur Krankheit Schizophrenie (wenn überhaupt) vor allem in übertragener, nicht-psychiatrischer Verwendungsweise auftreten. In fachsprachlich-psychiatrischer Verwendung ist das Lexemfeld fast gänzlich abwesend.

Literatur- und Kulturzeitschriften

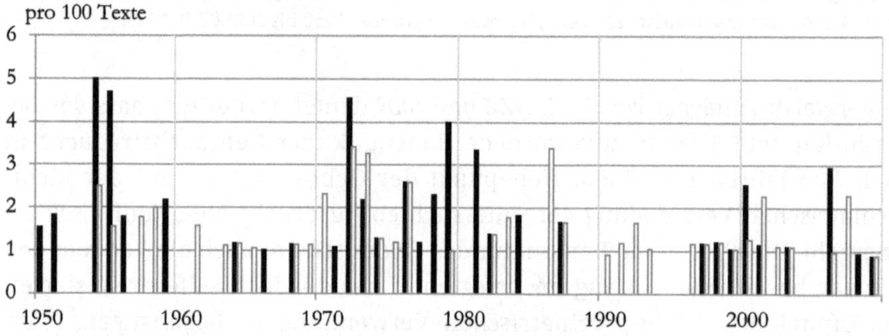

Abbildung 9.28: Relative Anzahl Texte in der ***Neuen Rundschau*** mit Beleg(en) in psychiatrischer (schwarz) und nicht-psychiatrischer (weiss) Verwendungsweise, 1950–2009.

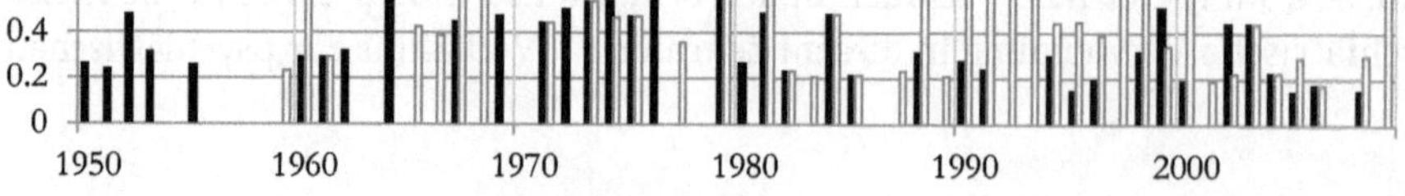

Abbildung 9.29: Relative Anzahl Texte im ***Du*** mit Beleg(en) in psychiatrischer (schwarz) und nicht-psychiatrischer (weiss) Verwendungsweise, 1950–2009.

Wie bereits bezüglich Gebrauchsfrequenz und Verteilung der häufigsten Lexeme zeigt sich in den Literatur- und Kulturzeitschriften auch bezüglich der Verteilung der Verwendungsweisen über den hier betrachteten Zeitraum kein ähnlich klarer Trend wie in den anderen Publikationen. Die nicht-psychiatrische Verwendungsweise ist in beiden Zeitschriften in den 1970er-Jahren im Verhältnis zu den restlichen Dekaden häufiger zu beobachten. In der *Neuen Rundschau* ist diese gemein- bzw. alltagssprachlich adaptierte Lesart in allen hier abgebildeten Dekaden vertreten, im *Du* fehlt sie in den 1950er-Jahren fast gänzlich und ist in den 1990er-Jahren, in denen im *Du* auch insgesamt ein Frequenzanstieg zu beobachten ist, im Verhältnis häufiger.

Parlamentsprotokolle

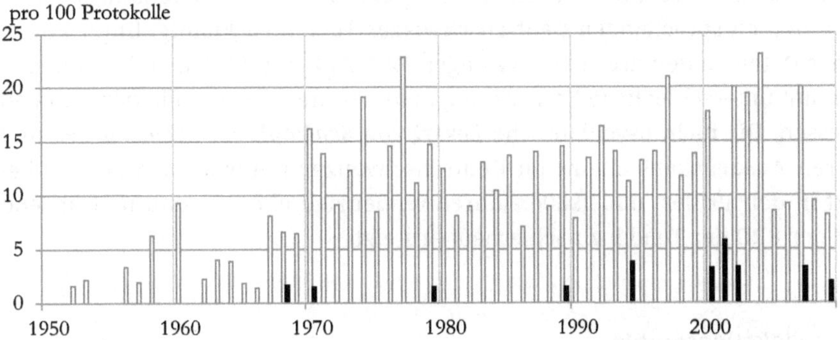

Abbildung 9.30: Relative Anzahl **Plenarprotokolle des Bundestages** mit Beleg(en) in psychiatrischer (schwarz) und nicht-psychiatrischer (weiss) Verwendungsweise, 1950–2009 (Ilg/Maatz 2015, 78).

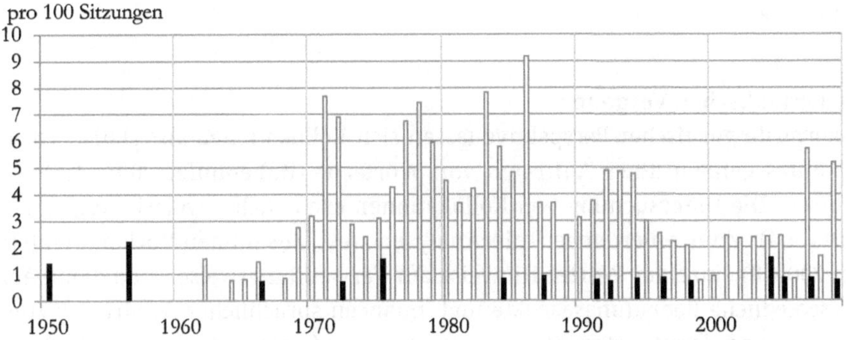

Abbildung 9.31: Relative Anzahl **Protokolle des Schweizer Parlaments** mit Beleg(en) in psychiatrischer (schwarz) und nicht-psychiatrischer (weiss) Verwendungsweise, 1950–2009.

Im Gegensatz zu den anderen untersuchten Quellen ist der Gebrauch der fachlichen Ausdrücke in den parlamentarischen Debatten, vermittelt in den hier untersuchten Protokollen, ein deutlich anderer (vgl. auch Ilg/Maatz 2015, 79). Die psychiatrische Lesart scheint beinahe absent, der Diagnoseterminus *Schizophrenie* und weitere zugehörige Ausdrücke sind in ihrer fachwissenschaftlichen Bedeutung nahezu nicht vorhanden. Der auch in diesen Diskursräumen beobachtbare, hier nahezu sprunghafte Anstieg ihrer Gebrauchsfrequenz in den 1970er-Jahren stützt die These, dass die Verbreitung der nicht-psychiatrischen Verwendungsweise in diesem Zeitraum zugenommen hat. Bemerkenswert am Vergleich zwischen den bundesdeutschen und den Schweizer Protokollen ist die deutlich unterschiedliche Entwicklung der beiden Gebrauchsweisen in den 1990er- und 2000er-Jahren. Während in den bundesdeutschen Protokollen ein neuerlicher Anstieg der Frequenz der nicht-psychiatrischen Lesart beobachtet werden kann, ist deren Verwendungshäufigkeit in den entsprechenden Deutschschweizer Texten rückläufig. Unter Einbezug der Daten zu den drei Tageszeitungen *FAZ*, *NZZ* und *ShN* lässt dies auf eine insgesamt unterschiedliche Entwicklung in den beiden Kommunikationsräumen schliessen: Die nicht-psychiatrische Lesart von *Schizophrenie*, *schizophren* und anderen Ausdrücken scheint im Deutschschweizer Kontext nach dem Höhepunkt in den 1970er- und 1980er-Jahren tendenziell eher rückläufig, während sie in der BRD der Tendenz nach erneut ansteigt.

9.3.2 Kollokationsprofile

Nach der Darlegung der rein quantitativen Entwicklung der psychiatrischen und nicht-psychiatrischen Lesart soll im Folgenden anhand einer vergleichenden Analyse von Kollokationsprofilen ein präziseres Bild der Verwendungskontexte gezeichnet werden.

Zum methodischen Vorgehen

Aus korpuslinguistischer Perspektive lassen sich Kollokationen als „statistisch signifikantes gemeinsames Auftreten von Wörtern" (Bubenhofer 2008, 415) beschreiben. Die Untersuchung von Kollokationen ermöglicht zweierlei (vgl. auch Kapitel 4.4): Zum einen geben die Analysen des „Zusammen-Vorkommen[s]" (Fritz 2005, 8) einzelner Wörter Hinweise auf Verwendungsweisen und damit auf unterschiedliche Bedeutungsaspekte und -nuancen sprachlicher Ausdrücke; zum anderen – und damit verknüpft – verweisen sie auf relevante thematische Kontexte und Diskurse, in denen einzelne Ausdrücke typischerweise auftauchen und womöglich eine signifikante Rolle spielen (vgl. z. B. ebd.). Vom Prinzip her funktionieren Kollokationsanalysen wie folgt: Für den interessierenden Suchausdruck wird ein Fenster einer bestimmten Anzahl Wörter (aus korpustechnischer Sicht: zusammengehörige, durch Leerschläge getrennte Zeichenketten) links und/oder rechts des Ausdrucks bestimmt, innerhalb dessen die gesuchten Kollokatoren vorkommen dürfen. Mit Hilfe statistischer Tests werden in der Folge jene Ausdrücke ermittelt, die – gemessen an ihrer Verteilung im Gesamtkorpus – überzufällig häufig innerhalb des vordefinierten Fensters zusammen mit dem Suchausdruck auftreten. Je stärker das tatsächliche „Zusammen-Vorkommen" dabei jenes einer erwartbaren zufälligen Verteilung übersteigt, desto stärker gelten die Elemente als assoziiert, desto höher ist ihr Assoziationswert (vgl. Hirschmann 2019, 215).

Bezüglich der statistischen Auswertung ist bei sprachlichen Daten der häufig als Zipf'sches Gesetz benannte Umstand zu beachten, dass einige wenige Wörter (etwa die Artikel *der, die* und *das*) sehr häufig, die allermeisten Wörter (auch *Schizophrenie, schizophren* und *Schizophrene*) im Verhältnis jedoch nur sehr selten auftreten (vgl. z. B. Manning/Schütze 2000 [1999], 23–27). Für die Wahl des statistischen Tests müssen diese Eigenschaften der Untersuchungsdaten beachtet werden. Daneben ist, wie Bubenhofer (2009, 146 f.) ausführt, auch das Forschungsinteresse ausschlaggebend. Bei der Analyse von Kollokationen stellt sich die Frage, „ob für das Untersuchungsinteresse eher strukturelle (und damit frequente) oder aber inhaltliche (und eher niedrigfrequente) Phänomene relevant sind" (ebd., 146). Für die vorliegende Studie, die explizit auch nach thematischen Kontexten der untersuchten Ausdrücke fragt, gilt eher Letzteres. Als statistisches Hilfsmittel wird für die Abfragen deshalb der Log-Likelihood-Test eingesetzt, der sich für diese Zwecke in der empirischen Praxis als geeignet erwiesen hat.[88] Dass bei statistischen Auswertungen immer die Gefahr besteht, relevante aber seltene Phänomene zu übersehen und umgekehrt seltene Phänomene überzubewerten bzw. fälschlicherweise als hochsignifikant einzustufen, sind grundsätzliche methodische Probleme statistischer Analysen, die es in der Auswertung mit zu bedenken gilt. Ein einzelner statistischer Test bietet letzten Endes immer nur *eine* mögliche Perspektive auf die vorhandenen Daten (vgl. auch Baker 2006, 103).

Beim hier zur Verfügung stehenden Korpus stellt sich darüber hinaus das Problem, dass es lediglich aus jeweils jenen Texten besteht, die an mindestens einer Stelle die Buchstabenfolge <schizo> enthalten. Der zur Ermittlung der Signifikanzwerte vorgenommene Abgleich mit einer Gesamtverteilung ist so auf diesen spezifischen Datenausschnitt beschränkt, was hinsichtlich der geschilderten poten-

88 Vgl. Bubenhofer (2009, 131–147) für eine Übersicht und Diskussion statistischer Tests für korpuslinguistische Analysen; vgl. zudem Manning/Schütze 2000 [1999], 162–178; Evert 2009.

ziellen Probleme statistischer Auswertungen zusätzliche Sorgfalt erfordert.[89] So ist für die Kollokationsanalyse unter dieser Voraussetzung einerseits davon auszugehen, dass für eine bestimmte Gruppe von Ausdrücken tendenziell geringere Assoziationswerte (d. h. hier: geringere Werte der *Log-Likelihood-Ratio* (*LLR*)) erzielt werden als bei einem Zugriff auf eine grössere Gesamtmenge, etwa bestehend aus den jeweiligen gesamten Publikationen. Und zwar gilt dies für jene Ausdrücke, die in den hier einbezogenen Texten verhältnismässig häufiger vorkommen. Sie werden in den statistischen Berechnungen im Vergleich zu einem grösseren, heterogeneren Korpus als zu ‚schwache' Kollokatoren – oder im schlimmsten Fall gar nicht erst als solche ermittelt.[90] Auf der anderen Seite sind bei jenen Ausdrücken tendenziell höhere Assoziationswerte zu erwarten, die im untersuchten Korpus relativ zu einer grösseren, heterogeneren Gesamtmenge seltener vorkommen. Der extremste Fall wäre hier, dass aus den getätigten Berechnungen Kollokatoren resultieren, die in einem grösseren, heterogeneren Korpus keine wären. Als Konsequenz für die Analyse muss hinsichtlich der ersten Problematik akzeptiert werden, dass womöglich vereinzelt Kollokatoren nicht ermittelt werden. Der zweiten Problematik kann entgegengetreten werden, indem für die ermittelten Kollokatoren die relativen Häufigkeiten (pro Million Token) mit jenen in geeigneten Referenzkorpora abgeglichen werden. Sind grosse Unterschiede vorhanden, ist bei der Bewertung der Kollokatoren Vorsicht geboten.[91]

---

89 Es handelt sich hierbei nicht um ein singuläres Problem dieser Studie. Die Zusammenstellung von Korpora auf der Basis thematisch gewählter Suchausdrücke ist zu einem verbreiteten Vorgehen diskurslinguistischer Arbeiten geworden.

90 Ein Beispiel hierfür ist der (auch nachfolgend als Kollokator bewertete) Ausdruck *Diagnose*, der in thematischen Texten zum psychiatrischen Krankheitsbild Schizophrenie häufiger vorkommt als in einem durchschnittlichen Zeitungsartikel zu nicht-medizinischen Themen. Der Grenzwert, um als signifikanter Kollokator zu *Schizophrenie* zu gelten, ist für *Diagnose* entsprechend höher und der LLR-Wert fällt hier im Vergleich geringer aus. Es darf allerdings nicht vergessen werden, dass die ins Korpus einbezogenen Texte keineswegs nur aus monothematischen Artikeln zu Schizophrenie bestehen, was die Grundmenge heterogener macht und die Problematik etwas entschärft.

91 Ein stichprobenartiger Vergleich zwischen dem hier erstellten Korpus der Plenarprotokolle des deutschen Bundestages und der Korpussammlung parlamentarischer Protokolle im *DeReKo* (Version 2018-I) legt aber nahe, dass von solchen zu verwerfenden Fällen wohl nur selten ausgegangen werden muss bzw. dass auch Lexeme mit hier geringeren relativen Häufigkeitswerten mit grosser Wahrscheinlichkeit trotzdem noch als Kollokatoren betrachtet werden können. Ein konkretes Beispiel ist der Kollokator *ist* zu *schizophren* in den parlamentarischen Protokollen. Im hier untersuchten Ausschnitt aus den Plenarprotokollen des deutschen Bundestages von 1950 bis 2009 beträgt die Häufigkeit von *ist* 9'420.49 pro Mio. Token (pMT), der Assoziationswert (LLR) mit *schizophren* berechnet für ein Fenster von fünf Wörtern links und rechts des Suchausdrucks beträgt 169.98. Im Gesamtkorpus parlamentarischer Protokolle von Mitte der 1990er- bis in die

Bezüglich der Zusammenstellung der Datengrundlage *innerhalb* der hier zur Verfügung stehenden Quellen muss zusätzlich die Heterogenität der Daten (auch bezüglich Token-Menge pro Publikation) beachtet werden (vgl. Kapitel 6.1). Hier gilt es, einen vernünftigen Mittelweg bezüglich genügend grosser Grundmenge und Ausgewogenheit der zusammengestellten Teilkorpora zu finden. Für die Untersuchung zum Schizophreniebegriff von 1950 bis 2009 konzentriert sich die Analyse auf die vier häufigsten Lexeme des terminologischen Feldes *Schizophrenie, schizophren, (der/die/das) Schizophrene* und *schizoid*. Dazu haben sich die folgenden Zusammenstellungen als sinnvoll erwiesen:

a) Zum einen werden für die drei Hauptlexeme *Schizophrenie, schizophren* und *(der/die/das) Schizophrene* in den Tageszeitungen diachron vergleichende Analysen durchgeführt. Die vier einbezogenen Zeitungen werden dazu pro Dekade zu gesammelten Teilkorpora zusammengefasst.[92]
b) In den bundesdeutschen und schweizerischen Parlamentsprotokollen werden für die dort häufigsten Lexeme *Schizophrenie* und *schizophren* aufgrund der kleineren Belegmengen je gesammelte Analysen für den Zeitraum von 1950 bis 2009 durchgeführt.

2010er-Jahre des *DeReKo* (Version 2018-I) (vgl. Kapitel D.1 im Anhang) beträgt der relative Häufigkeitswert von *ist* 13'066.8 pMT, ist also um einiges höher. Dennoch ist – unter Eingabe derselben Parameter – *ist* auch dort der höchstrangierte Kollokator von *schizophren* mit einem LLR-Wert von 870. Dies ist auf den Umstand zurückzuführen, dass in die Kollokationsberechnungen nicht nur die relativen Häufigkeiten der gesuchten Kollokatoren einfliessen, sondern auch die der Ausgangslexeme, also hier von *schizophren*. Hierfür beträgt der relative Häufigkeitswert im Korpus der Bundestagsprotokolle dieser Studie 6.25 pMT, im Korpus parlamentarischer Protokolle des *DeReKo* 2.18 pMT. (Eine für diesen Versuch eigentlich wünschenswerte spezifischere Auswahl nur von Bundestagsprotokollen im *DeReKo* oder eines kürzeren Zeitausschnittes im Korpus dieser Studie führt zu einer zu geringen Belegmenge, als dass statistisch sinnvolle Resultate erzielt werden könnten).

92 Die so zusammengefassten Zeitungskorpora sind ein pragmatischer Weg angesichts der Quellensituation dieser Studie (vgl. Kapitel 6.1), des diachronen Untersuchungsinteresses und der für eine Kollokationsanalyse notwendigen möglichst grossen Grunddatenmenge. Für die Einordnung der darauf basierenden Analysen muss die Spezifik der auf dieser Basis generierten Korpora miteinbezogen werden: So dominieren *NZZ* und *FAZ* die erhaltenen Teilkorpora bezüglich Tokenmenge deutlich, besonders klein ist dagegen der Anteil aus dem *Neuen Deutschland*, das zudem nur bis zur Ausgabe vom 03.10.1990 vorliegt. Die ermittelten Kollokatoren sind folglich nicht automatisch als Hinweise auf signifikante Kollokationen in *allen* vier Zeitungen zu bewerten. Wie sich zeigt, geben die so gestalteten Analysen aber wertvolle Hinweise auf relevante Gemeinsamkeiten im Sprachgebrauch. Genauere Angaben zum Umfang der Teilkorpora sind im Anhang in Kapitel D.1 aufgeführt. Insbesondere für die Daten aus den 1950er- und den frühen 1960er-Jahren müssen bei der *NZZ* noch teilweise Probleme bei der Texterkennung in Kauf genommen werden.

c) Als dritter Schritt folgt auch für das Lexem *schizoid* aufgrund der vergleichsweise geringen Belegmenge eine gesammelte Analyse für den Zeitraum von 1950 bis 2009 im Korpus der vier Tageszeitungen.

Nicht einbezogen in die Kollokationsanalysen werden die beiden Kultur- und Literaturzeitschriften *Neue Rundschau* und *Du*. Sie bilden eine zu kleine Grund- und Belegmenge, um statistisch signifikante Resultate zu ermitteln. Als Grundlage für die konkreten Abfragen zur Kollokationsanalyse dienen jeweils alle flektierten Formen von *Schizophrenie, schizophren, Schizophrene* und *schizoid*, wohingegen auf die Lemmatisierung der Kollokatoren verzichtet wird (vgl. Tognini-Bonelli 2001, 91–98; Bubenhofer 2009, 124–129, zum andernfalls drohenden Informationsverlust). Zur Berechnung der Kollokationen wird ein Fenster von fünf Wörtern links und fünf Wörtern rechts der analysierten Lexeme sowie eine vorgegebene Mindestfrequenz der Kollokatoren von fünf Belegen festgelegt.[93] Für alle diskutierten Kollokatoren gilt $p \leq 0{,}001$ als Signifikanzniveau. Für den Abgleich der relativen Häufigkeiten wird für die Zeitungskorpora auf das *DWDS-Zeitungskorpus* – bzw. auf zeitlich passende Ausschnitte daraus – zurückgegriffen (vgl. zu dessen Umfang Kapitel D.1 im Anhang).[94] Für die Parlamentsprotokolle dient das Teilkorpus der Parlamentsprotokolle im *DeReKo* als Referenz (vgl. ebenfalls Kapitel D.1).[95]

Substantivische Kollokatoren zu *Schizophrenie*

In einem ersten Schritt sind in Tabelle 9.10 (auf der nächsten Seite) substantivische Kollokatoren zu *Schizophrenie* in den Zeitungskorpora dargestellt.[96] Sie sind

---

93 Zur Frage des Abstandes der Kollokatoren vgl. z. B. Baker 2006, 103 f. Aufgrund des Erkenntnisinteresses, den thematischen Kontexten der Lexeme, sind tendenziell grössere Abfragefenster sinnvoll. Tests mit einem grösseren Fenster von zehn Wörtern links und rechts (wie etwa bei Bons 2009, 105 f.) haben zum einen zu ähnlichen Kollokatoren wie das verwendete Fünf-Wort-Fenster geführt, aber zum anderen zugleich auch zu ‚Kollokatoren', die sich in den jeweiligen Belegstellen inhaltlich nicht mehr auf die gesuchten Lexeme *Schizophrenie, schizophren* und *schizoid* bezogen haben. Vgl. dazu teilweise ähnliche Ergebnisse bei Lautenschläger 2018, 112 f. Auch Bubenhofer (2015, 494) verweist auf eine Spannweite von drei bis fünf Wörtern als verbreitetes Mass.

94 Für die vorliegende Studie dient die Version vom 23.03.2018 als Grundlage, vgl. https://www.dwds.de/d/k-zeitung#zeitungen, letzter Zugriff 25.09.2020.

95 Im Gegensatz zum *DWDS-Zeitungskorpus* deckt das hier verwendete Korpus der Parlamentsprotokolle im *DeReKo* (Version 2018-I) den relevanten Zeitraum nicht vollständig ab, es reicht nur von Mitte der 1990er- bis in die 2010er-Jahre (vgl. Kapitel D.1 im Anhang).

96 Die Sortierung basiert hier und im Folgenden auf der mit dem *TreeTagger* (vgl. Schmid 1994; 1995) durchgeführten Wortarten-Annotation (vgl. Kapitel 6.1).

pro Dekade nach Höhe der Assoziationswerte (LLR) eingereiht, die in Klammern angefügten Zahlen beziehen sich auf die absolute Menge der Kollokationen im jeweiligen Teilkorpus (erste Zahl) sowie auf die Anzahl Texte, in denen sie vorkommen (zweite Zahl).[97] Wie die Werte in der Tabelle zeigen, sind die Belegzahlen teilweise verhältnismässig niedrig. Mag dies auch zu grösserer Vorsicht bezüglich voreiliger Verallgemeinerungen mahnen, so geben die – alle als signifikant berechneten – Kollokatoren insbesondere in ihrer Summe dennoch relevante Einsichten zu den gestellten Forschungsfragen.

Tabelle 9.10: Substantivische Kollokatoren zu *Schizophrenie* 1950–2009, Zeitungskorpus.

	Belege
1950–1959	*1. Spaltungsirresein (5; 5), 2. Krankheit (11; 8), 3. Psychosen (6; 6), 4. Krebs (5; 2), 5. Art (11; 11), 6. Geisteskrankheiten (6; 6), 7. Problem (7; 3), 8. Gruppe (5; 3), 9. Begriff (5; 2), 10. Psychotherapie (5; 4)*
1960–1969	*1. Epilepsie (9; 8), 2. Spaltungsirresein (5; 4), 3. Art (19; 19), 4. Diagnose (8; 7), 5. Zustand (10; 10), 6. Geisteskrankheiten (7; 7), 7. Geisteskrankheit (7; 7), 8. Studien (7; 5), 9. Fälle (8; 6), 10. Ursachen (7; 7), 11. Depressionen (5; 5), 12. Behandlung (11; 9), 13. Psychose (5; 5), 14. Heilung (5; 5), 15. Formen (8; 7), 16. Ursache (5; 5), 17. * Werner * (6; 5), 18. Fällen (7; 7), 19. Psychiater (7; 7)*
1970–1979	*1. Diagnose (30; 26), 2. Depressionen (18; 14), 3. Sandy (12; 12), 4. Life (14; 14), 5. Mädchens (14; 14), 6. Krankheitsbild (8; 8), 7. Anzeichen (10; 10), 8. Kunst (19; 16), 9. Symptome (10; 8), 10. Erkrankung (8; 7), 11. Entstehung (8; 6), 12. * Verlauf * (8; 7), 13. Krankheit (13; 12), 14. Psychosen (9; 8), 15. Ursachen (8; 6), 16. Depression (6; 6), 17. Literatur (14; 7), 18. Erkrankungen (8; 8), 19. Zusammenhang (11; 10), 20. Sprache (13; 11), 21. Umweltschutz (5; 5), 22. Family (5; 5), 23. Geisteskrankheit (6; 6), 24. Art (15; 15), 25. Krankheiten (7; 6), 26. Behandlung (10; 9), 27. Psychose (5; 5), 28. Thema (9; 9), 29. Bleuler (5; 5), 30. Form (9; 9), 31. * Ausdruck * (7; 6)*

97 Die LLR-Werte sind in Kapitel D im Anhang einsehbar. Dort sind auch die Angaben zur relativen Häufigkeit pro Million Token für alle Kollokatoren in den untersuchten Teilkorpora aufgeführt sowie die zugehörigen Vergleichswerte aus den Referenzkorpora. Jene Kollokatoren, deren relative Häufigkeit im hier zusammengestellten Korpus kleiner ist als im konsultierten Referenzkorpus, sind in den Tabellen hier in Kapitel 9.3.2 mit Asterisken (*) markiert. Insgesamt handelt es sich bei den Analysen zum Zeitungskorpus nur um wenige Fälle.

Tabelle 9.10 (fortgesetzt)

	Belege
1980–1989	*1. Diagnose (41; 31), 2. Epilepsie (14; 13), 3. Depression (20; 17), 4. Entstehung (13; 11), 5. Symptome (16; 13), 6. Verlauf (15; 11), 7. Depressionen (17; 17), 8. Krankheit (24; 23), 9. Arieti (7; 2), 10. Ätiologie (6; 6), 11. Behandlung (21; 19), 12. Sprechstunde (6; 4), 13. Psychosen (10; 10), 14. Alkoholismus (7; 7), 15. Blutwäsche (5; 2), 16. Genese (5; 5), 17. Ursachen (10; 8), 18. Ausbruch (7; 7), 19. Symposium (6; 3), 20. Bleuler (6; 6), 21. Erkrankungen (9; 9), 22. Theorie (8; 7), 23. Störungen (11; 11), 24. Schizophrenien (7; 4), 25. Jugendlichen (6; 4), 26. Ursache (6; 6), 27. Geisteskrankheit (5; 5), 28. Begriff (7; 7), 29. Klinik (10; 10), 30. Verhalten (9; 8), 31. Erkrankung (6; 6), 32. Formen (6; 5), 33. Neuroleptika (5; 5), 34. Krankheiten (8; 8)*
1990–1999	*1. Diagnose (40; 35), 2. Depression (29; 26), 3. Depressionen (29; 26), 4. Metapher (23; 8), 5. Behandlung (36; 32), 6. Krankheit (24; 18), 7. Krankheiten (16; 16), 8. Asmus (10; 10), 9. Psychosen (12; 12), 10. Kapitalismus (8; 5), 11. Ätiologie (5; 5), 12. Störungen (17; 16), 13. Migräne (5; 5), 14. Paranoia (7; 7), 15. Finzen (9; 7), 16. Autismus (6; 6), 17. Erkrankungen (12; 12), 18. Ursache (9; 6), 19. Geisteskrankheiten (6; 6), 20. Alzheimer (5; 5), 21. Erforschung (7; 7), 22. Symptome (9; 8), 23. Alkoholismus (5; 5), 24. Begriff (11; 9), 25. Fall (16; 16), 26. Psychose (8; 8), 27. Rand (6; 6), 28. Wortes (5; 4), 29. Entstehung (6; 6), 30. Verlauf (7; 6), 31. Verwendung (5; 4), 32. Personen (10; 9), 33. Leo (5; 5), 34. Medikament (5; 5), 35. Ausdruck (8; 7), 36. Störung (5; 4), 37. Risiko (5; 3)*
2000–2009	*1. Depression (44; 35), 2. Behandlung (50; 48), 3. Mathematikgenie (17; 17), 4. Diagnose (30; 27), 5. Psychosen (20; 18), 6. Cannabiskonsum (14; 8), 7. Krankheiten (23; 22), 8. Erkrankungen (20; 20), 9. Medikament (19; 19), 10. Depressionen (18; 18), 11. Zyprexa (13; 13), 12. Seroquel (9; 9), 13. Störungen (18; 18), 14. Autismus (9; 9), 15. Cannabis (12; 7), 16. Ausbruch (11; 9), 17. Sklerose (7; 7), 18. MS (8; 2), 19. Hilfe (19; 19), 20. Epilepsie (7; 5), 21. Früherkennung (7; 5), 22. Risiko (13; 9), 23. Entstehung (10; 9), 24. Krankheit (19; 17), 25. Alzheimer (7; 7), 26. Bluthochdruck (6; 6), 27. Ursachen (11; 9), 28. Dementia (6; 6), 29. Zusammenhang (15; 13), 30. Symptome (10; 10), 31. Anflug (5; 4), 32. Anzeichen (7; 7), 33. Demenz (5; 5), 34. Paranoia (7; 7), 35. Humanmedizin (5; 5), 36. Kapitalismus (7; 4), 37. Erforschung (7; 7), 38. Persönlichkeitsstörung (5; 5), 39. Eugen (6; 6), 40. Rätsel (7; 6), 41. Martina (6; 5), 42. Patienten (22; 19), 43. Bleuler (6; 5), 44. Art (16; 16), 45. Lenzen-Schulte (5; 4), 46. Medikamente (10; 10), 47. Leiden (11; 11), 48. Ursache (6; 6), 49. Psychose (7; 7), 50. Wahnvorstellungen (5; 5), 51. Störung (6; 5), 52. Ärzte (8; 8), 53. Mittel (8; 7)*

Die substantivischen Kollokatoren von *Schizophrenie* verweisen dabei zunächst auf unmittelbar syntaktische und weiter gefasste thematische Kontexte, in denen das Lexem in den Tageszeitungen auftritt. Hyperonyme Kollokatoren wie *Krankheit* (Kollokator in den 1950er-, 1970er-, 1980er-, 1990er-, 2000er-Jahren), *Krankheiten* (1970er, 1980er, 1990er, 2000er), *Psychosen* (1950er, 1970er, 1980er, 1990er, 2000er), *Psychose* (1960er, 1970er, 1990er, 2000er), *Geisteskrankheiten* (1950er, 1960er, 1990er), *Geisteskrankheit* (1960er, 1970er, 1980er), *Krankheitsbild* (1970er), *Erkrankungen* (1970er, 1980er, 1990er, 2000er), *Erkrankung* (1970er, 1980er), *Störungen* (1980er, 1990er,

2000er) und *Störung* (1990er, 2000er) verweisen auf die Kategorien, in die Schizophrenie in den Texten des öffentlichen Diskurses eingeordnet wird, und auf die damit verknüpften Wissensrahmen, in die der Terminus *Schizophrenie* gefasst wird (vgl. auch Kapitel 8.2.2). In spezifischerer Form belegen die Krankheitsnamen unter den Kollokatoren, mit welchen anderen Krankheiten Schizophrenie des Öfteren sozusagen in einem Atemzug genannt wird: *Krebs* (1950er), *Epilepsie* (1960er, 1980er, 2000er), *Depressionen* (1960er, 1970er, 1980er, 1990er, 2000er), *Depression* (1970er, 1980er, 1990er, 2000er), *Alkoholismus* (1980er, 1990er), *Migräne* (1990er), *Paranoia* (1990er, 2000er), *Autismus* (1990er, 2000er), *Alzheimer* (1990er, 2000er), *[Multiple] Sklerose* (2000er), *MS* (2000er), *Demenz* (2000er), *Persönlichkeitsstörung* (2000er).[98] Für die 1950er- und 1960er-Jahre fällt weiter auf, dass *Spaltungsirresein* wie schon in den Jahrzehnten zuvor (vgl. Kapitel 8.2.2) ein Kollokator ist, in den folgenden Dekaden aber verschwindet.

Zur Veranschaulichung sind nachfolgend einige Beispielbelege aufgeführt:

(11) „Das Ärzte-Kollegium des Allgemeinen Deutschen Automobilclubs (ADAC) hat sich mit der Frage befaßt, ob ein Arzt auch dann die Schweigepflicht einhalten soll, wenn ein Patient trotz einer **Erkrankung**, die ihn fahruntauglich macht, wie etwa **Epilepsie** oder **Schizophrenie**, Auto fährt.“ (FAZ, 15.04.1969, ma., Politik, Ärztliche Schweigepflicht auch bei Fahruntüchtigkeit?)

(12) „Der Psychiater, wörtlich übersetzt ‚Seelenarzt‘, ist der Spezialist für jene Leiden, die man volkstümlich die **Geistes- und Gemütskrankheiten** nennt (z. B. **Schizophrenien**, chronische **Depressionen** usw.), vor allem für jene psychischen **Störungen**, die zugleich eine körperliche Behandlung erfordern wie etwa medikamentöse Therapie mit Psychopharmaka oder physikalische Therapie (z. B. Elektroschocktherapie).“ (NZZ, 11.12.1985, Ernst Spengler, Inland, Wer soll seelische Störungen behandeln? Unterschiedliche Ausbildung für Psychotherapeut, Psychiater und Psychologe)

(13) „Nach einem erfolgreichen Geschäftsjahr 1996 erwartet die deutsche Zeneca im Herbst die Neuzulassung von innovativen Medikamenten gegen **Migräne**, Asthma, **Schizophrenie** und Darmkrebs am deutschen Markt.“ (FAZ, 20.03.1997, hof., Wirtschaft, Der Pharmahersteller Zeneca wächst mit neuen Arzneimitteln. Umsatz und Betriebsergebnis steigen/Neuzulassungen von innovativen Medikamenten im Herbst geplant)

98 Die Kollokatoren *[Multiple] Sklerose* und *Paranoia* sind für die 2000er-Jahre vereinzelt auf in unterschiedlichen Versionen mehrfach vorhandene *FAZ*-Artikel zurückzuführen (vgl. Fussnote 9).

(14) „Cannabiskonsum erhöht das Risiko für **Schizophrenien** und andere **Psychosen**. Zu diesem Schluss kommt eine Studie von Forschern der Psychiatrischen Universitätsklinik Zürich [...].“ (ShN, 24.07.2007, sda, Vermischtes, Haschisch: Risiko für Schizophrenie)

Wie die Belege illustrieren, wird Schizophrenie auch vielfach nebenbei erwähnt, etwa wie in (12) mit Depression als allgemeines Beispiel für Geisteskrankheiten oder wie in (13) zusammen mit Krankheiten, für die Medikamente entwickelt werden.[99] Ebenfalls häufig sind parallele Nennungen mit Krankheiten, für die gemeinsame Ursachen angenommen werden oder für die sich die Ursachenfindung ähnlich schwierig gestaltet.[100] Die Belege finden sich insbesondere in der *FAZ* und *NZZ*, aber auch in den *ShN*. Gemäss der im *Neuen Deutschland* nur selten belegten psychiatrischen Lesart (vgl. Kapitel 9.3.1) sind die genannten Kollokationen dort mehrheitlich nicht zu finden. Diachron betrachtet fällt bei den erwähnten Krankheitsnamen auf, dass *Depression* in fast allen Dekaden als Kollokator zu *Schizophrenie* vertreten ist. Ein grösserer Teil der anderen Krankheitsbezeichnungen ist dagegen erst ab den 1990er-Jahren vertreten, und zwar *Migräne, Paranoia, Autismus, Alzheimer* und *[Multiple] Sklerose* bzw. *MS*. Die damit einhergehenden syntaktischen Einreihungen von *Schizophrenie* tragen zugleich zu neuen Wissensrahmungen der psychiatrischen Diagnose bei, die zu anderen Krankheitsbildern neu in Bezug gesetzt wird.

Die substantivischen Kollokatoren zu *Schizophrenie* verweisen des Weiteren auf thematische Aspekte, die im Sprechen bzw. Schreiben über Schizophrenie in den Zeitungen erwähnt werden. Allen voran die bereits angesprochene Frage nach Ursache und Entstehung, auf die Kollokatoren in der *NZZ*, der *FAZ* und teilweise auch in den *ShN* hinweisen: *Ursache* (1960er, 1980er, 1990er, 2000er), *Ursachen* (1960er, 1970er, 1980er, 2000er), *Entstehung* (1970er, 1980er, 1990er, 2000er), *Genese* (1980er), *Risiko* (1990er, 2000er), *Ätiologie* (1980er, 1990er), *Rätsel* (2000er).[101] Auch

---

99 Die in Beleg (11) und (12) markierten Hyperonyme wurden von der getätigten Kollokationsanalyse zwar nicht erfasst (*Erkrankung* und *Störungen* sind je ausserhalb des definierten Fünf-Wort-Fensters und in Beleg (12) ist *Geisteskrankheiten* nicht ausgeschrieben). Sie verweisen aber gerade so auf die über die ermittelten Belege hinausgehende Relevanz der Kollokationen.

100 Vgl. hierzu z. B. die Kollokatoren *[Multiple] Sklerose* bzw. *MS*, vgl. z. B. FAZ, 27.06.2000, Thomas Weber, Neue Sachbücher, Aber „Katze“ wirst du doch können. Scrabble des Lebens: Matt Ridley will mit dem Alphabet des entschlüsselten Erbguts den Menschen zusammensetzen; NZZ, 26.02.2003, ni, Forschung und Technik, Schizophrenie und MS wegen Borrelien-infizierter Zecken? Zürcher Hausarzt greift alte Theorie mit neuen Argumenten auf.

101 Der Kollokator *Ätiologie* geht insbesondere auf den Titel einer in der *NZZ* mehrfach beworbenen öffentlichen Vorlesung am Zürcher C. G.Jung-Institut zurück: *Schizophrenien: Ätiologie, Klinik, Behandlung* (vgl. z. B. NZZ, 24./25.09.1988, o. A., Veranstaltungen, C. G.Jung-Institut Zürich. Allgemein zugängliche Vorlesungen. Wintersemester 1988/89). Der Kollokator *Rätsel* ist auf ein die Kollokatoren *Cannabiskonsum* (2000er) und *Cannabis* (2000er), beide ausschliesslich auf Belege in den Schweizer Zeitungen zurückzuführen, sind in diesem Kontext zu lesen und verweisen auf eine entsprechende Diskussion über Cannabis als Schizophrenie auslösenden Faktor (vgl. Beleg (14)). Weiter finden sich die Kollokatoren *Studien* (1960er), *Theorie* (1980er) und *Erforschung* (1990er, 2000er), die auf wissenschaftlich-akademische Aspekte in den Zeitungsartikeln verweisen. Ebenso solche, die die medizinische Praxis ansprechen wie *Psychotherapie* (1950er), *Heilung* (1960er), *Behandlung* (1960er, 1970er, 1980er, 1990er, 2000er) und *Früherkennung* (2000er). In den späteren Dekaden sind zudem *Neuroleptika* (1980er), *Medikament* (1990er, 2000er), *Medikamente* (2000er), *Mittel* (2000er) sowie die beiden Medikamentenamen *Zyprexa* (2000er) und *Seroquel* (2000er) Kollokatoren, die alle mit der medikamentösen Behandlung von Schizophrenie in Zusammenhang stehen und auf deren zunehmende öffentlich-diskursive Präsenz gegen Ende des 20. Jahrhunderts verweisen.[102] Wie Beleg (13) illustriert, sind die Kollokatoren – insbesondere in den 2000er-Jahren – nicht primär in Artikeln zur Forschung zu denken, sondern vielmehr in Berichten aus den Wirtschaftsressorts über Pharmafirmen, die die entsprechenden Medikamente produzieren.

Dass viele der bisher genannten substantivischen Kollokatoren, von *Entstehung* über *Genese* zu *Studien*, *Verlauf*, *Medikament* und *Mittel*, auch als Zweitglieder in Determinativkomposita mit *Schizophrenie-* auftreten (vgl. Tabelle 9.5 in Kapitel 9.2.3), untermauert deren thematische Relevanz in Bezug zum Schizophreniebegriff. Handelt es sich bei Komposita doch sozusagen um das nächstmögliche „Zusammen-Vorkommen" (Fritz 2005, 8) zweier Wörter (vgl. auch Heringer 1999, 184).

Die Kollokatoren zu *Schizophrenie* in Tabelle 9.10 verweisen darüber hinaus auf ausser-psychiatrische Kontexte des Schizophreniebegriffs, die bereits in der ersten Jahrhunderthälfte eine zentrale Rolle spielen (vgl. Kapitel 8.2.3). Der Kollokator *Werner* (1960er) ist dem *Justiz-Kontext* zuzuordnen.[103] Er geht auf einen Mitte

Beck'sches Sachbuch mit dem Titel *Das Rätsel der Schizophrenie. Eine Krankheit wird entschlüsselt* von Heinz Häfner aus dem Jahr 2000 zurückzuführen, das in der *FAZ* mehrfach erwähnt wird (vgl. bereits Kapitel 8.3 zu relevanten Anlässen und Akteuren für die Wissenszirkulation). Vgl. FAZ, 01.09.2000, Horst Petri, Neue Sachbücher, Die grünliche Gesichtsfarbe ist ganz natürlich. Heinz Häfner will schwere Fälle von Persönlichkeitsspaltung biologisch erklären; FAZ, 11.05.2005, mls, Natur und Wissenschaft, Ganz ohne Vorurteile. Schizophrenie – ein rätselhaftes Leiden.

102 Die Belege zu *Zyprexa* und *Medikament* in den 2000er-Jahren sind z. T. auf in unterschiedlichen Versionen mehrfach vorhandene *FAZ*-Artikel zurückzuführen (vgl. Fussnote 9).

103 *Werner* weist im untersuchten Korpus eine – allerdings nur leicht – geringere relative Häufigkeit als im *DWDS-Zeitungskorpus* auf (vgl. Kapitel D.2.1 im Anhang).

der 1960er-Jahre als „Bestie von Bayreuth“[104] ins kollektive Gedächtnis eingegangenen Delinquenten namens Gerald Maurice Werner zurück. Werner, ein Oberleutnant der US-Armee, wurde 1965 des Mordes an seiner achtzehnjährigen deutschen Geliebten angeklagt. Einer der Prozessgutachter sprach ihm Unzurechnungsfähigkeit aufgrund von Schizophrenie zu, was, trotz sich widersprechender Gerichtsgutachten, letztlich zu Werners Freispruch führte. Der Fall erlangte grosse mediale Aufmerksamkeit – und in jedem Artikel erschien das Wort *Schizophrenie* als Attribut eines brutalen Mörders.[105] Der Kollokator *Werner* ist so ein erster Hinweis auf die mediale Präsenz einzelner, besonders aufsehenerregender Gerichtsfälle und deren Relevanz als Kontexte des Schizophreniebegriffs im untersuchten Zeitraum.[106]

Insbesondere für die 1970er-Jahre finden sich in den Kollokatoren aus Tabelle 9.10 auch Spuren zum *Kontext der Kunst*, zur Thematisierung des Krankheitsbildes Schizophrenie in künstlerischen Werken und zur Diskussion über den Zusammenhang der Krankheit und künstlerischem Schaffen (vgl. auch Kapitel 8.2.3; Ilg 2021b, 229 f.). Die Kollokatoren *Sandy*, *Life*, *Mädchens* und *Family* verweisen auf Ersteres, sie stammen mehrheitlich aus einem Anpreisungstext zum Kinofilm *Family Life* (Kenneth Loach, GB 1971), der 1973 im Kinoprogramm der *NZZ* vielfach abgedruckt wurde; unter den zugehörigen Belegen finden sich aber auch Rezensionen und Kommentare zum Film aus *NZZ*, *FAZ* und *ShN*.[107] Daneben

104 NZZ, 19.10.1966, UPI, Bundesrepublik Deutschland, Umstrittener Freispruch eines Amerikaners.

105 Vgl. die Berichterstattung in der *FAZ*: 21.09.1965, ma., Deutschland und die Welt, Zurechnungsfähig oder nicht? Mordprozeß gegen amerikanischen Oberleutnant eröffnet/Die Gutachter widersprechen sich/Aussetzung des Verfahrens beantragt; 24.09.1965, ma., Deutschland und die Welt, Psychiater: Typische Merkmale der Schizophrenie. Der Mordprozeß in Hof/Sachverständiger Zeuge über den Geisteszustand des Angeklagten; 25.09.1965, ma., Deutschland und die Welt, Einweisung Werners in eine Heilanstalt empfohlen. Der Mordprozeß in Hof/Am Montag beginnen die Plädoyers; 28.09.1965, ma., Deutschland und die Welt, Staatsanwalt fordert Lebenslang. Trotz zeitweilig verminderter Zurechnungsfähigkeit Werners?/Der Mordprozeß in Hof; 29.09.1967, ma., Deutschland und die Welt, Freispruch von der Mordanklage beantragt. Das Plädoyer des Verteidigers im Hofer Mordprozeß/Heute Urteilsverkündung; 30.09.1965, ma., Deutschland und die Welt, Der Mordprozeß in Hof überraschend ausgesetzt. Ein weiterer Psychiater soll den Angeklagten auf seinen Geisteszustand untersuchen; 12.04.1967, hs., Deutschland und die Welt, Freispruch von der Mordanklage bestätigt. Das Revisionsverfahren im Fall Werner vor dem Bundesgerichtshof. Vgl. Fussnote 104.

106 Vgl. auch Schmitt (2018, 277 f.), die dem Gerichtsfall um Werner ebenfalls einen wichtigen Stellenwert bezüglich der öffentlichen Wahrnehmung und Präsenz von Schizophrenie zuspricht.

107 Vgl. bereits Kapitel 9.1.2 zum Einfluss sich häufig wiederholender Texte in den Kino- und Fernsehprogrammen der Tageszeitungen auf die Analyseergebnisse. Zu *Family Life* sind im Korpus alleine in der *NZZ* im Jahr 1973 15 Texte verzeichnet. Darunter zwei Besprechungen (vgl. NZZ: 03.03.1973, mw., Film, „Family Life“. Ein weiterer Film von Kenneth Loach; 10.03.1973, mw., Film, Das sogenannte Normale. Zu „Family Life“ von Kenneth Loach) sowie 13 Listungen in der Rubrik

ist in den Kollokatoren der 1970er-Jahre auch ein Wiederaufflammen des Interesses an der Kunstproduktion von Menschen mit der Diagnose Schizophrenie und an den Zusammenhängen zwischen der Krankheit und künstlerischem Schaffen abgebildet. Zentral sind die Kollokatoren *Kunst, Literatur* und *Sprache*, die alle mehrheitlich auf Titel von Büchern und kürzeren Texten zur Thematik zurückzuführen sind:[108] *Schizophrenie und Kunst* (1965) und *Schizophrenie und Sprache* (1966) sind Buchtitel des österreichischen Psychiaters Leo Navratil, *Schizophrenie der Kunst* (1971) heisst ein Essay des Schweizer Schriftstellers und Psychiaters Walter Vogt, und *Literatur und Schizophrenie. Theorie und Interpretation eines Grenzgebiets* (1977) ist ein Sammelband des deutschen Literaturwissenschaftlers und Psychologen Winfried Kudszus.[109] Besonders breit rezipiert worden sind die Werke Navratils, in denen der von Prinzhorn und Morgenthaler[110] inspirierte Psychiater (vgl. Navratil 1996 [1965], 11) die Zusammenhänge diskutiert und zahlreiche Werke künstlerisch tätiger Patientinnen und Patienten der Öffentlichkeit zugänglich macht. Alle vier genannten Publikationen sind in den 1970er-Jahren im untersuchten Zeitungskorpus präsent.[111] Ein anschauliches Beispiel für die

---

Filmspiegel am Wochenende (am 04./11./18./25. März, 01./08./15./22./29. April, 06./13./ 20./27. Mai 1973, Ressort Stadt Zürich). Der Text lautet stets: „Family Life. Die Schizophrenie eines jungen Mädchens (*Sandy Ratcliff*) zwischen der Dummheit verständnislosen Gutmeinens von Eltern, die es nicht anders gelernt haben, und traditioneller Psychiatrie, die nicht anders will, hat *Kenneth Loach* in einem harten und authentisch wirkenden, jedoch nicht unkritisch zu betrachtenden Film inszeniert. (*Picadilly*)" (Hervorhebung i. O.). Aber auch in der *FAZ* und den *ShN* finden sich Belege, vgl. z. B. FAZ, 23.05.1972, Brigitte Jeremias, Feuilleton, Die Preise von Cannes. Ein Kommentar; ShN, 13.08.1973, R. N., Region, „Family Life" – oder wie ein Mensch zerbricht.

108 Der Kollokator *Kunst* basiert auf Belegen in der *FAZ, NZZ* und den *ShN*; *Literatur* auf Belegen in der *FAZ* und *Sprache* auf Belegen in der *FAZ* und *NZZ*.

109 Kudszus ist darüber hinaus Mitbegründer der Internationalen Gesellschaft für Literaturwissenschaft und Psychiatrie und hat zur Lyrik Hölderlins promoviert (vgl. Kudszus 1977, 177 f.). In dem von ihm herausgegebenen Sammelband sind wiederum auch Navratil und Vogt mit Texten vertreten.

110 Bei Walter Morgenthaler handelt es sich um einen Schüler Eugen Bleulers, der in den späten 1910er- und frühen 1920er-Jahren die Schriften *Übergänge zwischen Zeichnen und Schreiben bei Geisteskranken* (Morgenthaler 1918) und *Ein Geisteskranker als Künstler. Adolf Wölfli* (Morgenthaler 1985 [1921]) publizierte. Letztere ist dem später als *Art-brut*-Künstler berühmt gewordenen Adolf Wölfli gewidmet, vgl. dazu den Kollokator *Wölfli* zu *schizophren* in Tabelle 9.11.

111 Vgl. zu Leo Navratils Werk z. B.: NZZ, 15.11.1972, K. O., Radio und Fernsehen, Sprache hinter Mauern. Deutschschweizer Fernsehen (13. November); NZZ, 16.01.1979, Walter Vogt [!], Feuilleton, Provoziertes Gespräch. Leo Navratil: „Gespräche mit Schizophrenen". Vgl. zur Erwähnung des Essays *Schizophrenie der Kunst* z. B.: FAZ, 08.02.1978, Josef Quack, Feuilleton, Operation gegen Bürgerinitiativen. Der Roman „Schizogorsk" von Walter Vogt. Vgl. zum Sammelband *Literatur und Schizophrenie* u. a.: FAZ, 30.01.1978, Feuilleton, Eberhard Hübner, Dialog mit dem Wahnsinn? Eine Aufsatzsammlung über „Literatur und Schizophrenie"; FAZ, 15.09.1979, Hans-Martin Loh-

Präsenz und Zirkulationsbewegungen der Thematik in verschiedenen massenmedialen Formen bietet der nachfolgende Beleg von 1972 aus einem in der *Zeitung NZZ* abgedruckten *Fernseh*programm, das einen *Film* zum Thema vorstellt und zugleich auf die zugehörigen *Bücher* verweist:

(15) „Der österreichische Psychiater *Leo Navratil* ist einem breiteren Publikum durch seine beiden Bücher **‚Schizophrenie und Kunst'** und **‚Schizophrenie und Sprache'** bekannt geworden. In mehr dokumentarischem Sinne behandelt er dieselben Themen in seinem zusammen mit *Ferry Radax* konzipierten, zweiteiligen Film *‚Mitteilungen aus der Isolation'*, der sich in seinem ersten Teil mit Sprachäußerungen, in seinem zweiten (am 20. November) mit Bildschöpfungen psychisch Kranker auseinandersetzt." (NZZ, 15.11.1972, K. O., Radio und Fernsehen, Sprache hinter Mauern. Deutschschweizer Fernsehen (13. November), Kursivierungen i. O.)

Die neuerliche thematische Konjunktur der Zusammenhänge von Kunst und Schizophrenie[112] wird gegen Ende des Jahrzehnts in der *FAZ* explizit angesprochen. Anlass ist eine Ausgabe des Literaturjahrbuchs *Tintenfisch* mit dem Titel *Alltag des Wahnsinns*:

(16) „Das Thema hat gerade Konjunktur: Publikationen über die **Literatur der Schizophrenen** oder ‚Dichtung und Wahnsinn' häufen sich auffällig. Woher dieses neue Interesse an einem so alten Thema? In einem Aufsatz über die **‚Sprache der Schizophrenie'** [...] etwa heißt es: ‚In den von uns untersuchten Texten von Schizophrenen entdeckten wir eine Art gewitztes Sprechen, das durch unvertraute Wort- und Aussageverknüpfungen, Verstöße gegen die Sprachnormen, uns auf die Beschränktheit dieser Normen und unserer Realitätskonstruktionen aufmerksam macht.' Oder in einer Kritik der tradi-

mann, Bilder und Zeiten, Des Wahnsinns sanfte Flügel. Aufsätze über den heiklen Zusammenhang von Literatur und Schizophrenie.

112 Vgl. zu dieser Konjunktur auch Röske (2008, 321), der von einer „Wiederentdeckung und Neuerschließung seit den 60er Jahren" der Prinzhorn-Sammlung spricht. Dieses neue Interesse an der Sammlung, dazu organisierte Anlässe und veröffentlichte Publikationen, spiegeln sich auch in den hier untersuchten Artikeln der *FAZ* und *NZZ* wider. Vgl. zur ersten öffentlichen Ausstellung der Prinzhorn-Sammlung in Heidelberg 1967: FAZ, 13.11.1967, Eva Fehsenbecker, Feuilleton, Grenzbereich. Die Prinzhorn-Sammlung „Bildnerei der Geisteskranken" in Heidelberg. Vgl. zum 1968 erschienenen Nachdruck der *Bildnerei der Geisteskranken*: FAZ, 12.11.1968, Eduard Beaucamp, Literaturbeilage, Für eine Psychologie der modernen Kunst. Hans Prinzhorns berühmtes Buch „Bildnerei des [sic] Geisteskranken"; NZZ, 06.01.1969, U. I., Feuilleton, Bildnerei der Geisteskranken.

> tionellen Psychiatrie, die in einem Kommentar [...] zu den verschiedenen psychopathologischen Texten steht [...]: ‚Doch ist es nicht der Berufsstand, der hier fragwürdig erscheint, sondern unsere Kultur, die Prinzipien, nach denen wir gewöhnlich denken und handeln.' [...] Es geht jetzt um Kulturkritik, die sich aus der **Sprechweise der Schizophrenen** zwar nicht herauslesen, aber doch ableiten läßt." (FAZ, 04.07.1979, Eberhard Hübner, Feuilleton, Wer ist denn nun irre? Der „Tintenfisch" befaßt sich mit dem Thema „Alltag des Wahnsinns")

Hier wird deutlich, wie die psychiatrische Diagnose Schizophrenie in den 1970er-Jahren in neue (und alte) ausserpsychiatrische Kontexte und Zusammenhänge gestellt wird. Wie bereits in den 1920er- und 1930er-Jahren (vgl. Kapitel 8.2.3 und Kapitel 8.3) fasziniert das Krankheitsbild fünfzig Jahre später erneut, bietet aufs Neue Anknüpfungspunkte und Identifikationspotenzial für zeitgenössische Gesellschaften. In der aufflammenden Psychiatriekritik der Antipsychiatrie-Bewegung der 1960er- und 1970er-Jahre (vgl. Kapitel 9.4) wird die Diagnose nun aber auch Anlass zur vehementen Kulturkritik – „abgeleitet", wie es in Beleg (16) heisst, „aus der Sprechweise der Schizophrenen".

Anhand eines einzigen Wortes zu beobachten sind diese von der Krankheit Schizophrenie ausgehenden – und damit auch den Schizophreniebegriff prägenden – Themenstränge anhand des ebenfalls für die 1970er-Jahre belegten Kollokators *Zusammenhang* (vgl. auch Ilg 2021b, 230). Der „Zusammenhang von Schizophrenie und Sprache, von geistiger Abnormität und poetischer Produktion",[113] der „Zusammenhang von Industriegesellschaft, Schizophrenie und Literatur"[114] oder der „Zusammenhang zwischen Symptomen der Schizophrenie mit kulturellen Entwicklungen"[115] werden in den Zeitungsartikeln der 1970er-Jahre genauso thematisiert wie der medizinisch-somatisch geprägte „Zusammenhang von Depressionen und Schizophrenien mit dem Hirnstoffwechsel".[116] Insgesamt scheinen die psychiatrie- und kulturkritischen Themen in den 1970er-Jahren in der *FAZ* präsenter als in der *NZZ*. In den *ShN* und im *Neuen Deutschland* finden sich nahezu keine Verweise.

---

113 FAZ, 30.10.1976, [Gerhard Roth], Bilder und Zeiten, Langsam scheiden. Gerhard Roth besucht den Dichter Alexander H.

114 FAZ, 16.06.1972, Marianne Kesting, Bilder und Zeiten, Literatur und Schizophrenie. Ronald D. Laing: „Das geteilte Selbst".

115 FAZ, 07.03.1975, Mario Erdheim, Feuilleton, Wie Wahnsinn und Kultur zusammenhängen. Georges Devereux: „Normal und Anormal".

116 NZZ, 20.06.1979, Cécile Ernst, Forschung und Technik, Biologische Psychiatrie. Sind Depressionen und Schizophrenien Stoffwechselstörungen?

Neben Hinweisen auf Kontexte, die über den medizinisch-psychiatrischen Bereich hinausgehen, finden sich unter den substantivischen Kollokatoren zu *Schizophrenie* auch in allen untersuchten Dekaden Belege, zur übertragenen, *nicht-psychiatrischen Verwendung* des Diagnoseterminus (vgl. Kapitel 9.3.1; ausführlich Kapitel 10). Dazu gehören *Art* (1950er, 1960er, 1970er, 2000er), *Ausdruck* (1970er, 1990er) und *Verhalten* (1980er):

(17) „Wir leiden an einer ernsten Krankheit, einer **Art Schizophrenie**. Die Leute sagen, sie lieben die Städte, mögen aber nicht in ihnen leben." (ShN, 08.04.1971, Peter Lindt, Ausland, Die Großstädte Amerikas am Scheideweg)

(18) „Als ein an **Schizophrenie** grenzendes **Verhalten** bezeichnete es Bock, wenn dieselben Leute, die in gesunden Tagen die natürlichen Heilweisen verherrlichten und die modernen Medikamente sowie deren Erfinder und Hersteller diffamierten, in kranken Tagen ungeduldig das neueste Medikament verlangen, das vielleicht noch gar nicht geprüft worden sei." (FAZ, 19.05.1980, Wolfgang Cyran, Deutschland und die Welt, Es geht auch um das Umfeld des Patienten. Alte und neue Mittel für Rheumakranke/Professor Bock über den Fortschritt)

(19) „Tiere werden umsorgt und verwöhnt, frisiert und prämiert. Aber auch verachtet und vermarktet, verwertet und verwurstet. Wie es uns gerade beliebt. Ein **Ausdruck** menschlicher **Schizophrenie**?" (NZZ, o. A., 02.07.1992, Fernsehen, Programmhinweise)

Belege für die drei Kollokatoren finden sich in allen untersuchten Zeitungen, auch im *Neuen Deutschland*.

Schliesslich verweisen einzelne Kollokatoren (wie bereits einige Komposita, vgl. Tabelle 9.5 in Kapitel 9.2.3) auf *metasprachliche Bemerkungen* zu *Schizophrenie*. Allen voran *Begriff* (1950er, 1980er, 1990er),[117] zudem verweisen *Bleuler* (1970er, 1980er, 2000er) und *Eugen* (2000er) auf Texte, in denen Eugen Bleuler als Schöpfer des Terminus erwähnt wird. Für die 1990er-Jahre sind darüber hinaus die Kollokatoren *Metapher, Verwendung, Begriff, Wortes*, teilweise auch die Belege zu *Ausdruck* sowie *Asmus* und *Finzen* als Hinweise auf eine vermehrte metasprachliche Thematisierung der nicht-psychiatrischen Verwendung zu werten – insbesondere in *NZZ*

117 Für die 1950er-Jahre sind die Kollokationen lediglich auf *NZZ*-Belege zurückzuführen, für die 1980er- auf Belege in allen vier Zeitungen und für die 1990er-Jahre auf Belege in *NZZ, ShN* und *FAZ*.

und *ShN*, aber auch in der *FAZ*. Der Psychiater Asmus Finzen ist ein zentraler, in der Öffentlichkeit vielfach präsenter Akteur, der sich ab Mitte der 1990er-Jahre mit verschiedenen Publikationen der Thematik annimmt und sich entschieden gegen die, von ihm als *Metapher* bezeichnete, nicht-psychiatrische Verwendungsweise ausspricht (vgl. Kapitel 10.5).

Substantivische Kollokatoren zu *schizophren*

Die substantivischen Kollokatoren zu *schizophren* in Tabelle 9.11 (siehe nächste Seite) verweisen für das Adjektiv auf ähnliche Kontexte und unmittelbare sprachliche Umgebungen, wie sie auch für *Schizophrenie* eine Rolle spielen. So finden sich auch hier die hyperonymen Kollokatoren *Psychose* (1960er, 1970er, 1980er, 1990er, 2000er), *Psychosen* (1970er, 1980er, 1990er, 2000er), *Erkrankungen* (1960er, 1970er, 1980er, 1990er, 2000er), *Erkrankung* (1980er, 1990er, 2000er), *Störungen* (1960er, 1980er, 1990er, 2000er) und *Geistesstörungen* (1970er). In der dominierenden Variante der Kollokationen steht *schizophren* jeweils unmittelbar links der Substantive als attributives Adjektiv: *schizophrene Psychose(n), schizophrene Erkrankung(en), schizophrene Störungen* und *schizophrene Geistesstörungen.*[118] Auch *Formenkreis* (1970er, 1980er, 1990er, 2000er) gehört in diese Reihe, häufig ist der Ausdruck in Formulierungen wie [*Erkrankungen, Psychosen, Störungen*] *aus dem schizophrenen Formenkreis* belegt. Die genannten Kollokationen dienen meist als Synonyme zu *Schizophrenie* und sind – wie auch die vergleichbaren Belege in Tabelle 9.10 – mehrheitlich auf Erwähnungen in *FAZ* und *NZZ* und zu einem kleineren Teil auch auf Okkurrenzen in den *ShN* zurückzuführen. Im *Neuen Deutschland* spielen die Wortverbindungen keine relevante Rolle.

Eine ähnliche Verteilung innerhalb der Zeitungen wie bei den genannten hyperonymen Kollokatoren ist auch bei *Kranken* (1950er, 1970er, 1980er), *Kranke* (1970er, 1980er), *Kranker* (1970er), *Patienten* (1960er, 1970er, 1980er, 1990er, 2000er), *Erkrankten* (1980er) zu beobachten, bei denen *schizophren* ebenfalls mehrheitlich als unmittelbar davor auftretende adjektivische Begleitung steht. Die Kollokationen *schizophren Kranke, schizophren Erkrankte, schizophrene Patienten* dienen der Referenz auf Menschen mit der Diagnose Schizophrenie und stehen in synonymer Funktion zu *(der/die) Schizophrene.* Auch diese Wortverbindungen sind im Korpus zugleich als Komposita belegt (vgl. Tabelle 9.1 in Kapitel 9.2.3): *Schizophreniekranke* und *Schizophreniepatient* sind insbesondere ab den 1980er-Jahren verhältnismässig häufig, *Schizophrenie-Erkrankte* ist in den 2000er-Jahren belegt. Eine erhöhte

118 Die Kollokation *schizophrene Geistesstörungen* ist im untersuchten Korpus mehrheitlich auf eine Publikation Manfred Bleulers zurückzuführen, die in *NZZ* und *ShN* erwähnt wird: vgl. Bleuler (1972), der Titel lautet *Die schizophrenen Geistesstörungen im Lichte langjähriger Kranken- und Familiengeschichten.*

Tabelle 9.11: Substantivische Kollokatoren zu *schizophren* 1950–2009, Zeitungskorpus.

	Belege[119]
1950–1959	*1. Politik (6; 3), 2. Kranken (7; 3)*
1960–1969	*1. Haltung (14; 13), 2. Situation (13; 11), 3. Verhalten (10; 9), 4. Erkrankungen (7; 7), 5. Psychose (5; 5), 6. Züge (5; 5), 7. Reaktionen (5; 5), 8. Symptome (5; 5), 9. Patienten (9; 9), 10. Störungen (5; 4), 11. * Politik * (6; 6)*
1970–1979	*1. Mädchens (35; 35), 2. Heilung (27; 27), 3. Alexander (31; 28), 4. Formenkreis (16; 11), 5. Psychosen (28; 18), 6. Dichters (25; 24), 7. Erkrankungen (21; 14), 8. Liza (12; 6), 9. * März * (23; 20), 10. Geschichte (36; 36), 11. Psychose (17; 15), 12. Haltung (20; 19), 13. Schub (9; 9), 14. Patienten (31; 22), 15. Showstar (7; 7), 16. Situation (21; 21), 17. Züge (12; 12), 18. Symptomatik (7; 5), 19. Eltern (16; 9), 20. Leben (27; 26), 21. Nachm (8; 8), 22. Geistesstörungen (5; 5), 23. Nachm. (9; 9),*[120] *24. Symptome (9; 9), 25. Fernsehspiel (5; 5), 26. Einstellung (7; 7), 27. Mehrzahl (5; 3), 28. Kranker (6; 5), 29. ZDF (5; 5), 30. Kranken (13; 5), 31. Therapie (6; 4), 32. Zustand (7; 7), 33. Maler (5; 3), 34. Kranke (7; 5), 35. Kinder (9; 8), 36. Premiere (5; 5)*
1980–1989	*1. Psychosen (24; 18), 2. Patienten (49; 35), 3. Erkrankungen (26; 24), 4. Alexander (20; 19), 5. Formenkreis (11; 6), 6. Psychose (19; 18), 7. Dichters (16; 16), 8. * März * (20; 19), 9. Situation (23; 20), 10. Erkrankung (15; 9), 11. Schub (8; 8), 12. Verhalten (19; 19), 13. Haltung (12; 12), 14. Züge (8; 8), 15. Familienangehörigen (5; 4), 16. Behandlung (16; 13), 17. Kranken (16; 13), 18. Verlauf (9; 8), 19. Psychopathologie (5; 3), 20. Symptome (9; 7), 21. Erkrankten (6; 5), 22. Kranke (9; 9), 23. Menschen (20; 17), 24. Mörder (5; 5), 25. Künstlers (5; 5), 26. Dichter (7; 6), 27. Darstellung (7; 7), 28. Störungen (9; 6), 29. Angehörige (5; 3), 30. Wölfli (5; 5), 31. Leben (17; 17), 32. Neuroleptika (5; 5), 33. Stil (5; 5), 34. Verhältnis (6; 6), 35. * Lage * (6; 6)*
1990–1999	*1. Psychosen (42; 27), 2. Psychose (20; 17), 3. Patienten (32; 29), 4. Situation (16; 16), 5. Formenkreis (6; 5), 6. Störungen (16; 13), 7. Haltung (11; 11), 8. Behandlung (16; 11), 9. Verwaltungsrat (5; 3), 10. Erkrankung (8; 6), 11. Dichters (5; 5), 12. Erkrankungen (8; 8), 13. Züge (6; 6), 14. Symptome (7; 7), 15. Dichter (7; 5), 16. Künstlers (5; 5), 17. Verhältnis (7; 6), 18. Halluzinationen (5; 5), 19. Eltern (8; 6), 20. Alexander (5; 5), 21. Menschen (17; 16), 22. * Entscheidung * (5; 4), 23. Künstler (7; 7), 24. * Lage * (6; 5), 25. Mutter (8; 7), 26. Zustand (5; 5)*

119 Die unterstrichenen Kollokatoren sind zum grössten Teil auf Texte aus dem Kino- und Fernsehprogramm sowie auf Filmtitel zurückzuführen, die das Lexem *schizophren* enthalten.

120 Dass unter diesen Kollokatoren einmal <Nachm> (ohne Punkt) und einmal <Nachm.> (mit Punkt) geführt ist, ist mangelnder Texterkennung oder einer fehlerhaften Annotation zuzuschreiben. Bei automatisierten Prozessen sind solche Phänomene leider nicht gänzlich auszuschliessen.

Tabelle 9.11 (fortgesetzt)

	Belege
2000–2009	*1. Patienten (44; 28), 2. Psychose (19; 18), 4. Psychosen (14; 11), 5. Haltung (17; 17),*[121] *6. Situation (17; 17), 7. Formenkreis (6; 6), 8. Alterskat (14; 14), 9. Episode (6; 6), 10. Verhältnis (11; 11), 11. Erkrankung (10; 10), 12. Schub (5; 4), 13. Mädchen (9; 9), 14. Verhalten (9; 9), 15. Mann (16; 15), 16. Störung (6; 6), 17. Zustand (7; 4), 18. Züge (5; 5), 19. Mörder (5; 5), 20. Menschen (20; 18), 21. Texte (6; 6), 22. Erkrankungen (6; 6), 23. Täter (6; 6), 24. Störungen (6; 5), 25. Nash (5; 5)*

Frequenz synonymer Wendungen zu *(der/die) Schizophrene* ab den 1980er-Jahren zeigt sich auch in der Kollokationsanalyse: In dieser Dekade ist die Varianz in diesem Feld mit den Lexemen *Patient, Kranke* und *Erkrankte* als Kollokatoren am grössten, und *Patienten* rangiert ab den 1980er-Jahren in allen Dekaden immer unter den drei stärksten Kollokatoren überhaupt. Ferner ist auch der ab den 1980er-Jahren in allen Dekaden belegte Kollokator *Menschen* in diesem Kontext zu lesen. In rund der Hälfte der Fälle ist er auf die Kollokation *schizophrene Menschen* zurückzuführen.[122] – Dass sich der semantische Fokus und die konnotative Bedeutung von *der/die Schizophrene*, von *schizophren Kranke* und *schizophrene Patienten* sowie von *schizophrene Menschen* teilweise fundamental unterscheiden, liegt auf der Hand und verweist auf veränderte diskursive Setzungen und gesellschaftliche Wahrnehmungen.

Die Kollokatoren *Mörder* (1980er, 2000er) und *Täter* (2000er) – mit einer Ausnahme alle auf Belege in der *NZZ* und den *ShN* zurückzuführen – verweisen auch für das Adjektiv *schizophren* auf den Justiz-Kontext. Zum einen finden sich unter den Belegen erwartbare Artikel über für Verbrechen verurteilte, als schizophren diagnostizierte Personen – beispielsweise über einen international aufsehenerregenden Fall eines als schizophren diagnostizierten und des Mordes schuldig gesprochenen Mannes, der in den 2000er-Jahren in den USA hingerichtet werden sollte.[123] Einige der

---

121 Zwei der Belege zu *Haltung* aus den 2000er-Jahren sind auf einen doppelt vorhandenen *FAZ*-Artikel zurückzuführen (vgl. Fussnote 9).

122 Für die 1990er-Jahre finden sich für die Kollokation *schizophrene Menschen* Belege in der *FAZ* und der *NZZ*, in den 1980er- und 2000er-Jahren auch in den *ShN*. Die Kollokation ist zudem Titel eines 1986 publizierten Buches von Christian Scharfetter, Psychiatrieprofessor in Zürich, auf das in der *NZZ* verwiesen wird. Vgl. z. B. NZZ, 04./05.02.1989, Marc Rufer, Zeitfragen, Umstrittene Schizophreniegenese. Zwischen lebensgeschichtlicher und biologischer Deutung; vgl. Christian Scharfetter (1986): Schizophrene Menschen. München: Urban und Schwarzberg.

123 Vgl. z. B. NZZ, 15.02.2003, cpi, Vermischte Meldungen, Schizophrener Mörder soll hingerichtet werden. US-Gericht verfügt Medikamentengabe; aber auch z. B. NZZ, 21.03.2002, sda, Zürich und Region, Aus dem Bezirksgericht Horgen. Stationäre Therapie für geisteskranken Vatermörder.

Belege zum Kollokator *Mörder* verweisen jedoch auch auf neue Aspekte in diesem Zusammenhang. So sind die (wenigen) Belege aus den 1980er-Jahren mehrheitlich auf Inhaltsbeschreibungen von Kinofilmen zurückzuführen, wie Beleg (20) zum Film *Schizoid* (David Paulsen, USA 1980) illustriert:

(20) „**Schizoid.** Die Horrorwelle schwappt weiter mit *David Paulsens* dem Vernehmen nach von Tatsachen ausgehenden Film über einen in Los Angeles umgehenden **schizophrenen Mörder**. Verpflichtet dafür wurde *Klaus Kinski.*" (NZZ, 27./28.06.1981, o. A., Stadt und Kanton Zürich, Stadtzürcher Filmspiegel am Wochenende, Kursivierungen und Markierung von *Schizoid* in fetter Schrift i. O.)[124]

Auch in der Kinovorschau zu *Psycho III* (Anthony Perkins, USA 1985) ist 1986 in der *NZZ* vom „schizophrenen Mörder" die Rede.[125]

Auf die Problematik solcher Setzungen hinsichtlich verbreiteter Wissensbestände zur Diagnose, hinsichtlich entstehender negativer Konnotationen von *schizophren* und *Schizophrenie*, verweist ein Beleg zum „Zusammen-Vorkommen" (Fritz 2005, 8) von *schizophren* und *Mörder* rund zwanzig Jahre später. Er stammt aus einem Interview mit der Leiterin eines Wohnheimes für psychisch kranke Menschen in der Lokalzeitung *Schaffhauser Nachrichten*:

(21) „Nada Barbre [= Interviewte, Y. I.]: An Schizophrenie erkrankte Menschen sind nicht so, [...] wie sie oft in Filmen vorkommen. Können Sie uns ein Beispiel nennen? Barbre: Da gibt es den Hollywood-Film – auf Deutsch heisst er ‚Zwielicht' –, in dem Richard Gere einen Verteidiger spielt, der einen jungen Mörder verteidigt und vom Gericht einen Freispruch erwirkt, weil der **Mörder schizophren** sein soll. Dieser Film beziehungsweise diese Darstellung der Schizophrenie ist für die Kranken verheerend, denn sie stimmt so überhaupt nicht. Schizophrene Menschen sind weder gemeingefährliche Psychopathen noch Gewalttäter." (ShN, 24.11.2007, Wolfgang Schreiber, Baureportagen, Leben in stressarmer, angstfreier Umgebung)

---

124 Dass im Beschreibungstext zum Film *Schizoid* hier in der *NZZ* von einem „*schizophrenen* Mörder" geschrieben wird, ist dabei ein weiterer Beleg dafür, dass *schizoid* und *schizophren* in der Alltags- bzw. Gemeinsprache wohl mitunter synonym verwendet wurden.

125 Vgl. NZZ, 01./02.11.1986, o. A., Stadt und Kanton Zürich, Stadtzürcher Filmspiegel am Wochenende. Gemäss dem Filmwissenschaftler Wulff (2008) war „Hitchcocks *Psycho* (1960), der einen schizophrenen Mörder zum Helden hatte, [...] der erste Film, der psychisch Kranke als *Psychopathen* dramatisierte" (Hervorhebung i. O.). Die filmische Thematik, so Wulff (ebd.), „ist bis heute spürbar, [...] [und, Y. I.] in den 1980er Jahren in die Phänomenologie der Serienkiller übergegangen".

Wie auch die zuvor erwähnten vermehrt kritischen Stimmen zur übertragenen, nicht-psychiatrischen Verwendung von *Schizophrenie* in den 1990er-Jahren verweisen auch diese hier zitierten Aussagen Barbres gegen die filmische Dramatisierung des „schizophrenen Mörders" auf eine verstärkte öffentliche Präsenz der Stigmatisierungsproblematik zum Ende des 20. und zu Beginn des 21. Jahrhunderts (vgl. auch Kapitel 10.5).

In den substantivischen Kollokatoren zum Adjektiv *schizophren* deutlich häufiger vertreten sind ab den 1970er-Jahren zudem die bereits angesprochenen *Zusammenhänge zwischen Schizophrenie und Kunst*. Die in Tabelle 9.11 mit Unterstreichung markierten Kollokatoren sind zum grössten Teil auf Texte aus dem Kino- und Fernsehprogramm sowie auf Filmtitel zurückzuführen, die das Lexem *schizophren* enthalten. Für die 1970er-Jahre sind dies insbesondere die Kinofilme *I Never Promised you a Rosegarden* (Anthony Page, USA 1977)[126] und *Outrageous* (Richard Benner, CA 1977)[127] sowie der ZDF-Fernsehfilm *Das Leben des schizophrenen Dichters Alexander März* (Vojtěch Jasný, D 1975)[128]. Letzterer basiert auf dem Drehbuch (vgl. Kipphardt 1976) des deutschen (1959 von der DDR in die BRD ausgewanderten) Psychiaters und Schriftstellers Heinar Kipphardt, dessen Stoff der Autor auch im

126 Der Film basiert auf einem gleichnamigen, unter dem Pseudonym Hannah Green (Joanne Greenberg) erschienenen Buch (1964 in den USA, 1973 auf Deutsch unter dem Titel *Ich hab dir nie einen Rosengarten versprochen. Bericht einer Heilung*) und erzählt die Geschichte von Greenbergs Erkrankung und ihrer psychotherapeutischen Behandlung bei Frieda Fromm-Reichmann (vgl. zu Fromm-Reichmann auch Kapitel 9.2.3 zu *schizophrenogene Mutter*; vgl. Schmitt 2018, 386–390). Film und Buch wurden grosse Erfolge (vgl. ebd.) und werden z. B. auch in der *FAZ* ausführlich besprochen: FAZ, 21.12.1973, Maria Frisé, Büchertagebuch, Heilung, keine Erlösung. Hannah Green: „Bericht einer Heilung"; FAZ, 22.02.1979, Katharina Hegewisch, Feuilleton, Aus dem Reich der Yrie. Als Programmhinweis wird in der *NZZ* 5-mal in einer längeren und 22-mal in einer kurzen Version auf den Film über „die *Geschichte* der *Heilung* eines schizophrenen *Mädchens*" verwiesen (NZZ, o. A., Stadt Zürich, Filmspiegel am Wochenende: 11./12., 18./19., 25./26. Feb.; 04./05., 11./12. März 1978 bzw. NZZ, o. A., Cinema, 10., 11./12., 13., 14., 15., 16., 17., 18., 20., 21., 22., 23., 24., 25., 28., 29., 30. Aug.; 02., 03., 04., 05., 06. Sept. 1979, Kursivierung der Kollokatoren im Zitat, Y. I.).

127 Vgl. die Programmhinweise in der NZZ zum Film, der „den Aufstieg des Transvestiten Robin zum Showstar mit der Geschichte des schizophrenen Mädchens Liza verknüpft": NZZ, o. A., Stadt Zürich, Filmspiegel am Wochenende, 16./17., 30./31.12.1978; NZZ, o. A., Stadt und Kanton Zürich, Stadtzürcher Filmspiegel am Wochenende, 06./07., 13./14., 20./21.01.; 03./04.02.1979, Kursivierung der Kollokatoren im Zitat, Y. I. Vgl. zudem die Rezension in der FAZ (FAZ, 16.11.1978, Brigitte Jeremias, Feuilleton, Freundschaft unter Verfemten) sowie die Besprechung im Fernsehprogramm der NZZ (NZZ, 04.12.1981, o. A., Radio und Fernsehen, Heute am Fernsehen).

128 Vgl. für Erwähnungen in Fernsehprogrammen der Zeitungen z. B. FAZ, 23.06.1975, o. A., Feuilleton, Veranstaltungen und Termine. Fernsehen am Montag; NZZ, 23.06.1975, o. A., Radio und Fernsehen, Fernsehen. Vgl. zudem die Rezensionen: FAZ, 25.06.1975, g. r., Feuilleton, Das Leben des schizophrenen Dichters Alexander März; NZZ, 28./29.06.1975, yvh., Radio und Fernsehen, Blick auf den Bildschirm. Thema Schizophrenie – als Fernsehspiel.

Roman *März* (1976) und im Drama *März, ein Künstlerleben* (1980) verarbeitet hat und der insbesondere auf Materialien aus Leo Navratils *Schizophrenie und Sprache* beruht.[129] Wichtige Figur in Kipphardts Werk ist Navratils Patient Ernst Herbeck, bei Navratil meist Alexander Herbrich genannt, dessen Gedichte Kipphardt in seine Texte einfliessen lässt (vgl. z. B. Wübben 2015, 6 f.; Kipphardt 1976, 4).

Allen genannten Werken, den beiden Kinofilmen und Kipphardts März-Werken, gemein ist der Fokus auf (real existierende und imaginierte) Menschen mit einer Schizophreniediagnose, deren Geschichten sie in die Kinosäle und Fernsehstuben tragen.[130] Insbesondere Kipphardts Film und die zugehörigen literarischen Texte sind auch als Beiträge zur zeitgenössischen Psychiatriekritik zu lesen.[131] Kipphardts März-Film und -Roman bleiben in den 1980er- und 1990er-Jahren in den Zeitungen präsent.[132] Der in den 1980er-Jahren belegte Kollokator *Darstellung* (mehrheitlich belegt in *NZZ* und *ShN*) steht dazu im Kontext der schauspielerischen Arbeit in entsprechenden Filmen, beispielsweise der „Darstellung eines schizophrenen Teenagers"[133] von Kathleen Quinlan in *I Never Promised You a Rosegarden.* Auf *A Beautiful Mind* (Ron Howard, USA 2001; dt. *A Beautiful Mind – Genie und Wahnsinn*) verweisen schliesslich die Kollokatoren *Alterskat[egorie]* und *Nash.* Letzteres ist der Nachname John Nashs, des an Schizophrenie erkrankten Nobelpreisträgers, der im Film porträtiert wird.[134]

Ab den 1980er-Jahren kommen zusätzlich die Kollokatoren *Wölfli* (1980er), *Künstlers* (1980er, 1990er), *Künstler* (1990er) hinzu, die meist auf Adolf Wölfli verweisen,

---

129 Vgl. zu Kipphardt und den März-Werken u. a. Peters/Töteberg 2016; Wübben 2014; 2015; Fischer 1999; Gollwitzer 2014; Schmitt 2018, 364–367.

130 Vgl. zu den Kinofilmen Wulff (2008), der bei beiden „Innensichten und Krankengeschichten" als Hauptthemen sieht (im Vergleich etwa zu *Familiy Life*, den er stärker als psychiatriekritischen Film einordnet, vgl. ebd.).

131 Laut Fischer (1999, 13) ist Kipphardts Roman „so eng wie kaum ein anderer literarischer Text an den Schriften der Antipsychiatrie-Debatten als Quellen orientiert". Vgl. auch Schmitt 2018, 363.

132 Vgl. dazu die in den 1980er- und mehrheitlich auch in den 1990er-Jahren belegten Kollokatoren *Alexander, Dichters, Dichter, März* und *Leben.* In den 1990er-Jahren ist unter den Kollokationen zu *Dichter* zusätzlich der Titel einer Neuauflage Navratils zu finden: Leo Navratil (1994): Schizophrene Dichter. Überarb. und erg. Neuauflage. Frankfurt a. M.: Fischer Taschenbuchverlag (= Geist und Psyche). Vgl. dazu ShN, 17.06.1994, M. S., Vermischtes, „Die Katze ist ein Lamm des Friedens".

133 Z. B. ShN, 19.05.1980, o. A., Anzeigen, Kino.

134 Die Belege basieren mehrheitlich auf dem Kinoprogramm der *ShN* (vgl. auch Fussnote 14 in Kapitel 9.1.2). Der zugehörige Text existiert in zwei Varianten (für (1) vgl. ShN, o. A., Anzeigen, 07./09./11./12./13./14./16./18./19./20./21./23./25./26./27.03.2002, für (2) vgl. Fussnote 153). Vgl. aber z. B. auch die folgenden Artikel zu den Oscar-Verleihungen, an denen der Film ausgezeichnet wurde: FAZ, 26.03.2002, Michael Althen, Feuilleton, Weiße Magie. Amelie verirrt sich im Niemandsland, und der Favorit gewinnt; NZZ, 26.03.2002, cpi., Vermischte Meldungen, „A Beautiful Mind" bester Film des Jahres. Oscars für Halle Berry und Denzel Washington.

einen Patienten der Berner Anstalt Waldau, dem im späteren 20. Jahrhundert als *Art-brut*-Künstler grosse Aufmerksamkeit zuteilwurde.[135] Darüber hinaus sind auch die Kollokatoren *Maler* (1970er) und *Texte* (2000er) in Bezug auf künstlerisch tätige Menschen mit einer Schizophreniediagnose und ihre Werke zu sehen. Neben Adolf Wölfli finden sich in den Zeitungen z. B. Verweise auf August Walla[136] und Friedrich Schröder-Sonnenstern[137]. Der Kollokator *Stil* (1980er) ist in einigen Fällen für die Kollokation *schizophrener Stil* belegt, die zur Beschreibung entsprechender Werke verwendet wird. – Insgesamt sind auch diese Kollokationen bzw. die damit zusammenhängenden Nennungen von *schizophren* im Kunst-Kontext alle in Belegen von *FAZ*, *NZZ* und *ShN* zu verorten. Im *Neuen Deutschland* spielen sie keine nennenswerte Rolle.

Als weiteren zentralen Verwendungsaspekt zeigt sich auch in den substantivischen Kollokatoren zu *schizophren* die *nicht-psychiatrische Lesart des Adjektivs*, die hier auch aufgrund der unterschiedlichen syntaktischen Eigenschaften der Ausgangslexeme deutlich häufiger vertreten ist als in den substantivischen Kollokatoren zu *Schizophrenie* (vgl. Tabelle 9.10). Dazu gehören zum einen Substantive, die menschliches Verhalten, menschliche Eigenschaften und Einstellungen beschreiben: *Haltung* (1960er, 1970er, 1980er, 1990er, 2000er), *Verhalten* (1960er, 1980er, 2000er), *Einstellung* (1970er), *Züge* (1960er, 1970er, 1980er, 1990er, 2000er), *Entscheidung* (1990er). Zum anderen sind es Substantive, die sich auf äussere Umstände beziehen: *Situation* (1960er, 1970er, 1980er, 1990er, 2000er), *Zustand* (1970er, 1990er, 2000er), *Lage* (1980er, 1990er), *Verhältnis* (1980er, 1990er, 2000er). Ebenfalls zu dieser Lesart ist zudem der Kollokator *Politik* (1950er, 1960er) zu zählen.[138] In jeweils mindestens fünfzig Prozent der Kollokationsbelege steht *schizophren* an erster Posi-

---

135 Vgl. u. a. zu einer Ausstellung von Wölflis Werk im Kunstmuseum Bern: ShN, 04.10.1985, Harry Zellweger, Kultur, Die naive Ernsthaftigkeit eines Sprachgenies; zu einer Ausstellung in Frankfurt: ShN, 24.03.1987, o. A., Kultur, Wölfli-Ausstellung in Frankfurt; zur Aufführung einer Oper Adolf Wölflis in Bern: NZZ, 11.04.1994, Thomas Gartmann, Feuilleton, Revue, Pandämonium, Mysterienspiel Erstaufführung von Terry Rileys Wölfli-Oper in Bern; ShN, 13.04.1993, sda, Vermischtes, Wölfli-Oper; zur Aufführung eines Balletts *über* Adolf Wölfli in Bern: FAZ, 23.10.1998, Feuilleton, Jochen Schmidt, Leises Ticken im Hirn. Verdreht, verrückt, verbogen: Berns neues Ballett mit Stücken von Celis, Schläpfer, van Manen; zur Aufführung der Oper *Der göttliche Tivoli* von Per Nørgård *über* Adolf Wölfli: z. B. NZZ, 13.11.2008, tsr., Ticket, Oper. Der göttliche Tivoli.

136 Vgl. z. B. FAZ, 26.07.1986, Hermann Kurzke, Feuilleton, Die Provinz ist frech geworden. Aus deutschen Zeitschriften: Alemannisches, Rätoromanisches und – Anständiges?

137 Vgl. z. B. ShN, 20.02.1970, fhst., Von schizophrenen Malern und malenden Schizophrenen.

138 Auch auf die nicht-psychiatrische Lesart bezieht sich der Kollokator *Verwaltungsrat*, und zwar auf ein Zitat aus der *FAZ* (27.03.1995, bes., Wirtschaft, Lonrho-Aktionäre: „Der Verwaltungsrat ist schizophren". Wütende Kleinaktionäre/Rowland abgesetzt/Aber Lob und Anerkennung von der alten Garde), das wiederum Asmus Finzen (1996b) als Titel seines Buches über die Stigmatisierung von Menschen mit einer Schizophreniediagnose verwendet (vgl. Kapitel 10.5).

tion links als attributives Adjektiv, das spezifische Bedeutungsaspekte des psychiatrischen Terminus auf die gemeinsprachlichen Substantive überträgt: *schizophrene Haltung, schizophrene Einstellung, schizophrene Situation* und weitere mehr (vgl. zu diesem typischen syntagmatischen Muster Kapitel 10.4.1).[139] Die Belege finden sich mehrheitlich in der *FAZ, NZZ* und den *ShN.*[140] Im Gegensatz zu den meisten bisher genannten Kollokationen sind hier aber auch Belege aus dem *Neuen Deutschland* vorhanden, in dem die nicht-psychiatrische Lesart die Mehrheit der (wenigen) Erwähnungen ausmacht (vgl. Kapitel 9.3.1).[141] Bezüglich der diachronen Entwicklung ist einerseits bemerkenswert, dass *schizophrene Politik* in den späteren Dekaden keine signifikante Kollokation mehr darstellt. Andererseits sind insgesamt Kollokatoren, die äussere Umstände beschreiben (*Lage, Zustand* und *Verhältnis*), erst in den späteren Dekaden ab den 1970er-Jahren belegt.[142] Einige der genannten Kollokationen, insbesondere jene zu den Substantiven *Züge, Verhalten* und *Verhältnis*, sind dabei im Korpus parallel auch in psychiatrischer Verwendungsweise belegt.

Adjektivische und adverbiale Kollokatoren zu *Schizophrenie*

Die adjektivischen und adverbialen Kollokatoren zu *Schizophrenie* stehen in Tabelle 9.12:

Tabelle 9.12: Adjektivische und adverbiale Kollokatoren zu *Schizophrenie* 1950–2009, Zeitungskorpus.

	Belege
1950–1959	*1. paranoider (6; 4), 2. schleichenden (5; 4), 3. politische (10; 10), 4. schleichende (5; 4), 5. politischer (5; 5)*
1960–1969	*1. auslösende (5; 1), 2. akuter (5; 4), 3. politische (15; 15), 4. häufigsten (6; 6), 5. leidenden (5; 5), 6. chronischen (6; 6), 7. einerseits (7; 7), 8. gewissen (8; 8)*

139 Einzige Ausnahme bildet die Kollokation *schizophrene Entscheidung* in den 1990er-Jahren, hier ist es weniger als die Hälfte der Belege, die diese Konstruktion bilden.

140 Keine Belege in den *ShN* finden sich für die Kollokatoren *Züge* (in den Dekaden der 1960er-, 1980er-, 1990er- und 2000er-Jahre), *Situation* (in den 1960er-Jahren) und *Verhalten* (2000er). Für diese Kollokatoren und Dekaden sind Belege nur in der *FAZ* und *NZZ* vorhanden.

141 Im *Neuen Deutschland* finden sich unter den in Tabelle 9.11 aufgelisteten Kollokatoren zu den folgenden Belegen: *Haltung* (1960er, 1980er), *Zustand* (1970er) und *Entscheidung* (1990er).

142 Vgl. hierzu die Überlegung zu stärkerer und schwächerer Metaphorizität nach Hanks (2006) in Kapitel 10.1.1. Demnach könnten Kollokationen wie *schizophrene Lage* und *schizophrenes Verhältnis* als stärker metaphorisch als *schizophrene Haltung* betrachtet werden, da erstere sich nicht direkt auf menschliche Einstellungen und menschliches Verhalten beziehen.

Tabelle 9.12 (fortgesetzt)

	Belege
1970–1979	*1. paranoide (8; 7), 2. schleichende (7; 6), 3. jungen (17; 17), 4. beginnender (5; 5), 5. paranoider (5; 5), 6. paranoiden (6; 5), 7. signifikant (6; 6), 8. erbliche (5; 3), 9. schwere (8; 8), 10. etwa (18; 18), 11. politische (11; 11), 12. * insbesondere * (7; 7), 13. gewissen (6; 5)*
1980–1989	*1. schleichende (14; 11), 2. paranoider (11; 11), 3. paranoiden (9; 9), 4. chronischen (11; 6), 5. endogene (7; 6), 6. schleichenden (5; 3), 7. paranoide (5; 5), 8. chronische (8; 3), 9. * politische * (12; 10), 10. einerseits (9; 9), 11. erkrankten (6; 6), 12. gewisse (9; 9), 13. häufig (10; 9), 14. genetische (5; 5), 15. wahrscheinlich (7; 7)*
1990–1999	*1. paranoider (19; 18), 2. paranoide (13; 12), 3. paranoiden (12; 11), 4. schweren (16; 15), 5. leidende (8; 8), 6. manisch-depressive (7; 6), 7. schwere (12; 12), 8. ernste (6; 6), 9. gewisse (9; 8), 10. kollektive (5; 5), 11. politische (12; 12), 12. erkrankten (5; 5), 13. psychische (9; 8), 14. einerseits (6; 6)*
2000–2009	*1. paranoide (27; 24), 2. paranoider (18; 17), 3. paranoiden (17; 16), 4. leidende (13; 13), 5. erkrankte (12; 11), 6. leidenden (8; 8), 7. erkrankten (10; 10), 8. schweren (11; 11), 9. manisch-depressiven (6; 6),*[143] *10. chronisch (6; 6), 11. psychische (11; 11), 12. psychischen (11; 11), 13. psychotische (5; 4), 14. gewisse (8; 8), 15. genetische (7; 5), 16. einerseits (8; 8), 17. schwere (6; 6), 18. geistig (5; 2)*

Zum einen finden sich in verschiedenen Dekaden eindeutig psychiatrisch-fachsprachliche Lexeme als Kollokatoren wie *paranoid* (1950er, 1970er, 1980er, 1990er, 2000er), *akut* (1960er) und *chronisch* (1960er, 1980er, 2000er) (in mehreren Deklinationsformen), die der näheren Charakterisierung des Krankheitsbildes dienen und sich meist direkt auf das Lexem *Schizophrenie* beziehen.[144] Die Kollokatoren *auslösende* (1960er), *erbliche* (1970er) und *genetische* (1980er, 2000er) sind dagegen syntaktisch gesehen meist weiter entfernt und stehen im bereits mehrfach angesprochenen thematischen Zusammenhang der Ursache von Schizophrenie.[145] Ebenfalls nicht in einem direkten attributiven Bezug zu *Schizophrenie* stehen die

143 Einer der Belege zu *manisch-depressiven* ist auf den Umstand zurückzuführen, dass einige wenige *FAZ*-Artikel in unterschiedlichen Versionen mehrfach vorhanden sind (vgl. Fussnote 9).

144 Vgl. auch die adjektivischen Komposita in Kapitel 9.2.3 (Tabelle 9.7): *schizophrenparanoid* (1960er), *paranoid-schizophren* (1970er, 1980er, 2000er), *paranoisch-schizophren* (2000er), *chronisch-schizophren* (1980er, 2000er).

145 Zu beobachten sind die Kollokatoren beispielsweise in Wendungen wie „der Schizophrenie auslösende Faktor" (FAZ, 24.12.1969, W. Cyran, Natur und Wissenschaft, Schizophrenie und Schwangerschaft. Wird der Ausbruch akuter Schizophrenie durch die männliche Leibesfrucht verhindert?), „die erbliche Veranlagung zur Schizophrenie" (NZZ, 05.03.1972, C. E., Hinweise, Literatur und Kunst), „genetische Risikofaktoren für Schizophrenien" (NZZ, 23.02.1989, Cécile Ernst, Inland, Psychische Leiden wegen der Psychiatrie? Basisinformationen zum heutigen Wissensstand).

Kollokatoren *endogene* (1980er) (mehrheitlich belegt in der Kollokation *endogene Depression(en)*[146]) sowie *psychische* (1990er, 2000er), *psychischen* (2000er), *manisch-depressive* (1990er), *manisch-depressiven* (2000er) und *psychotische* (2000er). Letztere sind jeweils adjektivische Attribuierungen zu Hyperonymen wie *Störung, Erkrankung, Krankheit, Leiden, Psychose,* die im unmittelbaren sprachlichen Kontext von *Schizophrenie* genannt werden – vergleichbar entsprechender Kontexte zu den substantivischen Kollokatoren (vgl. Tabelle 9.10). Die Kollokatoren *leidenden* (1960er, 2000er), *leidende* (1990er, 2000er), *erkrankten* (1980er, 1990er, 2000er) und *erkrankte* (2000er) sind abermalige Hinweise auf alternative Formulierungen zu *der/die Schizophrene,* die auch hier wieder ihren Schwerpunkt ab den 1980er- und 1990er-Jahren haben. Verbreitet sind Wendungen nach dem Muster *an [paranoider, chronischer, –] Schizophrenie [erkrankte, leidende] [Patienten, Frauen, Männer, Personen].*[147]

Auf eine Veränderung in der Fachterminologie bzw. ihrer Wahrnehmung verweist der Kollokator *schleichende(n)* (1950er, 1970er, 1980er), der mehrheitlich auf die Kollokation *schleichende Schizophrenie* zurückzuführen ist. In den 1950er-Jahren steht die Kollokation im untersuchten Zeitungskorpus vornehmlich im Kontext eines Gerichtsfalles um das berühmt gewordene Schweizer „Gangsterduo" Ernst Deubelbeiss und Kurt Schürmann, das eine Reihe schwerer Verbrechen (darunter Entführung, Mord und Raub) begangen hatte und in der Schweizer Öffentlichkeit für viel Aufsehen sorgte.[148] Im Rahmen des breit rezipierten Gerichtsprozesses 1953 wurde bei Ernst Deubelbeiss eine „schleichende Schizophrenie"[149] diagnostiziert, was zur Präsenz dieser fachsprachlichen Bezeichnung in der medialen Berichterstattung führte.[150] In den 1970er- und 1980er-Jahren wird die Bezeichnung *schlei-*

---

146 *Endogen* bedeutet hier „ohne nachweisbare äußere Ursache von innen heraus entstanden" (Pschyrembel Online, endogen).

147 Belege finden sich z. B. in: FAZ, 25.03.1981, o. A., Natur und Wissenschaft, Blutwäsche bei Schizophrenie unwirksam; ShN, 13.05.1995, sda, Vermischtes, Sexualtäter freigesprochen; NZZ, 03.04.2001, fel., Inland, Aus dem Europäischen Gerichtshof für Menschenrechte/Experte und Referent des Gerichts zugleich/Freiheitsentziehung in psychiatrischer Klinik.

148 Jahrzehnte später, 2008, heisst es etwa in der *NZZ* in einem Veranstaltungshinweis für eine Lesung: „Willi Wottreng ([...] ‚NZZ am Sonntag') porträtiert das legendäre Schweizer Gangsterduo Deubelbeiss & Schürmann, das dem Bösen für Generationen einen Namen gab." (NZZ, 13.11.2008, zz., Ticket, Festivals. Burgdorfer Krimitage).

149 NZZ, 10.02.1953, o. A., Deubelbeiß und Schürmann vor Schwurgericht.

150 Vgl. Fussnote 149; vgl. NZZ: 09.02.1953, o. A., Deubelbeiß und Schürmann vor Schwurgericht; 16.02.1953, o. A., Der Gangsterprozeß vor Zürcher Schwurgericht. Der Wahrspruch der Geschwornen [sic]. Vollumfänglicher Schuldspruch; 18.02.1953, o. A., Der Gangsterprozeß vor Zürcher Schwurgericht. Deubelbeiß und Schürmann zu lebenslänglichem Zuchthaus verurteilt. ShN: 10.02.1953, o. A., Region, Psychiatrisches Gutachten und erste Zeugen im Zürcher Raubmordprozess; 19.02.1953, o. A., Region, Lebenslängliches Zuchthaus für Deubelbeiss und Schürmann. Auch

chende Schizophrenie in den untersuchten Zeitungsartikeln (mehrheitlich in der *FAZ*, aber auch vereinzelt in *NZZ* und *ShN*) dagegen nicht mehr als ein sprachlich adäquates Mittel von psychiatrischen Experten dargestellt, sondern steht im Kontext des Kalten Krieges: Die Diagnose „schleichende Schizophrenie" gilt als Instrument des Machtmissbrauchs der sowjetischen Psychiatrie, welche die Diagnose zur Unterdrückung unliebsamer Dissidenten und Regimegegner einsetzte.[151] Jedes abweichende Verhalten führte, so die mediale Darstellung, sofort in die psychiatrische Klinik, womit die Diagnose der schleichenden Schizophrenie zum „Extremfall einer disziplinierenden, politisch instrumentalisierten Psychiatrie" (Schmitt 2018, 298) wurde (vgl. ebd.). – Ein Extremfall dessen, was zeitgenössisch auch in der Antipsychiatrie-Bewegung der 1960er- und 1970er-Jahre teilweise der westlichen Psychiatrie vorgeworfen wurde (vgl. Kapitel 9.4).

Auf die *übertragene, nicht-psychiatrische Verwendungsweise* sind die folgenden drei Gruppen von Kollokatoren zurückzuführen: (I) *politische* (1950er, 1960er, 1970er, 1980er, 1990er), *politischer* (1950er), *kollektive* (1990er), (II) *gewissen* (1960er, 1970er), *gewisse* (1980er, 1990er, 2000er) und (III) *einerseits* (1960er, 1970er, 1980er, 1990er, 2000er):

(I) In der ersten Gruppe sind die Kollokatoren Adjektive, die der Modifikation von *Schizophrenie* dienen, den Diagnoseterminus in andere Kontexte stellen und ihm neue Bedeutungen verleihen: *Politische Schizophrenie* und *kollektive Schizophrenie* haben nichts mit der fachkommunikativen Praxis, mit der Behandlung von Patienten und Patientinnen zu tun. Während *Politik* nach den 1960er-Jahren nicht mehr als signifikanter Kollokator von *schizophren* belegt ist (vgl. Tabelle 9.12), bleibt die Kollokation *politische Schizophrenie* bis in die 1990er-Jahre signifikant (vgl. zudem das Kompositum *Politik-Schizophrenie* (1960er) in Tabelle 9.6).

---

später sorgte Deubelbeiss für Schlagzeilen, u. a. wegen Körperverletzung gegen den Gefängnisdirektor, vgl. z. B. ShN, 28.09.1962, o. A., Raubmörder Deubelbeiss erneut vor Gericht.

151 Wie Schmitt (2018, 297 f.) ausführt, war das „sowjetische Schizophreniemodell [...] im Vergleich mit anderen Auffassungen [...] deutlich weiter gefasst" (ebd., 298) und beinhaltete eben auch die Form der *schleichenden Schizophrenie*, die „für eine politische Instrumentalisierung besonders geeignet war" (ebd.). Vgl. aus den untersuchten Zeitungen z. B. NZZ, 01.04.1976, ap, Ausland, Die Nervenklinik-„Behandlung" sowjetischer Dissidenten. Erklärungen Pljuschtschs vor einem Kongressausschuss in Washington (Dieser Fall des Mathematikers Leonid Pljuschtsch erregte dabei besonders grosses mediales Aufsehen, wie Schmitt (2018, 297) ausführt.); FAZ, 11.08.1976, o. A., Natur und Wissenschaft, Psychiatrie-Handbuch für sowjetische Dissidenten; FAZ, 04.07.1983, Claus-Einar Langen, Politik, Auch Bulgarien verläßt den Weltverband für Psychiatrie. Druck Moskaus/Der Vorwurf des Mißbrauchs gegen die Sowjetunion; FAZ, 22.01.1988, Claus-Einar Langen, Politik, Moskau will offenbar nicht alle Fälle von Psychiatrie-Mißbrauch bereinigen. Für Morosow sind Bürgerrechtler Leute mit gestörter Geistestätigkeit/Trotz Glasnost Beharren auf der Unwahrheit.

(II) Die Kollokatoren *gewisse* und *gewissen* können dagegen als Heckenausdrücke gewertet werden (vgl. Lakoff 1973), die in Begleitung des nicht fachsprachlich gebrauchten Terminus auftreten (vgl. dazu Kapitel 10.4.1).

(III) *Einerseits* verweist schliesslich auf ein häufig mit *Schizophrenie* bezeichnetes Nebeneinander zweier widersprüchlicher Elemente, die mit *einerseits* und *andererseits* eingeleitet und syntaktisch strukturiert werden (vgl. Kapitel 10.4.3 und 10.4.4).

Adjektivische und adverbiale Kollokatoren zu *schizophren*

Auf ähnliche Verwendungskontexte lassen die adjektivischen und adverbialen Kollokatoren zum Adjektiv *schizophren* schliessen, die in Tabelle 9.13 dargestellt sind.

Tabelle 9.13: Adjektivische und adverbiale Kollokatoren zu *schizophren* 1950–2009, Zeitungskorpus.

	Belege
1950–1959	–
1960–1969	*1. wahrscheinlich (5; 5), 2. leicht (5; 5)*
1970–1979	*1. 16jährigen (21; 21),*[152] *2. geradezu (13; 13), 3. behutsam (6; 6), 4. einerseits (10; 10), 5. Schweiz.[er] (5; 5), 6. * insbesondere * (6; 6), 7. fast (12; 12)*
1980–1989	*1. fast (23; 22), 2. geradezu (11; 11), 3. einerseits (10; 10), 4. manisch-depressiven (6; 6), 5. depressive (7; 6)*
1990–1999	*1. einerseits (9; 9), 2. geradezu (8; 8), 3. fast (13; 13)*
2000–2009	*1. hochgradig (16; 16), 2. paranoid (7; 7), 3. geradezu (12; 12), 4. psychiatrische (9; 9), 5. depressive (5; 4), 6. * fast * (14; 14), 7. einerseits (6; 6)*

Die Kollokatoren *depressive* (1980er, 2000er), *manisch-depressiven* (1980er) und *paranoid* (2000er) sind psychiatrischen Kontexten zuzurechnen – *depressive* und *ma-*

152 Die unterstrichenen Kollokatoren sind meist auf bereits erwähnte Kinoprogrammtexte zurückzuführen. Jene der 1970er-Jahre auf die Texte zu *I Never Promised you a Rosegarden* (vgl. Fussnote 126) und *hochgradig* (als Attribut zu *schizophren*) in den 2000er-Jahren auf den Text zu *A Beautiful Mind* (vgl. Fussnote 134). *Psychiatrische* schliesslich ist unter anderem auf den in der *NZZ* mehrfach abgedruckten Text zur Oper *Der göttliche Tivoli* zurückzuführen, in dem es über den dort porträtierten Wölfli heisst: „Der in deprimierenden Verhältnissen aufgewachsene Emmentaler wurde wegen sexueller Handlungen mit Mädchen verurteilt, für schizophren erklärt und in die psychiatrische Klinik Waldau eingeliefert." (Abgedruckt z. B. in NZZ, 13.11.2008, tsr., Ticket, Oper. Der göttliche Tivoli, vgl. auch Fussnote 135).

nisch-depressiven in Reihungen mit dem Adjektiv *schizophren*, *paranoid* als nähere Bestimmung zu *schizophren* meist an erster Position links (*paranoid schizophren*, vgl. auch das Kompositum *paranoid-schizophren* in Tabelle 9.7). Und auch hier verweisen vergleichbare Kollokatoren wie jene zu *Schizophrenie* auf die nicht-psychiatrische Verwendungsweise: *einerseits* (1970er, 1980er, 1990er, 2000er) ist auch ein Kollokator zu *schizophren*, der Kollokator *fast* (1970er, 1980er, 1990er, 2000er), überwiegend links von *schizophren* positioniert, ist vergleichbar mit dem Heckenausdruck *gewisse* zu *Schizophrenie*. Hinzu kommt der hier wichtige Kollokator *geradezu* (1970er, 1980er, 1990er, 2000er), der in über siebzig Prozent der Fälle unmittelbar links vom Adjektiv gesetzt wird: Ein Umstand, eine Verhaltensweise ist *geradezu schizophren* (vgl. auch zu diesen Kollokatoren Kapitel 10.4).

Verbale Kollokatoren zu *Schizophrenie* und *schizophren*

Als Nächstes sind in Tabelle 9.14 und 9.15 verbale Kollokatoren zu *Schizophrenie* und *schizophren* aufgeführt.

Tabelle 9.14: Verbale Kollokatoren zu *Schizophrenie* 1950–2009, Zeitungskorpus.

	Belege
1950–1959	*1. leidet (10; 10), 2. litten (5; 5)*
1960–1969	*1. leidet (19; 19), 2. leide (12; 12), 3. litt (9; 9), 4. verfallen (5; 5), 5. hält (7; 6), 6. leiden (5; 5)*
1970–1979	*1. leidet (11; 11), 2. leide (6; 6), 3. erkrankt (5; 5), 4. lautet (7; 7), 5. eingewiesen (5; 5), 6. bezeichnet (8; 8), 7. ist (110; 90), 8. führen (9; 9)*
1980–1989	*1. leide (11; 11), 2. erkranken (10; 8), 3. leidet (13; 13), 4. diagnostiziert (11; 11), 5. grenzt (7; 7), 6. litt (7; 7), 7. bescheinigt (5; 4), 8. gelitten (5; 5), 9. * beteiligt * (6; 5), 10. sprechen (9; 8), 11. bezeichnete (5; 5), 12. behandelt (8; 8), 13. nennen (6; 6)*
1990–1999	*1. leide (12; 11), 2. diagnostiziert (11; 10), 3. erkranken (8; 8), 4. leidet (11; 11), 5. erkrankt (6; 6), 6. grenzt (5; 5), 7. litt (6; 6), 8. behandelt (7; 7), 9. bezeichnet (7; 7)*
2000–2009	*1. erkrankt (33; 33),*[153] *2. diagnostiziert (23; 23), 3. leidet (23; 22), 4. erkranken (13; 10), 5. leide (12; 12), 6. litt (11; 11), 7.* eingesetzt * (12; 12), 8. auslösen (7; 7), 9. gelitten (6; 6), 10. attestiert (5; 5), 11. leiden (11; 11), 12. * sei * (32; 32), 13. festgestellt (5; 5), 14. behandeln (5; 5)*

153 Ein Teil dieser Belege ist auf den Kinoprogrammtext zu *A Beautiful Mind* in den *ShN* zurückzuführen: ShN, o. A., Anzeigen, 30.03.2002; 02./03./04./06./08./09./10./11./13./15./16./17./18./20./23./24.04.2002, vgl. auch Fussnote 134.

Tabelle 9.15: Verbale Kollokatoren zu *schizophren* 1950–2009, Zeitungskorpus.

	Belege
1950–1959	–
1960–1969	*1. sei (22; 21)*
1970–1979	*1. sei (33; 31), 2. verknüpft (6; 6), 3. bezeichnet (7; 7), 4. erklärt (7; 7), 5. ist (90; 80)*
1980–1989	*1. mutet (6; 6), 2. gespalten (5; 5), 3. bezeichnet (10; 10), 4. ist (96; 85), 5. führen (7; 7)*
1990–1999	*1. * sei * (28; 27), 2. diagnostiziert (5; 5), 3. leidet (5; 5), 4. bezeichnet (6; 6), 5. ist (74; 66)*
2000–2009	*1. ist (108; 101), 2. bezeichnet (7; 7), 3. nannte (6; 6), 4. verurteilt (6; 6), 5. erklärt (7; 7)*

Besonders auffällig zeigt sich hier die wiedergegebene Rede als sprachlicher Kontext von *Schizophrenie* und *schizophren*. Das heisst: In den Zeitungsartikeln wird die Einordnung einer Person oder eines Sachverhalts mittels *Schizophrenie* und *schizophren* als Zuschreibung von Drittpersonen kenntlich gemacht. Zum einen ist diese Redewiedergabe in den Konjunktivformen der verbalen Kollokatoren zu erkennen, die auf indirekte Rede zurückzuführen sind – insbesondere *leide* zu *Schizophrenie* (belegt in allen Dekaden ab den 1960er-Jahren) und *sei* zu *schizophren* (1960er, 1970er, 1990er). Zum anderen finden sich unter den Kollokatoren verschiedene Verben des Sagens und Benennens, die auf ähnliche Kontexte hinweisen: *bezeichnet* (1970er, 1990er), *bescheinigt* (1980er), *bezeichnete* (1980er), *nennen* (1980er), *attestiert* (2000er) für *Schizophrenie* und *bezeichnet* (1970er, 1980er, 1990er, 2000er), *erklärt* (1970er, 2000er), *nannte* (2000er) für *schizophren*.

Für die verbalen Kollokatoren sind zwei Verwendungskontexte zentral: der Justiz-Kontext bzw. die Gerichtsberichterstattung auf der einen Seite und die nicht-psychiatrische Verwendungsweise auf der anderen Seite. Im Zusammenhang mit der psychiatrischen Verwendungsweise beziehen sich die Redewiedergaben auf Beteiligte an Gerichtsprozessen, auf psychiatrische Gutachterinnen und Gutachter sowie auf die von ihnen verfassten Gutachten, die in den Zeitungsartikeln zitiert und paraphrasiert werden (vgl. hierzu auch die Ausführungen zur ersten Jahrhunderthälfte in Kapitel 8.2.3). Hierzu sind insbesondere die Kollokatoren *leide, bescheinigt, diagnostiziert* und *attestiert* zu *Schizophrenie* sowie *sei, bezeichnet* und *erklärt* zu *schizophren* relevant. Bei der nicht-psychiatrischen Verwendungsweise werden damit die mit den Termini einhergehenden Wertungen ihren Urheberinnen und Urhebern zugewiesen. In diesem Kontext sind die Kollokatoren *bezeichnet(e), nennen* zu *Schizophrenie* und *sei, bezeichnet, erklärt, mutet ... [an], bezeichnet, nannte* zu lesen. – Hier gibt es also teilweise auch Überlappungen, einige der Kollokatoren sind im Kontext beider Lesarten belegt.

Zur Illustration für den Justiz-Kontext und die psychiatrische Leseart seien hier die folgenden Belegbeispiele angefügt:

(22) „Bremer, der Wallace während dessen Wahlkampagne in einem Einkaufszentrum in Laurel (Maryland) mit der Schusswaffe zu töten versucht hatte, hätte nach ganz strengen Massstäben sogar zu insgesamt 123 Jahren Gefängnis verurteilt werden können. Die Verteidigung hatte versucht, zur Entlastung des Attentäters vorzubringen, dieser **sei** unzurechnungsfähig und **schizophren**." (ShN, 05.08.1972, sda/Reuter, Vermischtes, 63 Jahre Gefängnis für Wallace-Attentäter)

(23) „Der Prozess gegen den als ‚Yorkshire Ripper' bekannt gewordenen Lastwagenfahrer Peter Sutcliffe, der sich schuldig bekannt hat, in den letzten fünf Jahren in Nordengland 13 Frauen umgebracht zu haben, ist am Dienstag im Londoner Kriminalgericht Old Bailey fortgesetzt worden. Staatsanwalt Sir Michael Havers verwies darauf, dass drei psychiatrische Gutachter Sutcliffe eine von Wahnvorstellungen begleitete **Schizophrenie bescheinigt** hatten." (NZZ, 06.05.1981, ap, Vermischte Meldungen, Der „Yorkshire Ripper" vor Geschworenengericht. Schwierige Aufgabe für die Jury)

(24) „Frau Streidel schilderte dem Gericht, daß sie zwei Wochen lang den Anschlag in der Mülheimer Stadthalle geplant habe. [...] Die beiden Sachverständigen, der Psychologe Spies und der Nervenarzt Köster, stimmten in der Verhandlung überein, daß Frau Streidel an einer paranoiden **Schizophrenie leide** und deshalb schuldunfähig sei." (FAZ, 01.11.1990, ff., Politik, Gutachter: Frau Streidel wegen Schizophrenie schuldunfähig. Lebenslange Einweisung in eine Heilanstalt gefordert/Die Lafontaine-Attentäterin ist geständig)

(25) „So oder so können gemäss ‚Blick' noch Monate bis zur effektiven Auslieferung verstreichen. Wie das Blatt weiter berichtet, soll der Mann, der nach seinem Verbrechen an dem 13jährigen Knaben in Frankreich einen Autostopper niedergestochen hatte, von den französischen Psychiatern als **schizophren bezeichnet** worden sein." (ShN, 05.02.1994, wjs, Region, Franzosen wollen Täter ausliefern)

(26) „Die 4. Abteilung des Bezirksgerichts Zürich stellte am Donnerstag die Strafuntersuchung gegen ihn ein. Ein psychiatrisches Gutachten **attestiert** dem Täter eine paranoide **Schizophrenie** und stellt seine Schuldunfähigkeit fest." (NZZ, 17.03.2006, tom., Zürich und Region, Aus dem Bezirksgericht Zürich. Messerangriff auf S-Bahn-Erstklass-Passagier. Täter wegen Schizophrenie nicht schuldfähig – Opfer enttäuscht)

Die Belegbeispiele (22), (23) und (24) verweisen abermals – wie bereits die Kollokatoren *schleichende* und *Werner* für die 1950er- und 1960er-Jahre – auf Täterinnen und Täter, deren Verbrechen und Gerichtsverhandlungen medial breit diskutiert und denen im Verlaufe der Verfahren die Diagnose *Schizophrenie* gestellt wurde. In den drei Belegbeispielen sind es der Attentäter auf den US-amerikanischen Politiker George Wallace aus den 1970er-Jahren, der in den 1980er-Jahren als „Yorkshire Ripper" bekannte Brite Peter Sutcliffe und die 1990 bekannt gewordene „Lafontaine-Attentäterin" Adelheid Streidel. Als Beispiel aus den 2000er-Jahren kann aus den weiteren Kollokationsbelegen der für die Vorbereitung der Attentate am 11. September 2001 angeklagte Zacarias Moussaui hinzugefügt werden, dem ein Psychiater vor Gericht eine paranoide Schizophrenie zusprach.[154] Daneben sind aber nach wie vor auch weniger aufsehenerregende Fälle und Artikel der alltäglichen Gerichtsberichterstattung häufige Gebrauchskontexte, wie hier in den Belegen (25) und (26) beispielhaft ersichtlich wird.[155]

Dass die wiedergegebene Rede in den untersuchten Zeitungstexten einen typischen sprachlichen Kontext von *Schizophrenie* und *schizophren* darstellt, zeigt sich auch anhand eines weiteren Resultats der Kollokationsanalyse: Sowohl für *Schizophrenie* als auch für *schizophren* wurden Anführungszeichen als signifikante Kollokatoren ermittelt. Für *Schizophrenie* in allen Dekaden ab den 1970er-Jahren, für *schizophren* bereits ab den 1960er-Jahren (vgl. die zugehörigen Zahlen in Kapitel D im Anhang). Zwar ist ein Teil dieser Anführungszeichen auf die bereits angesprochenen Nennungen von Film- und Buchtiteln zurückzuführen, die im Zusammenhang mit dem Krankheitsbild stehen und die mit Anführungszeichen als Titel ausgewiesen werden. Ein grösserer Teil der Belege sind aber Anführungszeichen zur Markierung von direkten Zitaten, innerhalb derer die Lexeme *schizophren* und *Schizophrenie* in den Zeitungstexten platziert werden. Beachtet man die kommunikative Funktion von direkten Zitaten in Zeitungen, so kann dies auch Hinweise auf Verwendungsaspekte und Konnotationen von *Schizophrenie* und *schizophren* geben: So sind direkte Zitate in Zeitungen häufig Passagen, die besonders prägnant sind oder aus anderen Gründen potenziell Aufsehen erre-

---

154 Vgl. als Beispiel für einen Zeitungsartikel dazu NZZ, 19.04.2006, dpa, Ausland, Ein Gutachter erklärt Moussaoui für geisteskrank. Fortgang des Terrorprozesses in den USA.

155 Nimmt man nicht die einzelnen Dekaden, sondern den gesamten Zeitraum von 1950 bis 2009 als Grundlage für die Kollokationsanalysen, so finden sich unter den Kollokatoren zu *Schizophrenie* zudem die Substantive *Unzurechnungsfähigkeit* und *Gutachter* (beide basierend auf Belegen in *FAZ* und *NZZ*) sowie *Gutachten* (basierend auf Belegen in *FAZ*, *NZZ* und *ShN*). Vgl. die entsprechenden Werte: *Gutachter* (11; 11; LLR: 22.20; pro Mio. Token: 30.24; pMT im *DWDS-Zeitungskorpus*: 7.77), *Gutachten* (13; 13; 15.52; 59.41 pMT; 20.94 pMT *DWDS*), *Unzurechnungsfähigkeit* (8; 8; 24.94; 12.02 pMT; 0.17 pMT *DWDS*).

gen und entsprechend den Urheberinnen und Urhebern als Aussage eindeutig zugewiesen werden. Direkte Zitate werden zudem eingesetzt, um einen Artikel für die Leserschaft attraktiver zu gestalten (vgl. auch Burger 2005, 97). Beides spricht für die kommunikative Brisanz und das expressive Potenzial der beiden Lexeme.

Kollokatoren zu *Schizophrene*

Als letzte Sammlung zu den nach Dekaden zusammengefassten Zeitungskorpora sind in Tabelle 9.16 die Kollokatoren zu *(der/die/das) Schizophrene* aufgeführt. Gemäss der in Kapitel 9.2.1 dargelegten Entwicklung der Gebrauchsfrequenz sind es verhältnismässig wenige Kollokatoren, die meisten davon aus den 1970er-Jahren, als auch die (insgesamt geringe) Gebrauchsfrequenz von *Schizophrene* ihren Höhepunkt erreichte.

Tabelle 9.16: Kollokatoren zu *Schizophrene* 1950–2009, Zeitungskorpus.

	Belege
1950–1959	*1. Psychotherapie (8; 3), 2. * des * (24; 13), 3. bei (11; 9), 4. Welt (6; 5), 5. ein (17; 9), 6. eines (7; 6)*
1960–1969	*1. chronischen (10; 3), 2. bei (30; 23), 3. psychisch (6; 5), 4. eines (12; 12), 5. einer (18; 17),*
1970–1979	*1. Navratil (9; 4), 2. chronisch (8; 8), 3. Alkoholiker (6; 6), 4. * Gespräche * (6; 2), 5. Depressive (5; 5), 6. * bei * (29; 22), 7. Leo (5; 4), 8. häufiger (5; 3), 9. * Prozent * (10; 9), 10. Behandlung (7; 6), 11. von (59; 45), 12. Kindern (5; 4), 13. die (143; 79), 14. Kinder (7; 4), 15. eines (15; 12), 16. Kranke (5; 4), 17. Umwelt (5; 1)*
1980–1989	*1. <u>Bütler</u> (18; 18), 2. <u>Kunst</u> (24; 24), 3. <u>Regie</u> (18; 18), 4. <u>Welt</u> (23; 23), 5. bei (44; 31), 6. Angehörigen (11; 8), 7. chronisch (6; 6), 8. * der * (148; 105), 9. Behandlung (10; 10), 10. Familien (5; 4), 11. Eltern (6; 5), 12. eines (14; 14), 13. und (100; 78)*
1990–1999	*1. * bei * (24; 17), 2. Gesunde (5; 4), 3. eines (13; 13), 4. * Prozent * (6; 2), 5. * ein * (21; 18), 6. von (32; 30)*
2000–2009	*1. * bei * (22; 12), 2. eines (10; 10), 3. ein (22; 21), 4. * einen * (11; 10)*

Die Kollokatoren verweisen zum einen auf den psychiatrischen Kontext im engeren Sinne sowie zum anderen auf den Kunst-Kontext als relevante thematische Gebrauchskontexte von *Schizophrene.*

Mit Blick auf den psychiatrischen Kontext fallen zunächst die Substantive *Alkoholiker* und *Depressive* als Kollokatoren zu *der/die Schizophrene* auf. Sie zeigen, mit welchen anderen personifizierten Krankheitsbezeichnungen *der/die Schizophrene* in den Zeitungen syntaktisch in eine Reihe und damit auch in einen thematischen Zusammenhang gestellt wird – parallel zu den Kollokatoren *Alkoholismus* und *Depression(en)* zum Diagnosenamen *Schizophrenie* (vgl. Tabelle 9.10).

Besonders auffällig bezüglich dieses psychiatrischen Kontextes ist zudem die diachrone Gegenüberstellung der Kollokatoren, die sich auf das (soziale) Umfeld der Menschen mit einer Schizophreniediagnose beziehen: In den 1970er-Jahren sind dies *Kinder, Kindern* und *Umwelt*. Neben vereinzelten anderen Aspekten werden hier (insbesondere in der *NZZ*) etwa aus Perspektive der Erblichkeitsforschung die Erkrankungswahrscheinlichkeiten der *Kinder Schizophrener* thematisiert.[156] Und es wird darüber geschrieben, wie das Umfeld in einer Klinik von Menschen mit einer Schizophrenie idealerweise aussehen sollte oder wie das soziale Umfeld vor der Erkrankung ausgesehen habe; auf beides wird etwa in einem längeren Artikel der *FAZ* mit dem Substantiv *Umwelt* Bezug genommen.[157] Für die 1980er-Jahre ist in den Kollokatoren dagegen ein anderer Fokus zu erkennen. Hier sind nun *Angehörigen, Familien* und *Eltern* Kollokatoren in der näheren syntaktischen Umgebung von *Schizophrene*. Der Blick in die Belege zeigt, dass die mit den Substantiven Bezeichneten nun nicht mehr primär aus Perspektive der erkrankten Personen betrachtet werden. Anstelle der Direktbetroffenen geraten neu ihre Familien, Eltern und Angehörigen als von der Krankheit *Mit*betroffene in den Fokus, die – genauso wie die psychiatrisch diagnostizierten Personen – Hilfe für den belastenden Alltag benötigen.[158]

Der Kunst-Kontext ist der zweite wichtige Gebrauchskontext, auf den die Kollokatoren in Tabelle 9.16 für die 1970er- und 1980er-Jahre verweisen. In den 1970er-Jahren erscheint der Name *Leo Navratil* in den Kollokatoren. Navratil hat 1978 zusätzlich zu den bereits genannten Büchern das Werk *Gespräche mit Schizophrenen* publiziert (vgl. auch den Kollokator *Gespräche* auf Rang 4), das in der *FAZ*, der *NZZ* (rezensiert von Walter Vogt) wie auch den *ShN* Erwähnung findet.[159] Ebenfalls auf

---

156 Vgl. NZZ, 03.09.1979, Klaus Ernst, Literatur und Kunst, Ein Lebenswerk über die Schizophrenie. Zu Manfred Bleulers Forschungen; NZZ, 04./05.09.1976, Christian Scharfetter, Literatur und Kunst, Wege der Erkenntnis – Wege der Therapie. Schizophrene Psychosen in heutiger Sicht.

157 Vgl. FAZ, 16.06.1971, Rainer Flöhl, Natur und Wissenschaft, Schizophrenie und Sozialpsychiatrie. Therapie zwischen Schutz und Herausforderung/Reform der Groß-Anstalten unerläßlich.

158 Vgl. u. a. FAZ, 22.10.1980, Asmus Finzen, Deutschland und die Welt, Das Zusammenleben verändert meist alle Beteiligten. In der Bundesrepublik fehlen Selbsthilfegruppen für Psychosekranke und deren Angehörige/Wenig Hilfe von Therapeuten; NZZ, 12./13.04.1986, Sabine Rickebächer, Feuilleton, Mit Schizophrenie leben. Silvano Arieti: „Schizophrenie". Der letztgenannte Artikel bespricht das 1985 auf Deutsch erschienene Buch *Schizophrenie. Ursachen, Verlauf, Therapie. Hilfen für Betroffene* des Psychiaters Silvano Arieti, das sich explizit dieser Thematik annimmt (vgl. Arieti 1985; der englische Originaltitel lautet bezeichnender: *Understanding and helping the schizophrenic. A guide for family and friends*). Das Werk des italienisch-amerikanischen Psychiaters wird auch in den untersuchten Zeitungen mehrfach erwähnt, vgl. den Kollokator *Arieti* zu *Schizophrenie* in Tabelle 9.10.

159 Vgl. FAZ, 30.10.1971, Urs Widmer, Bilder und Zeiten, Blumen am Rande des Feldes. „a + b leuchten im Klee" – Eine Sammlung mit Texten von Schizophrenen, zusammengestellt von Leo diesen Kontext verweisen die ersten vier Kollokatoren der 1980er-Jahre. Sie sind auf den Dokumentarfilm *Zur Besserung der Person* (Heinz Bütler, CH 1981) zurückzuführen, der Schizophreniepatientinnen und -patienten porträtiert und im Kinoprogramm der *NZZ* mehrere Wochen lang mit der Beschreibung „Eine filmische Reise in die Welt und Kunst der Schizophrenen" angepriesen wurde.[160]

Während der psychiatrische und der Kunst-Kontext auch für *der/die Schizophrene* relevante Gebrauchskontexte darstellen, fällt umgekehrt auf, dass sich unter den Kollokationen keine Belege für die nicht-psychiatrische Verwendungsweise finden. Die übertragene Lesart, die sowohl für den Diagnoseterminus *Schizophrenie* wie auch für das Adjektiv *schizophren* im späteren 20. Jahrhundert zu einem relevanten Gebrauchskontext wird, scheint für das substantivierte Adjektiv keine signifikante Rolle zu spielen.

Kollokatoren zu *Schizophrenie* und *schizophren* in den Parlamentsprotokollen

Nach den Analysen zum Zeitungskorpus sind in Tabelle 9.17 und 9.18 die Kollokatoren zu *Schizophrenie* und *schizophren* in den parlamentarischen Protokollen des deutschen Bundestages (vgl. auch Ilg/Maatz 2015, 80–82) und des Schweizer Parlaments aufgeführt. Die Analysen beziehen sich auf den Zeitraum von 1950 bis 2009. Wie in Kapitel 9.1.2 gezeigt, sind die Belege aber vor allem ab den 1970er-Jahren in grösserer Zahl vorhanden.[161]

Navratil; NZZ, 16.01.1979, Walter Vogt, Feuilleton, Provoziertes Gespräch. Leo Navratil: „Gespräche mit Schizophrenen"; ShN, 10.04.1979, M. S., Kultur, Kunst aus Manie und Depression.

160 Belegt im Korpus in der *NZZ* in der Rubrik *Cinema* am: 16./17./18./22./23./24./25./26./27./29./30. Juni, 01./04./06./07./08./09./10. Juli 1981.

161 Im Gegensatz zum Zeitungskorpus sind in den politischen Protokollen die relativen Frequenzen der Kollokatoren (pro Million Token) in den meisten Fällen niedriger als im gewählten Referenzkorpus. In Tabelle 9.17 und 9.18 sind deshalb im Gegensatz zur Notation in Tabelle 9.10 bis 9.16 nur jene Kollokatoren mit Asterisken markiert, bei denen dies *nicht* der Fall ist. Wie eingangs des Kapitels erwähnt, wäre es so möglich, dass einzelne dieser Ausdrücke etwa in einem vollständigen Korpus aller Parlamentsprotokolle nicht als Kollokatoren ermittelt würden, was jedoch wenig wahrscheinlich ist (vgl. dazu Fussnote 91); dass verschiedene der gelisteten Kollokationen auch in den Zeitungskorpora belegt sind, spricht ebenfalls für deren Signifikanz.

Tabelle 9.17: Kollokatoren zu *Schizophrenie* in den Parlamentsprotokollen, 1950–2009.

Quelle	Belege
PrD	*1. ** politische ** (18; 17), 2. ** politischer ** (10; 10), 3. ist (68; 59), 4. eine (46; 42), 5. einerseits (7; 7), 6. diese (22; 22), 7. doch (16; 16), 8. erklären (5; 5), 9. wenn (20; 20), 10. ** politischen ** (6; 6), 11. ganze (5; 5), 12. ** Art ** (5; 5), 13. darin (5; 5), 14. besteht (5; 5), 15. " (9; 6), 16. „ (12; 9), 17. grüne (5; 5), 18. wirklich (6; 6), 19. ! (26; 23)*
PrCH	*1. grenzt (5; 5), 2. ** gewisse ** (10; 10), 3. eine (30; 26), 4. einer (14; 13), 5. an (15; 13), 6. in (31; 31), 7. ist (26; 26), 8. ** " ** (18; 9), 9. ! (6; 5), 10. ** unserer ** (6; 5), 11. das (23; 22)*

Tabelle 9.18: Kollokatoren zu *schizophren* in den Parlamentsprotokollen, 1950–2009.

Quelle	Belege
PrD	*1. ist (110; 99), 2. ** Haltung ** (15; 14), 3. doch (31; 30), 4. ** Verhalten /verhalten ** (12; 12), 5. Situation (15; 15), 6. ** geradezu ** (8; 8), 7. es (52; 52), 8. das (84; 79), 9. einerseits (5; 5), 10. wenn (23; 22), 11. . (146; 115), 12. ! (33; 31), 13. man (18; 16), 14. fast (6; 6), 15. Beifall (23; 23), 16. halte (5; 5), 17. etwas (8; 8), 18. wirklich (6; 5), 19. Zuruf (7; 6), 20. ja (10; 10), 21. schon (10; 10), 22. wäre (7; 7)*
PrCH	*1. ** Haltung ** (16; 16), 2. ** Paranoia ** (6; 1), 3. ** Situation ** (17; 15), 4. ist (49; 44), 5. ** einerseits ** (8; 8), 6. es (36; 33), 7. etwas (13; 13), 8. als (21; 17), 9. wenn (22; 20), 10. geradezu (5; 5), 11. wir (33; 23), 12. ** bezeichnet ** (5; 5), 13. doch (11; 11), 14. ** leicht ** (5; 5), 15. wirklich (7; 7), 16. Politik (6; 5), 17. ** Schweizer ** (6; 3), 18. nicht (29; 27), 19. eine (22; 20), 20. mir (8; 8), 21. da (8; 8), 22. das (28; 25), 23. ** wäre ** (7; 7), 24. sein (8; 8), 25. sind (14; 12), 26. ein (14; 14), 27. sagen (6; 6), 28. ; (11; 11)*

Entsprechend der Dominanz der nicht-psychiatrischen Lesart von *Schizophrenie* und *schizophren* in den Protokollen beider Parlamente (vgl. Kapitel 9.3.1) sind die Kollokationen grossmehrheitlich dieser Lesart zuzuordnen. Bemerkenswert ist dabei, dass sich in den Parlamentsprotokollen viele Kollokationen und Kollokationsmuster wiederfinden, die auch in den Zeitungstexten signifikant sind:

(I) Die Modifikation von *Schizophrenie* mittels attributiver Adjektive findet sich in den Kollokationen *politische/politischer/politischen Schizophrenie* (D) und *grüne Schizophrenie* (D); die Übertragung von zur Schizophrenie gehörigen Eigenschaften mittels *schizophren* in den Kollokationen *schizophrene Haltung* (D, CH), *schizophrenes Verhalten* (D), *schizophrene Situation* (D, CH), *schizophrene Politik* (CH).

(II) Hinzu kommen Heckenausdrücke als Kollokatoren: *gewisse* (CH) und *geradezu* (D) zu *Schizophrenie* (CH); *fast* (D), *etwas* (D, CH), *geradezu* (D, CH), *schon* (D) und *leicht* (CH) zu *schizophren*. In diesen Kontext gehört auch der Kollokator *Art* zu *Schizophrenie* (D; vgl. auch Beleg (17) zu Tabelle 9.10).

(III) Zudem finden sich unter den Kollokatoren sprachliche Mittel zur syntaktischen Strukturierung: *Einerseits* und *wenn* je als Kollokatoren zu *schizophren* (D, CH) und *Schizophrenie* (D).

(IV) Und schliesslich geben auch hier Kollokatoren Hinweise auf wiedergegebene Rede: Die Verbform *bezeichnet* als Kollokator zu *schizophren* (CH) sowie Anführungszeichen zu *Schizophrenie* (D, CH).

Die genannten Formen verweisen alle auf relevante Muster der Modifikation und Übertragung, auf typische Verwendungskontexte und auf neue kommunikative Funktionen der fachsprachlichen Ausdrücke in diesen alltags- bzw. gemeinsprachlichen Kommunikationsräumen. Sie werden in Kapitel 10.4 näher besprochen.

Als weiteres Resultat der Kollokationsanalyse lässt sich zum einen feststellen, dass in beiden Protokollsammlungen zu *schizophren* mehr signifikante Kollokatoren ermittelt wurden als zu *Schizophrenie*. In den Schweizer Protokollen ist der Unterschied besonders deutlich. Es ist ein Anhaltspunkt dafür, dass die Varianz innerhalb der signifikanten Verwendungsmuster, hier für die übertragene Lesart, in den parlamentarischen Protokollen für das Adjektiv grösser ist als beim Diagnoseterminus. Zum anderen verweisen gerade die Kollokatoren zum Adjektiv auf sehr ähnliche Gebrauchsmuster in den Parlamentsdebatten der beiden Sprachräume der deutschen Schweiz und der Bundesrepublik.

Kollokatoren zu *schizoid*

Als letzter Abschnitt in diesem Kapitel folgen in Tabelle 9.19 die Kollokatoren zu *schizoid* im Zeitungskorpus, das aufgrund der geringen Belegmenge zu diesem Adjektiv für den gesamten Zeitraum von 1950 bis 2009 zusammengefasst betrachtet wird.

Tabelle 9.19: Kollokatoren zu *schizoid* 1950–2009, Zeitungskorpus.

Zeitraum	Belege
1950–2009	*1. Persönlichkeit (37; 37), 2. Psychopath (18; 17), 3. Zügen (14; 14), 4. Psychopathen (14; 14), 5. Persönlichkeitsstörung (12; 10), 6. Züge (15; 15), 7. infantilen (9; 9), 8. Gutachten (13; 13), 9. infantiler (6; 5), 10. als (76; 74), 11. Angeklagten (14; 14), 12. Charakter (12; 11), 13. bezeichnete (10; 10), 14. * mit * (81; 74), 15. Psychopathie (5; 5), 16. bezeichnet (10; 10), 17. „ (165; 86), 18. * Typ * (6; 4), 19. eine (61; 52), 20. Verhalten (9; 8), 21. schweren (7; 7), 22. Situation (9; 6), 23. Psychiater (9; 9), 24. Haltung (7; 7), 25. Wesen (6; 6), 26. leicht (7; 7), 27. Zustand (6; 5), 28. einer (34; 33), 29. ihn (14; 14), 30. geradezu (5; 5), 31. * sei * (16; 16), 32. * einen * (21; 21), 33. und (133; 117), 34. Störungen (5; 5)*

Wie diese Übersicht und der Blick in die zugehörigen Belege zeigen, ist für das fachsprachliche Adjektiv *schizoid* (wie bereits in der ersten) auch in der zweiten Jahrhunderthälfte der Justiz-Kontext in den Zeitungen zentral. *Psychopath* und *Psychopathen* verweisen auf die Kollokation *schizoider Psychopath*, die auch in der ersten Hälfte des 20. Jahrhunderts in Zeitungstexten als typisches Gebrauchsmuster von *schizoid* zu beobachten ist (vgl. Kapitel 8.2.3). In diesen Kontext gehören auch die Kollokatoren *Psychopathie* und *Charakter* (belegt in den Kollokationen *schizoide Psychopathie* und *schizoider Charakter*) sowie *Zügen* (mehrheitlich in diesem Kontext und in der Wendung *Psychopath mit schizoiden Zügen* belegt). Zusammen mit *Gutachten* und *Angeklagten* sind die Kollokatoren alle der Gerichtsberichterstattung zuzuordnen, wobei eine deutliche Mehrheit der Belege in den beiden Schweizer Zeitungen zu finden ist. Abgesehen von den Kollokatoren *Zügen* und *Angeklagten*, die auch später belegt sind, finden sich die aufgezählten Kollokationen mehrheitlich in den 1950er- und 1960er-Jahren, *Psychopathie* in den 1960er- und 1970er-Jahren. Auch die Kollokatoren *Persönlichkeit* und *Persönlichkeitsstörung* sind der Prozessberichterstattung zuzuordnen. Die Kollokationen *schizoide Persönlichkeit* und *schizoide Persönlichkeitsstörung* finden sich im Unterschied zu den zuvor genannten auch vielfach in der *FAZ* und sind über den gesamten Untersuchungszeitraum verteilt. Im *Neuen Deutschland* finden sich für *schizoid* dagegen nahezu keine Belege (vgl. Tabelle 9.1 in Kapitel 9.2.2).

Wie für *Schizophrenie* und *schizophren* (vgl. Tabelle 9.14 und 9.15) sind auch zu *schizoid* die Verbformen *sei* und *bezeichnet* als Kollokatoren belegt – letztere zudem im Präteritum (*bezeichnete*). Zusammen mit den Kollokatoren *als* und *ihn* verweisen sie auf musterhafte Wendungen zur Wiedergabe der Schizoiddiagnose in den Zeitungstexten, wie die folgenden Belege illustrieren:

(27) „Das psychiatrische **Gutachten** bezeichnete **ihn als** einen **schizoiden Psychopathen**, dem man die volle Zurechnungsfähigkeit nicht zubilligen könne. Der Angeklagte erklärte in einem Schlusswort, dass eben seine Zähne an allem schuld gewesen seien. Seitdem der Zahndoktor sie ausgezogen habe, fühle er sich als viel besserer Mensch.“ (ShN, 23.03.1956, o. A., Region, Aus dem Gerichtssaal. Die Zähne waren an allem schuld!)

(28) „Rinaldi wird von den Psychiatern **als *schizoid* bezeichnet**; dazu führt der zweite Gutachter an: ‚**Schizoid** ist nicht eine Art milder Schizophrenie, sondern hat nur Aehnlichkeit mit einem charakterlichen Verhalten, das man häufig, aber lange nicht immer, bei späteren Schizophrenen findet.‘ **Schizoid** bedeutet im psychiatrisch-medizinischen Sinne noch nicht ohne weiteres Charakteranomalie.“ (NZZ, 25.03.1959, pz., Der Fall Rinaldi vor dem Zürcher Schwurgericht)

(29) „Den **Angeklagten** schilderte die Richterin **als** verschlossene, gefühlskalte und **schizoide Persönlichkeit**. Er **sei** völlig isoliert aufgewachsen, habe sich stets als Außenseiter gefühlt und sei mehrfach in psychiatrischer Behandlung gewesen." (FAZ, 22.11.1986, AP, Deutschland und die Welt, Den Jungen „fast wie ein Tier" gefangengehalten. Kindesentführer Adam Geist zu sieben Jahren Freiheitsentzug verurteilt/Geständnis milderte Strafe)

Wie dies bereits in Belegen der ersten Jahrhunderthälfte häufig zu beobachten war, ist hier in Beleg (27) das Gutachten als handelndes Subjekt dargestellt, das den Angeklagten „als einen schizoiden Psychopathen" *bezeichnet*. Daneben werden auch Psychiater und in (29) die Richterin als Urheber bzw. Urheberinnen der Diagnose genannt – entsprechend ist auch der Kollokator *Psychiater* in Tabelle 9.19 zu interpretieren. Dass, wie hier in (28), ausführlich erklärt wird, was der fachsprachliche Terminus *schizoid* bedeutet, ist eine Ausnahme. Der Beleg ist zugleich ein Hinweis auf das bereits in Kapitel 8 aufgezeigte Verwechslungspotenzial mit *schizophren* und *Schizophrenie* bzw. das Potenzial, das Wort *schizoid* mit der Bedeutung ‚milde Form von schizophren' zu interpretieren.

Zum Aspekt der wiedergegebenen Rede sind auch die Anführungszeichen als Kollokatoren zu *schizoid* zu zählen. Neben dem Justiz-Kontext verweisen sie, wie auch bei *Schizophrenie* und *schizophren*, auf die Verwendung des Adjektivs im Kontext von Literatur und Populärkultur. Auch *schizoid* ist ein Element von Film-, Musik- und Buchtiteln, die in den untersuchten Zeitungen (zum Teil) mit Anführungszeichen als solche ausgezeichnet werden. Hinweise finden sich ab den späten 1960er-Jahren auf das Lied *21st Century Schizoid Man* (1969) der Gruppe *King Crimson* und auf das Buch *Schizoid. Erzählungen und Texte* (1972) mit Werken des deutschen Schriftstellers Franz Büchler.[162] Ebenfalls in diese Reihe gehört der Filmtitel *Schizoid* (David Paulsen, USA 1980) (vgl. Beleg (20)).

Bemerkenswert sind schliesslich auch die Kollokatoren *Verhalten, Situation, Haltung, Zustand, geradezu.* Sie sind alle Belege dafür, dass auch *schizoid* in nichtpsychiatrischer Lesart verwendet wird, und zwar in den gleichen musterhaften Kollokationen wie das Adjektiv *schizophren*:

(30) „Es ist anderseits überraschend, feststellen zu dürfen, dass sehr oft die gleichen Leute, die den Spitzensport in Frage stellen, sich an schweizerischen Erfolgen

162 Vgl. zu *21st Century Schizoid Man*: FAZ, 19.11.1991, Peter Kemper, Schallplatten und Phono, Zen im Gitarrenspiel. „The Essential King Crimson" und Neues von Robert Fripp; FAZ, 12.06.1996, Norbert Krampf, Feuilleton, Unbeirrter Dinosaurier im Klangdickicht. Alte Werte, aufbereitet für die Neuzeit: King Crimson auf Deutschland-Tournee. Vgl. zu *Schizoid* von Büchler: FAZ, 28.11.1972, Eckhard Lange, Literaturbeilage, Gegengeschichten. Franz Büchler: „Schizoid"; vgl. Büchler 1972.

freuen und gar nicht etwa gegen die Teilnahme unserer Athleten eingestellt sind. Ein etwas **schizoid** anmutendes **Verhalten**, muss man da wohl beifügen.“ (NZZ, 04.05.1977, hul., Sport, Gutes Rechnungsjahr der Schweizer Sporthilfe)

(31) „Das fängt an bei der Mehrschichtigkeit der Musik, die aus zwei manchmal **geradezu schizoid** geteilten Komponenten besteht: einer metrisch in Verse gebrachten, mit erkennbaren, gleichmäßigen Takten, wenn auch oft unregelmäßigen Längen der Melodieperioden, und einer davon unabhängigen gestischen, die mit Schlagzeugklängen eine Art surrealer Überhöhung der Szene zum Hörbaren bewirkt.“ (FAZ, 07.05.1979, Dietmar Polaczek, Feuilleton, Doppelter Salto in die Tradition. Eine Tournee der Peking-Oper aus Shanghai als Beleg für die neue chinesische Kulturpolitik)

(32) „Diese **schizoide Situation** wird mit den neuesten Hilfsangeboten pervertiert und auf die Spitze getrieben. In sogenannten Gassenzimmern oder Fixerräumen wird im Sinne der ‚harm reduction‘ der Drogenkonsum und das Spritzen unter sterilen Umständen im Sinne der Aids-Prävention geduldet, ja gar gefördert, auf der andern Seite hingegen soll aber der Drogenhandel in diesen Fixerräumen und in deren näherer Umgebung verhindert werden.“ (ShN, 10.02.1993, René Renggli, Diverses, Drogenproblematik – wie weiter?)

Diese und auch die anderen genannten Kollokationen sind ein deutlicher Hinweis dafür, dass *schizoid* in der Alltags- bzw. Gemeinsprache eine ähnliche Entwicklung wie *schizophren* durchlaufen hat, das heisst, dass das Adjektiv von den Sprachbenutzerinnen und Sprachbenutzern in der Gemeinsprache in sehr ähnlichen nicht-psychiatrischen Kontexten und Verwendungsweisen eingesetzt wird wie *schizophren*. Bemerkenswert ist dies insbesondere auch vor dem Hintergrund, dass die durch *schizophren* und *schizoid* bezeichneten Eigenschaften im späteren psychiatrischen Fachdiskurs als weniger nahe beieinanderliegend gelten als zu Bleulers Zeit. Heute wird die schizoide Persönlichkeitsstörung als etwas fundamental anderes als die Schizophrenie verstanden bzw. sie wird explizit *nicht* dem schizophrenen Formenkreis zugerechnet (vgl. für eine diachrone Übersicht Kapfhammer 2017).

Resümee

Zusammengefasst verweisen die Analysen in diesem Kapitel insbesondere auf die folgenden Aspekte zu Kontexten und Gebrauchsweisen der untersuchten Lexeme:

Bezüglich der thematischen Kontexte legen die Kollokationsanalysen zum Zeitungskorpus den Schluss nahe, dass die bereits für die erste Hälfte des 20. Jahrhunderts relevanten Kontexte der Psychiatrie im engeren Sinne, der Justiz sowie der Kunst auch in der zweiten Jahrhunderthälfte und bis ins 21. Jahrhundert in den Tageszeitungen *FAZ, NZZ* und den *Schaffhauser Nachrichten* relevant bleiben.[163] Aus diachroner Perspektive fällt die neuerlich verstärkte Präsenz des Kunst-Kontextes in und ab den 1970er-Jahren auf. Entsprechende Themenschwerpunkte sind zu dieser Zeit darüber hinaus auch in den (in die Kollokationsanalysen nicht einbezogenen) Literatur- und Kulturzeitschriften *Du* und *Neue Rundschau* zu beobachten. In beiden Zeitschriften finden sich in diesem Zeitraum verschiedene Beiträge zum Thema „Wahnsinn in der neuesten Literatur“[164], zu einzelnen Künstlern mit Schizophreniediagnose (darunter eine Artikelserie im *Du* des Psychiaters Leo Navratil) und zum in diesem Kontext wieder neue Aufmerksamkeit gewinnenden Lyriker Hölderlin (vgl. Anz 2008, 216).[165] Hinsichtlich des psychiatrischen Kontextes im engeren Sinne fällt in den Tageszeitungen die durchgängige Thematik der Ursachensuche auf.[166] Zudem spielen ab den späteren Jahrzehnten des 20. Jahrhunderts Medikamente zur Behandlung von Schizophrenie eine immer grössere Rolle – auch als wirtschaftlicher Faktor. Hinzu kommen neue Fokussierungen auf die Familien und Angehörigen der Betroffenen in den 1980er-Jahren. – Die Analysen verweisen damit zwar auf je aktuelle psychiatrisch relevante Fragen, Debatten und Wissensbestände zum Krankheitsbild, die auch im öffentlichen Diskurs rezipiert wer-

163 Auf ähnliche Ergebnisse verweisen auch Schmitt in ihrer qualitativen Analyse ausgewählter Tages- und Wochenzeitungen Ost- und Westdeutschlands für den Zeitraum von 1950 bis 1980 sowie Hoffmann-Richter in ihrer Untersuchung Schweizer und bundesdeutscher Tages- und Wochenzeitungen zum Jahr 1995 (vgl. Schmitt 2018, 273–288; Hoffmann-Richter 2000, 134–219).

164 NeRu, 1978(1), Wolfgang Hädecke, Der taube Lärm unterhalb der Geschichte. Das Thema Wahnsinn in der neuesten Literatur, S. 120–130.

165 Vgl. aus der *NeRu*: Fussnote 164; 1982(1), Uwe Schweikert, „Die Sprache anderen Wünschen öffnen“. Über die Sprache der Verrücktheit, S. 152–165. Zur Diagnostizierung Hölderlins als schizophren: 1979(2), Michael Hamburger, Hölderlins Leben in Dokumenten, S. 298–305, hier insbes. S. 303; 1979(3), Michael Hamburger, Wahnsinnig oder nicht? Zum „Friedrich Hölderlin“ von Pierre Bertaux, S. 458–464; vgl. aus dem *Du*: 1972, 32(5), Heinz Weder, [Rezension zu:] Alfred Bader. Geisteskranker oder Künstler? Der Fall Friedrich Schröder-Sonnenstern, S. 381; 1974, 34(3), Beat Brechbühl, Sonnenstern Weltmeister. Über Friedrich Schröder-Sonnenstern, S. 88–91; 1976, 36(7), Peter Killer, Kunstszene Schweiz. Kunstmuseum Bern. Adolf Wölfli – Leben und Werk, S. 7; 1979, 39(4), ch, Outsiders, S. 17–19; 1979, 39(9), Leo Navratil, Kunst – Die Brücke zwischen Normalität und Psychose, S. 18–27; 1979, 39(9), Leo Navratil, Rudolf Horacek, S. 34 f.; 1979, 39(9), Leo Navratil, Ernst Herbeck, S. 56 f.; 1980, 40(4), pw, Manie und Depression. Wanderausstellung der Farbstiftzeichnungen von Johann Hauser, S. 99; 1981, 41(1), Michel Thévoz, Art brut – Bemerkungen zu einer Kunst am Rande [dt. Übers. von Fritz Billeter], S. 70–73; 1985, 45(10), o. A., Ausstellungskalender. Kurzbesprechungen. Adolf Wölfli, S. 70.

166 Vgl. auch die Analyse west- und ostdeutscher Zeitungsartikel der 1950er-, 1960er- und 1970er-Jahre bei Schmitt (2018, 280–286), in denen häufig mögliche Ursachen des Krankheitsbildes thematisiert werden.

den. Zugleich zeigen die Kollokatoren zum psychiatrischen Kontext aber auch, dass das Krankheitsbild Schizophrenie vielfach eher beiläufig, quasi in einem Nebensatz und ohne zusätzliche Erläuterungen etwa zu jeweils aktuellen wissenschaftlichen Konzeptionen des Krankheitsbildes erwähnt wird. Vielfach ist das Krankheitsbild also nicht Hauptthema der untersuchten Artikel, wie dies auch bereits für die erste Hälfte des 20. Jahrhunderts beobachtet werden konnte.[167] Schliesslich finden sich auch in den Kollokationsanalysen Verweise auf metakommunikative Diskurse zu *Schizophrenie*, die insbesondere ab den 1980er- und 1990er-Jahren virulent werden.

Bezüglich der unmittelbaren sprachlichen Kontexte von *Schizophrenie, schizophren, schizoid* haben die Analysen für die Tageszeitungen *NZZ, FAZ* und *ShN* gezeigt, dass der Terminus *Schizophrenie* (und damit das durch ihn bezeichnete Krankheitsbild) häufig mittels Hyperonymen wie *Geisteskrankheit, Krankheiten* oder *Psychosen* in lexikalische Strukturen und damit zugleich in allgemein bekannte Wissensstrukturen eingeordnet wird. Auch diese Tendenz konnte bereits für die erste Hälfte des 20. Jahrhunderts beobachtet werden (vgl. Kapitel 8.2.2). Daneben ist auch die Reihung mit anderen Krankheitsbezeichnungen wie *Depression, Alkoholismus*, aber auch *Migräne* ein typischer syntaktischer Kontext von *Schizophrenie*, wodurch das bezeichnete Krankheitsbild ebenfalls in spezifische Wissensbestände eingereiht bzw. entsprechende Verknüpfungen hergestellt werden. Dabei können gerade die Einreihungen mit somatischen Krankheiten in gewisser Hinsicht als Normalisierung betrachtet werden: *Schizophrenie* bezeichnet nicht etwas schlichtweg Anderes, Fremdes, mit nichts Vergleichbares, sondern steht in einer Reihe mit *Migräne*. Des Weiteren ist auffällig, dass *Schizophrenie, schizophren* und auch *schizoid* in den untersuchten Zeitungen musterhaft in zitierter bzw. wiedergegebener Rede belegt sind, in Form direkter wie auch indirekter Rede.

Bezüglich der Verwendungsweisen der untersuchten Lexeme unterstreichen die Analysen, dass die nicht-psychiatrische Verwendungsweise für *Schizophrenie, schizophren*, aber auch für *schizoid* in der zweiten Hälfte des 20. Jahrhunderts schrittweise an Relevanz gewinnen. Die Kollokationsanalysen verweisen auf typische Wendungen, auf typische Gebrauchsmuster der neuen alltags- bzw. gemeinsprachlichen Lesart, die nicht nur in den untersuchten Tageszeitungen (in jenen der Deutschschweiz, der BRD wie auch in der DDR-Zeitung *Neues Deutschland*),

167 Vgl. dazu auch die Analyse von Hoffmann-Richter für das Jahr 1995: Insgesamt ist das Krankheitsbild Schizophrenie im von ihr untersuchten Zeitungskorpus lediglich in 6 % der Artikel Hauptthema und in 5 % Nebenthema, in 89 % der Artikel werden die fachsprachlichen Ausdrücke (in fach- oder nicht-fachsprachlicher Lesart) lediglich nebenbei erwähnt (vgl. Hoffmann-Richter 2000, 142–144). Verhältnismässig häufig Haupt- oder Nebenthema ist das Krankheitsbild gemäss Hoffmann-Richter in der *NZZ* (vgl. ebd., 144). Dabei wäre zu fragen, ob dies auch gegen Ende des 20. Jahrhunderts noch auf die lokale Bedeutung Bleulers zurückgeführt werden kann.

sondern auch in den parlamentarischen Protokollen zu beobachten sind. Bemerkenswert ist des Weiteren, dass sich diese für *schizophren* ermittelten Kollokationen in den Zeitungstexten auch für *schizoid* als relevant erweisen, was auf eine diesbezüglich parallele Entwicklung der beiden Adjektive schliessen lässt.

Bezüglich einzelner Formen des Lexemfeldes lassen die Kollokationsanalysen den Schluss zu, dass die drei zentralen thematischen Kontexte sowohl für *Schizophrenie* als auch für *schizophren* relevant sind. Für das Adjektiv *schizoid* scheint dagegen der Justiz-Kontext in den untersuchten Zeitungen der wichtigste und vorrangigste Gebrauchskontext. Für die substantivierten Adjektive *der/die/das Schizophrene* sind der psychiatrische und der Kunst-Kontext signifikant. Für *Schizophrene* bilden die Kollokationsanalysen dabei die in Kapitel 9.2.1 aufgezeigte Frequenzentwicklung ab mit einem Höhepunkt in den 1970er-Jahren und einer ab den 1980er-Jahren abflachenden kommunikativen Relevanz. Parallel dazu gewinnen ab den 1980er-Jahren zweigliedrige Kollokationen wie *schizophrene Patienten* oder *schizophrene Menschen*, aber auch längere syntaktische Verbindungen wie *an Schizophrenie erkrankte Person* an Signifikanz. Sie werden, so scheint es, in den untersuchten Tageszeitungen vermehrt für die zuvor durch *Schizophrene* erfüllte sprachliche Funktion eingesetzt, nämlich zur Bezeichnung von Menschen mit der Diagnose Schizophrenie.

9.4 Zwischenfazit: Konjunkturen und Veränderungen von *Schizophrenie* im öffentlichen Diskurs

Die in Kapitel 9 präsentierten quantitativen Analysen zu *Schizophrenie*, *schizophren*, *Schizophrene* und weiteren sprachlichen Ausdrücken zum Konfix *schizo-* im Zeitraum von 1950 bis 2009 verweisen auf Konjunkturen und Veränderungen des Schizophreniebegriffs im deutschsprachigen öffentlichen Diskurs. Die Untersuchungen zu Gebrauchsfrequenz, Lexemverteilung, lexikalischer Varianz, Lesarten und Kollokationen liefern je unterschiedliche Mosaiksteinchen zum Bild der alltags- bzw. gemeinsprachlichen Karriere des psychiatrischen Fachbegriffs. Die Analysen „auf der sprachlichen Oberfläche" (Bubenhofer 2008, 408) haben dabei erstaunliche Parallelen zwischen den untersuchten Publikationsgruppen und Sprachräumen zutage gefördert. Und sie verweisen auf Gleichzeitigkeiten sprachlicher Veränderungen und soziokulturell relevanter Diskurse, die in einem zusammenhängenden Kontext gelesen werden müssen.

Ein in der Geschichte des Schizophreniebegriffs besonders auffälliger Zeitraum sind die 1970er-Jahre. Auf allen Ebenen der vorgenommenen sprachlichen Untersuchungen spielt der Zeitraum, beginnend mit dem Ende der 1960er-Jahre und teilweise bis in die 1980er-Jahre hineinreichend, eine besondere Rolle. Die in Kapitel 9.1 diskutierten Analysen zur Gebrauchsfrequenz von *Schizophrenie* und davon abgeleiteten sprachlichen Ausdrücken haben die 1970er-Jahre als Hochphase des Schizophreniebegriffs ausgewiesen – in den Tageszeitungen (Lokal- und Qualitätszeitungen) der Deutschschweiz und der BRD, in den parlamentarischen Debatten beider Länder und teilweise auch in den Literatur- und Kulturzeitschriften. Damit verbunden war eine Verschiebung relativer Frequenzen der zentralen Lexeme: Die Verwendungen des Adjektivs *schizophren* und von dessen substantivierter Form (*der/die/das*) *Schizophrene* nahmen im Verhältnis zum Diagnoseterminus *Schizophrenie* innerhalb des untersuchten Feldes deutlich zu. Zugleich können die 1970er-Jahre auch als eine Art Beschleuniger für den Ausbau und die lexikalische Varianz innerhalb des Wortfeldes zum Konfix *schizo-* betrachtet werden. Die Verwendung unterschiedlicher Komposita und Derivationen auf Basis des fachsprachlichen Feldes steigt in der Folge deutlich an.

Bezüglich der Kontexte und Verwendungsweisen zeigt sich zugleich ein Anstieg alltags- bzw. gemeinsprachlich geprägter Verwendungen der fachlichen Ausdrücke, die vermehrt nicht mehr nur der Bezeichnung einer medizinischen Krankheit eines einzelnen Patienten oder einer einzelnen Patientin dienen, sondern zur Bewertung und Kritik politischer Handlungen und gesellschaftlicher Umstände eingesetzt werden. Ergänzend verweisen schliesslich die Kollokationsanalysen auf Veränderungen in den Verwendungskontexten in den 1970er-Jahren – auf ein wieder neu entflammtes Interesse am Zusammenhang zwischen Kunst und Schizophrenie sowie auf eine deutlich gesteigerte mediale Präsenz entsprechender Romane, Kino- und Fernsehfilme, die Menschen mit einer Schizophreniediagnose in den Mittelpunkt stellen.

Die Antipsychiatrie-Bewegung als zentraler diskursiver Resonanzraum

Der genannte Zeitraum ist nun auch aus Sicht der Psychiatriegeschichte in besonderer Weise mit dem Krankheitsbild Schizophrenie verknüpft. „[D]ie Schizophrenie“, so schreibt Schmitt (2018, 313) in ihrer wissensgeschichtlichen Untersuchung, war „[i]n den sechziger und sienziger [sic] Jahren [...] das öffentliche Gesicht der Psychiatrie. Keine Auseinandersetzung mit der Psychiatrie kam ohne eine Diskussion der Schizophrenie aus.“ Wie bereits zu Beginn des 20. Jahrhunderts im Rahmen der „Dementia-praecox-Frage“ (vgl. Kapitel 7.1.1) diente das nun *Schizophrenie* genannte (und vielfach neu konturierte) Krankheitsbild auch in den 1960er- und 1970er-Jahren „dazu [...], stellvertretend wesentliche Charakteristika der Funktionsweise und des Wissensstandes der Psychiatrie deutlich zu machen“ (Schmitt 2018, 313). Ein „[e]rhebliche[r] Anteil an der Verbreitung der Thematik“ (ebd.) in dieser Zeit ist zugleich der sogenannten Antipsychiatrie-Bewegung[168] zuzuschreiben

168 Wie Schmitt (2018, 313–317) darlegt, handelt es sich bei *Antipsychiatrie* um einen Quellenbegriff, nach dem Titel von David Coopers Werk *Psychiatry and Anti-psychiatry* (1967), der aller-

(vgl. ebd.). Getragen mehrheitlich von Psychiatern und Sozialwissenschaftlern, handelte es sich hierbei um eine heterogene, „transnationale[ ] Bewegung“ (Majerus 2010, 1), die eingebettet in die gesellschaftlichen Bewegungen und Umbrüche von „1968“ weitreichende, teilweise radikale Psychiatriekritik betrieb (vgl. z. B. Majerus 2008; 2010). Das Krankheitsbild Schizophrenie diente den Protagonistinnen und Protagonisten dabei vielfach als „Angriffspunkt [...], um das System, die Institution und die Wissenschaft der Psychiatrie zu hinterfragen“ (Schmitt 2018, 313).[169]

Zentrale Akteure und Publikationen waren unter anderem: Ronald D. Laing mit *Das geteilte Selbst. Eine existentielle Studie über geistige Gesundheit und Wahnsinn* (engl. 1960; dt. 1972), Michel Foucault mit *Wahnsinn und Gesellschaft. Eine Geschichte des Wahns im Zeitalter der Vernunft* (frz. 1961; dt. 1969), Erving Goffman mit *Asyle. Über die soziale Situation psychiatrischer Patienten und anderer Insassen* (engl. 1961; dt. 1972), David Cooper mit *Psychiatrie und Anti-Psychiatrie* (engl. 1967; dt. 1971) und Thomas Szasz mit *Schizophrenie. Das heilige Symbol der Psychiatrie* (engl. 1976; dt. 1979) (vgl. Majerus 2010, 3 f.; Schmitt 2018, 313–356).[170] In unterschiedlicher Radikalität stellten die Autoren gängige Praktiken und Ansichten der Psychiatrie in Frage und eröffneten zugleich neue Perspektiven auf psychische Krankheiten im Allgemeinen und das Krankheitsbild Schizophrenie im Besonderen. Wie auch die Erscheinungsjahre der deutschen Übersetzungen zeigen, erfolgte die Rezeption der Psychiatriekritik im deutschsprachigen Raum „[m]it Verspätung gegenüber anderen europäischen Ländern und den USA“ (Brink 2010a, 73). Aber auch hier wurden die Kritikpunkte und Forderungen diskutiert (vgl. auch ebd.). Die Themen finden sich auch in den hier untersuchten Zeitungen, Literatur- und Kulturzeitschriften wieder, in Buchrezensionen und Artikeln zur Thematik.[171] Vielen dieser Zugänge gemein ist der Bezug

---

dings vermehrt auch von ausserhalb zur Bezeichnung der heterogenen Bewegung eingesetzt wurde bzw. wird und lange nicht von allen der Bewegung zugerechneten Akteuren verwendet worden war.

169 Die nachfolgenden Ausführungen zur Antipsychiatrie-Bewegung und zu den entsprechenden Bezügen zum Krankheitsbild Schizophrenie stützen sich insbesondere auf Schmitt 2018, 313–356; Majerus 2008, 345–355; 2010; Woods 2011, 125–182; Maatz/Hoff 2017, 79–81.

170 Die Originaltitel lauten: Ronald D. Laing (1960): *The Divided Self. An Existential Study in Sanity and Madness*, Michel Foucault (1961): *Folie et déraison. Histoire de la folie à l'âge classique*, Erving Goffman (1961): *Asylums. Essays on the Condition of the Social Situation of Mental Patients and Other Inmates*, David Cooper (1967): *Psychiatry and Anti-Psychiatry*, Thomas Szasz (1976): *Schizophrenia. The sacred symbol of psychiatry*.

171 Vgl. z. B. NZZ, 31.08.1971, Cécile Ernst, Feuilleton, „Die negierte Institution“. Ein Experiment der Psychiatrischen Klinik in Görz; FAZ, 16.06.1972, Marianne Kesting, Bilder und Zeiten, Literatur und Schizophrenie. Ronald D. Laing: „Das geteilte Selbst“; NeRu, 1972(2), Martin Puder, Der böse Blick des Michel Foucault, S. 315–324; FAZ, 24.05.1973, Asmus Finzen, Politik, Für 70 Patienten nur eine Badewanne. Zur Lage der psychisch Kranken in unserer Gesellschaft; NZZ, 12.10.1973, Helmut Holzhey, Feuilleton, Das Gesicht der Psychiatrie in der Oeffentlichkeit. Eine oder die Spiegelung der psychiatrischen Diagnosen auf die zeitgenössische Gesellschaft und auf die herrschenden sozioökonomischen Kontexte.[172] Die sozialen und gesellschaftlichen Bedingungen in den herrschenden Machtverhältnissen der kapitalistischen Gesellschaften werden für die Schizophrenie mitverantwortlich gemacht (u. a. bei Laing und Cooper mit Fokus auch auf die Familien, vgl. auch Lienhard 2023), die psychiatrischen Diagnosen, die Kategorien *Wahnsinn* und *Vernunft* werden als historisch gewordene und nicht natürlich gegebene Einheiten relativiert (bei Foucault), und letztlich wird auch die Diagnose Schizophrenie radikal kritisiert – bei Thomas Szasz als von der Psychiatrie erfundene Kategorie zur Wegsperrung jener, deren Sprechen als nicht verständlich und deren Verhalten als nicht normal betrachtet wurde.[173]

Die Bewegung lenkte den Blick zugleich verstärkt auf „den Schizophrenen", der zur politisierten Figur antipsychiatrischer Diskurse wurde: „Finally, and perhaps most significantly, through the figure of ‚the schizophrenic' or ‚schizo', antipsychiatric theorists radically politicized schizophrenia, highlighting its aetiological, structural, and symbolic associations with capitalist society and culture", resümiert Woods (2011, 162). Sie verweist darauf, dass nicht nur das Krankheitsbild Schizophrenie, sondern explizit und gerade auch die Figur des Schizophrenen in antipsychiatrischen Diskursen zu einem Symbol stilisiert wurde, zum Opfer eines als korrumpiert empfundenen medizinischen und gesellschaftlichen Systems. Auf sprachlicher Ebene kondensiert ist diese Idee im Kurzwort *Schizo*, das insbesondere von Deleuze

daseinsanalytische Tagung zum 70. Geburtstag von Medard Boss; FAZ, 07.03.1975, Mario Erdheim, Feuilleton, Wie Wahnsinn und Kultur zusammenhängen. Georges Devereux: „Normal und Anormal"; NZZ, 16.06.1978, Cécile Ernst, Radio und Fernsehen, Erfahrungen zwischen „Normal" und „Krank"; NZZ, 29.06.1981, He., Inland, Psychiatriekritik verschiedener Couleur. Internationale Konferenz zum Thema „Psychiatrie gegen Menschenrechte" in Zürich; NeRu, 1982(1), Uwe Schweikert, „Die Sprache anderen Wünschen öffnen". Über die Sprache der Verrücktheit, S. 152–165; FAZ, 18.07.1984, Asmus Finzen, Die Gegenwart, Zwischen Freiheitsberaubung und unterlassener Hilfeleistung. Wende in der Psychiatrie?

172 Vgl. hierzu auch Bernet (2013, 277–334, 343–345) sowie die Ausführungen in Kapitel 8.2.3 und 8.3 zu verwandten, wenn auch klar von den hier verhandelten antipsychiatrischen Diskursen zu unterscheidenden Inbezugsetzungen der Diagnose Schizophrenie und den vorherrschenden gesellschaftlichen Verhältnissen zu Beginn des 20. Jahrhunderts.

173 Thomas Szasz ist sicher einer der radikalsten Kritiker des Bleuler'schen Krankheitsbildes. Für ihn kommt der Schizophrenie letztlich nur Symbolstatus zu (vgl. Szasz 1979, 13 f.). Schizophrenie sei „*nur* ein Wort", so Szasz (ebd., 55, Hervorhebung i. O.), und Bleuler habe „weder eine neue Krankheit entdeckt[ ] noch eine neue Behandlungsmethode entwickelt[ ]" (ebd., 22). Der Ruhm des Psychiatrieprofessors sei einzig darin begründet, „daß er eine neue Krankheit erfunden hat – und damit eine neue Rechtfertigung lieferte, um den Psychiater als Arzt, den Schizophrenen als Patienten und das Gefängnis, in welches der erstere den letzteren sperrt, als Krankenhaus zu betrachten" (ebd., 23).

und Guattari in *Anti-Ödipus. Kapitalismus und Schizophrenie* (Deleuze/Guattari 1988 [1974]) öffentlichkeitswirksam als rhetorisches Mittel zur Kapitalismus- und Kulturkritik geprägt wurde und, wenn auch mit anderen Schwerpunkten, bis ins 21. Jahrhundert in dieser Funktion aufgegriffen wird.[174]

Wie sich dies auch in den untersuchten Zeitungen und Zeitschriften zeigt, sind Menschen mit der Diagnose Schizophrenie in den 1970er-Jahren aber auch vermehrt Thema in der Literatur, in Kino- und Fernsehfilmen – mehrfach auch mit Bezug auf die laufenden psychiatrie- und gesellschaftskritischen Debatten (vgl. u. a. Anz 2006, 125 f.; Wulff 2008; Schmitt 2018, 357–402; Wübben 2015). Alleine auf Basis der hier getätigten Analysen der 1970er-Jahre zu nennen sind die Filme *Family Life* (Kenneth Loach, GB 1971), *I Never Promised you a Rosegarden* (Anthony Page, USA 1977), basierend auf dem gleichnamigen Roman, *Outrageous* (Richard Benner, CA 1977) sowie der Fernsehfilm *Das Leben des schizophrenen Dichters Alexander März* (Vojtěch Jasný, D 1975). Letzterer erschien ebenfalls als Roman unter dem Titel *März* (1976), verfasst von Heinar Kipphardt. Und wie dies bereits für die erste Hälfte des 20. Jahrhunderts gezeigt werden konnte, sind auch hier mehrere Autorinnen und Autoren der breit rezipierten Werke eng mit der Psychiatrie verknüpft – als Psychiaterinnen und Psychiater (wie u. a. Kipphardt) oder Patienten und Patientinnen (wie die Verfasserin des Buches *I Never Promised you a Rosegarden*) (vgl. auch Schmitt 2018, 357 f.). Die Präsenz der Thematik im Medium Film schlägt sich auch in sprachlichen Formen nieder: 1972 ist in der *FAZ* das Kompositum *Schizophrenie-Film* zu lesen und 1978 schreibt die *NZZ* von der „sattsam bekannte[n] *Kino-Schizophrenie*“ (Hervorhebung Y. I.).[175]

---

174 Vgl. hierzu den in der Einleitung dieser Studie zitierten Medienwissenschaftler Stefan Rieger, der unter dem Titel *Multitasking* den „polypersonalen Schizo“ (Rieger 2012, 18) zur Leitfigur der gegenwärtigen Ökonomiegesellschaft erklärt (vgl. ebd.). Es liegt nahe, dass gerade auch die zeitgleiche Verwendung von *Schizo* als substandard-, auch explizit jugendsprachliches Schimpfwort die intendierte provokative Wirkung verstärkt hat. Zur zeitgenössischen Rezeption von Deleuze/Guattari in den hier untersuchten Quellen vgl. NeRu, 1973(3), Gonsalv K. Mainberger, Die französische Philosophie nach dem Strukturalismus, S. 437–458, hier S. 441 f.; FAZ, 14.12.1974, Lothar Baier, Feuilleton, Schluß mit Papa und Mama. Gilles Deleuze/Felix Guattari: „Anti-ödipus“ – Ein Buch über den Wahn.

175 Beide Belege sind dabei eher abwertend gemeint. In der *FAZ* heisst es über den (positiv bewerteten) Film *Family Life*, dieser sei „ein bedenkenswerterer Film als der in oberflächlicher Sensation badende Schizophrenie-Film ‚Images‘ von Altman“ (FAZ, 23.05.1972, Brigitte Jeremias, Feuilleton, Die Preise von Cannes. Ein Kommentar). In der *NZZ* ist über *Anima Persa* (1977, Dino Risi) bzw. zu dessen als nicht schlüssig bewerteter Handlung zu lesen: „Schizophrenie, so ahnt man, steckt dahinter – aber eben die sattsam bekannte Kino-Schizophrenie, die bequemes Alibi ist für Ungereimtes aller Art.“ (NZZ, 08.02.1978, liv., Stadt Zürich, Auf Leinwänden in Kinotheatern. „Anima persa“, Kursivierung i. O.).

Aus literaturwissenschaftlicher Sicht beginnt sich für Wübben (2015, 3) mit Kipphardts *März* „ein neues Genre – der Schizophrenie-Roman – auszubilden", in dem nun „[i]m Gegensatz zu Romanen der klassischen Moderne, die oftmals lediglich Psychiatrie-Episoden aufweisen, [...] diese Texte zu großen Teilen in psychiatrischen Anstalten [spielen] oder [...] Psychiater bzw. Schizophrene als Hauptfiguren [haben]" (vgl. zu dieser Einschätzung auch Anz 2006, 125–128; 2008, 215–220; Fischer 2005b, Sp. 686–690).[176] Die literarischen Texte, die „[z]ahlreiche[n] Theaterstücke, Romane und Erzählungen", die das Krankheitsbild in den Fokus stellen, machten dabei gemäss Schmitt (2018, 357) „das schizophrene Selbst noch einmal anders sichtbar als es die theoretischen und wissenschaftlichen Rahmentexte ermöglichten und setzte[n] es auf ganz unterschiedliche Weisen in Bezug zu seiner Erkrankung, zu Gesellschaft, Familie und Psychiatrie" (ebd.). Die bereits lange davor häufig zu findende „literarische Funktion der Darstellung von Psychotikern, nämlich als kritische Instanz gegenüber der nur vermeintlich gesunden Normalität zu fungieren" (Fischer 2005b, Sp. 687), hat dabei in der Antipsychiatrie-Bewegung der 1970er-Jahre, wie Fischer ausführt, ihren engsten theoretischen Widerhall gefunden (vgl. ebd.).

Wie dies in Kipphardts *März* der Fall ist, sind darüber hinaus „[z]ahlreiche literarische Krankengeschichten dieser Zeit [...] auch als Künstlergeschichten zu lesen" (Anz 2008, 216; vgl. auch Schmitt 2018, 358). „Die Figur des Künstlers und die des Kranken begegnen den Lesern der Literatur aus den 1970er und 80er Jahren häufig in Personalunion" (Anz 2008, 216). Aber nicht nur Künstlerinnen und Künstler in Büchern und Filmen, sondern auch real existierende Personen mit einer Schizophreniediagnose und ihre Kunstwerke geraten in den 1970er-Jahren erneut in den Fokus der Öffentlichkeit. Symptomatisch dafür sind etwa das wiederaufflammende Interesse an der Prinzhorn-Sammlung (vgl. Röske 2008, 321), der Erfolg der Werke Leo Navratils, die verspätete öffentliche Aufmerksamkeit für Adolf Wölfli, die Eröffnung der *Collection de l'Art brut* in Lausanne[177] oder der in Kinos laufende Dokumentarfilm *Zur Besserung der Person* (Heinz Bütler, CH 1981), der ebenfalls künstlerisch tätige Patientinnen und Patienten in den Fokus stellt.

Bezüglich des „in der Öffentlichkeit zirkulierende[n] Wissen[s] über Schizophrenie" misst Schmitt (2018, 357) den literarischen – und es ist hinzuzufügen: fil-

176 Als weitere, nachfolgende Vertreter dieses Genres nennt Wübben (2015, 3) etwa *Evelyn B.* (1976) von Ernst Augustin (der selber Mediziner ist), *Irre* (1983) von Rainald Goetz und *Zündels Abgang* (1984) von Markus Werner. Fischer (2005b, Sp. 687) verweist u. a. auf Peter Schalmey (1977): *Meine Schwester und ich*, Kurt Sigel (1977): *Kotilow oder Salto mortale nach innen* und Brigitte Schwaiger (1977): *Wie kommt das Salz ins Meer* als weitere literarische Texte zur Thematik.
177 Vgl. dazu NZZ, 13./14.03.1976, Ursula Isler, Wochenende, Kunst im Dunkeln. Zur Eröffnung der Collection de l'Art brut in Lausanne.

mischen – Werken dabei mindestens ebenso viel Gewicht bei wie entsprechenden Auseinandersetzungen im Rahmen der Psychiatriekritik.[178]

Zum Zusammenhang von Antipsychiatrie-Diskurs und der Determinologisierung von *Schizophrenie*

Blickt man nun aus linguistischer Perspektive auf die geschilderten Kontexte und fragt nach den Zusammenhängen mit den beschriebenen sprachlichen Entwicklungen, so ist den geschilderten Diskursen und Kontroversen eine zentrale Rolle im Determinologisierungsprozess von *Schizophrenie* zuzurechnen. Wie Jung (1999, 208) für den Diskurs über die Atomenergie darlegt, „lenken [Kontroversen] [...] die Aufmerksamkeit auf neues Vokabular" und spielen für die (unsystematische) Vermittlung von Fachterminologie und Fachwissen eine zentrale Rolle (vgl. ebd., 205–208). In entsprechenden „kontroversen Phase[n]" (ebd., 206) werden fachliche Themen in einer breiteren Öffentlichkeit diskutiert, zugehörige Fachtermini werden in den Medien des öffentlichen Diskurses präsenter und so in der breiteren Allgemeinheit bekannter. Auch Meyer/Mackintosh betonen den Einfluss solcher „extra-linguistic event[s]" (hier verstanden als Gegensatz zu rein sprachlich/sprachstrukturell bedingten Phänomenen):

> „Sometimes de-terminologization can be triggered by a specific extra-linguistic event. [...] Events that have broad political or economic repercussions are common triggers of de-terminologization. [...] In effect, almost any event that obtains extensive media coverage may trigger de-terminologization." (Meyer/Mackintosh 2000, 127)

Auch Schuster (2020, 180–181) hält fest, „that the frequent use of a term in public discourse often leads to its de-terminologisation", und betont, dies sei insbesondere „in the fields of medicine (*virus, incubation, ...*), psychiatry (*depression, schizophrenia, ...*) and psychoanalysis (*super-ego, repression, flight into illness, ...*)" (ebd., 181) der Fall (vgl. auch Jung 1999, 194).

Schizophrenie, so könnte man nun mit einer Formulierung Fritz' (2011, 13) sagen, ist der „Zentralausdruck[ ]" der Antipsychiatrie-Bewegung. Fritz (ebd., 12–16) bezieht sich dabei auf die Bezeichnung *die Pietisten* im Rahmen der sogenannten Pietisten-Kontroverse um 1700 und schreibt dazu, was auch für den Ausdruck *Schizophrenie* in der Antipsychiatrie-Bewegung gilt: Sein Gebrauch ist „mit den Grundfragen der Kontroverse verknüpft und dient in vielen Punkten als Aufhänger für

---

178 Zum Schaden von Betroffenen und ihren Angehörigen, so ist anzufügen, gehören zu solchen wissensformenden und -prägenden Filmen auch solche wie die *Psycho*-Reihe, in denen „der Schizophrene" als gefährlicher Mörder dargestellt wird (vgl. Wulff 2008; ferner Schmitt 2018, 279).

die Klärung der Frage, worum es in der Kontroverse eigentlich geht" (ebd., 14). Dass zwischen der Antipsychiatrie-Bewegung und der aufgezeigten *Steigerung der Gebrauchsfrequenz* der Lexeme zum Konfix *schizo-* gegen Ende der 1960er- und in den 1970er-Jahren ein Zusammenhang besteht – bzw. dass mit der Bewegung eine durch sie angestossene thematische Konjunktur des Krankheitsbildes im öffentlichen Diskurs, auch in Film und Literatur, und damit einer Konjunktur des Schizophreniebegriffs einherging – scheint mehr als plausibel. Entsprechende Bezüge legen insbesondere auch die ermittelten Gebrauchsfrequenzen im *Neuen Deutschland* nahe, die im Vergleich zu den drei anderen Zeitungen – auch zur untersuchten Lokalzeitung – deutlich niedriger ausfallen und eine gänzlich andere diskursive Konstellation in der DDR reflektieren. Eine in vergleichbarem Masse öffentlich ausgetragene Kontroverse, wie dies die Antipsychiatrie-Bewegung in den anderen hier untersuchten Diskursräumen war, existierte in Ostdeutschland nicht (vgl. Schmitt 2018, 341).

Auffällig ist darüber hinaus der gleichzeitige Anstieg, die *Routinisierung* (vgl. Fritz 2006, 66), *der nicht-psychiatrischen Verwendungsweise* der Fachausdrücke in den 1970er-Jahren in nahezu allen untersuchten gemeinsprachlichen Quellen, inklusive den Parlamentsprotokollen, in denen die Termini *Schizophrenie, schizophren, Schizophrene* etc. in der psychiatrischen Lesart während des gesamten Untersuchungszeitraums nur eine marginale Rolle spielen (vgl. Kapitel 9.1.2 und 9.3.1). Zwar ist die übertragene Verwendung von *Schizophrenie, schizophren* und weiteren Ausdrücken des psychiatrischen Feldes auch lange vor der Antipsychiatrie-Debatte belegt – allerdings in deutlich geringerer Frequenz (vgl. Kapitel 10.3). Es scheint deshalb gerechtfertigt, die in verschiedenen Publikationen der Antipsychiatrie-Bewegung wie auch in literarischen, filmischen und musikalischen Werken vorhandene, mit dem Schizophreniebegriff verbundene Gesellschaftskritik als eine Art *Brückenkontext* für die übertragene, meist zur Kritik eingesetzte Verwendung der psychiatrischen Ausdrücke zu interpretieren.[179]

Wenn es bei Deleuze und Guattari zum Zusammenhang von *Kapitalismus und Schizophrenie* beispielsweise heisst, dass „die gesellschaftliche Produktion den kranken Schizo hervorbringt" (Deleuze/Guattari 1988 [1974]: 470), und die Soziologin Marianne Krüll in ihrem Werk *Schizophrenie und Gesellschaft* die „alleinige Ursache [der Schizophrenie] in den Widersprüchen unserer Gesellschaft" (Krüll 1977, zit. nach Neuhauser 1977, 22) ortet, ist dies zugleich eine Aussage über

179 Die Bezeichnung *Brückenkontext* bzw. *bridging context* stammt aus der Grammatikalisierungsforschung (vgl. z. B. Heine 2002). Nübling et al. (2013, 175) schreiben dazu: „Das Sprungbrett für Innovationen bilden immer ambige Strukturen, die man Brückenkontexte nennt und bei denen prinzipiell beide Schlüsse möglich sind". Vgl. hierzu und zum Folgenden auch Ilg 2021b, 232 f.; Maatz/Ilg 2021, 398 f.

ein medizinisches Krankheitsbild und eine Kritik an Gesellschaft und Psychiatrie. Die Kritik an Institutionen, Politik und Gesellschaft wird auf diese Weise durch den Antipsychiatrie-Diskurs zu einem gängigen Gebrauchskontext von *Schizophrenie* und begünstigt entsprechende übertragene, nicht-psychiatrische Verwendungen der fachlichen Ausdrücke zur Ausübung von Kritik in gänzlich anderen Zusammenhängen. Dass die zugehörigen diskursiven Kontexte die allgemein verbreiteten Wissensbestände zum Krankheitsbild Schizophrenie nachhaltig verändern, liegt dabei auf der Hand (vgl. hierzu auch Schmitt 2018, 343).

Die Konjunktur entsprechender übertragener Verwendungsweisen von *Schizophrenie, schizophren* und weiteren zugehörigen Lexemen spiegelt sich zeitgenössisch auch in Musik- und Buchtiteln: *21st Century Schizoid Man* (1969) der Gruppe *King Crimson* ist ein gesellschaftskritisches Lied mit entsprechend nicht-psychiatrischer Verwendung des Terminus *schizoid*, und auch *Schizoid. Erzählungen und Texte* (1972) von Franz Büchler sowie der Romantitel *Schizogorsk* (1977) des Psychiaters Walter Vogt sind in dieser Bedeutung zu lesen. Die Konjunktur der nicht-psychiatrischen Verwendungsweise ist aber – und das scheint mir bemerkenswert – nicht nur in literarischen Höhen, in den Feuilletons von *FAZ* und *NZZ* oder den parlamentarischen Reden zu beobachten, sondern auch in der Lokalzeitung *Schaffhauser Nachrichten*. In letzterer, in der theoretische Debatten und Auseinandersetzungen weniger Raum einnehmen (vgl. auch Kapitel 8.2.3), macht die nicht-psychiatrische Lesart in den 1970er-Jahren gar die Mehrheit der gefundenen Belege aus. Die fachlichen Termini bzw. damit verknüpfte Ableitungen dringen in der übertragenen Lesart in den 1960er- und 1970er-Jahren bis in den Alltag, bis in die (auch dialektale) Alltagssprachlichkeit vor – vom Vereinsanlass in der Berghütte (vgl. Beleg (4) in Kapitel 9.2.3) bis zum Songtitel der Schweizer Mundartband *Trampolin* (vgl. Kapitel 9.2.3).

Zu diesen Befunden passt, dass auch die ersten Einträge für die nicht-psychiatrische, übertragene Verwendungsweise in allgemeinen Wörterbüchern des Deutschen, und damit die beginnende Kodifizierung der neuen Lesart, in dieser Zeit zu beobachten sind. Besonders früh verzeichnet Wahrig im Jahr 1966 eine übertragene Lesart für das Adjektiv *schizophren* (vgl. Wahrig 1966, 3100). 1978 finden sich im *Deutschen Fremdwörterbuch* entsprechende Verweise für *Schizophrenie* und *schizophren* (vgl. Deutsches Fremdwörterbuch 1978, 84–86), Ähnliches findet sich auch in der ersten Auflage des *Duden-GWDS* von 1980 (vgl. Duden-GWDS 1980, Bd. 5, 2263).[180] Nicht verzeichnet ist die neue Bedeutung dagegen entsprechend der auch in der *SED*-Publikation *Neues Deutschland* be-

180 Vgl. aber u. a. Haß-Zumkehr 2001, 224–251; Kramer 2012; Gür-Şeker 2012 für die Situation in der deutschsprachigen Lexikographie der Nachkriegszeit und die „lexicographical gap'" (Buck 1985, 386) hinsichtlich der synchronen Wortschatzerfassung des Deutschen zur Jahrhundertmitte.

obachteten Gebrauchssituation im relevanten Band des ostdeutschen *Wörterbuchs der deutschen Gegenwartssprache* (*WDG*) (vgl. WDG 1976, Bd. 5, 3214).

Die neuen Kontexte und Konjunkturen von Schizophrenie in den 1970er-Jahren spiegeln sich schliesslich auch im *lexikalischen Feld* und dem relativen Verhältnis der einzelnen Lexemfrequenzen. Bemerkenswert sind der relative Frequenzanstieg des Adjektivs *schizophren* und vielerorts auch des Substantivs *Schizophrene* wie auch die allmähliche Steigerung der Varianz innerhalb des Wortfeldes. Die Übertragung von Eigenschaften, wie es Adjektive syntaktisch ermöglichen, wird in den geschilderten Kontexten relevanter, und Personen mit einer Schizophreniediagnose – politisiert als „Schizos" in der Antipsychiatrie, fiktionalisiert in Filmen und Literatur oder bewundert als geniale Künstler und Künstlerinnen – treten stärker in den Fokus der Aufmerksamkeit. Die Fokusverschiebung auf Personen mit der Diagnose Schizophrenie zeigt sich in den 1970er-Jahren auch in einer Zunahme der (insgesamt wenigen) Kompositabildungen zum Substantiv *Schizophrene*, inklusive Belegen wie *Schizophrenentherapie* und *Schizophrenenstudie*, für die in den untersuchten Quellen parallel auch Formen mit dem Diagnosenamen *Schizoprenie-* (also: *Schizophrenietherapie* und *Schizophreniestudie*) belegt sind.[181] Der insbesondere in den untersuchten Tageszeitungen der BRD und der Deutschschweiz zu beobachtende Anstieg von Ausbaugrad und Vielfalt der untersuchten Wortfamilien kann dabei mit Busch (2004b, 191) auch für sich genommen als Zeichen verstärkter Entterminologisierung im Anschluss an die erhöhte öffentlich-diskursive Präsenz der Termini gewertet werden.

Veränderte Konstellationen diskursiver Akteure – veränderte Bezeichnung von Menschen mit der Diagnose Schizophrenie

Während im Zuge der Antipsychiatriebewegung und der Psychiatriekritik der 1960er- und 1970er-Jahre „der Schizophrene" vermehrt als politisierte Figur in den öffentlichen Fokus rückte und in filmischer und literarischer Form vor allem *über* Menschen mit der Diagnose Schizophrenie geschrieben und gesprochen wurde, wurden in der Folge die von der Diagnose Betroffenen auch vermehrt als eigene diskursive Stimme in der Öffentlichkeit sichtbar (vgl. Schmitt 2018, 402–421; Brink 2010a). Wie Schmitt (2018, 402) darlegt, „entstanden in den achtziger Jahren im Rah-

181 Insgesamt sind im untersuchten Korpus die folgenden Komposita mit *Schizophrene* als Konstituente belegt: 1960er: *Schizophrenen-Text*; 1970er: *Modell-Schizophrene, Nichtschizophrene* (2), *Paranoisch-Schizophrene, Prä-Schizophrene, Schizophrenensprache, Schizophrenenstudie, Schizophrenentherapie* (2), *Society-Schizophrene**; 1980er: *Halbschizophrene, Nichtschizophrene* (3), *Pseudoschizophrene, Schizophrenen-Typus**; 1990er: *Nichtschizophrene* (1), *Schizophrenentext*; 2000er: *Lieblingsschizophrene, Schizophrenen-Roman, Schizophrenen-Sprache*. Vgl. Kapitel 9.2.3 zur Notation, Kapitel C im Anhang zu den Quellen.

men der Patientenbewegung weitere Formen des Austausches zwischen der Psychiatrie und den Patientinnen und Patienten sowie unter den Patientinnen und Patienten selbst, die weit über eine punktuelle literarische Beschäftigung mit dem Thema hinausgingen". Es wurden neue Kommunikationsräume für den Austausch von Patienten und Patientinnen, Angehörigen und Psychiaterinnen und Psychiatern verlangt und geschaffen, und es bildeten sich entsprechende Organisationen, in der Schweiz die Vereinigung der Angehörigen von Schizophreniekranken (VASK) (1985 auf kantonaler Ebene gegründet, vgl. VASK Zürich 2011), in Deutschland der Bundesverband der Psychiatrie-Erfahrenen (gegründet 1992, vgl. Schmitt 2018, 403). Aus wissenshistorischer Perspektive lässt sich diese Entwicklung dabei in allgemeine Tendenzen des 20. Jahrhunderts einreihen: Veränderte Akteurskonstellationen und Machtverhältnisse führten „zu einer Erweiterung der Gruppe derer, die für sich Mitsprache in gesellschaftsbezogenen wissenschaftlich-technischen Agenden beanspruchen, und auch zu einer verstärkten Politisierung des öffentlichen wissenschaftlich-technischen Raumes" (Felt 2002, 66; vgl. auch Imhof/Kraft 2011, 2).

Diese veränderten Konstellationen der diskursiven Akteure, das neu eingeforderte Mitspracherecht der Patientinnen und Patienten veränderte auch die sprachliche Form, mit der auf sie Bezug genommen wurde.[182] Erstmals äusserten sich die bisher als *Schizophrene* Bezeichneten selbst dazu, wie sie genannt werden wollten (vgl. ebd.). Dazu schreibt Schmitt:

> „Prinzipiell kursierte eine Vielzahl möglicher Begriffe […]: Patient/Patientin, psychisch Kranke (vor allem im Plural verwendet), mit Schizophrenie Diagnostizierte, an Schizophrenie Erkrankte, Psychotiker, unter Schizophrenie Leidende usw. Für die Selbstbezeichnung wählten die Betroffenen unterschiedliche Bezeichnungen, die sich auch wandeln konnten, wie Psychotiker, Psychiatrie-Erfahrene oder Psychiatrie-Betroffene." (Schmitt 2018, 403 f.)

Die Forderungen der Patienten und Patientinnen fanden auch in der psychiatrischen Fachgemeinschaft Gehör. Auch dort ist in den 1980er-Jahren ein Wandel im Sprachbewusstsein sichtbar, auch dort werden im späteren 20. Jahrhundert vermehrt Stimmen laut, welche den Ausdruck *der/die Schizophrene* als diskriminierend gegenüber den Betroffenen bewerten und diesen entsprechend vermeiden möchten. Ein Gedanke – dies nebenbei bemerkt –, der in den untersuchten metasprachlichen Diskursen im Fach zu Beginn des 20. Jahrhunderts schlicht und ergreifend keine Rolle spielte (vgl. Kapitel 7.2.1).

Ein wichtiger Schritt in diesem Kontext stellen die Weisungen des auch im europäischen Raum einflussreichen *Diagnostic and Statistical Manual of Mental Disorders* (*DSM*) der American Psychiatric Association (APA) dar. In dessen dritter

182 Vgl. für das Folgende auch Ilg 2021b, 233–236; Maatz/Ilg 2021, 399.

Version, dem zu Beginn der 1980er-Jahre publizierten *DSM-III* (engl. 1980, dt. 1984), heisst es in der Einleitung der deutschen Übersetzung:

> „Ein verbreitetes Mißverständnis lautet, daß die Klassifikation von Psychischen Störungen Individuen klassifiziere; dabei geht es in Wirklichkeit darum, daß Störungen klassifiziert werden, die bei Individuen vorliegen. Aus diesem Grunde vermeidet der DSM-III-Text den Gebrauch solcher Bezeichnungen wie ‚Schizophrener' oder ‚Alkoholiker' und verwendet statt dessen die genaueren, aber längeren Ausdrücke ‚eine Person mit Schizophrenie' oder ‚eine Person mit Alkoholabhängigkeit'." (Spitzer 1984, 9)[183]

Bezeichnend in dieser Passage (die sich ja nicht nur auf von Schizophrenie Betroffene bezieht) ist bereits der Umstand an sich, dass als Beispiel für die negativ bewertete sprachliche Klassifizierung in diesem psychiatrischen Diagnosemanual die nominalisierte Form *Schizophrener* als eines der (zahlreichen möglichen) Beispiele aufgeführt wird. Es lässt auch dies auf eine verhältnismässig weite Verbreitung der Form *Schizophrene* wie auch auf ein hohes ihr zugesprochenes Stigmatisierungspotenzial schliessen. In den nachfolgenden Revisionen des *DSM* aus dem hier betrachteten Zeitraum von 1950 bis 2009, dem *DSM-III-R* (engl. 1987, dt. 1989) und dem *DSM-IV* (engl. 1995, dt. 1996), wird der entsprechende Passus in der Einleitung sinngemäss und teilweise fast wörtlich wiederholt.[184] Gemäss den Übersetzern der 1996 publizierten deutschen Ausgabe des *DSM-IV* gehen die Bestrebungen in den 1990er-Jahren jedoch nochmals weiter:

> „Zu manch schwer verdaulichen Satzkonstruktionen in der Übersetzung kam es, weil im Original nicht die Störungen, sondern Menschen mit der Störung beschrieben werden. Dies geht noch über die schon im DSM-III-R vertretene Haltung hinaus, Ausdrücke wie ‚ein Schizophrener', ‚ein Depressiver' nicht zu benutzen. Es heißt also nicht mehr ‚bei der Schizophrenie treten diese oder jene Symptome auf', sondern ‚Menschen mit Schizophrenie können diese oder jene Symptome zeigen'. Wir haben versucht, dies – wenn auch auf Kosten stilistischer Schönheit – im Deutschen beizubehalten." (Saß et al. 1996, XV)

Nach wie vor bleibt *Schizophrener* das zentrale Beispiel (während *Depressiver* in der deutschen Einleitung als zweites Beispiel *Alkoholiker* abgelöst hat). Nach der in

---

183 Vgl. die entsprechende Stelle im englischen Original: „A common misconception is that a classification of mental disorders classifies individuals, when actually what are being classified are disorders that individuals have. For this reason, the text of DSM-III avoids the use of such phrases as ‚a schizophrenic' or ‚an alcoholic', and instead uses the more accurate, but admittedly more wordy ‚an individual with Schizophrenia' or ‚an individual with Alcohol Dependence.'" (Spitzer 1980, 10).

184 Vgl. DSM-III-R engl.: Spitzer 1987, xxiii; dt.: Spitzer 1989, 10; DSM-IV engl.: APA 1995, xxii. Die vorgeschlagene Formulierung wechselt im Englischen zwischen *individual with schizophrenia* (DSM-III und DSM-IV) und *person with schizophrenia*.

den 1980er-Jahren vorgeschlagenen Formulierung *Person mit Schizophrenie* wird hier *Menschen mit Schizophrenie* gewählt, beides Konstruktionen mit dem Diagnosenamen *Schizophrenie.*

Dass eine ablehnende Haltung der Fachgemeinschaft und der Patientinnen und Patienten gegenüber der substantivierten Form *(der/die) Schizophrene* dabei nicht nur Auswirkungen auf die fachkommunikative Praxis, sondern auch auf den alltags- bzw. gemeinsprachlichen Sprachgebrauch im öffentlichen Diskurs hat, darauf deuten die hier getätigten Analysen hin (vgl. auch Ilg 2021b, 234–236).[185] Die mehrheitlich beobachtbare Abnahme des Gebrauchs der Substantivierungen *(der/die/das) Schizophrene* ab den späteren 1980er-Jahren ist vor diesem Hintergrund zu lesen; ebenso die ab den 1980er-Jahren zu sehende Zunahme der Gebrauchsfrequenz der Komposita *Schizophreniekranke, Schizophrenie-Patient,* später auch *Schizophrenie-Patientin* sowie der Kollokationen *schizophrene Patienten, schizophrene Menschen, an Schizophrenie erkrankte Person* und ähnlicher Muster, die ab den 1980er-Jahren vielfältiger und signifikanter werden. Sie alle sind sprachlicher Ersatz für das substantivierte Adjektiv *(der/die) Schizophrene,* sind alternative sprachliche Mittel zur Bezeichnung von Menschen mit der Diagnose Schizophrenie. Dass ein Teil der Belege zu *Schizophreniekranke* dabei auf den Namen der VASK, der Vereinigung der Angehörigen von Schizophreniekranken, bzw. deren Erwähnung in den untersuchten Tageszeitungen zurückzuführen ist, fügt ein weiteres Mosaiksteinchen zum gezeichneten Bild hinzu.[186]

---

185 Vgl. zudem die Studien Ilg/Maatz 2015, 68–72; Maatz/Ilg 2021, 393 f., 397–399, in denen für den englischen Fachdiskurs im *Schizophrenia Bulletin* ein deutlicher Gebrauchsrückgang der Formulierung *a schizophrenic* ab Mitte der 1980er-Jahre nachgewiesen wird.

186 Der Name der Organisation wurde im Laufe der 1990er-Jahre ergänzt von ursprünglich *Vereinigung der Angehörigen von Schizophreniekranken* zu *Vereinigung der Angehörigen von Schizophrenie- und Psychischkranken.* 2014 wurde vom Dachverband bemerkenswerterweise der „Zusatz Schizophrenie-Kranke abgeschafft, um solche Kranke als psychisch Kranke nicht noch mehr zu stigmatisieren“ (VASK Zürich 2011). Seit 2024 heisst die Organisation *Stand by You Schweiz.* Das Akronym *VASK* ist auf regionaler Ebene bis heute geblieben (vgl. https://stand-by-you.ch/unterstuetzung/, letzter Zugriff 12.07.2024).

10 Zur übertragenen Verwendung von *Schizophrenie* im öffentlichen Diskurs

Nach den Kapiteln 8 und 9, die den Gesamtkontext des Schizophreniebegriffs und dessen Entwicklung im öffentlichen Diskurs in den Blick genommen haben, steht hier die nicht-psychiatrische Verwendung von *Schizophrenie, schizophren* und weiteren Ausdrücken detaillierter im Fokus. Ziel ist es, die Entstehung dieser neuen Verwendungsweisen genauer nachzuzeichnen und die Übertragungsmechanismen zu parallelen sprachlichen Entwicklungen in Bezug zu setzen. Die ersten beiden Kapitel geben dazu einen Überblick über relevante theoretische Modellierungen sprachlicher Übertragung (Kapitel 10.1) sowie zur Adaption psychiatrischer Termini in der deutschen Alltags- bzw. Gemeinsprache (Kapitel 10.2). Im Anschluss folgen drei empirische Kapitel zur Übertragung des Feldes im öffentlichen Diskurs: Kapitel 10.3 verfolgt die ersten Spuren neuer, nicht-psychiatrischer Lesarten von *Schizophrenie, schizophren* und weiteren Ausdrücken in den untersuchten Quellen und fragt nach den entsprechenden Belegkontexten. Kapitel 10.4. gibt im Anschluss einen Überblick über die sich längerfristig etablierenden Verwendungsmuster. Ausgangspunkt dazu sind die Analysen in Kapitel 9, insbesondere zur lexikalischen Varianz und zu signifikanten Kollokationen. In Kapitel 10.5 stehen metasprachliche Bewertungen zu diesen neuen Lesarten im Fokus, Kapitel 10.6 bildet mit einem Zwischenfazit den Abschluss. Im Gegensatz zum quantitativ ausgerichteten Kapitel 9, dessen primärer Fokus auf den grossen Entwicklungsbögen liegt, geht das vorliegende Kapitel auch einzelnen Phänomenen und Beobachtungen detaillierter nach und ist – basierend auf ersterem – als Ensemble ausgewählter Mikrostudien konzipiert.

10.1 Sprachliche Verfahren der Übertragung

Zur theoretischen Erfassung und Beschreibung sprachlicher Übertragung greift die Historische Semantik unter anderem auf die rhetorischen Kategorien der *Metapher* und *Metonymie* zurück.[1] Die beiden Kategorien sind dabei längst nicht nur aus diachron-linguistischer Perspektive zur Beschreibung von Bedeutungswandel von Interesse. Vor allem die Metapher erhielt in den letzten Jahrzehnten etwa in wissen(schaft)shistorischen, sozial- und kulturwissenschaftlichen Studien grosse Aufmerk-

1 Vgl. u. a. Blank 1997, 157–190, 230–281; Blank 2001, 74–86; Fritz 2005, 81–112; Fritz 2006, 36–84; Keller/Kirschbaum 2003, 15–100.

https://doi.org/10.1515/9783110794472-010

samkeit.[2] Ja, sie wird als „Schlüsselbegriff im philosophischen Denken und überhaupt in den Diskursen des 20. Jahrhunderts" (Konersmann 2010, 270) bewertet.[3] Die breite Beschäftigung mit der Metapher aus unterschiedlichen Perspektiven, die ihr (und teilweise auch der Metonymie) dort zugesprochene Bedeutung und Leistung ist auch hier von Interesse. Die verschiedenen Blickwinkel auf dasselbe oder auf zumindest ähnliche Phänomene können wertvolle Hinweise zur Einordnung der sprachlichen Vorgänge geben – auch wenn sich die sprachwissenschaftliche und die historische und kulturwissenschaftliche Modellierung der Phänomene teilweise wesentlich voneinander unterscheiden. Im Folgenden werden die wichtigsten dieser Übertragungsformen näher beleuchtet: Kapitel 10.1.1 widmet sich der Metapher, Kapitel 10.1.2 der Metonymie.

10.1.1 Metapher

Es scheint fast schon Ritual, Darstellungen zur Metapher mit der Feststellung einzuleiten, dass sie viel mehr sei als blosser stilistischer Redeschmuck, der lange einzig in der literarischen Rede geduldet worden sei. Zentrale Figur am Anfang dieser Entwicklung von „der Ablehnung der Metapher als einer besonders mißbräuchlichen Form der Rede [...] zur Anerkennung der Metapher als eines unentbehrlichen Instruments der Darstellung" (Konersmann 2010, 271) ist Ivor Armstrong Richards, der die Metapher bereits 1936 als „das allgegenwärtige Prinzip der Sprache" (Richards 1983 [1936], 33) beschrieb.

Auf Richards' Überlegungen gründet auch die bis heute einflussreiche *Interaktionstheorie* Max Blacks (1954, dt. 1983a), deren Ausgangspunkt die folgende Aussage bildet:

> „Auf die einfachste Formulierung gebracht, bringen wir beim Gebrauch einer Metapher zwei unterschiedliche Vorstellungen in einen gegenseitigen aktiven Zusammenhang, unterstützt von einem einzelnen Wort oder einer einzelnen Wendung, deren Bedeutung das Ergebnis der Interaktion beider ist." (Richards 1983 [1936], 34)

---

2 Vgl. z. B. Brandt 2004; Danneberg et al. 1995; Hölzl et al. 2015; Junge 2010; 2011; Kroß/Zill 2011; Maasen et al. 1995; Mayer/Weingart 2004; Sarasin 2003b. Vgl. auch Brandt (2013) für eine Übersicht sowie Gredel (2014); Petraškaitė-Pabst (2006); Spieß/Köpcke (2015a); Stefanowitsch/Griess (2006) als Beispiele diskurs- und korpuslinguistischer Arbeiten zur Metapher.

3 Dabei ist insbesondere in der zweiten Jahrhunderthälfte eine Konjunktur des Metaphernkonzeptes zu beobachten (vgl. Brandt 2013, 21; Rolf 2005, 1). Vgl. für Übersichten und Klassifikationen metapherntheoretischer Ansätze z. B. Kohl 2007, 106–156; Liebert 2008; Rolf 2005.

Entscheidend für Black ist hier die Idee, dass der metaphorisch übertragene Ausdruck (Black (1983a, 58) spricht von *Fokus* bzw. *focus*) im neuen Kontext (*Rahmen* bzw. *frame*) eine neue Bedeutung erhält, „die weder genau seiner Bedeutung im wörtlichen Gebrauch noch genau der Bedeutung eines wörtlichen Substituts entspricht" (ebd., 69).

Anhand des Beispiels *Der Mensch ist ein Wolf* führt Black (1983a, 70–72) aus, dass die Metapher als eine Art Filter unserer Wahrnehmung funktioniert: Wie jeder sprachliche Ausdruck evoziert im Beispiel auch der fokale Ausdruck *Wolf* eine Reihe von Assoziationen und Vorstellungen, die Black als *System miteinander assoziierter Gemeinplätze* (*system of associated commonplaces*) bezeichnet – das mit dem fokalen Ausdruck verbundene Welt- oder Alltagswissen. Durch die metaphorische Übertragung treten jene Eigenschaften des Menschen in den Vordergrund, die durch den Ausdruck *Wolf* evoziert werden (‚wild', ‚hungrig', ‚in ständigem Kampf' etc.), die jedoch in anderen Kontexten nicht zwingend zu den typischen Assoziationen des Ausdrucks *Mensch* gehören. Zugleich geraten andere Eigenschaften bzw. Assoziationen in den Hintergrund. Oder anders formuliert: „Die Wolf-Metapher unterdrückt einige Details und betont andere – […] sie organisiert unsere Ansicht vom Menschen" (ebd., 72). Umgekehrt verändert sich durch die metaphorische Übertragung auch der fokale Ausdruck: „Wenn die Bezeichnung Wolf einen Menschen in ein bestimmtes Licht rückt, so darf man darüber nicht vergessen, daß die Metapher den Wolf dabei menschlicher als sonst erscheinen läßt." (Ebd., 75) Die metaphorische Übertragung lässt also nicht nur den Rahmen in einem anderen Licht erscheinen, sondern verändert genauso die Wahrnehmung des übertragenen Ausdrucks. Eine Beobachtung, die meines Erachtens in wissenshistorischen und kulturanalytischen Studien zu Metaphern nicht immer genügend beachtet wird.

Das Black'sche *System miteinander assoziierter Gemeinplätze* kann dabei durchaus auch „fehlerhaftes" Wissen beinhalten:

> „Vom Expertenstandpunkt aus gesehen, mag das System der Gemeinplätze Halbwahrheiten oder regelrechte Fehler miteinschließen (etwa wenn ein Wal als Fisch klassifiziert wird); entscheidend für die Wirksamkeit der Metapher ist jedoch nicht, daß die Gemeinplätze wahr sind, sondern daß sie sich zwanglos und ohne Umstände einstellen." (Black 1983a, 71)

Fachwissenschaftliches oder anderes Spezialwissen spielt also für die Bedeutung bzw. Interpretation einer Metapher keine Rolle, wichtig sind vielmehr allgemein verbreitete Assoziationen und Wissensbestände. Diese Wissensbestände und mit ihnen die metaphorischen Übertragungen versteht Black (ebd.) dabei als soziokulturell – und es ist anzufügen: historisch – gebunden. Eine Metapher, die in *einem* kulturellen, historischen Kontext Sinn ergibt, kann in einem anderen aufgrund von verändertem Alltagswissen als sinnlos erscheinen.[4]

Mit diesen hier skizzenhaft dargestellten Überlegungen hat Black zentrale Aspekte der metaphorischen Übertragung angesprochen, die bis heute in der Forschung relevant sind. Zu den wichtigsten metapherntheoretischen Forschungsansätzen zählen die *kognitiven* und *pragmatischen Zugänge* (vgl. auch Kapitel 4.2 zu entsprechenden Ausrichtungen der Historischen Semantik). Eine der einflussreichsten *kognitiven Metapherntheorien* stammt vom Linguisten George Lakoff und dem Philosophen Mark Johnson. In ihrem Werk *Metaphors we live by* (Lakoff/Johnson 1980, dt. 1998) sprechen die Autoren der Metapher eine fundamentale Rolle in der Sprache, aber auch im menschlichen Denken und Handeln zu: „We have found [...] that metaphor is pervasive in everyday life, not just in language but in thought and action. Our ordinary conceptual system, in terms of which we both think and act, is fundamentally metaphorical in nature." (Lakoff/Johnson 1980, 3) Die Autoren gehen von vielschichtigen mentalen Metaphernkonzepten aus, die unser Denken strukturieren und in unserem alltäglichen Sprechen durch ganz unterschiedliche Ausdrücke realisiert werden (vgl. ebd., 4). Berühmtes Beispiel für ein solches Metaphernkonzept ist etwa ARGUMENT IS WAR, für das Lakoff/Johnson (ebd.) sprachliche Realisierungen wie *He attacked every weak point in my argument* oder *He shot down all of my arguments* aufführen.[5] Wie bereits Black gehen sie davon aus, dass Metaphern als eine Art Wahrnehmungsfilter funktionieren, der bestimmte Aspekte hervorhebt (*highlighting*) und andere in den Hintergrund treten lässt (*hiding*).

Viele der konzeptuellen Metaphern sind gemäss Lakoff/Johnson im Grundsatz universal, da sie eng mit basalen, an die menschliche Physis gebundenen Wahrnehmungen und Erfahrungen verknüpft sind (vgl. ebd., 14–24). Die damit einhergehende Marginalisierung historischer und kultureller Einflüsse auf die menschliche Erfahrung, auf unsere Wahrnehmung und unser Wissen gehört zu den Hauptkritikpunkten an der Theorie (vgl. z. B. Liebert 1993; Spitzmüller 2005, 191–197; Spieß/Köpcke 2015b, 10). Mit Liebert sind kognitive Modelle und damit auch konzeptuelle Metaphern demgegenüber

> „nicht als gegebene Erfahrungsstrukturen, sondern als soziohistorisch emergente Strukturen zu verstehen [...], die durch die Übernahme interaktioneller und habitueller Verhaltensformen tradiert und durch Texte überindividuell kommuniziert werden." (Liebert 1993, 152)

4 Im Umkehrschluss bedeutet dies wiederum, dass metaphorische Übertragungen auch Rückschlüsse auf entsprechende verbreitete Assoziationen und Wissensbestände ermöglichen.

5 Vgl. Lakoff/Espenson/Schwartz (1991) für eine Sammlung verbreiteter konzeptueller Metaphern.

Die *pragmatischen Metapherntheorien* fokussieren im Gegensatz zu den kognitiven Ansätzen nicht auf das menschliche Denken, sondern betrachten Metaphern aus handlungstheoretischer Sicht als „Mittel, mit denen Sprecher in konkreten Situationen bestimmte Ziele erreichen wollen" (Liebert 2008, 752). Entsprechend liegt das Gewicht auf Fragen wie:

> „Welche Handlung wird [durch die Metapher, Y. I.] konstituiert? Welchen Beitrag leistet eine Metapher zur Beziehungs- oder zur Modalitätskonstitution? Was trägt sie zur Konstitution der Situation bei? Welche Sachverhalte werden durch die Metapher konstituiert?" (Ebd.)

Als kommunikative Funktionen von Metaphern werden in der Forschung u. a. genannt:[6] die Schliessung lexikalischer Lücken, die Vermittlung, (Neu-)Strukturierung und Veranschaulichung von Wissen, eine argumentative und persuasive Funktion (vgl. auch Pielenz 1993), die Funktion der Perspektivierung, Evaluation, Emotionalisierung, die Schaffung von Vagheit, die Schaffung bzw. Stärkung von Gruppenidentität, die Strukturierung von Texten und – auch trotz der Neubewertung der Metapher im 20. Jahrhundert nicht zu vergessen – die Funktionen als Redeschmuck, als Form von Sprachwitz und Sprachspiel.

Die aus pragmatischer wie auch kognitiver Perspektive relevanten Funktionen der Vermittlung, (Neu-)Strukturierung und Veranschaulichung von Wissen funktionieren dabei als Bindeglied zwischen den theoretischen Zugängen, auf deren Basis neuere Versuche zur Kombination der Ansätze gründen (vgl. Liebert 2008, 752).[7] Zugleich ist es auch dieser Aspekt, der die Metapher aus wissen(schaft)shistorischer Perspektive interessant macht: Als Verfahren der Strukturierung und Modellierung von Wissen gilt die Metapher als zentraler Ort von Innovation und als Stifterin neuer Theorien und Modelle.[8] Als Verfahren der Vermittlung und Veranschaulichung ist sie zugleich ein Vehikel der Wissenszirkulation – im Bereich der Wissenschaft selbst, aber auch im Austausch zwischen Wissenschaft und Öffentlichkeit (vgl. z. B. Johach 2011; Sarasin 2003b).[9]

Was in den meisten dieser theoretischen Ansätze unbeachtet bleibt, sind die unscharfen Grenzen und graduellen Eigenschaften von Metaphern. So weist etwa Patrick Hanks (2006, 22) darauf hin, „that some metaphors are more metaphorical than others". Hanks' Ausgangspunkt bildet das Black'sche (1983b, 390) Konzept

---

6 Vgl. für das Folgende Goatly (2011, 154–177); Fritz (2005, 84–88); Spieß/Köpcke (2015b, 5–10); Skirl/Schwarz-Friesel (2013, 60–64), die jeweils unterschiedliche Akzente setzen.

7 In diesem Zusammenhang ist auch das Interesse der Diskurslinguistik an Metaphern als Analysefokus zu sehen, vgl. dazu Kapitel 4.3, vgl. auch Gredel 2014; 2016, 223 f.

8 Vgl. z. B. Brandt 2004; Danneberg et al. 1995; Maasen et al. 1995; Sarasin 2003b; Goatly 2011, 156.

9 Metaphern werden in diesem Zusammenhang in Anlehnung an Star/Griesemer (1989) auch als *boundary concepts* (Löwy 1993) betrachtet (vgl. Sarasin 2003b, 218; vgl. Kapitel 3.2).

der *Resonanz*, mit dem dieser den unterschiedlichen Interpretationsspielraum bzw. die Vieldeutigkeit einer Metapher beschreibt: Je grösser ihre Resonanz, desto grösser der Interpretationsspielraum, den eine Metapher ihren Rezipientinnen und Rezipienten überlässt. Gemäss Hanks (2006, 31) nimmt die Resonanz – und damit die Metaphorizität – zu, je weniger semantische Eigenschaften die mittels metaphorischer Übertragung verbundenen Konzepte miteinander teilen – und umgekehrt. Die unterschiedlichen Punkte auf der Metaphorizitätsskala illustriert Hanks anhand einer Korpusanalyse im *British National Corpus BNC* zum Beispiel *sea of [NP]* (vgl. Hanks 2006, 23–26, 32–35, *NP* steht hier für *noun phrase*): Die Füllungen der Leerstelle im Muster *sea of [NP]* reichen dabei von Substantiven, die flüssige Substanzen bezeichnen (z. B. *mud, blood*), über solche, die nichtflüssige Konkreta (*people, bicycles*) benennen, zu Abstrakta (*sensations, poverty*) bis zu von Hanks als „events" kategorisierten Belegen (*event, market transactions*). Wenngleich die Postulierung unterschiedlicher Metaphorizitätsgrade für die zwei letztgenannten Kategorien nicht zwingend scheint, so ist die grundsätzliche These der graduellen Abstufung doch einleuchtend.

Ebenfalls graduell gefasst werden muss die *Usualität bzw. Gebräuchlichkeit von Metaphern*. Böke (2005 [1996], 215–217) nennt dazu die folgenden Skalenpunkte:[10]

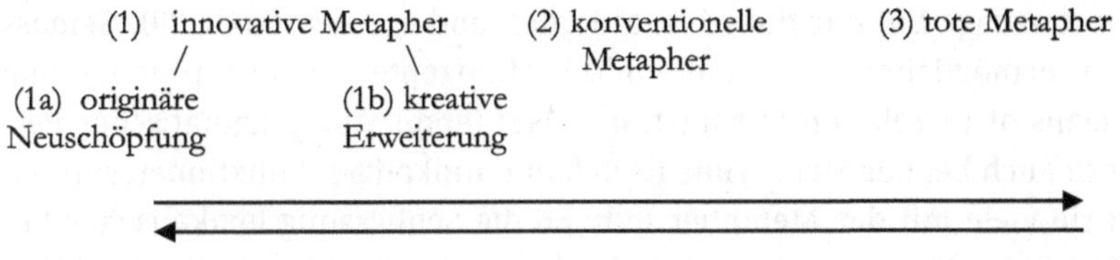

Abbildung 10.1: Gebräuchlichkeitsgrade von Metaphern in Anlehnung an Böke (2005 [1996], 215 f.).

Innovative Metaphern sind all jene, „die in der verwendeten Weise neu sind und deren Bedeutung nur aus dem Kontext zu ermitteln ist" (ebd., 215). Sie können in zwei Gruppen unterteilt werden: *Originäre Neuschöpfungen* „[stiften] ein neues ‚Bildfeld'" (ebd., 216), greifen also nicht auf bereits etablierte Metaphernbeziehungen und -felder zurück. Sie sind eher selten und treten gemäss Böcke meistens in Form von *Ad-hoc-Metaphern* in Erscheinung, die nur einmalig oder zumindest sehr selten auftauchen. Demgegenüber beziehen sich die *kreativen Erweiterungen* auf neue, noch nicht thematisierte Aspekte eines bereits etablierten Herkunftsbereiches bzw. bereits etablierter Metaphernbeziehungen. *Konventionelle Metaphern* umfassen dagegen

10 Böke stützt sich insbesondere auf Pielenz (1993, 109–112). Vgl. auch Weinrich (1976 [1963]) zur *kühnen Metapher* und die Übersicht bei Fritz (2005, 89–91).

Ausdrücke oder auch ganze Metaphernkonzepte/-bereiche, die allgemein gebräuchlich sind, deren metaphorische Funktion jedoch von den Sprachbenutzerinnen und Sprachbenutzern noch wahrgenommen wird. *Tote Metaphern* sind schliesslich solche, „die keine mehr sind, da die Funktion der [metaphorischen] Projektion nicht mehr wirkt bzw. kaum noch identifizierbar ist“ (ebd., 217).[11] Zentral auch bei dieser Skala sind die fliessenden Übergänge zwischen den einzelnen Stadien – sowohl in diachroner Perspektive wie auch hinsichtlich der Wahrnehmungen verschiedener Sprecher und Sprecherinnen (vgl. Fritz 2005, 90).

10.1.2 Metonymie

Während die Metapher zwei primär unabhängige Konzepte in einen neuen Zusammenhang bringt, verbindet die metonymische Übertragung zwei Bereiche, die bereits in einer realen Beziehung zueinander stehen.[12] Beispiele für solche Beziehungen sind etwa jene zwischen Ursache und Wirkung, zwischen Produkt und Produzent oder zwischen Teil und Ganzem.[13] Lakoff/Johnson (1980, 35–40) weisen ihr dabei einen ähnlichen Stellenwert im menschlichen Sprechen, Denken und Handeln zu wie der Metapher: „like metaphors, metonymic concepts structure not just our language but our thoughts, attitudes, and actions“ (ebd., 39). Gemäss den Autoren ermöglichen uns metonymische Konzepte „to conceptualize one thing by means of its relation to something else“ (ebd.). Aus pragmatischer Perspektive wird auch bei der Metonymie nach kommunikativen Funktionen gefragt, von denen sie viele mit der Metapher teilt: So die Schliessung lexikalischer Lücken, die Strukturierung von Wissen und Texten, eine argumentative Funktion sowie die Funktion der Perspektivierung (vgl. z. B. Spieß/Köpcke 2015b, 5–10; vgl. Spieß 2015, 336 für eine Gegenüberstellung der Funktionen von Metapher und Metonymie). Dazu zeichnet sich die Metonymie auch durch eine sprachökonomische Funktion aus (vgl. z. B. Spieß/Köpke 2015b, 9 f.). Vor diesem Hintergrund erstaunt es dabei, dass die Metonymie etwa in der wissenshistorischen For-

11 Die Terminologie der beschriebenen Phänomene ist in der Forschung nicht eindeutig, vgl. Böke (2005 [1996], 215–217) für eine entsprechende Auflistung.

12 Wie Kirschbaum (2002a, 209) ausführt, wird bezüglich der Metonymie häufig „[s]tatt von [einer, Y. I.] ‚realen‘ Beziehung [...] von Kontiguität gesprochen“. Wie er aber zu Recht bemerkt, „bereitet dieser Begriff einige Probleme. Für gewöhnlich ist damit eine wie auch immer geartete ‚Nähe‘ gemeint, worunter man kausale, temporale und lokale Zusammenhänge zusammenfaßt. Als notwendiges und hinreichendes Merkmal ist eine derartige Definition jedoch kaum geeignet. Im Grunde muß man wissen, was eine Metonymie ist, um den Begriff der Kontiguität verstehen zu können.“ (Ebd.).

13 Vgl. für weitere metonymische Beziehungen Panther/Thornburg 2003, 271–273; Fritz 2005, 98 f.

schung, aber auch in kulturwissenschaftlichen Arbeiten im Vergleich zur Metapher weitaus weniger Beachtung findet. Auch in der Sprachwissenschaft ist die Forschung zur Metonymie deutlich geringer, hat jedoch in jüngerer Vergangenheit immer mehr Aufmerksamkeit erfahren.[14]

Während Metapher und Metonymie in früherer Forschung meist als klar voneinander zu unterscheidende Phänomene modelliert wurden, wird in jüngeren Publikationen vermehrt von fliessenden Grenzen ausgegangen. Als Konsequenz aus der teilweise schwierigen Unterscheidung zwischen Metapher und Metonymie schlägt etwa Günter Radden eine graduelle Interpretation der Übergänge vor und spricht von einem „literalness-metnoymy-metaphor continuum" (Radden 2002, 409), das er von der Interpretation abhängig macht, wie nahe sich die durch Metapher bzw. Metonymie verbundenen Bereiche sind. Kommt hinzu, dass sich gerade in der Beschäftigung mit diachronem Bedeutungswandel und dadurch entstehender Polysemie zahlreiche Beispiele finden, die auf eine Kombination metaphorischer und metonymischer Übertragung zurückzuführen sind und so zeigen, dass die beiden Verfahren häufig auch im Zusammenspiel zu denken sind (vgl. z. B. Fritz 1995 zu *scharf* sowie zahlreiche Beispiele bei Bons 2009).

10.2 Psychiatrische Begriffe in der Alltagssprache als musterhaftes Phänomen

Die bei *Schizophrenie* zu beobachtende alltags- bzw. gemeinsprachliche Adaption eines psychiatrischen Fachbegriffs ist kein Einzelfall; vielmehr handelt es sich um ein reihenbildendes, *musterhaftes* Phänomen (vgl. zur Relevanz sprachlicher Muster Linke 2011b).

Bezüglich der damit verbundenen varietätenübergreifenden Interferenzen stellt Schuster (2001, 153) fest, dass „psychiatrische Fachsprache und Gemein- und Literatursprache [bis heute] in produktiven Austausch- und Rückkoppelungsverhältnissen" stehen. Die Fachsprache der Psychiatrie ist seit ihren Anfängen eng mit „gesellschaftlich vermittelten Weltbildern und Konstruktionen der sozialen Wirklichkeit" (ebd.) verknüpft (vgl. ebd.; Schuster 2010). Und der psychiatrische Diskurs prägt seinerseits, „forciert durch die Psychoanalyse, zudem entscheidend

14 Vgl. für diese Einschätzung Fritz 2005, 104; Spieß/Köpcke 2015b, 3; zur linguistischen Beschäftigung mit der Metonymie vgl. z. B. Panther/Thornburg 2003; Spieß 2015; Spieß/Köpcke 2015b; Blank 1997, 230–281; Keller/Kirschbaum 2003, 34–58; Fritz 2005, 97–104, wie auch die Übersicht ebd., 104.

unsere Vorstellung von individueller und sozialer Identität" (Schuster 2001, 153).[15] Jakob (1998) und davor Steinig (1981) verweisen dazu auf die besondere Rolle der (sich mit der Psychiatrie vielfach überschneidenden) Psychologie für Austauschprozesse zwischen Fach- und Alltagskommunikation:

> „Keine andere Wissenschaft hat in der Alltagssprache so auffällige Veränderungen hervorgerufen, wohl weil man vielen Wissenschaften gegenüber Desinteresse zeigen kann, aber offensichtlich nicht gegenüber derjenigen, die sich mit dem eigenen und fremden Verhalten und Erleben im Alltag beschäftigt [...]." (Jakob 1998, 714 f.)

Begünstigende Faktoren dieses regen Austauschs sind gemäss Jakob das hohe soziale Prestige der Psychologie, Psychoanalyse und Medizin und der ihnen zugehörigen Personen sowie die angedeutete unmittelbare alltägliche Relevanz dieser Disziplinen, die „Theorien und Erklärungsversuche für elementare Lebensprobleme und grundsätzliche Fragestellungen an das Leben des Menschen geben, etwa auf die Fragen nach dem Wesen und Sinn von Konflikten, Emotionen, Sexualität, Trauer, Krankheit, Verfall und Tod" (Jakob 1998, 713; vgl. Steinig 1981).

Zur Übernahme und Veränderung des entsprechenden Fachvokabulars im Deutschen gibt es aus unterschiedlichen Perspektiven linguistische Untersuchungen.[16] In der Zusammenschau machen die Studien deutlich, dass sowohl *in der Fachsprache nach wie vor gebräuchliche Bezeichnungen* (wie z. B. *Manie* bzw. *-manie*, vgl. Feine 2009) wie auch *in der Psychiatrie heute veraltete Ausdrücke* (wie z. B. *irre*, vgl. u. a. Keller/Kirschbaum 2003, 53–57) in der Alltags- bzw. Gemeinsprache teilweise in hochfrequenter Form und in ebenso produktiven Wortbildungsmustern auftreten, dass sie verschiedene kommunikative Funktionen übernehmen und Teil des alltäglichen Kommunizierens sind. Gerade bei Fragen nach Frequenz und Verbreitung ist dabei zu unterscheiden zwischen Lexemen, die im Deutschen zunächst in der psychiatrischen Fachsprache in Gebrauch waren (wie z. B. *Schizophrenie* und mit aller Wahrscheinlichkeit *Manie*, vgl. Feine 2009, 319 f., 322), und solchen, die aus

15 Vgl. Schuster (2010) zur Psychiatrie und Pörksen (1986, 150–181) zur Terminologie der Freud'schen Psychoanalyse, die beide aufzeigen, wie auch gemeinsprachliche Ausdrücke Eingang in die betreffenden Fachsprachen gefunden haben. Vgl. zudem Steinig 1981.

16 Die nachfolgenden Ausführungen stützen sich insbesondere auf die folgenden Studien: Aus primär morphologischer Perspektive Feine (2009) zu *-man-* bzw. *-manie, -phob*; Feine (2003) zu *-itis*; Feine/Habermann (2005) zu *-man-*; Malmqvist (2005) zu *-zwang, -wahn, -manie*; aus Perspektive der Historischen Semantik: Keller/Kirschbaum (2000, 49 f.; 2003, 53–57), Kirschbaum (2002a; 2002b, insbes. 161 f., 182–203); aus diskurslinguistischer und/oder pragmatisch-semantischer, teilweise auch kognitiver Perspektive zu Krankheitsmetaphern: Gredel (2014; 2018), Musolff (2003; 2005), Burkhardt (2003, 369–382), Schwarz-Friesel (2015, 153 f.), Petraškaitė-Pabst (2006, 121–125; 2009, 458 f.), Baldauf (1997, 206–208), Kuck/Römer (2012, 86–88), Ziem (2010); aus soziolinguistischer Perspektive bzw. Sicht der Jugendsprachforschung: Androutsopoulos (1998), Schleuning (1980).

der Gemeinsprache in die psychiatrische Fachterminologie übernommen (und teilweise von dort auch wieder verbannt) worden sind (wie z. B. *irre*, vgl. Schuster 2010, 235 f.). Darüber hinaus existieren auch Lexeme, die parallel zur psychiatrischen auch in anderen Fachsprachen Verwendung fanden und finden (wie z. B. *Depression* in der Bedeutung ‚Senkung, Vertiefung', vgl. Schuster 2014).

Nachfolgend soll basierend auf bereits vorhandenen linguistischen Studien[17] ein kurzer Überblick über zentrale Entwicklungen psychiatrisch-fachsprachlicher Ausdrücke in der deutschen Alltags- bzw. Gemeinsprache gegeben werden – hinsichtlich ihrer Frequenz und Produktivität, hinsichtlich semantischer Veränderungen, neuer kommunikativer Funktionen sowie hinsichtlich ihrer Gebräuchlichkeitsstadien.

Frequenz und Produktivität: Häufung gegen Ende des 20. Jahrhunderts

Bezüglich der Frequenzentwicklung stellt Jakob (1998, 715) allgemein gesprochen eine auffällige Häufung ab dem späten 20. Jahrhundert fest und spricht für diese Zeit gar von der „endgültige[n] Psychologisierung der Alltagssprache". Beobachtungen entsprechender Häufungen in jüngerer und jüngster Zeit finden sich auch in empirischen Einzelstudien. So zu den fachsprachlich nach wie vor gebräuchlichen exogenen Konfixen *-man-* bzw. *-manie* und *-phob* sowie für das exogene Morphem *-itis*, die in der Alltags- bzw. Gemeinsprache in zahlreichen Ad-hoc-Bildungen produktiv sind (z. B. *Ballettomanie, Computerphobie, Sanktionitis*, aber auch *graphoman(isch), hundophob*, vgl. Feine 2009; 2003; Feine/Habermann 2005),[18] sowie zu substantivischen Komposita mit den – ebenfalls nach wie vor auch fachsprachlich gebräuchlichen – Zweitgliedern *-zwang*, *-wahn* und *-manie* (z. B. in *Sammelzwang, Konsumwahn, Fitnessmanie*, vgl. Malmqvist 2005, 275 f.). Darüber hinaus werden auch für jugendsprachliche Varietäten ähnliche Beobachtungen gemacht, so bewertet Androutsopoulos (1998, 398) mit Verweis auf Schleuning (1980, 31) den „Grenzbereich des Verhaltens und des Bewußtseins", die „Abnormalität" als wichtigen Bildspenderbereich des jugendsprachlichen Wortschatzes gegen Ende des 20. Jahrhunderts. Dazu führt er in seinem Jugendsprachkorpus der 1990er-Jahre (vgl. Kapitel 9.2.4) die Kurzwörter *Depri, Psycho, Schizzo, schizzo*, die Adjektive *pervers* und *irre* sowie das Substantiv *Wahnsinn* und das englische Adjektiv *crazy* (vgl. Androutsopoulos 1998, 418–434, 439 f.).

17 Vgl. Fussnote 16.

18 Für das Konfix *-manie* weisen Feine/Habermann (2005, 97) einen deutlichen Frequenzanstieg in den 1990er-Jahren nach (vgl. auch Feine 2009, 331). Die entsprechenden, auf einer Auswahl des *DeReKo* basierenden Daten bei Feine/Habermann (2005, 97) beruhen allerdings auf absoluten und nicht auf normalisierten Zahlen.

Semantische Veränderung durch metaphorische und metonymische Übertragung

Aus semantischer Perspektive umschreibt Feine (2009, 330) für substantivische Bildungen mit *-manie* als Zweitglied, was auf viele der Formen zutrifft: „Mit der Übernahme dieses Bildungsmusters aus der medizinischen Fachsprache in die Gemeinsprache hat sich eine semantische Verlagerung der Seme [...] ergeben." Zwar wird die Bildung auch in der Alltags- bzw. Gemeinsprache in ihrer fachsprachlichen oder einer dieser ähnlichen Lesart verwendet. Zugleich ist aber eine metaphorische Übertragung (vgl. ebd., 344) zu beobachten, durch die bestimmte semantische Aspekte eine neue Ausrichtung erhalten oder neu betont werden – und andere umgekehrt in den Hintergrund treten. Für *-man(ie)* schreibt Feine:

> „Während in der Fachsprache die Seme ‚krank', ‚abnorm', ‚Beeinträchtigung psychischer Funktionen' [...], ‚inadäquat gehobene Stimmung' bestimmend sind, richtet sich nun der Fokus auf ‚krankhaft', ‚übertriebene Neigung', ‚abnorme Leidenschaft'." (Feine 2009, 330)

Letzteres bezieht sich auf „das Nichteinhalten, das Abweichen von erwarteten, in einer Gesellschaft üblichen Verhaltensweisen" (ebd.). Für *-manie* in metaphorischer Übertragung resultiert daraus die folgende Bedeutung: „‚eine auf die entsprechende Krankheit bezogene menschliche Verhaltensweise, die, gemessen an sozialen Normen, übertrieben ist und dadurch krankhaft zu sein scheint'" (ebd., 344).

Während Feine hier also für Bildungen mit *-manie* als Zweitglied einen rein metaphorischen Prozess beschreibt, finden sich bei der übertragenen Verwendung anderer Lexeme aus dem Feld Hinweise auf Kombinationen metaphorischer und metonymischer Prozesse. So zeichnen Keller/Kirschbaum (2003, 53–57; 2000, 49 f.) für die Lexeme *toll, irre* und *wahnsinnig* eine mehrstufige Bedeutungsveränderung nach, die auf einer Verkettung entsprechender Übertragungen basiert: Das Adjektiv *toll* bezeichnete gemäss den Autoren ursprünglich eine Art von lärmendem Verhalten (noch anklingend in *herumtollen*), was dann „als Symptom von Wahnsinn angesehen [wurde]" (Keller/Kirschbaum 2003, 53). Diese erste Veränderung von *toll* von ‚lärmend' zu ‚verrückt' basiert auf einer metonymischen Bedeutungsverschiebung (vgl. ebd., 55). Für *irre* ist gemäss Keller/Kirschbaum (ebd.) dagegen in einem ersten Schritt eine metaphorische Verschiebung anzunehmen, von ‚auf einem falschen Weg befindlich' bzw. ‚verwirrt, geistig vom rechten Weg abgekommen' (bis heute präsent in *Irrfahrt, sich verirren, in die Irre gehen/führen*) zur bereits im 17. Jahrhundert vorzufindenden Bedeutung „‚geistig gestört'", die auf einer Modellierung von „Denken als eine[r] Form der zielgerichteten Bewegung" basiert (ebd.). Die Entwicklung der darüber hinaus lexikalisierten Verwendung von *toll, irre* und auch *wahnsinnig* als expressiv-evaluative Adjektive interpretieren die Autoren dann anhand des Beispielsatzes *„Das war* *ein irres / wahnsinniges Spiel*" (ebd., 56) wie folgt: „Ein *irres* Spiel ist ein Spiel, das bewirkt, dass ich als Zuschauer Verhaltensweisen eines Irren zeige [= Ursache-Wirkung-Metonymie, Y. I.], die Metaphern sind für die Verhaltensweisen der Begeisterung" (ebd.). „[D]as Verhalten begeisterter Menschen [wird] unter der Perspektive des Wahnsinns gesehen [...]: Sie schreien und toben, d. h. sie zeigen die Symptome von Wahnsinnigen." (Ebd.)

Vergleichbar argumentiert auch Kirschbaum (2002a; 2002b) in seiner an kognitiven Metapherntheorien orientierten Studie zur Adjektivintensivierung im Deutschen. Hinsichtlich der mit dieser Entwicklung zu expressiv-evaluativen Adjektiven in engem Zusammenhang stehenden Verwendung entsprechender Adjektive als Intensivierer verweist er auf das von ihm als Metonymie interpretierte Muster „NORMABWEICHUNG STEHT FÜR GRAD" (Kirschbaum 2002a, 212; vgl. auch 2002b, 152–157): „Eine besondere Form der Normabweichung ist [...] der Wahnsinn als anomaler Geisteszustand: ‚ein Objekt ist so [...][Adjektiv, Y. I.], daß man den Verstand verlieren könnte'" (2002a, 213). Als Beispiele dazu nennt er: „a. *ein wahnsinnig schnelles Auto.* b. *Die Nummer war irrsinnig komisch.* c. *Karl ist ein irre guter Fußballer.* d. *Das Spiel war blödsinnig langweilig.* e. *Die Mieten hier sind idiotisch teuer.*" (Kirschbaum 2002a, 213)

Einordnung und Bewertung als zentrale kommunikative Funktionen

Aus pragmatischer Perspektive dient das fachsprachliche Element in der Alltagssprache nicht mehr der medizinischen Diagnostik einer Krankheit, sondern erfüllt andere Zwecke. Besonders relevant scheint mir dabei der von Feine (2009, 330) für *-manie* beschriebenen neue semantischen Aspekt ‚krankhaft', den sie mit „‚sich wie eine Krankheit äußernd, *aber in Wirklichkeit keine seiend*'" (Hervorhebung Y. I.) umschreibt. Hieraus ergibt sich das Potenzial neuer kommunikativer Funktionen in der Alltagssprache. In der Zusammenschau der hier referierten Studien ergeben sich dabei die *Einordnung* und *Bewertung* als dominierende neue kommunikative Funktionen.

Für *-manie* sieht Feine (ebd., 344) dazu je nach Kontext Kommunikationshandlungen „zwischen ernsthafter Kritik und scherzhafter Mahnung" realisiert, jeweils bezogen auf menschliches Verhalten. Auch die bei Feine und Malmqvist beschriebenen alltags- bzw. gemeinsprachlich übertragenen Bildungen zu *-manie*, *-phob*, *-wahn*, *-zwang* werden zur negativen Bewertung menschlichen Verhaltens eingesetzt. Anders gestaltet sich dies bei *Depression* in der Bedeutung eines wirtschaftlichen Konjunkturtiefs (vgl. auch Ziem 2010, 164 f.): In diesem Verwendungszusammenhang dient *Depression* nicht primär der Kritik oder Mahnung einer Person oder Personengruppe, sondern der Benennung und Einordnung eines – auch hier als negativ bewerteten – Zustandes. Nicht mehr (oder nicht mehr ausschliesslich) zur negativen Bewertung eingesetzt werden die Ausdrücke *toll, verrückt, wahnsinnig, irre* (vgl. Keller/Kirschbaum 2003, 53–57), die in Belegen wie den oben erwähnten (*Das ist ein X Spiel*) nun der positiven Evaluation dienen. Im Unterschied zu *irre* und *wahnsinnig* ist dabei *toll* im gegenwärtigen Sprachgebrauch fast nur noch mit dieser positiven Bedeutung in Verwendung, Relikte älterer Stadien finden sich noch in Lexemen wie *Tollhaus, Tollwut* oder *herumtollen* (vgl. Keller/Kirschbaum 2003, 53).

Vergleichbare pragmatische Entwicklungen beschreibt Antdroutsopoulos auch für den jugendsprachlichen Gebrauch entsprechender Lexeme: Substantivische Bildungen wie *Depri, Psycho* – und *Schizzo* – dienen der (abwertenden) „Personenbezeichnung[ ] und soziale[n] Typisierung[ ]" (Androutsopoulos, 418, vgl. ebd., 418–434).[19] Zudem finden sich in Androutsopoulos' Jugendsprachkorpus der 1990er-Jahre (vgl. Kapitel 9.2.4) *crazy, irre, Wahnsinn* und *pervers* (sowie *schizzo*) als ambige, d. h. sowohl zur positiven wie negativen Bewertung eingesetzte Wertadjektive (vgl. ebd., 439 f.). Diese werden „typischerweise in expressiven Sprechhandlungen" (ebd., 439) sowie als Intensivierungspartikeln eingesetzt (vgl. ebd., 439 f.).

Divergierende Stadien der Gebräuchlichkeit

Die geschilderten Entwicklungen entsprechen divergierenden Stadien der Gebräuchlichkeit (vgl. Böke 2005 [1996], 215 f.) und verweisen auf ein unterschiedlich starkes Verblassen der fachsprachlich-psychiatrischen Bedeutung.

Im Falle von *-manie* beispielsweise ist die Herkunft und ursprüngliche Bedeutung noch präsent, es handelt sich also je nach Form um innovative oder konventionelle Metaphern (vgl. ebd.). Gleiches gilt für die angesprochenen Verwendungen von *Wahn* und *Zwang*, für das Morphem *-itis* sowie die Konfixe *-phob* und *psycho*. Die genannten Formen sind dabei in der aktuellen psychiatrischen Fachsprache alle nach wie vor präsent. Im Unterschied dazu ist für die bereits ab den 1920er-Jahren lexikalisierte Verwendung von *Depression* zur Beschreibung eines Konjunkturtiefs, gemäss Ziem (2010, 164) „der metaphorische Gehalt inzwischen kaum mehr erkennbar", wobei hierfür m. E. vor allem auch die bereits vor dem Eintritt in die psychiatrische Fachsprache lexikalisierte Verwendung von *Depression* als Fachausdruck in der Bedeutung ‚Senkung, Vertiefung' in Bereichen wie der Geologie, Meteorologie und Elektrizitätslehre als Grund in Betracht gezogen werden muss (vgl. Schuster 2014).

---

19 Vgl. z. B. die Belege „*Dieser (...) Sound ist jedenfalls nichts für schizofrene* [sic] *Depris*" und „(Leute) [sic] *die wir vorher immer für Schizzos gehalten haben*" bei Androutsopoulos (1998, 422, Hervorhebung i. O.). Zu den Typisierungen führt er aus: „Sie beziehen sich [...] gleichermaßen auf bestimmte Personen und auf die ihnen zugrundeliegenden sozialen Kategorien." (Ebd.).

Noch weiter von ihrer ursprünglichen Bedeutung entfernt sind die beschriebenen Verwendungsweisen von *toll, irre, verrückt* und *wahnsinnig* als positiv evaluierende Adjektive und Intensivierer, wobei „das Verblassen der Adjektivbedeutung [...] Hand in Hand geht mit einer Ausweitung des Anwendungsbereiches" (Kirschbaum 2002b, 193). Im Gegensatz zu den diskutierten Formen *-manie, Wahn, Zwang, -itis* sowie *-phob* und *psycho* spielen diese Adjektive, die zumindest in der Anfangsphase der Psychiatrie alle als Adjektive oder auch in substantivischen Formen präsent waren (vgl. Schuster 2010, 116–131, insbes. 119),[20] in der heutigen psychiatrischen Fachsprache keine Rolle mehr.[21] Im Bereich dieser „extrem hohe[n] Intensivierung" (Kirschbaum 2002b, 196) ist dabei insgesamt eine gewisse Kurzlebigkeit festzustellen, die sich „aus dem Streben der Sprecher nach Expressivität und Originalität ergibt" (ebd., 195): „Bei häufigem Gebrauch verlieren die entsprechenden Operatoren ihre Besonderheit und werden durch Ausdrücke ersetzt, die den Intentionen der Sprecher besser gerecht werden." (Ebd.; vgl. auch Keller/Kirschbaum 2000)

Wie dies für Bildungen zu *-manie, -phobie* und vergleichbaren Formen in metaphorischer Verwendung angenommen wird (vgl. Feine/Habermann 2005, 97; Feine 2009, 331; Malmqvist 2005, 276), ist auch der geschilderte Bedeutungswandel von *toll, irre, wahnsinnig* etc. insgesamt jüngeren Datums. So wäre gemäss Schuster (2010, 226) „[e]ine Rede wie ‚das ist ja wahnsinnig toll' [...] im ersten Drittel des 19. Jahrhunderts noch undenkbar".

Krankheitsmetaphorik als Gesamtkontext

In einem grösseren Kontext betrachtet können die bisher diskutierten Lexeme mit noch vorhandener negativ-evaluativer Bedeutung (wie *Depression* oder Formen zu *-manie*) auch als Krankheitsmetaphern gewertet werden, als metaphorische Übertragungen aus dem Bereich „Gesundheit und Krankheit" und dem Bereich der Medizin, die gerade auch in jüngeren, meist an kognitiven Metapherntheorien orientierten (diskurs-)linguistischen Studien vermehrt in den Fokus geraten (vgl. Fussnote 16 in diesem Kapitel). Diskutiert werden mehrheitlich nicht verblasste Übertragungen mit

---

20 Vgl. dazu auch die von Schuster (2010, 264–274, 353, 434–436) beschriebene allgemeine Tendenz der Psychiatrie weg von gemeinsprachlichem, hin zu lateinischem und griechischem Wortschatz in der von ihr beschriebenen „Konsolidierungsphase" (ebd., 281) in der zweiten Hälfte des 19. und um die Wende zum 20. Jahrhundert (vgl. auch Kapitel 7.1.2).

21 So führt z. B. eine entsprechende Suche in der *ICD-10* nach *irre, toll, verrückt* und *wahnsinnig* zu keinen Ergebnissen innerhalb der verzeichneten psychiatrischen Diagnosetermini. *Wahnsinnig* findet sich lediglich noch in zwei Abschnitten zur Symptombeschreibung von Angststörungen, in denen „die Angst, wahnsinnig zu werden" aufgelistet wird (ICD-10, F41.0; vgl. auch ICD-10, F40).

dem zugrundeliegenden Muster „PROBLEME SIND KRANKHEITEN" (Baldauf 1997, 206) oder „KRISEN SIND KRANKHEITEN" (Burkhardt 2003, 371). In den vielfach auf den öffentlichen politischen Diskurs Ende des 20., Anfang des 21. Jahrhunderts fokussierenden Untersuchungen zeigen sich einerseits allgemein gefasste Realisationen der Krankheitsmetaphorik. Ein Beispiel ist der folgende Beleg aus dem Zeitungskorpus von Baldauf (1997, 206): „Der *Patient* (Osteuropa) soll erst beweisen, daß er *gesund* werden kann, dann bekommt er *Medizin*" (Hervorhebungen i. O.; vgl. auch Kuck/Römer 2012, 86–88). Genauso werden aber auch spezifische Bezeichnungen für Krankheiten, einzelne Symptome oder Krankheitserreger in metaphorischer Verwendung eingesetzt, wie etwa *Krebs* (vgl. z. B. Schwarz-Friesel 2015, 153 f.), *Virus* (vgl. Gredel 2014), *Fieber, Lähmung, Vergiftung* und weitere mehr (vgl. Musolff 2005, 314). Musolff (2005) kommt dabei in seiner kontrastiven Untersuchung englischer und deutscher Quellen zum Europadiskurs zum Schluss, dass sich für die jeweiligen Sprach- bzw. Diskursräume neben gemeinsamen metaphorischen Mustern auch je spezifische, teilweise auch diachrone Unterschiede der bevorzugten Krankheitsmetaphern feststellen lassen (vgl. ebd., 314–321), die in manchen Fällen auch auf individuelle Prägungen gewichtiger Diskursakteure zurückgehen (vgl. ebd., 319).

All diesen metaphorischen Übertragungen gemein ist aus pragmatischer Sicht eine persuasive, expressiv-evaluative Funktion sowie eine Perspektivierung der Bildempfänger als zu vermeidende/zu kurierende Krankheitsformen, die auch entsprechende Forderungen nach Gegenmassnahmen implizieren (vgl. Schwarz-Friesel 2015, 153 f.; vgl. auch Skirl/Schwarz-Friesel 2013, 62 f.).[22] Bezüglich ihrer Verbreitung in aktuellen politischen Diskursen resümiert Spieß (2017, 108), dass „[s]chwierige politische Situationen, politische Entwicklungen, die als negative Entwicklungen wahrgenommen werden [sic] oder in der Öffentlichkeit agierende, umstrittene Personen (u. a. politische Gegner)" in öffentlichen und politischen Diskursen „nicht selten" mittels Krankheitsmetaphorik konzeptualisiert werden (vgl. ähnlich für das Englische Semino 2008, 104). Zumindest bezüglich der angesprochenen politischen Situationen und Entwicklungen liegt den Übertragungen stets eine Personifikation zugrunde (vgl. u. a. Baldauf 1997, 208): Die Gesellschaft oder der Staat werden als Körper bzw. Organismus betrachtet. Diese Konzeptualisierung entspricht dabei einer „bis in die Antike zurückreichenden Tradition" (Musolff 2005, 310).[23] Angesichts der von Baldauf (1997, 206) zu Recht betonten Zugehörigkeit

---

22 Wie u. a. Musolff (2005, 310) mit Recht betont, können entsprechende sprachliche Verfahren verheerende Interpretationen und Folgen nach sich ziehen, „[d]as wahrscheinlich berüchtigtste Beispiel liefert die rassistische Propaganda der Nationalsozialisten" (ebd.), die von „einer *tödlichen Erkrankung* des *Körpers* des deutschen Volkes" (ebd., Hervorhebung i. O.) sprach.

23 Vgl. auch den entsprechenden Abschnitt auf der *Master Metaphor List* von Lakoff et al. (1991, 211): „SOCIETY IS A BODY [...] mapping: body[:] society[,] heart[:] central element of society (es-

der „negativ belegte[n] Erfahrung der Krankheit“ zu den „unmittelbaren, physischen Erfahrungen des Menschen“ ist jedoch davon auszugehen, dass die beschriebene Krankheitsmetaphorik ein allgemein universelles Verfahren darstellt (vgl. auch Musolff 2005, 310).

Resümee
Die diskutierten Studien lassen insgesamt den Schluss zu, dass die Übertragung psychiatrischer Fachbegriffe in alltags- bzw. gemeinsprachliche Kommunikationszusammenhänge ein musterhaftes Phänomen mit durchaus vergleichbaren semantischen und pragmatischen Entwicklungen darstellt. In der Zusammenschau geben die Untersuchungen dabei Hinweise darauf, dass divergierende semantisch-pragmatische Qualitäten mit unterschiedlichen Stadien der Gebräuchlichkeit der Lexeme in Fach- *und* Alltags- bzw. Gemeinsprache in Zusammenhang stehen könnten.

Vor dem Hintergrund der Überlegungen in Kapitel 10.1 und 10.2 soll nun die Übertragung von *Schizophrenie* näher betrachtet werden. Zunächst geschieht dies in Kapitel 10.3 mit Fokus auf die ersten Belege, danach in Kapitel 10.4 mit Blick auf sich etablierende Muster späterer Jahrzehnte.

10.3 Erste Belege übertragener Verwendung von *Schizophrenie*

Insgesamt ist die nicht-psychiatrische Verwendungsweise von *Schizophrenie, schizophren* und weiteren Ableitungen des Diagnoseterminus in der ersten Hälfte des 20. Jahrhunderts verhältnismässig selten (vgl. zur Kategorie *nicht-psychiatrische Verwendung* Kapitel 9.3.1). In den untersuchten Quellen finden sich aber bereits ab den späten 1910er-Jahren immer wieder einzelne Belege. Für eine Übersicht sind in Tabelle 10.1 alle Texte mit mindestens einem Beleg in entsprechender Verwendung aufgeführt.

sential to function)[,] [...] disease[:] social malaise/problem[,] health[:] absence of social problem [,] [...] death[:] collapse[,] medicine[:] cure for social problem[,] cancer[:] social disruption from inside that spreads slowly and invisibly[,] infection[:] spread of dangerous ideas or beliefs“.

Tabelle 10.1: Verteilung der Texte mit mindestens einem Beleg in nicht-psychiatrischer Verwendung, in absoluten Zahlen und in Relation zur Gesamtmenge aller Texte mit mindestens einem Beleg zum Konfix *schizo-*, 1908–1949.[24]

Jahr	NZZ		ShN		Voss (–1934)		PrCH		NeRu		NeDeu (1946–)	
	#	%	#	%	#	%	#	%	#	%	#	%
1908–1919	0	0	0	0	0	0	0	0	1	100	–	–
1920–1929	0	0	0	0	2	5.88	0	0	3	37.50	–	–
1930–1939	1	1.45	1	8.33	(1)	(3.70)	1	100	1	20.00	–	–
1940–1949	3	3.45	3	14.29	–	–	1	16.67	0	0	(2)	(66.67)
Total	**4**		**4**		**(3)**		**2**		**5**		**(2)**	

Frequenz

In der ersten Hälfte des 20. Jahrhunderts sind die absoluten Zahlen so niedrig, dass kein eindeutiger Trend über die Zeit ausgemacht werden kann. Es handelt sich stets um vereinzelte Belege, wovon der grösste Teil aus dem Substantiv *Schizophrenie* (13 von total 25 Belegen) besteht, nahezu halb so oft wird das Adjektiv *schizophren* (7 Belege) in den entsprechenden Kontexten verwendet. Hinzu kommen 3 Belege zu *schizoid* und je einer für *schizothym* und *(das) Schizophrene*. Der erste Beleg von 1919 (vgl. Kapitel 8.1) und die frühen Belege aus den 1920er-Jahren stammen allesamt aus deutschen Publikationen, aus der *Vossischen Zeitung* und der *Neuen Rundschau*. In der *NZZ*, den *Schaffhauser Nachrichten* und den Schweizer Parlamentsprotokollen finden sich in diesem Zeitraum keine Belege. – Der besondere lokale Bezug der *NZZ* zur Zürcher Schule und zu Bleuler äussert sich also, so scheint es, zwar in einer besonders frühen Präsenz der fachsprachlichen Termini in der Zeitung (vgl. Kapitel 8.1), jedoch – und möglicherweise auch gerade damit zusammenhängend – nicht in einer vergleichbaren frühen Präsenz der nicht-psychiatrischen Verwendung.[25] Umgekehrt ist bei der Lokalzeitung *Schaffhauser Nachrichten*, die für die ersten Jahrzehnte des 20. Jahrhunderts insgesamt den geringsten Beleganteil aufweist (vgl. Kapitel 8.2.1), die nicht-psychiatrische Lesart in den 1930er- und 1940er-Jahren

24 Nicht aufgeführt in Tabelle 10.1 ist das ab 1941 erscheinende Literatur- und Kulturmagazin *Du*, das in dieser Zeitspanne keine entsprechenden Belege enthält.

25 Vgl. auch Hoffmann-Richter (2000, 144), die in ihrer Untersuchung auch für das Jahr 1995 in der *NZZ* im Vergleich mit den anderen untersuchten Zeitungen einen auffällig geringen Anteil der nicht-psychiatrischen Verwendungsweise bzw. einen hohen Anteil der psychiatrischen Lesart feststellt. Auch im hier untersuchten Korpus scheint der Anteil der nicht-psychiatrischen Lesart in der *NZZ* für den Zeitraum von 1950 bis 2009 verhältnismässig gering (vgl. Kapitel 9.3.1).

proportional häufiger.[26] Auch in der (ab 1946 publizierten) ostdeutschen Zeitung *Neues Deutschland* ist die nicht-psychiatrische Verwendungsweise im Vergleich überproportional häufig vertreten (vgl. für spätere Dekaden Kapitel 9.3.1).

‚Spaltung' als zentraler Bedeutungsaspekt, Evaluation als wichtigste Funktion

Aus semantischer Perspektive ist in diesen frühen Belegen auf der einen Seite der bereits im Namen *Schizophrenie* (und im Synonym *Spaltungsirresein*) aktualisierte Aspekt der Spaltung zentral, der in unterschiedlicher Weise relevant gesetzt wird. Zur Illustration sollen dazu die nachfolgenden Belege näher betrachtet werden:

(1) „Die Deutschen sind zerspalten genug – es wird noch genug davon zu reden sein –, als daß sie sich auch noch die neue Zerreißung durch eine **schizophrene** Stimme des Blutes leisten dürften." (NeRu 1926(2), Willy Hellpach, Rasse und Stämme im deutschen Volkstum, S. 130)

(2) „Ein prominentes Zürcher Pianohaus fragt verbindlich die Oeffentlichkeit: Ist ein Blüthner-Klavier weniger gut, wenn wir auch Kühlschränke verkaufen? [...] Wo im untern Stock der Kühlschrank, im obern der Blüthner verkauft wird, ist die Seele des Geschäftshauses gespalten. Es liegt etwas **Schizophrenes** vor. [...] Eine Geschäftsseele ist wie eine Menschenseele: nur rund ist sie schön, das Zwiespältige ist merkwürdig, aber nie beglückend. Die Kühlschrankseele und die Klavierseele, es müßte diese Hochzeit doch seltsam sein." (NZZ, 27.11.1931, At., Lokales, Kühlschrank und Flügel)

(3) „Lebten wir nicht alle in der Illusion, das Christentum sei ein integrierender Bestandteil der europäischen Kultur? In Wirklichkeit aber bestand und besteht immer noch ein tiefer Kulturriß, der mitten durch die Menschenseelen hindurchgeht: Wir haben ein ‚wissenschaftliches' (d. h. materialistisches) Weltbild, und ein ‚christliches' Weltbild, die beide sich nicht decken und in den Menschen – bewußt oder unbewußt – nebeneinander existieren gleich einer ‚doppelten Buchführung'. Wenn ein Uebel unserer europäischen Kultur der Heilung bedarf, dann ist es diese **Schizophrenie** des allgemeinen Geisteslebens." (ShN, 05.05.1945, Adolf Keller, Region, Kann sich der Protestantismus wandeln?)

---

26 Vgl. dazu auch die Zahlen in Kapitel 9.3.1 für die späteren Dekaden, insbesondere zu den 1970er- und 1980er-Jahren, in denen die nicht-psychiatrische Lesart in den *ShN* ebenfalls deutlich überwiegt.

(4) „Sie [= die Deutschen, Y. I.] haben sich das genau eingeteilt: das ‚Dienstliche' ist hart, unerbittlich, scharf, rücksichtslos, immer nur ein allgemeines Interesse berücksichtigend, das sich dahin auswirkt, die Einzelinteressen schwer zu beschädigen – das ‚Menschliche' ist das leise, in Ausnahmefällen anzuwendende Korrektiv [...]. [...] Sie teilen, **Schizophrenie** [= **Schizophrene** im Original (vgl. Wrobel 1928, 828), Y. I.] eines unsichtbaren Parademarsches, ihr Ich auf. ‚Ich als Oberpostschaffner' – schreibt einer; denn wenn er seine Schachspielerqualitäten hervorheben will, dann schreibt er: ‚Ich als Mitglied des Schachklubs Emanuel Lasker'. Der tiefe Denkfehler steckt darin, daß sie jedesmal mit der ganzen Person in einen künstlich konstruierten Teil kriechen [...]! Daher alle die Ausreden: ‚Sehen sie, ich bin ja menschlich durchaus Ihrer Ansicht!' – daher die im tiefsten feige Verantwortungslosigkeit aller derer, die sich hinter ein Ressort verkriechen." (NeDeu, 09.01.1947, Kurt Tucholsky, Kultur und Unterhaltung, Das gemalte „Menschliche")

Beleg (1) ist ein früher Beleg aus dem Aufsatz *Rasse und Stämme im deutschen Volkstum* des deutschen Psychiaters und Politikers Willy Hellpach (er war zeitweise Assistenzarzt bei Emil Kraepelin) von 1926, in dem er dagegen anschreibt, „[d]ie Deutschen" als „Rassevolk" zu betrachten.[27] Beleg (2) stammt aus einem kolumnenartigen *NZZ*-Text von 1931, dessen Ausgangspunkt das Inserat eines Musikhauses in finanziellen Nöten bildet, welches seine Kundschaft um die Akzeptanz einer Sortimentserweiterung fragt. Beleg (3) stammt aus einem Gastbeitrag des Theologen Adolf Keller zur Frage *Kann sich der Protestantismus wandeln?* in den *Schaffhauser Nachrichten* und Beleg (4) schliesslich ist ein Wiederabdruck des 1928 erschienenen Essays *Das „Menschliche"* von Kurt Tucholsky im *Neuen Deutschland* von 1947.[28]

All diesen Belegen gemein ist die neue, übertragene Verwendung der Fachtermini *Schizophrenie, schizophren* und *Schizophrene* mit einer primären Fokussierung auf den semantischen Aspekt der Spaltung, der in allen Beispielen bereits im Vorfeld des Fachterminus explizit eingeführt wird: In (1) ist davon die Rede, dass die Deutschen *zerspalten genug* seien, und es wird eine weitere *Zerreißung* befürchtet, in (2) wird von der *gespaltenen* Seele eines Geschäftshauses geschrieben, bei (3) wird ein Kultur*riß* durch die Menschenseelen der europäischen Kultur festgestellt und in (4) hält Tucholsky den Deutschen vor, sie, d. h. jede und jeder einzelne von ihnen, würden *ihr Ich aufteilen.*

Die Struktur der Übertragung, das Ziel der jeweils vorgenommenen Zuschreibung von Schizophrenie, unterscheidet sich dabei von Fall zu Fall: In (1) wird das

27 NeRu 1926(2), Willy Hellpach, Rasse und Stämme im deutschen Volkstum, S. 113.
28 Der Essay erschien zuerst unter dem Pseudonym Ignaz Wrobel (vgl. Wrobel 1928).

spaltende Element (Agens) als *schizophren* bezeichnet – hier die *Stimme des Blutes* als Bild für die Idee einer ausschliesslich auf ethnischer Zugehörigkeit basierenden Nation.[29] Das daraus resultierende Gespaltene sind die Deutschen als Nation. In (2) wird beim Gespaltenen (Patiens) *etwas Schizophrenes* festgestellt. Bezugsobjekt des Fachterminus ist hier ein lebloses Objekt, ein Geschäftshaus, das mit einer metaphorischen Übertragung personifiziert, ja buchstäblich *beseelt* wird.[30] Grund für dieses Urteil ist der dort potenziell stattfindende gleichzeitige Verkauf von Klavieren und Kühlschränken. Das von Bleuler (1911b, 6) entworfene (Krankheits-)Bild der „Spaltung der psychischen Funktionen" beim Menschen wird auf ein Geschäftshaus und dessen Verkaufsangebot übertragen. In (3) ist, wie in (1), eine als Gemeinschaft abstrahierte Menschengruppe (die europäische Kultur), bzw. hier eine Gruppe von *Menschenseelen*, Ziel der Übertragung. Das „allgemeine[ ] Geistesleben" wird als Zerrissenes beschrieben, ihm wird Schizophrenie zugesprochen. In (4) ist der Fokus dagegen stärker auf die einzelnen Menschen als handelnde Individuen gerichtet, die als Schizophrene selbst aktiv ihr Ich aufspalten. Gemeint ist damit die Haltung, dienstliche Pflichten gänzlich von persönlichen, menschlichen Einstellungen und Ansichten zu trennen.[31] Mit Hanks (2006) kann für diese Fälle, für die Übertragung der psychiatrischen Diagnose auf einzelne (gesunde) Menschen, Menschengruppen und Artefakte, auch von unterschiedlichen Metaphorizitätsgraden gesprochen werden.

Im Gegensatz zum psychiatrischen Gebrauch liegt die kommunikative Funktion der Termini bei all diesen Belegen nicht in der Benennung eines Krankheitsbildes in der fachlichen Auseinandersetzung oder in der medizinischen Diagnostik einer Krankheit bei einem Patienten oder einer Patientin. Der primäre kommunikative Zweck ist in allen Fällen die negative Bewertung eines Sachverhalts, von Umständen oder Verhaltensweisen, wobei der bereits im Namen *Schizophrenie* enthaltene Aspekt der Spaltung in der Übertragung in den Vordergrund gerät und

29 Das Bild der *Stimme des Blutes* wird bereits früher in Hellpachs Text eingeführt. Er schreibt: „Die ‚Stimme des Blutes', wenn es überhaupt eine gibt, kann kein Hauptfundament deutschen Nationalbewußtseins sein; dazu wäre sie in Deutschland viel zu sehr Stimmengewirr." (NeRu 1926(2), Willy Hellpach, Rasse und Stämme im deutschen Volkstum, S. 114) Weiter schreibt er: „Es ist die wirkliche Stimme der Rede und nicht die metaphorische und stumme des Blutes, welche die Völker zu Nationen umgeschaffen hat und als Nationen zusammenhält" (ebd., 116). *Stimme des Blutes* kann dabei als Zusammenspiel von metonymischer (Blut steht für Ethnie) und metaphorischer (Personifikation des mit einer *Stimme* ausgestatteten Blutes) Übertragung interpretiert werden.

30 *Beseelungen* lebloser Objekte finden sich in Beleg (2) noch weitere: Neben der „Seele des Geschäftshauses" bzw. der „Geschäftsseele" ist auch von der „Kühlschrankseele" und der „Klavierseele" die Rede (NZZ, 27.11.1931, At., Lokales, Kühlschrank und Flügel).

31 Der Text Tucholskys wird im *Neuen Deutschland* 1945 in den Kontext des NS-Regimes gestellt und wie folgt kommentiert: „Denen, die ‚menschlich' gegen Hitler waren, ins Stammbuch!" (NeDeu, 09.01.1947, [D. R.], Kultur und Unterhaltung, Das gemalte „Menschliche" von Kurt Tucholsky).

eine neue Ausrichtung erhält. Die Bewertung kann sich dabei auf eher allgemeine Zustände beziehen (wie in (3), bezogen auf gesamtgesellschaftliche Zustände) oder auch eine zielgerichtete Kritik beinhalten (wie in (1), bezogen auf die Verfechter der entsprechenden Rassenideologie). Auch ist in allen Belegen die in Kapitel 10.2 angesprochene, von Feine (2009, 330) für *-manie* beschriebene Bedeutungsveränderung von ‚Krankheit, krank' zu ‚krankhaft' im Sinne von ‚sich wie eine Krankheit äussernd, *aber keine seiend*' aktualisiert.

In Verbindung mit dem Aspekt der Spaltung sind dabei bereits in diesen frühesten Belegen zwei unterschiedliche semantische Ausrichtungen ersichtlich, die später beide prototypisch werden (vgl. Kapitel 10.4.3): So wird in (1) und (4) auf die Trennung von Einheiten (die Nation der Deutschen, der einzelne Mensch) Bezug genommen, die eigentlich ein zusammenhängendes Ganzes sein müssten. Dazu klingt in (4) zusätzlich das Bild der gespaltenen Persönlichkeit an, das ebenfalls mit dem Krankheitsbild Schizophrenie verknüpft ist (vgl. die Ausführungen in Kapitel 10.4.3). In (2) und (3) beziehen sich *Schizophrenes* und *Schizophrenie* dagegen auf die Gleichzeitigkeit zweier als widersprüchlich empfundener Elemente (Klaviere und Kühlschränke als parallel angebotene Verkaufsobjekte sowie das Nebeneinander des wissenschaftlichen und christlichen Weltbildes in der europäischen Kultur). Die in (2) etwas später im Text folgende Bezeichnung desselben Umstandes als *das Zwiespältige* betont diese Perspektivierung zusätzlich.[32]

Hinsichtlich der thematischen Kontexte dieser nicht-psychiatrischen Verwendungen erweist sich die in den Belegen (1), (3) und (4) beobachtbare Übertragung der Schizophreniediagnose auf gesellschaftliche Entwicklungen auch in späteren Belegen als zentral (vgl. Kapitel 10.4.2, vgl. aber auch Kapitel 8.3). Bemerkenswert ist zudem die Formulierung in Beleg (3), dass die konstatierte Schizophrenie der *Heilung* bedürfe, womit die hier zentrale Krankheitsmetaphorik weiter ausgebaut wird (vgl. auch Kapitel 10.4.1).

Bedeutungsaspekt ‚wahnsinnig/verrückt'

Neben diesem zentralen Bedeutungsaspekt der Spaltung findet sich in den untersuchten Belegen auch jener des Wahns oder Wahnsinns artikuliert, wie die folgenden beiden zwanzig Jahre auseinanderliegenden Beispiele aus der *Vossischen Zeitung* und der *NZZ* zeigen:

(5) „Sicher und unbestritten ist es, daß man am leichtesten an der Operette reich wird. Weil die simpelsten Dinge auf das größte Verständnis unter

32 Vgl. dazu auch die von Johannes Bresler (1912, 21) vorgeschlagene Bezeichnung *Zwiesinn* als deutschsprachiges Pendant zu *Schizophrenie*, vgl. Kapitel 7.2.1.

Glaubensbrüdern rechnen können; und weiter, weil Musik eine internationale Sprache ist. [...] Und alle, von dem Manne an, der nichts weiter, als den Refrain ‚Hi-Ha-Hopstralla des Nachts um Zwölfe' in einem akuten Anfall von **Schizophrenie** sich einfallen ließ, bis zur Kammerzofe der Gräfin, die ihn sang, scheffeln Millionen dabei." (Voss, 23.05.1929, Georg Hermann, Das Unterhaltungsblatt, Tantiemen)

(6) „Und dann tritt *Valeska Gert* auf, die diesem Cabaret den Namen und die Kraft gibt. [...] Sie kreischt wie ein Baby, parodiert Berliner Typen und ist ein ganzes Varieté. [...] Einmal erzählt sie die Mondreise eines Professors, eine surrealistische Schnurre, die in ihren **schizophrenen** Purzelbäumen köstlich ist." (NZZ, 08.04.1949, At., Lokales, Cabaret Valeska, Kursivierung i. O.)

Der Aspekt der Spaltung spielt hier keine Rolle, vielmehr ist die Bedeutung von *schizophren* und *Schizophrenie* mit ‚Wahn(sinn)' bzw. ‚wahnsinnig' oder ‚verrückt' zu umschreiben. Möglich für (6) ist auch die Lesart ‚absurd'. Während *in einem akuten Anfall von Schizophrenie* in (5) durchaus als negative Bewertung, ja als Beleidigung interpretiert werden kann, ist die Konnotation in (6) weniger eindeutig negativ. Wie bei den Belegen (3) und (4) zuvor handelt es sich darüber hinaus auch bei (5) nicht um einen redaktionellen Text, sondern um einen Gastbeitrag (hier des Schriftstellers Georg Hermann).[33]

Berichte übertragener Verwendungen, Potenzial zur Diffamierung

Bemerkenswert hinsichtlich dieser frühen Belege ist zudem, dass mehrere in den Tageszeitungen und alle in den Schweizer Parlamentsprotokollen auf metakommunikativen Kommentaren *über* entsprechende Verwendungen beruhen. Meist sind es empörte Berichte über die als Beleidigung empfundenen Schizophreniezuschreibungen. So schlug in der Schweiz ein Artikel der *Münchner Neuesten Nachrichten* vom September 1938 hohe Wellen, in dem ein Schweizer Journalist als *Fall von schwerer Schizophrenie* beschrieben wurde. Er veranlasste etwa die *ShN* zu einem längeren Frontartikel mit dem Titel *Antideutsch?* zur Frage nach der Pressefreiheit in der Berichterstattung über Deutschland (Beleg (7)). Und er wurde rund ein Jahr später im

33 Beleg (6) ist zwar ein redaktioneller Zeitungsartikel, eine Besprechung, der Text ist aber mit demselben Kürzel gezeichnet wie Beleg (2). Von den insgesamt vier Artikeln mit Belegen der nichtpsychiatrischen Lesart in der *NZZ* von 1908 bis 1949 scheint also die Hälfte vom selben Redaktor/der selben Redaktorin zu stammen, der oder die die fachsprachlichen Termini dabei *nota bene* mit unterschiedlicher semantischer Akzentuierung zu unterschiedlichen Zwecken gebraucht.

Nationalrat in einer Debatte über das Verbot der Zeitung *S.Z. am Sonntag* zum Thema (Beleg (8)):[34]

(7) „Wie beim Anschluß Österreichs hat man sich in Deutschland auch während der Septemberkrise mächtig aufgeregt über die Haltung der Schweizerpresse den mitteleuropäischen Vorgängen gegenüber. [...] Jetzt waren es vor allem die ‚Münchner Neuesten Nachrichten', die sich in einem Artikel [...] mit ungewöhnlicher Schärfe gegen die deutschschweizerische Presse [...] wandten. [...] Der Artikel verstieg sich auch zu persönlichen Verunglimpfungen angesehener schweizerischer Journalisten; einem der angesehensten unter ihnen wurde **Schizophrenie** und Größenwahn vorgeworfen." (ShN, 05.11.1938, sbg., Antideutsch?)

(8) „In den ‚Münchener [sic] Neuesten Nachrichten' erschien im September 1938 ein Artikel eines ‚Berner Korrespondenten' über ‚Skandal in der Schweiz', in dem die Schweiz als ‚Paradies der Kriegshetzer' bezeichnet worden ist. [...] In dieser unerhörten Art und Weise werden auch schweizerische Zeitungsleute beschimpft. So wird beispielsweise unser Herr Dr. Oeri von den ‚Basler Nachrichten' dargestellt als ein ‚Fall von schwerer **Schizophrenie**, verbunden mit Megalomanie, welcher das ärztliche Interesse von Herrn Oeri's berühmten Schulkameraden C. G. Jung erwecken sollte.'" (PrCH, NR, Sommers. 1939, 17. Sitzung, 21.06.1939, Geschäftsnr. 141/3914. Interpellation Meierhans. Verbot der „S.Z. am Sonntag", Votum Meierhans, S. 578f.)[35]

Die Attestierung von Schizophrenie und Grössenwahn wird in den Belegen als ein Beispiel besonders dreister Beschimpfung angeführt. Die Formulierung in (7), dass jemandem Schizophrenie *vorgeworfen* würde, wird dabei in späteren Jahrzehnten typisch (vgl. Kapitel 10.4.4). Das diffamierende Potenzial von *Schizophrenie* speist sich in diesen Fällen aus der Eigenschaft, ein – besonders schweres, besonders stark stigmatisiertes – psychiatrisches Krankheitsbild zu bezeichnen. Eine weiter spezifi-

34 Anlass der Nationalratsdebatte war eine Interpellation gegen das bereits verhängte Verbot der *S. Z. am Sonntag* aufgrund ihrer „allgemeine[n] Tendenz [...], die als ausgesprochen systematische Hetze gegen Deutschland angesehen werden müsse". (PrCH, NR, Sommers. 1939, 17. Sitzung, 21.06.1939, Geschäftsnr. 141/3914. Interpellation Meierhans. Verbot der „S.Z. am Sonntag", Votum Meierhans, S. 571 f.). Der Nationalrat Meierhans führte gegen das Verbot ins Feld, dass ja auch „ausländische Zeitungen, die Angriffe auf die Schweiz richteten" (ebd. 578), weder verwarnt noch verboten würden, und nannte u. a. die *Münchener Neuesten Nachrichten* als Beispiel.

35 Oeri war von 1925 bis 1949 Chefredaktor der *Basler Nachrichten* und von 1931 bis 1949 Nationalrat. Er engagierte sich politisch und journalistisch gegen den Nationalsozialismus und wurde laut Schibler (2009) „zu einem der wichtigsten Vertreter der Geistigen Landesverteidigung" (vgl. ebd.).

zierende semantische Komponente wie in den Belegen (1) bis (4) scheint dagegen nicht explizit aktualisiert. Anders ist dies in einem späteren Beispiel von 1945 aus einem Votum des Nationalrats Gottlieb Duttweiler, der im Parlament die nationalrätliche Vollmachtenkommission gegen die Kritik einer Schweizer Zeitung verteidigt:

(9) „Der Titel in der Arbeitgeber-Zeitung ‚**Wirtschaftliche Schizophrenie**' hat mit Sachlichkeit nicht sehr viel zu tun, besonders wenn noch auseinandergesetzt wird, welche Art Geisteskrankheit die **Schizophrenie** ist. Die Vollmachtenkommission habe das und das gemacht, das sei **schizophrene Wirtschaftspolitik**. Da möchte ich sagen: es ist **schizophrene Wirtschaftspolitik** in der Vergangenheit unter wesentlichem Einfluss der Arbeitgeber betrieben worden, z. B. als es hiess, Arbeitslosenunterstützung auszubezahlen sei billiger, als Arbeit zu beschaffen." (PrCH, NR, Sommers. 1945, 02. Sitzung, 07.06.1945, Geschäftsnr. 4682. Massnahmen zum Schutze des Landes. 12. Bericht des Bundesrats, Votum Duttweiler, S. 116f.)

Hier wird zwar die Bezeichnung *wirtschaftliche Schizophrenie* als unsachlich zurückgewiesen, mit explizitem Verweis auf die mit *Schizophrenie* bezeichnete Krankheit. Zugleich wird die in quasi umgedrehter Form verwendete Formulierung (*schizophrene Wirtschaftspolitik*) vom Sprecher aber aufgegriffen und als verbale Verteidigung zur Gegenkritik eingesetzt. Dabei steht hier beide Male der semantische Aspekt des Widersprüchlichen im Vordergrund. Die zu beobachtende Modifikation von *Schizophrenie* mittels adjektivischer Attribuierung (*wirtschaftliche Schizophrenie*) wie auch die adjektivische Übertragung mittels *schizophren* (*schizophrene Wirtschaftspolitik*) werden später für die nicht-psychiatrische Verwendung musterhaft (vgl. Kapitel 10.4.1). Auch die negative Bewertung einer spezifischen Politik als *schizophren* wird zu einem typischen Verwendungskontext (vgl. Kapitel 10.4.2) und ist auch in den 1940er-Jahren in weiteren Belegen beobachtbar.[36]

Eine besondere Form dieser berichteten Verwendungen von *Schizophrenie* sind jene Fälle, in denen es sich zugleich um Übersetzungen handelt. Ein solches Beispiel ist Beleg (10) aus einem *NZZ*-Artikel von 1948 über die britische Unterhausdebatte zur Verstaatlichung der Stahlindustrie. Der Korrespondent berichtet von der zugehörigen Ministerrede George Strauß', der ein Dilemma der Eisen- und Stahlindustrie zwischen privaten und öffentlichen Interessen befürchtet, sollte diese nicht verstaatlicht werden:

36 Vgl. ShN, 06.02.1946, Korr., Region, Hat die Intelligenz versagt?; NeDeu, 04.12.1946, L. E., Zum Weitersagen ...

(10) „Dieser Zustand der geteilten Loyalität in der Eisen- und Stahlindustrie könne nicht länger geduldet werden. Er [= George Strauß, Y. I.] sagte wörtlich: ‚Die **Schizophrenie** ist eine gefährliche Krankheit für Industrien wie für Individuen. Und wenn der Patient darunter auch noch nicht akut leidet, so ist es doch besser und leichter, das Uebel zu kurieren, bevor es chronisch geworden ist!‘ [...] Mit diesen Phrasen und demagogischen Vergleichen glaubt offenbar die Labourregierung in den Augen der Oeffentlichkeit den Zugriff der durch einen Zufall bedingten sozialistischen Mehrheit im Unterhaus auf die älteste Produktionsindustrie Großbritanniens rechtfertigen zu können [...].“ (NZZ, 17.11.1948, eg., Die Verstaatlichung der britischen Stahlindustrie. Beginn der Unterhausdebatte)

Auch in diesem übersetzten Zitat aus dem Englischen spielen der Bedeutungsaspekt der Teilung bzw. Spaltung, die als ‚krankhaft‘ bewertet wird, und das Vorhandensein widersprüchlicher Elemente in der nicht-psychiatrischen Verwendung von *Schizophrenie* eine zentrale Rolle. Und auch hier wird die Krankheitsmetaphorik weiter ausgebaut: Es ist vom *Patienten* die Rede, dessen Übel *kuriert* werden muss, bevor es *chronisch* wird. Der schreibende *NZZ*-Korrespondent verbindet dabei seine inhaltliche Kritik mit einer sprachlichen an genau diesen Formulierungen, die er als *Phrasen und demagogische Vergleiche* abtut. Solche aus dem Englischen übersetzte Belege aus dem politischen Kontext finden sich im untersuchten Korpus darüber hinaus auch in den 1950er- und 1960er-Jahren sowohl in der *NZZ* wie auch in der *FAZ*, u. a. aus Reden Eisenhowers und Kissingers.[37] Offensichtlich ist die nicht-psychiatrische Lesart von *Schizophrenie* (bzw. *schizophrenia*) und *schizophren* (bzw. *schizophrenic*) im englischen Sprachraum zu dieser Zeit ebenfalls beobachtbar.[38] Die entsprechen-

37 Vgl. FAZ, 26.08.1952, Werner Richter, Stevenson wird es schwer haben. Eisenhower spricht mehr zum Volk; FAZ, 02.09.1957, o. A., Stimmen der Anderen, Gefährliche Schizophrenie; NZZ, 20.10.1958, UPI, Eisenhower auf der Wahlreise. Ernste Mahnung an die Republikaner; NZZ, 22.01.1959, W. I., Eisenhower zur Erkundungsreise Mikojans. Keine Konzessionsbereitschaft Moskaus; NZZ, 02.05.1959, Reuter, Die Kernwaffenvorräte der Vereinigten Staaten; NZZ, 28.06.1966, W. I., Analyse der NATO-Krise. Henry Kissinger vor der Senatskommission; NZZ, 26.09.1966, W. I., Ein amerikanischer Bericht über die Kennedy-Runde. Kritik an der Haltung der Regierung. Im *FAZ*-Artikel von 1952 wird die Verwendung von *schizophren* durch den demokratischen Präsidentschaftskandidaten Adlai E. Stevenson vom Korrespondenten zudem als (zu) bildungssprachlich bewertet: „Auch in der Ausdrucksweise vergreift sich Stevenson noch manchmal [...]. So ist es ihm etwa in religiös gestimmten Kreisen als Blasphemie verargt worden, daß er sich selbst mit Christus im Garten Gethsemane gleichsetzte, während die Bezeichnung der Republikanischen Partei als ‚schizophren‘ den kleinen Leuten draußen im Lande unverständlich blieb, den Redner aber in den Geruch des ‚highbrow‘, des Snobs, brachte.“ (FAZ, 26.08.1952, Werner Richter, Stevenson wird es schwer haben. Eisenhower spricht mehr zum Volk).

38 Vgl. zum Englischen mit mehrheitlich synchronem Fokus Duckworth et al. 2003; Vahabzadeh et al. 2011 zu den USA; Chopra/Doody 2007a; 2007b; Clement/Foster 2008; Goulden et al. 2011 zu Grossbritannien (vgl. zu diesen Studien auch Kapitel 2.1); mit diachronem Fokus McNally 2007.

den Belege verweisen dabei zugleich auf sprachübergreifende Zirkulationsbewegungen und parallele Entwicklungen fachlicher Termini – inklusive zugehöriger gemein- bzw. alltagssprachlicher Bedeutungserweiterungen.

Resümee

Zusammengefasst zeigen die Analysen erster Belege der nicht-psychiatrischen Verwendungsweise von *Schizophrenie, schizophren* und *Schizophrene,* dass die Termini bereits in der ersten Hälfte des 20. Jahrhunderts auch in nicht-psychiatrischen Kontexten zu neuen kommunikativen Zwecken eingesetzt worden sind. Aufgrund der geringen Belegzahlen ist davon auszugehen, dass solche Verwendungen in der deutschen Alltags- bzw. Gemeinsprache insgesamt noch selten waren. Auffallend ist, dass viele dieser frühen Belege in den Zeitungen aus der Feder von Schriftstellern und anderen Gastautoren stammen oder in Gefässen wie Leitartikeln oder Kolumnen, d. h. in meinungsäussernden Textsorten, verwendet werden und nicht in Nachrichtenmeldungen. Dazu passt auch der Umstand, dass der früheste (vgl. Kapitel 8.1) und mehrere der frühen Belege aus dem Literatur- und Kulturmagazin *Neue Rundschau* stammen. Dass neben dem Artikel Döblins von 1919 ein zweiter sehr früher Beleg aus der Feder eines Psychiaters, nämlich von Willy Hellpach, stammt, ist ein weiterer Hinweis auf die *zentrale Rolle von „mehreren Denkkollektiven an[gehörenden]"* (Fleck 1994 [1935], 61) *Akteuren und Akteurinnen* – nicht nur für die Verbreitung fachlicher Ausdrücke in ihrer ursprünglichen Lesart, sondern auch für neue Verwendungen derselben in ausserfachlichen Kontexten (vgl. auch Kapitel 8.3).

Bezüglich der in der Übertragung aktualisierten semantischen Aspekte scheint insbesondere jener der Spaltung dominant, zum Teil verbunden mit dem Aspekt des Widersprüchlichen. Zudem finden sich Belege, die den Aspekt des Wahns bzw. des Wahnsinns relevant setzen. Als kommunikative Funktion steht die negativ-evaluative im Vordergrund, in verschiedenen Fällen werden die Ausdrücke zur negativen Bewertung gesellschaftlich-politischer Verhältnisse eingesetzt, was später zu einem prototypischen Verwendungskontext wird. Insbesondere in den berichteten Verwendungen wird zudem das Diffamierungspotenzial sichtbar. Wie in Kapitel 10.1.1 mit Bezug auf Black (1983a, 71) ausgeführt, geben solche übertragenen Verwendungen auch Hinweise auf allgemein verbreitete Assoziationen und Wissensbestände, die die Grundlage der Übertragungen bilden. In den untersuchten Belegen zeigt sich dabei insbesondere das Bild der Spaltung als typische Assoziation zu Schizophrenie, das zeitgenössisch gerade auch durch die Verwendung von *Spaltungsirresein* als erklärendes Synonym (vgl. Kapitel 8.2.2 und 8.2.4) gestärkt wird. Verschiedentlich zu beobachten ist überdies die mit *Schizophrenie* verbundene Vorstellung zweier gleichzeitig präsenter, sich widersprechender Elemente. Zudem scheint in diesen frühen Belegen aber auch schlicht die Assoziation einer schweren

Geisteskrankheit Basis der Übertragungen zu sein, ohne dass diese näher spezifiziert würde.

10.4 Etablierung neuer Verwendungsmuster von *Schizophrenie*

Wie die Analysen in Kapitel 9.3.1 gezeigt haben, steigt die Gebrauchsfrequenz der nicht-psychiatrischen, übertragenen Verwendung in der zweiten Hälfte des 20. Jahrhunderts, insbesondere ab den 1960er- und 1970er-Jahren, deutlich an. In Kapitel 10.4 stehen damit einhergehende musterhafte Veränderungen im Fokus. Den Ausgangspunkt der Untersuchungen bilden die Wortbildungs- und Kollokationsanalysen in Kapitel 9, auf deren Basis weitere Belege, metasprachliche Kommentare sowie Wörterbucheinträge zu den Lexemen hinzugezogen werden. Dazu werden zunächst Formen der Modifikation und Übertragung in den Blick genommen (Kapitel 10.4.1) und zentrale thematische Kontexte der neuen Lesart betrachtet (Kapitel 10.4.2). Darauf folgt die Diskussion prototypischer semantischer Aspekte (Kapitel 10.4.3) und dominanter kommunikativer Funktionen der neuen Verwendungsweise (Kapitel 10.4.4).[39]

10.4.1 Muster der Modifikation und Übertragung: Attribuierung, Markierung von Vagheit, Ausbau der Krankheitsmetapher

Die Kollokations- und Wortbildungsanalysen in Kapitel 9 verweisen auf typische Formulierungsmuster und sprachliche Mittel, mit denen das terminologische Feld in der Alltags- bzw. Gemeinsprache verändert und auf neue Kontexte übertragen wird. Die folgenden, im untersuchten Korpus besonders typischen sollen hier näher betrachtet werden: spezifische Wortbildungs- und morphosyntaktische Muster zur Attribuierung und Zuschreibung von Schizophrenie, die Begleitung durch Heckenausdrücke bzw. Vagheitsmarker sowie die Eingliederung in usuelle metaphorische Strukturen bzw. der damit zusammenhängende Ausbau der Krankheitsmetaphorik.

Attribuierung und Zuschreibung von Schizophrenie

In den bisherigen Analysen haben sich wortbildungsmorphologische und morphosyntaktische Muster herauskristallisiert, die entweder als sprachliche Mittel der Zuschreibung oder als Mittel der Attribuierung und damit Modifikation von

39 Einzelne Ergebnisse der nachfolgenden Analysen sind in stark verkürzter Form bereits veröffentlicht in Ilg 2021a.

Schizophrenie dienen und für die Übertragung der psychiatrischen Termini auffällig häufig eingesetzt werden. Dazu gehören

(I) Ad-hoc-Bildungen, insbesondere Determinativkomposita mit *-Schizophrenie* als Zweitglied,
(II) Nominalphrasen mit Genitivattribut und *Schizophrenie* als Kern,
(III) adjektivische Attribuierungen von *Schizophrenie* und
(IV) adjektivische Attribuierung mittels *schizophren*.

Zu (I): Wie in Kapitel 9.2.3 gezeigt, finden sich im Korpus ab den 1950er-Jahren und verstärkt ab den 1960er-Jahren verschiedene okkasionelle Determinativkomposita mit *-Schizophrenie* als Zweitglied, deren substantivische Erstglieder sich mehrheitlich in zwei Gruppen unterteilen lassen: Zum einen bezeichnen sie Personen(gruppen) oder Institutionen (wie in *Massenschizophrenie* oder *Staats-Schizophrenie*), und als Wortbildungsbedeutung lässt sich ‚Schizophrenie des/der X' formulieren. Zum anderen wird mit den Erstgliedern – häufig auch als Rekurrenz – stichwortartig auf ein spezifisches Thema oder einen Sachverhalt Bezug genommen (z. B. in *Verkehrsschizophrenie* und *Haushaltsschizophrenie*), und die Wortbildungsbedeutung entspricht ‚Schizophrenie in Bezug auf X'.

Zu (II): Ein aus semantischer Perspektive sehr ähnliches (vgl. Liebert 2002, 774 f.), im Korpus deutlich häufigeres Muster sind Nominalphrasen mit Genitivattribut in der Form ([ARTIKEL/PRONOMEN] (...)) SCHIZOPHRENIE [ARTIKEL] (...) [SUBSTANTIV] (...). Die zugehörigen Belege aus dem Zeitraum von 1950 bis 2009 sind nachfolgend in Tabelle 10.2 und 10.3 aufgeführt:

Tabelle 10.2: Füllung des Musters ([ARTIKEL/PRONOMEN] (...)) SCHIZOPHRENIE [ARTIKEL] (...) [SUBSTANTIV] (...) in nicht-psychiatrischer Verwendung, 1950–1989.

	Belege[40]
1950–1959	**FAZ:** *gemeinhin unklare und zweideutig freiwillige S. des abendländischen Menschen, S. der Formgebung,* **NZZ:** *S.en der Kunst und der Bühne, S. des Wissenschaft und Leben Trennenden, soziologische S. einer ganzen Bevölkerungsschicht, durch den Widerspruch zwischen Fiktion und Wirklichkeit gekennzeichnete S. der totalitären Propaganda, S. des Freiheitsbewußtseins, S.en der Bundesrepublik,* **PrD:** *S. des Wählers,* **NeRu:** *S.en der neueren Jahrhunderte*

40 Zur Ermittlung der Belege wurde die Suchsyntax *[lemma = "Schizophrenie"] [pos = "ART"] [pos! = "\$."] {0,3} [pos = "N."]* verwendet (vgl. Schiller et al. 1995 zu den *STTS-Tags*) mit einer möglichen Spannweite von null bis drei Lexemen zwischen Artikel und Substantiv des Genitivattributs. Der Artikel, seltener das Pronomen zu *Schizophrenie*, sowie satzwertige Erweiterungen zum Genitivattribut sind nicht aufgeführt. Wenn nicht anders vermerkt, handelt es sich um Einzelbelege.

Tabelle 10.2 (fortgesetzt)

	Belege
1960–1969	**FAZ:** *S. der Bewährung, S. der Kirche, heillose S. der außenpolitischen Reaktionen der britischen Sozialisten, S. einer solchen Militärpolitik, S. der empfohlenen Richtpreise, eine Art S. des Handelns, S.en einer Nation, für die Labour- und Gewerkschaftskongresse typische S. der Abstimmungsmethoden, S. der Rechtsordnung (2), S. der SPD, S. der Revolution (2), S. der conditio humana, politische S. der kanadischen Wähler, S. der Situation, S. der Deutschen, eine Art von S. des allgemeinen Bewußtseins,* **NZZ:** *chronische S. des deutschen Volkes, S. der Verwaltung, S. der Nuklearwaffenbefürworter, S. der Sozialdemokratie in dieser Frage, S. des heutigen Menschen, S. der Henker, S. der Ästheten, konjunkturpolitische S. der Finanzgebarung des Bundes, S. der sowjetischen Außenpolitik seit der Oktoberrevolution, gewisse S. des Verantwortungsbewußtseins, S. einer Gesellschaft, S. der Planung,* **ShN:** *S. einer gewissen südlichen Religiosität, S. der offiziellen Beteuerungen zur Teuerungsbekämpfung, S. der Gesellschaft, S. einer Gesetzgebung,* **NeDeu:** *S. des Verharrens, S. der Bundeshäuptlinge, S. der Positionen*
1970–1979	**FAZ:** *S. der Gegensätze, S. der britischen Europa-Diskussion, S. des Lesens, S. der Kunst (2), S. der Verhaltensweisen, S. der Spiele, S. der Olympischen Restspiele (2), S. der eigenen Politik, politische S. der Situation, eine Art interessante S. des bourgeoisen Außenseiters, weitverbreitete S. der deutschen Linken, ungefährliche S. des Fußballzuschauers, S. des Schauspielers, S. des einzelnen und der Masse in unserer Zeit und in unserer Welt, S. der ihm gestellten Aufgabe, S. der Arbeiterbewegung, S. der deutschen Sozialdemokraten gegenüber den Kommunisten, S. der geistigen Situation in der DDR, S. einer Planung, S. der gegenwärtigen Auseinandersetzung mit verfassungsfeindlichen Parteien, S. des Berufsbilds und der Berufswirklichkeit, S. des Alltags, S. der Rockmusik,* **NZZ:** *S. einer Haltung, S. der schweizerischen Politik, ideologische S. des Kleinbürgers, S. einer Anspruchsgesellschaft, S. der wissenschaftlichen Forschung, S. der Lage, S. der Kunst, S. der Anstalt, S. der Uno,* **ShN:** *S. einer Gesellschaft, S. des Krieges, S. der Kunst zur Realität (2), heutige S. der Kunst, ideologische S. der SP, S. der Wirtschaft, S. der Stunde Null, S. des Managers, politische S. der Abgeordneten,* **NeDeu:** *S. des Antisowjetismus, S. der SPD/FDP-Koalition,* **PrD:** *ganze S. der CDU/CSU, S. einer bestimmten politischen Verhaltensweise, S. des Gesetzgebers, moralische und rechtliche S. der Glaubwürdigkeit unseres Rechtsstaates,* **NeRu:** *S. der Gesellschaft, S. des Schreibvorgangs*
1980–1989	**FAZ:** *S. des ästhetischen Zweitlebens, politische S.en der SPD, S. der Amerikaner, S. des Fußballs, S. der beiden Deutschland (2), S. der Utopisten, S. einer Verbrauchssteuer (2), bemerkenswerte S. der Sängerführung, die den sozialistischen Ländern systemimmanente S. des Denkens und Handelns, S. der Abschreckung (2), S. der Verbraucher, S. des Wortes, S. des Alltags, gepflegte S. der Europäer, erschreckende S. des Denkens in den Köpfen derjenigen ... , S. der Intellektuellen, S. der Geschichte, S. des Exils, S. des Erfolges, S.en des unterschiedlichen Redens,* **NZZ:** *S. der Deutschen, alltägliche S. einer Übergangsphase, S. einer rassischen Klassifizierung, S. der gesamten Eisenbahnpolitik, alltäglich-banale Variante der S. des Amerikaners, gewisse S. der Zehn, S. der Sprache, S. der Atomgegner, S. des Baudirektors, S. der Kunst, S. einer solchen Einschätzung, S. der Geschlechterrollen,* **ShN:** *S. der Grossen, S. des Anspruches, S. der Wohlstandsgesellschaft, S. des Lebens,* **PrD:** *S. der Tatsachen, S. der Verkehrspolitik*

Tabelle 10.3: Füllung des Musters ([Artikel/Pronomen] (...)) Schizophrenie [Artikel] (...) [Substantiv] (...) in nicht-psychiatrischer Verwendung, 1990–2009.

	Belege
1990–1999	**FAZ:** *S. der Lage, S. des einzelnen und der Masse in unserer Zeit und in unserer Welt, S. der zwei Teilstaaten, S. des Ganzen, S. der Diskussion, S. des Normalen (2), konstruktive S. der individualistischen Moral, völlige S. eines deutschen Militärs, kontrollierte S. der Kernforscher, S. des werdenden Europas, ganze S. der Bonner Schuldenpolitik, S. der SPD, S. der amerikanischen Kultur, S.en des Tierschutzes, S. eines Gelehrten, S. der wirtschaftlichen Lage, S. des Wohlfahrtsstaates, S.en des Genres, S. der sowjetischen Außenpolitik, S. des kapitalistischen Zeitalters, S. des untergegangenen Regimes, S. der DDR, S. der Wettbewerbe, S. des modernen Königtums, fortschreitende S. der westdeutschen Außenpolitik, S. des Krieges, S. der Postmoderne, S. des gegenseitigen Beweihräucherns über unsere eigenen Leistungen,* **NZZ:** *S. der niederländischen Drogenpolitik, S. eines pragmatischen Kurses, S. der Normalität, S. der Schweiz, S. der schweizerischen Politik, gewisse S. der katalanischen Sprachsituation, S. der Schweizer Sprachsituation, S. der Welt, S. der Erzählstimmen, S. des Pekinger Kurses, politische S. der Taiwan-Frage, S. der Sache, S. eines Staates, S. der Stadtratsmehrheit, eigentliche S. der internationalen Handelspolitik, S. einer Berichterstattung, gegenwärtige S. des russischen Geisteslebens, S. der unersättlichen Ansprüche,* **ShN:** *S. des Alltags, S. des ganzen Vorgangs, ganze S. der Vorlage, S. der Argumentation, S. des Lebens im Rassismus, S. der Menschheit,* **PrD:** *S. der Bundesregierung, gewollte S. der Bundesregierung und der sie tragenden Parteien, S. der Koalition, S. des Wahlkampfes,* **PrCH:** *typische S. des Trittbrettfahrens,* **Du:** *programmierte S. der kirchlichen Sexualmoral, S. des Systems, S. der Ranghohen und grossen Manitus des FLN*
2000–2009	**FAZ:** *S. des Kulturlebens unter dem Hakenkreuz, S. der bürgerlichen Seele, S. des Vatikans, S.en einer Wohlstandsgesellschaft, institutionalisierte S. der Kommunalpolitik, S. des freudigen Erwartens, seltsame S. der Mächtigen dieser Welt, S. des Klons, merkwürdige S. der öffentlichen Meinung Italiens, politische S. der Grünen, S. der Nachkriegszeit, S. des sowjetischen Künstlers, ganz normale S. des geteilten Bildschirms, S.en der DDR, S. der Situationen und Begegnungen auf ihrer Entdeckungsreise in die Vergangenheit, S. der ersten Nachkriegsjahre, S. des Leseverhaltens, S. der Geldausgabe, S. des Kulturbetriebs, S. der Partei, S. der Netto-Steuerzahlerperspektive, S. eines Ideals, S. des Richters, S. der Intimität, S. der totalen Anpassung, S. der fünfziger Jahre, S. der Situation, S. des Abendlands (2), S. des Gesundheitswesens, S. des Alltags, S. der Immigranten,* **NZZ:** *S. der Geschichte, S. des Postkommunismus, S. der ganzen postkommunistischen Kultur in der Zeit des Übergangs zum Kapitalismus, tägliche S. eines Lebens unter den Bedingungen des Totalitarismus, S. des von den USA propagierten „humanistischen Weltbildes" und ihrer imperialistischen Politik, S. einer Familie, S. der europäischen Staaten, S. der Europäer, S. der Mitarbeiteraktie, S. des doppelten Denkens, S. der staatlichen Literaturverwaltung, S. der Mobilfunkgesellschaft (2), S. des Selfmademans und Finanzarchitekten Cragnotti, sprachliche S. der modernen Welt, S. des Menschseins, verborgene S. einer umfassenden Defensive, S. des gegenwärtigen Regimes,* **ShN:** *S. des Arbeitsmarktes,* **PrD:** *S. der öffentlichen Debatte, ganze S. der kochschen Argumentation, solche S. der Ethik, S. der Agrarwende künastscher Prägung, S. der Sache,* **PrCH:** *S. der Geschichte,* **Du:** *stilistische S. des Dritten Reiches*

Wie die Tabellen zeigen, stammt der Grossteil der Belege aus den Tageszeitungen, insbesondere aus der *FAZ* und der *NZZ*. Die Position des Genitivattributs ist (ähnlich wie bei den Kompositums-Erstgliedern) häufig mit Substantiven gefüllt, die Personen(gruppen) und Institutionen bezeichnen. Zu ersteren gehören Bezeichnungen von Nationalität oder Herkunft (z. B. *Deutsche, Amerikaner*, auch: *Immigranten*), von Berufs- und Interessengruppen (z. B. *Abgeordnete, Atomgegner, Fußballzuschauer, Kernforscher, Künstler, Manager*) sowie Parteinamen (*SPD, SP, CDU/CSU*). Als Institutionen bezeichnende Substantive finden sich z. B. *Kirche, Uno, Militär*. Daneben stehen in Attributsposition Substantive, die menschliche Tätigkeiten/Handlungen (z. B. *Finanzgebarung, Planung, Verharren, Schreibvorgang, Diskussion*) und Einstellungen/Meinungen (z. B. *allgemeines Bewußtsein, gewisse südliche Religiosität, Positionen*) benennen, aber auch solche, die auf situative Umstände (z. B. *Lage, Situation in der DDR, Alltag, Sprachsituation*) und Zeitperioden (z. B. *neuere Jahrhunderte, Stunde Null, kapitalistisches Zeitalter, erste Nachkriegsjahre*) referieren. Allen Belegen gemein ist die syntaktisch mittels Genitivattributs vorgenommene Zuschreibung von Schizophrenie auf die entsprechenden Personengruppen, Institutionen, Umstände, Objekte – bzw. eine entsprechende Übertragung von *Schizophrenie* in nicht-psychiatrischer Lesart.

Zu (III) und (IV): Im Vergleich zu den Wendungen mit Genitivattribut nochmals häufiger zu beobachten sind adjektivische Attribuierungen von *Schizophrenie* und adjektivische Attribuierung mittels *schizophren* (vgl. die Zahlen im Anhang in Kapitel E). Abgebildet sind diese Muster bereits in den signifikanten Kollokationen (vgl. Kapitel 9.3.2) sowohl aus den Tageszeitungen: *politische/kollektive/gewisse Schizophrenie* sowie *schizophrene/r/s Haltung/Einstellung/Züge/Entscheidung/Situation/Lage/Verhalten/Zustand/Verhältnis/Politik* als auch aus den politischen Protokollen:[41] *politische/ganze/grüne/gewisse Schizophrenie* und *schizophrene/r/s Haltung/Verhalten/Situation/Politik*. In beiden Formulierungsmustern werden mittels adjektivischer Attribuierungen Eigenschaften übertragen und Substantive modifiziert: Im Muster [ADJEKTIV] SCHIZOPHRENIE wird *Schizophrenie* modifiziert, in SCHIZOPHREN [SUBSTANTIV] werden dagegen mittels *schizophren* Eigenschaften auf ganz unterschiedliche Substantive (bzw. auf deren Denotate) übertragen.

In den weiteren Realisierungen dieser Muster im Korpus (besonders häufig sind sie in den Zeitungen und Parlamentsprotokollen belegt, vgl. Kapitel E) fallen bezüglich der adjektivischen Attribuierung von *Schizophrenie* zum einen zahlreiche Weiterbildungen zum Adjektiv *politisch* auf (z. B. *konjunktur-, finanz-, verkehrs-* und *aussenpolitische Schizophrenie*), dazu Adjektive zu politischen Parteien (u. a. *grün, sozialdemokratisch*), Länder-, Städte- und Regionenbezeichnungen (z. B. *deutsch,*

41 Vgl. zur Diskussion der Signifikanz dieser Kollokationen Kapitel 9.3.2.

Schweizer, amerikanisch, brasilianisch, Karlsruher), Adjektive mit Bezug zu politischen Institutionen (z. B. *behördlich, institutionell, staatlich, amtlich*) sowie zu sozialen Gemeinschaften (z. B. *gesellschaftliche, kulturelle Schizophrenie*). Sie alle verweisen auf ähnliche Übertragungsbereiche, wie sie unter (I) und (II) beobachtet wurden. Darüber hinaus finden sich Adjektive, welche die im nicht-psychiatrischen Umfeld festgestellte Schizophrenie als seltsam bezeichnen (z. B. *seltsam, merkwürdig, eigentümlich, eigenartig*), die die Schizophrenie als allgemein verbreitet (*alltäglich, gewöhnlich, täglich, allgemein*) oder verstärkend als vollständig charakterisieren (z. B. *völlige/vollkommene/ganze/totale Schizophrenie*). Bemerkenswert sind auch die eher als Einzelfälle einzustufenden Belege, in denen die Schizophrenie in dieser Lesart als explizit *nicht* pathologisch charakterisiert wird (*unpathologische/gesunde Schizophrenie*); ebenso jene Belege, in denen *Schizophrenie* mit positiv konnotierten Adjektiven (wie z. B. *romantisch* und *genial*) attribuiert wird.[42]

Auch die Füllungen zum Muster SCHIZOPHREN [SUBSTANTIV] fügen sich zu Teilen in bereits angesprochene Kontexte und weisen zugleich eigene Schwerpunkte auf: So finden sich an Position des Substantivs auffällig häufig Lexeme, die Einstellungen und Denkweisen bezeichnen (z. B. *schizophrene/s/r Denken, Denkart, Geisteshaltung, Weltentwurf, Absicht*) sowie Handlungen denotieren (z. B. *Getue, Handlungsweise*). Zudem finden sich Ausdrücke der Trennung und Spaltung (z. B. *Spaltung, Gespaltensein, Aufspaltung, Trennung, Zweiteilung, Zwiespalt*) sowie Bildungen zur Basis bzw. zum Erstglied *Doppel-* (*schizophrene/r Doppelsicht, Doppelstrategie, Doppelung, Doppelauftrag*). Dazu fallen auch einige Belege zur Wendung *schizophrene Weise* auf, die auf einer adverbialen Verwendung von *schizophren* beruhen. Darüber hinaus sind Determinativkomposita mit *-politik* als Zweitglied zu nennen (z. B. *schizophrene Agrar-, Bildungs-, Drogen-* und *Verbraucherpolitik*).

Eine direkte Attribuierung von Herkunft bezeichnenden Substantiven – analog zu Formulierungen wie *Schizophrenie der Amerikaner* oder *Schweizer Schizophrenie* – findet sich in diesem Formulierungsmuster seltener. Belegt sind eher allgemeinere Formulierungen wie *schizophrene/s Nation, Land*. Zudem finden sich *Regime* und *Staat* unter den attribuierten Substantiven. Auch die Attribuie-

42 Vgl. „In ‚Ich' schien er sein Thema gefunden zu haben: Die subversive Dialektik der Stasi-Poesie gab seiner *romantischen Schizophrenie* von Kunst und Leben historische Substanz und hob seine solipsistische Identitätssuche ins Gesellschaftliche." (FAZ, 04.10.1994, Martin Halter, Literaturbeilage, Der Müllmann seines Volkes. Wolfgang Hilbigs Erzählung „Die Kunde von den Bäumen", Hervorhebung Y. I.) „Die alte Reichshauptstadt Wien von 1913 kann man noch ‚an ihrem Gang erkennen', obwohl im Roman die Automobile dort schon flitzen wie in den besten Zeiten der Ersten Republik, obwohl der Disput der Figuren bis über den kulturellen Pegel der späten zwanziger Jahre hinausreicht. Mit Hilfe dieser *genialen Schizophrenie* übertrifft der Roman in den ersten beiden Bänden die gesamte literarische Moderne." (NZZ, FHs, 08.11.2003, Literatur und Kunst, Musil im Schlaraffenland, Hervorhebung Y. I.).

rung sozialer Gruppen findet sich im Muster SCHIZOPHREN [SUBSTANTIV] realisiert (z. B. in der Füllung der Substantivposition mit *Bevölkerung, Volk, Leute, Generation, Gesellschaft*). Ebenso werden Zeitperioden als *schizophren* charakterisiert (z. B. *schizophrene/s Tage, Jahrhundert, Zeit, Dekade, Momente, Zeitalter*).

Signifikante diachrone Unterschiede hinsichtlich der attribuierten Substantive und attribuierenden Adjektive sind dabei im betrachteten Zeitraum nicht auszumachen.

In der Zusammenschau verweisen die Füllungen dieser Formulierungsmuster für den untersuchten Zeitraum auf wiederkehrende Übertragungskontexte. Im allgemeineren Rahmen gehören dazu Politik und Gesellschaft als thematische Kontexte, unmittelbarer sind es einerseits Personen oder Personengruppen (bzw. entsprechende Gattungs- und Sammelbezeichnungen) und menschliche Verhaltens- und Denkweisen, die als *schizophren* charakterisiert werden oder denen *Schizophrenie* zugesprochen wird. Andererseits sind es aber auch nicht-menschliche Elemente, Institutionen, geographische und temporale Einheiten sowie weitere Abstrakta und auch – im Vergleich allerdings insgesamt seltener – Artefakte (vgl. z. B. *Schizophrenie des geteilten Bildschirms* in Tabelle 10.3), die Ziel der Übertragung sind. Bezogen auf die Art der Übertragung kann hier von unterschiedlichen Metaphorizitätsgraden (Hanks 2006, 22) gesprochen werden, wobei die letztgenannte Gruppe metaphorischer wäre als erstere. Ebenso kann die letztgenannte Gruppe zum Teil als Kombination metaphorischer und metonymischer Prozesse interpretiert werden, wobei z. B. die geographische Einheit (z. B. in *schizophrenes Land*) in metonymischer Verschiebung für die dort lebenden Menschen steht oder eine Institution (z. B. in *Schizophrenie der staatlichen Literaturverwaltung*) für die mit ihr verbundenen Personen. Ebenso plausibel ist für diese Fälle eine Interpretation als (metaphorische) Formen der Personifikation. Allen Formen von *Schizophrenie* und *schizophren* in den diskutierten Beispielen gemein ist die grundsätzlich nicht-psychiatrische und in diesem Sinne *übertragene Verwendung* basierend auf einer semantischen Verschiebung von ‚krank' zu ‚sich wie eine Krankheit äussernd, aber in Wirklichkeit keine seiend'.

Markierung von Vagheit und Milderung hoher Intensität durch Heckenausdrücke

Eine spezifische Form der Modifikation ist jene mittels Heckenausdrücken (vgl. Lakoff 1973), wie sie verschiedentlich unter den ermittelten Kollokatoren zu finden sind (vgl. Kapitel 9.3.2). Hierzu gehören in den Tageszeitungen *(eine) Art, gewisse, grenzt (an)* zu *Schizophrenie* und *fast* sowie *geradezu* zu *schizophren*. Auch in den politischen Protokollen finden sich Heckenausdrücke als Kollokatoren: *fast, etwas, geradezu, leicht* zu *schizophren*; ferner auch *schon* (häufig in Formulierungen wie *schon ein wenig/irgendwie/fast*) und *gewisse* zu *Schizophrenie*. Auch die zum Muster [ADJEKTIV] SCHIZOPHRENIE erwähnten Füllungen der Adjektivposition wie *seltsam, merkwürdig, eigentümlich* und *eigenartig* können als Vagheitsindikatoren bewertet werden. Darüber hinaus finden sich im Korpus – abgesehen von den signifikanten Kollokatoren – zahlreiche weitere Belege, die das hier gezeichnete Bild ergänzen (z. B. *beinahe*[43], *nahezu*[44] oder *ziemlich*[45]). Zur Illustration sind nachfolgend drei Belegbeispiele zu den ermittelten Kollokationen aufgeführt:

(11) „Sie hat auch die unrealistische, **fast schizophrene Haltung** einiger Europäer [...] gegenüber Amerika enthüllt – Nuklearschutz zu erwarten, jedoch nichts dafür geben zu wollen." (FAZ, 21.03.1974, o. A., Stimmen der Anderen, Für Callaghan wie gerufen)

(12) „Mit Alkohol wird in diesem Lande sehr viel Geld verdient, nicht nur von privater Seite, auch vom Bund; hier ist für mich **eine gewisse Schizophrenie** spürbar, obwohl ich sonst diesen psychiatrischen Begriff nicht gerne strapaziere. Somit muss aber auch diese Akzeptanzgesellschaft [...] die Verantwortung für die Folgen dieser Haltung übernehmen." (PrCH, NR, Frühjahrss., 1984, 06. Sitzung, 13.03.1984, S. 140, Bund und Kantone. Neuverteilung der Aufgaben. Geschäftsnr. 81.065, Votum Grendelmeier)

(13) „Meine Damen und Herren, alle drei Jahre kaufen sich die Deutschen – rein statistisch – ein Auto. Aber ein Fahrrad muss ein Leben lang halten. Das ist **schon ein wenig schizophren**, oder?" (PrD, 15/91, 12.02.2004, S. 8187, Jürgen Klimke (CDU/CSU))

Insbesondere hier wird deutlich, dass *Schizophrenie* und *schizophren* in nichtpsychiatrischer Lesart Bewertungsausdrücke mit hohem Intensitätsgrad bzw. Skalenendpunkte darstellen, deren Intensität in den zitierten Belegen mittels Heckenausdrücken gemildert wird.[46] Zugleich wird Heckenausdrücken u. a. von

---

43 Vgl. z. B. ShN, 31.01.1985, R. H., Sport, Cathomen, Lüscher und Alpiger müssen zittern; FAZ, 09.11.2009, dpa, Politik, Zollitsch kritisiert Kruzifix-Urteil.

44 Vgl. z. B. FAZ, 17.04.1968, H. K., Feuilleton, Zwischen Universität und Schule. Die Ausbildung der Lehrer an Gymnasien; PrD, 12/55, 08.11.1991, S. 4628, Joachim Grünewald, Parl. Staatssekretär beim Bundesminister der Finanzen.

45 Vgl. z. B. NZZ, 11.06.1974, Ulfert Schröder, Fussball-Weltmeister, Bundesrepublik Deutschland: der unsichere Favorit; FAZ, 31.05.2005, Adam Krzeminski, Feuilleton, Schizophrene Lage.

46 Wie Kirschbaum (2002b, 42 f.) für die Modifikation von Adjektiven festhält, sind die als Kollokatoren hier auch genannten Approximatoren wie *fast* und *geradezu* ausschliesslich mit Skalenendpunktadjektiven kombinierbar (vgl. dazu auch Breindl 2007, 413–415).

Kolde (1989, 857) allgemein die Funktion von „Metaphernindikatoren"" zugesprochen (vgl. auch Goatly 2011, 187 f.), was in Beleg (12) besonders deutlich wird, in dem der Sprecher die Übertragung explizit thematisiert.

Ausbau der (Krankheits-)Metapher, Eingliederung in usuelle metaphorische Strukturen

Neben den geschilderten Mustern fällt auf, dass die psychiatrischen Termini häufig in (usuelle) metaphorische Strukturen der Krankheitsmetaphorik (vgl. Kapitel 10.2) eingegliedert werden bzw. dass diese weiter ausgebaut wird, wie z. B. in diesen Belegen:

(14) „Wenn die Wehnersche Politik in ihrer ganzen Konsequenz auch dem einfachen Parteigenossen bewusst wird, muss es innerhalb der Partei zu schweren Auseinandersetzungen kommen. **Die Schizophrenie wird dann geheilt** oder die Partei bricht auseinander." (ShN, 12.06.1959, H. R., Region, Deutsche Sozialdemokratie am Scheideweg)

(15) „Die Verteilung des Sozialproduktes andern Gesetzen unterwerfen zu wollen als seine Produktion, [...] **wird allgemein als Ausdruck einer ökonomischen Schizophrenie diagnostiziert**, die nicht ohne Folgen für Gesellschaft und Staat bleiben könnte." (NZZ, 18.09.1965, C. M., Standortbestimmung des Liberalismus. Die 15. Tagung der Mont-Pèlerin-Society)

(16) „John Cage: [...] Wir müssen den gegenwärtig **schizophrenen Zustand der Welt** in einen Zustand umwandeln, in dem die Welt wie ein einziger Geist handelt, wie eine einzige Seele. ‚du': Besteht diese Möglichkeit? John Cage: Nun, wenn nicht, dann ist das Gegenteil möglich: **totale Destruktion, Krankheit.**" (Du, 1985, 45(7), Therry Frey, Was ist wirkliche Kunst?, S. 83)

(17) „Ich habe eine weitere Erklärung [für Taiwans Streben nach Unabhängigkeit von China, Y. I.] zu bieten: Die Taiwaner versuchen, **von einer Krankheit zu genesen**, unter der sie lange **gelitten haben**, **einer Krankheit, die man kulturelle Schizophrenie nennen könnte.**" (FAZ, 24.01.1997, Lung Jingtai, Feuilleton, Die Namen der Flüsse. Ach, Taiwan: Wie ein Volk ohne eigene Identität lebt)

In diesen fast vierzig Jahre auseinanderliegenden Belegen zeigt sich die grundlegende Struktur der Krankheitsmetaphorik: Probleme und Schwierigkeiten werden als *Krankheiten* perspektiviert, deren Benennung als *Diagnose* und ihre Lösung als

Heilung bzw. *Genesung*. Die mit der Betrachtung eines Umstandes als Krankheit einhergehende deontische Bedeutung (vgl. Hermanns 2012 [1995], 150 f.), d. h. das mitausgedrückte „Sollen“, tritt in diesen Belegen besonders deutlich zutage: Krankheiten sollen geheilt, die mit *Schizophrenie* bezeichneten Umstände verändert werden. Ein bezüglich Krankheitsmetaphorik besonderer, aber nicht singulärer Fall, ist in Beleg (18) zitiert:

(18) „Kann Kaiseraugst [= das AKW in Kaiseraugst, Y. I.] gegen den Willen der Bevölkerung gebaut werden? Viele Kolleginnen und Kollegen sagen uns: nein, allerdings nur in den Wandelhallen [des Parlaments, Y. I.] und hinter vorgehaltener Hand. Gleichzeitig sind sie formell für die Rahmenbewilligung. [...] **Nehmen Sie es mir nicht übel, wenn ich hier als Arzt die Tagesdiagnose ‚politische Schizophrenie‘ zu stellen wage.**“ (PrCH, NR, Oktobers., 1986, 03. Sitzung, 10.10.1986, S. 1668, KKW Kaiseraugst. Widerruf der Rahmenbewilligung. Geschäftsnr. 86.557, Votum Wick)

Der zitierte Nationalrat Wick ist tatsächlich Arzt (vgl. Gartmann/Pagotto-Uebelhart 2013), in der Formulierung *wenn ich hier als Arzt* findet also keine Übertragung statt.[47] Trotzdem ist die Verwendung des Diagnoseterminus *Schizophrenie* (modifiziert mit dem Adjektiv *politisch*) auch in diesem Beleg eindeutig *nicht* fachsprachlich. Die kommunikative Funktion besteht nicht in der medizinischen Diagnose von Patienten und Patientinnen und die Bedeutung von *Schizophrenie* stimmt nicht mit der medizinischen überein.

Des Weiteren finden sich im Korpus auch Belege zur Reihung von *Schizophrenie* und *schizophren* mit anderen Krankheitsnamen, mit Bezeichnungen von Symptomen und Erregern wie in den folgenden Beispielen:

(19) „[William, Y. I.] Schlamm seziert und **diagnostiziert** mit scharfer Kritik und bisweilen auch erstaunlicher Intuition Wirtschaftswunder, **seelische Erbschaftskomplexe** aus der jüngsten Vergangenheit, Kulturbetrieb, junge Generation, **politische Hysterien und Schizophrenien der Bundesrepublik**, um ihr und dem Westen dann schließlich sein provozierendes **Rezept** einer neuen politischen Verhaltensweise unter den gegebenen Umständen

47 Vgl. auch den ersten Beleg nicht-psychiatrischer Verwendung in Kapitel 8.1; zudem: „Wenn die Vorsitzende dieser Partei gleichzeitig Kanzlerin ist, dann ergeben sich daraus doch Widersprüche, die die Positionierung der Partei und ihrer Parteivorsitzenden betreffen. Ich habe ja Psychologie gelernt, und eine meiner mündlichen Prüfungen betraf das Thema Schizophrenie.“ (PrD, 16/132, 12.12.2007, S. 13835, Rainder Steenblock (BÜNDNIS 90/DIE GRÜNEN)).

zu **verschreiben**.“ (NZZ, 09.08.1959, F. L., „Die Grenzen des Wunders“. Ein Deutschlandbesuch)

(20) „An Bizarrem fehlt es nicht in diesem Land, und so entbehrt auch das, was sich rund um Österreichs Beteiligung an der Fußballweltmeisterschaft tut, keineswegs der Skurrilitäten. Das **Fußballfieber** weckt gleichzeitig **Allergien**, es **juckt** da und dort, viele meinen einen **rötlichen Ausschlag** zu erkennen, und doch scheint das Ganze eher wie ein Fall für den **Psychiater**: Persönlichkeitsspaltung, **Schizophrenie**.“ (FAZ, 30.05.1978, o. A., Stimmen der Anderen, An Nestroy erinnert)

(21) „Nur: man hat sich offensichtlich auch hier **vom Virus der Planungsschizophrenie anstecken lassen**.“ (NZZ, 26.07.1996, M. Frenkel, Inland, „Expo 2001“ – viele Köche ...)

(22) „Es ist schon etwas **schizophren, wie hysterisch derzeit die Diskussion läuft** [...].“ (PrD, 14/137, 30.11.2000, S. 13454, Norbert Schindler (CDU/CSU))

Während in (19) mit *Hysterie* und *Schizophrenie* und in (20) mit *Fieber*, *Allergie* und *Schizophrenie* unterschiedliche Symptome und Diagnosen aneinandergereiht werden, finden in (22) und (21) Kombinationen von Krankheitsformen statt. In (21) wird dem modifizierten „Krankheitsbild“ *Planungsschizophrenie* die Eigenschaft zugesprochen, via Viren übertragbar und ansteckend zu sein, was auf das Krankheitsbild Schizophrenie medizinisch nicht zutrifft.[48] Im Beispiel wird so der Bedeutungsaspekt einer schnellen Ausbreitung des mit *Planungsschizophrenie* kritisierten Problems aktualisiert. In (22) dient *schizophren* der zusätzlichen Bewertung eines bereits als *hysterisch* bezeichneten Diskussionsverlaufs.

10.4.2 Thematische Kontexte: Politik, Gesellschaft, Kunst, Sport und Sprache

Mit der Übertragung von *Schizophrenie* werden für die damit in Bezug stehenden Fachausdrücke zugleich neue thematische Kontexte relevant, von denen nachfolgend die wichtigsten nachgezeichnet werden sollen.

48 Vgl. hierzu auch Musolff (2005, 313), der vergleichbare Fälle innerhalb der Krankheitsmetaphorik feststellt und diese aus Sicht kognitiver Ansätze und in Anschluss an Turner und Fauconnier als „Synthese (‚blending‘) zweier Herkunftskonzepte“ (ebd.) bezeichnet.

Politik

Wie dies bereits verschiedentlich zutage getreten ist, gehört zu den zentralen thematischen Kontexten der nicht-psychiatrischen Verwendung von *Schizophrenie, schizophren* und weiteren Ableitungen vor allen anderen die Politik. Sie ist reflektiert in Ad-hoc-Komposita mit *-Schizophrenie* als Zweitglied (vgl. Kapitel 9.2.3), zu denen für die 1960er-Jahre explizit *Politik-Schizophrenie* gehört, von denen aber auch weitere wie *Ostkontaktschizophrenie* (1960er), *Parlamentsschizophrenie* (1960er), *Konjunkturschizophrenie* (1970er) oder *Haushaltsschizophrenie* (1980er) in diesem Kontext zu lesen sind. Und sie ist abgebildet in den Kollokatoren zu *Schizophrenie* und *schizophren* (vgl. Kapitel 9.3.2): So sind in den Tageszeitungen explizit *schizophrene Politik* (1950er, 1960er) und *politische Schizophrenie* (1950er- bis 1990er-Jahre) signifikante Kollokationen, dazu beziehen sich auch weitere wie *schizophrene Haltung* und *schizophrenes Verhalten* vielfach auf Personen, Verhaltensweisen und Umstände im Feld der Politik.[49] Die zentrale Rolle dieses Kontextes zeigt sich auch in der ab den 1970er-Jahren und bis ins 21. Jahrhundert hinein beobachtbaren Präsenz der nicht-psychiatrischen Verwendung in den parlamentarischen Protokollen, in denen *politische Schizophrenie* und *schizophrene Politik* wie auch *schizophrene Haltung* und *schizophrenes Verhalten* ebenfalls als Kollokationen auftreten (vgl. Kapitel 9.3.2). Hinzu kommen die in Kapitel 10.4.1 dargelegten Füllungen morphosyntaktischer Muster mit Formulierungen wie *institutionalisierte Schizophrenie der Kommunalpolitik, aussenpolitische Schizophrenie* oder *schizophrene Drogenpolitik*, die vielfach ebenfalls auf politische Kontexte verweisen.

Die Dominanz der Politik als Verwendungskontext wird darüber hinaus in zeitgenössischen Wörterbüchern reflektiert, in denen – mit der Wörterbüchern eigenen Verspätung – ab Ende der 1970er-, ab den 1980er- und 1990er-Jahren Wendungen und Zitate wie die folgenden zu typischen Beispielen werden: „eine [schizophren]e Politik [...]; es ist doch s[chizophren], als erklärter Gegner der parlamentarischen Demokratie bei den Bundestagswahlen zu kandidieren" (Duden-GWDS 1980, Bd. 5, 2263), „dieser Fall zeigt die S[chizophrenie] seiner gesamten Finanzpolitik" (DUW 1996, 1321; 2003, 1476; 2011) und „politische S[chizophrenie], wenn Leute .. dadrauf hinweisen, daß man nur mit äußerster Härte Berlin retten könne" (Paul 1992, 734; 2002, 845).[50] *Die Schizophrenie der Politik* wird, so kann

49 Vgl. zu *schizophrene Haltung* z. B.: NZZ, 27.12.1966, o. A., Attacken gegen Magnago im Südtiroler Parlament. Die Budgetdebatte als politisches Tribunal; FAZ, 28.04.1982, Roland Hahn, Briefe an die Herausgeber, Wie paßt das zusammen? Vgl. zu *schizophrenes Verhalten* z. B.: FAZ, 07.10.1968, Heinz Höpfl, Labour ohne Antwort; NZZ, 21.11.1980, sda, Stadt und Kanton Zürich, Von Tag zu Tag. SVP wirft der Gruppe Olten schizophrenes Verhalten vor.

50 In Dudens *Großem Wörterbuch der Deutschen Sprache* bleibt die Kollokation *schizophrene Politik* in den Folgeausgaben erhalten, der zitierte Beispielsatz wird mit dem folgenden *NZZ*-Zitat er-

man schliessen, zu einer Stereotypie, der „schizophrene Politiker" zu einem Typus im gesellschaftlichen Figurenkabinett, wie die Theatermaske des Künstlers Werner Strub in Abbildung 10.2 bildlich zeigt. Die Fotografie ist 1990 in der *NZZ* abgedruckt, in einer Reihe mit Tamino aus Mozarts *Zauberflöte* und dem Luftgeist aus Shakespeares *Sturm.*[51] Wie auch die Wörterbuchbeispiele ansatzweise zeigen, ist der dominierende Bedeutungsaspekt in diesem Kontext jener des gleichzeitigen Vorhandenseins zweier widersprüchlicher Elemente.

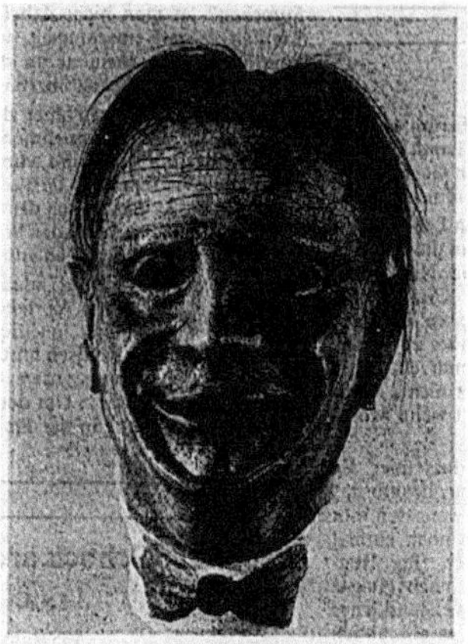

Abbildung 10.2: „Der schizophrene Politiker". NZZ, 03./04.02. 1990, Wochenende, Der Herr der Masken. Besuch im Genfer Atelier von Werner Strub, Foto: Hans Gerber.

Das geteilte Deutschland

Ein spezifischer, mit der Politik in Zusammenhang stehender Kontext ist der Bezug zur deutschen Teilung, der sich vor allem in der *FAZ* als relevant erweist. Mit Bezug auf die Teilung in Ost- und Westdeutschland und die parallele Existenz der Teilstaaten ist (während der Teilung, aber gerade auch zur Zeit der Wiederverei-

setzt: „Dieser Einzelfall zeigt ... die S[chizophrenie] der gesamten Eisenbahnpolitik (NZZ 26.1.83, 7)" (Duden-GWDS 1994, Bd. 6, 2927; 1999, Bd. 7, 3360; 2012). Vgl. zudem verschiedene Beispiele im *Deutschen Fremdwörterbuch* (1978, 84–86) inklusive dem Kommentar, *schizophren* sei „in neuester Zeit auch allgemeiner und übertragen verwendet [...] vor allem auf Verhaltensweisen, Entscheidungen, Situationen in der Politik und Darstellungsweisen in der Kunst bezogen" (ebd., 84) und zu *Schizophrenie*: „in neuester Zeit auch allgemeiner und übertragen verwendet [...] bes. im politischen Bereich" (ebd., 85). Vgl. aber auch Steyer (2004, 106), die „so etwas wie ein vererbtes kollektives Beispielgedächtnis von Forschern und Lexikografen" ausmacht, „dessen Tradierung sich teilweise über Jahrzehnte zurückverfolgen lässt". Einmal gewählte Beispiele beeinflussen also auch die Wahl zukünftiger. Die Prägung allgemeiner Wissensbestände ist ihnen jedoch so oder so zuzusprechen.

51 Vgl. NZZ, 03./04.02.1990, Wochenende, Mürra Zabel, Der Herr der Masken. Besuch im Genfer Atelier von Werner Strub.

gung und im Rückblick) z. B. von der „Schizophrenie der beiden Deutschland"[52] die Rede, von der „Schizophrenie der zwei Teilstaaten"[53], von „deutsch-deutscher Schizophrenie"[54] und der „politischen Schizophrenie Deutschlands"[55]. Während in diesen Zitaten die Teilung eines zusammengehörenden Ganzen im Fokus steht, wird mit *Schizophrenie* und *schizophren* auch auf als widersprüchlich bewertetes politisches Handeln der DDR und ihrer Funktionäre Bezug genommen sowie auf die alltäglichen Erfahrungen der Menschen zwischen staatlicher Propaganda und privatem Erleben und Denken.[56] Insbesondere zu letzteren Aspekten finden sich auch über die *FAZ* hinaus Belege.[57] In vergleichbarer Weise wird mit dem psychiatrischen Vokabular zudem auf andere totalitäre Regime und ähnliche Lebensumstände Bezug genommen. Dazu gehören auch Belege, die das NS-Regime und das Verhalten der Nationalsozialisten als *Schizophrenie* und *schizophren* charakterisieren.[58]

---

52 FAZ, 07.02.1983, Jan Reifenberg, Politik, Sorgen um die „psychische Gesundheit Westdeutschlands". Amerika und die Wahlen vom 6. März. (Das Zitierte ist aus der *New York Times* übersetzt).

53 FAZ, 10.04.1990, Dietmar Polaczek, Feuilleton, Vom Trennungstrauma mitten in der Vereinigung. Sozialer Neid und regionaler Egoismus im politischen Kräftespiel: Einige Parallelen zwischen italienischer und deutscher Einigung.

54 FAZ, 17.11.1990, Elmar Jansen, Bilder und Zeiten, Barlach in Güstrow. Der Glücksfall eines gut erhaltenen Nachlasses.

55 FAZ, 14.06.1995, o. A., Feuilleton, Via Lewandowsky. Erster Träger des Leipziger Kunstpreises.

56 Vgl. z. B. FAZ, 21.06.1977, Detlef Herrmann, Feuilleton, Mondgestein aus dem „fernen Land". Die Alltags-DDR – von innen gesehen mit Westaugen; FAZ, 13.08.1988, ban., Politik, Ehmke: Die Mauer ist der DDR selbst im Weg. Die SPD kritisiert „Unbeweglichkeit" der Regierung in der Deutschlandpolitik; FAZ, 23.03.2002, Ulrike Koltermann, Politische Bücher, Selbst die Genossen lobten den Herrn. Die Caritas als praktischer Arm der katholischen Kirche in der SBZ und in der DDR.

57 Vgl. z. B. NZZ, 22.12.1989, sk., Radio und Fernsehen, Das Fernsehen der DDR im Umbruch. Frischer Wind in den Studios von Adlershof; PrD, 14/122, 29.09.2000, S. 11728 f., Rolf Schwanitz, Staatsminister beim Bundeskanzler.

58 Vgl. z. B. Du, 1988, 48(8), Kathrin Meier-Rust, Glasnost. Soz Art und Postmoderne, S. 83; NZZ, 26.10.1995, A. O., Ausland, „Mitteleuropa – ein gemeinsamer geistiger Raum". Gespräch mit dem tschechischen Präsidenten Vaclav Havel; FAZ, 24.07.1999, o. A., Stimmen der Anderen, Chinesische Schizophrenie. Vgl. mit Bezug auf das NS-Regime und seine Akteure z. B. NeRu, 1972(4), Ernst-Otto Erhard, Die Ohnmacht der Concept-art, S. 713; Du, 1987, 47(11), Erwin Leiser, Hitlers Kunstraub für Linz, S. 117; FAZ, 26.09.1995, Henning Schlüter, Politische Bücher, Ein treuer Husar. Hitlers Galionsfigur: Generalfeldmarschall von Mackensen; FAZ, 16.10.2003, Dieter Bartetzko, Feuilleton, Wer Künstler ist, bestimmt die Kunst. Drinnen vor der Tür: In Warschau konferieren polnische und deutsche Kunsthistoriker über kulturelle Ost-West-Passagen. Hoffmann-Richter (2000, 201) nennt „Totalitäre Regimes und deren Auflösung" mit Bezug auf die UdSSR, die DDR, China und das NS-Regime als häufigsten thematischen Kontext der übertragenen Verwendung für das Jahr 1995.

Gesellschaftliche Entwicklungen und deren Kritik

Neben der Politik sind auch weiter gefasste gesellschaftliche Entwicklungen bzw. deren Kritik relevante Kontexte der Termini in der Alltags- bzw. Gemeinsprache und gehören in den untersuchten Zeitungen wie auch in den Literatur- und Kulturzeitschriften zu den zentralen Bezugsrahmen der nicht-psychiatrischen Verwendung. Hinweise finden sich in den Füllungen der in Kapitel 10.4.1 diskutierten Muster (z. B. *freiwillige S. des abendländischen Menschen, S. der/einer Gesellschaft, der amerikanischen Kultur, des kapitalistischen Zeitalters, des Menschseins; kollektive/gesellschaftliche/kulturelle Schizophrenie; schizophrene Gesellschaft, schizophrenes Zeitalter*).[59] Wie die folgenden Belege illustrieren, sind hier insbesondere zwei Bedeutungsaspekte relevant: das Vorhandensein zweier widersprüchlicher Elemente ((23)) und die Trennung (Spaltung) von Zusammengehörendem ((24)):

(23) „In diesen phantastischen Einfällen steckt mehr als eine Satire auf den hektischen Kunstbetrieb; sie treffen unsere ganze, auf fraglos und ungeprüft übernommene Werte gebaute Welt; die ironisch schillernde Oberfläche verbirgt eine ernste Kritik an der (um ein Wort von Max Frisch zu gebrauchen): **‚moralischen Schizophrenie' unserer Kultur**, die mozartliebende Kanonenfabrikanten und impressionistensammelnde Völkerhenker hervorgebracht hat." (Du, 1961, 21(6), Urs Jenny, Über Wolfgang Hildesheimer. Die Wahrheit kann man nur erfinden, S. 53)

(24) „Könnte endlich die kulturell überlieferte **kollektive Schizophrenie**, die Aufspaltung des Menschen in banalen Körper und edlen Geist, enden?" (FAZ, 28.06.2002, Christian Schwägerl, Feuilleton, Neuromania. Wer bekommt Gedächtnisdrogen? Was geschieht mit Gehirnfilmen? Sind wir fernsteuerbar?)

Sport

Neben diesen dominierenden Kontexten finden sich im Korpus weitere Hinweise auf Themen, die relevante Gebrauchskontexte der nicht-psychiatrischen Lesart darstellen. Ein solcher ist der Sport, in dessen Kontext in der *FAZ, NZZ* und den *ShN* besonders ab den 1970er-Jahren Belege zu finden sind. Als Beispiele seien die folgenden angeführt:

59 Vgl. auch Hoffmann-Richter (2000, 201), die in ihrer Untersuchung deutschsprachiger Zeitungen von 1995 dem Themenkomplex „Kulturen und kultureller Wandel" 13 % aller Artikel zuordnet.

(25) „In den Wochen, in denen Brasilien Weltmeister werden will, gibt es nur wenige Menschen im Land des Zuckerhuts, die in ruhigen Momenten begreifen, **dass sie alle, was Fussball betrifft, längst schizophren geworden sind.**" (NZZ, 11.07.1998, hle., Sport, Alles wartet auf die Geste für das Abschlussbild. Mario Zagallo auf den letzten Metern seiner Laufbahn an den Grenzen seiner Kräfte)

(26) „Die ganze Szene hat etwas Surreales: Alle Insider kennen die Wahrheit [über Doping im Spitzensport, Y. I.], und fast alle sind sich einig, daß man sie verbergen muß. **Ein schizophrener Zustand.** Die Kluft zwischen Sportlern, Trainern, Funktionären und den Journalisten, Förderern und Fans ist riesig, zwischen den beiden Gruppen steht die große Lüge vom sauberen Sport." (FAZ, 25.05.2005, Evi Simeoni, Sport, Wir geben nicht auf)

Wie die Belege illustrieren, finden sich einerseits Verwendungen wie in (25), in denen der Bedeutungsaspekt ‚wahnsinnig'/‚verrückt' aktualisiert wird – hier in Bezug auf das Verhalten von Sportfans –, und andererseits (und eher häufiger) Verwendungen wie in (26), die Widersprüchliches bezeichnen, z. B. bezogen auf Doping.[60]

Kunst, Kunstschaffen

In einigen Belegen der Zeitungen wie auch der Literatur- und Kulturzeitschriften wird zudem die Kunst oder, genauer gesagt, werden Aspekte des Kunstschaffens als *Schizophrenie* oder *schizophren* bewertet. Thema ist insbesondere die Schauspielerei, aber auch andere Kunstformen werden erwähnt, wie die folgenden Belege zeigen:[61]

---

60 Vgl. als zusätzliche Belege u. a.: NZZ, 30.06.1974, Hans Gmür, Wochenende, Das Gespräch der Woche. Sind Fußballfreunde schizophren?; ShN, 11.07.1974, spg, Sport, Formel-1-Emporkömmlinge werden abgewürgt; FAZ, 18.07.1984, Walter Umminger, Sport, Wer nicht antritt, zählt auch nicht; FAZ, 06.07.2006, Dirk Schümer, Sport, Am Ende der Schicksalspartie steht auch Schadenfreude; ShN, 11.06.2008, Monika Nyfeler, Region, Die Türkei-Fahne als Zeichen der Versöhnung gehisst. Vgl. zudem Hoffmann-Richter (2000, 201), die Belege zum Thema „Ideologie/Moral versus wirtschaftliche Interessen" bezogen auf Sport ebenfalls als Verwendungskontext des untersuchten Feldes nennt. Vgl. ferner auch das Beispiel „dieser Schiedsrichter pfeift doch geradezu s[chizophren]" (Ahlheim 1970, 316) im Duden *Wie gebraucht man Fremdwörter richtig?* Darüber hinaus verweist Gredel (2014, 139, 190 f.) zur metaphorischen Verwendung von *Virus* ebenfalls auf Sport als Verwendungskontext. Meyer/Mackintosh (2000, 129) sehen in der Sportberichterstattung generell ein besonders häufiger Kontext von determinologisierter Lexik.

61 Vgl. auch Hoffmann-Richter (2000, 201), sie führt für 1995 „Kunst versus Leben" im Bereich „Schauspielerei[,] Schreiben[,] Kunst[,] Musik [und] Kino" als thematische Kontexte auf.

(27) „Zwar zeigt diese Figur Abgründe und Widersprüche auf viele Arten; aber sie sind begründet in dem **schizophrenen Schwebezustand, der sich Schauspielerleben nennt**. Indem der Schauspieler Leben unmittelbar verdichtet darstellt, gelangt er über das alltägliche Dasein und seine Konformität hinaus. Da er diese Transzendierung aber nur mimetisch, imitativ vollzieht, verschärft sich in ihm der Widerspruch zum ‚Leben' bis zur Antinomie." (NZZ, 13.11.1966, Wolfram Schütte, Literatur und Kunst, Das dramatische Schaffen Heinrich Manns)

(28) „Ich versuche mich nicht allzu sehr auf das, was ich beschreibe, zu konzentrieren. Ich befinde mich sozusagen auf seiten des Lesers. Es handelt sich um **eine komische Art von Schizophrenie**." (NeRu, 1997(2), Ingeborg Harms, Was will der Leser? Und: soll ich es ihm geben? Lawrence Norfolk im Gespräch mit Ingeborg Harms, S. 109)

Auch in diesen Belegen spielen der semantische Aspekt des Widersprüchlichen (wie in (27)) und jener der Doppelung oder Spaltung, angedeutet in (28), die zentrale Rolle.[62] Der insgesamt seltene Fall, dass das sprechende oder schreibende Ich *Schizophrenie* oder *schizophren* auf sich selbst bezieht (wie in (28)), ist in diesem Kontext auffallend häufig.[63]

Sprachsituationen

Ein thematischer Kontext, der in den Quellen ab den 1980er-Jahren auffällt, ist der Bezug von *Schizophrenie* auf spezifische Sprachsituationen und das Vorhandensein mehrerer Sprachen oder Varietäten. Zum einen finden sich Belege zum Deutschen, insbesondere zur Deutschschweizer Diglossie in der *NZZ* wie in Beleg (29). Zum anderen sind vor allem in der *NZZ* und der *FAZ* Bezüge zum parallelen Vorhandensein mehrerer Sprachen oder zur Zweisprachigkeit zu finden wie in (30) und (31):[64]

---

62 Vgl. als weitere Belege z. B. Du, 1959, 19(2), Ernst Ginsberg, Gespielter Schmerz. Bemerkungen eines Schauspielers, S. 41; NeRu, 1972(2), Jaroslav Plichta, Theater in der Bundesrepublik. Eindrücke eines tschechischen Dramaturgen, S. 368; NZZ, 03.06.1994, Henry M. Taylor, Film, Fragmente eines Körpers der Geschichte. Über einige Verhältnisse zwischen Film und Historie; NZZ, 14.06.2003, Marc Zitzmann, Literatur und Kunst, Epen der Jetztzeit. Die wunderbar wahnhafte Wörterwelt des Olivier Cadiot; FAZ, 24.07.2004, Gerhard R. Koch, Feuilleton, Klangkühn. Zum Tod des Filmkomponisten Jerry Goldsmith.

63 Vgl. auch Du 1959 wie in Fussnote 62.

64 Vgl. zur Schweizer Sprachsituation auch NZZ, 17.06.1983, Franz Clara, Briefe an die NZZ, Schrift-Mundart, Französisch oder doch Hochdeutsch?; NZZ, 21.06.1985, Elsbeth Pulver, Feuille-

(29) „Es scheint, dass bei dieser Reflexion des Erzählens keiner **die vielzitierte Sprachschizophrenie des Deutschschweizers** im Schreiben von Hochdeutsch literarisch so raffiniert mit einbezieht wie Robert Walser." (NZZ, 11./12.01.1986, Beatrice von Matt, Literatur und Kunst, Deutschschweizer Schriftsteller und ihre Literatursprache. Auseinandersetzungen mit der Hochsprache)

(30) „In der besagten Sendung sprach besagter John Wilson über mein Land [= die Schweiz, Y. I.]. Er nannte es **Schizoland**. Wenn in meinem Land, so Wilson, einer Butter (englische Schreibweise) kaufen wolle, finde er das entsprechende Produkt mit Butter (deutsche Schreibweise), Beurre und Burro beschriftet [...]. Laut John Wilson ist mein Land **linguistisch schizophren**." (NZZ, 23./24.01.1988, Georges Waser, Wochenende, Londoner Tagebuch. Schizoland)

(31) „**‚Zweisprachigkeit ist eine Krankheit, ist Schizophrenie**', sagt der deutsche Lyriker Michael Hamburger, der 1933 im Alter von 9 Jahren nach England emigrierte und seine Gedichte in Englisch verfasst, er trug sie – unter einigen Mühen – auf deutsch vor." (NZZ, 26.05.1998, Andrea Köhler, Feuilleton, Am Ende des Traums. „Wandern und wohnen" – die 20. Solothurner Literaturtage)

Dass sich die Termini wie in (30) auf mehr als zwei Sprachen beziehen, ist dabei die Ausnahme. Häufig stehen die Äusserungen zudem im Kontext literarischer Werke oder literarischen Schaffens (wie in (29) und (31)). Der in (31) zusätzlich angesprochene Aspekt der Emigration, des Lebens im Exil, findet sich auch in weiteren Belegen wieder.[65]

---

ton, Lesezeichen. Verschiedene Sprachschichten. Neue Gedichte in Hochdeutsch und Dialekt von Kuno Raeber; NZZ, 27.09.1997, Lorenzo Erlacher, Wochenende, Babelia. Undeutsch und undeutlich. Vgl. zur „linguistischen Schizophrenie" in Österreich: FAZ, 25.08.1998, dpa, Deutschland und die Welt, Exekution ist nicht Hinrichtung. Die Dolmetscher der EU müssen sich an das Deutsch der Österreicher gewöhnen. Vgl. mit Bezug zu anderen Sprachen z. B. FAZ, 10.10.1994, Jorge Semprún, Die Gegenwart, Ihr Grab ist in den Wolken, da liegt man nicht eng. Die Rede von Jorge Semprún, dem Friedenspreisträger des Börsenvereins des Deutschen Buchhandels 1994, in der Frankfurter Paulskirche; NZZ, 28.06.2003, Claudia Wenner, Literatur und Kunst, Matthew Arnold im Sari – oder Shakuntala in Röcken? Die vielen Literaturen der indischen Moderne.

65 Vgl. z. B. FAZ, 07.08.1971, B. J., Auch ein Emigrant. Tagebuch des Fernsehers; NeRu, 1975(3), Hilde Spiel, Psychologie des Exils, S. 435; FAZ, 20.05.1988, Ulrich Weinzierl, Feuilleton, Das verlachte Wort Mora. Hilde Spiel erhält den Literaturpreis der Bayerischen Akademie; FAZ, 09.07.2003, Regina Mönch, Feuilleton Konterbande nach Moskau. Enttäuschte Hoffnung der DDR: Ein Gespräch mit Jäcki Schwarz über Konrad Wolfs Film „Ich war neunzehn".

Gesundheitswesen

Bemerkenswert ist schliesslich, dass die Lesarten auch im Kontext des Gesundheitswesens, ja – wenn auch selten –, selbst im Kontext psychiatrischer Themen verwendet werden:

(32) „Und wieso eigentlich **diese ‚schizophrene' Einstellung psychisch Kranken gegenüber**? Auf der einen Seite sollen sie Patienten wie alle anderen sein, möglichst im Allgemeinkrankenhaus behandelt werden [...]. [...] Auf der anderen Seite sollen sie gar keine richtigen Kranken sein." (FAZ, 23.05.1979, Clara Schürmann, Briefe an die Herausgeber, Studenten sind noch keine Ärzte [Leserbrief])

(33) „Stichwortartig ging er auf die Entwicklung seit dem Zweiten Weltkrieg ein und beklagte eine gewisse **‚Schizophrenie', die sich im Gesundheitswesen breitgemacht habe**. Ein Beispiel dafür sah er darin, dass der Staat zwar gezielt **Psychiater** ausbilde, überdies aber durch die *Zulassung von **Psychotherapeuten*** eine ‚neue Industrie' aufbaue." (NZZ, 02.11.1981, th., Stadt und Kanton Zürich, Kostenexplosion und Krankenversicherung. Delegiertenversammlung des Krankenkassenverbandes, Kursivierung i. O.)

(34) „In einem kürzlich veröffentlichten Leserbrief fordert Kantonsrat Gerhard Opitz die Freigabe von Drogen, auch von harten. [...] Andererseits liegt ihm alles daran, unser **Gesundheitswesen** auf dem neusten Stand zu halten, damit unserer Bevölkerung eine optimale medizinische Versorgung angeboten werden kann. Auf der einen Seite die **Gesundheit** mit grossen Aufwendungen wiederherstellen, auf der anderen Seite dafür sorgen, dass die **Gesundheit** zerstört wird. **Schizophrenie sagt man dem**, oder auf gut deutsch: ‚Bewusstseinsspaltung'." (ShN, 02.04.1997, Markus Schlatter, Leserbriefe, Jugend nicht vergiften)

Die Belege zeigen, dass im späteren 20. Jahrhundert die Verwendung der Lexeme im ursprünglichen thematischen Kontext, d. h. im Umfeld psychischer Erkrankung, der Psychiatrie als Institution sowie allgemeiner des Gesundheitswesens, keine Reifizierung bewirkt bzw. die Übertragung der Fachtermini nicht verhindert. Dass die Fachtermini selbst im psychiatrischen Herkunftskontext in nichtpsychiatrischer Lesart verwendet werden, darf als wichtiger Hinweis auf eine eintretende Lexikalisierung der neuen Verwendungsweisen gewertet werden.[66]

66 Dass *schizophren* und *Schizophrenie* in (32) und (33) in Anführungszeichen stehen, kann als Hinweis auf die Besonderheit des Gebrauchskontextes für diese Lesart bzw. als entsprechende

10.4.3 Semantische Aspekte: ‚in sich widersprüchlich', ‚gespalten/gespaltene Persönlichkeit', ‚wahnsinnig/verrückt'

In den bisherigen Analysen haben sich für die nicht-psychiatrische Verwendungsweise von *Schizophrenie, schizophren* und weiteren Ableitungen insbesondere drei Bedeutungsaspekte herauskristallisiert, die bereits in den frühen Belegen ersichtlich sind und in der zweiten Hälfte des 20. Jahrhunderts zu den prototypischen werden:

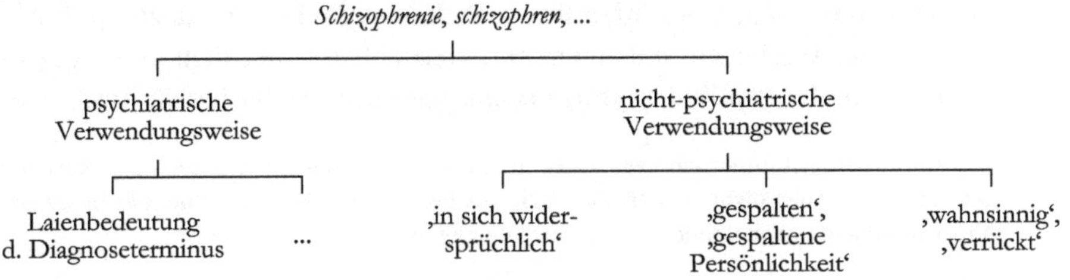

Abbildung 10.3: Zentrale Bedeutungsaspekte der nicht-psychiatrischen Verwendungsweise von *Schizophrenie* in der Alltags- bzw. Gemeinsprache (Ilg 2021a, 56).

Wie Abbildung 10.3 zeigt, sind dies ‚in sich widersprüchlich', ‚gespalten'/‚gespaltene Persönlichkeit' sowie ‚wahnsinnig'/‚verrückt'. Sie sollen nachfolgend näher betrachtet und hinsichtlich ihrer Beziehung zur fachlichen Bedeutung analysiert werden.

Bedeutungsaspekt ‚in sich widersprüchlich'

Einer der wesentlichen sich etablierenden Bedeutungsaspekte der übertragenen, nicht-psychiatrischen Verwendungsweise ist die Bedeutung ‚in sich widersprüchlich'. Der Ursprung dazu findet sich bereits in der Modellierung des Krankheitsbildes bei Bleuler (vgl. auch McNally 2007, 77). Wie in Kapitel 7.1.1 ausgeführt, zählte Bleuler die *Ambivalenz* (ein ebenfalls von ihm geprägter Fachbegriff, vgl. Scharfetter 2001a, 32) zu den Grundsymptomen der Schizophrenie (vgl. Bleuler 1911b, 43 f.). An der Winterversammlung des Vereins schweizerischer Irrenärzte 1910 führte er dazu erstmals aus:[67]

---

kommunikative Massnahme zur Verhinderung einer nicht-intendierten reifizierten Lesart gesehen werden.

67 Gemäss Scharfetter (2001a, 32) „[geht die] Wurzel dieser Begriffsentwicklung [der Ambivalenz, Y. I.] [...] aber weit zurück", namentlich auf Überlegungen Bleulers im Aufsatz *Die negative Suggestibilität*, der 1904 in der *Psychiatrisch-neurologischen Wochenschrift* erschienen ist.

> „Es gibt eine affektive Ambivalenz: die gleiche Vorstellung ist von positiven und negativen Gefühlen betont (der Mann haßt und liebt seine Frau); eine voluntäre Ambivalenz [...]: man will etwas und zugleich will man es nicht, oder will zugleich das Gegenteil; [...] eine intellektuelle Ambivalenz: man deutet etwas positiv und zugleich negativ: Ich bin der Dr. A.; ich bin nicht der Dr. A. Das Wort ‚Lohn' bedeutet auch Strafe. Die drei Formen lassen sich nicht trennen, gehen ineinander über und kombinieren sich." (Bleuler 1911a, 405 f.)

Die so konzipierte Ambivalenz gehörte in der Folge zu den im Fach als prägend wahrgenommenen Symptomen der Bleuler'schen Schizophrenie.[68] Auch in den hier untersuchten Quellen des öffentlichen Diskurses finden sich dazu Spuren.[69] Zugleich fusst die Ambivalenz auf einem nachvollziehbaren, aus dem Leben gegriffenen Nebeneinander von Widersprüchlichem, was auch Bleuler bereits anspricht:

> „Die Ambivalenz ist äußerlich begründet: ‚Jedes Ding hat seine zwei Seiten.' Der Normale zieht meistens, aber nicht immer, das Fazit aus beiden; der Schizophrene läßt beide Gefühlsbetonungen nebeneinander bestehen." (Bleuler 1911a, 406)

In welchen Formen dieser in allen untersuchten Quellengruppen beobachtbare Aspekt im Korpus des öffentlichen Diskurses aktualisiert und übertragen wird, sollen die folgenden Beispielbelege illustrieren:

(35) „Er [= der nationale Skandal] liege darin, dass Schweizer Waffen nach Nigerien lieferten und die richtige Waffenanwendung instruierten – während andere Schweizer Rotkreuzhilfe leisteten, ja, sogar eine schweizerische Delegation unter Leitung eines Altbundesrates nach London reiste, um die dortigen Stellen um Einstellung der Waffenlieferungen zu ersuchen. Zu Recht könne man uns der doppelten Moral und der **Schizophrenie** bezeichnen." (ShN, 20.12.1968, bst., Region, Der Waffenhandelskandal vor dem Nationalrat)

---

68 Die Ambivalenz ist Teil der berühmten *4 A's* (*Störungen der Affekte und Assoziationen*, *Ambivalenz* und *Autismus*), die in der Bleuler-Rezeption (nicht nur) im englischen Sprachraum ab den 1960er-Jahren und bis ins 21. Jahrhundert – wohl auch ihrer mnemotechnischen Attraktivität wegen – als Kern der Bleuler'schen Schizophrenielehre gegolten und das psychiatrische Verständnis entsprechend lange geprägt haben. Vgl. zur Rezeptionsgeschichte der *4 A's* McNally 2016, 109–126.

69 Vgl. z. B. den folgenden Ausschnitt aus einer *NZZ*-Buchbesprechung des späteren Zürcher Literaturprofessors Emil Staiger zu Ludwig Binswangers Werk *Ueber Ideenflucht*. Staiger schreibt zu den bei Binswanger beschriebenen Typen: „Wir haben die manisch = depressive Antinomik vor uns, gerundverschieden [sic] von der befremdlichen Ambivalenz des Schizophrenen, der nebeneinander die Rose um ihrer Schönheit willen liebt und um der Dornen willen haßt [...]." (NZZ, 22.01.1933, Emil Staiger, Bücher = Beilage, Ueber Ideenflucht).

(36) „Die Agrarproduktion in den westlichen Ländern steht vor einer einmalig **schizophrenen Situation**. Einerseits wissen wir nicht, wohin mit gewissen Produkten. Es müssen Massnahmen zur Eindämmung der Produktion [...] ergriffen [...] werden, während in anderen Ländern täglich Millionen von Menschen Hungers sterben." (PrCH, NR, Herbsts., 1977, 03. Sitzung, 21.09.1977, S. 1027, Landwirtschaftspolitik. 5. Bericht. Geschäftsnr. 76.100, Votum Egli)

(37) „Couturiers und Konfektionäre [...] reagieren jetzt mit einer eleganten Lösung, nämlich mit Tunikas, langen Pullovern und Cardigans zur kurzen Jupe [...]. Diese länger gewordenen Oberteile strecken optisch die Silhouette und lenken vom kurzen Saum ab – **ein etwas schizophrenes Gespann**, das sich aber in aller Freundlichkeit findet." (NZZ, 10.09.1987, Margot Hugelshofer, Wintermode, Wintergrau mit Farbtupfen. Aus Zürcher Kollektionen)

(38) „Für Rob Kish bietet RAAM [= Race Across America, ein Radrennen Y. I.] mehr: ein **Genußerlebnis der schizophrenen Art**. Er haßt das Rennen. [...] ‚Jedesmal nach der Zielankunft sage ich, daß ich es nie wieder machen werde. Aber einen Tag später bin ich schon wieder heiß auf das nächste Jahr.'" (FAZ, 16.08.1997, Jürgen Kalwa, Sport, Nach 83 Stunden ohne Schlaf fahren die Marsmännchen mit. Das Race Across America, ein Duell des Willens mit der Biochemie: „Danach kann dich nichts mehr im Leben einschüchtern")

(39) „Solchermassen entpuppen sich die Bauten von HdM [= Herzog und de Meuron, Y. I.] als echte **Schizo-Gestalten**, die einer Sache und gleichzeitig ihrem Gegenteil gerecht zu werden versuchen." (Du, 2000, 60(706), Hans Frei, Herzog und de Meuron: neue Bilder. Eine Reflexion, S. 41)

(40) „Herr Dr. Paziorek, es ist tatsächlich **schizophren**, dass Sie regelmäßig die Erreichung des Ziels einfordern und sogar sagen, wir müssten noch mehr tun, dass Sie aber, wenn es [...] um die konkreten Maßnahmen geht, diese Maßnahmen regelmäßig ablehnen. So etwas nenne ich **schizophren**." (PrD, 15/157, 17.02.2005, S. 14666, Astrid Klug SPD)

In Beleg (38) stehen, wie es auch Bleuler 86 Jahre davor bezogen auf die Ambivalenz beschrieb, zwei „Gefühlsbetonungen nebeneinander" (Bleuler 1911a, 406), die nicht aufgelöst werden. Mit *schizophren* wird das Nebeneinander zweier widersprüchlicher Gefühle einer (gesunden) Person bezeichnet – und bewertet. Nach Bleuler (1911a, 405) stünde hier die „affektive Ambivalenz" im Vordergrund. In (40) dagegen ist die „voluntäre Ambivalenz" (Bleuler 1911a, 405) Ausgangspunkt. Hier wird mit *schizophren* die Gleichzeitigkeit zweier widersprüchlicher Wünsche einer

Person angesprochen. Genauer gesagt wird diese Gleichzeitigkeit suggeriert, indem die angesprochenen Massnahmen implizit als zur Erreichung der gemeinsamen Ziele einzig mögliche dargelegt werden. In (35) steht im Unterschied zu den vorhergehenden Belegen nicht ein einzelner Mensch im Fokus, sondern ein ganzes Land, dessen Bewohnerinnen und Bewohner Handlungen ausführen, die sich in der Zusammenschau widersprechen. In (36) wird dagegen ein Umstand, eine *Situation*, als *schizophren* im Sinne von ‚widersprüchlich' bewertet; in (37) ist es die Kombination zweier ungleicher Kleidungsstücke, und zwar eines langen Oberteils mit einem kurzen Rock. Und in (39) werden schliesslich gänzlich mit Bildern überzogene Gebäude der Architekten Herzog und de Meuron als *Schizo-Gestalten* bezeichnet, da sie, so die Interpretation des Schreibers, zweier sich ausschliessender Ansprüche (als Bildträger und Baukörper) gerecht werden wollen.[70]

Wie in Kapitel 10.4.1 bereits angesprochen, zeigen sich in diesen Beispielen und weiteren entsprechenden Belegen unterschiedliche Formen der Übertragung und zugleich unterschiedliche Metaphorizitätsgrade. Die medizinische Diagnose wird (gesunden) Einzelpersonen, Menschengruppen, Abstrakta und Artefakten zugesprochen. Letzteres ist im Korpus dabei im Verhältnis am seltensten. Wie die Belegauswahl illustrieren soll, korrelieren steigende Metaphorizitätsgrade dabei nicht zwingend mit einer diachronen Entwicklung (vgl. auch die Belege (1) und (2) in Kapitel 10.3).

Allen Belegen gemein sind der dominierende, zum Symptom der Ambivalenz in Bezug stehende Bedeutungsaspekt des Widersprüchlichen, der in der Übertragung besonders hervorgehoben und betont wird, sowie der für die nicht-psychiatrische Lesart stets zentrale Aspekt des Krank*haften*. Die Übersicht über parallele Phänomene in Kapitel 10.2 lenkt den Blick zudem auf die Norm bzw. das Abnorme als Bedeutungselement entsprechender Übertragungen. Feine (2009, 330) beschreibt dies für *-man(ie)* im Sinne einer abnormen Leidenschaft als „das Nichteinhalten, das Abweichen von erwarteten, in einer Gesellschaft üblichen Verhaltensweisen". Interessant in diesem Kontext ist die Parallelisierung von *Schizophrenie* und *doppelte Moral* in Beleg (35). Sie weist darauf hin, dass mit *Schizophrenie* in dieser Verwendungsweise und unter Betonung des semantischen Aspektes des Widersprüchlichen in einem Grossteil der Fälle auf das klar negativ konnotierte Abweichen von moralischen Standards als spezifische Form gesellschaftlich erwarteter Verhaltensweisen referiert wird. Ähnlich sind auch (36) und (40) zu lesen sowie zahlreiche vergleichbare Belege. Es ist jedoch nicht die einzig beobachtbare Form: Beleg (38) ist ein Beispiel, in dem dieses Abweichen als weniger negativ und nicht bezogen auf moralische Standards bewertet wird. Auch in (37) und (39) und weiteren Korpusbelegen ist das Abweichen von einer Norm als Bedeutungsaspekt zwar relevant, wird jedoch –

70 Vgl. Du, 2000, 60(706), Hans Frei, Herzog und de Meuron: neue Bilder. Eine Reflexion, S. 40 f.

gerade in eher künstlerischen Kontexten, wie hier der Mode und Baukunst – nicht immer als ausschliesslich negativ bewertet (vgl. die Formulierung *das schizophrene Gespann findet sich in aller Freundlichkeit* in (37)).[71]

Bedeutungsaspekt ‚gespalten'/‚gespaltene Persönlichkeit'

Ein zweiter zentraler Bedeutungsaspekt, welcher in der nicht-psychiatrischen Verwendungsweise besonders hervorgehoben wird, ist jener der Spaltung. Bereits angelegt im zugehörigen Bleuler'schen Konzept der *Spaltung der psychischen Funktionen* (vgl. Kapitel 7.1.1), spielt dieser Bedeutungsaspekt von Beginn an eine zentrale Rolle auch in der psychiatrischen Lesart von *Schizophrenie* und im Fachdiskurs.

Parallel dazu existiert ein weitverbreitetes (Laien-)Verständnis, das Krankheitsbild Schizophrenie entspreche einer dissoziativen Identitäts- bzw. Multiplen Persönlichkeitsstörung – oder alltagssprachlich formuliert: einer *gespaltenen Persönlichkeit* (vgl. z. B. Holzinger et al. 1998; Borsche et al. 2007).[72] Wie McNally (2007, 70) aufzeigt, wird dieses Konzept auch in Bleulers Handbuch von 1911 ansatzweise erwähnt, allerdings unter den akzessorischen, d. h. als weniger zentral gewerteten Symptomen von Schizophrenie und in weniger ausgeprägter Form als dies für das Krankheitsbild der Multiplen Persönlichkeitsstörung gilt.[73] Für das nicht-fachliche Verständnis von Schizophrenie wird dieses Symptom dagegen wesensbestimmend – wohl mitbedingt durch die an sich zentrale Rolle der Spaltung im Bleuler'schen Krankheitsbild. Häufig verknüpft ist diese (Miss-)Interpretation mit der Vorstellung zweier parallel existierender Persönlichkeiten, wie sie in Robert Louis Stevensons Figur(en) des Dr. Jekyll und Mr. Hyde geradezu prototypisch und auch im deutschsprachigen Raum zum Inhalt weitverbreiteter Wissensbestände geworden sind (vgl. auch Holzinger et al. 1998).[74] Vor allem ab dem späteren 20. Jahrhundert wird diese Betrachtung im

71 Vgl. dazu auch das unmittelbar auf die in (39) zitierte Passage Folgende: „Jeffrey Kipnis, einer der bedeutendsten amerikanischen Architekturtheoretiker, sieht in diesem unentschiedenen Zustand gerade die herausragende Qualität der Arbeiten von HdM." (Du, 2000, 60(706), Hans Frei, Herzog und de Meuron: neue Bilder. Eine Reflexion, S. 41).

72 Vgl. zur Wissenschaftsgeschichte der Multiplen Persönlichkeitsstörung Hacking 1996.

73 Vgl. u. a. Bleuler 1911b, 120: „Da laufen zwei verschiedene Persönlichkeiten ganz parallel nebeneinander, jede mit einer vollen Aufmerksamkeit. Sie sind aber wohl nie vollständig voneinander getrennt, da man meist Auskunft über beide Reihen bekommt." Vgl. McNally 2007, 70 f.; vgl. auch Hacking (1996, 170–186) zur Verknüpfung und Konkurrenz der beiden Diagnosekategorien *Schizophrenie* und *Multiple Persönlichkeitsstörung* und zur Rolle Bleulers in diesem Kontext.

74 Spuren entsprechender Vorstellungen von Schizophrenie als Persönlichkeitsspaltung finden sich auch im untersuchten Korpus: vgl. z. B. ShN, 26.06.1961, Vicky Baum, Region, Vor Rehen wird gewarnt [Romanauszug]; ShN, 03.03.1973, G. K. K., Fastnacht: Sehnsucht nach dem zweiten Ich; NeRu, 2000(4), Wolfgang Kemp, Das ultimative Künstler-Interview. Im Gespräch mit Caria Dralon und Franco Coxbead, S. 62. Sie sind auch die Grundlage für Witze und Sprüche wie im folgenden Titel einer NDR/

Fachdiskurs als von der wissenschaftlichen Disziplin gänzlich losgelöste Laien-Interpretation dezidiert abgelehnt.[75]

Diese beiden Ausgangspunkte, die Idee der Spaltung, der Spaltung der psychischen Funktionen sowie die zu einer Art Doppelgängerschaft führende Persönlichkeitsspaltung, sind eng verknüpft. In der übertragenen Verwendung manifestieren sie sich in den untersuchten Quellen jedoch in je unterschiedlichen semantischen Schwerpunkten, was nachfolgend anhand ausgewählter Belegbeispiele illustriert werden soll. Zunächst zum Aspekt der Spaltung/Teilung eines ursprünglich Ganzen:

(41) „Pongs [= Hermann Pongs, Y. I.] sieht die **Spaltung der Welt und Deutschlands in Ost und West**, die **diabolische Spaltungslust der Moderne** überhaupt **als Schizophrenie** (‚Zeitverhängnis der Kernspaltungen'), er fordert ein ‚Zurückbesinnen auf die Ursprünge der Totalität'." (NZZ, 02.11.1966, M. L., Feuilleton, „Dichtung im gespaltenen Deutschland")

(42) „Zu gewagt erschien uns bei einer Kostprobe eine als Vorspeise servierte Mischung von Kalbsmilken und Crevetten mit Gurken in einer gewissermassen **schizophrenen Sauce** [...]. [...] Nicht alles war an diesem Donnerstag im ‚Belvoir' gelungen. Die Saucen zum Beispiel waren in ihrer Konsistenz nicht durchwegs überzeugend." (NZZ, 29.04.1983, su., Stadt und Kanton Zürich, A la carte. Aussicht und Phantasie)

(43) „Ich habe während meiner ganzen 35jährigen pfarramtlichen Tätigkeit erfahren können, wie gut es ist, dass es eine positive Beziehung von Kirche und Staat gibt. [...] Wie sollte es möglich sein – **es wäre ja schizophren –, mein Bürgersein und mein Christsein zu trennen**?" (PrCH, NR, Frühjahrss., 1992, 02. Sitzung, 03.03.1992, Postulat Pini. Diplomatische Beziehungen mit dem Vatikan. Geschäftsnr. 91.3210, S. 270, Votum Sieber)

(44) „Diese kopfhautnahe Seelenlage hat Frisöre und Psychotherapeuten oftmals in Personalunion zusammengeführt; schneiden, waschen, analysieren ist ihnen

WDR I-Sendung von 1967: „‚Brauchen Schizophrene eine zweite Steuerkarte?' Ein Nonsens-Gespräch" (FAZ, 07.01.1967, o. A., Sport, Veranstaltungen und Termine).

75 Vgl. z. B. Holzinger et al. (1998) und Borsche et al. (2007), die entsprechende Laienverständnisse einzig auf den von Bleuler gewählten griechischen Namen *Schizophrenie* zurückführen. Bezogen auf den englischen Sprachraum spricht McNally (2007, 75) in diesem Zusammenhang von einem „significant change" in der Mitte des 20. Jahrhunderts, als sich Stimmen mehren, die das entsprechende Missverständnis dem öffentlichen Diskurs anzulasten beginnen. McNally spricht hierbei auch von einem entsprechenden *Mythos* im psychiatrischen Diskurs (vgl. ebd., 75–78).

eins. Zu diesen kurierenden Frisören, die das Innenleben in eine LaOla-Dauerwelle verwandeln und dem **schizoiden Spliß** eine Packung verpassen, gehört auch Reinhold Kopp.“ (FAZ, 19.03.2001, Thomas Wirtz, Neue Sachbücher, Der Frisör löckt mit Verwicklungen)

In all diesen Belegen, inklusive dem in Abbildung 10.4 unten auf dieser Seite eingefügten Ausschnitt einer humoristischen Zeichnung im *Neuen Deutschland*, steht der Aspekt der Spaltung und Teilung im Vordergrund. Dabei sind auch in diesen Belegen, wie insgesamt im Korpus, wieder unterschiedliche Formen der Übertragung und Metaphorizitätsgrade sichtbar. In (43) wird, auf eine Trennung von Kirche und Staat anspielend, die Trennung der Interessen einer Einzelperson als Bürger und Christ als *schizophren* bewertet. In (41) ist es die bereits in Kapitel 10.4.2 als politischer Kontext angesprochene Spaltung Deutschlands aber auch der Weltgemeinschaft im Kalten Krieg und der Moderne überhaupt, die als *Schizophrenie* kritisiert wird. In Beleg (42) wird mit *schizophren* eine geschiedene Sauce beschrieben und in (44) bezieht sich *schizoid* auf gespaltene Haarspitzen. Während sich also in (43) der psychiatrische Fachterminus wie in der medizinisch-diagnostischen Verwendung auf einen einzelnen (hier aber im medizinischen Sinn gesunden) Menschen bezieht, sind in den restlichen Belegen Abstrakta und leblose Objekte Ziele der Übertragung und es finden Personifikationen statt. Ähnlich auch in Abbildung 10.4: Die Zeichnung kommentiert quasi die Abspaltung und Trennung der Skis vom Fahrer als – mit Trennstrich zusätzlich das Wortspiel verdeutlichend – <Schi-zophrenie>.[76]

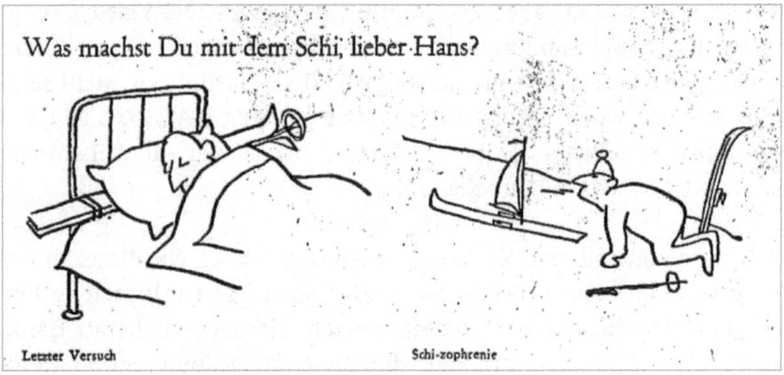

Abbildung 10.4: Ausschnitt aus: NeDeu, 30.01.1965, Todor Kusmov, Was machst Du mit dem Schi, lieber Hans?

76 Der Titel *Was machst Du mit dem Schi, lieber Hans?* ist dabei eine Anlehnung an den Schlager *Was machst Du mit dem Knie, lieber Hans?* von Fritz Löhner-Beda.

Bei all diesen Belegen wird ein Vorgang der Trennung oder dessen Resultat mit den Attributen *Schizophrenie, schizophren* und *schizoid* zusätzlich betont,[77] als nicht dem jeweiligen Normalzustand entsprechend perspektiviert und negativ bewertet. Entsprechende Bedeutungsaspekte sind im Korpus bereits früh belegt (vgl. Beleg (1) in Kapitel 10.3). Gesellschaftlich-politische Kontexte wie in (41) und (43) zählen dabei für diesen Bedeutungsaspekt zu den prototypischen. Artefakte als Bezugspunkte der Übertragung wie in (42) sind im Korpus dabei auch für diesen Bedeutungsaspekt eher eine Seltenheit.

Beim zweiten hier betrachteten Teilaspekt steht eine (durch Spaltung entstandene) *Verdopplung* oder *Vervielfachung* im Vordergrund. Der zentrale Fokus der Übertragung liegt in diesen Fällen nicht auf einer Trennung, sondern auf deren Resultat, einer an Jekyll und Hyde angelehnten Doppelgängerschaft oder Vervielfachung:

(45) „Alle diese Vorführungen finden zur gleichen Zeit statt, und auch **der flotteste Schizoide kann sich nicht in so viele Teile spalten, wie die Vorführungen verlangen.**" (NZZ, 27.05.1966, Hans Winge, Der Film, Am Rande des Festivals)

(46) „In den Erfolg mischten sich hier Buh-Rufe jener, die der Geradlinigkeit des einstimmigen, in der Deklamation immer fesselnden Gesangs, der über verschiedene Lautsprecher gleichsam **schizophren vervielfältigt** wird, nicht viel abzugewinnen vermochten." (NZZ, 22.10.1981, zm., Feuilleton, Donaueschinger Musiktage. Sechzig Jahre Neue Musik)

(47) „Zwölf Bücher hat er publiziert, ein gutes Dutzend Filme und Videos produziert, mehr als dreißig Bühnenstücke und Shows geschrieben. **Diszipliniert arbeitet er gleichzeitig an sechs, sieben Projekten: multiphren, nicht schizophren,** wie er in seiner Heimatstadt Kapstadt spöttelt." (FAZ, 27.05.1991, Robert von Lucius, Feuilleton, Evitas legendärer Schalk. Der südafrikanische Satiriker Pieter-Dirk Uys in Deutschland)

(48) „Sein Bruder meinte einmal, als er sich Thomas vorstellte, wie dieser in seinem Übungsraum steht **und via ‚overdubs' sozusagen mit sich selber groovt: ‚Der ist wohl schizo …'** Und daraus fabrizierte der glühende Hank-Williams-Verehrer Thomas Erb halt die Pseudonym-Kombination Hank Shizzoe." (NZZ, 02.11.1994, Bernhard Imhasly, Zürcher Kultur, Der mit sich selber groovt. Wie der Rütemer Thomas Erb zu „Hank Shizzoe" wurde)

---

77 Vgl. auch den Kollokator *gespalten* zu *schizophren* (1980er) sowie das Ad-hoc-Kompositum *schizophren-zweigeteilt* (2000er) (vgl. Kapitel 9.2.3 und 9.3.2).

(49) „Wie viele seiner Nachfolger führt er [= Superman, Y. I.] eine **schizoide Doppelexistenz**. Superman ist im normalen Leben der Reporter Clark Kent, verwandelt sich aber sofort in den fliegenden Heroen, wenn Not am Mann ist." (Du, 1997, 57(3), Hans Keller, Von Strip zu Strip: eine Chronik von Gut und Böse, S. 70)

(50) „Ausserdem bin ich eine andere Person, je nachdem, ob ich englisch spreche oder isländisch. Ich gebe nie Interviews auf isländisch. Auf isländisch bin ich eine impulsive, haarige, instinktiv reagierende Person. Auf englisch hingegen bin ich extrovertiert und clever. Die Zweisprachigkeit erlaubt es mir, **eine sehr vergnügliche Art von Schizophrenie auszuleben**." (NZZ, 18.09.1997, hpk, Feuilleton, „Ich bin eine Aussenseiterin". Björk über die Ränder Europas und ihr neues Album „Homogenic")

Dem Bild von Jekyll und Hyde am nächsten kommt der jüngste zitierte Beleg, das Beispiel (50). Hier bezieht sich *Schizophrenie* auf eine Person, die – geknüpft an die von ihr gesprochenen Sprachen – gewissermassen zwei Persönlichkeiten zeigt. Auf zwei verschiedene Persönlichkeiten verweist auch *schizoid* in (49) – hier bezogen auf eine Comicfigur. *Schizo* in (48) bezieht sich auf eine Art Doppelgängerschaft ebenfalls einer Person zu sich selbst. Die restlichen Beispiele beziehen sich auf mehr als nur auf zwei Persönlichkeiten, wobei im Wortspiel *multiphren, nicht schizophren* in (47) besonders deutlich wird, dass mit *schizophren* prototypischerweise eine Spaltung in *zwei* Teile oder eben eine Verdoppelung assoziiert wird. Der Zusammenhang der beiden Bedeutungsaspekte (‚Teilung' und ‚gespaltenen Persönlichkeit') wird dabei in (45) besonders augenfällig.

Auch diese Form der nicht-psychiatrischen Lesart ist im Korpus bereits in frühen Jahrzehnten belegt (vgl. Beleg (4) in Kapitel 10.3). Im Vergleich ist sie jedoch im Korpus im späteren 20. und im beginnenden 21. Jahrhundert insgesamt deutlich seltener zu beobachten als die zuvor besprochenen. Dabei spielt auch hier der semantische Aspekt der Normabweichung eine Rolle. Wie die zitierten Beispielbelege andeuten, scheint die negative Konnotation auch für diese Lesart nicht immer dominant zu sein. In Beleg (50) ist gar explizit von einer *sehr vergnüglichen Art von Schizophrenie* die Rede.

Bedeutungsaspekt ‚wahnsinnig'/‚verrückt'

Beim Bedeutungsaspekt ‚wahnsinnig'/‚verrückt' werden in der Übertragung weder der Aspekt des Widersprüchlichen noch jener der Teilung aktualisiert. Vielmehr steht eine allgemein mit *Schizophrenie* assoziierte Eigenschaft des Wahnsinns im Fokus:

(51) „Etwa ein Drittel der mit wenigen Ausnahmen nur 5 bis 6 Seiten umfassenden Erzählungen führt in die Welt der Schwerindustrie; wie man seit dem Erscheinen seines Romans weiss, bildet dieser Komplex ein zentrales Untersuchungsfeld des Autors. Die Geschichten aus der physischen Arbeitswelt konfrontieren den Leser mit oft übermenschlicher, fast **schizophren** wirkender Anstrengung und mit dem Bewusstsein ständig drohender, angestauter Gefahr." (NZZ, 24.11.1980, van., Hinweise auf Bücher, „Das Tuch der Geiger". Erzählungen von Matthias Mander)

(52) „Ich gebe freimütig zu, dass das Menschengeschlecht eine nicht unbedingt ansehnliche Erscheinung ist, [...] die seltenen harmonischen und hübschen Gesichter sind beinahe eine Abweichung, eine überraschende Deformation. Diese Bosch'schen Irren der Fröhlichkeit, diese Wahnsinnigen der Freiheit und diese **schizoide** Truppe der Feiernden – man weiss nicht, was sie feiern – sind also auf die allgemeine Weltwiese herausgelassen worden." (Du, 2004, 64(750), Bora Ćosić, Das menschliche Wesen ist eine unpassende Erscheinung: Im „Garten der Lüste" erklingen die Laute einer Hinrichtungsstätte, S. 48)

(53) „Aber schon mit neun habe ich meine ersten Geschichten geschrieben: Märchen, Science-Fiction – richtig verrückte, witzige, geradezu **schizophrene** Sachen. Und wann entstand Ihr erstes Drehbuch? Mit siebzehn." (FAZ, 20.06.2009, Marco Schmidt, Bilder und Zeiten, Spinnen Sie ein bisschen, Mademoiselle Delpy?)

Wie die Beispielbelege illustrieren, ist auch in dieser Lesart der semantische Aspekt des Krank*haften* und des nicht Normalen aktualisiert. Weitere spezifisch mit dem Krankheitsbild Schizophrenie assoziierte Aspekte sind dagegen nicht in ähnlicher Weise hervorgehoben, wie dies in den zuvor besprochenen Formen der Fall ist. Die übertragene Bedeutung von – hier – *schizophren* und *schizoid* speist sich, so scheint es, vornehmlich aus der Eigenschaft der psychischen bzw. wahnhaften Erkrankung. In (52) und (53) sind die Ausdrücke etwa mit *Irre* und *Wahnsinnige* bzw. mit *verrückt* syntaktisch in eine Reihe gestellt, was hier auch auf semantische Nähe verweist. Wie die Belege (5) und (6) in Kapitel 10.3 zeigen, ist auch dieser semantische Aspekt bereits früh belegt. In den hier betrachteten späteren Jahrzehnten des 20. Jahrhunderts und dem ersten des 21. Jahrhunderts ist er jedoch im untersuchten Korpus im Verhältnis selten beobachtbar. Dabei wäre zu fragen, ob der dominant werdende semantische Aspekt des Widersprüchlichen letztlich den diskutierten eher generischen Bedeutungsaspekt des Wahnsinns mehr und mehr verdrängt und so zu einer Verschiebung der Gewichtung einzelner Teilbedeutungen führt.

Zusammenspiel der Bedeutungsaspekte

Wie die diskutierten Belege zeigen, gibt es zahlreiche Verwendungen, in denen der Schwerpunkt eindeutig auf einem der drei bzw. vier Bedeutungsaspekte liegt. Genauso existieren im Korpus aber auch Belege, in denen in der Übertragung mehrere zugleich aktualisiert werden, wie beispielsweise die folgenden:

(54) „Vogt kommentiert unsere **schizophrene** Welt. **Schizogorsk** ist der Deckname für die Operation, die sich gegen die wehrhafte Bürgerinitiative von **Zweispaltigen** richtet. Der Name bedeutet aber noch mehr. Wie Vogt in der genannten Rede ausgeführt hat, drückt **Schizophrenie**, das Verrücktsein das ‚Nein zum Wahnwitz eines ungesteuerten technischen Fortschritts, das Nein zu einer Gesellschaft, die Ruhe und Ordnung braucht, um diesen Fortschritt zu gewährleisten', aus." (FAZ, 08.02.1978, Josef Quack, Feuilleton, Operation gegen Bürgerinitiativen. Der Roman „Schizogorsk" von Walter Vogt)

(55) „**Herr Schmidt-Jortzig**, Sie haben das Justizministerium zur Rechtsabteilung von Herrn Kanther degradiert, anstatt im Kabinett als Anwalt von Rechtsstaatlichkeit und Bürgerrechten aufzutreten. [...] **Sie sehen als Justizminister Jortzig** untätig zu, wie Bayern beim § 218 Bundesrecht bricht, **während Sie als Abgeordneter Schmidt** heftig für eine Verfassungsklage werben. Das kann man nur politische **Schizophrenie** nennen." (PrD, 13/121, 11.09.1996, S. 10924, Volker Beck BÜNDNIS 90/DIE GRÜNEN)

Bei (54) handelt es sich um einen Rezensionsauszug zum Roman *Schizogorsk* des Psychiaters Walter Vogt. Wie sich bereits in diesem Zitat zeigt, spielt Vogt in seinem literarischen Werk explizit mit den prototypischen alltagssprachlichen Teilbedeutungen des fachlichen Vokabulars. Neben dem Aspekt des Wahnsinns wird mit dem Namen *Zweispaltigen* auf den semantischen Aspekt des Zwiespältigen, Widersprüchlichen verwiesen. Dass das erfundene Dorf *Zwei-* und nicht *Zwiespaltigen* heisst, betont die prototypische Vorstellung einer Spaltung in zwei bzw. hier auch das Nebeneinander *zweier* widersprüchlicher Elemente, die mit den Termini verbunden ist. In (55), einem Auszug aus den Bundestagsdebatten, wird dagegen neben dem im politischen Diskurs typischen Bedeutungsaspekt des Widersprüchlichen zugleich jener der Persönlichkeitsspaltung, hier betont durch die Aufteilung des Doppelnamens *Schmidt-Jortzig*, aktualisiert.

Resümee

In der Zusammenschau zeigen sich in den betrachteten Bedeutungsaspekten unterschiedliche Referenzpunkte des *Systems miteinander assoziierter Gemeinplätze* (Black 1983a, 70 f.), d. h. des in den alltags- bzw. gemeinsprachlichen Übertragungen aktualisierten Welt- und Alltagswissens zum Krankheitsbild Schizophrenie (vgl. ebd., 70–72): Dazu gehören der Aspekt des Widersprüchlichen, basierend auf dem von Bleuler zentral gesetzten Symptom der Ambivalenz, der Aspekt der Spaltung mit der dazu in Bezug stehenden (Laien-)Vorstellung einer Spaltung der Persönlichkeit sowie die eher allgemeine Assoziation des Wahnsinns und des Verrücktseins.[78] Letztere scheint dabei mit der grundsätzlichen Zugehörigkeit von Schizophrenie zur Gattung der psychischen Krankheiten verknüpft. Dieser letztgenannte Bedeutungsaspekt ist dabei, wie auch jener der Persönlichkeitsspaltung, ab den späteren Dekaden des 20. Jahrhunderts im untersuchten Korpus eher selten; der Aspekt des Widersprüchlichen wird umgekehrt zur dominanten, im Korpus insbesondere in den Zeitungen und den politischen Protokollen besonders häufig aktualisierten Bedeutung von *Schizophrenie* in nicht-psychiatrischer Verwendungsweise. Ebenso ist auch der Aspekt der Trennung und Spaltung in allen drei untersuchten Quellengruppen zentral.[79] Wie in den Kapiteln 9.2.4 und 9.3.2 angesprochen, sind die beschriebenen Les-

78 In diesem Zusammenhang ist auf Fiebach (2010) hinzuweisen, die in ihrem auf Wörterbuchangaben basierenden Artikel *Zum alltagsmetaphorischen Gebrauch des Wortes schizophren* die Bedeutung ‚zwiespältig' einzig auf die Motivationsbedeutung von *schizophren* zurückführt (vgl. ebd., 94–97). Wie in diesem Kapitel ausgeführt, scheint es mir plausibler, diesen semantischen Aspekt mit der von Bleuler definierten Grundsymptomatik der Ambivalenz in Verbindung zu bringen. Dies auch deshalb, weil ‚zwiespältig' nicht der Motivationsbedeutung von *schizophren* entspricht. Dass die Bedeutungsaspekte eng verknüpft sind, ist dagegen unbestritten.

79 Die Unterscheidung dreier dominanter Teilbedeutungen geht über jene der meisten zeitgenössischen Wörterbücher hinaus. Diese führen mehrheitlich nur die beiden Aspekte ‚widersprüchlich' (und ‚zwiespältig') sowie ‚verrückt' (und ‚absurd'): So nennt Wahrig (1966, 3100) für *schizophren* „ <fig.> *spaltsinnig, zwiespältig*" (ebenso: Wahrig 1986, 1120), Wahrig (2006, 1291) führt für *schizophren* „ <fig.; umg.> *innere Widersprüche aufweisend, zwiespältig, absurd*", für *Schizophrenie* „ <fig.; umg.> *Widersprüchlichkeit, Zwiespältigkeit, Absurdität*" und für *schizoid* (!) „ <fig.; umg.> *absurd, widersprüchlich*"; das *Duden-GWDS* (1980, Bd. 5, 2263) führt für *schizophren* „(bildungsspr.) a) *in sich widersprüchlich, in hohem Grade inkonsequent* [...]; b) *verrückt, absurd*" und Identisches für *Schizophrenie* (vgl. ebenso: Duden-GWDS 1994, Bd. 6, 2927; im Duden-GWDS 1999, Bd. 7, 3360 fällt *verrückt* weg) und Hermann Paul (1992, 734) führt „‚Widerspruch', ‚Unsinn'" für *Schizophrenie* und „‚widersprüchlich', ‚unsinnig'" für *schizophren* (ebd., 734 f.; vgl. ebenso Paul 2002, 845) (Hervorhebungen jeweils i. O.). Eine Ausnahme bildet das *Deutsche Fremdwörterbuch*, das jeweils mehr als zwei Bedeutungsaspekte aufführt: für *schizophren* „‚in sich widersprüchlich, zwiespältig; unsinnig, absurd' [...] ugs. auch vereinzelt für ‚verrückt'" (Deutsches Fremdwörterbuch 1978, 84) und „‚Zwiespältigkeit, innere Widersprüchlichkeit; Unsinnigkeit, Paradoxie; absurdes Verhalten; Wahn'" (ebd., 85) für *Schizophrenie*.

arten von *Schizophrenie* und *schizophren* dabei im Korpus ebenso im Gebrauch der Lexeme *schizoid* und *schizo* zu beobachten.

10.4.4 Neue kommunikative Funktionen: Evaluation, Emotionalisierung, Diffamierung und Argumentationsstrukturierung

Eng verknüpft mit den semantischen Eigenschaften ist die Frage nach den kommunikativen Funktionen der Termini in der nicht-psychiatrischen Verwendung. Es ist zugleich die Frage nach den sprachlichen Handlungen, die mit den Ausdrücken *Schizophrenie, schizophren* und weiteren Ableitungen in den entsprechenden Kontexten typischerweise ausgeführt werden. Ganz offensichtlich unterscheiden sich diese von der fachkommunikativen Verwendung: Prototypisch werden Diagnosetermini von Ärztinnen und Ärzten in medizinischen Kontexten dazu eingesetzt, in einem performativen Akt Patienten und Patientinnen zu diagnostizieren, was mit dem *Duden Universalwörterbuch* (2015) mit „einen (Krankheits)befund (durch Untersuchung des Patienten) ermitteln und benennen" umschrieben werden kann. Die Bestimmung einer Diagnose kommt dabei einer Kategorisierung der Krankheit gleich und beeinflusst in der Folge die Wahl von Behandlung und Therapie, um eine Heilung zu erreichen. Für die nicht-psychiatrische Verwendungsweise sind im Gegensatz dazu im hier untersuchten Korpus die Funktionen der *Evaluation/Emotionalisierung, Diffamierung* und der *Argumentationsrahmung/-strukturierung* zentral.

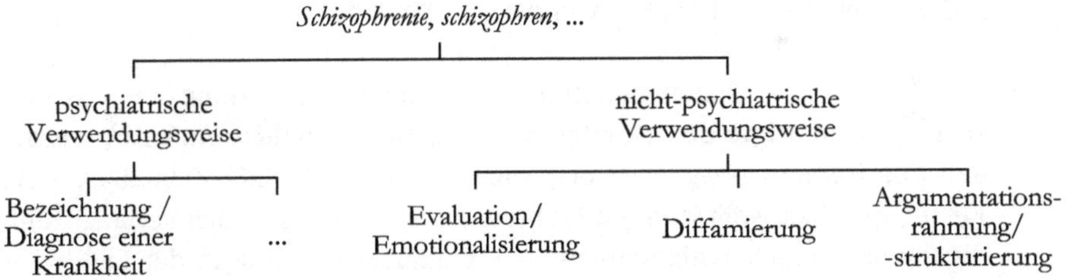

Abbildung 10.5: Zentrale kommunikative Funktionen der nicht-psychiatrischen Verwendungsweise von *Schizophrenie* in der Alltags- bzw. Gemeinsprache (Ilg 2021a, 59).

Die gewählten Kategorien überschneiden sich dabei teilweise. Dennoch erscheint ihre qualitative Unterscheidung sinnvoll, was in den nachfolgenden Ausführungen anhand ausgewählter Belegbeispiele deutlich gemacht werden soll.

Evaluation/Emotionalisierung

Die expressiv-evaluative und die emotive Funktion zählen zu den zentralen Funktionen metaphorischen Sprechens,[80] welche auch für die hier untersuchte übertragene Verwendung von *Schizophrenie, schizophren* und weiteren Ableitungen zentral sind. Mittels sprachlicher Übertragungen werden (aus der Perspektive der Produzentinnen und Produzenten) Bewertungen vorgenommen und Emotionen ausgedrückt.[81] Zugleich dienen sie der Emotionalisierung und damit dem kommunikativen Ziel, nicht nur Emotionen der Sprecher und Sprecherinnen auszudrücken, sondern auch bei den Rezipientinnen und Rezipienten Emotionen hervorzurufen (vgl. Skirl/Schwarz-Friesel 2013, 63). Zu diesen zentralen pragmatischen Aspekten finden sich in den bisher präsentierten Belegen zahlreiche Beispiele. Nicht allein vorherrschend, aber prototypisch für die übertragene Verwendungsweise von *Schizophrenie* ist in allen untersuchten Quellengruppen die *negative* Evaluation.

Besonders deutlich zeigt sich dies im Umstand, dass die Zuschreibung von Schizophrenie des Öfteren als *Vorwurf* oder *Beschuldigung* bewertet wird, wie die folgenden Belege illustrieren:

(56) „Denn das ‚Du' ist kein schnaubendes Ungeheuer, und seine Leser stellen wir uns nicht als verängstigt bebende, Schlafmützen tragende Spießbürger vor. Höchstens **wenn einer uns** ab und zu einmal aufgebracht der Komplizenschaft mit wahnsinnigen Malern, **der Staatsgefährlichkeit oder der Schizophrenie anklagt**, nimmt er vorübergehend in unserer Phantasie die geistreiche Gestalt des Mannes auf Daumiers Lithographie an." (Du, 1952, 12(11), Albert Bettex, Unser Novemberheft: Spuk, S. 7)

(57) „Der Vertreter der ‚Nationalen Aktion gegen die Überfremdung von Volk und Heimat' **bezichtigte den Bundesrat der gleichen ‚Schizophrenie'**, welche den Überfremdungsgegnern **vorgeworfen** wird […]." (ShN, 27.06.1969, o. A., Keine ‚Apartheid-Politik' gegen Fremdarbeiter. Schwarzenbach verlangt Kündigung des ‚Italiener-Abkommens' – Fremdarbeiterpolitik in der Landwirtschaft kritisiert)

80 Vgl. dazu z. B. Goatly 2011, 164–168; Fritz 2005, 84 f.; Keller/Kirschbaum 2003, 138–141; Skirl/Schwarz-Friesel 2013, 63 f.; vgl. auch die Ausführungen in Kapitel 10.1.1.

81 Vgl. hierzu die gewinnbringende Unterscheidung von Hermanns (2012 [1995], 136–147) zwischen Ausdrücken, die in deskriptiver Art und Weise Emotionen beschreiben (*quasi-psychologische Vokabeln*, ebd., 136), und solchen, die dem unmittelbaren Ausdruck von Gefühlen dienen (*Empfindungswörter*, ebd., 137). Mit der hier beschriebenen Funktion ist Letzteres gemeint.

(58) „Der **Vorwurf der schizophrenen Haltung** kann doch nur die Bundesregierung und die derzeitige Regierungskoalition treffen, die ihrerseits mehr Gemeinschaftseinrichtungen im modernen Deutschland von morgen versprochen hat und heute dafür weniger Mittel zur Verfügung stellen kann, weil die hausgemachte Inflation langsam ins Traben übergeht.“ (PrD, 6/147, 03.11.1971, S. 8438, Schneider (CDU/CSU))

(59) „Zurück blieben **gegenseitige Schuldzuweisungen mit Vorwürfen wie Schizophrenie**, Kapitulation vor den Interessengruppen bis hin zu Manipulationsversuchen gegenüber der Öffentlichkeit.“ (NZZ, 20.01.1996, H. Hausmann, Ausland, EU-Parlamentarier sind nicht aus Glas. Beratungs- und Lobby-Tätigkeit nach wie vor ungeregelt)

Insbesondere Formulierungen mit den Lexemen *Vorwurf, vorwerfen* wie in (57), (58) und (59) und *bezichtigen* (wie in (57)) finden sich im Korpus auffällig häufig (vgl. auch das Ad-hoc-Kompositum *Schizophrenie-Vorwurf* (2000er), vgl. Kapitel 9.2.3).[82] Die Formulierungen machen zugleich deutlich, dass dieser Verwendung von *Schizophrenie* auch eine emotive Funktion zukommt. So umschreibt etwa der Duden die Bedeutung von *vorwerfen* mit „jemandem sein Verhalten, seine Handlungsweise *heftig tadelnd* vor Augen führen“ (DUW 2015, Hervorhebung Y. I.) und jene von *bezichtigen* mit *„jemandem in anklagender Weise* die Schuld für etwas geben“ (ebd., Hervorhebung Y. I.). Auch die Formulierung *der Schizophrenie anklagen* in (56) suggeriert, dass das mit *Schizophrenie* Bezeichnete einem groben Verschulden gleichkommt; mit dem juristisch konnotierten Verb *anklagen* wird eine Gesetzeswidrigkeit suggeriert – hier mit *Staatsgefährlichkeit* syntaktisch in eine Reihe gestellt. Die entsprechenden Formulierungen und Einordnungen verweisen dabei auf eine hochgradig emotive Steigerung entsprechender Übertragungen.

82 Vgl. als weitere Belege zu *vorwerfen* und *Vorwurf* u. a.: NeRu 1968(3), Reinhart Wolff, Aus der Sicht der ‚außerparlamentarischen Opposition‘, S. 532; NZZ, 30.12.1971, H. A., Wirtschaft, Erosionserscheinungen am Heilmittelmarkt. Betrachtungen zur Kontroverse um das Vitamin C; PrCH, NR, Winters. 1993, Sitzung 06, 07.12.1993, S. 2244, Teuerungsausgleich an das Bundespersonal. Geschäftsnr. 93.089, Votum Bonny; FAZ, 31.12.1994, dpa, Sport, Kein Davis-Cup-Vertrag zwischen Becker und DTB; ShN, 17.11.2004, Yves Oster, Leserbriefe, Im Nebenfach noch Buchhaltung. Vgl. zum Kompositum *Schizophrenie-Vorwurf*: FAZ, 24.01.2000, Christian Geyer, Feuilleton, Wer glaubt denn das? Auf dem Weg in eine andere Kirche: Sprüche gegen die Norm. Vgl. zu *bezichtigen* z. B.: PrD, 3/22, 22.03.1958, S. 1043, Schmidt (SPD); PrCH, NR, Winters. 1968, Sitzung 10, 19.12.1968, S. 682, Interpellation Riesen. Waffenausfuhr. Geschäftsnr. 10098, Votum Renschler; NZZ, 01.10.1971, Hb., Inland, SESSION DER EIDGENÖSSISCHEN RÄTE. Straßenverkehrsgesetz vor dem Nationalrat. Umstrittene Lastwagengewichte; FAZ, 23.10.1972, L. B., Jungdemokraten vor einer Krise.

Besonders deutlich wird die Funktion der Emotionalisierung in den untersuchten parlamentarischen Protokollen, insbesondere in jenen des deutschen Bundestages. Dort ist *Beifall* zu *Schizophrenie* und *schizophren* ein aufschlussreicher Kollokator (vgl. Kapitel 9.3.2; vgl. auch Ilg/Maatz 2015, 81). Er ist auf die Darstellungsform der Protokolle zurückzuführen, die Kommentare zu non-verbalen Äusserungen vorsieht und entsprechend mit dem Ausdruck *Beifall* vermerkt, wenn im Parlament mit Applaus reagiert wird.[83] Zur Illustration sollen die nachfolgenden Beispielbelege dienen:

(60) „**Es ist doch Schizophrenie**, wenn es auf der einen Seite heißt, wir stilisierten das Treiben einer kleinen Gruppe [= die Baader-Meinhof-Gruppe, Y. I.] zu einer ernsten Bedrohung für den Staat hoch, und wenn uns dann wieder – nicht zu Unrecht –vorgehalten wird, welche unübersehbaren Konsequenzen für den Rechtsstaat aus einem solchen Vorgang erwachsen können. Dagegen wenden wir uns. **Das ist moralische Schizophrenie! (Beifall** bei der CDU/CSU)“ (PrD, 7/155, 13.03.1975, S. 10824, Strauß (CDU/CSU))

(61) „Meine Damen und Herren, ich glaube allerdings, weder die SPD noch die Gewerkschaften werden es mit einem Bündnispartner schaffen, der sich grün angezogen hat und nur blauen Dunst verbreitet. (Zuruf von der SPD) Ich verstehe die Opposition nicht. Sie beschimpft die FDP und poussiert die Grünen; das ist doch für den Arbeitnehmer **schizophren. (Beifall** bei der CDU/CSU und der FDP – Wehner [SPD]: Das ist ja unerhört! Hören Sie doch auf mit diesen Lügen! Das ist eine Lüge! – Weitere Zurufe von der SPD)“ (PrD, 9/140, 16.12.1982, S. 8852, Blüm, Bundesminister für Arbeit und Sozialordnung (CDU))

(62) „Es ist **schizophren, (Beifall** bei Abgeordneten der LINKEN) wenn die Anreiz- und Vergütungssysteme der Banken die Jagd nach Umsatzvolumen und Renditen befeuern, ohne die dabei eingegangenen Risiken zu berücksichtigen.“ (PrD, 16/179, 25.09.2008, S. 18976, Bundesminister Peer Steinbrück (SPD))

Häufig werden mit *Schizophrenie* oder *schizophren* längere oder kürzere Argumentationen auf den Punkt gebracht und explizite Bewertungen vorgenommen, was dann von einer oder mehreren Gruppierungen im Parlament mit Applaus belohnt wird (vgl. (60) und (61)). Besonders frappant sind die (allerdings seltenen) Fälle, in denen der Beifall als Reaktion auf die Bewertung mit *Schizophrenie* bzw. *schizophren* inmitten eines Satzes erfolgt und so die Rednerinnen und Redner gar unter-

83 Vgl. zu entsprechenden Notierungen in den Bundestagsprotokollen Burkhardt 2004, 158–162.

bricht, wie in (62).[84] In den Wortprotokollen des Schweizer Parlaments gibt es die beschriebene Notation zwar auch. Ähnliche Belege lassen sich jedoch keine finden. Der Grund dafür scheint insbesondere in der dort generell grösseren Zurückhaltung bezüglich entsprechender Zwischenrufe und Applaus im Parlament zu liegen.[85]

Ein zweiter aufschlussreicher Kollokator in den Bundestagsprotokollen ist *Zuruf* zu *schizophren* (vgl. Kapitel 9.3.2) – auch dies ist eine metakommunikative Information in den Protokollen (vgl. dazu Burkhardt 2004, insbes. 29, 158–162): *Schizophren* ist überzufällig häufig ein Element von Zurufen aus den Rängen der Abgeordneten, was ebenfalls für eine emotive Komponente spricht, wie das folgende Belegbeispiel illustriert:

(63) „Noch ein interessantes Regierungskuriosum, meine Damen und Herren! Die Bundesregierung zieht nämlich mit dem gestern von uns im Ausschuß beratenen Entwurf eines Gesetzes zur Verbesserung der Haushaltsstruktur das **Baulandverbilligungsgesetz** zurück. Auf der einen Seite soll dem privaten Eigentümer mit diesem Gesetz hier über die Hintertür einer erweiterten Umlegung Grund und Boden billig abgenommen werden, auf der anderen Seite stiehlt sich der Bund aber aus der gesetzlichen Verpflichtung zur verbilligten Veräußerung von bundeseigenen Grundstücken davon. (**Zuruf** von der CDU/CSU: **Schizophren!**)" (PrD, 9/55, 01.10.1981, S. 3182, Niegel (CDU/CSU), erste Hervorhebung i. O.)

Dass *schizophren* wie auch *Schizophrenie* in dieser Lesart wie hier in (63), aber auch zuvor in (60) häufig innerhalb eines Ausrufesatzes stehen, darauf verweist des Weiteren auch das Ausrufezeichen als Kollokator beider Ausdrücke in den Bundestagsprotokollen und für *Schizophrenie* in den Schweizer Parlamentsprotokollen (vgl. Kapitel 9.3.2).

Diese hier skizzenhaft dargelegten ganz unterschiedlichen Aspekte, die häufig zu beobachtende Bewertung der Zuschreibung von Schizophrenie als *Vorwurf*, die Kollokatoren *Beifall* und *Zuruf* – d. h. der Beifall als Reaktion auf entspre-

84 Vgl. als weiteres Beispiel: PrD, 7/88, 21.03.1974, S. 5739, Verhülsdonk (CDU/CSU).

85 Eine getrennte Korpusabfrage in den beiden Korpora der Parlamentsprotokolle für den Zeitraum von 1950 bis 2009 zeigt dies deutlich: Während in den bundesdeutschen Protokollen das Wort *Beifall* mit einer Häufigkeit von 2980.96 pro Mio. Token (pMT) auftritt, sind die vergleichbaren Werte in den Protokollen des Schweizer Parlaments rund 200-mal geringer: für *Beifall* 12.26 pMT, für die französische Entsprechung *Applaudissements* 2.98 pMT bzw. 15.24 pMT für beide zusammengenommen. Für die italienische Form *Applausi* bzw. *Applauso* finden sich im hier verwendeten Korpus keine Belege. Der Anteil jener Belege, in denen *Beifall* bzw. seine Entsprechungen nicht als Kommentare der Protokollführerinnen und Protokollführer auftauchen, ist dabei vernachlässigbar gering.

chende Zuschreibungen auf der Seite der Rezipientinnen und Rezipienten und Zu- oder Zwischenrufe als mit der Zuschreibung ausgeführte kommunikative Handlungen – sowie das Ausrufezeichen als entsprechende Form der Interpunktion verweisen auf verschiedenen sprachlichen Ebenen auf eine stark expressiv-emotive Komponente, die der nicht-psychiatrischen Verwendung der Termini in der Alltags- bzw. Gemeinsprache zukommt. Gerade auch in den in Beleg (60) bis (63) zitierten mündlich geprägten Kontexten der parlamentarischen Debatten.

Diffamierung

Die Zuschreibung von *Schizophrenie* in der übertragenen Verwendung geht dabei teilweise deutlich über eine negative Bewertung im Sinne einer Kritik hinaus und wird als Beleidigung und Beschimpfung interpretiert, ja sie führt teilweise zu handfesten Konsequenzen etwa in der Form juristischer Klagen oder von Ausschlüssen von Vereinigungen. Zu diesem diffamierenden kommunikativen Potenzial von *Schizophrenie* finden sich in den untersuchten Quellen verschiedentliche Spuren – in der Form entsprechender metakommunikativer Einordnungen wie auch in Berichten über entsprechende Konsequenzen, die nachfolgend näher dargelegt werden sollen.

Auffällig viele metakommunikative Hinweise finden sich in den Parlamentsprotokollen bzw. den öffentlichen Plenardebatten, was auch der besonderen „Dissensbetonung" (Klein 2014, 254) dieser Textsorte geschuldet ist (vgl. ebd.).[86] Zur Illustration sind dazu die folgenden Belege aufgeführt:

(64) „Für die **Opposition** haben Sie, Herr Bundeskanzler, natürlich gleich eine ganze Palette von Worten bereitgehalten. Ich habe sie mir mitgeschrieben. [...] Wenn wir zur Sache sprechen – wie Sie, Herr Kollege Franke, heute früh –, dann ist das natürlich – so das Kanzlerwort – ‚unqualifizierte Polemik'. Wenn einer wagt, eine argumentative Frage zu stellen, dann ist das ‚Unsinn'. Wenn wir hier sagen, was wir denken, ist es – so der Kanzler – ‚Quatsch', oder es ist ‚Propaganda', oder es ist ‚unter Niveau', oder es ist **‚Schizophrenie'**. Herr Bundeskanzler, das sind **Kanzlerworte unter der Würde Ihres Amtes und unter der Würde dieses Hauses**. (Lebhafter Beifall bei der CDU/CSU. [...])" (PrD, 7/28, 06.04.1973, S. 1406, Barzel (CDU/CSU), erste Hervorhebung i. O.)

86 Klein (2014, 254) spricht von einer „Polarisierung der wertbezogenen Lexik" in den Bundestagsdebatten. Ähnliches lässt sich auch bei den untersuchten Schweizer Parlamentsdebatten feststellen, die genauso wie die deutschen von den Parlamentarierinnen und Parlamentariern zur pointierten Darstellung ihrer Errungenschaften, zur Abgrenzung und zur eigenen Profilierung vor einem öffentlichen Publikum genutzt werden (vgl. auch Klein 2014, 254–256).

(65) „Diese Zwiespältigkeit – man könnte ihr auch **Schizophrenie** sagen, **aber ich sage es jetzt nicht, denn ich will höflich bleiben** – in der Seelenlage der Sozialdemokratie – des grossen Teiles der Sozialdemokratie – kommt ja nicht nur hier, sondern sie kommt bei dieser ganzen Politik zum Ausdruck.“ (PrCH, NR, Frühjahrss., 1983, 08. Sitzung, 09.03.1983, Stärkung der Wirtschaft. Massnahmen. Geschäftsnr. 83.003, S. 321, Votum Fischer)

(66) „Das, was Sie sich hier erlauben, ist doch **schizophren**. (Zuruf von der CDU/CSU: Genau! – Bindig [SPD]: Müssen wir uns von dem Kerl da oben **so beschimpfen lassen**?) – Herr Bindig, wenn Sie hier wahrheitswidrige Dinge vortragen, müssen Sie sich schon gefallen lassen, daß ich Ihnen das hier auch einmal entsprechend repliziere.“ (PrD, 11/182, 07.12.1989, S. 14041, Bohl (CDU/CSU))

(67) „Meine Damen und Herren, vor ein paar Tagen hat – nach einem Bericht in einer niedersächsischen Zeitung – Ihr Fraktionsvorsitzender Stiegler, [...] den Unionskanzlerkandidaten Edmund Stoiber – hören Sie gut zu – als ‚Experten im Lügen‘ bezeichnet. (Jörg Tauss [SPD]: Ja!) Er hat gesagt, er zeige ‚Züge von **Schizophrenie**‘. Schließlich hat er hinzugefügt: ‚Nero hat Rom angesteckt, so etwas will Herr Stoiber auch.‘ (Hans-Peter Repnik [CDU/CSU]: **Unerhört!** – Michael Glos [CDU/CSU]: **Oberpfälzischer Flegel!**) So viel nur zum fairen Wahlkampf in Deutschland. Das ist vollkommen **inakzeptabel.**“ (PrD, 14/253, 13.09.2002, S. 25610f., Angela Merkel (CDU/CSU))

Interessant bezüglich der kommunikativen Funktion von *Schizophrenie* und *schizophren* sind hier zum einen die Bewertungen als *unter der Würde des Parlaments und des Amtes* (Beleg (64)), als *unhöflich* (Beleg (65)),[87] als *Beschimpfung* (Beleg (66)) und als *inakzeptabel* (Beleg (67)).[88] Zum anderen sind aber auch die syntaktischen Reihungen aufschlussreich, in die *Schizophrenie* eingeordnet wird:

87 Vgl. weiter auch PrD, 10/33, 10.11.1983, S. 2185, Jenninger, Staatsminister; PrD, 16/39, 21.06.2006, S. 3562, Jörg Tauss (SPD).

88 Vgl. dazu auch aus dem Schweizer Parlament: PrCH, SR, Frühjahrs. 1981, Sitzung 08, 17.03.1981, S. 97, Ausländergesetz. Geschäftsnr. 78.044, Votum Egli; PrCH, NR, Winters., Sitzung 05, 12.05.1983, S. 1676, SBB Voranschlag 1984. Geschäftsnr. 83.057. In den Plenardebatten des Bundestages finden sich zudem einige wenige Hinweise, dass der Ausdruck *Schizophrenie* in dieser Bedeutung auf Basis der Geschäftsordnung zurückgewiesen wird, weil er der Würde des Hauses nicht entspreche. Vgl. dazu den folgenden Auszug aus einer Sitzung vom 10. November 1977: „Vizepräsident Dr.

In (67) wird *Züge von Schizophrenie* unter anderem mit der Zuschreibung *Experten im Lügen* in eine Reihe gestellt, in (64) mit *unqualifizierte Polemik, Unsinn, Quatsch* und *unter Niveau* – alles harsche, teilweise auch saloppe Ausdrucksformen, zu denen das fachsprachliche Vokabular hier auch gezählt wird.

In den untersuchten Zeitungen finden sich vergleichbare Metakommentare:

(68) „*Stupidität und* ***Schizophrenie*** sind zwei Worte, die ein westlicher Politiker und Redaktor grundsätzlich nie gebrauchen sollte. Selbst Aerzte sollten in ihrer modernen Praxis mit derartigen Worten sehr vorsichtig umgehen. Es ist leicht ein Mensch mit dem Worte **Schizophrenie** geistig geköpft, und dabei hält [sic] es schwer, festzustellen, ob die Anwendung dieses Wortes wirklich im zutreffenden Sinne geschieht oder ob es nur **in stupider Form als primitiver Kraftausdruck verwendet** wird. Ich persönlich glaube, daß das erstere wie das letztere wohl kaum in eine Radiosendung gehört." (NZZ, 23.03.1962, E. K., Briefe an die NZZ, Abwege in der Diskussion über die Ostkontakte, Kursivierung i. O.)

(69) „[Karl Dietrich, Y. I.] **Erdmann beleidigt die Bürger der DDR** mit der Behauptung, sie seien **‚schizophren'**, spaltungsirre." (NeDeu, 19.06.1966, Gerhart Hass, Bonner Historien und der Revanchismus)

(70) „Der DSV bot den Aktivensprechern am Montag Gespräche für Freitag an – und kündigte gleichzeitig den Ausschluß von Bengt Zikarsky aus der Nationalmannschaft wegen **‚diffamierender und beleidigender Äußerungen'** gegen den Verband an. Der Würzburger hatte den früheren Präsidenten Henter öffentlich als **schizophren** bezeichnet und mehrmals mit anderen Worten **beleidigt**." (FAZ, 29.10.1996, dpa, Sport, Franziska van Almsick schließt Arbeit mit Lampe aus)

Schmitt-Vockenhausen: Herr Kollege, ich lasse das Wort ‚Schizophrenie' ausdrücklich nicht zu. Bitte! Dr. von Dohnanyi, Staatsminister: Herr Präsident, ich hätte mich persönlich davon nicht getroffen gefühlt. Vizepräsident Dr. Schmitt-Vockenhausen: Herr Kollege, trotzdem muß hier nach den Bestimmungen der Geschäftsordnung verfahren werden." (PrD, 8/55, 10.11.1977, S. 4267, Vizepräsident Schmitt-Vockenhausen) Vgl. ebenso die Bemerkung eines Parlamentariers ein Jahr zuvor: „Herr Präsident, ich fürchte, das Wort ‚Schizophrenie' ist in diesem Hause nicht gestattet; ich muß also eine Umschreibung wählen" (PrD, 7/252, 23.06.1976, S. 17954, Pfeffermann (CDU/CSU)). Angesichts der über 300 Plenarprotokolle mit Belegen im Korpus ist die Zahl der Zurückweisungen jedoch verschwindend klein.

(71) „Außerdem entschuldigte sich der frühere Präsident des FCK bei Landry ‚für die von ihm im Gespräch mit Journalisten gebrauchten, **völlig überzogenen Formulierungen**‘ hinsichtlich seines Kritikers (‚oberfies, **schizophren**‘).“ (FAZ, 19.07.1997, Roland Zorn, Sport, Friedrich bedauert, Landry stellt richtig)

In (68), einem Auszug aus einem *NZZ*-Leserbrief von 1962 zur Verwendung des Wortes *Schizophrenie* in einer Radiosendung, wird dieses als *primitiver Kraftausdruck* bezeichnet und dessen Verwendung selbst in medizinischen Kontexten als nicht unproblematisch eingestuft. In (71) wird die Bezeichnung *schizophren* 1997 als *völlig überzogene Formulierung* bewertet und mit dem umgangssprachlichen *oberfies* in eine Reihe gestellt. Häufig zu beobachten im Korpus ist auch die explizite Bewertung als *Beleidigung* wie in (69) und (70). Wie in (70) ersichtlich, hatte die Verwendung von *schizophren* (und weiteren, nicht explizit genannten Ausdrücken) als Diffamierung in diesem spezifischen Fall des deutschen Profischwimmers Bengt Zikarsky weitreichende Konsequenzen und führte zu dessen Ausschluss aus der deutschen Nationalmannschaft.

Dass die Zuschreibung von Schizophrenie als derart diffamierend empfunden wird, dass sie handfeste Konsequenzen nach sich zieht, dafür finden sich in den Tageszeitungen im Korpus verschiedene weitere Spuren – auch aus dem nichtdeutschsprachigen Raum. So berichten *NZZ* und *FAZ* 1966 etwa über den Fall des Regimekritikers und Schriftstellers Mihajlo Mihajlov, der von der Zagreber Zeitschrift *Vjesnki u Srijedu* „mit grosser Schärfe kritisiert und mit beleidigenden Worten verächtlich gemacht“ worden sei, indem sie ihn u. a. einen „schizophrenen Antikommunisten“ genannt habe,[89] wogegen dieser Klage wegen Beleidigung und Verleumdung einreichte.[90] Rund zehn Jahre später berichtet die *NZZ* 1978 über einen schwedischen Skandal: Ministerpräsident Fälldin hatte das *Aftonbladet* wegen übler Nachrede verklagt, da es den Regierungschef in einem als Satire bezeichneten Artikel als Patient einer psychiatrischen Klinik mit der Diagnose Schizophrenie dargestellt hatte.[91] Die Chefredaktoren des *Aftonbladet* sahen sich daraufhin zu einer öffentlichen Entschuldigung genötigt und liessen eine bereits gedruckte Folgeausgabe der Zeitung mit ähnlichen Artikeln einstampfen.[92]

---

89 Zitate aus: NZZ, 03.08.1966, AP, Jugoslawien. Presseangriff auf Mihajlov.

90 Vgl. FAZ, 11.11.1966, ro., Mihajlov nun doch ins Gefängnis. Noch keine schriftliche Ablehnung der Berufung/Zweierlei Maß in Belgrad. Vor dem Hintergrund des Missbrauchs der Diagnose *Schizophrenie* in der Psychiatrie der UdSSR, um unliebsame Regimegegner aus dem Weg zu räumen (vgl. Kapitel 9.3.2), ist dieser Fall zusätzlich bemerkenswert.

91 Vgl. NZZ, 27.02.1978, H. K., Ausland, Das schwedische Modell in der Rezession. Nuklearkompromisse, Bürokratiekreisläufe und Pressefehden.

92 Vgl. ebd.; vgl. ferner auch NZZ, 08.05.1978, H. K., Ausland, Rücktrittsgedanken des schwedischen Regierungschefs. Empörung über einen Gerichtsentscheid.

Aber auch auf regionaler Ebene machen entsprechende Sprachhandlungen Schlagzeilen – bzw. werden diese von den der Schizophrenie Bezichtigten zur Medienpräsenz genutzt: So ist 1978 in einer Kurzmeldung der *Schaffhauser Nachrichten* zu lesen, dass der Gemeinderat der Konstanzer Gemeinde Steißlingen eine Dienstaufsichtsbeschwerde gegen einen Beamten gefordert habe. Der Beschuldigte hatte der Gemeinde in einer Stellungnahme *eine schizophrene Haltung* bezüglich ihrer Forderungen nach einem Autobahnausbau zugesprochen, womit, so die Ansicht des Steißlinger Gemeinderates, „die ganze Gemeinde beleidigt worden" sei.[93] Knapp ein Jahrzehnt später sorgte eine weitere Begebenheit für Schlagzeilen in den *ShN*: Ausgangspunkt war ein Streit über die Nutzung des Fronwagplatzes in der Schaffhauser Altstadt. Die Grossstadträtin Silvia Pfeiffer hatte dem ortsansässigen Bäcker Ermatinger in der Ratssitzung vom 4. März 1986 vorgeworfen, er breche zu seinen eigenen Gunsten die von ihm geforderten Regeln, und dies, so Pfeiffer, „grenzt an Schizophrenie".[94] Das entsprechende Zitat in den *ShN*[95] veranlasste den Beschuldigten zu diesem Inserat:

(72) „Von der Grossstadträtin Silvia Pfeiffer, einer doch honorigen Amtsperson, bin ich gemäss SN vom 5.3.1986 der **Schizophrenie**, das heisst des gespaltenen Seelenlebens, bezichtigt worden. Leider, für die Frau Grossstadträtin, hat sie dieses Urteil auf falschen Angaben aufgebaut. Ich wünsche ihr von Herzen gute Besserung. Zuckerbäckerei Ermatinger" (ShN 06.03.1986, Zuckerbäckerei Ermatinger, Veranstaltungen, Ermatinger Rösslibeck am Fronwagplatz)

Einige Tage später folgte ein öffentliches Entschuldigungsschreiben der Grossstadträtin.[96] Ihre Informationen hätten sich tatsächlich als unrichtig erwiesen, aber:

(73) „Gleichzeitig möchte ich berichtigen, **dass ich nicht Tobias Ermatinger der Schizophrenie bezichtigt habe, sondern den Umstand**, dass solche Regelungen [bezüglich der Benutzung des Fronwagplatzes, Y. I.] von deren Verfechtern selbst durchbrochen werden können." (ShN, 13.03.1986, Silvia Pfeiffer, Region, Eine Entschuldigung)

Bemerkenswert ist zum einen, dass die Bezeichnung *Schizophrenie* vom Beschuldigten im Inserat implizit auch mit dem Argument abgewiesen wird, dass sich diese

93 ShN, 04.11.1978, GS, Region, Beschwerde gefordert.

94 ShN, 05.03.1986, Ru., Stadt Schaffhausen, Stätte sozialen Engagements oder Rummelplatz? Interpellation zur Fronwagplatz-Benützung.

95 Vgl. ebd.

96 Vgl. ShN, 13.03.1986, Silvia Pfeiffer, Region, Eine Entschuldigung.

Ausdrucksweise für eine „honorige Amtsperson" nicht ziemen würde, was an ähnliche Bemerkungen aus den deutschen Bundestagsdebatten erinnert. Zum anderen fällt auf, dass Pfeiffer als Entschuldigung explizit betont, dass sich die Bezeichnung *Schizophrenie* nicht auf die Person Ermatingers bezogen habe.[97] Letzteres scheint ein allgemeiner Unterschied zwischen der Interpretation von *Schizophrenie* als Kritik gegenüber der Interpretation als Beleidigung: Wird die Bezeichnung *Schizophrenie* als Diffamierung aufgefasst, so wird sie immer als direkte Zuschreibung von Schizophrenie auf eine Person verstanden – und nicht etwa als Bewertung einer spezifischen Handlung oder Sachlage. Im Gegensatz zu den hier beschriebenen berichteten Hinweisen in den Tageszeitungen und den Spuren der Verwendung in den Parlamentsprotokollen ist die diffamierende Verwendung in den Literatur- und Kulturzeitschriften dabei quasi absent.

Argumentationsrahmung/-strukturierung

Neben den genannten kommunikativen Funktionen fallen – insbesondere unter jenen Belegen der nicht-psychiatrischen Verwendung, die primär der Bewertung dienen – Verwendungen von *Schizophrenie, schizophren* und weiteren Ableitungen auf, die zusätzlich eine strukturierende Funktion einnehmen. Sie dienen der Organisation von Rede- oder Schriftbeiträgen, insbesondere Argumentationen, gliedern oder rahmen dieselben oder sind ein wesentlicher Teil entsprechender Funktionseinheiten. Wie dies in den konkreten Daten aussieht, soll anhand der nachfolgenden Beispiele dargelegt werden:

(74) „Prof. Imboden gab daraufhin der Gesprächsrunde unzweideutig zu verstehen, daß sie mit diesen Forderungen ‚ein klassisches Beispiel helvetischer **Schizophrenie**' geliefert habe: **einerseits** könne man sich nicht genug tun, die Notwendigkeit der Spezialisierung, des Ausweises über bestimmte Fachkenntnisse in unserem politischen Leben hervorzuheben, auf der anderen Seite sei man bereit, das Parlament um seine besten Köpfe zu bringen." (NZZ, 22.07.1968, We., Inland, Schweizerische Staatsbürgerliche Gesellschaft. Der Ferienkurs 1968 in Arosa)

(75) **„Wie hier im kleinen, so ist der Bund als Arbeitsplatzträger auch im großen schizophren.** Er erwartet [...] von den Unternehmern, daß sie Ar-

97 Die Auseinandersetzung wurde von den *ShN* schliesslich auch noch für einen Aprilscherz ausgeschlachtet, in dessen zugehörigem Artikel die Verwendung von *Schizophrenie* nochmals explizit erwähnt wird (vgl. ShN, 01.04.1986, -zer., Region, Geste der Versöhnung auf dem Fronwagplatz; vgl. zudem für die Auflösung des Scherzes: ShN, 03.04.1986, zer., Region, Dank für den 1. April).

beitsplätze in den Fördergebieten schaffen. Aber für die eigenen Arbeitsplätze des Bundes [...] ist bis heute keinerlei Anweisung gegeben worden, sie wo immer nur möglich außerhalb der Ballungsräume in die Gebiete zu legen, in denen der Bedarf nach solchen Arbeitsplätzen besonders dringlich ist. [...] Das ist Strukturpolitik im eigenen Hause. **Das ist Schizophrenie.**“ (PrD, 7/227, 11.03.1976, S. 15833, Warnke (CDU/CSU))

(76) „In der Tat: Es geschehen noch Zeichen und Wunder. Denn diese Ballung von Museumsneubauten an Rhein und Ruhr fällt in eine Zeit, da die öffentliche Hand an allen Ecken und Enden zum Sparen gezwungen ist. **So kann man nicht nur von einem Wunder, sondern muss auch von Schizophrenie sprechen:** Es werden in Erfüllung langfristiger Planungen **einerseits** fleissig Museen gebaut und erweitert, andererseits werden die Ankaufs- und Ausstellungsetats für diese (und alle anderen) Museen vielfach auf drastische Weise reduziert.“ (Du, 1984, 44(9), Heiner Stachelhaus, Vier neue Museen. Museum Folkwang, Essen, S 8)

(77) **„Für uns Soldaten ist es fast schizophren:** Da bestätigen beide großen Kirchen in mehreren bedeutenden Erklärungen den Sinn von Verteidigung und Streitkräften in der Gegenwart. [...] UN-Charta, Grundgesetz und Wehrgesetze legitimieren unseren Dienst mit klaren Normen und Grenzen. Vor diesem Hintergrund entscheidet ein Frankfurter Landgericht (im vierten Urteil), es sei nicht strafbar, Soldaten generell oder individuell, ja sogar persönlich ‚potentielle Mörder‘ zu nennen. [...] **Die Situation ist mehr als schizophren, sie ist grotesk!**“ (FAZ, 03.11.1989, Günter Freiherr von Steinaecker, Briefe an die Herausgeber, Soldaten nicht ins moralische Abseits drängen lassen)

(78) „Loretan Otto (C, VS): Eigentlich ist es fast **schizophren**: **Wenn** die Walliser für ein internes Problem nach bald dreissigjährigem Streit eine Lösung finden, ist – freundeidgenössisch – ein Mitbürger von uns in der Lage, noch eine mögliche Variante vorzuschlagen. Ich kann das Wort ‚Variante‘ nicht mehr hören: Variante Nord, Variante Süd, untendurch, obendurch, allenfalls Visp deplazieren, damit wir eine Autobahn bauen können. Lehnen Sie diese Motion ab!“ (PrCH, NR, Frühjahrss., 1998, Sitzung 11, 16.03.1998, Nationalstrassen im Wallis. Geschäftsnr. 97.3355, S. 611, Votum Loretan)

Wie die Belege illustrieren, ist der Bedeutungsaspekt ‚in sich widersprüchlich‘ für diese Funktion zentral. Aus pragmatischer Perspektive dient sie zum einen der kataphorischen Ankündigung eines in der Folge näher ausgeführten, als negativ bewerteten Widerspruchs wie in allen hier zitierten Beispielen. Zum anderen sind

Verwendungsweisen zu beobachten, in denen die Termini am Ende einer kommunikativen Einheit eingesetzt werden, als Ausleitung und Resümee sowie als zusätzliche Pointierung des zuvor Gesagten. Beispiele dafür sind die unter dem Aspekt der Emotionalisierung aufgeführten Belege (60) und (61) aus den Plenarprotokollen, in denen die entsprechenden Bemerkungen jeweils mit Applaus bedacht werden. Darüber hinaus sind im Korpus Fälle zu beobachten, in denen beide Funktionen bzw. Positionen kombiniert werden und Bewertungen mittels *Schizophrenie* und *schizophren* eine kommunikative Einheit sowohl ein- als auch ausleiten, sie also umrahmen, wie in (75) und (77) – in Letzterem mit einer zusätzlichen Steigerung in der zweiten Position (*Die Situation ist mehr als schizophren, sie ist grotesk!*).

Typisch für die einleitende Position sind im näheren syntaktischen Umfeld der auf *Schizophrenie* und *schizophren* folgende Doppelpunkt (z. B. in (76), (77) und (78)), die Adverbien *einerseits* und *andererseits* (in (74) und (76)) sowie die Konjunktion *wenn* (in (78)), wobei *einerseits* und *wenn* im Korpus (in den Zeitungen und Parlamentsprotokollen) je zu *Schizophrenie* und zu *schizophren* signifikante Kollokatoren sind (vgl. Kapitel 9.3.2). Die genannten Elemente dienen dabei stets einer weiteren Strukturierung der mit *Schizophrenie* und *schizophren* angekündigten Darlegung von Widersprüchlichem. Ihr Skopus kann dabei unterschiedlich weit reichen. In den hier zitierten Auszügen aus einem Parlamentsprotokoll in (77) und einem Leserbrief in (78) steht die Bewertung *schizophren* am Textanfang bzw. am Anfang der gesamten Interaktionseinheit. In (77) wird sie zur Einleitung und damit Vorstrukturierung fast des ganzen Leserbriefes eingesetzt, der zum grossen Teil aus einer Aufzählung von Beispielen für den angeprangerten Widerspruch besteht. In (78) verwendet der zitierte Nationalrat die Formulierung *eigentlich ist es fast schizophren* zur Einleitung seiner gesamten Wortmeldung in der parlamentarischen Diskussion. (74) und (76) sind dagegen Beispiele, in denen mit *Schizophrenie* kleinere Einheiten innerhalb eines grösseren Ganzen strukturiert werden, eine einzelne Äusserung innerhalb eines Diskussionsbeitrags in (74)[98] sowie eine kurze Passage innerhalb eines Artikels in (76). Der als Beispiel zur Argumentationsrahmung aufgeführte Beleg (75) macht dabei anschaulich, dass *Schizophrenie* und *schizophren* in dieser Hinsicht funktional austauschbar sind und in derselben Verwendungsweise eingesetzt werden.

---

98 Beleg (74) stammt aus einem *NZZ*-Bericht über einen Kurs der Schweizerischen Staatsbürgerlichen Gesellschaft, an dem auch der Basler Rechtsprofessor (und Sohn eines Psychiaters) Max Imboden (vgl. Kley 2011) als Redner auftrat. In einer Diskussionsrunde wandte er sich gegen die Meinung, die parlamentarische Amtszeit sei zu beschränken. Das entsprechende Gegenargument führt er mit der wörtlich zitierten Bewertung ein, es handle sich um „ein klassisches Beispiel helvetischer Schizophrenie". Vgl. NZZ, 22.07.1968, We., Inland, Schweizerische Staatsbürgerliche Gesellschaft. Der Ferienkurs 1968 in Arosa.

Die hier dargelegte kommunikative Funktion von *Schizophrenie, schizophren* und weiteren Ableitungen lässt sich mit Blühdorn et al. (2017, 24) den *Argumentationsoperatoren* (wie z. B. *zum Beispiel, in Wirklichkeit, vielmehr*) zuordnen. Dabei handelt es sich um eine spezifische Kategorie von Diskursmarkern, die „die Anordnung und Gewichtung von Argumenten [organisieren]" (ebd.).[99] Als Subklasse der *Informationsstrukturierer* „[steuern sie] den Informationsfluss in Text und Interaktion" (ebd.), werden zur Gliederung und Ordnung von Themen und Themenbeiträgen eingesetzt und „zeigen die Eröffnung, die Fortsetzung oder das Ende von Handlungs- bzw. Interaktionseinheiten unterschiedlicher Komplexität an" (ebd.). Wie die dargelegten Belegbeispiele gezeigt haben, wird der psychiatrische Diagnoseterminus *Schizophrenie* mit seinen zugehörigen Ableitungen in den hier untersuchten alltags- bzw. gemeinsprachlichen Quellen in der gesamten Breite dieser kommunikativen Funktionen eingesetzt.

Resümee

Im Vergleich der dargelegten kommunikativen Funktionen sind die expressiv-evaluative und die emotive im untersuchten Korpus die zentralen und häufigsten, die zu gewissen Teilen auch in den anderen Funktionen mitenthalten bzw. auch für diese wesentlich sind. Für alle drei genannten Funktionen finden sich in den Quellen über den gesamten hier betrachteten Zeitraum Belege, und zwar aus schriftlicher wie auch aus (schriftlich wiedergegebener oder berichteter) mündlicher Kommunikation. Hinsichtlich der Beziehung zur ursprünglich psychiatrischen Verwendung der Diagnosetermini sind dabei unterschiedliche Zusammenhänge relevant. Die evaluative Funktion steht im engsten Zusammenhang zur ursprünglichen Funktion der Diagnosestellung, dabei stellt letztere auch im Fachkontext eine Form der Kategorisierung – und damit letztlich der Bewertung – dar. Zugleich erhält die alltags- bzw. gemeinsprachlich vorgenommene Bewertungshandlung durch die Übertragung des kommunikativen Aktes der Diagnosestellung die Konnotation einer wissenschaftlich fundierten und objektiven Einordnung. Es wird – so der erzeugte Anschein – nicht im herkömmlichen Sinn subjektiv bewertet, sondern ‚lediglich' in medizinisch-ärztlicher, fachlich-informierter Manier diagnostiziert.

Die emotiven Komponenten genauso wie die diffamierende Funktion scheinen dagegen vielmehr auf die Konnotationen von Schizophrenie als *Krankheit*, oft spezifisch auch als *psychische* Krankheit, und die damit sowie mit der Psychiatrie als Institution verbundene gesellschaftliche Stigmatisierung und Tabuisierung zurückzuführen. Eng damit verknüpft ist auch die bereits diskutierte, in

99 Die vorgestellte Kategorisierung beruht gemäss Blühdorn et al. (2017, 24) auf Martín Zorraquino/ Portolés Lázaro (1999).

der nicht-psychiatrischen Verwendungsweise von *Schizophrenie* enthaltene semantische Komponente der Abweichung von gesellschaftlichen Normen. Die Funktion der Argumentationsstrukturierung dagegen ist vielmehr mit dem semantischen Aspekt des Widersprüchlichen verknüpft, der hierzu die Grundlage bildet. Im Gegensatz zur expressiv-evaluativen, zur emotiven und zur diffamierenden Funktion, die auch bei anderen alltagssprachlichen Verwendungen psychiatrischer Termini zu beobachten sind (vgl. Kapitel 10.2), ist die Funktion der Argumentationsstrukturierung und -rahmung, so scheint es, ein für *Schizophrenie* spezifisches Phänomen.

Die in Kapitel 10.2 beschriebene Funktion der Intensivierung, wie sie u. a. für *irre*, *toll* und *wahnsinnig* lexikalisiert ist, scheint dagegen für *Schizophrenie* und *schizophren* in alltags- bzw. gemeinsprachlicher Verwendung (noch?) nicht möglich. Auch ist die mittels der Termini vorgenommene Bewertung grösstenteils negativ, positive oder ambige Bewertungen sind deutlich seltener. Dabei stellt sich die Frage, ob die Herkunft und ursprüngliche Bedeutung von *Schizophrenie* und zugehöriger Ableitungen für eine solche Entwicklung noch zu stark präsent und die vorgenommene sprachliche Übertragung noch zu deutlich erkennbar ist – oder ob die spezifische Konnotation von Schizophrenie als besonders stark stigmatisierte psychische Erkrankung, als geradezu prototypische Form des „Wahnsinns“ und *pars pro toto* der Psychiatrie entsprechende Entwicklungen gänzlich verhindert.

10.5 Metasprachliche Kommentare und Kritik an der Veränderung von *Schizophrenie*

Die Veränderung des Schizophreniebegriffs in der Alltags- bzw. Gemeinsprache ist zugleich Beleg und Resultat der Zirkulation fachlicher Wissensbestände und damit einhergehender Veränderungen. Das psychiatrische Krankheitsbild Schizophrenie bzw. der zugehörige Diagnoseterminus *Schizophrenie* als sprachliches Werkzeug der medizinischen Disziplin wird auch von Aussenstehenden mit- und umgenutzt. Das damit verknüpfte Wissen wird auf diese Weise zugleich von aussen mitgestaltet und -geprägt. Wie aber reagieren unterschiedliche Akteure und Akteurinnen auf diese Veränderungen? Finden sich dazu Spuren in den untersuchten Quellen des öffentlichen Diskurses?[100]

---

100 Aus sprachwissenschaftlicher Perspektive zielen diese Fragen auf metasprachliche Kommentare bzw. explizite Sprachthematisierungen, die gerade auch in diskurslinguistischen Zugängen seit Längerem als aufschlussreiche Analysekategorie genutzt werden; vgl. dazu u. a. Stötzel 1995; Jung 1994; 1996, 465–470; Wengeler 1996; Mell 2015; Tereick 2009; ferner Domasch 2006. Einzelne Ergebnisse der nachfolgenden Analyse sind in stark verkürzter Form bereits veröffentlicht

Bemerkenswerte Einzelfälle: Erste Kommentare zur Veränderung von *Schizophrenie*

Wie gezeigt, sind die untersuchten Termini in den ersten Dekaden des 20. Jahrhunderts im öffentlichen Diskurs insgesamt selten. Noch seltener sind in dieser Zeit Belege in nicht-psychiatrischer Lesart. Angesichts dieser Entwicklung ist es erstaunlich, dass die gemein- bzw. alltagssprachliche Verwendung der Ausdrücke in den untersuchten Quellen *überhaupt* thematisiert wird. Wie in Kapitel 8.2.3 dargelegt, finden sich in der *Vossischen Zeitung* Ende der 1920er- und Anfang der 1930er-Jahre bereits Bemerkungen dazu, dass der Fachterminus *Schizophrenie* und Kretschmers *Schizothymie* auch in ausserfachlichen Kontexten (in psychiatrischer Lesart) Verwendung finden und „weit über die Terminologie des psychiatrischen Lehrbuchs hinaus, fast möchte man sagen: populär geworden“[101] sind. Den Heidelberger Psychiater und Kunsthistoriker Hans Prinzhorn veranlasste die Entwicklung 1925 zum Aufsatz *Zur Geschichte des Wortes und zur Psychologie seines Einbruchs in das Zeitbewußtsein* (vgl. Prinzhorn 1925; vgl. Kapitel 8.2.3 und 8.3).

Ebenfalls in diesem Zeitraum, im Jahr 1930, findet sich in der *NZZ* eine ausführliche Auseinandersetzung mit der alltagssprachlichen Veränderung psychiatrischer Fachausdrücke. Anlass dafür ist eine Artikelserie mit dem Titel *Nützt medizinische Literatur dem Laien?*, wozu die Zeitung schreibt: „Das auffallende Anwachsen populär = medizinischer Literatur hat uns bewogen, einige akademische Vertreter der Medizin und praktische Aerzte um ihre Meinung über Schaden und Nutzen der Laienlektüre medizinischer Literatur zu bitten.“[102] Einer der eingeladenen Autoren ist Jakob Wyrsch, ein ehemaliger Assistenzarzt E. Bleulers und zu dieser Zeit Direktor der psychiatrischen Anstalt St. Urban im Kanton Luzern (vgl. Boschung 2013). Wyrsch vertritt die Ansicht, dass zur Psychiatrie quasi keine populärwissenschaftliche Literatur existiere, und zeigt sich erleichtert darüber, dass die Psychiatrie lange Zeit „als eine späte und noch lange nicht fertige Wissenschaft unmodisch und esoterisch“ geblieben sei, „denn ihre Bildner hatten noch ganz anderes zu tun als ‚popularisieren‘“.[103]

---

in Ilg 2021a, 62 f. Vgl. zudem Ilg/Schnedermann (2014) zur kontrastiven Betrachtung sprachreflexiver Äusserungen zu *Schizophrenie* und *Burnout*.

101 Voss, 08.10.1927, o. A., Kunst, Wissenschaft, Literatur, Hochschulnachrichten. Vgl. zudem Voss, 12.07.1930, Heinrich Mühsam, Unterhaltungsblatt, Geniale Menschen. Ernst Kretschmers Buch.

102 NZZ, 27.07.1930, o. A., Bücher = Beilage, Nützt medizinische Literatur dem Laien?

103 NZZ, 27.07.1930, Jakob Wyrsch, Bücher = Beilage, Nützt medizinische Literatur dem Laien? – Angesichts der erfolgreichen Publikationen von Kretschmer, Jaspers, Prinzhorn und anderen (vgl. Kapitel 8.2.3) erstaunt die Aussage Wyrschs. Sie ist ein Beleg dafür, dass die entsprechenden Werke im Fach entweder weniger stark wahrgenommen oder – zumindest von Wyrsch – nicht unbedingt als populärmedizinische Texte der Psychiatrie betrachtet wurden.

Eine solche „Popularisation", wie sie in Wyrschs Augen andere medizinische Bereiche bereits erlebt haben, wertet er dabei sowohl für das Fach wie auch für die Laien als grosse Gefahr, was man bereits zum aktuellen Zeitpunkt erkennen könne. Die Problematik sieht Wyrsch nicht so sehr darin, „daß ein sogenannt aufgeklärtes Publikum die psycho = pathologischen Zustände, von denen es gelesen hat, nun an sich selbst zu erleben glaubt", sondern vielmehr im Umstand, dass man diese „auf andere anwendet".[104] Dazu führt er weiter aus:

(79) „Wenn uns deshalb aus dem Zeitungswald und aus dem Gesäusel gesellschaftlicher Konversationen immer wieder psychiatrische Ausdrücke entgegenschallen, etwa um die beliebtesten zu nennen: hysterisch, Komplex, Psychopath, **schizophren**, so ergreift uns nicht Stolz, sondern Schrecken. Jene Ausdrücke, keinesfalls etwa von der Festigkeit und Dichte physikalischer Begriffe, sondern nur notgedrungene Abkürzungen für lebendige und recht verwickelte Zusammenhänge; [...] diese Ausdrücke werden vom Publikum nun in ganz anderm Sinn gebraucht, als Schlagworte, mit denen man – um im Bilde zu bleiben – etwas Lebendiges totschlagen kann [...]. [...] Diese Ausdrücke, die wertefrei gemeint sind [...], werden vom Publikum ganz automatisch mit Werten, und zwar vorzugsweise moralischen, behaftet, worauf sie natürlich noch viel besser geeignet sind den Nächsten zu treffen. Und dann werden sie, die nur auf Personen anwendbar sind, aus Bequemlichkeit auf geistige Dinge angewandt [...]." (NZZ, 27.07.1930, Jakob Wyrsch, Bücher=Beilage, Nützt medizinische Literatur dem Laien?)

Zunächst ist hier bemerkenswert, dass Jakob Wyrsch im Jahr 1930 das Adjektiv *schizophren* offenbar bereits mit zu den ausserhalb der Fachkommunikation am weitesten verbreiteten Termini seines Faches zählt. Im Unterschied zu anderen medizinischen Fächern sieht Wyrsch dabei – aufgrund einer im Artikel implizit angedeuteten Stigmatisierung psychischer Krankheiten[105] – nicht wie bei anderen medizinischen Bereichen in der fälschlichen *Selbst*-, sondern in der diffamierenden *Fremd*diagnose. In einer aus fachlicher Sicht verkürzten, zu wenig differenzierten und zu wenig objektiven Art und Weise würden psychiatrische Fachtermini als verbale Waffe, als moralisch aufgeladene „Schlagworte" dazu verwendet, „den Nächsten zu treffen". Wyrsch spricht hier einerseits auf semantischer Ebene eine Pejorisierung von *schizophren* an und bemängelt andererseits die pragmatische Veränderung des

104 NZZ, 27.07.1930, Jakob Wyrsch, Bücher = Beilage, Nützt medizinische Literatur dem Laien?
105 Vgl. dazu Wyrsch im zitierten Artikel: „denn die Zeiten und Leute, denen das ‚Nervöse' als Bereicherung und das ‚Problematische' als Ehre galt, scheinen doch vorbei zu sein." (NZZ, 27.07.1930, Jakob Wyrsch, Bücher = Beilage, Nützt medizinische Literatur dem Laien?).

kommunikativen Zwecks der medizinischen Diagnose zur Beleidigung des Gegenübers. Zugleich beklagt Wyrsch die Anwendung der psychiatrischen Fachausdrücke, die ausschliesslich zur Beschreibung von Personen eingesetzt werden sollten, auf „geistige Dinge", d. h. auf Abstrakta – mit anderen Worten: deren sprachliche Übertragung in Form von Personifikationen. Wyrsch deutet damit 1930 bereits wesentliche Aspekte der Veränderung des fachlichen Vokabulars an, die auch später in der Alltags- bzw. Gemeinsprache relevant bleiben.[106]

Im zitierten Ausschnitt benennt Wyrsch zudem die medialen Orte, an denen entsprechende Verwendungen u. a. von *schizophren* zu beobachten seien: im „Zeitungswald und [...] dem Gesäusel gesellschaftlicher Konversationen" bzw. in „Druck und Gespräch", d. h. in (massenmedialen) Printmedien wie auch in mündlicher (Alltags-)Kommunikation. Dass entsprechende Verwendungen offenbar nicht nur in schriftsprachlichen Zeitungstexten, sondern auch in alltagssprachlicher, mündlicher Rede zu beobachten waren, unterstreicht Wyrsch später im Artikel zusätzlich mit dem Zitat eines Ehemannes, der durchaus berechtigte Vorwürfe seiner psychisch kranken Frau ihm gegenüber mit den Worten „‚Du bist halt eine Psychopaaati (lies wie geschrieben) [...]'"[107] abgetan habe. Mit der Nachahmung der laienhaften Aussprache betont Wyrsch die in seinen Augen nicht fachgerechte Anwendung der Terminologie durch den Nicht-Fachmann zusätzlich und zieht sie ins Lächerliche. Der Artikel Wyrschs in der *NZZ* bleibt dabei in dieser ausführlichen Reflexion und expliziten Auseinandersetzung mit der Veränderung u. a. von *schizophren* in den untersuchten Quellen in der ersten Hälfte des 20. Jahrhunderts singulär.

Eine inhaltlich vergleichbare metasprachliche Äusserung findet sich im Korpus erst 37 Jahre später, Ende der 1950er-Jahre, wieder. Anlass dazu ist der zweite Internationale Kongress der Psychiatrie, der vom 1. bis zum 7. September 1957 in

106 Bemerkenswert in Beleg (79) ist auch Wyrschs Gegenüberstellung psychiatrischer und naturwissenschaftlicher Terminologie: In der gegenüber Termini aus der Physik deutlich schwächeren (semantischen) „Festigkeit" sieht er eine Anfälligkeit und zugleich eine Gefahr für die Wissenschaft in der alltagssprachlichen Aneignung und Veränderung der Ausdrücke. Eine ähnliche Gegenüberstellung macht auch Prinzhorn (1925, 733) im zitierten Aufsatz von 1925 (vgl. Kapitel 8.3). Dort stellt er den psychiatrischen Termini jene der Technik gegenüber und spricht letzteren eine deutlich geringere Gefahr alltagssprachlicher Veränderung zu, weil die entsprechenden Denotate (im Gegensatz zu jenen psychiatrischer Terminologie) sicht- und haptisch fassbar seien. Mit anderen Worten: Begrifflichkeiten, die „Unsichtbares" denotieren, seien anfälliger gegenüber semantischen Veränderungen in nicht-fachlichen Zusammenhängen, weil der sensorische Abgleich mit dem Referenzobjekt nicht möglich sei. Auch hier ist bemerkenswert, wie (erneut) (fach-)sprachliche Schwierigkeiten der Psychiatrie (bzw. als solche empfundene) auf die Besonderheit des Gegenstandes der Disziplin zurückgeführt werden (vgl. auch Kapitel 7.1.2 zur als problematisch empfundenen Notwendigkeit metaphorischer Terminologie in der Psychiatrie).

107 NZZ, 27.07.1930, Jakob Wyrsch, Bücher = Beilage, Nützt medizinische Literatur dem Laien?

Zürich stattfand und einzig der Schizophrenie gewidmet war. Die *NZZ* widmete dem wissenschaftlichen Grossanlass mehrere längere Artikel zur allgemeinen Übersicht wie auch zu spezifischen Aspekten der Schizophreniethematik.[108] Den Auftakt dieser Serie verfasste der im selben Jahr zum leitenden Arzt der Psychiatrischen Poliklinik Zürich gewählte Psychiatrieprofessor Hans Kind. In den ersten Absätzen seines Artikels bemerkt Kind, dass „das schizophrene Kranksein"[109] trotz seiner grossen sozialen Bedeutung immer nur verhältnismässig wenig Aufmerksamkeit bekommen habe – und dies obwohl zugleich der Ausdruck *schizophren* weit über das Fach hinaus bekannt geworden sei:

(80) „Dabei ist sogar das Wort ‚**schizophren**' in einem nicht geringen Maß von einem bloßen medizinischen Fachwort zu einem Begriff der Umgangssprache geworden. Man kann etwa von Laien den Ausdruck hören: ‚das ist ja direkt **schizophren**', wenn ein dem Sprecher unverständliches und in seinen Motiven unerklärliches menschliches Verhalten charakterisiert werden soll. **Schizophren** ist also für den Laien gleichbedeutend mit unsinnig, verrückt, außerhalb des ‚normalen' Verhaltens liegend [...]. In diesem Begriff überschneidet sich heute die medizinische, rein beschreibende und zunächst wertfreie Betrachtungsweise mit der alltäglichen Auffassung von Geisteskrankheit, welche den Begriff des sozial Wertlosen, Untauglichen und dahinter des Unheimlichen und Angsterregenden damit verbindet. So kommt es, daß gelegentlich Kranke und Angehörige es als eine Beleidigung und schwere Beschimpfung auffassen, wenn nach sachlichen, medizinischen Kriterien die Diagnose **Schizophrenie** gestellt werden muß." (NZZ, 01.09.1957, Hans Kind, Literatur und Kunst, Zum Internationalen Kongreß für Psychiatrie in Zürich. Das Problem der Schizophrenie)

Wie Wyrsch 37 Jahre zuvor beklagt auch Kind hier die – seines Erachtens im Gegensatz zur Fachkommunikation – nicht neutrale, sondern deutlich negative Konnotation der alltagssprachlichen Verwendung von *schizophren*. Die neue Bedeutung umschreibt der Psychiater Ende der 1950er-Jahre mit „unsinnig, verrückt, außerhalb

108 Vgl. NZZ: 01.09.1957, Hans Kind, Literatur und Kunst, Zum Internationalen Kongreß für Psychiatrie in Zürich. Das Problem der Schizophrenie; 01.09.1957, W. A. Stoll, Literatur und Kunst, Schizophreniebehandlung mit neuen Medikamenten; 01.09.1957, Fritz Meerwein, Literatur und Kunst, Zum Internationalen Kongreß für Psychiatrie in Zürich. Die Psychotherapie der Schizophrenen; 02.09.1957, o. A., Internationaler Kongreß für Psychiatrie. Eröffnung in Zürich; 10.09.1957, Hans H. Walser, Feuilleton, II. Internationaler Kongreß für Psychiatrie in Zürich.

109 NZZ, 01.09.1957, Hans Kind, Literatur und Kunst, Zum Internationalen Kongreß für Psychiatrie in Zürich. Das Problem der Schizophrenie.

des ‚normalen' Verhaltens liegend" und spricht damit (nur) einen der später wesentlichen Bedeutungsaspekte der nicht-psychiatrischen Verwendung an (vgl. Kapitel 10.4.3). Expliziter als Wyrsch bringt hier Kind die alltags- bzw. gemeinsprachliche Bedeutungsveränderung des Fachterminus mit negativen, allgemein verbreiteten Einstellungen gegenüber psychischen Krankheiten in Verbindung. Dazu benennt er auch direkte Konsequenzen der sprachlichen Veränderung für die klinische Praxis, dass nämlich die Patienten und Patientinnen nur diese alltags- bzw. gemeinsprachliche Bedeutung des Fachterminus kennen würden und sich dann entsprechend durch die ärztliche Diagnose beleidigt fühlten.

Diese direkte Auswirkung auf die fachkommunikative Praxis spricht der zitierte Jakob Wyrsch – ein, wie sich zeigt, fleissiger Leserbriefschreiber zur Thematik[110] – ein Jahr später in der *NZZ* noch deutlicher an. Anlass ist ihm ein Artikel, in dem die Stadt Zürich im Zusammenhang mit einem Nachtlokalverbot als *schizophren* bezeichnet wird:[111]

(81) „Bloß der Ausdruck **Schizophrenie** wird wieder einmal ganz hirnverbrannt ausgelegt und zerredet, wie seit einigen Jahren schon, so daß man den Tag kommen sieht, wo die Psychiater ihn in den Kübel werfen und der städtischen Kehrichtabfuhr überantworten müssen, wie andere Fachausdrücke auch schon. Und wo finden sie dann einen Eugen Bleuler, der ein neues gutes Wort gibt und es davor bewahrt, daß es wenigstens ein Menschenalter lang nicht in die Quetschmühle der Umgangssprache gerät und zur Unkenntlichkeit zermalmt wird?" (NZZ, 24.05.1958, J. W., Briefe an die NZZ, Sind die Zürcher schizophren?)

Mit deutlichen Worten äussert hier Wyrsch die Befürchtung, dass die alltagssprachliche Prägung von *Schizophrenie* den Diagnoseterminus für das Fach unbrauchbar machen werde und dass es einem Ersatz genau gleich ergehen müsste. *Schizophrenie* ist dabei laut Wyrsch keineswegs der erste und einzige Fachterminus der Psychiatrie, der zum Leidwesen der Disziplin bereits alltags- bzw. gemeinsprachlich adaptiert und verändert worden ist. Im Gegensatz zu den Kommentaren in (79) und (80) steht in diesem Leserbrief dabei erstmals die – von Wyrsch auf Unwissen der psychiatrischen Laien zurückgeführte – Bedeutung ‚Persönlichkeitsspaltung'

110 Vgl. auch den Nachruf auf Jakob Wyrsch in der *NZZ*, in dem explizit erwähnt wird: „Gern nahm ‚J. W.' Stellung in der Tagespresse, so auch in der *NZZ* [...]." (NZZ, 09./10.02.1980, Werner Stoll, Feuilleton, Zum Hinschied von Jakob Wyrsch).

111 Vgl. NZZ, 13.04.1958, f. b., Zürcher Lokalchronik, Zürich ohne „Nachtcafés". Das Ausland blickt auf eine kleine Weltsensation.

sowie, damit verknüpft, die mit *schizophren* ausgedrückte Gleichzeitigkeit zweier sich widersprechender Elemente im Fokus.[112]

1960er-/1970er-Jahre: Die Psychiatrie als ‚Leidtragende' einer sprachlichen ‚Mode-Erscheinung'

In den nachfolgenden Jahrzehnten der 1960er- und 1970er-Jahre finden sich, parallel zur steigenden Gebrauchsfrequenz im öffentlichen Diskurs, vermehrt metasprachliche Kommentare – wenn auch nach wie vor in eher geringem Umfang. Meist handelt es sich um Leserbriefe[113] oder Randbemerkungen in den Zeitungen[114] und Parlamentsdebatten[115]. Dabei wird auf die zeitgenössisch auffallende Häufigkeit der Gebrauchsformen Bezug genommen und die Verwendung der neuen Lesarten wird in der Mehrheit explizit abgelehnt. Von der „aus dem Bereich der Psychiatrie zum Modewort gewordene Vokabel"[116] *schizophren* ist etwa 1963 in einem Leserbrief in der *FAZ* die Rede und 1969 wird im Rahmen eines entsprechenden Metakommentars in einem *NZZ*-Leserbrief[117] die Verwendung von „hochtrabenden *Modeschlagworten*" durch „Publizisten, Radio-/Fernseh-Schaffende[ ] und Politiker[ ]" kritisiert. Die Kritik im letztgenannten Leserbrief, gezeichnet von einem „Prof. F. W.", richtet sich dabei nicht nur auf die gemeinsprachliche Verwendung von psychiatrischem Fachvokabular wie *Schizophrenie*, sie wendet sich allgemeiner gegen die in den Augen des Verfassers insgesamt überbordende Verwendung fachsprachlicher Ausdrücke.[118] Auch Jakob Wyrsch schreibt wieder zur Thematik und stellt 1972 in der *NZZ* konsterniert fest: „jetzt ist also ‚schizophren' beliebt"[119]. Dabei sei es „leider das Schicksal der Psychopathologie, daß ihre Fachausdrücke so gerne benützt werden,

112 So schreibt Wyrsch zur von ihm kritisierten Verwendung: „Schizophrenie bestehe in *Persönlichkeitsspaltung*. [...] Und sie sei so etwas wie das Schillersche ‚Zwei Seelen fühl' ich, ach, in meiner Brust.'" (NZZ, 24.05.1958, J. W., Briefe an die NZZ, Sind die Zürcher schizophren?).

113 Vgl. FAZ, 22.02.1963, Joachim Raack, Briefe an die Herausgeber, Wie frei ist die Freie Universität?; NZZ, 26.09.1969, F. W., Briefe an die NZZ, Vom Charme bis zur Schizophrenie; NZZ, 17.03.1972, J. W., Briefe an die NZZ, „... unsere Schizophrenie"; NZZ, 20.02.1976, Marc A. Jaeger, Briefe an die NZZ, Gottesglaube als „Schizophrenie"?

114 Vgl. ShN, 30.06.1969, bst., Widersprüchliches Parlament. Rückschau auf einige Sessionsgeschäfte.

115 Vgl. PrCH, NR, Herbsts., 1978, 10. Sitzung, 02.10.1978, Aussenwirtschaftspolitik. 11. Bericht. Geschäftsnr. 78.045, Votum Eisenring, S. 1285; PrD, 8/177, 11.10.1979, S. 13970, Schwenk (SPD).

116 FAZ, 22.02.1963, Joachim Raack, Briefe an die Herausgeber, Wie frei ist die Freie Universität?

117 NZZ, 26.09.1969, F. W., Briefe an die NZZ, Vom Charme bis zur Schizophrenie, Kursivierung i. O.

118 Vgl. NZZ, 26.09.1969, F. W., Briefe an die NZZ, Vom Charme bis zur Schizophrenie.

119 NZZ, 17.03.1972, J. W., Briefe an die NZZ, „ ... unsere Schizophrenie".

damit man sich gegenseitig mit Gelehrsamkeiten beschimpfen kann“[120]. In den zitierten Belegen steht also jeweils die Verurteilung der Verwendung fachsprachlicher Ausdrücke in der Alltags- bzw. Gemeinsprache im Zentrum, wobei die Schreibenden vermuten, dass die Sprachbenutzerinnen und Sprachbenutzer sich (zu Unrecht) mit der bildungssprachlichen Markiertheit der Termini schmücken wollten.

Die *Schizophrenie* und *schizophren* zugesprochenen Bedeutungen in diesen Kommentaren aus den 1960er- und 1970er-Jahren bilden nun bereits das breite, in Kapitel 10.4.3 dargelegte semantische Spektrum der neuen Lesarten ab. Als Beispiele finden sich in den Texten Formulierungen wie *Schizophrenie der Beteiligten* bzw. *schizophrenes Verhalten der Beteiligten*[121] oder *schizophrene Haltung*[122], die in dieser Zeit für die nicht-psychiatrische Lesart musterhaft werden (vgl. Kapitel 10.4.1). Ebenso werden *Spaltungsirresein* und *Persönlichkeitsspaltung* als zentrale Umschreibungen explizit erwähnt.[123] Im Vergleich zu früheren Belegen ist der zitierte Leserbrief des Professors F. W. die erste Kritik, die insbesondere Medienschaffende als ‚Hauptverursacher‘ ins Visier nimmt – eine Frontlinie, die auch in späteren Jahrzehnten zentral bleiben wird (vgl. auch Brink 2006).

In den 1970er-Jahren finden sich darüber hinaus auch einzelne metasprachliche Kommentare zur alltags- bzw. gemeinsprachlichen Verwendung von *schizoid* und *Schizo*. Im nachfolgend zitierten Beleg aus einem *NZZ*-Artikel zum *Wortschatz der eidgenössischen Politik* wird explizit auf die nicht-psychiatrische Verwendungsweise von *schizoid* Bezug genommen:

(82) „**‚Schizoid‘** bedeutet für den Psychiater die gefährlichste Form einer Anlage oder Krankheit, und zwar gefährlich sowohl für den Kranken wie für die Allgemeinheit. **Seit das Wort in den politischen Jargon Eingang fand**, bedeutet es weiter nichts als unlogisch, widersprüchlich, nicht folgerichtig.“ (NZZ, 23.11.1976, Georg C. L. Schmidt, Inland, „Rohrkrepierer“ in der „politischen Landschaft“. Der Wortschatz der eidgenössischen Politik)

Wie der Beleg zeigt, deckt sich die beschriebene Verwendungsweise von *schizoid* aus semantischer Perspektive mit den davor zitierten Beschreibungen zu *schizophren* und *Schizophrenie*. – Daneben finden sich in den untersuchten Quellen auch metakommunikative Kommentare, die sich schlicht auf die Verbreitung von

120 NZZ, 17.03.1972, J. W., Briefe an die NZZ, „ ... unsere Schizophrenie“.

121 Vgl. NZZ, 26.09.1969, F. W., Briefe an die NZZ, Vom Charme bis zur Schizophrenie.

122 Vgl. ShN, 30.06.1969, bst., Widersprüchliches Parlament. Rückschau auf einige Sessionsgeschäfte.

123 Vgl. für *Spaltungsirresein* NZZ, 26.09.1969, F. W., Briefe an die NZZ, Vom Charme bis zur Schizophrenie; für *Persönlichkeitsspaltung* ShN, 30.06.1969, bst., Widersprüchliches Parlament. Rückschau auf einige Sessionsgeschäfte.

schizoid und *Schizo* über den Fachdiskurs hinaus beziehen und damit kommentieren, was Jakob (1998, 715) als „endgültige Psychologisierung der Alltagssprache" bezeichnet.[124]

Die bisher diskutierten Belege zeigen, dass Sprachthematisierungen zur Veränderung von *Schizophrenie* im öffentlichen Diskurs zwar vorhanden waren, aber in diesem Zeitraum eher als Randphänomen einzustufen sind. Im Fokus der vielfach aus Akademiker- oft auch aus Psychiaterhand stammenden Bemerkungen steht häufig die psychiatrische Disziplin als Geschädigte, die durch den als falsch erachteten Laiengebrauch ein terminologisches Instrument verliert. Häufig wird die neue pragmatische Funktion der Diffamierung hervorgehoben und verurteilt und die alltagssprachliche Verwendung von *schizophren* wird in ähnliche Phänomene eingereiht – als Entwicklung vieler psychiatrischer (und anderer fachsprachlicher) Termini, die im 20. Jahrhundert in die Alltags- bzw. Gemeinsprache aufgenommen und dort verändert werden.

1990er-/2000er-Jahre: „Schizophrenie als Metapher" und die Perspektive der Betroffenen

Eine neue Dimension metasprachlicher Thematisierungen ist im Korpus ab den 1990er- bis in die 2000er-Jahre zu beobachten. In den Tageszeitungen sind in dieser Zeit erstmals ganze Artikel (und nicht Leserbriefe) spezifisch zur nichtpsychiatrischen, übertragenen Verwendung von *Schizophrenie* erschienen. Ein diesbezüglich wichtiger Akteur ist Asmus Finzen, Professor für Sozialpsychiatrie zunächst in Hannover, ab 1988 in Basel und in der *FAZ* – seltener auch in der *NZZ* – verschiedentlich als Autor zu psychiatrischen Themen tätig.[125] Mit der alltags- bzw. gemeinsprachlichen Verwendung von *Schizophrenie* befasste sich Finzen mit seinem Forschungsteam Mitte und Ende der 1990er-Jahre (vgl. Kapitel 2.1), bereits davor publizierte er dazu ausserhalb des Fachdiskurses. Gewissermassen als Auftakt erschien am 24. Dezember 1993 ein Artikel in der *NZZ* mit dem Titel *Schizophrenie als Metapher. Von der missbräuchlichen Verwendung von Krankheitsnamen.*[126] Die zahlreichen dazu abgedruckten Leserbriefe lassen schliessen, dass der Artikel

---

124 Vgl. FAZ, 25.07.1977, Ernst-Otto Maetzke, Feuilleton, Dokumentarisches Fernsehspiel. Mit Heydrich im Tanzlokal; FAZ, 15.09.1978, C. M., Feuilleton, Der Frust.

125 Alleine im Korpus dieser Studie sind weit über 60 *FAZ*-Artikel von Asmus Finzen enthalten; *NZZ*-Artikel sind es 2.

126 Vgl. NZZ, 24.12.1993, Asmus Finzen, Inland, Schizophrenie als Metapher. Von der missbräuchlichen Verwendung von Krankheitsnamen. Finzen selbst bezeichnet rückblickend diesen Artikel als erste Publikation seiner Beschäftigung mit der Thematik (vgl. Finzen 1996b, 7).

auf fruchtbaren Boden fiel, dass die Thematik auf grösseres Interesse bei der Leserschaft stiess.[127] Darauf aufbauend publizierte Finzen 1996 das Buch *„Der Verwaltungsrat ist schizophren". Die Krankheit und das Stigma* (vgl. Finzen 1996b),[128] mit dem er sich explizit auch an eine breitere Öffentlichkeit wandte. Darin findet sich ein Kapitel zu *Schizophrenie als Metapher oder die zweite Krankheit* (vgl. Finzen 1996b, 26–34). Ein Auszug aus dem Werk wurde auch in der populärwissenschaftlichen Zeitschrift *Psychologie heute* abgedruckt (Titel: *„Das ist doch schizophren!" Vom Mißbrauch der Schizophrenie als gesellschaftliche Metapher*; vgl. Finzen 1996a).[129] Und auch in der *FAZ* wurde das Buch besprochen.[130]

Bereits bei der Aufzählung dieser Überschriften fällt eine Veränderung gegenüber früheren metakommunikativen Äusserungen auf: Die – in der Art eines Slogans – stets wiederholte Formulierung *Schizophrenie als Metapher*. Die Benennung des alltags- bzw. gemeinsprachlichen Gebrauchs von *Schizophrenie* als Metapher ist gegenüber den vorherigen metasprachlichen Kommentaren ein Novum. Finzen knüpft damit und in allen hier aufgezählten Texten explizit an die berühmten Essays *Illness as Metaphor* (1977) und *AIDS and Its Metaphors* (1989) der Philosophin Susan Sontag an. Die auch im deutschen Sprachraum breit rezipierten Texte (dt.: *Krankheit als Metapher* (1978) und *Aids und seine Metaphern* (1989)) können als eine Art Anklageschrift der selbst an Krebs erkrankten Autorin gelesen werden. Zum Ziel ihres Essays *Krankheit als Metapher* schreibt sie in der Einleitung, die auch Finzen teilweise zitiert:

> „Mein Thema ist nicht die physische Krankheit als solche, sondern die Verwendung der Krankheit als Bild oder Metapher. Zeigen will ich, daß Krankheit *keine* Metapher ist und daß die ehrlichste Weise, sich mit ihr auseinanderzusetzen – und die gesündeste Weise, krank zu sein –, darin besteht, sich so weit wie möglich von metaphorischem Denken zu lösen, ihm größtmöglichen Widerstand entgegenzusetzen. [...] Dem Bemühen um Aufklä-

---

127 Vgl. NZZ, Ressort *Briefe an die NZZ*: 14.01.1994, P. Süsstrunk, Warum immer Schizophrenie?; 14.01.1994, Frank Meili, [ohne Titel]; 14.01.1994, Steff Roost, Schizophrenie als Metapher; 14.01.1994, Martin Kolb, „Schizophrenie als Metapher"; 14.01.1994, Paul O. Scherer-Kaiser, [ohne Titel]; 11.02.1994, Hannes Kopp, „Schizophrenie als Metapher".

128 Das Zitat *„Der Verwaltungsrat ist schizophren"* entstammt dem Wirtschaftsteil der *FAZ* (vgl. FAZ, 27.03.1995, bes., Wirtschaft, Lonrho-Aktionäre: „Der Verwaltungsrat ist schizophren". Wütende Kleinaktionäre/Rowland abgesetzt/Aber Lob und Anerkennung von der alten Garde).

129 Sehr ähnlich wie Finzen (1996a) ist auch der Artikel *Schizophrenie als Metapher* in der an ein Fachpublikum gerichteten Zeitschrift *Psychiatrische Praxis* (vgl. Finzen 1994).

130 Vgl. FAZ, 21.10.1996, Rosemarie Stein, Neue Sachbücher, Die Unheimlichkeit des Leidens. Asmus Finzen über Schizophrenie als Krankheit und Metapher. In der *NZZ* erschien zur Buchveröffentlichung ein Artikel Finzens: NZZ, 15./16.06.1996, Asmus Finzen, Zeitfragen, Schizophrenie – die Krankheit und das Stigma.

rung dieser Metaphern und Befreiung von ihnen ist diese Untersuchung gewidmet." (Sontag 2012 [1978], 9, Hervorhebung i. O.)

In ihren Essays wendet sich Sontag insbesondere gegen die – von ihr so interpretierten – metaphorischen Verwendungen von *Krebs*, *Tuberkulose* und *Aids*.[131] Diese Krankheiten eigneten sich laut Sontag besonders gut zur Übertragung, weil sie unverstanden seien und als gefährlich und „mysteriös" gelten würden bzw. gegolten hätten (vgl. Sontag 2012, 9 f.). Indem Finzen in seinen Texten mit den Zitaten und den an Sontag angelehnten Titeln intertextuelle Bezüge schafft, fügt er seine Kritik an der übertragenen Verwendung von *Schizophrenie* in eine Reihe mit jener Sontags. Die anklagende Haltung in Sontags Text überträgt sich damit auch auf das Votum Finzens. Und das Krankheitsbild Schizophrenie wird zugleich mit Tuberkulose, Krebs und Aids in eine Reihe gestellt.

In all diesen Texten Finzens fällt dabei im Vergleich mit früheren sprachreflexiven Kommentaren eine Verschiebung des Aufmerksamkeitsfokus auf, der auch im Zusammenhang mit den in Kapitel 9.4 beschriebenen Verschiebungen im öffentlichen Diskurs gesehen werden muss. Die Psychiatrie, die sich um ihre eigene Fachsprache sorgt, und der befürchtete Schaden für die Disziplin geraten in den Hintergrund. Neu im Fokus stehen die Betroffenen, die in den bisher vorgestellten Argumentationen – wenn überhaupt – eine marginale Rolle spielten. Zur Illustration sei hier ein Auszug aus dem angesprochenen ersten Artikel Finzens zur Thematik in der *NZZ* von 1993 angeführt, der zugleich die Basis der Buchpublikation von 1996 darstellt:

(83) „**Schizophrenie** ist aber nicht nur eine Krankheitsbezeichnung. **Schizophrenie** ist, wie Krebs und Aids und früher die Tuberkulose, zugleich eine Metapher, und zwar eine Metapher der Diffamierung. [...] [V]ieles spricht dafür, dass die Panik, mit der Kranke, Angehörige und Therapeuten der Benennung einer Psychose als **Schizophrenie** begegnen, mit der verbreiteten Verwendung des Wortes als Metapher zu tun hat. **Schizophrenie** als Metapher ist nur abwertend. Sie nährt Vorstellungen von Unberechenbarkeit und Gewalttätigkeit, von unverständlichem, bizarrem oder widersinnigem

131 Aus Sicht der in Kapitel 10.1.1 dargelegten grundsätzlichen Verbreitung und Leistung metaphorischer Übertragung in der Sprache scheint eine solche – hier wohl auch polemisch zugespitzte – Forderung nach dem grösstmöglichen Verzicht auf metaphorisches Denken wenig sinnvoll. Nichtsdestotrotz ist die von Sontag geäusserte Problematik ernst zu nehmen. Vgl. in diesem Zusammenhang auch Fritz (2005, 67–71) zu Formen der insgesamt weit verbreiteten Metaphernkritik. Vgl. zudem die Forderung von Anz (2005, 539) nach einer Präzisierung der „Rede von Krankheitsmetaphern v. a. aus der Sicht der rhetorischen, linguistischen und literaturwissenschaftlichen Theorie und Analytik von Tropen (bildlichen Ausdrucksweisen)" bei Sontag.

Verhalten und Denken. Ob Teenager etwas ‚**schizo**' finden, ob politisch Tätige das Handeln des Gegners als ‚**schizophren**' brandmarken, macht da keinen Unterschied. Das Wort **schizophren** eignet sich hervorragend zur diffamierenden Verkürzung und wird so auch oft in den Medien verwendet. [...]

Die Wirkung des metaphorischen Gebrauches einer ohnehin belasteten Krankheitsbezeichnung auf die Betroffenen ist verheerend. [...] **Schizophrenie** als Metapher leitet sich von vagen vorurteilsbehafteten Vorstellungen von der Krankheit Schizophrenie ab. **Schizophrenie** als Metapher wiederum prägt das Bild der Allgemeinheit von der Krankheit **Schizophrenie** und den **Schizophreniekranken**. Wen kann es da wundern, dass die Diagnose zur zweiten Krankheit wird, die um alles in der Welt verheimlicht werden muss. [...]

Wäre die Medizin unter diesen Umständen nicht gut beraten, die Krankheitsbezeichnung **Schizophrenie** durch eine andere zu ersetzen? Aber wie lange wird es dauern, bis auch diese als Metapher vereinnahmt wird?" (NZZ, 24.12.1993, Asmus Finzen, Inland, Schizophrenie als Metapher. Von der missbräuchlichen Verwendung von Krankheitsnamen)

Finzen stellt hier eine direkte kausale Verbindung zwischen der nicht-psychiatrischen, übertragenen Verwendung des Diagnoseterminus *Schizophrenie* und der Stigmatisierung der Betroffenen als „zweite[ ] Krankheit" her. Sehr viel eingehender und deutlicher als in vorhergehenden Kommentaren wird auf das damit verbundene Leid für die Betroffenen und ihre Angehörigen aufmerksam gemacht. Als prototypische Urheberinnen und Urheber, als die verursachenden Sprachbenutzer und Sprachbenutzerinnen werden hier „Teenager", „politisch Tätige" und „die Medien" genannt. Im Artikel selbst zitiert Finzen zahlreiche Beispiele entsprechender Verwendungsweisen von *Schizophrenie* und *schizophren*, fast ausschliesslich aus zeitgenössischen Artikeln in Printmedien und Fernsehsendungen, denen er eine besondere Rolle zuspricht.[132] Im Buch von 1996 und dem im selben Jahr publizierten Ausschnitt daraus in *Psychologie heute* wird dies noch deutlicher. Das Ende des ersten Absatzes in (83) ist in diesen Publikationen (die selber keine Zeitungen sind) zusätzlich erweitert: Das Wort eigne sich „hervorragend zur diffamierenden Verkürzung" (Finzen 1996b, 29; vgl. ebenso 1996a, 40), entsprechend möge es „kein Zufall sein, daß Vertreter der schreibenden Zünfte, die sich von Berufs wegen kurz

132 Eine Ausnahme bildet der Psychiater und Schriftsteller Walter Vogt, dessen Roman *Schizogorsk* (1977) Finzen im zitierten *NZZ*-Artikel wie folgt kommentiert: „Aber wenn der Psychiater Walter Vogt der Versuchung erliegt, Schizophrenien so infamerweise als Metapher zu verwenden, dürfen wir uns nicht wundern, wenn andere dies auch tun." (NZZ, 24.12.1993, Asmus Finzen, Inland, Schizophrenie als Metapher. Von der missbräuchlichen Verwendung von Krankheitsnamen).

fassen müssen, für die vielfältige Verwendung des Begriffes Schizophrenie als Metapher besonders anfällig sind" (ebd.). „[A]llzu häufig" (ebd.) würden sie die Termini entsprechend verwenden.

Die metaphorische Übertragung von *Schizophrenie*, so könnte man schliessen, ist also eine verwerfliche (Sprach-)Handlung und die Sprachbenutzerinnen und Sprachbenutzer, vor allem die „besonders anfällige[n]" (Finzen 1996b, 29) Medienschaffenden, sollten sich dieser verführerischen Option nicht hingeben (vgl. aber auch Fussnote 132). Als besonderen Reiz der Metapher nennt Finzen die „Verkürzung", d. h. ihre sprachökonomische Funktion. Die in einzelnen Voten von Ende der 1960er- und aus den 1970er-Jahren vermutete (und ebenso wenig goutierte) Anziehungskraft des fachlichen Prestiges von *Schizophrenie* und *schizophren* scheint in Finzens Augen dagegen keine zentrale Rolle zu spielen.[133] Bemerkenswert ist zudem, dass Finzen in (83) der metaphorischen Verwendung von *Schizophrenie* auch die Verfestigung von Vorurteilen gegenüber Betroffenen zuspricht.[134]

Neben diesen zahlreichen Artikeln, anderweitigen Publikationen und Rezensionen Finzens in der *NZZ* und auch in der *FAZ* fallen in den 1990er-Jahren zudem vermehrt sprachreflexive Bemerkungen in den *Schaffhauser Nachrichten* auf.[135] Dass sich solche Metakommentare auch in einer Lokalzeitung finden, kann als zusätzlicher Hinweis darauf gewertet werden, dass die Thematik der alltagssprachlichen Veränderung von *Schizophrenie* in den 1990er-Jahren breiter wahrgenommen wurde.[136] Dabei zeigen sich auch hier die bei Finzen zentralen Schwerpunkte: Die

---

133 Es ist durchaus denkbar, dass die fachsprachliche Markiertheit auch im Zuge der wachsenden Lexikalisiertheit in der Alltags- bzw. Gemeinsprache abgenommen hat und entsprechend auch von Finzen nicht mehr als primärer Grund für die alltagssprachliche Adaption gewertet wird.

134 Zu den durch die metaphorische Verwendung verstärkten Vorurteilen gehört laut Finzen auch jenes einer mit der Krankheit verbundenen Gewalttätigkeit (vgl. Beleg (83)). Auf Basis der vorliegenden Studie ist dieser Zusammenhang zumindest fraglich. Entsprechende Konnotationen spielen in der nicht-psychiatrischen Verwendung von *Schizophrenie* keine Rolle. Vielmehr sind es die Kontexte der Gerichtsberichterstattung, der zusätzlichen medialen Berichterstattung zu Verbreche(r)n unterschiedlicher Art sowie entsprechende filmische Darstellungen, die eine solche alltagssprachliche Konnotation von *Schizophrenie* (in psychiatrischer Lesart) prägen (vgl. Kapitel 8 und 9).

135 Vgl. ShN, 19.08.1996, Peter Heisch, Region, Am Rande notiert. Denkanstössiges; ShN, 12.04.1997, frö., Region, Gegen soziale Ausgrenzung; ShN, 17.09.1997, Gerhard Ebner, Meinungen, Diskriminierendes [sic] Ausdruck vermeiden.

136 Vgl. dazu etwa die Aussage des Schriftstellers und Chefkorrektors der *ShN*, Peter Heisch, in einer Kolumne ebenda: „Bei dieser Gelegenheit darf wieder einmal daran erinnert werden, dass die Verwendung des Wortes Schizophrenie ausserhalb des medizinischen Bereiches als diskriminierend für die von dieser Krankheit Betroffenen empfunden werden muss." (ShN, 19.08.1996, Peter Heisch, Region, Am Rande notiert. Denkanstössiges).

Benennung der Veränderung als *Metapher*[137] sowie die Fokussierung auf die Folgen dieser Verwendungsweise für die Betroffenen und auf die dadurch verstärkte Stigmatisierung (vgl. Fussnote 135).

Die Stigmatisierung der Betroffenen und Angehörigen bildet auch für die weiteren metasprachlichen Thematisierungen der Veränderung von *Schizophrenie* in den 2000er-Jahren den zentralen Kontext.[138] Auch von Finzen und seinem Team erscheinen weitere Artikel zur Thematik in der *FAZ* und *NZZ*.[139] Im Jahr 2000 erscheint zudem eine überarbeitete Neuauflage von Finzens Buch, nun ohne Zitat der kritisierten alltags- bzw. gemeinsprachliche Verwendung von *schizophren* im Titel (vgl. Finzen 2000).[140] Die Sprach- bzw. Metaphern- und Medienkritik ist in den Zeitungsartikeln im Vergleich zu den ersten Publikationen nun teilweise weniger radikal und differenzierter.[141]

Parallel zu den sehr kritischen metasprachlichen Kommentaren in den 1990er- und 2000-Jahren finden sich jedoch auch Gegenstimmen. Einige sind unter den erwähnten Leserbriefen zu Asmus Finzens *NZZ*-Artikel von 1993 zu beobachten:

(84) „Geht es nun um die Sprache oder um die Krankheit? Oder soll gar die Sprache krank sein? Wer im täglichen Umgang das Wort **‚schizophren'** benutzt, tut dies nicht in der Absicht, jemanden zu verletzen oder abzuwerten. Die Sprache lebt. Sie wandelt sich ständig. Im speziellen lebt die Sprache von

137 Vgl. ShN, 12.04.1997, frö., Region, Gegen soziale Ausgrenzung.

138 Vgl. z. B. FAZ, 22.01.2000, Karen Allihn, Deutschland und die Welt, Die Ohren hören, was die Augen nicht sehen. Schizophrene fühlen sich häufig stigmatisiert und gebrandmarkt durch die Aufenthalte in der Psychiatrie.

139 Vgl. FAZ, 21.11.2001, Asmus Finzen, Natur und Wissenschaft, Wider die Stigmatisierung. Psychisch Kranke leiden nach wie vor unter Vorurteilen; NZZ, 08.06.2002, Ulrike Hoffmann-Richter, Zeitfragen, „Jenseits gibt es nur Wahnsinn oder Schizophrenie". Über die unbedachte Verwendung von Metaphern.

140 Der neue Titel lautet: *Psychose und Stigma. Stigmabewältigung – zum Umgang mit Vorurteilen und Schuldzuweisungen*, vgl. Finzen 2000.

141 Finzen schreibt 2001 in einem *FAZ*-Artikel zum ersten Internationalen Kongress zur Verminderung der Stigmatisierung und Diskriminierung Schizophreniekranker in Leipzig, dass „vor einseitiger Medienkritik gewarnt" wurde (vgl. FAZ, 21.11.2001, Asmus Finzen, Natur und Wissenschaft, Wider die Stigmatisierung. Psychisch Kranke leiden nach wie vor unter Vorurteilen) und die an Finzens Forschungsprojekt beteiligte Psychiaterin Ulrike Hoffman-Richter hält in einem ausführlichen *NZZ*-Artikel 2002 fest: „Es kann nicht darum gehen, Metaphern zu bewerten oder zu verbieten." (NZZ, 08.06.2002, Ulrike Hoffmann-Richter, Zeitfragen, „Jenseits gibt es nur Wahnsinn oder Schizophrenie". Über die unbedachte Verwendung von Metaphern) Vgl. aber umgekehrt FAZ, 03.12.2001, Georg Driesch, Briefe an die Herausgeber, Gedankenlos verwendete „Schizophrenie"-Metapher, sowie Hoffmann-Richter (2000, 209), die nach wie vor vom *Missbrauch* der Metapher sprechen.

Metaphern, von der bildlichen Form des Ausdruckes. [...] Wo führte denn diese Art von Sprachverständnis hin? Ein sektiererischer Kampf um die Besetzung von Begriffen in der Sprache ist für mich ein Ausdruck von Intoleranz und Weltfremdheit." (NZZ, 14.01.1994, Steff Roost, Briefe an die NZZ, Schizophrenie als Metapher, Kursivierungen i. O.)

(85) „Die Tatsache, dass auch geübte und sorgfältige ‚Wortgewaltige' den Begriff **Schizophrenie** immer wieder verwenden, zeigt, wie schwierig es ist, diesen Zustand von Gespaltenheit im (politischen usw.) Verhalten und Denken kurz und bündig zu umschreiben. Es brauchte tatsächlich einen fasslichen Begriff." (NZZ, 14.01.1994, Paul O. Scherer-Kaiser, Briefe an die NZZ, [ohne Titel])

Ein vergleichbares Votum zu Beleg (85) findet sich 1998 auch in der *FAZ* als Einstieg in einen Feuilletonartikel zu einem Klavierkonzert:

(86) „In der Psychotherapie und -analyse, selbst der Psychiatrie begegnet man seit einiger Zeit einem Begriff eher mit Reserve, der schon lange als allzu eingängig-eindeutige Formel in die Alltagssprache eingegangen ist: **Schizophrenie**, Bewußtseinsspaltung. Doch zumal in der deutschen Geistesgeschichte ist das Phänomen zentral, kodiert in Fausts ‚Zwei Seelen wohnen, ach! in meiner Brust'. Und auch in der Musik stößt man allenthalben auf dieses dualistische Prinzip [...]." (FAZ, 23.03.1998, Gerhard R. Koch, Feuilleton, Inmitten der Nacht im Irrgarten der Gefühle, Seelenspaltungen, Fassungsfragen, Leuchtkraftgewinn: Anmerkungen zu Schumann und Chopin anläßlich Maurizio Pollinis Frankfurter Klavierabend)

Diese metasprachlichen Kommentare und Antworten auf Finzens Kritik des übertragenen Gebrauchs von *Schizophrenie* und *schizophren* führen vornehmlich zwei Argumente an: Zum einen, dass die metaphorische Verwendung eine natürliche Entwicklung der Sprache sei und deshalb akzeptiert werden müsse. Zum anderen wird in den Belegen (85) und (86) ins Feld geführt, dass die in übertragener Verwendung gebrauchten Termini einfach ganz besonders gut geeignet seien, um die entsprechenden Inhalte in Worte zu fassen. Die Aussage „Wer im täglichen Umgang das Wort ‚schizophren' benutzt, tut dies nicht in der Absicht, jemanden zu verletzen oder abzuwerten" (Beleg (84)) kann zudem als Hinweis auf die fortschreitende Lexikalisierung und ein „Verblassen" der Metapher gewertet werden (im Sinne einer toten Metapher nach Böke (2005 [1996], 215 f.), vgl. Kapitel 10.1.1), die im alltagssprachlichen Gebrauch nicht mehr mit einer Krankheit bzw. den von ihr Betroffenen in Verbindung gebracht wird. Entsprechende Gegenstimmen finden sich darüber hinaus auch in fachdiskursiven Kontexten.[142]

Gerade diese letzten Belege führen deutlich vor Augen, dass die in diesem Kapitel nachgezeichneten metasprachlichen Kommentare als Ausdruck eines *semantischen Kampfes* (Felder 2006a) um die Interpretation und Verwendung psychiatrischer Fachterminologie aufgefasst werden können (vgl. auch Ilg 2016, 44). Ausgefochten wird der Kampf mehrheitlich von Psychiaterinnen und Psychiatern – später auch von Angehörigenorganisationen[143], die im Fach- und im öffentlichen Diskurs um Aufmerksamkeit und Verständnis für ihr Anliegen ringen. In ihren Augen wichtigster Gegner sind meist die Medienschaffenden, denen eine besondere Verantwortung (und Schuld) in der Prägung des alltags- bzw. gemeinsprachlichen Gebrauchs zugeschrieben wird. Dabei ist für die 1990er- und 2000er-Jahre zu fragen, inwiefern *Metapher* in Anklang an Susan Sontag hier auch als eine Art *Kampfbegriff* dient.[144] Im Sinne Jungs (1996, 466) sind diese metasprachlichen Kommentare zugleich als „‚politische' [...] Sprachthematisierungen" zu bewerten, bei denen es „um die gesellschaftliche Relevanz bestimmter Sprachgebräuche geht". Die Belege zeigen dabei überdeutlich, wie im öffentlichen Diskurs teilweise sich widersprechende fach- und

---

142 Ein Beispiel ist die Replik von Rolf Hartmann (1994) auf Finzens Artikel *Schizophrenie als Metapher* in der Fachzeitschrift *Psychiatrische Praxis* (vgl. Finzen 1994; vgl. auch Fussnote 129). Hartmann (1994, 123) argumentiert ebenfalls mit der grundlegenden Entwicklung von Sprache, die man nicht beeinflussen könne. Für den von Finzen verurteilten Gebrauch von *schizophren* gebe es, so Hartmann, „halt auch plausible Gründe" (ebd.). Mit dem Ausdruck könne „trefflich umschrieben" werden, was „unsere[ ] postmoderne[ ] Gesellschaft und ihre[ ] Politik" charakterisiert (ebd.). „Oder anders ausgedrückt: Gibt es nicht täglich so viel zu sehen und zu hören, das im vulgärsten Sinne des Wortes ‚schizophren' anmutet?" (Ebd.) Damit argumentiert der Autor also auch – wie in etwas anderer Weise bereits rund siebzig Jahre vor ihm der Psychiater Prinzhorn – mit wiederum *seiner* zeitgenössischen Gesellschaft, auf die der Begriff besonders gut passe.

143 Vgl. als Beispiel den 2012 in der Berner Zeitung *Der Bund* erschienene Artikel von Gerhard Schmutz (2012), Präsident der Vereinigung der Angehörigen von Schizophreniekranken (VASK).

144 Vgl. Möller (2009, 145 f.), der im Epilepsiediskurs dem Vorurteilsbegriff die Rolle eines Kampfbegriffes zuspricht: „Aus der Perspektive des Wissenstransfers erscheint der Begriff des Vorurteils, wie er im medizinischen Diskurs verwendet wird, als ein wissenspolitischer Kampfbegriff. Er negiert den Prozess des Wissenstransfers und führt so zur Verschleierung der Produzentenschaft des in der Bevölkerung wirksamen alten, diskriminierenden Wissens. Darüber hinaus erlaubt der Vorurteilsbegriff die unproblematische Reproduktion der Medizin als einen legitimen Ort gesellschaftlicher Wissensproduktion." Das *Labeling* der nicht psychiatrischen Lesart von *Schizophrenie* als *Metapher* in Anlehnung an Susan Sontag findet sich dabei auch im psychiatrischen Fachdiskurs und ist nicht auf den deutschsprachigen Raum beschränkt: Vgl. Finzen 1996; Finzen/Hoffmann-Richter 1999; vgl. auch u. a. die Arbeit der britischen Forscher Chopra/Doody 2007. Interessant sind zudem Parallelen zu der von Sontag ebenfalls thematisierten Metaphorisierung von *AIDS*, zu der Weingart (2002, 51) festhält: „Daß AIDS zum Metaphernattraktor wurde, ist inzwischen selbst ein Topos im Diskurs über die Immunschwäche."

alltags- bzw. gemeinsprachliche Verwendungsweisen aufeinandertreffen (vgl. Jung 1999, 204). Werden fachsprachliche Termini dabei nicht nur passiv rezipiert, sondern aktiv in öffentlichen, alltags- bzw. gemeinsprachlichen Kontexten eingesetzt, verliert „die fachsprachliche Norm ihre Bindewirkung und [verlieren] die Experten [...] ihre ‚Definitionsmacht'" (ebd., 204 f.). Die zitierten Voten der Psychiaterinnen und Psychiater sind so auch als Versuch zu lesen, diese Definitionsmacht über die eigene Fachsprache wieder zurückzugewinnen.

10.6 Zwischenfazit: Mechanismen der Übertragung, Prägung von Wissen, Kampf um Bedeutung

Die Analyse zur alltags- bzw. gemeinsprachlichen Übertragung von *Schizophrenie* in nicht-psychiatrische Gebrauchskontexte gibt Hinweise auf linguistisch wie auch wissensgeschichtlich relevante Entwicklungen.[145]

Ausgangspunkte, Funktionen und Kontexte der sprachlichen Übertragung von *Schizophrenie*

Aus linguistischer Perspektive ist zunächst bemerkenswert, dass die ab dem späteren 20. Jahrhundert dominanten semantischen Aspekte der nicht-psychiatrischen Lesart, ‚in sich widersprüchlich', ‚gespalten'/‚gespaltene Person' und ‚wahnsinnig'/‚verrückt', bereits in den frühesten Belegen zu finden sind. Dasselbe gilt für die zentralen thematischen Verwendungskontexte der Politik und allgemeiner gefassten gesellschaftlichen Themen sowie für die wichtigen kommunikativen Funktionen der expressiv-evaluativen, emotiven wie auch der diffamierenden Funktion. All diese Elemente sind bereits in den frühen Belegen aus der ersten Jahrhunderthälfte wesentlich. Der Schluss liegt nahe, dass die in Kapitel 9 dargelegte Konjunktur sprachlicher Ausdrücke zum Konfix *schizo-* ab den späten 1960er- und in den 1970er-Jahren in den untersuchten Quellen nicht primär zu gänzlich neuen alltagssprachlichen Lesarten der Fachtermini geführt hat, sondern vorderhand zu einem deutlich häufigeren Gebrauch, einer Routinisierung, Standardisierung und Lexikalisierung (vgl. Fritz 2006, 66 f.) bereits davor aktualisierter Verwendungsweisen. Die bei *Schizophrenie* beobachtbare Übertragung eines medizinisch-psychiatrischen Fachbegriffs und die damit einhergehenden semantisch-pragmatischen Veränderungen sind dabei kein singuläres Phänomen, sondern lassen sich in verbreitete

145 Einzelne Inhalte dieses Kapitels sind in verkürzter Form bereits veröffentlicht in Ilg 2021a.

Übertragungswege psychiatrischer Termini im Spezifischen und der Krankheitsmetaphorik, der Perspektivierung von Schwierigkeiten und Problemen als Krankheiten, im Allgemeinen einordnen. Nicht zuletzt legt dies auch der im Korpus häufig zu beobachtende Ausbau entsprechender Krankheitsmetaphern in den Belegen nahe.

Die sprachlichen Übertragungen setzen dabei bei unterschiedlichen Ausgangspunkten an: Die für die nicht-psychiatrische Lesart relevanten Bedeutungsinhalte und Konnotationen speisen sich zum einen aus mit dem Krankheitsbild Schizophrenie zu Beginn verbundenen Symptomen, allen voran der von Eugen Bleuler als ein Grundsymptom definierten Ambivalenz (vgl. Bleuler 1911a; 1911b, 43 f.). Ausgangspunkt der Übertragung ist aber auch die von Bleuler schon im Namen *Schizophrenie* angelegte, im Fach bereits zuvor verbreitete Metapher der Spaltung (vgl. Kapitel 7.1.2). Die „Spaltung der psychischen Funktionen" (Bleuler 1911b, 6) gilt Bleuler als zentrale Eigenschaft des Krankheitsbildes. Darin impliziert ist zugleich die grundlegende Idee eines Ganzen als ursprünglicher, erstrebenswerter Zustand und von dessen Spaltung als das zu Verhindernde, nicht Erstrebenswerte (vgl. auch Anz 2008, 203 f.). Die in selteneren Fällen für die Übertragung relevante Vorstellung der Spaltung der Persönlichkeit und einer daraus resultierenden Doppelgängerschaft oder weiteren Vervielfachung steht dazu zwar in Bezug, und in Bleulers Schizophrenie-Handbuch finden sich unter den akzessorischen Symptomen durchaus Anklänge an das Phänomen einer Spaltung der Persönlichkeit (vgl. Bleuler 1911b, 120; vgl. auch McNally 2007, 70). Insbesondere im Fachverständnis des späteren 20. Jahrhunderts wird dies jedoch als von der Schizophrenie abzugrenzende, der dissoziativen Identitäts- bzw. Multiplen Persönlichkeitsstörung zuzurechnende Erscheinung betrachtet. Neben diesen spezifisch mit dem Krankheitsbild und dem Ausdruck *Schizophrenie* verbundenen Eigenschaften sind für die sprachliche Übertragung in den untersuchten Quellen des öffentlichen Diskurses auch allgemeinere, mit psychischer Krankheit verbundene Aspekte zentral. Dazu gehören insbesondere eine von gesellschaftlichen Normen abweichende Verhaltensweise und die negative Konnotation, ja die gesellschaftliche Stigmatisierung psychiatrischer Diagnosen und psychischer Erkrankungen.

Bezüglich der Formen und Mechanismen der Übertragung zeigen sich im Korpus auf semantischer Ebene zum einen unterschiedliche Ausprägungen metaphorischer Prozesse, die mit Hanks (2006) verschiedenen Metaphorizitätsgraden zugeordnet werden können. Zum anderen zeigen sich Verknüpfungen metonymischer und metaphorischer Verfahren, wobei aufgrund der unscharfen Grenzen dieser Phänomene häufig mehrere Interpretationen plausibel sind. Auf morphosyntaktischer Ebene haben sich verschiedene Formen der Attribuierung und Zuschreibung als musterhafte Mittel der sprachlichen Übertragung erwiesen. Dazu gehören die Attribuierung mittels Adjektiven (sowohl mittels *schizophren* als auch die adjektivische Attribuierung von *Schizophrenie*), die Zuschreibung von

Schizophrenie mittels Genitivattributs wie auch die semantisch ähnliche Konstruktion der Determinativkomposition mit *-Schizophrenie* als Zweitglied (vgl. Liebert 2002, 774 f.). Typische Objekte der Zuschreibung sind Personengruppen und Institutionen, Denk- und Handlungsweisen, Umstände und Abstrakta. Seltener sind es Gegenstände und Artefakte, wofür sich jedoch bereits in den frühesten Belegen der nicht-psychiatrischen Lesart vereinzelte Beispiele finden.

Prototypische thematische Kontexte der nicht-psychiatrischen Lesart sind die Politik und gesellschaftliche Entwicklungen bzw. deren Kritik. Wie in Kapitel 8.3 und 9.4 gezeigt, werden Bezüge zwischen dem psychiatrischen Krankheitsbild und allgemeinen gesellschaftlichen Entwicklungen bereits früh im 20. Jahrhundert artikuliert und in den 1960er- und 1970er-Jahren erneut intensiv thematisiert. Genauso ist auch die Thematik der Kunst bzw. des Kunstschaffens als weiterer wichtiger Kontext der nicht-psychiatrischen Lesart bereits früh mit dem Krankheitsbild verknüpft (vgl. Kapitel 8.2.3). Es ist anzunehmen, dass diese bereits als Kontexte der fachsprachlichen Lesart etablierten thematischen Bezüge auch entsprechende Gebrauchskontexte der nicht-psychiatrischen Lesart von *Schizophrenie* mitbegünstigt haben. Darüber hinaus ist insbesondere ab den 1970er- und 1980er-Jahren in den Tageszeitungen der Sport bzw. die Sportberichterstattung ein verhältnismässig häufiger Kontext der nicht-psychiatrischen Verwendung. Gemäss Meyer/Mackintosh (2000, 129) handelt es sich dabei um einen Bereich, der insgesamt häufig Schauplatz von Determinologisierungsprozessen ist. Diese ab den 1970er- und 1980er-Jahren zu beobachtende Vermehrung typischer Gebrauchskontexte kann dabei mit Fritz auch als Form kleinschrittiger semantischer Veränderungen bzw. kleinschrittiger Metaphorik interpretiert werden (vgl. Fritz 2005, 111 f.; 2006, 50). Dass die neue Lesart darüber hinaus im späteren 20. Jahrhundert auch im Kontext des Gesundheitswesens, gar vereinzelt mit Bezug zu psychiatrischen Themen, verwendet wird, lässt auf fortschreitende Lexikalisierungsprozesse schliessen.

Die kommunikativen Funktionen der übertragenen Verwendung speisen sich aus unterschiedlichen semantischen und pragmatischen Eigenschaften des Fachterminus. Die wichtigste, die expressiv-evaluative Funktion, kann als Resultat einer Übertragung auf pragmatischer Ebene interpretiert werden: Der in der Fachkommunikation von Ärztinnen und Ärzten zur Diagnostizierung (und damit: Evaluierung) gesundheitlicher Phänomene eingesetzte Terminus wird von medizinischen Laien bzw. von Personen in nicht-medizinischen Kommunikationsrollen zur Evaluierung gänzlich anderer Umstände eingesetzt – der performative Akt der Diagnosestellung wird in neue Kontexte übertragen, was der vorgenommenen Einordnung – dem Anschein nach – mehr Gewicht verleiht. Es handelt sich nun nicht mehr um eine ‚blosse' subjektive Bewertung, sondern um eine fachlich fundierte Diagnose. Darüber hinaus sind für die expressiv-evaluative Funktion auch alle drei der dominanten semantischen Aspekte relevant. Die emotive Funktion und jene der Diffamierung speisen sich dagegen insbesondere aus dem Bedeutungsaspekt der Abweichung von gesellschaftlichen Normen sowie aus der aus gesellschaftlicher Stigmatisierung resultierenden, besonders negativen Konnotation psychischer Erkrankung und psychiatrischer Diagnosen. Während die Verwendung von *Schizophrenie, schizophren* und weiteren Ausdrücken in evaluativer und emotiver Funktion sich auch auf spezifische Umstände und Sachverhalte beziehen, wird die Diffamierung meist als direkt auf einen einzelnen Menschen oder eine Menschengruppe gerichtet interpretiert. Die insbesondere in den parlamentarischen Protokollen, aber auch in den Zeitungen vor allem ab der zweiten Jahrhunderthälfte zu beobachtende argumentationsstrukturierende und -rahmende Funktion beruht schliesslich auf dem spezifisch *Schizophrenie* eigenen Bedeutungsgehalt des Widersprüchlichen.

Vor dem Hintergrund paralleler Phänomene lässt sich *Schizophrenie* damit in die Reihe jener psychiatrisch-fachsprachlicher Lexeme einordnen, die – wie etwa auch *Manie* oder *Zwang* – in der Alltags- bzw. Gemeinsprache (noch?) grossmehrheitlich zur negativen Evaluation eingesetzt werden und – mit Ausnahme jugendsprachlicher Verwendungskontexte (vgl. auch Kapitel 9.2.4) – auch (noch?) nicht als Intensivierer Verwendung finden. Die Herkunft und ursprüngliche Bedeutung von *Schizophrenie* und zugehöriger Ableitungen scheinen dafür noch zu stark präsent, die vorgenommene sprachliche Übertragung noch zu deutlich erkennbar.

Sprachliche Übertragung als Spiegelung und Verstetigung von Alltagswissen über Schizophrenie

Aus wissenshistorischer Perspektive interessant ist das sich in den Übertragungen spiegelnde, mit *Schizophrenie* verbundene Welt- und Alltagswissen. Dass das Krankheitsbild Schizophrenie im Fachdiskurs zum einen anfänglich umstritten und bei Weitem nicht gefestigt ist und sich zum anderen über die Jahrzehnte in ständigem Wandel befindet, scheint für die alltags- bzw. gemeinsprachliche Übertragung keine Rolle zu spielen. Ganz im Gegenteil fungiert diese nicht nur als Form der Prägung und Verfestigung entsprechender Wissensbestände, sie scheint auch eine Form der Wissenskonservierung zu sein. Wie Black (1983a, 70–72) dies für die Metapher beschreibt, funktioniert die Übertragung dabei als eine Art Wahrnehmungsfilter, einzelne Assoziationen geraten in den Vorder-, andere in den Hintergrund und werden entsprechend bei jeder Verwendung wieder aufs Neue aktualisiert.

Anhand der geschilderten prototypischen Bedeutungen gehören zum *System miteinander assoziierter Gemeinplätze* (Black 1983a, 70 f.) von *Schizophrenie* im 20. und beginnenden 21. Jahrhundert zum einen spezifische, auch aus ursprünglich psychiatrischer Perspektive relevante Symptome: die von Bleuler relevant gesetzte Ambivalenz und die mit dem metaphorischen Diagnoseterminus *Schizophrenie* verbundene Vorstellung der Spaltung der psychischen Funktionen. Zum anderen sind aber auch Vorstellungen wie die der gespaltenen Persönlichkeit relevant, die vom Fach zu keiner Zeit als zentrales Symptom des Krankheitsbildes betrachtet wurden, ja die im späteren 20. Jahrhundert im Zusammenhang mit Schizophrenie als explizit falsch bewertet werden. Hier scheinen für das allgemein verbreitete Verständnis auch nicht-medizinische Wissensbestände eine wesentliche Rolle zu spielen. Umgekehrt gibt es aber auch Symptome der Schizophrenie wie psychomotorische Störungen (katatone Symptome) und die Negativsymptomatik (u. a. Antriebslosigkeit und Affektverflachung), die in der fachlichen Modellierung des Krankheitsbildes von Anfang an eine Rolle spielen, dagegen in der übertragenen Verwendung und – so ist zu vermuten – auch im allgemeinen Verständnis von *Schizophrenie* wenig bis keine Relevanz besitzen bzw. schlicht nicht wahrgenommen werden.

Als für das Alltagswissen relevante Wissensbestände hinzu kommen schliesslich Vorstellungen, Vorurteile und Stigmatisierungen, die allgemein mit der Institution Psychiatrie, mit psychischen Krankheiten und von ihnen Betroffenen verbunden werden. Dabei stellt sich vor dem Hintergrund paralleler Phänomene die Frage, ob entsprechende Vorstellungen, Vorurteile und Stigmatisierungen dem Krankheitsbild Schizophrenie in besonderem Masse anhaften und daher auch für dessen übertragene Verwendung eine besondere Relevanz besitzen – sei es, weil Schizophrenie im verbreiteten Welt- und Alltagswissen als besonders schwere psychische Erkrankung wahrgenommen wird, oder sei es, weil das Krankheitsbild nach wie vor auch ausserhalb der Psychiatrie als deren *pars pro toto* gilt (vgl. Maatz/Hoff 2017).

Psychiater als Akteure alltagssprachlichen Wandels

Aus linguistischer wie auch wissenshistorischer Sicht ist schliesslich die Frage nach Akteuren und Orten der Übertragung wie auch nach entsprechenden metasprachlichen Kommentaren relevant. Vor dem Hintergrund der in Kapitel 8 dargelegten Analysen erstaunt es nicht, dass die frühesten nicht-psychiatrischen Verwendungen auch von Psychiatern stammen. Um einen Fachterminus in übertragener Verwendung gebrauchen zu können, muss man ihn schlicht kennen. Weitere der frühen Belege stammen darüber hinaus von Schriftstellern und Akademikern, die möglicherweise eher Zugang zu entsprechendem Vokabular hatten. Bemerkenswert bezüglich der Frage nach den Verbreitungswegen semantischer Neuerungen ist dabei auch der Befund, dass ein beträchtlicher Anteil der ersten Belege *berichtete* Verwendungen sind; dass die Termini nicht direkt in übertragener Verwendung gebraucht werden, sondern dass vielmehr die Verwendungsweise selbst Nachrichtenwert besitzt und so in der Zeitung oder im Parlament Erwähnung findet. Einige dieser frühen Belege, insbesondere der später prototypisch werdenden Lesart ‚in sich widersprüchlich' in politischen Kontexten, sind zudem Übersetzungen aus dem Englischen.

Auch die frühesten metakommunikativen Kommentare im Korpus stammen von Psychiatern. Ihre sprachkritischen Bemerkungen reflektieren zeitgenössische Entwicklungen des Sprachgebrauchs und verweisen zugleich auf gesellschaftlich-diskursive Veränderungen. So werden die metasprachlichen Kommentare mit der steigenden Gebrauchsfrequenz der übertragenen Lesart in den 1960er- und 1970er-Jahren ebenfalls etwas häufiger. Letztere kommentieren zudem vermehrt einen „Modewortstatus" der Fachtermini in der Alltagssprache. Während der Fokus der frühen Kommentare auf der Fachdisziplin als der Geschädigten liegt, die ihr Fachvokabular sozusagen an die Laien verliert, stehen Ende des Jahrhunderts die Patientinnen und Patienten als Leidtragende des alltagssprachlichen Gebrauchs im Mittelpunkt. Hierin spiegeln sich die in Kapitel 9.4 angesprochenen Umbrüche in Psychiatrie und Gesellschaft im Rahmen von „1968" sowie der Antipsychiatrie-Bewegung, die auch den Patienten und Patientinnen als neuen gesellschaftlichen Akteuren Sichtbarkeit und eine öffentliche Stimme verliehen haben.

Entsprechende metakommunikative Beiträge sind ab den 1990er-Jahren insbesondere in den untersuchten Tageszeitungen der Deutschschweiz und Deutschlands vermehrt zu beobachten. In diesem Zeitraum scheint die sprachkritische Debatte zur Veränderung von *Schizophrenie* im öffentlichen Diskurs breiter geführt und das Anliegen auch von Personen wahrgenommen worden zu sein, die sich nicht bereits berufsbedingt daran gestört haben. Als Neuerung gegenüber früheren Aussagen findet sich in diesem Zeitraum auffällig häufig die Losung *Schizophrenie als Metapher* oder die Rede vom *Missbrauch der Schizophrenie als Metapher*. Dabei kann *Metapher* hier in Anklang an Susan Sontag auch als eine Art Kampfbegriff interpretiert werden; zur griffigen Bezeichnung einer als unzulässig bewerteten Veränderung und zur Scharfzeichnung entsprechender Verursacherinnen und Verursacher, die häufig in den Medien(schaffenden) gesehen werden. Die in den untersuchten Quellen sichtbare Teilhabe der Psychiater und Psychiaterinnen an entsprechenden alltags- bzw. gemeinsprachlichen Entwicklungen, ihre Zugehörigkeit und Mitgestaltung der jeweiligen „Zeitgespräche[ ]" (Hermanns 1994, 50) wird dabei selten reflektiert; vielmehr wird die Psychiatrie meist als davon klar losgelöste Sphäre dargestellt.

IV Schluss & Ausblick

11 Die alltagssprachliche Karriere von *Schizophrenie* 1908–2009

Vor rund 115 Jahren erfand der Leiter des Burghölzli, der psychiatrischen Universitätsklinik Zürich, das Wort *Schizophrenie*. Sein Ziel: Der Name *Schizophrenie* sollte fortan als Diagnoseterminus in seinem Fach dienen, er sollte neu zur Benennung des zeitgenössisch kontrovers diskutierten Krankheitsbildes Dementia praecox eingesetzt werden, verknüpft mit einer konzeptuellen Neumodellierung (vgl. Maatz/Hoff 2014). Mit *Schizophrenie* referierte der Zürcher Psychiatrieprofessor Eugen Bleuler (1908, 436) auf die „Spaltung der psychischen Funktionen" und stellte damit für dieses besonders schwere Krankheitsbild entgegen dem früheren somatischen ein psychologisches Krankheitsverständnis in den Vordergrund. Die beobachteten Phänomene hatten seiner Ansicht nach nichts mit einer ‚frühzeitigen Verblödung' – so die gängige Übersetzung für Emil Kraepelins Terminus *Dementia praecox* – zu tun (vgl. ebd.). Zudem sei der alte Name „unhandlich" (Bleuler 1911b, 4), da man aus *Dementia praecox* keine Adjektive und Substantive bilden könne (vgl. Bleuler 1908, 436), aus *Schizophrenie* dagegen schon. Die auf dem Griechischen basierende Wortschöpfung Bleulers, die anfänglich nur seinem Zürcher Forschungs- und Klinikumfeld und dann einer engen *scientific community* bekannt gewesen war (vgl. Bernet 2013), hat sich im Laufe des 20. Jahrhunderts international durchgesetzt – und zwar, so legen die hier getätigten Analysen nahe, *auch* aufgrund der von Bleuler betonten sprachpragmatischen Handlichkeit. Bis heute steht der Terminus *Schizophrenie* in den zentralen Manualen der global vernetzten Psychiatrie, dem *DSM-V* und der *ICD-10*, und bleibt, wenn er derzeit auch wieder stark umstritten ist (vgl. Kapitel 13), auch für die aktuelle 11. Revision der *ICD* erhalten.

Es ist dies aber nur die eine Seite von *Schizophrenie*. Der fachsprachliche Diagnoseterminus und das abgeleitete Adjektiv *schizophren* stehen schon viele Jahrzehnte auch im Duden, nicht nur als für die Allgemeinheit relevant erachtete Fachwörter, sondern auch mit zusätzlichen, neu hinzugefügten alltags- bzw. gemeinsprachlichen Bedeutungen zur Benennung und Kritik von Widersprüchlichem und Spaltungserscheinungen aller Art sowie – im umgangssprachlichen Sinne –‚Verrücktem'. Diese alltags- bzw. gemeinsprachlichen Verwendungen von *Schizophrenie* und *schizophren* werden von Psychiaterinnen und Psychiatern sowie von der Diagnose Betroffenen als grosse Belastung empfunden (vgl. z. B. Schmutz 2012). Dasselbe gilt für die mit der Bezeichnung *Schizophrenie* verbundenen mehrheitlich negativen Konnotationen, die mit dem Schizophreniebegriff verbundenen Wissensrahmen zum Krankheitsbild – zur angeblich besonders hohen Gewalttätigkeit und Gemeingefährlichkeit der Betroffenen auf der einen, aber auch zu deren künstlerischen und intellektuellen (Hoch-)Begabung auf der

https://doi.org/10.1515/9783110794472-011

anderen Seite. Diese vielschichtige alltagssprachliche Entwicklung und Karriere des Schizophreniebegriffs von 1908 bis 2009 nachzuzeichnen, war das Ziel dieser Studie.

Die von der sprachlichen Oberfläche ausgehenden Untersuchungen von Tageszeitungen, Literatur- und Kulturzeitschriften sowie parlamentarischen Protokollen aus der Deutschschweiz und dem heutigen Deutschland haben gezeigt, dass die heute als zentral erachteten Konnotationen und Wissensbestände zum Schizophreniebegriff bereits von Beginn an als Gebrauchskontexte der Ausdrücke *Schizophrenie, schizophren, Schizophrene, schizoid* und weiterer Ableitungen im öffentlichen Diskurs präsent waren und seither eine erstaunliche Konstanz aufweisen. Neben dem psychiatrischen Kontext im engeren Sinne sind dies insbesondere die beiden thematischen Kontexte der Justiz und Kunst. So gehört die Gerichtsberichterstattung, gehören Meldungen über Personen, die schreckliche Verbrechen begangen haben oder solcher beschuldigt werden, in den ersten Jahrzehnten des 20. Jahrhunderts zu den wichtigsten Gebrauchskontexten der neuen Diagnosetermini. Hinzu kommt das verheerende „Gesetz zur Verhütung erbkranken Nachwuchses" des NS-Regimes, welches das Krankheitsbild in den 1930er-Jahren als zu verhindernde Erbkrankheit kategorisiert und den Diagnoseterminus *Schizophrenie* mit entsprechender deontischer Bedeutung (vgl. Hermanns 2012 [1995], 150 f.) zusätzlich einem breiteren Publikum bekannt macht. Parallel dazu gerieten in den 1920er-Jahren Kunstwerke von Menschen mit einer Schizophreniediagnose, posthum als schizophren diagnostizierte Künstler sowie entsprechend diskutierte Zusammenhänge von Krankheitsbild und Kunstproduktion in den Fokus von Psychiatrie und Öffentlichkeit. Anhand beider Domänen, der Justiz wie der Kunst, ist zugleich beobachtbar, wie die Psychiatrie im ersten Drittel des 20. Jahrhunderts ihr „Tätigkeitsfeld[ ] über die Anstaltsmauern hinaus" (Meier et al. 2007, 12) ausweitet, ihre Zuständigkeit erweitert und in neue gesellschaftliche Bereiche vordringt, etwa in Form der Gutachtertätigkeit vor Gericht oder der von Psychiatern verfassten, von einem breiten Publikum rezipierten Pathographien berühmter Schriftsteller und Künstler.

Bereits in den ersten Dekaden des 20. Jahrhunderts finden sich darüber hinaus in psychiatrischen Fachtexten wie auch im öffentlichen Diskurs Inbezugsetzungen von Schizophrenie,zum Gesunden'. Zum einen sind mit den insbesondere durch Ernst Kretschmer (1921, 152 f.) geprägten Begriffen *schizothym* und *schizoid* sprachlich-konzeptuelle Formen für der Schizophrenie ähnliche Phänomene bei gesunden Personen sowie für Übergangsphänomene zwischen,gesund' und,krank' vorhanden, die entsprechende, über den Fachdiskurs hinaus verbreitete Konzepte und Vorstellungen überhaupt erst schaffen und verbreiten (vgl. auch Prinzhorn 1925, 735 f.). Dass, wie unter anderem anhand gemeinsprachlicher Wörterbücher gezeigt werden konnte, die fachlich intendierten Unterscheidungen zwischen *schizothym, schizoid* und *schizophren* im alltags- bzw. gemeinsprachlichen Gebrauch verschwimmen, führt zu einem zusätzlichen Verwischen der Grenzen zwischen gesund und krank und einer Ausdehnung des Anwendungsbereiches von *Schizophrenie* auf das Gesunde. So setzt etwa der Psychiater und Kunsthistoriker Hans Prinzhorn in den 1920er-Jahren das „schizophrene Weltgefühl" (Prinzhorn 1922, 345) zu einem Grundgefühl der zeitgenössischen Kunst (vgl. ebd., 345–349), aber auch zur „Seelenart" (Prinzhorn 1925, 738) seiner eigenen Epoche in Bezug (vgl. ebd.). Dazu zeigt sich bereits in diesen frühen Dekaden des 20. Jahrhunderts in poetologischen und literarischen Texten das besondere Anschlusspotenzial, das die auch in der Motivationsbedeutung von *Schizophrenie* enthaltene Metapher der Spaltung bietet für die Beschreibung und Bewertung gesellschaftlicher Zustände und Erfahrungen (vgl. auch Wübben 2011, 143 f.; Anz 2008, 203 f.).

Basierend auf diesen Entwicklungen sind ab Ende der 1960er- und in den 1970er-Jahren auf verschiedenen sprachlichen Ebenen einschneidende Veränderungen in der Karriere des Schizophreniebegriffs zu beobachten: In den untersuchten Tageszeitungen der BRD und der Deutschschweiz, in den Parlamentsprotokollen sowie teilweise in den Literaturmagazinen entspricht diese Zeit der Hochphase der Gebrauchsfrequenz zugehöriger Bildungen zum Konfix *schizo-*, verbunden mit einer Verschiebung der relativen Verteilung der zentralen Lexeme des Feldes: Die Verwendungen des Adjektivs *schizophren* und der substantivierten Formen *der/die/das Schizophrene* nehmen im Verhältnis zum Diagnoseterminus *Schizophrenie* deutlich zu. Zugleich scheint diese Hochphase den Ausbau und die lexikalische Varianz innerhalb des Wortfeldes befördert zu haben, die in der Folge merklich ansteigt. Schliesslich nimmt in diesem Zeitraum auch die Verwendung der bereits von Beginn zu beobachtenden nicht-psychiatrischen, übertragenen Lesart anteilsmässig zu.

Wie die Analysen gezeigt haben, gehen diese sprachlichen Veränderungen mit aussersprachlichen, soziokulturellen Entwicklungen einher, die mit ihnen in engem Zusammenhang stehen. Eingebettet in die gesellschaftlichen Umbrüche von „1968" finden in diesem Zeitraum mit der Antipsychiatrie-Bewegung Stimmen im öffentlichen Diskurs Gehör, welche die bisherige Psychiatrie radikal in Frage stellen. Das Krankheitsbild Schizophrenie dient dazu gleichermassen als Aufhänger und Kernpunkt der Kritik (vgl. u. a. Schmitt 2018, 313–356; Woods 2011, 125–182; Majerus 2008, 345–355; Maatz/Hoff 2017, 79–81). Der psychiatrische Terminus *Schizophrenie* wird zu einer Art „Zentralausdruck[ ]" (Fritz 2011, 13) der Bewegung. Zugleich wird die Kritik am Krankheitsbild verknüpft mit einer Kritik an gesellschaftlichen Zusammenhängen, am kapitalistischen System und entsprechenden Dynamiken. Damit einher geht eine Politisierung des Schizophrenen oder „Schizo" als symbolische Figur im diskursiven Kampf gegen die kritisierten Zustände in Psychiatrie und Gesellschaft (vgl. u. a. Woods 2011, 162). Die entsprechenden Themen und die mit Schizophrenie diagnostizierten Menschen geraten im Sog dieser Diskussion auch in anderen Kontexten vermehrt in den Fokus der Öffentlichkeit. Wie die korpusbasierten Kollokationsanalysen gezeigt haben, wird auch der Zusammenhang zwischen Kunst und Schizophrenie wieder zu einem bedeutsamen Kontext des Fachbegriffs. Dazu ist eine gesteigerte mediale Präsenz entsprechender Romane, Kino- und Fernsehfilme zu erkennen, die Menschen mit einer Schizophreniediagnose in den Mittelpunkt stellen (vgl. auch Schmitt 2018, 357–402).

Die aus linguistischer Perspektive beobachtete relative Frequenzsteigerung der substantivierten Formen *der/die/das Schizophrene* spiegelt diese diskursiven Veränderungen auf Wortschatzebene wider. Die Steigerung der relativen Gebrauchsfrequenz des Adjektivs *schizophren* im Vergleich zum Diagnoseterminus *Schizophrenie* verweist auf die zunehmende Bedeutung der Zuschreibung und Übertragung vom Krankheitsbild abgeleiteter Eigenschaften in dieser Zeitphase. Dass zeitgleich zur psychiatrischen Verwendung der Termini auch deren nicht-psychiatrische Lesart im Korpus häufiger wird – und zwar gerade auch in Publikationen wie der Lokalzeitung *Schaffhauser Nachrichten* und den parlamentarischen Protokollen, in denen das Krankheitsbild Schizophrenie aus medizinischer Perspektive seltener thematisiert wird –, stärkt die Hypothese entsprechender Zusammenhänge gesellschaftlicher Diskurse und sprachlicher Veränderungen zusätzlich. Die mit dem Krankheitsbild verbundene Gesellschaftskritik in der Antipsychiatrie-Bewegung funktioniert dabei als eine Art „Brückenkontext" (vgl. z. B. Heine 2002) für entsprechende Übertragungen von *Schizophrenie* zur Kritik in gänzlich anderen Belangen.

Die geschilderten Entwicklungen führen im besagten Zeitraum so zu einer Routinisierung und Standardisierung der bereits lange davor vereinzelt belegten nicht-psychiatrischen, übertragenen Verwendungsweise von *Schizophrenie*, *schizophren* und weiteren Ableitungen, die auch zu ersten Wörterbucheinträgen und damit zu deren Kodifizierung führt. Statt der Kategorisierung eines Krankheitsbildes im wissenschaftlichen Fachdiskurs und der medizinischen Praxis dienen die psychiatrischen Termini alltagssprachlich nun verbreitet der Bewertung, Emotionalisierung und auch der Diffamierung. Zugleich sind gerade in den untersuchten parlamentarischen Reden vermehrt argumentationsstrukturierende Verwendungen beobachtbar. Auf semantischer Ebene prototypisch werden die bereits von Beginn an beobachtbaren Bedeutungsaspekte ‚in sich widersprüchlich', ‚gespalten'/‚gespaltene Person' und ‚wahnsinnig'/‚verrückt'. Als typische thematische Kontexte kommen zu den bereits in den ersten Belegen beobachtbaren gesellschaftlich-politischen neue dazu wie beispielsweise die Sportberichterstattung.

Diese nicht-psychiatrischen, übertragenen Bedeutungen und Funktionen speisen sich dabei einerseits aus der pragmatischen Funktion der psychiatrischen Diagnosestellung sowie andererseits aus einzelnen semantischen Eigenschaften des Schizophreniebegriffs. In den Übertragungen werden das bereits von Bleuler betonte Symptom der Ambivalenz und der sowohl konzeptionell grundlegende wie auch in der Motivationsbedeutung enthaltene Aspekt der Spaltung ebenso relevant gesetzt wie die insbesondere in Laienwissensbeständen relevante Vorstellung der Persönlichkeitsspaltung und der allgemeiner gefasste Aspekt des „Wahnsinns“. Diese Referenzen auf das ursprüngliche Krankheitskonzept reflektieren dabei zugleich das bis heute aktuelle *System miteinander assoziierter Gemeinplätze* (Black 1983a, 70 f.) zum Schizophreniebegriff. Sie geben Hinweise auf allgemein verbreitete Assoziationen und Wissensbestände zum psychiatrischen Krankheitsbild, die in diesen alltagssprachlichen Adaptionen zugleich gefestigt und über die Zeit konserviert werden (vgl. Hoffmann-Richter 2000, 218; allgemeiner: Warnke 2009, 130–132). Die im Verlauf des 20. Jahrhunderts vorhandene mediale Aufmerksamkeit und entsprechende Verbreitungswege wie auch die im Deutschen bereits in vielerlei Formen vorhandene Krankheitsmetaphorik haben die beschriebenen Determinologisierungsprozesse und Übertragungen von *Schizophrenie, schizophren* und weiteren Ableitungen dabei sicherlich beschleunigt und begünstigt (vgl. dazu auch Fritz 2005, 89; Jung 1999, 205–208; Meyer/Mackintosh 2000, 127; Schuster 2020, 180–181).

Aus wissenshistorischer und kulturanalytischer Perspektive ist es bemerkenswert, dass, wie die Historikerin Cornelia Brink (2010, 16) auch mit Bezug auf die Konjunktur von Schizophrenie in den 1970er-Jahren schreibt, „in der öffentlichen Rede zeitweise bestimmte Krankheitsbilder in den Vordergrund rückten“, die „[o]ffensichtlich [...] in besonderem Maße Anschlüsse an Stimmungen und Mentalitäten ihrer Zeit [boten]“ (vgl. auch Bernet 2013, 15). Der Umstand, dass in diesem Zeitraum „Schizophrenie durch die theoretischen und performativen Gemeinsamkeiten von Psychiatriekritik und Gesellschaftskritik bzw. Gegenkultur aus dem psychiatrischen Diskurs heraustrat und, wie Shoshana Felman schrieb, Wahnsinn zum ‚common place‘ wurde“ (Schmitt 2018, 355, vgl. auch Brink 2010b, 450), hat dabei nicht nur einen wissenschaftlich-psychiatrischen Begriff verändert, sondern sich zugleich bis in den Wortschatz der heutigen deutschen Alltags- bzw. Gemeinsprache durchgeschlagen (vgl. dazu auch Linke 2011b). Die hier vorgelegte *linguistische Begriffsgeschichte von Schizophrenie* behandelt auf diese Weise genuin sprachliche Fragen, stellt einen Beitrag sprachwissenschaftlicher Forschung dar. Zugleich trägt sie aber auch zum besseren Verständnis von Debatten ganz grundsätzlicher gesellschaftlicher Fragen des 20. und 21. Jahrhunderts bei, die mit dem Krankheitsbild Schizophrenie verknüpft sind, und leistet so zugleich einen Beitrag zur Wissensgeschichte und Kulturanalyse dieser Zeit.

12 Zu einer linguistischen Begriffsgeschichte des Wissens

Die Literaturwissenschaftlerin Gunhild Berg (2008, 327) hat vorgeschlagen, die „Geschichte der Begriffe für eine Geschichte des Wissens produktiv" zu machen. Sie plädiert für eine „interdisziplinäre Erweiterung der Begriffsgeschichte durch diskursanalytische Methodik und kulturwissenschaftliche Ambitionen" (ebd., 328) in der Form einer „Begriffsgeschichte des Wissens" (ebd., 337) und schreibt aus methodischer Perspektive:

> „Für eine Begriffsgeschichte des Wissens würden sich daher folgende Analysedimensionen anbieten: (1) der wissenschaftsinterne wie -externe Aushandlungsprozess (natur-)wissenschaftlicher Begriffe einschließlich nicht tradierter semantischer Komponenten, (2) die diskursiven Schnittstellen, Parallelen und Übertragungen samt den damit einhergehenden Veränderungen und Vermehrungen in den Bedeutungs- und Verwendungsvarianten des Begriffs und den kulturellen und sozialen Resonanzen, Konnotationen und Wechselwirkungen sowie (3) die Funktionalität der Begriffe für das nicht-diskursive Soziale[ ] bzw. die konstitutive Wirksamkeit der Begriffe für Praktiken innerhalb und außerhalb des wissenschaftlichen Diskurses." (Berg 2008, 337)

Die vorliegende Studie ist zum einen Umsetzung und Bestätigung des hier Postulierten. Zum anderen ist sie – und dies geht deutlich über Berg hinaus – ein *Plädoyer für eine Erweiterung einer Begriffsgeschichte des Wissens um eine genuin sprachwissenschaftliche Perspektive* und damit für eine *linguistische Begriffsgeschichte des Wissens*. Anhand des *Modellfalls Schizophrenie* konnte gezeigt werden, dass sich für begriffsgeschichtliche Arbeiten relevante Fragestellungen mit linguistischer Methodik und sprachwissenschaftlichen Untersuchungsinstrumentarien besonders gut beantworten lassen. Zugleich bietet die Linguistik insbesondere aus den Gebieten der (Historischen) Semantik, der Fachsprachenlinguistik und Transferwissenschaft theoretische Differenzierungen, die für das Vorhaben einer Begriffsgeschichte des Wissens von grossem Nutzen und – so scheint mir – zugleich unumgänglich sind.

Der Begriffsbegriff als interdisziplinäre Brücke

Herausforderung und Chance zugleich liegt zuvorderst in der Erfassung und Beschreibung des Forschungsobjekts, der *Begriffe* (vgl. auch Müller/Schmieder 2016, 822). Im Sinne eines anzustrebenden Dialogs zwischen den Disziplinen scheint es mir sinnvoll, den Begriffsbegriff – gleich dem Diskursbegriff – im Sinne eines *boundary concepts* (vgl. Löwy 1993; Star/Griesemer 1989) als interdisziplinäre Brücke zu denken. Das geteilte Interesse an *Begriffen* und damit verbundenen Frage-

https://doi.org/10.1515/9783110794472-012

stellungen kann – trotz oder vielleicht auch gerade wegen der hierbei in Kauf zu nehmenden Unschärfen – Anschlussmöglichkeiten zwischen den disziplinären Traditionen schaffen. Im besten Fall können auf dieser Basis weitere Schritte folgen, die gleich der Entwicklung der Diskursanalyse zu Erweiterungen und Ergänzungen monodisziplinärer Sichtweisen führen.

Wie beim Diskursbegriff besteht dabei auch beim Begriffsbegriff die Gefahr, dass in der Interdisziplinarität zentrale Unterscheidungen verloren gehen. Aus linguistischer Perspektive ist dies insbesondere die analytische Trennung zwischen sprachlichem Ausdruck und Bedeutung. Für die vorliegende Studie wurde mit Roelcke (2020, 74) eine im alltagssprachlichen Sinne *pragmatische* Lösung gewählt und *Begriff* als „(lexikalisches) Zeichen als Einheit aus Ausdruck und Bedeutung unter Betonung der Bedeutungsseite" definiert. Beim Beispiel *Schizophrenie* ist es an verschiedenen Stellen augenfällig geworden, dass es unbestritten analytisch sinnvoll ist, im Sinne der Linguistik zwischen Bedeutung und Ausdruck zu unterscheiden. Gerade die Geschichte des Schizophreniebegriffs zeigt aber zugleich, dass in der Interpretation immer beide Seiten zusammengedacht werden müssen, dass sie im tatsächlichen kommunikativen Gebrauch immer *zusammen* wirken und sich gegenseitig beeinflussen. So ist für die Geschichte, die Verbreitung und die Entwicklung des Schizophreniebegriffs im fachlichen wie auch im öffentlichen Diskurs ein relevanter Faktor, dass dessen Ausdrucksseite weniger „unhandlich" (Bleuler 1911b, 4) ist als jene von *Dementia praecox*, dass adjektivische und substantivische Ableitungen (wie z. B. *schizothym*, *schizoid*, *Schizophrene* oder *Politikschizophrenie*) mühelos möglich sind und dass die von Bleuler relevant gesetzte Spaltungsmetapher bereits der Motivationsbedeutung des Ausdrucks *Schizophrenie* inhärent ist. Ohne diese Eigenschaften würde sich auch die Bedeutungsseite anders gestalten, wäre die Begriffsgeschichte von *Schizophrenie* anders verlaufen. Der hier pragmatisch gefasste und mit sprachwissenschaftlichem Fokus interpretierte Begriffsbegriff ermöglicht es, dieser Gleichzeitigkeit Rechnung zu tragen und zugleich beides relevant zu setzen.

Wege des Wissens

Mit Blick auf eine an Begriffen interessierte Wissensgeschichte verweist die Studie zum einen auf die Eigenschaften des Mediums Sprache, Wissen zu transportieren und dieses in unterschiedlichen Kontexten zugleich zu formen und zu prägen. Die sprachliche Fassung des Krankheitsbildes in der Form *Schizophrenie* hatte und hat auf das zugehörige Fach- und Laienwissen einen Einfluss. Dies zeigt sich gerade in der anfänglichen fachdiskursiven Verbreitung von Bleulers Krankheitskonzeption, die gleichsam über die Hintertür des sprachlichen Ausdrucks an Verbreitung und Relevanz gewann. Genauso ist die Ausdrucksseite des Krankheitsbegriffs, die bereits in der Form *Schizophrenie* enthaltene Motivationsbedeutung der Spaltung auch für dessen alltagssprachliche Adaption zentral.

Zum anderen und damit zugleich eng verknüpft zeigt die Studie, dass auch für wissensgeschichtliche Fragen ein verstärkter Fokus auf die sprachliche Oberfläche sowie auf spezifisch sprachlich-kommunikative Phänomene erstrebenswert ist. Die hier getätigten Analysen auf der sprachlichen Oberfläche von den Frequenzanalysen zum Konfix *schizo-* über die Untersuchungen zu Komposita- und Derivationsbildungen bis zu den Kollokationsanalysen verweisen auf vielschichtige Veränderungen im alltags- bzw. gemeinsprachlichen Gebrauch der fachlichen Termini, die aus wissenshistorischer Perspektive Relevanz besitzen. Neben unterschiedlichen thematischen Konjunkturen gehören dazu gerade auch Formen und Veränderungen sprachlicher Muster, wie Kollokationen, Wortbildungsmuster und Formulierungsroutinen. Dies wird beim *Schizophrenie*-Kollokator *Zusammenhang* besonders evident, der für die 1970er-Jahre geradezu wortwörtlich auf neue Inbezugsetzungen von Schizophrenie in den zeitgenössischen gesellschaftlichen Diskursen verweist. Weiter sind die nachgezeichneten Entwicklungen der Bezeichnungen von Patientinnen und Patienten ab den 1980er-Jahren (vgl. dazu auch Kapitel 13) sprachliche Belege entsprechender Veränderungen diskursiver Konstellationen und gesellschaftlicher Wahrnehmungen. – Mit anderen Worten: Im Medium der Sprache werden Sichtweisen und Wahrnehmungen geformt und zugleich beobachtbar; unsere „Konventionen des Sprechens [sind] entscheidend daran beteiligt, was als geteiltes Wissen gilt“ (Warnke 2009, 130). Entsprechend ist Sprach(gebrauchs)geschichte immer auch Wissensgeschichte (vgl. auch Felder/Müller 2009b, 2).

Die Wahl des sprachlichen Ausdrucks *Schizophrenie* bzw. des Konfixes *schizo-* als analytischer Ausgangspunkt dieser Studie hat es zudem ermöglicht, für die Untersuchung nicht nur monothematische Texte zum Krankheitsbild bzw. nicht nur ‚den Schizophreniediskurs‘ in den Blick zu nehmen, sondern zugleich die Rolle des Schizophreniebegriffs in anderen Bereichen des öffentlichen „Gesellschaftsgespräch[s]“ (Wichter 1999, 274) miteinzubeziehen. Dabei ist gerade ein solcher Fokus, der auch blosse Erwähnungen am Rande und entsprechend Formen *unsystematischer Vermittlung* (vgl. Jung 1999, 196) berücksichtigt, besonders gut geeignet, grundsätzliche Mechanismen der Wissenszirkulation aufzuzeigen und zu zeigen, wie die Teilung von Wissen funktioniert und welche Auswirkungen dies auf die damit arbeitenden Disziplinen haben kann. So haben die Analysen der ersten Jahrzehnte des 20. Jahrhunderts auch gezeigt, inwiefern die spezifischen lokalen Begebenheiten in Zürich, inwiefern Psychiater, wissenschaftliche Gesellschaften und Vereine als Akteure und akademische Veranstaltungen, Graduierungsriten und Publikationen als Anlässe die (hier insbesondere massenmediale) Zirkulation des neuen Fachbegriffs ebenso beeinflusst haben wie die insgesamt neue Stellung der Psychiatrie im Justizsystem und spezifische politische Umstände. Auf diese Weise vermag die hier verfolgte linguistische Begriffsgeschichte zugleich ergänzende Einblicke in *Wege des Wissens* zu Beginn des 20. Jahrhunderts zu geben.

Schliesslich zeigt der Fall *Schizophrenie* darüber hinaus exemplarisch, dass auch für wissenshistorische Fragen der Einbezug paralleler allgemeinsprachlicher Entwicklungen gewinnbringend sein kann. So haben die bereits vorhandene alltagssprachliche Übertragung anderer psychiatrischer Termini und die weite Verbreitung der Krankheitsmetaphorik entsprechende Verwendungen von *Schizophrenie, schizophren, schizoid* und weiteren sprachlichen Ausdrücken mit Sicherheit begünstigt und damit letztlich auch zu ihrer Veränderung und der Veränderung der zugehörigen Wissensbestände beigetragen.

Akteure sprachlichen Wandels

Für Fragen der Historischen Semantik und auch der Fachsprachenlinguistik lohnt es sich, in wissenshistorischer Manier den Blick vermehrt auf spezifische Akteure, Orte und Anlässe zu richten, die an der Prägung, Verbreitung und Veränderung fachlicher Termini und auch allgemeiner: sprachlicher Ausdrücke, beteiligt sind. Ohne das Verständnis entsprechender Strukturen und Mechanismen können auch genuin sprachliche Entwicklungen wie in diesem Fall die Bekanntmachung eines psychiatrischen Fachbegriffs in ausserfachlichen Kontexten nur unzureichend verstanden und erklärt werden.

Das Beispiel *Schizophrenie* macht zunächst deutlich, wie auch einzelne Personen in spezifischen lokalen und hierarchischen Positionen sprachliche Entwicklungen wesentlich beeinflussen können. Dass sich der Schizophreniebegriff in der *scientific community* der Schweiz im Vergleich zum deutschsprachigen Ausland und anderssprachigen Wissenschaftsräumen derart schnell durchgesetzt hat (vgl. Bernet 2013, 277 f.), ist insbesondere auf die Stellung seines Begründers Eugen Bleuler und dessen publizistische und personelle Möglichkeiten zurückzuführen. Als Klinikdirektor und angesehener Professor kann er lenken, welche Terminologie in seiner Institution, in der klinischen Praxis genauso wie in von ihm betreuten Forschungsarbeiten, zur Anwendung kommt. Zugleich wird er als Redner von lokalen wissenschaftlichen Gesellschaften und Vereinen eingeladen und erhält die Möglichkeit, als Gastautor regelmässig in der lokalen Massenpresse zu publizieren. Sein kommunikativer Einfluss reicht damit weit über das rein wissenschaftliche Umfeld hinaus und wird auch im öffentlichen Diskurs wirkmächtig.

Die Analysen der ersten Dekaden des Schizophreniebegriffs im öffentlichen Diskurs haben des Weiteren gezeigt, wie Strukturen und routinisierte Praktiken ganz unterschiedlicher Akteurinnen und Akteure, einzelner Personen wie auch ganzer Institutionen, für die hier interessierenden Austauschprozesse zwischen Fach- und Alltags- bzw. Gemeinsprache relevant sein können: So zeigten sich akademische

Graduierungsriten, wie Promotionen, Antritts- und Abschiedsvorlesungen, als relevante Anlässe für den Austausch von Wissenschaft und Öffentlichkeit – für sich genommen, aber auch als Grund dafür, dass in massenmedialen Publikationen überhaupt über fachliche Inhalte unter Verwendung zugehöriger Fachausdrücke berichtet wurde. Ähnliches gilt für wissenschaftliche Gesellschaften und Vereine, die sich in den ersten Dekaden des 20. Jahrhunderts mit ihren zugehörigen Vereinsanlässen, organisierten Vorträgen und etablierten Publikationsorganen ebenfalls als relevante Scharnierstellen zwischen Fachwelt und Öffentlichkeit erwiesen. Journalisten früher Massenmedien, welche über die entsprechenden Anlässe berichteten, wirkten dabei als zusätzliche Multiplikatoren der angestossenen, letztlich auch sprach(gebrauchs)geschichtlich relevanten Prozesse.

Die Geschichte des Schizophreniebegriffs unterstreicht darüber hinaus die – auch sprachhistorische – Relevanz des Umstandes, dass jeder Mensch mehreren Denkkollektiven angehört (Fleck 1994 [1935], 152). Die Ersten, die die fachwissenschaftlichen Ausdrücke wie *Schizophrenie* und *schizophren* mit erweiterten, nicht primär nur medizinischen Kontexten in Zusammenhang gebracht haben, waren Menschen wie Hans Prinzhorn, der sich als Psychiater und Kunsthistoriker für die künstlerischen Werke von Menschen mit Schizophreniediagnose interessierte, und der Psychiater und Schriftsteller Alfred Döblin, der in einem satirischen Text die übertragene Verwendung des Fachvokabulars zur Kritik politischer Verhältnisse eingesetzt hat. Ihre parallele Teilhabe an verschiedenen Diskurswelten hat die innovativen Inbezugsetzungen und Verwendungsweisen des Fachvokabulars erst ermöglicht. Ähnliches lässt sich auch über die Schriftsteller und Psychiater Heinar Kipphardt (*Das Leben des schizophrenen Dichters Alexander M.*) und Walter Vogt (*Schizogorsk*) rund fünfzig Jahre später sagen: Auch sie haben vor dem Hintergrund ihrer Zugehörigkeit zu mehreren Denkkollektiven im öffentlichen Diskurs der 1970er-Jahre zur Verbreitung und Festigung bis heute relevanter alltags- bzw. gemeinsprachlicher Konnotationen und Assoziationen der Fachausdrücken beigetragen.

Sprachliche Veränderungen sind also, so könnte man mit Bezug auf Rudi Keller (1994) schliessen, keineswegs immer *invisible hand-Prozesse*. Vielmehr kann es sich lohnen, die, um im Bild zu bleiben, einzelnen Hände – von Individuen, Gruppen wie auch Institutionen – und ihre Tätigkeiten genauer in den Blick zu nehmen und auf ihren Einfluss auf kommunikative Vorgänge und Routinen zu prüfen.

Die in der Wissensgeschichte zentrale Prämisse der Zirkulation von Wissen und der damit verbundenen Enthierarchisierung der Beschreibung entsprechender Austauschprozesse – im Vergleich etwa zu *Popularisierung* oder *Transfer* – verweist darüber hinaus auf die Notwendigkeit, auch bezüglich der Beschreibung fachlicher Terminologie den Blick für relevante Akteursgruppen über den Bereich der Wissenschaft hinaus offen zu halten. Die sich in den 1980er- und 1990er-Jahren etablierenden neuen diskursiven Konstellationen, in denen sich Menschen mit einer Schizophreniediagnose eine neue Position im Diskurs zu eigen machten und vermehrt als diskursive Akteure mit eigener Stimme auftraten, führte letztlich auch zu einer sprachlichen Veränderung der Bezeichnung von Betroffenen – nicht nur in alltags- und gemeinsprachlichen Kontexten, sondern auch innerhalb der kodifizierten Fachterminologe. Gerade auch in diesem Kontext kann der Blick auf „semantische Kämpfe" (Felder 2006a) sowohl innerhalb des psychiatrischen Fachdiskurses wie auch im öffentlichen Diskurs mit Einbezug entsprechender Akteurinnen und Akteure für das Verständnis sprachlicher Phänomene Wesentliches beitragen, wie die nachgezeichneten metakommunikativen Argumentationslinien im öffentlichen Diskurs der 1990er- und 2000er-Jahre, aber auch im frühen Fachdiskurs gezeigt haben.

Diskurs- und kulturanalytische Perspektiven

Vor dem Hintergrund des Geschilderten ist mit Blick auf die Historische Semantik und die Fachsprachenlinguistik also ganz grundsätzlich eine verstärkte Öffnung des sprachwissenschaftlichen Fokus anzustreben, wie dies auch in Zugängen der diskurs- und kulturanalytischen Linguistik gefordert wird. So haben die Analysen gerade auch mit Blick auf die Historische Semantik und die Erforschung semantischen Wandels deutlich gemacht, dass eine rein sprachstrukturelle Betrachtung von Phänomenen wie der Veränderung von *Schizophrenie* in der Alltags- bzw. Gemeinsprache den Blick zu stark verengen würde. Der Frequenzanstieg von sprachlichen Ausdrücken mit dem Konfix *schizo-* Ende der 1960er- und in den 1970er-Jahren ist nicht primär dadurch zu erklären, dass unter anderem *Schizophrenie* oder *Schizophrene* in diesen Dekaden andere Wörter verdrängt bzw. deren Funktion übernommen hätten. Das psychiatrische Krankheitsbild Schizophrenie und insbesondere die von der Diagnose Betroffenen sind im Kontext der Antipsychiatrie-Bewegung und gesellschaftlicher Umbrüche im Rahmen der 1968er-Bewegung schlicht verstärkt in den (öffentlichen) Fokus gerückt; es wurde mehr über sie geschrieben und gesprochen als zuvor, was letztlich auch zu nachhaltigen Veränderungen des fachlichen Vokabulars geführt hat.

Hinsichtlich der unterschiedlichen Formen von Bedeutungswandel ist *Schizophrenie* darüber hinaus ein gutes Beispiel dafür, dass für die sprachliche Übertragung nicht nur semantische Eigenschaften der ursprünglichen sprachlichen Einheiten eine Rolle spielen, sondern dass sich die übertragenen Bedeutungen und Funktionen auch aus morphologischen Eigenschaften speisen sowie aus dem zeitgenössisch-gesellschaftlichen Wissen davon, welche performativen Handlungen mit einem Wort in dessen ursprünglichen Verwendungskontexten vollzogen werden und wie diese Kontexte, wie hier die Psychiatrie, in den gesellschaftlichen Wertesystemen positioniert sind.

Damit wird die hier vorgelegte *linguistische Begriffsgeschichte* zugleich zu einem Lehrstück für die Potenziale einer diskurs- und kulturanalytischen Perspektive in verschiedenen Teilgebieten der Linguistik wie auch für das Potenzial linguistischer Analysen für ein besseres Verständnis von Diskursen, Kultur(en) und die Zirkulation gesellschaftlich relevanter Wissensbestände.

13 *Schizophrenie* heute – Zur gegenwärtigen Abschaffungsdebatte in der Psychiatrie

„Das Ende der Schizophrenie. In Japan und Korea wurde die Krankheit bereits umbenannt, andere Länder dürften bald folgen. Warum der Schizophrenie-Begriff nicht überleben wird" – so titelte die *NZZ am Sonntag* im Februar 2018 (Lüthi 2018), rund 110 Jahre nach Bleulers erster Publikation zum Krankheitsbild Schizophrenie. Die gegenwärtige psychiatrische Fachdebatte zur Abschaffung des Schizophreniebegriffs ist im öffentlichen Diskurs angekommen und sie ist von ungebrochener Brisanz. Zwar ist *Schizophrenie* auch in den jüngsten Revisionen der grossen beiden Diagnosemanuale, der *ICD-10* und *ICD-11* der WHO und des *DSM-5* der American Psychiatric Association weiterhin geführt. Wie die *NZZ am Sonntag* anspricht, haben jedoch auf nationaler Ebene seit den 2000er-Jahren in verschiedenen Ländern bereits Veränderungen stattgefunden. Die Gründe dafür beziehen sich einerseits auf die mit dem Terminus *Schizophrenie* verknüpfte Konzeption des Krankheitsbildes: Kritisiert werden u. a. die zu wenig klare Abgrenzung gegenüber anderen Diagnosekategorien sowie die unvollständige Erfassung der diagnoserelevanten Symptome (vgl. Rittmannsberger 2012, 408–410). Als Grund wird aber häufig auch die dem Terminus *Schizophrenie* zugesprochene stigmatisierende Wirkung genannt, werden die mit *Schizophrenie* in der Alltagssprache verbundenen negativen Konnotationen, Bedeutungen und Vorstellungen aufgeführt (vgl. z. B. Sartorius 2014, 255).

Offiziell, d. h. von den entsprechenden lokalen psychiatrischen Fachgesellschaften, ersetzt wurde die auf Bleuler zurückgehende Krankheitsbezeichnung zuerst in Japan im Jahre 2005 mit dem Terminus *togo-shitcho-sho* (übersetzt etwa: ‚Integrations-Dysregulations-Syndrom') und 2011 in Südkorea mit *joheyonbyung* (übersetzt etwa: ‚Störung im Sich-Einstimmen') (vgl. Lasalvia et al. 2015, 277). In Hong-Kong wurde 2001 *si-jue-shi-tiao* (‚Dysregulation von Denken und Wahrnehmung') als neuer Name vorgeschlagen, was auf viel positive Resonanz stiess, und 2012 ersetzte Taiwan die alte Diagnosebezeichnung mit *sī-jué-shī-tiáo-zhèng* (‚Dysfunktion von Denken und Wahrnehmung') (vgl. Sartorius et al. 2014; Lasalvia et al. 2015, 276–281; ferner Maruta/Matsumoto 2017, die jedoch teilweise andere Daten nennen).[1]

Ernsthafte Gedanken zur Umbenennung des Krankheitsbildes, zur Ersetzung von *Schizophrenie* macht man sich aber nicht nur im asiatischen Raum. Zu nennen

1 Bei den ursprünglichen Diagnosetermini handelte es sich in den genannten Ländern dabei jeweils um Lehnübersetzungen des auf dem Griechischen basierenden Ausdrucks *Schizophrenie* (vgl. Sartorius et al. 2014, 256 f.).

https://doi.org/10.1515/9783110794472-013

ist hierzu beispielsweise eine Umfrage unter Mitgliedern der European Psychiatric Association und der World Psychiatric Association zu dieser Thematik im Umfeld der elften Revision der *ICD* (vgl. Maruta et al. 2014, 305). Vorschläge auch aus anderen Beiträgen aus dem Fachdiskurs, teilweise auch von Betroffenenorganisationen reichen dabei von Eponymen wie *Kraepelin-Bleuler Disease, Bleuler's Syndrome* und *John Nash's syndrome* über spezifische Bezeichnungen wie *Dysfunctional Perception Syndrome* (*DPS*) oder *Youth onset CONative, COgnitive and Reality Distortion syndrome* (*CONCORD*) bis hin zu sehr allgemeinen Formen wie *Psychosis* (vgl. Lasalvia et al. 2015, 281–283; Maruta/Matsumoto 2017, 577 f.).

Diese psychiatrische Debatte um *Schizophrenie* führte darüber hinaus auch zu Überlegungen, ob das *Schizophrenia Bulletin*, die derzeit renommierteste, spezifisch zu Schizophrenie publizierende Zeitschrift, umbenannt werden müsse (vgl. Carpenter 2016; Guloksuz/Van Os 2019, 255). Mit Verweis auf den nicht abgeschlossenen Status der Debatte wie auch auf pragmatische Gründe wurde eine Umbenennung allerdings bisher verworfen und stattdessen die folgende Ergänzung im Untertitel gewählt: *Schizophrenia Bulletin: The Journal of Psychoses and Related Disorders* (vgl. Carpenter 2016). Ebenso trägt die Zeitschrift *Schizophrenia Research* seit 2017 die wie folgt ergänzte Titelei: *Schizophrenia Research: A translational journal of the Psychosis Spectrum* (vgl. Keshavan et al. 2017).

Bereits älter ist, wie auch in der vorliegenden Studie gezeigt, die Debatte um die Bezeichnung der von der Diagnose Betroffenen. Als besonders stigmatisierend wird heute die Substantivierung *the schizophrenic* (bzw. *der/die Schizophrene*) gewertet (vgl. auch Ilg/Maatz 2015, 72). Unter anderem auch von Patientenorganisationen diskutierte Ersatzvorschläge sind die von der APA im *DSM* früh empfohlenen Formen *individual with schizophrenia* (Spitzer 1980, 10 (DSM-III); APA 1995, xxii (DSM-IV)) und *person with schizophrenia* (Spitzer 1987, xxiii (DSM-III-R)) sowie Formen wie *person with severe mental illness, person with lived experience, consumer of mental health services, customer, client, patient* u. ä., welche die spezifische Krankheitsbezeichnung auslassen und auch im Kontext anderer Krankheiten diskutiert werden (vgl. Haghighat/Littlewood 1995; Sass 2007; Haghighat 2008; Essock/Rogers 2011; Fuller Torrey 2011; Penn/Nowlin-Drummond 2001). Diese Entwicklungen (auch politisch aufgeladene Vorschläge wie *survivor*) sind dabei auch im Zusammenhang mit Veränderungen im Selbstverständnis der Patientinnen und Patienten im Nachgang der Antipsychiatrie-Bewegung zu sehen. Für das Deutsche scheinen im Fachdiskurs die Vorschläge aus dem Englischen als Vorbilder zu dienen. So nennen beispielsweise Gaebel et al. (2004, 881) die Bezeichnungen *an Schizophrenie Erkrankte, Patienten, Klienten, Betroffene, Erfahrene*. In den deutschen Übersetzungen der APA werden *Person mit Schizophrenie* (Spitzer 1984, 9 (DSM-III); 1989, 10 (DSM-III-R)) und *Mensch mit Schizophrenie* (Saß et al. 1996, XV (DSM-IV)) verwendet.

Die Veränderungen im Fachdiskurs finden sich dabei auch in den hier untersuchten Quellen des öffentlichen Diskurses wieder. Die Kollokations- und Wortfeldanalysen verweisen ab den 1980er-Jahren vermehrt auf Bildungen wie *Schizophrenie-Patient, Schizophrenie-Kranke, Schizophrenie-Erkrankte* sowie auf die Kollokationen *schizophren Kranke, schizophren Erkrankte, schizophrene Patienten* und *schizophrene Menschen* (vgl. auch die Übersicht in Ilg 2021b, 234–236).

Ganz offensichtlich, so lässt sich aus all diesen Beispielen resümieren, ist die Frage der Bezeichnung und Benennung nicht nur jene von „*nomen et flatus vocis*" (Bleuler 1902/1903, 120, Hervorhebungen i. O.) und auch aus Sicht der aktuellen Psychiatrie alles andere als trivial. Das sprachliche Material prägt unsere Wahrnehmung, ist angereichert mit Bedeutung, mit Konnotationen und Vorstellungen, die über Jahrzehnte in unterschiedlichen Kontexten geformt wurden. Oder wie es der Linguist Andreas Blank (2001, 139) ausgedrückt hat: „Jedes Wort führt die Geschichte der Kontexte und Texte, innerhalb derer es bisher verwendet wurde, immer mit sich" (vgl. hierzu auch Bal 2006 [2002], 11). Im Fall von *Schizophrenie, schizophren* und *Schizophrene* werden viele dieser Kontexte und Texte von Psychiaterinnen und Psychiatern wie auch von Betroffenen heute als problematisch und belastend empfunden. Zugleich werden mit der Benennung Wirklichkeiten erst geschaffen und mit jeder einzelnen kommunikativen Verwendung wieder aufs Neue hergestellt.

Der Beitrag der Linguistik zur psychiatrischen Debatte um *Schizophrenie*

Was kann nun aber eine Studie wie die vorliegende, was kann die Linguistik zu dieser psychiatrischen Debatte um *Schizophrenie* beitragen?[2] Offensichtlich nichts zu psychiatrisch-konzeptuellen Fragen nach der Fassung des Krankheitsbildes. Die Sprachwissenschaft hat aber ein differenziertes Instrumentarium, um Vorgänge wie die alltagssprachliche Veränderung des Begriffs besser beschreiben und damit letztlich besser verstehen zu können. Sie interessiert sich für die Frage, was denn eine *Umbenennung* genau bedeutet und worin der Unterschied zum im Eingangszitat aus der *NZZ* ausgerufenen *Ende der Schizophrenie* genau liegt. Und sie blickt schliesslich in ihrer diachronen Ausrichtung auch auf vergangene sprachliche Realitäten, die in der gegenwärtigen psychiatrischen Debatte nahezu vollständig ausgeblendet werden.

So ist basierend auf dem bisher Gesagten und dem linguistischen Verständnis davon, wie Sprache und Kommunikation funktionieren, zunächst einmal auf den notwendigen Einbezug der historischen Dimension in Analysen interessierender

2 Das Nachfolgende stützt sich insbesondere auf Maatz/Ilg 2021, 398–400.

Determinologisierungsprozesse hinzuweisen. Wie die Studie gezeigt hat, haben die heute relevanten alltags- bzw. gemeinsprachlichen Eigenschaften von *Schizophrenie* ihre Ursprünge bereits in den ersten Jahrzehnten des 20. Jahrhunderts. Entsprechend ist für das nähere Verständnis der heutigen Eigenschaften des Diagnoseterminus *Schizophrenie* und ihrer Genese der Blick auch in die Vergangenheit zu richten, auf Verwendungskontexte und fachliche wie auch allgemein verbreitete Wissensbestände, Assoziationen und Konnotationen, die bereits vor mehreren Dekaden zum Begriff in Bezug gesetzt wurden und ihm bis heute anhaften. Dies gilt gerade auch für ältere fachlich-medizinische Wissensbestände zum Krankheitsbild, die heute im Fach längst als überholt gelten mögen, in alltags- bzw. gemeinsprachlichen Kontexten jedoch bis heute aktualisiert werden.[3] Entsprechend scheint es mir vor dem Hintergrund der Ergebnisse dieser Studie auch gewinnbringend, die Psychiatrie, ihre Terminologie und die Psychiaterinnen und Psychiater als eng mit dem öffentlichen Diskurs und der Gesamtgesellschaft verbundene Domäne zu denken und entsprechende Wechselwirkungen von Anfang an mit einzubeziehen, statt ‚die Psychiatrie' und ‚die Medien' bzw. ‚die Öffentlichkeit' als gänzlich voneinander getrennte Sphären zu betrachten.

Hinsichtlich der Bestrebungen für eine Neu- bzw. Umbenennung von Schizophrenie ist als Erstes darauf hinzuweisen, dass, wie die Analysen dieser Studie gezeigt haben, mehrere der mit dem Krankheitsbild verbundenen Vorurteile wie jene der Gewalttätigkeit und Gefährlichkeit nicht an sich mit dem Ausdruck *Schizophrenie* zusammenhängen, sondern mit dessen Gebrauchskontexten. Entsprechend ist anzunehmen, dass eine blosse Umbenennung von Schizophrenie, statt die Problematik zu lösen, lediglich zu deren Aufschub führen würde. Die Kontexte, in denen ein neuer Diagnosename ausserhalb der Fachgemeinschaft auftaucht, blieben dieselben und es wäre nur eine Frage der Zeit, bis einem neuen Terminus ähnliche Vorstellungen anhaften würden und man vor derselben Situation stünde, wie sie sich aktuell darstellt.

Bezüglich der Wahl eines möglichen neuen Diagnosenamens, einer neuen Krankheitsbezeichnung ist zu bedenken, dass Ausdruck und Bedeutung nicht zu trennen sind. Ein neuer Name wird, vorausgesetzt eine Umbenennung wäre durchsetzbar (vgl. zu dieser Problematik auch Park et al. 2012, 17), mit Sicherheit auch auf die Konzeptualisierung und Wahrnehmung des Krankheitsbildes im Fach wie auch in der Öffentlichkeit grossen Einfluss haben (vgl. auch Zimmer (2009, 280) mit Bezug auf die Nanotechnologie; zudem Felder/Gardt 2015, 21 f.). Eine Bezeichnung wie *John Nash's syndrome* bringt beispielsweise andere Konzeptualisierungen mit

3 Vgl. auch Möller (2019, 386), der in diesem Kontext mit Bezug auf das Krankheitsbild Epilepsie von den „langen Halbwertzeiten des Wissens" spricht; vgl. zudem Hoffmann-Richter 2000, 218.

sich, formt eine andere Wahrnehmung des Krankheitsbildes und der Betroffenen als *Dysfunctional Perception Syndrome* oder *Youth onset CONative, COgntivie and Reality Distortion syndrome* (*CONCORD*). Erstere evoziert Assoziationen in Verbindung mit der Hollywood'schen Heldenfigur aus *A Beautiful Mind*, welche trotz Krankheit Höchstleistungen vollbringt und einen Nobelpreis gewinnt – und damit letztlich eine problematische Idealisierung des ‚genialen Schizophrenen' darstellt (vgl. auch Rosenstock 2003, 118). In der zweitgenannten steht dagegen eine von Anbeginn negativ konnotierte *Dysfunktion* im Zentrum und das Akronym *CONCORD* erinnert im schlechtesten Fall an ein Überschallflugzeug. In diesem Zusammenhang ist dabei auch zu fragen, ob ein neuer Terminus überhaupt in diesem Sinne eine Motivationsbedeutung haben sollte – und falls ja, worauf sich diese beziehen und für wen sie verständlich sein sollte, nur für Fachpersonen oder auch für Laien?

Hinsichtlich des sprachlichen Ausdrucks ist in Anlehnung an Bleuler zudem zu fragen, ob aus einem Diagnosenamen Adjektive und Substantivierungen ableitbar sein sollten und falls ja, wie diese lauten würden. Auch ist – und dies halte ich für zentral – zu fragen, wie mit der entsprechenden Diagnose auf Patientinnen und Patienten referiert werden könnte. Im Sinne eines partizipativen Ansatzes (vgl. z. B. Beresford 2013) scheint es gerade bezüglich dieser Frage sinnvoll, Patienten und Patientinnen sowie Angehörige mit in diese Entscheidungsfindung einzubeziehen. Darüber hinaus ist es gerade im Hinblick auf diese genuin sprachlichen Fragen zentral, trotz der globalisierten Psychiatrie in terminologische Überlegungen auch einzelsprachliche Spezifika einzubeziehen, auf die derzeit in der psychiatrischen Fachdiskussion, wenn überhaupt, nur marginal eingegangen wird (vgl. auch Landolt et al. 2024).

Vor diesem Hintergrund scheint es mir für den Status von *Schizophrenie* und die aktuelle Abschaffungsdebatte in der Psychiatrie angebracht, die Diskussion vielstimmiger werden zu lassen – unter Partizipation verschiedener *Stakeholder*, unter Berücksichtigung sprachlicher und kultureller Diversität sowie unter Einbezug zusätzlicher disziplinärer bzw. interdisziplinärer Perspektiven, unter anderem und insbesondere auch aus der Linguistik. Dass sich eine solche Multiplikation der Perspektiven, eine solche interdisziplinäre Unternehmung lohnt, hoffe ich, mit der vorgelegten Studie gezeigt zu haben.

V Anhang

A Gebrauchsfrequenz Tageszeitungen – absolute Zahlen

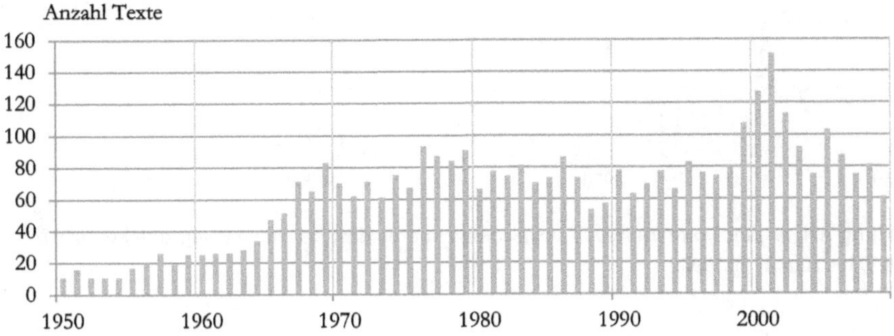

Abbildung A.1: Anzahl ***FAZ*-Texte** mit mindestens einem Beleg zum Konfix *schizo-*, 1950–2009.

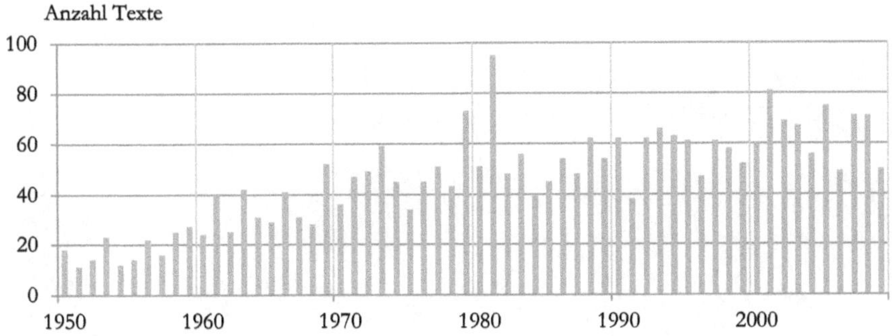

Abbildung A.2: Anzahl ***NZZ*-Texte** mit mindestens einem Beleg zum Konfix *schizo-*, 1950–2009.

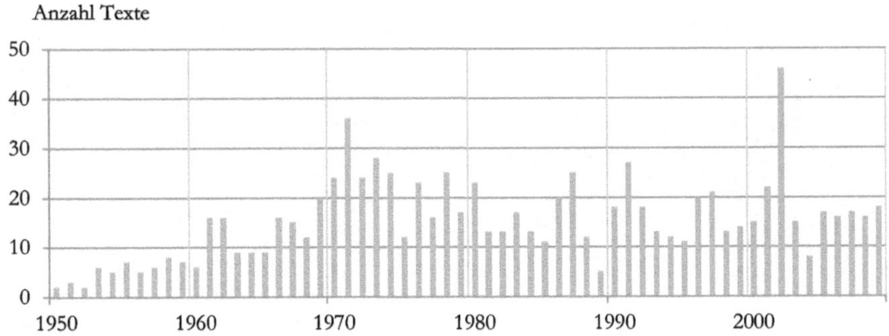

Abbildung A.3: Anzahl ***ShN*-Texte** mit mindestens einem Beleg zum Konfix *schizo-*, 1950–2009.

https://doi.org/10.1515/9783110794472-014

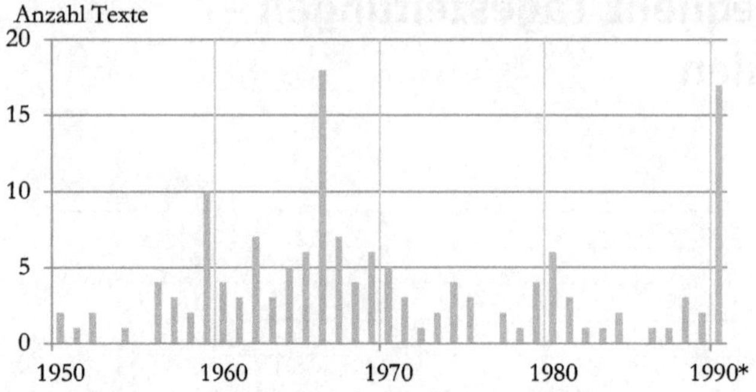

Abbildung A.4: Anzahl **Texte im *Neuen Deutschland*** mit mindestens einem Beleg zum Konfix *schizo-* von 1950 bis zum 03.10.1990.

B Lexemverteilung: *Schizophrenie*, *schizophren*, *Schizophrene* nach Dekaden

Tabelle B.1: Belegfrequenz *Schizophrenie* absolut und in Prozent aller Belege zum Konfix *schizo-*, 1950–2009.

	1950er		1960er		1970er		1980er		1990er		2000er	
	#	%	#	%	#	%	#	%	#	%	#	%
FAZ	128	57.14	378	53.09	493	38.16	546	43.89	572	48.56	697	50.07
NZZ	199	46.17	250	46.13	368	45.15	495	44.80	489	47.02	496	53.51
ShN	37	47.44	108	51.18	144	43.64	82	43.39	112	47.06	122	46.39
NeDeu	12	42.86	46	55.42	8	32.00	18	52.94	(9)	(52.94)	–	–
NeRu	8	34.78	4	44.44	37	35.58	5	26.32	7	46.67	12	44.44
Du	5	45.45	9	42.86	18	23.68	12	48.00	18	33.96	14	40.00
PrD	6	66.67	14	40.00	62	48.06	51	56.04	54	44.63	65	47.45
PrCH	1	20.00	13	65.00	38	48.72	28	40.58	25	35.21	22	35.48
Total	**396**		**822**		**1'168**		**1'237**		**1'286**		**1'428**	

Tabelle B.2: Belegfrequenz *schizophren* absolut und in Prozent aller Belege zum Konfix *schizo-*, 1950–2009.

	1950er		1960er		1970er		1980er		1990er		2000er	
	#	%	#	%	#	%	#	%	#	%	#	%
FAZ	55	24.55	171	24.02	452	34.98	446	35.85	361	30.65	428	30.75
NZZ	111	25.75	132	24.35	253	31.04	281	25.43	292	28.08	222	23.95
ShN	15	19.23	51	24.17	114	34.55	91	48.15	72	30.25	76	28.90
NeDeu	11	39.29	29	34.94	12	48.00	10	29.41	(7)	(41.18)	–	–
NeRu	5	21.74	3	33.33	37	35.58	4	21.05	6	40.00	7	25.93
Du	2	18.18	7	33.33	35	46.05	4	16.00	21	39.62	5	14.29
PrD	2	22.22	20	57.14	66	51.16	36	39.56	66	54.55	65	47.45
PrCH	1	20.00	6	30.00	39	50.00	36	52.17	37	52.11	36	58.06
Total	**202**		**419**		**1'008**		**908**		**862**		**839**	

https://doi.org/10.1515/9783110794472-015

Tabelle B.3: Belegfrequenz *Schizophrene* absolut und in Prozent aller Belege zum Konfix *schizo-*, 1950–2009.

	1950er		1960er		1970er		1980er		1990er		2000er	
	#	%	#	%	#	%	#	%	#	%	#	%
FAZ	11	4.91	102	14.33	226	17.49	133	10.69	115	9.76	93	6.68
NZZ	76	17.63	74	13.65	86	10.55	152	13.76	53	5.10	43	4.64
ShN	9	11.54	22	10.43	31	9.39	8	4.23	13	5.46	10	3.80
NeDeu	4	14.29	1	1.20	4	16.00	4	11.76	(0)	(0)	–	–
NeRu	3	13.04	1	11.11	21	20.19	5	26.32	1	6.67	1	3.70
Du	2	18.18	3	14.29	19	25.00	7	28.00	3	5.66	4	11.43
PrD	0	0	1	2.86	1	0.78	1	1.10	1	0.83	6	4.38
PrCH	2	40.00	0	0	1	1.28	3	4.35	2	2.82	3	4.84
Total	**107**		**204**		**389**		**313**		**188**		**160**	

C Wortbildungsaktivität

C.1 Tageszeitungen

Frankfurter Allgemeine Zeitung

Tabelle C.1: Wortbildungen und nicht-deutschsprachige Belege aus der *FAZ*, 1950–1959.

	Nr.	Beleg[1]	#
1950–1959	1	*leptosom-schizothym*	2
	2	*Schizo (gr.)*	1
	3	*schizophrenetisch**	1
	4	*Schizophrenia simplex*	1
	5	*Schizophrenie-Entstehung*	1
	6	*Schizophrenie-Genotyp*	1
	7	*Schizophrenie-Kranke*	1
	8	*Schizophrenie-Krankheit*	1
	9	*schizophrenisieren**	1
	10	*Schizothymiker*	4
Total			**14**

Tabelle C.2: Wortbildungen und nicht-deutschsprachige Belege aus der *FAZ*, 1960–1969.

	Nr.	Beleg	#
1960–1969	1	*Gruppenschizophrenie*	1
	2	*Krankenschein-Schizophrenie**	1
	3	*psychopathisch-schizoid*	1
	4	*Schizo**	1
	5	*schizofrenica*	3
	6	*Schizophrenen-Text*	1
	7	*Schizophrenie-Begriff*	1
	8	*Schizophrenie-Erlebnis*	1
	9	*Schizophrenie-Faktor*	1

1 Die Belege sind hier und in den folgenden Tabellen lemmatisiert, nicht-deutschsprachige Belege sind jeweils grau hinterlegt. Wortbildungen, die in bzw. *auch* in nicht-psychiatrischer Verwendungsweise auftreten, sind mit einem Asterisk markiert.

https://doi.org/10.1515/9783110794472-016

Tabelle C.2 (fortgesetzt)

	Nr.	Beleg	#
1960–1969	10	*Schizophrenie-Forschung (1) / Schizophrenieforschung (2)*	3
	11	*Schizophrenie-Geschichte**	1
	12	*schizophreniekrank*	1
	13	*Schizophreniekranke*	3
	14	*schizophrenparanoid*	1
	15	*schizothym-leptosom*	1
	16	*Statuten-Schizophrenie**	1
	17	*UN-Schizophrenie**	1
Total			**23**

Tabelle C.3: Wortbildungen und nicht-deutschsprachige Belege aus der *FAZ*, 1970–1979.

	Nr.	Beleg	#	Nr.	Beleg	#
1970–1979	1	*Intellektuellen-Schizophrenie**	1	20	*Schizoikie**	2
	2	*Konjunkturschizophrenie**	1	21	*schizophasisch*	1
	3	*mildschizophren*	1	22	*Schizophrenen-Revue**	1
	4	*Modell-Schizophrene*	1	23	*Schizophrenia Fellowship*	3
	5	*Nichtschizophrene*	2	24	*Schizophrenie-Behandlung (6) / Schizophreniebehandlung (2)*	8
	6	*nichtschizophren*	1			
	7	*Ober-Schizo*	1	25	*Schizophrenie-Diagnose (2) / Schizophreniediagnose (1)*	3
	8	*paranoid-schizophren*	1			
	9	*Paranoisch-Schizophrene*	1	26	*Schizophrenie-Film*	1
	10	*Prä-Schizophrene*	1	27	*Schizophrenie-Forschung (1) / Schizophrenieforschung (7)*	8
	11	*pubertär-schizoid*	1			
	12	*Rollenschizophrenie**	1	28	*Schizophrenie-Studie (1)* / Schizophreniestudie (1)*	2
	13	*Schizo**	7			
	14	*Schizo-Analyse**	2	29	*Schizophrenie-Symposion*	1
	15	*Schizo-Depressive*	1	30	*Schizophrenie-Symposium*	1
	16	*Schizogorsk**	6	31	*Schizophrenie-Verständnis*	1
	17	*schizoid-depressiv*	1	32	*Schizophrenielehre*	1
	18	*schizoid-neurotisch*	1	33	*Schizophrenienforscher*	1
	19	*Schizoidität**	2	34	*Schizophrenietheorie*	1
				35	*schizophrenogen*	2
Total						**70**

Tabelle C.4: Wortbildungen und nicht-deutschsprachige Belege aus der *FAZ*, 1980–1989.

	Nr.	Beleg	#	Nr.	Beleg	#
1980–1989	1	*chronisch-schizophren*	3	21	*Schizophrenia Fellowship*	2
	2	*Dauerschizophrenie**	1	22	*Schizophrenie-Aspekt*	1
	3	*EG-Schizophrenie**	1	23	*Schizophrenie-Begriff (3) / Schizophreniebegriff (4)*	7
	4	*paranoid-schizophren*	1	24	*Schizophrenie-Diagnose (3) / „Schizophrenie"-Diagnose (1)*	4
	5	*Pseudoschizophrene*	1	25	*Schizophrenie-Forscher (1) / Schizophrenieforscher (2)*	3
	6	*Schizo* [Subst.]*	6	26	*Schizophrenie-Forschung (4) / Schizophrenieforschung (6)*	10
	7	*schizo* [Adj.]*	2	27	*Schizophrenie-Gen*	3
	8	*Schizo-Oma*	1	28	*Schizophrenie-Gesellschaft*	1
	9	*schizoaffektiv*	4	29	*Schizophrenie-Kranke (2) / Schizophreniekranke (1)*	3
	10	*schizoaffektiv-psychotisch*	1	30	*Schizophrenie-Schub*	1
	11	*Schizogenie*	1	31	*Schizophrenie-Therapeutin*	1
	12	*Schizogorsk**	1	32	*Schizophreniebehandlung*	2
	13	*Schizographie**	1	33	*Schizophrenielehre*	2
	14	*Schizoidität**	2	34	*Schizophreniepatient*	1
	15	*schizomoralisch**	2	35	*Schizophrenietheorie*	1
	16	*Schizophasie*	2	36	*Schizophrenieverlauf*	1
	17	*schizophasisch*	1	37	*schizophrenogen*	3
	18	*schizophren-psychotisch / schizophrenpsychotisch*	2			
	19	*Schizophrenen-Typus**	1			
	20	*schizophrenia [engl.]*	2			
Total						**82**

Tabelle C.5: Wortbildungen und nicht-deutschsprachige Belege aus der *FAZ*, 1990–1999.

	Nr.	Beleg	#	Nr.	Beleg	#
1990–1999	1	*Dauerschizophrenie**	2	25	*Schizophrenie-Gesellschaft*	1
	2	*Jugendschizophrenie*	1	26	*Schizophrenie-Kranke (3) / Schizophreniekranke (20)*	23
	3	*paranoid-schizoid**	2			
	4	*Rollen-Schizophrenie**	1	27	*Schizophrenie-Medikament*	2
	5	*Schizo-Analyse**	1	28	*Schizophrenie-Motiv*	1
	6	*Schizo-Bus*	1	29	*Schizophrenie-Oper*	1
	7	*Schizo-Clinch**	1	30	*Schizophrenie-Patient*	4
	8	*Schizo-Pullover**	1	31	*Schizophrenie-Spektrum*	1
	9	*schizoaffektiv*	4	32	*schizophrenieähnlich*	4
	10	*Schizogorsk**	1	33	*schizophrenieartig*	2
	11	*schizoid [engl.]*	2	34	*Schizophreniebehandlung*	6
	12	*Schizokokke*	1	35	*Schizophrenieentstehung*	1
	13	*Schizolinguistik*	1	36	*Schizophrenieform*	2
	14	*Schizophonic**	1	37	*Schizophreniegefährdete*	1
	15	*schizophren-verrucht**	1	38	*Schizophreniepräparat*	1
	16	*Schizophrenentext*	1	39	*Schizophrenieprojekt*	1
	17	*schizophrenerweise**	1	40	*Schizophrenieregister*	1
	18	*schizophrenia [engl.]*	2	41	*Schizophrenietherapie*	1
	19	*Schizophrenia Bulletin*	2	42	*Schizophrenieverdacht**	1
	20	*Schizophrenia Research*	1	43	*Schizophysiologie**	1
	21	*Schizophrenia simplex*	1	44	*Schizotest**	1
	22	*Schizophrenie-Erkrankung (1) / Schizophrenieerkrankung (1)*	2	45	*Schizotyp**	1
				46	*schizotypisch*	1
	23	*Schizophrenie-Fallstudie*	1	47	*Schizovirus*	1
	24	*Schizophrenie-Forschung (2) / Schizophrenieforschung (3)*	5	48	*telegraphisch-schizophren**	1
				49	*Verbalschizophrenie**	1
Total						**98**

Tabelle C.6: Wortbildungen und nicht-deutschsprachige Belege aus der *FAZ*, 2000–2009.

	Nr.	Beleg	#	Nr.	Beleg	#
2000–2009	1	*Amtsschizophrenie**	1	29	*Schizophrenie-Diagnose (1) / Schizophreniediagnose (1)*	2
	2	*anbiedernd-schizophren**	1	30	*Schizophrenie-Erkrankung (1) / Schizophrenieerkrankung (1)*	2
	3	*chronisch-schizophren*	1	31	*Schizophrenie-Forscher (1) Schizophrenieforscher (2)*	3
	4	*Konsumschizophrenie**	1	32	*Schizophrenie-Forschung (2) / Schizophrenieforschung (3) / (Schizophrenie-)Forschung (1)*	6
	5	*Kunst-„Schizophrenie“**	1	33	*Schizophrenie-Gen*	6
	6	*Medienschizophrenie**	1	34	*Schizophrenie-Genkandidat*	1
	7	*paranoid-schizoid*	2	35	*Schizophrenie-Konsortium*	1
	8	*paranoid-schizophren*	2	36	*Schizophrenie-Medikament* (6) / *Schizophreniemedikament (1)*	7
	9	*paranoisch-schizophren*	1	37	*Schizophrenie-Mittel (5) / Schizophreniemittel (4)*	9
	10	*quasi-schizophren (1) / quasischizophren (1)**	2	38	*Schizophrenie-Patient (12) / Schizophreniepatient (3)*	15
	11	*Schizo**	6	39	*Schizophrenie-Präparat*	1
	12	*Schizo-Gestik**	1	40	*Schizophrenie-Theorie (1) / Schizophrenietheorie (1)*	2
	13	*Schizo-Paar**	1	41	*Schizophrenie-Therapie*	1
	14	*Schizo-Potential*	1	42	*Schizophrenie-Vorwurf**	1
	15	*schizoaffektiv*	1	43	*„Schizophrenie“-Metapher*	1
	16	*Schizoanalyse**	1	44	*schizophreniegefährdet**	1
	17	*Schizographie**	1	45	*schizophreniekrank*	2
	18	*schizographisch**	1	46	*Schizophreniekranke*	16
	19	*Schizophonic**	1	47	*Schizophreniesymptom*	1
	20	*schizophren-ekstatisch**	1	48	*Schizophreniker*	1
	21	*schizophren-zweigeteilt**	1	49	*Schizophrenkranke*	1
	22	*Schizophrenen-Sprache*	1	50	*schizophrenogen*	1
	23	*schizophrenerweise**	2	51	*Schizopolis**	1
	24	*schizophrenglisch**	1	52	*Schneespurenschizoschock*	1
	25	*schizophrenia [engl.]*	1			
	26	*schizophrenico**	1			
	27	*schizophrenie-ähnlich (1) / schizophrenieähnlich (1)*	2			
	28	*Schizophrenie-Behandlung (2) / Schizophreniebehandlung (1)*	3			
Total						**123**

Neue Zürcher Zeitung

Tabelle C.7: Wortbildungen und nicht-deutschsprachige Belege aus der *NZZ*, 1950–1959.

	Nr.	Beleg	#
1950–1959	1	*Kollektiv-Schizophrenie**	1
	2	*Lehrschizophrenie**	1
	3	*schizophrenia [engl.]**	1
	4	*schizophrenieartig**	1
	5	*Schizophreniebegriff*	2
	6	*Schizophreniebehandlung*	3
	7	*Schizophrenieforschung*	5
	8	*Schizophreniefrage*	1
	9	*Schizophrenielehre*	1
	10	*Schizophrenistenhalle*	1
Total			**17**

Tabelle C.8: Wortbildungen und nicht-deutschsprachige Belege aus der *NZZ*, 1960–1969.

	Nr.	Beleg	#
1960–1969	1	*Ostkontaktschizophrenie**	1
	2	*P[f]ropfschizophrenie*	1
	3	*schizo-rationell*	1
	4	*schizoform*	1
	5	*schizoid-infantil*	1
	6	*schizoïde [Subst., frz.]*	1
	7	*schizophrène [Subst., frz.]*	1
	8	*Schizophrenkranke*	1
	9	*schizophrenieähnlich*	3
	10	*Schizophrenieähnlichkeit*	1
	11	*schizophrenieartig*	3
	12	*Schizophreniefall*	1
	13	*Schizophreniebehandlung*	1
	14	*Schizophrenieforschung*	5
	15	*Schizophreniegenese*	1
	16	*Schizophrenielehre*	1
	17	*Schizophrenietherapie*	1
	18	*schizophrenieverdächtig*	1
	19	*Schizophreniker*	1
Total			**27**

Tabelle C.9: Wortbildungen und nicht-deutschsprachige Belege aus der *NZZ*, 1970–1979.

	Nr.	Beleg	#	Nr.	Beleg	#
1970–1979	1	*Europaschizophrenie**	1	21	*Schizophrenenstudie*	1
	2	*Großstadtschizophrenie**	1	22	*Schizophrenie-Diagnostik*	1
	3	*Katastrophenschizophrenie*	1	23	*Schizophrenie-Forschung (4) / Schizophrenieforschung (7)*	11
	4	*Kino-Schizophrenie*	1	24	*schizophrenieähnlich*	2
	5	*nichtschizophren*	4	25	*Schizophrenieanfall*	1
	6	*Opern-Schizophrenie**	1	26	*schizophrenieartig*	1
	7	*pathologisch-schizophren*	1	27	*Schizophrenieätiologie*	1
	8	*präschizophren*	1	28	*Schizophrenieentstehung*	1
	9	*Ratsschizophrenie**	1	29	*Schizophrenieforscher*	4
	10	*Rüstungsschizophrenie**	1	30	*Schizophreniegenese*	1
	11	*schizofrenica [Subst., ital.]*	1	31	*Schizophreniekonferenz*	1
	12	*Schizogorsk**	12	32	*Schizophrenielehre*	5
	13	*schizoid-autistisch*	1	33	*schizophreniform*	1
	14	*Schizoidität**	1	34	*schizophrenogen*	3
	15	*Schizophonie**	1	35	*Schizophrensein*	1
	16	*schizophregene* [sic]*	1	36	*Schizophrenwerden*	1
	17	*schizophren-nostalgisch**	1	37	*Schizophysiologie**	1
	18	*Schizophrenbegriff*	1	38	*Society-Schizophrene**	1
	19	*Schizophrendiagnose*	1	39	*Währungsschizophrenie**	1
	20	*Schizophrenensprache*	1			
Total						**73**

Tabelle C.10: Wortbildungen und nicht-deutschsprachige Belege aus der *NZZ*, 1980–1989.

	Nr.	Beleg	#	Nr.	Beleg	#
1980–1989	1	*Borderline-Schizophrenie*	1	31	*Schizophrenie-Langzeitbehandlung*	1
	2	*Dauerschizophrenie**	1	32	*Schizophrenie-Theorie (2) / Schizophrenietheorie (1)*	3
	3	*Faulheits-Schizophrenie*	2	33	*Schizophrenie-Therapie*	1
	4	*Halbschizophrene*	1	34	*schizophrenieähnlich*	1
	5	*nichtschizophren*	3	35	*Schizophrenieanfall*	1
	6	*Nichtschizophrene [Subst.]*	2	36	*schizophrenieartig*	3
	7	*Organistenschizophrenie**	1	37	*Schizophrenieätiologie*	1
	8	*paranoid-schizophren*	1	38	*Schizophreniebegriff*	3
	9	*Rollenschizophrenie**	2	39	*Schizophreniebehandlung*	1
	10	*Schizo* [Subst]*	3	40	*Schizophreniebuch*	1
	11	*Schizo-Vreneli*	4	41	*Schizophreniefall*	1
	12	*schizoaffektiv*	1	42	*Schizophrenieforscher*	1
	13	*schizocomica**	4	43	*Schizophreniegefährdete*	1
	14	*Schizocomique**	2	44	*Schizophreniegenese*	3
	15	*Schizoglossie**	1	45	*Schizophreniehäufigkeit*	1
	16	*Schizogorsk**	5	46	*Schizophreniekonkordanz*	1
	17	*Schizogramm**	2	47	*schizophreniekrank*	1
	18	*schizoid-assoziativ**	1	48	*Schizophreniekranke*	13
	19	*schizoid-autistisch*	1	49	*Schizophrenielehre*	1
	20	*Schizoisierung**	1	50	*Schizophreniepatient*	2
	21	*Schizoland**	3	51	*Schizophrenieproblematik*	1
	22	*schizomässig**	1	52	*Schizophreniepsychotherapie*	1
	23	*schizoparanoid*	2	53	*Schizophreniestudie*	1
	24	*schizophrène [Subst, frz.]*	1	54	*Schizophrenieverdacht*	1
	25	*schizophrenia [engl]*	8	55	*Schizophrenieverlauf*	1
	26	*Schizophrenia [Name]*	3	56	*schizophrenogen*	10
	27	*Schizophrenia Bulletin*	1	57	*Schizopoet**	1
	28	*schizophrenic [engl, Adj.]*	2	58	*Sprach-Schizophrenie* (1) / Sprachschizophrenie* (1)*	2
	29	*Schizophrenie-Forschung (2) / Schizophrenieforschung (11)*	13	59	*telegrafisch-schizophren**	1
	30	*Schizophrenie-Kongress*	2			
Total						**135**

Tabelle C.11: Wortbildungen und nicht-deutschsprachige Belege aus der *NZZ*, 1990–1999.

	Nr.	Beleg	#	Nr.	Beleg	#
1990–1999	1	*Anti-Schizophreniemittel*	1	27	*schizophrenia* [engl.]*	6
	2	*Dauerschizophrenie**	1	28	*Schizophrenia Fellowship*	5
	3	*Dichterschizophrenie**	1	29	*Schizophrenia Bulletin*	6
	4	*Jugendschizophrenie*	1	30	*schizophrenic* [Adj., engl.]*	4
	5	*Massenschizophrenie**	2	31	*schizophrenic [Subst., engl.]*	1
	6	*nichtschizophren*	2	32	*schizophrénie [Subst., frz.]*	4
	7	*Nichtschizophrene*	1	33	*Schizophrenie-Attraktor*	2
	8	*paranoid-schizoid**	3	34	*Schizophrenie-Begriff (1) / Schizophreniebegriff (1)*	2
	9	*Planungsschizophrenie**	1	35	*Schizophrenie-Erkrankung*	1
	10	*poetisch-schizophren*	1	36	*Schizophrenie-Konzeption*	1
	11	*schizo* [Adj.]*	2	37	*Schizophrenie-Kranke (4) / Schizophreniekranke (52)*	56
	12	*Schizo-Analyse* (1) / Schizoanalyse* (1)*	2	38	*Schizophrenie-Schilderung*	1
	13	*Schizo-Eklektizismus**	1	39	*Schizophrenie-Symposium*	1
	14	*Schizo-Kunst*	1	40	*Schizophreniebehandlung*	2
	15	*schizo-music**	2	41	*Schizophrenieforschung*	11
	16	*schizocomica*[ital.]*	1	42	*schizophreniegefährdet*	1
	17	*Schizodie* [sic]*	1	43	*schizophreniekrank*	9
	18	*schizofrenia [ital.]*	1	44	*Schizophreniekrimi*	1
	19	*Schizofritz**	3	45	*Schizophrenielehre*	1
	20	*Schizogorsk**	3	46	*Schizophreniemodell*	1
	21	*Schizographie**	1	47	*Schizophreniepatient*	3
	22	*schizopetrarchesco**	1	48	*Schizophrenievergleich*	1
	23	*schizophrène [Adj., frz.]*	1	49	*schizophrenogen*	2
	24	*Schizophrenei* [sic]*	1	50	*Staats-Schizophrenie**	2
	25	*Schizophrenelisgärtli**	1	51	*telegrafisch-schizophren**	1
	26	*Schizophrenia**	1			
Total						**162**

Tabelle C.12: Wortbildungen und nicht-deutschsprachige Belege aus der *NZZ*, 2000–2009.

	Nr.	Beleg	#	Nr.	Beleg	#
2000–2009	1	*Chronoschizoidie**	1	25	*Schizophrenie-Erkrankung*	4
	2	*Kulturschizophrenie**	1	26	*Schizophrenie-Experte*	1
	3	*Massenschizophrenie**	1	27	*Schizophrenie-Fall (6) / Schizophreniefall (1)*	7
	4	*New Wave Schizo Punk**	1	28	*Schizophrenie-Forschungsanstalt*	1
	5	*paranoid-schizophren*	4	29	*Schizophrenie-Genese*	1
	6	*Schizo**	2	30	*Schizophrenie-Medikament (10) / Schizophreniemedikament (1)*	11
	7	*Schizo-Analyse**	1	31	*Schizophrenie-Mittel*	8
	8	*Schizo-Doppelkopf**	1	32	*Schizophrenie-Patient (10) / Schizophreniepatient (4)*	14
	9	*Schizo-Eklektizismus**	1	33	*Schizophrenie-Präparat*	2
	10	*Schizo-Existenz**	1	34	*Schizophrenie-Rate (1) / Schizophrenierate (1)*	2
	11	*Schizo-Figur**	1	35	*Schizophrenie-Risiko (6) / Schizophrenierisiko (1)*	7
	12	*Schizo-Punk**	1	36	*Schizophrenie-Studie*	3
	13	*Schizo(-)Vreneli* (3) / Schizovreneli* (3)*	6	37	*Schizophrenie-Symptom*	3
	14	*schizoaffektiv*	2	38	*Schizophrenie-Zahl*	2
	15	*Schizoaisthesis**	1	39	*Schizophrenieforscher*	1
	16	*schizoid-depressiv*	1	40	*Schizophrenieforschung*	1
	17	*schizophone* [frz.]*	1	41	*Schizophreniekonzept*	1
	18	*Schizophonia* [engl.]*	2	42	*Schizophreniesimulator**	1
	19	*Schizophrenen-Roman*	1	43	*schizophrenieverdächtig*	1
	20	*Schizophrenia* [engl.]*	3	44	*schizophrenisierend**	1
	21	*Schizophrenia Bulletin*	1	45	*Schizopolis**	2
	22	*Schizophrenie-Kranke (2) / Schizophreniekranke (19)*	21	46	*schizotypisch*	1
	23	*schizophrenie-ähnlich*	1	47	*Schizovrenelisgärtli**	1
	24	*Schizophrenie-Behandlung (2) Schizophreniebehandlung (3)*	5			
Total						**137**

Schaffhauser Nachrichten

Tabelle C.13: Wortbildungen und nicht-deutschsprachige Belege, *Schaffhauser Nachrichten*, 1950–1959.

	Nr.	Beleg	#
1950–1959	1	*scharfsinnig-schizophren*	1
	2	*Schizo*	1
	3	*Schizoidgefahr*	1
	4	*Schizothymiker*	1
Total			**4**

Tabelle C.14: Wortbildungen und nicht-deutschsprachige Belege, *Schaffhauser Nachrichten*, 1960–1969.

	Nr.	Beleg	#
1960–1969	1	*Entlobungs-Schizophrenie*	2
	2	*leptosom-schizoid*	1
	3	*Parlamentsschizophrenie**	1
	4	*Politik-Schizophrenie**	1
	5	*Schizophrenie-Kranke (1) / Schizophreniekranke (1)*	2
	6	*schizophrenie-verdächtig*	1
	7	*schizophrenieähnlich*	1
	8	*Schizovrenelisgärtli**	1
Total			**10**

Tabelle C.15: Wortbildungen und nicht-deutschsprachige Belege, *Schaffhauser Nachrichten*, 1970–1979.

	Nr.	Beleg	#
1970–1979	1	*schizo-oppositionell*	1
	2	*Schizo-Oppositionelle*	3
	3	*Schizo-Vreneli**	1
	4	*Schizo-Vrenelisgärtli**	4
	5	*Schizo-Vrenie**	2
	6	*Schizogorsk**	1
	7	*Schizoidität**	1
	8	*Schizophonia**	1
	9	*Schizophren [Subst., m.]*	1

Tabelle C.15 (fortgesetzt)

	Nr.	Beleg	#
1970–	10	*schizophren-nostalgisch**	1
1979	11	*schizophrène [Adj., frz.]*	1
	12	*Schizophrenentherapie*	2
	13	*schizophrenerweise**	1
	14	*Schizophrenie-Kranke (1) / Schizophreniekranke (1)*	2
	15	*Schizophreniebegriff*	1
	16	*Schizophrenieforschung*	1
	17	*Schizophrenlehre*	1
	18	*Verkehrsschizophrenie**	1
Total			**26**

Tabelle C.16: Wortbildungen und nicht-deutschsprachige Belege, *Schaffhauser Nachrichten*, 1980–1989.

	Nr.	Beleg	#
1980–	1	*Schizo**	2
1989	2	*Schizophreniekranke*	1
	3	*Schizophrenielehre*	1
Total			**4**

Tabelle C.17: Wortbildungen und nicht-deutschsprachige Belege, *Schaffhauser Nachrichten*, 1990–1999.

	Nr.	Beleg	#
1990–	1	*Kosovo-Schizophrenie**	1
1999	2	*Schizodie*	1
	3	*Schizogorsk**	1
	4	*Schizografie**	1
	5	*Schizophrenia [engl.]*	1
	6	*Schizophrenie-Kranke (5) / Schizophreniekranke (4)*	9
	7	*Schizophrenie-Behandlung*	1
	8	*Schizophrenie-Erkrankung*	1
	9	*Schizophrenie-Forscher*	1
	10	*Schizophrenie-Forschung*	1
	11	*Schizophrenie-Medikament*	2

Tabelle C.17 (fortgesetzt)

	Nr.	Beleg	#
1990–1999	12	*Schizophrenie-Mittel (2) / Schizophreniemittel (2)*	4
	13	*Schizophrenie-Patient (2) / Schizophreniepatient (3)*	5
	14	*schizophrenieähnlich*	1
	15	*schizophreniekrank*	1
	16	*Schizophrenielehre*	1
	17	*schizophrenoid**	1
	18	*schizovrenelig**	1
Total			**34**

Tabelle C.18: Wortbildungen und nicht-deutschsprachige Belege, *Schaffhauser Nachrichten*, 2000–2009.

	Nr.	Beleg	#
2000–2009	1	*Lieblingsschizophrene*	1
	2	*Schizophrenia Research*	1
	3	*Schizophrenie-Erkrankte*	9
	4	*Schizophrenie-Erkrankung (1) / Schizophrenieerkrankung (1)*	2
	5	*Schizophrenie-Erreger*	1
	6	*Schizophrenie-Forschungseinrichtung*	1
	7	*Schizophrenie-Kranke (21) / Schizophreniekranke (4)*	25
	8	*Schizophrenie-Medikament*	1
	9	*Schizophrenie-Patient (3) / Schizophreniepatient (1)*	4
	10	*Schizophrenieforschung*	1
	11	*schizophreniekrank*	1
	12	*Schizophreniekongress*	1
	13	*Schizophreniemittel*	2
	14	*Schizophreniker*	1
	15	*schizotyp*	1
Total			**52**

Neues Deutschland

Tabelle C.19: Wortbildungen aus dem *Neuen Deutschland*, 1950–1990.

	Nr.	Beleg	#
1950–1959	1	*Schizophreniker*	1
1960–1969	2	*Anerkennungsschizophrenie**	1
	3	*Bildschirm-Schizophrenie**	1
	4	*Fernseh-Schizophrenie**	1
	5	*Schizophrenie-Forschung*	1
	6	*Schizophrenie-Symposion*	1
1970–1979	7	*schizophrenieähnlich*	1
1980–1989	8	*Schizophrenie-Gen*	1
	9	*Schizophrenie-Patient*	1
1990	10	*Sprachschizophrenie**	1
Total			**10**

C.2 Parlamentsprotokolle

Tabelle C.20: Wortbildungen aus den Plenarprotokollen des Deutschen Bundestages (PrD) und den Protokollen der Schweizer Parlamentsdebatten (PrCH) (deutschsprachiger Teil), 1950–2009.

	Nr.	Beleg	#	Publikation
1950–1979		–		
1980–1989	1	*Bewußtseinsschizophrenie**	1	PrD
	2	*Haushaltsschizophrenie**	1	PrD
	3	*Nichtschizophrene*	1	PrCH
1990–1999	4	*Schizophreniekranke*	1	PrCH
	5	*Schizophrenieratte*	2	PrCH
2000–2009	6	*Schizophrenie-Erkrankung*	1	PrCH
	7	*Verantwortungsschizophrenie**	1	PrD
Total			**8**	

C.3 Literatur- und Kulturzeitschriften

Tabelle C.21: Wortbildungen und nicht-deutschsprachige Belege, *Du* und *Neue Rundschau* (NeRu), 1950–2009.

	Nr.	Beleg	#	Publikation
1950–1959	1	*schizophrenia [engl.]*	2	NeRu
	2	*schizophrénie*	1	Du
	3	*Schizophrenie-Angst*	1	NeRu
1960–1969		–		
1970–1979	4	*naiv-schizophren*	1	Du
	5	*schizophrenia [engl.]*	2	NeRu
	6	*schizophrénie*	2	NeRu, Du
	7	*schizophreniform*	1	Du
	8	*Schizophrenieforscher*	1	Du
	9	*Schizophrenieforschung*	4	NeRu
1980–1989	10	*antischizoid*	1	NeRu
	11	*Schizo*	1	NeRu
	12	*Schizo-Kondition**	1	NeRu
	13	*schizophrénie*	1	Du
1990–1999	14	*schizo-fragmentarisch**	1	Du
	15	*schizophon**	1	Du
	16	*schizophrenic [Subst.]*	1	Du
	17	*Schizophrenie-Metropole**	1	Du
	18	*Superschizophrenissimus**	1	Du
	19	*Theater-Schizophrenie**	1	Du
2000–2009	20	*Beobachtungsschizophrenie**	1	NeRu
	21	*Schizo-Gestalt**	2	Du
	22	*Schizo-Kontrolle**	1	Du
	23	*schizophrenia**	1	Du
	24	*schizophrenic [Adj.]*	1	Du
	25	*Schizophrenelisgärtli**	4	Du
	26	*Schizophreniepatientin*	1	Du
	27	*Schizophreniker*	1	NeRu
	28	*schizophrenogen*	2	NeRu
	29	*Superschizophrenissimus**	1	Du
Total			**40**	

D Kollokationsanalysen

D.1 Übersicht Teilkorpora Kollokationsanalysen

Tabelle D.1: Für die Kollokationsanalysen verwendete Teilkorpora – Übersicht.

Korpus		Texte	Token
Teilkorpora aus dem Untersuchungskorpus			
Zeitungen (FAZ, NZZ, ShN, NeDeu)	1950–1959	425	542'828
Zeitungen (FAZ, NZZ, ShN, NeDeu)	1960–1969	991	1'232'029
Zeitungen (FAZ, NZZ, ShN, NeDeu)	1970–1979	1'497	1'674'932
Zeitungen (FAZ, NZZ, ShN, NeDeu)	1980–1989	1'434	1'532'502
Zeitungen (FAZ, NZZ, ShN, NeDeu)	1990–1999	1'529	1'632'865
Zeitungen (FAZ, NZZ, ShN)	2000–2009	1'806	1'784'285
Zeitungen (FAZ, NZZ, ShN, NeDeu)	1950–2009	7'682	8'399'441
Parlamentsprotokolle CH		236	5'709'347
Parlamentsprotokolle D		382	39'855'271
Referenzkorpora			
DWDS-Zeitungskorpus 1950–1959[1]		534'726	205'055'677
DWDS-Zeitungskorpus 1960–1969		725'906	273'508'864
DWDS-Zeitungskorpus 1970–1979		783'458	288'966'664
DWDS-Zeitungskorpus 1980–1989		926'267	348'7945'301
DWDS-Zeitungskorpus 1990–1989		3'574'902	1'342'079'796
DWDS-Zeitungskorpus 2000–2009		6'044'799	2'360'410'360
DWDS-Zeitungskorpus 1950–2009		12'590'058	4'818'966'662
Referenzkorpus DeReKo parlamentarische Protokolle[2]		6'642	322'144'684

1 Das als Referenzkorpus verwendete *DWDS-Zeitungskorpus* basiert auf der Version vom 23.03.2018, vgl. https://www.dwds.de/d/k-zeitung#zeitungen, letzter Zugriff 25.09.2020.
2 Das hier verwendete Referenzkorpus parlamentarischer Protokolle basiert auf der *DeReKo*-Version 2018-I und dem darin enthaltenen *PolMine-Korpus*. Vgl. zu den aufgeführten Angaben und zur Korpuszusammensetzung: https://www.ids-mannheim.de/digspra/kl/projekte/korpora/archiv/pp-1/, letzter Zugriff 12.07.2024.

https://doi.org/10.1515/9783110794472-017

Tabelle D.2: Zusammensetzung *DWDS-Zeitungskorpus.*[3]

Zeitung	Zeitung
Bild am Sonntag 1996–2017	Der Standard 2000–2016
BILD 1997–2017	Süddeutsche Zeitung 1992–2016
Berliner Zeitung 1945–2005	Tagesspiegel 1996–2005
Frankfurter Rundschau 1997–2000	taz 1986–1999
Neues Deutschland 1946–1990	Welt am Sonntag 1997–2017
NZZ 1970–2018	Welt 1999–2017
SPIEGEL Online 1999–2017	Die ZEIT 1946–2018
SPIEGEL Print 1947–2014	

D.2 Kollokatoren zu *Schizophrenie*

D.2.1 Tageszeitungen

Substantivische Kollokatoren zu *Schizophrenie*

Tabelle D.3: Substantivische Kollokatoren zu *Schizophrenie* 1950–1959, Zeitungskorpus.

Nr.	Belege	#	T	LLR	pro Mio. T	pMT DWDS[4]
1	*Spaltungsirresein*	5	5	49.74	9.21	0.03
2	*Krankheit*	11	8	31.49	292.91	25.36
3	*Psychosen*	6	6	29.15	58.95	0.06
4	*Krebs*	5	2	28.64	33.16	0.04
5	*Art*	11	11	25.15	401.60	168.34
6	*Geisteskrankheiten*	6	6	25.15	81.06	0.20
7	*Problem*	7	3	19.43	195.27	67.51
8	*Gruppe*	5	3	15.16	121.59	105.23
9	*Begriff*	5	2	13.84	140.01	29.76
10	*Psychotherapie*	5	4	11.99	171.32	0.61

3 Die Zahlen beziehen sich auf die Version vom 23.03.2018. Vgl. Berlin-Brandenburgische Akademie der Wissenschaften o. J.; https://www.dwds.de/d/k-zeitung#zeitungen, letzter Zugriff 25.09.2020.

4 Die Zahlen beziehen sich hier auf die Verteilung pro Million Token in den entsprechenden Dekaden im *DWDS-Zeitungskorpus*, abgerufen über das Tool *Verlaufskurven*. Um vergleichbare Daten zu erhalten, wurde auf die Berechnungsoption mit gleitendem Durchschnitt verzichtet. (Vgl. https://www.dwds.de/d/plot, letzter Zugriff 12.07.2024; vgl. Berlin-Brandenburgische Akademie der Wissenschaften o. J.). Kollokatoren, bei denen die relative Häufigkeit im zugehörigen Ausschnitt des *DWDS-Zeitungskorpus* grösser ist, sind mit zwei Asterisken markiert (vgl. die zugehörigen Überlegungen in Kapitel 9.3.2). *T* in der dritten Tabellenspalte steht für die Anzahl Texte.

Tabelle D.4: Substantivische Kollokatoren zu *Schizophrenie* 1960–1969, Zeitungskorpus.

Nr.	Belege	#	T	LLR	pro Mio. T	pMT DWDS
1	*Epilepsie*	9	8	63.72	16.23	0.26
2	*Spaltungsirresein*	5	4	42.26	5.68	0.05
3	*Art*	19	19	37.39	400.15	167.39
4	*Diagnose*	8	7	35.66	45.45	4.10
5	*Zustand*	10	10	30.70	114.45	43.13
6	*Geisteskrankheiten*	7	7	26.97	53.57	0.22
7	*Geisteskrankheit*	7	7	26.76	54.38	0.30
8	*Studien*	7	5	25.57	59.25	8.89
9	*Fälle*	8	6	23.75	96.59	23.32
10	*Ursachen*	7	7	23.33	69.80	35.72
11	*Depressionen*	5	5	23.22	25.97	1.07
12	*Behandlung*	11	9	20.28	249.18	30.17
13	*Psychose*	5	5	19.73	36.53	0.58
14	*Heilung*	5	5	19.29	38.15	2.73
15	*Formen*	8	7	18.11	142.04	47.61
16	*Ursache*	5	5	15.15	58.44	30.03
17	**Werner**	6	5	12.83	114.45	133.88
18	*Fällen*	7	7	12.63	162.33	42.67
19	*Psychiater*	7	7	11.63	176.94	3.25

Tabelle D.5: Substantivische Kollokatoren zu *Schizophrenie* 1970–1979, Zeitungskorpus.

Nr.	Belege	#	T	LLR	pro Mio. T	pMT DWDS
1	*Diagnose*	30	26	181.96	62.69	4.91
2	*Depressionen*	18	14	102.56	44.18	1.68
3	*Sandy*	12	12	99.82	10.75	0.53
4	*Life*	14	14	86.25	28.06	2.06
5	*Mädchens*	14	14	70.84	45.97	4.17
6	*Krankheitsbild*	8	8	49.89	15.52	0.40
7	*Anzeichen*	10	10	48.40	36.42	9.53
8	*Kunst*	19	16	38.36	299.71	147.06
9	*Symptome*	10	8	36.76	64.48	3.56
10	*Erkrankung*	8	7	32.31	42.99	4.97
11	*Entstehung*	8	6	30.62	47.76	11.65
12	**Verlauf**	8	7	29.48	51.35	56.05
13	*Krankheit*	13	12	28.86	182.69	34.29
14	*Psychosen*	9	8	27.64	79.41	0.30
15	*Ursachen*	8	6	27.44	58.51	30.64
16	*Depression*	6	6	26.18	27.46	2.59
17	*Literatur*	14	7	25.36	249.56	85.26
18	*Erkrankungen*	8	8	24.85	69.26	5.55

Tabelle D.5 (fortgesetzt)

Nr.	Belege	#	T	LLR	pro Mio. T	pMT DWDS
19	*Zusammenhang*	11	10	22.18	173.74	108.91
20	*Sprache*	13	11	21.70	252.55	73.43
21	*Umweltschutz*	5	5	21.64	23.28	13.77
22	*Family*	5	5	20.42	26.27	0.60
23	*Geisteskrankheit*	6	6	19.46	48.36	0.42
24	*Art*	15	15	19.17	373.15	162.94
25	*Krankheiten*	7	6	17.66	82.99	9.69
26	*Behandlung*	10	9	14.62	220.90	29.65
27	*Psychose*	5	5	13.72	52.54	0.58
28	*Thema*	9	9	12.90	202.40	100.81
29	*Bleuler*	5	5	12.55	59.70	0.02
30	*Form*	9	9	11.11	230.46	100.27
31	**Ausdruck**	7	6	10.99	144.48	156.29

Tabelle D.6: Substantivische Kollokatoren zu *Schizophrenie* 1980–1989, Zeitungskorpus.

Nr.	Belege	#	T	LLR	pro Mio. T	pMT DWDS
1	*Diagnose*	41	31	211.58	116.80	5.40
2	*Epilepsie*	14	13	101.58	16.97	0.26
3	*Depression*	20	17	93.18	71.78	3.43
4	*Entstehung*	13	11	56.81	53.51	11.23
5	*Symptome*	16	13	55.82	101.79	3.36
6	*Verlauf*	15	11	55.60	85.48	49.35
7	*Depressionen*	17	17	55.49	121.37	2.23
8	*Krankheit*	24	23	53.39	300.16	43.57
9	*Arieti*	7	2	44.75	11.75	0.00
10	*Ätiologie*	6	6	42.29	7.83	0.01
11	*Behandlung*	21	19	42.22	296.90	28.52
12	*Sprechstunde*	6	4	36.93	11.09	3.34
13	*Psychosen*	10	10	36.47	58.73	0.28
14	*Alkoholismus*	7	7	35.40	20.88	1.36
15	*Blutwäsche*	5	2	31.83	8.48	0.23
16	*Genese*	5	5	30.08	9.79	0.41
17	*Ursachen*	10	8	29.64	83.52	28.43
18	*Ausbruch*	7	7	28.51	33.28	10.12
19	*Symposium*	6	3	26.50	24.14	9.56
20	*Bleuler*	6	6	25.22	26.75	0.02
21	*Erkrankungen*	9	9	19.97	112.89	5.94
22	*Theorie*	8	7	19.19	90.70	26.53
23	*Störungen*	11	11	17.92	195.11	10.94
24	*Schizophrenien*	7	4	17.50	75.04	0.05

Tabelle D.6 (fortgesetzt)

Nr.	Belege	#	T	LLR	pro Mio. T	pMT DWDS
25	*Jugendlichen*	6	4	16.90	54.16	53.72
26	*Ursache*	6	6	15.76	60.03	26.24
27	*Geisteskrankheit*	5	5	15.59	38.50	0.27
28	*Begriff*	7	7	14.28	97.23	31.41
29	*Klinik*	10	10	13.73	208.16	11.88
30	*Verhalten*	9	8	13.39	174.22	32.67
31	*Erkrankung*	6	6	12.98	77.65	4.79
32	*Formen*	6	5	12.89	78.30	41.58
33	*Neuroleptika*	5	5	11.58	59.38	0.20
34	*Krankheiten*	8	8	11.50	159.87	11.09

Tabelle D.7: Substantivische Kollokatoren zu *Schizophrenie* 1990–1999, Zeitungskorpus.

Nr.	Belege	#	T	LLR	pro Mio. T	pMT DWDS
1	*Diagnose*	40	35	217.96	96.15	8.02
2	*Depression*	29	26	169.31	58.79	4.50
3	*Depressionen*	29	26	162.06	65.53	4.18
4	*Metapher*	23	8	147.44	36.75	4.82
5	*Behandlung*	36	32	107.43	286.61	34.02
6	*Krankheit*	24	18	59.77	249.26	43.57
7	*Krankheiten*	16	16	50.16	117.58	11.42
8	*Asmus*	10	10	48.70	31.23	0.41
9	*Psychosen*	12	12	47.96	56.96	0.45
10	*Kapitalismus*	8	5	45.66	17.15	11.74
11	*Ätiologie*	5	5	43.90	3.67	0.03
12	*Störungen*	17	16	43.34	170.87	7.48
13	*Migräne*	5	5	38.75	4.90	1.09
14	*Paranoia*	7	7	38.40	16.54	1.12
15	*Finzen*	9	7	37.26	39.81	0.03
16	*Autismus*	6	6	37.23	10.41	0.04
17	*Erkrankungen*	12	12	36.08	94.31	5.43
18	*Ursache*	9	6	34.65	45.93	30.24
19	*Geisteskrankheiten*	6	6	31.88	15.31	0.11
20	*Alzheimer*	5	5	29.58	9.80	1.33
21	*Erforschung*	7	7	28.86	31.23	5.62
22	*Symptome*	9	8	27.74	67.98	4.78
23	*Alkoholismus*	5	5	27.02	12.25	1.20
24	*Begriff*	11	9	26.30	120.65	38.71
25	*Fall*	16	16	24.56	289.67	237.99
26	*Psychose*	8	8	24.00	63.08	0.72
27	*Rand*	6	6	22.86	31.23	21.18

Tabelle D.7 (fortgesetzt)

Nr.	Belege	#	T	LLR	pro Mio. T	pMT DWDS
28	*Wortes*	5	4	20.18	23.27	7.95
29	*Entstehung*	6	6	19.47	41.64	10.47
30	*Verlauf*	7	6	19.00	64.30	26.12
31	*Verwendung*	5	4	17.84	29.40	0.00
32	*Personen*	10	9	15.55	178.83	100.96
33	*Leo*	5	5	15.06	39.19	12.94
34	*Medikament*	5	5	14.62	41.03	4.71
35	*Ausdruck*	8	7	13.96	127.38	39.53
36	*Störung*	5	4	12.86	49.61	5.54
37	*Risiko*	5	3	12.32	52.67	37.46

Tabelle D.8: Substantivische Kollokatoren zu *Schizophrenie* 2000–2009, Zeitungskorpus.

Nr.	Belege	#	T	LLR	pro Mio. T	pMT DWDS
1	*Depression*	44	35	229.60	104.80	6.89
2	*Behandlung*	50	48	191.69	229.78	34.46
3	*Mathematikgenie*	17	17	166.70	9.53	0.02
4	*Diagnose*	30	27	148.05	81.27	10.33
5	*Psychosen*	20	18	113.76	38.67	0.33
6	*Cannabiskonsum*	14	8	90.47	19.62	0.20
7	*Krankheiten*	23	22	86.36	109.85	15.02
8	*Erkrankungen*	20	20	82.20	80.14	7.19
9	*Medikament*	19	19	81.03	70.62	8.76
10	*Depressionen*	18	18	77.83	65.01	6.09
11	*Zyprexa*	13	13	67.94	30.82	0.05
12	*Seroquel*	9	9	64.86	9.53	0.02
13	*Störungen*	18	18	58.72	110.41	7.20
14	*Autismus*	9	9	58.67	12.33	0.74
15	*Cannabis*	12	7	51.99	43.15	2.83
16	*Ausbruch*	11	9	51.03	34.19	12.85
17	*Sklerose*	7	7	49.33	7.85	1.45
18	*MS*	8	2	48.12	13.45	3.31
19	*Hilfe*	19	19	47.28	175.98	117.64
20	*Epilepsie*	7	5	46.84	8.97	0.63
21	*Früherkennung*	7	5	44.74	10.09	1.65
22	*Risiko*	13	9	42.99	77.90	52.33
23	*Entstehung*	10	9	42.43	37.55	10.77
24	*Krankheit*	19	17	41.70	207.37	32.52
25	*Alzheimer*	7	7	41.33	12.33	3.07
26	*Bluthochdruck*	6	6	40.99	7.29	2.00
27	*Ursachen*	11	9	40.54	54.36	16.47

Tabelle D.8 (fortgesetzt)

Nr.	Belege	#	T	LLR	pro Mio. T	pMT DWDS
28	*Dementia*	6	6	39.83	7.85	0.03
29	*Zusammenhang*	15	13	39.74	127.22	75.47
30	*Symptome*	10	10	38.56	45.40	6.44
31	*Anflug*	5	4	36.71	5.04	3.04
32	*Anzeichen*	7	7	36.38	16.81	16.10
33	*Demenz*	5	5	35.24	5.60	1.57
34	*Paranoia*	7	7	34.92	18.49	1.34
35	*Humanmedizin*	5	5	30.91	7.85	0.61
36	*Kapitalismus*	7	4	29.67	26.34	10.63
37	*Erforschung*	7	7	28.49	28.58	5.68
38	*Persönlichkeitsstörung*	5	5	26.75	11.21	0.55
39	*Eugen*	6	6	26.49	20.74	5.50
40	*Rätsel*	7	6	25.51	35.31	13.94
41	*Martina*	6	5	24.62	24.10	14.80
42	*Patienten*	22	19	22.64	494.88	64.60
43	*Bleuler*	6	5	22.55	28.58	0.13
44	*Art*	16	16	20.93	298.16	182.42
45	*Lenzen-Schulte*	5	4	19.66	21.86	0.02
46	*Medikamente*	10	10	19.51	125.54	22.44
47	*Leiden*	11	11	19.35	154.68	12.86
48	*Ursache*	6	6	19.17	38.11	28.06
49	*Psychose*	7	7	18.41	59.97	0.77
50	*Wahnvorstellungen*	5	5	17.79	26.34	0.49
51	*Störung*	6	5	16.24	49.32	6.51
52	*Ärzte*	8	8	15.93	98.08	0.01
53	*Mittel*	8	7	13.11	121.06	76.98

Adjektivische und adverbiale Kollokatoren zu *Schizophrenie*

Tabelle D.9: Adjektivische und adverbiale Kollokatoren zu *Schizophrenie* 1950–1959, Zeitungskorpus.

Nr.	Belege	#	T	LLR	pro Mio. T	pMT DWDS
1	*paranoider*	6	4	59.67	11.05	0.00
2	*schleichenden*	5	4	44.33	11.05	0.79
3	*politische*	10	10	37.79	165.80	158.61
4	*schleichende*	5	4	37.43	16.58	0.89
5	*politischer*	5	5	25.43	44.21	33.26

Tabelle D.10: Adjektivische und adverbiale Kollokatoren zu *Schizophrenie* 1960–1969, Zeitungskorpus.

Nr.	Belege	#	T	LLR	pro Mio. T	pMT DWDS
1	*auslösende*	5	1	45.23	4.87	0.27
2	*akuter*	5	4	42.26	5.68	1.16
3	*politische*	15	15	38.93	221.59	184.86
4	*häufigsten*	6	6	37.98	14.61	2.95
5	*leidenden*	5	5	26.29	19.48	1.11
6	*chronischen*	6	6	26.17	35.71	1.64
7	*einerseits*	7	7	21.32	81.17	18.63
8	*gewissen*	8	8	17.18	151.78	25.82

Tabelle D.11: Adjektivische und adverbiale Kollokatoren zu *Schizophrenie* 1970–1979, Zeitungskorpus.

Nr.	Belege	#	T	LLR	pro Mio. T	pMT DWDS
1	*paranoide*	8	7	71.77	5.97	0.11
2	*schleichende*	7	6	55.31	7.16	0.92
3	*jungen*	17	17	40.02	221.50	204.68
4	*beginnender*	5	5	38.79	5.37	0.27
5	*paranoider*	5	5	38.79	5.37	0.05
6	*paranoiden*	6	5	37.78	11.34	0.13
7	*signifikant*	6	6	36.37	12.54	0.44
8	*erbliche*	5	3	29.99	10.75	0.24
9	*schwere*	8	8	27.44	58.51	52.34
10	*etwa*	18	18	18.79	524.80	462.19
11	*politische*	11	11	17.29	226.87	201.97
12	**insbesondere**	7	7	15.67	97.32	101.39
13	*gewissen*	6	5	11.33	102.09	17.92

Tabelle D.12: Adjektivische und adverbiale Kollokatoren zu *Schizophrenie* 1980–1989, Zeitungskorpus.

Nr.	Belege	#	T	LLR	pro Mio. T	pMT DWDS
1	*schleichende*	14	11	121.51	11.09	1.16
2	*paranoider*	11	11	96.75	8.48	0.07
3	*paranoiden*	9	9	72.28	8.48	0.18
4	*chronischen*	11	6	51.83	38.50	1.96
5	*endogene*	7	6	45.76	11.09	0.12
6	*schleichenden*	5	3	40.68	4.57	0.94
7	*paranoide*	5	5	38.49	5.22	0.18
8	*chronische*	8	3	35.45	31.97	1.77
9	**politische**	12	10	25.36	159.87	189.07
10	*einerseits*	9	9	22.71	95.27	20.38

Tabelle D.12 (fortgesetzt)

Nr.	Belege	#	T	LLR	pro Mio. T	pMT DWDS
11	*erkrankten*	6	6	21.24	37.19	0.00
12	*gewisse*	9	9	21.22	104.40	22.16
13	*häufig*	10	9	20.31	139.64	44.38
14	*genetische*	5	5	17.19	32.63	2.35
15	*wahrscheinlich*	7	7	15.49	88.09	40.31

Tabelle D.13: Adjektivische und adverbiale Kollokatoren zu *Schizophrenie* 1990–1999, Zeitungskorpus.

Nr.	Belege	#	T	LLR	pro Mio. T	pMT DWDS
1	*paranoider*	19	18	159.87	15.31	0.16
2	*paranoide*	13	12	112.78	9.80	0.37
3	*paranoiden*	12	11	85.21	14.70	0.42
4	*schweren*	16	15	60.51	84.51	57.12
5	*leidende*	8	8	54.29	11.02	1.38
6	*manisch-depressive*	7	6	44.18	11.64	0.04
7	*schwere*	12	12	40.53	77.78	47.75
8	*ernste*	6	6	38.13	9.80	5.23
9	*gewisse*	9	8	26.69	72.27	29.92
10	*kollektive*	5	5	22.62	18.37	5.24
11	*politische*	12	12	22.48	176.99	148.76
12	*erkrankten*	5	5	21.02	21.43	0.00
13	*psychische*	9	8	20.20	107.17	4.94
14	*einerseits*	6	6	11.86	83.29	31.68

Tabelle D.14: Adjektivische und adverbiale Kollokatoren zu *Schizophrenie* 2000–2009, Zeitungskorpus.

Nr.	Belege	#	T	LLR	pro Mio. T	pMT DWDS
1	*paranoide*	27	24	214.50	22.42	0.33
2	*paranoider*	18	17	159.31	11.77	0.13
3	*paranoiden*	17	16	119.81	19.06	0.38
4	*leidende*	13	13	87.81	16.25	1.86
5	*erkrankte*	12	11	76.56	17.37	1.37
6	*leidenden*	8	8	48.12	13.45	2.31
7	*erkrankten*	10	10	45.81	31.95	0.00
8	*schweren*	11	11	35.60	68.37	56.36
9	*manisch-depressiven*	6	6	33.92	11.77	0.12
10	*chronisch*	6	6	26.16	21.30	5.03
11	*psychische*	11	11	25.68	110.97	4.88
12	*psychischen*	11	11	25.19	113.77	4.98

Tabelle D.14 (fortgesetzt)

Nr.	Belege	#	T	LLR	pro Mio. T	pMT DWDS
13	*psychotische*	5	4	22.36	16.81	0.13
14	*gewisse*	8	8	19.18	77.90	33.20
15	*genetische*	7	5	18.06	61.65	5.25
16	*einerseits*	8	8	17.81	85.75	35.24
17	*schwere*	6	6	12.13	72.30	48.40
18	*geistig*	5	2	11.77	49.88	6.41

Verbale Kollokatoren zu *Schizophrenie*

Tabelle D.15: Verbale Kollokatoren zu *Schizophrenie* 1950–1959, Zeitungskorpus.

Nr.	Belege	#	T	LLR	pro Mio. T	pMT DWDS
1	*leidet*	10	10	69.32	40.53	7.58
2	*litten*	5	5	35.93	18.42	2.07

Tabelle D.16: Verbale Kollokatoren zu *Schizophrenie* 1960–1969, Zeitungskorpus.

Nr.	Belege	#	T	LLR	pro Mio. T	pMT DWDS
1	*leidet*	19	19	111.78	56.01	7.39
2	*leide*	12	12	91.29	17.86	1.20
3	*litt*	9	9	50.41	30.03	5.41
4	*verfallen*	5	5	22.59	27.60	5.58
5	*hält*	7	6	15.78	125.00	86.43
6	*leiden*	5	5	11.60	86.04	13.70

Tabelle D.17: Verbale Kollokatoren zu *Schizophrenie* 1970–1979, Zeitungskorpus.

Nr.	Belege	#	T	LLR	pro Mio. T	pMT DWDS
1	*leidet*	11	11	55.47	36.42	7.54
2	*leide*	6	6	37.78	11.34	1.07
3	*erkrankt*	5	5	32.96	8.36	2.81
4	*lautet*	7	7	23.66	52.54	23.74
5	*eingewiesen*	5	5	18.38	32.24	1.58
6	*bezeichnet*	8	8	17.85	111.65	40.77
7	*ist*	110	90	17.10	7’159.69	4’653.30
8	*führen*	9	9	16.01	163.59	127.08

Tabelle D.18: Verbale Kollokatoren zu *Schizophrenie* 1980–1989, Zeitungskorpus.

Nr.	Belege	#	T	LLR	pro Mio. T	pMT DWDS
1	*leide*	11	11	77.53	14.36	1.36
2	*erkranken*	10	8	67.92	14.36	1.61
3	*leidet*	13	13	61.14	45.68	8.47
4	*diagnostiziert*	11	11	60.63	26.75	1.39
5	*grenzt*	7	7	52.42	7.83	2.10
6	*litt*	7	7	32.41	25.45	4.23
7	*bescheinigt*	5	4	27.34	12.40	4.24
8	*gelitten*	5	5	25.70	14.36	4.95
9	**beteiligt**	6	5	17.46	51.55	58.64
10	*sprechen*	9	8	17.31	133.77	88.31
11	*bezeichnete*	5	5	14.97	41.11	40.73
12	*behandelt*	8	8	14.54	126.59	33.62
13	*nennen*	6	6	13.34	75.04	48.98

Tabelle D.19: Verbale Kollokatoren zu *Schizophrenie* 1990–1999, Zeitungskorpus.

Nr.	Belege	#	T	LLR	pro Mio. T	pMT DWDS
1	*leide*	12	11	89.76	12.86	3.57
2	*diagnostiziert*	11	10	59.45	26.95	2.51
3	*erkranken*	8	8	46.33	16.54	2.27
4	*leidet*	11	11	44.83	50.22	17.65
5	*erkrankt*	6	6	35.64	11.64	4.66
6	*grenzt*	5	5	31.17	8.57	3.64
7	*litt*	6	6	25.53	25.11	6.79
8	*behandelt*	7	7	13.96	96.15	38.64
9	*bezeichnet*	7	7	12.94	104.72	55.90

Tabelle D.20: Verbale Kollokatoren zu *Schizophrenie* 2000–2009, Zeitungskorpus.

Nr.	Belege	#	T	LLR	pro Mio. T	pMT DWDS
1	*erkrankt*	33	33	259.76	28.02	3.56
2	*diagnostiziert*	23	23	138.38	38.67	3.60
3	*leidet*	23	22	110.96	65.57	23.59
4	*erkranken*	13	10	80.72	20.18	3.56
5	*leide*	12	12	74.71	18.49	4.21
6	*litt*	11	11	61.87	21.86	8.50
7	**eingesetzt**	12	12	47.08	52.68	55.42
8	*auslösen*	7	7	34.02	19.62	10.85
9	*gelitten*	6	6	29.60	16.25	9.75
10	*attestiert*	5	5	25.21	12.89	3.36
11	*leiden*	11	11	19.35	154.68	28.89

Tabelle D.20 (fortgesetzt)

Nr.	Belege	#	T	LLR	pro Mio. T	pMT DWDS
12	**sei**	32	32	13.59	1'167.41	1'313.59
13	*festgestellt*	5	5	13.58	40.91	27.90
14	*behandeln*	5	5	11.77	49.88	14.53

Anführungszeichen als Kollokatoren zu *Schizophrenie*

Tabelle D.21: Anführungszeichen als Kollokatoren zu *Schizophrenie* 1950–2009, Zeitungskorpus.

	Belege	#	T	LLR	pro Mio. T	pMT DWDS
1950–1959	–	–	–	–	–	–
1960–1969	–	–	–	–	–	–
1970–1979	“	398	194	114.27	22'106.57	7'532.67
1980–1989	“	406	176	69.23	23'093.61	8'765.62
1990–1999	“	384	186	57.63	21'649.06	15'106.31
2000–2009	“	351	175	14.96	21'448.93	14'663.82

D.2.2 Parlamentsprotokolle

Tabelle D.22: Kollokatoren zu *Schizophrenie* 1950–2009, Parlamentsprotokolle BRD.

Nr.	Belege	#	T	LLR	pro Mio. T	pMT DeReKo
1	*politische*	18	17	98.26	178.02	157.1
2	*politischer*	10	10	72.46	39.87	31.8
3	**ist**	68	59	56.12	9'420.49	13'066.8
4	**eine**	46	42	49.30	5'311.72	6'467.7
5	**einerseits**	7	7	41.79	53.19	59.2
6	**diese**	22	22	28.67	2'163.13	2'663.0
7	**doch**	16	16	25.58	1'299.90	1'403.3
8	**erklären**	5	5	20.58	98.83	129.5
9	**wenn**	20	20	17.68	2'633.96	3'341.1
10	*politischen*	6	6	17.08	234.87	176.8
11	**ganze**	5	5	16.14	158.85	209.8
12	*Art*	5	5	15.85	163.92	161.2
13	**darin**	5	5	15.80	164.70	182.7
14	**besteht**	5	5	14.45	190.97	209.7
15	“	9	6	14.30	734.58	3'083.0

Tabelle D.22 (fortgesetzt)

Nr.	Belege	#	T	LLR	pro Mio. T	pMT DeReKo
16	„[5]	12	9	13.35	1'340.65	3'083.0
17	*grüne*	5	5	12.91	226.87	428.4
18	*wirklich*	6	6	12.62	358.52	563.8
19	*!*	26	23	10.90	5'047.24	6'410.8

Tabelle D.23: Kollokatoren zu *Schizophrenie* 1950–2009, Parlamentsprotokolle Schweiz.

Nr.	Belege	#	T	LLR	pro Mio. T	pMT DeReKo
1	**grenzt**	5	5	65.15	2.63	3.0
2	*gewisse*	10	10	53.06	211.23	46.0
3	**eine**	30	26	50.16	4'616.64	6'467.7
4	**einer**	14	13	29.30	1'663.76	2'110.5
5	**an**	15	13	25.41	2'266.11	3'748.7
6	**in**	31	31	21.16	9'443.99	15'818.3
7	**ist**	26	26	21.12	7'144.95	13'066.8
8	“	18	9	20.23	3'941.26	3'083.0
9	**!**	6	5	14.29	601.64	6'410.8
10	*unserer*	6	5	14.22	605.67	588.2
11	**das**	23	22	12.86	7'753.43	17'223.8

D.3 Kollokatoren zu *schizophren*

D.3.1 Tageszeitungen

Substantivische Kollokatoren zu *schizophren*

Tabelle D.24: Substantivische Kollokatoren zu *schizophren* 1950–1959, Zeitungskorpus.

Nr.	Belege	#	T	LLR	pro Mio. T	pMT DWDS
1	*Politik*	6	3	22.74	189.75	352.64
2	*Kranken*	7	3	16.34	484.50	10.09

5 Für die Anführungszeichen zusammengenommen beträgt die relative Frequenz pro Million Token in diesem Teilkorpus 2'075.23.

Tabelle D.25: Substantivische Kollokatoren zu *schizophren* 1960–1969, Zeitungskorpus.

Nr.	Belege	#	T	LLR	pro Mio. T	pMT DWDS
1	*Haltung*	14	13	62.11	159.09	89.75
2	*Situation*	13	11	48.30	213.47	100.84
3	*Verhalten*	10	9	40.30	139.61	38.64
4	*Erkrankungen*	7	7	39.02	45.45	4.22
5	*Psychose*	5	5	26.64	36.53	0.58
6	*Züge*	5	5	24.59	44.64	20.63
7	*Reaktionen*	5	5	24.23	46.27	7.94
8	*Symptome*	5	5	21.89	58.44	3.48
9	*Patienten*	9	9	21.64	299.51	26.24
10	*Störungen*	5	4	15.16	117.69	10.76
11	**Politik**	6	6	11.05	276.78	434.41

Tabelle D.26: Substantivische Kollokatoren zu *schizophren* 1970–1979, Zeitungskorpus.

Nr.	Belege	#	T	LLR	pro Mio. T	pMT DWDS
1	*Mädchens*	35	35	265.05	45.97	4.17
2	*Heilung*	27	27	173.24	56.72	3.00
3	*Alexander*	31	28	173.18	94.33	42.28
4	*Formenkreis*	16	11	169.46	9.55	0.04
5	*Psychosen*	28	18	160.72	79.41	0.30
6	*Dichters*	25	24	154.80	57.91	10.34
7	*Erkrankungen*	21	14	113.64	69.26	5.55
8	*Liza*	12	6	112.10	8.96	0.43
9	**März**	23	20	111.45	99.11	126.69
10	*Geschichte*	36	36	107.55	397.63	227.76
11	*Psychose*	17	15	94.36	52.54	0.58
12	*Haltung*	20	19	82.40	122.99	75.07
13	*Schub*	9	9	79.29	7.76	1.45
14	*Patienten*	31	22	77.18	448.97	36.78
15	*Showstar*	7	7	74.14	4.18	0.04
16	*Situation*	21	21	67.64	204.78	105.11
17	*Züge*	12	12	60.77	46.57	23.01
18	*Symptomatik*	7	5	59.75	6.57	0.10
19	*Eltern*	16	9	50.65	160.60	80.36
20	*Leben*	27	26	45.64	621.52	359.49
21	*Nachm*	8	8	42.59	27.46	0.13
22	*Geistesstörungen*	5	5	42.38	4.78	0.01
23	*Nachm.*	9	9	37.21	54.93	0.01
24	*Symptome*	9	9	34.34	64.48	3.56
25	*Fernsehspiel*	5	5	27.70	15.52	7.37
26	*Einstellung*	7	7	24.33	59.70	47.63

Tabelle D.26 (fortgesetzt)

Nr.	Belege	#	T	LLR	pro Mio. T	pMT DWDS
27	*Mehrzahl*	5	3	21.30	28.66	17.22
28	*Kranker*	6	5	20.42	53.14	0.63
29	*ZDF*	5	5	19.08	35.82	32.60
30	*Kranken*	13	5	18.91	346.28	6.65
31	*Therapie*	6	4	15.66	81.20	5.92
32	*Zustand*	7	7	15.26	120.60	38.19
33	*Maler*	5	3	12.76	69.85	31.08
34	*Kranke*	7	5	12.66	149.86	4.05
35	*Kinder*	9	8	11.94	260.31	239.59
36	*Premiere*	5	5	11.10	84.18	33.52

Tabelle D.27: Substantivische Kollokatoren zu *schizophren* 1980–1989, Zeitungskorpus.

Nr.	Belege	#	T	LLR	pro Mio. T	pMT DWDS
1	*Psychosen*	24	18	147.35	58.73	0.28
2	*Patienten*	49	35	135.18	627.73	40.18
3	*Erkrankungen*	26	24	127.09	112.89	5.94
4	*Alexander*	20	19	118.73	53.51	44.50
5	*Formenkreis*	11	6	115.03	7.18	0.02
6	*Psychose*	19	18	107.16	58.07	0.66
7	*Dichters*	16	16	97.61	39.80	10.78
8	**März**	20	19	84.64	119.41	147.18
9	*Situation*	23	20	76.97	215.33	120.41
10	*Erkrankung*	15	9	67.83	77.65	4.79
11	*Schub*	8	8	66.39	8.48	2.31
12	*Verhalten*	19	19	64.33	174.22	32.67
13	*Haltung*	12	12	42.58	101.14	69.82
14	*Züge*	8	8	36.29	41.11	26.42
15	*Familienangehörigen*	5	4	35.05	8.48	3.36
16	*Behandlung*	16	13	33.49	296.90	28.52
17	*Kranken*	16	13	31.17	323.00	7.34
18	*Verlauf*	9	8	29.86	85.48	49.35
19	*Psychopathologie*	5	3	27.93	15.66	0.20
20	*Symptome*	9	7	26.88	101.79	3.36
21	*Erkrankten*	6	5	24.93	37.19	0.92
22	*Kranke*	9	9	20.24	152.69	5.96
23	*Menschen*	20	17	20.02	738.66	448.15
24	*Mörder*	5	5	18.96	37.19	14.58
25	*Künstlers*	5	5	18.29	39.80	13.11
26	*Dichter*	7	6	17.50	103.10	28.19
27	*Darstellung*	7	7	17.42	103.75	28.26

Tabelle D.27 (fortgesetzt)

Nr.	Belege	#	T	LLR	pro Mio. T	pMT DWDS
28	*Störungen*	9	6	16.45	195.11	10.94
29	*Angehörige*	5	3	15.68	52.20	30.29
30	*Wölfli*	5	5	14.68	58.07	0.06
31	*Leben*	17	17	14.53	698.20	381.64
32	*Neuroleptika*	5	5	14.47	59.38	0.20
33	*Stil*	5	5	13.88	63.30	27.39
34	*Verhältnis*	6	6	12.06	116.80	57.42
35	**Lage**	6	6	11.61	122.02	227.74

Tabelle D.28: Substantivische Kollokatoren zu *schizophren* 1990–1999, Zeitungskorpus.

Nr.	Belege	#	T	LLR	pro Mio. T	pMT DWDS
1	*Psychosen*	42	27	326.63	56.96	0.45
2	*Psychose*	20	17	115.59	63.08	0.72
3	*Patienten*	32	29	69.39	635.69	55.86
4	*Situation*	16	16	57.31	147.59	105.34
5	*Formenkreis*	6	5	53.42	5.51	0.04
6	*Störungen*	16	13	52.81	170.87	7.48
7	*Haltung*	11	11	42.70	86.96	48.64
8	*Behandlung*	16	11	37.58	286.61	34.02
9	*Verwaltungsrat*	5	3	32.28	11.64	7.82
10	*Erkrankung*	8	6	31.88	60.02	5.83
11	*Dichters*	5	5	25.03	22.66	6.76
12	*Erkrankungen*	8	8	24.90	94.31	5.43
13	*Züge*	6	6	24.83	41.64	22.99
14	*Symptome*	7	7	24.37	67.98	4.78
15	*Dichter*	7	5	20.39	91.86	28.84
16	*Künstlers*	5	5	20.29	36.13	10.83
17	*Verhältnis*	7	6	19.96	94.93	60.22
18	*Halluzinationen*	5	5	17.69	47.16	0.63
19	*Eltern*	8	6	17.52	156.78	114.38
20	*Alexander*	5	5	16.97	50.83	46.85
21	*Menschen*	17	16	14.53	781.45	493.25
22	**Entscheidung**	5	4	13.67	72.27	154.00
23	*Künstler*	7	7	12.79	169.64	75.91
24	**Lage**	6	5	12.51	124.93	137.40
25	*Mutter*	8	7	11.97	237.62	113.73
26	*Zustand*	5	5	11.81	88.80	40.71

Tabelle D.29: Substantivische Kollokatoren zu *schizophren* 2000–2009, Zeitungskorpus.

Nr.	Belege	#	T	LLR	pro Mio. T	pMT DWDS
1	*Patienten*	44	28	141.54	494.88	64.60
2	*Psychose*	19	18	109.74	59.97	0.77
3	*Psychosen*	14	11	84.92	38.67	0.33
4	*Haltung*	17	17	83.83	80.14	46.43
5	*Situation*	17	17	68.74	124.42	104.80
6	*Formenkreis*	6	6	66.02	3.36	0.03
7	*Alterskat*	14	14	59.97	90.79	0.08
8	*Episode*	6	6	43.22	10.09	5.31
9	*Verhältnis*	11	11	42.83	86.87	57.02
10	*Erkrankung*	10	10	38.78	79.58	8.27
11	*Schub*	5	4	36.01	8.41	5.94
12	*Mädchen*	9	9	26.46	117.13	88.52
13	*Verhalten*	9	9	25.16	126.66	40.89
14	*Mann*	16	15	23.11	494.88	336.10
15	*Störung*	6	6	22.89	49.32	6.51
16	*Zustand*	7	4	21.54	84.63	37.35
17	*Züge*	5	5	20.72	34.75	21.16
18	*Mörder*	5	5	18.85	42.03	15.63
19	*Menschen*	20	18	18.38	883.83	522.59
20	*Texte*	6	6	17.91	76.22	24.85
21	*Erkrankungen*	6	6	17.35	80.14	7.19
22	*Täter*	6	6	14.54	103.68	56.54
23	*Störungen*	6	5	13.87	110.41	7.20
24	*Nash*	5	5	12.24	85.19	2.31

Adjektivische und adverbiale Kollokatoren zu *schizophren*

Tabelle D.30: Adjektivische und adverbiale Kollokatoren zu *schizophren* 1950–2009, Zeitungskorpus.

	Nr.	Belege	#	T	LLR	pro Mio. T	pMT DWDS
1950–1959	–	–	–	–	–	–	–
1960–1969	1	*wahrscheinlich*	5	5	16.78	99.02	47.33
	2	*leicht*	5	5	13.08	147.72	95.42
1970–1979	1	*16jährigen*	21	21	214.27	13.13	1.36
	2	*geradezu*	13	13	51.49	86.57	26.92
	3	*behutsam*	6	6	40.74	10.75	3.97
	4	*einerseits*	10	10	34.88	84.78	20.22
	5	*Schweiz.[er]*	5	5	14.11	60.30	30.03
	6	**insbesondere**	6	6	13.71	97.32	101.39
	7	*fast*	12	12	13.35	400.61	303.30

Tabelle D.30 (fortgesetzt)

	Nr.	Belege	#	T	LLR	pro Mio. T	pMT DWDS
1980–1989	1	*fast*	23	22	49.33	414.36	310.31
	2	*geradezu*	11	11	38.89	93.31	34.72
	3	*einerseits*	10	10	33.12	95.27	20.38
	4	*manisch-depressiven*	6	6	28.39	28.06	0.06
	5	*depressive*	7	6	27.97	46.98	0.35
1990–1999	1	*einerseits*	9	9	32.17	83.29	31.68
	2	*geradezu*	8	8	28.71	73.49	38.37
	3	*fast*	13	13	18.86	397.46	375.94
2000–2009	1	*hochgradig*	16	16	141.52	14.57	1.82
	2	*paranoid*	7	7	62.64	6.16	0.43
	3	*geradezu*	12	12	53.55	71.18	33.82
	4	*psychiatrische*	9	9	27.03	113.21	2.22
	5	*depressive*	5	4	24.42	24.10	1.06
	6	**fast**	14	14	23.34	376.62	379.58
	7	*einerseits*	6	6	16.60	85.75	35.24

Verbale Kollokatoren zu *schizophren*

Tabelle D.31: Verbale Kollokatoren zu *schizophren* 1950–2009, Zeitungskorpus.

	Nr.	Belege	#	T	LLR	pro Mio. T	pMT DWDS
1950–1959	-	-	-	-	-	-	-
1960–1969	1	*sei*	22	21	34.83	1'190.72	588.59
1970–1979	1	*sei*	33	31	39.68	1'037.06	495.28
	2	*verknüpft*	6	6	35.65	15.52	7.24
	3	*bezeichnet*	7	7	16.21	111.65	40.77
	4	*erklärt*	7	7	15.44	118.81	90.08
	5	*ist*	90	80	12.95	7'159.69	4'653.30
1980–1989	1	*mutet*	6	6	35.39	16.31	2.57
	2	*gespalten*	5	5	32.53	10.44	3.12
	3	*bezeichnet*	10	10	31.85	101.79	43.65
	4	*ist*	96	85	23.32	6'856.76	4'660.97
	5	*führen*	7	7	12.38	157.26	121.22
1990–1999	1	**sei**	28	27	29.62	1'112.16	1'275.21
	2	*diagnostiziert*	5	5	23.25	26.95	2.51
	3	*leidet*	5	5	17.08	50.22	17.65
	4	*bezeichnet*	6	6	14.36	104.72	55.90
	5	*ist*	74	66	11.77	6'595.77	5'824.39

Tabelle D.31 (fortgesetzt)

	Nr.	Belege	#	T	LLR	pro Mio. T	pMT DWDS
2000–2009	1	*ist*	108	101	51.93	6'819.54	6'254.06
	2	*bezeichnet*	7	7	22.07	81.27	57.04
	3	*nannte*	6	6	20.84	58.85	53.64
	4	*verurteilt*	6	6	19.70	65.01	51.41
	5	*erklärt*	7	7	12.79	170.94	169.75

Anführungszeichen als Kollokatoren zu *schizophren*

Tabelle D.32: Anführungszeichen als Kollokatoren zu *schizophren* 1950–2009, Zeitungskorpus.

	Belege	#	T	LLR	pro Mio. T	pMT DWDS
1950–1959	–	–	–	–	–	–
1960–1969	“	113	67	12.84	20'859.09	7'288.28
1970–1979	“	295	144	56.01	22'106.57	7'532.67
1980–1989	“	276	140	35.40	23'093.61	8'765.62
1990–1999	“	279	141	76.35	21'649.06	15'106.31
2000–2009	“	217	132	21.74	21'448.93	14'663.82

D.3.2 Parlamentsprotokolle

Tabelle D.33: Kollokatoren zu *schizophren* 1950–2009, Parlamentsprotokolle BRD.

Nr.	Belege	#	T	LLR	pro Mio. T	pMT DeReKo
1	**ist**	110	99	169.98	9'420.49	13'066.8
2	*Haltung*	15	14	101.34	76.98	52.4
3	**doch**	31	30	84.88	1'299.90	1'403.3
4	*Verhalten / verhalten*	12	12	74.82	80.14	76.5
5	**Situation**	15	15	63.96	276.05	353.5
6	*geradezu*	8	8	52.80	44.36	36.1
7	**es**	52	52	46.00	6'903.15	10'303.6
8	**das**	84	79	32.56	16'989.87	17'223.8
9	**einerseits**	5	5	26.60	53.19	59.2
10	**wenn**	23	22	24.95	2'633.96	3'341.1
11	.	146	115	24.20	38'290.07	30'451.3
12	**!**	33	31	23.02	5'047.24	6'410.8
13	**man**	18	16	22.28	1'854.84	3'017.5

Tabelle D.33 (fortgesetzt)

Nr.	Belege	#	T	LLR	pro Mio. T	pMT DeReKo
14	**fast**	6	6	21.34	160.28	196.7
15	**Beifall**	23	23	20.97	2'980.96	3'908.7
16	**halte**	5	5	16.94	146.25	174.1
17	**etwas**	8	8	13.61	611.44	924.1
18	**wirklich**	6	5	12.66	358.52	563.8
19	**Zuruf**	7	6	12.56	505.15	702.5
20	**ja**	10	10	12.53	1'019.09	1'392.7
21	**schon**	10	10	11.62	1'083.85	1'782.8
22	**wäre**	7	7	11.29	565.27	661.4

Tabelle D.34: Kollokatoren zu *schizophren* 1950–2009, Parlamentsprotokolle Schweiz.

Nr.	Belege	#	T	LLR	pro Mio. T	pMT DeReKo
1	*Haltung*	16	16	122.57	85.47	52.4
2	*Paranoia*	6	1	83.35	1.93	0.1
3	*Situation*	17	15	74.79	473.61	353.5
4	**ist**	49	44	71.37	7'144.95	13'066.8
5	*einerseits*	8	8	46.70	106.32	59.2
6	**es**	36	33	44.51	6'042.72	1'0303.6
7	**etwas**	13	13	41.05	699.03	924.1
8	**als**	21	17	39.72	2'322.33	3'253.6
9	**wenn**	22	20	39.07	2'610.11	3'341.1
10	**geradezu**	5	5	36.88	30.65	36.1
11	**wir**	33	23	32.96	6'522.46	12'245.6
12	*bezeichnet*	5	5	31.84	50.79	36.2
13	**doch**	11	11	31.01	711.82	1'403.3
14	*leicht*	5	5	30.55	57.80	52.8
15	**wirklich**	7	7	28.41	232.43	563.8
16	**Politik**	6	5	25.24	184.26	440.7
17	*Schweizer*	6	3	23.92	206.68	7.3
18	**nicht**	29	27	21.37	6'964.02	10'608.5
19	**eine**	22	20	20.08	4'616.64	6'467.7
20	**mir**	8	8	19.35	647.71	980.1
21	**da**	8	8	19.22	653.66	1'667.5
22	**das**	28	25	15.78	7'753.43	17'223.8
23	*wäre*	7	7	14.72	680.29	661.4
24	**sein**	8	8	13.01	1'037.07	1'405.1
25	**sind**	14	12	12.29	3'008.58	4'688.5
26	**ein**	14	14	11.70	3'105.08	5'206.8
27	**sagen**	6	6	11.49	651.39	1'458.7
28	*;*	11	11	11.19	2'135.10	1'058.6

D.4 Kollokatoren zu *Schizophrene*

Tabelle D.35: Kollokatoren zu *Schizophrene* 1950–1959, Zeitungskorpus.

Nr.	Belege	#	T	LLR	pro Mio. T	pMT DWDS
1	*Psychotherapie*	8	3	46.43	171.32	0.61
2	**des**	24	13	21.48	7'816.47	8'909.93
3	*bei*	11	9	15.87	2'453.82	2'304.24
4	*Welt*	6	5	15.55	676.09	471.30
5	*ein*	17	9	14.05	5'814.00	4'475.97
6	*eines*	7	6	12.84	1'223.22	943.80

Tabelle D.36: Kollokatoren zu *Schizophrene* 1960–1969, Zeitungskorpus.

Nr.	Belege	#	T	LLR	pro Mio. T	pMT DWDS
1	*chronischen*	10	3	81.55	35.71	1.64
2	*bei*	30	23	61.42	2'349.78	2'308.48
3	*psychisch*	6	5	27.64	117.69	1.31
4	*eines*	12	12	19.15	1'230.49	867.82
5	*einer*	18	17	13.35	3'326.22	2'280.16

Tabelle D.37: Kollokatoren zu *Schizophrene* 1970–1979, Zeitungskorpus.

Nr.	Belege	#	T	LLR	pro Mio. T	pMT DWDS
1	*Navratil*	9	4	55.92	47.17	0.26
2	*chronisch*	8	8	55.81	29.25	1.38
3	*Alkoholiker*	6	6	48.73	13.13	1.24
4	**Gespräche**	6	2	36.96	32.24	95.78
5	*Depressive*	5	5	35.11	17.91	0.09
6	**bei**	29	22	34.27	2'287.26	2'488.92
7	*Leo*	5	4	29.51	30.45	10.61
8	*häufiger*	5	3	26.57	40.60	16.60
9	**Prozent**	10	9	22.32	411.36	737.85
10	*Behandlung*	7	6	18.91	220.90	29.65
11	*von*	59	45	18.50	9'432.62	7'544.72
12	*Kindern*	5	4	18.34	93.74	66.41
13	*die*	143	79	17.03	29'456.12	28'134.50
14	*Kinder*	7	4	16.86	260.31	239.59
15	*eines*	15	12	16.12	1'271.69	774.14
16	*Kranke*	5	4	13.97	149.86	4.05
17	*Umwelt*	5	1	13.62	155.83	29.02

Tabelle D.38: Kollokatoren zu *Schizophrene* 1980–1989, Zeitungskorpus.

Nr.	Belege	#	T	LLR	pro Mio. T	pMT DWDS
1	*Bütler*	18	18	166.61	28.06	0.01
2	*Kunst*	24	24	103.25	370.64	141.11
3	*Regie*	18	18	96.91	161.17	50.14
4	*Welt*	23	23	81.95	521.37	466.83
5	*bei*	44	31	79.82	2'655.14	2'521.63
6	*Angehörigen*	11	8	50.62	145.51	48.30
7	*chronisch*	6	6	36.16	39.15	2.07
8	**der**	148	105	33.46	30'058.69	33'339.97
9	*Behandlung*	10	10	30.54	296.90	28.52
10	*Familien*	5	4	18.93	100.49	53.48
11	*Eltern*	6	5	17.77	187.28	77.38
12	*eines*	14	14	17.24	1'216.96	820.81
13	*und*	100	78	15.47	22'244.02	21'549.31

Tabelle D.39: Kollokatoren zu *Schizophrene* 1990–1999, Zeitungskorpus.

Nr.	Belege	#	T	LLR	pro Mio. T	pMT DWDS
1	**bei**	24	17	42.08	2'487.04	2'994.48
2	*Gesunde*	5	4	37.35	26.33	8.06
3	*eines*	13	13	24.81	1'223.62	842.35
4	**Prozent**	6	2	14.27	428.69	1'137.64
5	**ein**	21	18	11.83	4'997.96	5'676.04
6	*von*	32	30	10.97	9'390.24	8'694.16

Tabelle D.40: Kollokatoren zu *Schizophrene* 2000–2009, Zeitungskorpus.

Nr.	Belege	#	T	LLR	pro Mio. T	pMT DWDS
1	**bei**	22	12	41.25	2'510.81	3'186.83
2	*eines*	10	10	17.45	1'230.75	817.75
3	*ein*	22	21	11.93	6'325.22	5'901.30
4	**einen**	11	10	11.30	2'162.77	2'354.41

D.5 Kollokatoren zu *schizoid*

Tabelle D.41: Kollokatoren zu *schizoid* 1950–2009, Zeitungskorpus.

Nr.	Belege	#	T	LLR	pro Mio. T	pMT DWDS
1	*Persönlichkeit*	37	37	256.33	98.82	16.20
2	*Psychopath*	18	17	210.84	5.36	0.27
3	*Zügen*	14	14	126.00	13.69	7.58
4	*Psychopathen*	14	14	125.47	13.93	0.52
5	*Persönlichkeitsstörung*	12	10	120.49	7.26	0.35
6	*Züge*	15	15	102.23	42.26	22.03
7	*infantilen*	9	9	94.07	4.52	0.25
8	*Gutachten*	13	13	75.95	59.53	20.94
9	*infantiler*	6	5	70.26	1.79	0.08
10	*als*	76	74	67.45	5'590.73	4'331.03
11	*Angeklagten*	14	14	66.41	112.15	24.27
12	*Charakter*	12	11	64.28	70.24	29.52
13	*bezeichnete*	10	10	60.24	41.79	38.62
14	**mit**	81	74	51.10	7'284.89	7'526.85
15	*Psychopathie*	5	5	46.68	4.17	0.02
16	*bezeichnet*	10	10	41.92	106.55	54.44
17	“	165	86	40.43	21'646.44	13'157.46
18	**Typ**	6	4	39.58	18.81	28.35
19	*eine*	61	52	36.64	5'619.66	4'821.87
20	*Verhalten*	9	8	28.98	160.61	56.24
21	*schweren*	7	7	28.80	77.62	58.30
22	*Situation*	9	6	27.44	176.32	105.11
23	*Psychiater*	9	9	26.61	185.37	4.19
24	*Haltung*	7	7	24.29	109.17	54.73
25	*Wesen*	6	6	22.19	82.86	21.20
26	*leicht*	7	7	20.66	144.65	121.06
27	*Zustand*	6	5	19.27	107.51	41.08
28	*einer*	34	33	17.81	3'341.65	2'499.67
29	*ihn*	14	14	17.17	807.55	494.57
30	*geradezu*	5	5	16.44	85.96	34.47
31	**sei**	16	16	15.06	1'126.50	1'144.15
32	**einen**	21	21	11.69	2'003.35	2'163.05
33	*und*	133	117	11.53	21'873.00	19'046.56
34	*Störungen*	5	5	11.46	149.53	8.25

E Attribuierung von *Schizophrenie* und Attribuierung mittels *schizophren* in nicht-psychiatrischer Verwendung

Tabelle E.1: Anzahl Belege zum Muster [ADJEKTIV] SCHIZOPHRENIE in nicht-psychiatrischer Verwendung in absoluten Zahlen und in Prozent aller *Schizophrenie*-Belege in nicht-psychiatrischer Verwendung, 1950–2009.

	1950er		1960er		1970er		1980er		1990er		2000er	
	#	%	#	%	#	%	#	%	#	%	#	%
FAZ	31	43.66	47	30.72	49	29.34	52	35.37	75	38.86	86	40.19
NZZ	14	42.42	37	38.54	37	30.58	30	34.48	47	41.59	40	34.78
ShN	2	50.00	14	36.84	20	22.99	20	42.55	5	16.67	1	7.14
NeDeu	7	77.78	9	23.08	1	16.67	2	33.33	1	20.00	–	–
NeRu	0	0.00	1	50.00	2	50.00	1	100.00	1	33.33	1	33.33
Du	0	0.00	1	14.29	1	20.00	3	33.33	3	27.27	4	80.00
PrD	3	50.00	3	25.00	18	33.33	25	50.00	21	41.18	17	31.48
PrCH	0	0.00	5	45.45	9	25.71	7	25.00	7	35.00	2	20.00
Total	**57**		**117**		**137**		**140**		**160**		**151**	

Tabelle E.2: Anzahl Belege zum Muster SCHIZOPHREN (...) [SUBSTANTIV] in nicht-psychiatrischer Verwendung in absoluten Zahlen und in Prozent aller *schizophren*-Belege in nicht-psychiatrischer Verwendung, 1950–2009.[1]

	1950er		1960er		1970er		1980er		1990er		2000er	
	#	%	#	%	#	%	#	%	#	%	#	%
FAZ	20	80.00	58	66.67	105	57.38	96	54.55	91	53.85	112	54.11
NZZ	17	68.00	24	63.16	36	47.37	45	52.94	47	45.63	49	50.00
ShN	4	100.00	10	62.50	52	65.82	26	41.27	14	37.84	11	50.00
NeDeu	5	55.56	11	52.38	3	50.00	2	28.57	5	71.43	–	–

1 Aufgenommen sind auch Belege wie *schizophrene und paradoxe Praxis*, in denen *schizophren* nicht unmittelbar links des Substantivs steht. Ebenso sind Belege wie *schizophrene politische Praxis* mitgezählt, in denen *schizophren* eine Gruppe aus Substantiv und Adjektiv näher bestimmt.

https://doi.org/10.1515/9783110794472-018

Tabelle E.2 (fortgesetzt)

	1950er		1960er		1970er		1980er		1990er		2000er	
	#	%	#	%	#	%	#	%	#	%	#	%
NeRu	2	100.00	2	66.67	7	70.00	2	100.00	4	80.00	1	50.00
Du	1	100.00	3	100.00	0	0.00	2	66.67	12	75.00	1	33.33
PrD	2	100.00	2	11.76	28	43.08	10	28.57	19	31.15	14	17.28
PrCH	0	0.00	3	50.00	10	27.78	8	22.86	14	37.84	10	37.04
Total	**51**		**113**		**241**		**191**		**206**		**198**	

VI Bibliographie, Tabellen- und Abbildungsverzeichnis, Register

Bibliographie

Quellen und Korpora

Periodika

BLZ = Berner Landeszeitung (1834–1922). [Erscheinungsdaten: 10.09.1834 bis 30.06.1922, von 1834–1918 unter dem Titel *Intelligenzblatt für die Stadt Bern*. http://intelligenzblatt.unibe.ch, Link nicht mehr aktiv, letzter Zugriff 10.02.2019; zugänglich unter https://www.e-newspaperarchives.ch, letzter Zugriff 12.07.2024.]

Du = Du (1941–2009). [Erste Ausgabe: März 1941. Mit wechselnden Untertiteln: *Du. Kulturelle Monatsschrift* (1941–1964); *Du. Atlantis. Kulturelle Monatsschrift* (1965–1966); *Du. Die Zeitschrift der Kultur* (1967 ff.). https://www.e-periodica.ch/, letzter Zugriff 12.07.2024.]

FAZ = Frankfurter Allgemeine Zeitung (1949–2009). [Erstausgabe: 01.11.1949. Archiv der FAZ.]

NeDeu = Neues Deutschland (1946–1990). [Erstausgabe: 23.04.1946, Archiv-Bestand bis 03.10.1990. http://zefys.staatsbibliothek-berlin.de/ddr-presse, letzter Zugriff 12.07.2024.]

NeRu = Neue Rundschau (1890–2009). [Unter wechselnden Titeln erschienen: *Freie Bühne für modernes Leben* (1890–1891); *Freie Bühne für den Entwicklungskampf der Zeit* (1892–1893); *Die Neue deutsche Rundschau* (1894–1903); *Die neue Rundschau* (1904 ff.). http://www.munzinger.de, letzter Zugriff 12.07.2024.]

NZZ = Neue Zürcher Zeitung (1780–2009). [1780–1992: Archiv des NZZ-Verlags; ab 1993: https://nzz.genios.de/dosearch, letzter Zugriff 12.07.2024.]

PrCH = Wortprotokolle der Parlamentsdebatten des Schweizer Parlaments (1891–2009):

a) Amtliches Bulletin der Bundesversammlung (1891–2009). [Wechselnde Titel: *Amtliches stenographisches Bülletin* (1891–1962), *Amtliches Bulletin* (1963 ff.). 1891–1994: http://www.amtsdruckschriften.bar.admin.ch; ab 1995: http://www.parlament.ch/ab/frameset/d/index.htm, letzter Zugriff 12.07.2024.]

b) Wortprotokolle der Bundesversammlung. „Schwarze Bände" (1921–1970). [http://www.amtsdruckschriften.bar.admin.ch, letzter Zugriff 12.07.2024.]

PrD = Plenarprotokolle des Deutschen Bundestages. Stenografischer Bericht (1949–2009). [Datierung erstes Protokoll: 07.09.1949. http://www.bundestag.de/protokolle, letzter Zugriff 12.07.2024.]

ShN = Schaffhauser Nachrichten (1861–2009). [Bis 1903 unter dem Titel *Schaffhauser Intelligenzblatt*. http://archiv.shn.ch/, letzter Zugriff 12.07.2024.]

Voss = Vossische Zeitung (1918–1934). [Wechselnde Titel: *Königlich privilegierte Berlinische Zeitung von Staats- und Gelehrten Sachen* (ab 1775) und *Vossische Zeitung. Königlich privilegierte Berlinische Zeitung* (ab Oktober 1910). http://db.saur.de/VOSS/welcome.jsf?section=home, letzter Zugriff 12.07.2024.]

https://doi.org/10.1515/9783110794472-019

Korpora

DeReKo = Deutsches Referenzkorpus/Archiv der Korpora geschriebener Gegenwartssprache 2018-I (Release vom 23.02.2018) (2018). Hg. vom Institut für Deutsche Sprache (IDS) Mannheim. Zugriff über COSMAS II. PID: 00-043A-4CE8-D92D-F601-3. www.ids-mannheim.de/dereko, letzter Zugriff 10.02.2019.

DTA = Deutsches Textarchiv DTA (2007–2024): Hg. von der Berlin-Brandenburgischen Akademie der Wissenschaften. http://deutschestextarchiv.de/, letzter Zugriff 12.07.2024.

DWDS = DWDS – Digitales Wörterbuch der deutschen Sprache. Das Wortauskunftssystem zur deutschen Sprache in Geschichte und Gegenwart (o. J.). Hg. von der Berlin-Brandenburgischen Akademie der Wissenschaften. https://www.dwds.de/, letzter Zugriff 12.07.2024.

Lexika und Wörterbücher

Ahlheim, Karl-Heinz (1970): Wie gebraucht man Fremdwörter richtig? Ein Wörterbuch mit mehr als 30 000 Anwendungsbeispielen. Mannheim, Wien, Zürich: Bibliographisches Institut (= Duden-Taschenbücher 9/9a).

Brockhaus (1833–1837) = Allgemeine deutsche Real=Encyklopädie für die gebildeten Stände. Conversations=Lexikon. In zwölf Bänden. Achte Originalauflage. Leipzig: F. A. Brockhaus.

Brockhaus (1892–1895) = Brockhaus' Konversations=Lexikon. Vierzehnte vollst. neubearb. Aufl. In sechzehn Bänden. Leipzig, Berlin, Wien: F. A. Brockhaus.

Brockhaus (1901–1904) = Brockhaus' Konversations=Lexikon. Vierzehnte vollst. neubearb. Aufl. Neue Revidierte Jubiläums-Ausgabe. In sechzehn Bänden. Leipzig, Berlin, Wien: F. A. Brockhaus.

Brockhaus (1928–1935) = Der Große Brockhaus. Handbuch des Wissens in zwanzig Bänden. Fünfzehnte, völlig neubearb. Aufl. von Brockhaus' Konversations-Lexikon. Leipzig: F. A. Brockhaus.

Brockhaus (1952–1957) = Der Grosse Brockhaus. Sechzehnte, völlig neubearb. Aufl. in zwölf Bänden. Wiesbaden: F. A. Brockhaus.

Brockhaus (1966–1974) = Brockhaus. Enzyklopädie in zwanzig Bänden. Siebzehnte völlig neubearb. Aufl. des Grossen Brockhaus. Wiesbaden: F. A. Brockhaus.

Deutsches Fremdwörterbuch (1913–1988) = Deutsches Fremdwörterbuch. Begonnen von Hans Schulz, fortgeführt von Otto Basler weitergeführt im Institut für deutsche Sprache. Straßburg: Trübner [Bd. 1]/Berlin, New York: De Gruyter [Bd. 2–7].

Deutsches Wörterbuch (1854–1971) = Deutsches Wörterbuch von Jacob Grimm und Wilhelm Grimm. 16 Bde. Leipzig: Hirzel. [http://woerterbuchnetz.de/DWB, letzter Zugriff 12.07.2024.]

Dornblüth, Otto (1901): Klinisches Wörterbuch. Die Kunstausdrücke der Medizin. 2., wesentl. verm. Aufl. Leipzig: Veit & Comp.

Dornblüth, Otto (1927): Klinisches Wörterbuch. Die Kunstausdrücke der Medizin. 13. u. 14., vollkommen umgearb. Aufl. bearb. v. Emil Bannwarth. Berlin, Leipzig: De Gruyter (= Veit's Sammlung wissenschaftlicher Wörterbücher).

Dornblüth, Otto (1930): Klinisches Wörterbuch. Die Kunstausdrücke der Medizin. Bearb. v. Emil Bannwarth. 17. u. 18. Aufl. Berlin: De Gruyter (= Veit's Sammlung wissenschaftlicher Wörterbücher).

Dornseiff, Franz (1934): Der Deutsche Wortschatz nach Sachgruppen. Berlin, Leipzig: De Gruyter.

Dornseiff, Franz (1943): Der Deutsche Wortschatz nach Sachgruppen. Dritte, neubearb. Aufl. Berlin: De Gruyter.

Duden (1919 [1915]) = Duden, Rechtschreibung der deutschen Sprache und der Fremdwörter. [...] nach den für Deutschland, Österreich und die Schweiz gültigen amtlichen Regeln bearb. v. Ernst Wülfing und Alfred C. Schmidt, unter Mitwirkung des Oberkorrektors der Reichsdruckerei Otto Reinecke. Neunte, neubearb. Aufl. Vierter Neudruck. Leipzig, Wien: Bibliographisches Institut. [Erstdruck dieser Auflage: 1915].

Duden (1929) = Der große Duden. Rechtschreibung der deutschen Sprache und der Fremdwörter. [...] nach den für Deutschland, Österreich und die Schweiz gültigen amtlichen Regeln bearb. v. Theodor Matthias. Zehnte, neubearb. u. erw. Aufl. Leipzig: Bibliographisches Institut.

Duden (1934) = Der Große Duden. Rechtschreibung der deutschen Sprache und der Fremdwörter. [...] nach den für das Deutsche Reich, Österreich und die Schweiz gültigen amtlichen Regeln bearb. v. Otto Basler unter Mitwirkung der Fachschriftleitung des Bibliographischen Instituts. Elfte, neubearb. u. erw. Aufl. Leipzig: Bibliographisches Institut.

Duden (1941) = Der Große Duden. Rechtschreibung der deutschen Sprache und der Fremdwörter [...] nach den für das Deutsche Reich und die Schweiz gültigen amtlichen Regeln bearb. von der Fachschriftleitung des Bibliographischen Instituts. Zwölfte, neubearb. u. erw. Aufl. Leipzig: Bibliographisches Institut AG.

Duden (1947) = Duden. Rechtschreibung der deutschen Sprache und der Fremdwörter. Bearb. von der Duden-Schriftenleitung des Bibliographischen Instituts. Hg. von Horst Klien. 13. Aufl. Leipzig: Bibliographisches Institut.

Duden-Fremdwörterbuch (2007): Duden. Das große Fremdwörterbuch. 4., aktual. Aufl. Berlin: Bibliographisches Institut.

Duden-GWDS (1976–1981) = Duden. Das große Wörterbuch der deutschen Sprache in sechs Bänden. Hg. u. bearb. vom Wissenschaftlichen Rat u. den Mitarb. der Dudenredaktion unter Leitung von Günther Drosdowski. Mannheim, Wien, Zürich: Dudenverlag.

Duden-GWDS (1993–1995) = Duden. Das große Wörterbuch der deutschen Sprache in acht Bänden. Hg. u. bearb. vom Wissenschaftlichen Rat u. den Mitarb. der Dudenredaktion unter Leitung von Günther Drosdowski. 2., völlig neu bearb. u. stark erw. Aufl. Mannheim etc.: Dudenverlag.

Duden-GWDS (1999) = Duden. Das große Wörterbuch der deutschen Sprache in zehn Bänden. Hg. vom Wissenschaftlichen Rat der Dudenredaktion. 3., völlig neu bearb. u. erw. Aufl. Mannheim etc.: Dudenverlag.

Duden-GWDS (2012) = Duden. Das große Wörterbuch der deutschen Sprache. 4. Aufl. CD-ROM. Berlin: Bibliographisches Institut.

DUW (1983) = Duden. Deutsches Universalwörterbuch. Hg. u. bearb. vom Wissenschaftlichen Rat und den Mitarb. der Dudenredaktion unter Leitung v. Günther Drosdowski. Mannheim, Wien, Zürich: Dudenverlag.

DUW (1989) = Duden. Deutsches Universalwörterbuch. Hg. u. bearb. vom Wissenschaftlichen Rat und den Mitarb. der Dudenredaktion unter Leitung v. Günther Drosdowski. 2., völlig neu bearb. u. stark erw. Aufl. Mannheim, Wien, Zürich: Dudenverlag.

DUW (1996) = Duden. Deutsches Universalwörterbuch. Auf der Grundlage der neuen amtlichen Rechtschreibregeln. Bearb. von Günther Drosdowski und der Dudenredaktion. 3., neu bearb. u. erw. Aufl. Mannheim etc.: Dudenverlag.

DUW (2003) = Duden. Deutsches Universalwörterbuch. Hg. vom Wissenschaftlichen Rat der Dudenredaktion. 5., überarb. Aufl. Mannheim etc.: Dudenverlag.

DUW (2011) = Duden. Deutsches Universalwörterbuch. 7. überarb. u. erw. Aufl. Mannheim: Bibliographisches Institut.

DUW (2015) = Duden. Deutsches Universalwörterbuch; 8., überarb. und erw. Aufl. Berlin: Bibliographisches Institut.

Hars, Wolfgang (2002 [1999]): Nichts ist unmöglich! Lexikon der Werbesprüche. 500 bekannte deutsche Werbeslogans und ihre Geschichte. Taschenbuchsonderausgabe. München, Zürich: Piper.

Heyse, Joh[ann] Christ[ian] Aug[ust] (1922): Joh[ann] Christ[ian] Aug[ust] Heyses allgemeines verdeutschendes und erklärendes Fremdwörterbuch mit Bezeichnung der Aussprache und Betonung der Wörter nebst genauer Angabe ihrer Abstammung und Bildung. Unter Berücksichtigung der amtlichen Erlasse über Verdeutschung der Fremdwörter und der neuen einheitlichen Rechtschreibung neu bearb. u. vielfach berichtigt u. verm. v. Otto Lyon. 21. Original-Ausg. mit Nachträgen von Willy Scheel. Hannover: Hahnsche Buchhandlung.

Liebknecht, Wilhelm (1922): Liebknechts Volksfremdwörterbuch. Achtzehnte Aufl. Neu bearb., berichtigt u. vermehrt unter Berücksichtigung der Rechtschreibung nach dem vereinbarten amtlichen Regelbuch. Stuttgart: Dietz.

Liebknecht, Wilhelm (1929): Volksfremdwörterbuch. Bearb. v. A. Seehof, Dr. J. J. Meyer, Ingenieur Moisescu. 20., völlig neu bearb., berichtigt u. verm. Aufl. Berlin: Neuer Deutscher Verlag.

Liebknecht, Wilhelm (1948): Volksfremdwörterbuch. [21.] neu bearb., berichtigte u. erw. Aufl. Berlin: Dietz.

Liebknecht, Wilhelm (1954): Wilhelm Liebknechts Volksfremdwörterbuch. [22.] neue, umgearb. u. gekürzte Aufl. Stuttgart: Das Neue Wort.

Meyers Lexikon (1905–1909) = Meyers Großes Konversations-Lexikon. Ein Nachschlagewerk des allgemeinen Wissens. Sechste, gänzlich neubearb. und verm. Aufl. Leipzig, Wien: Bibliographisches Institut.

Meyers Lexikon (1924–1930) = Meyers Lexikon. Siebente Aufl. In vollst. neuer Bearb. Leipzig: Bibliographisches Institut.

Meyers Lexikon (1936–1942) = Meyers Lexikon. Achte Aufl. In völlig neuer Bearb. und Bebilderung. Leipzig: Bibliographisches Institut.

Müller, Wolfgang (1973): Duden. Leicht verwechselbare Wörter. Mannheim, Wien, Zürich: Bibliographisches Institut/Dudenverlag (= Duden-Taschenbücher 17).

Paul, Hermann (1992): Deutsches Wörterbuch. 9., vollst. neu bearb. Aufl. von Helmut Henne und Georg Objartel unter Mitarbeit von Heidrun Kämper-Jensen. Tübingen: Niemeyer.

Paul, Hermann (2002): Deutsches Wörterbuch. Bedeutungsgeschichte und Aufbau unseres Wortschatzes. 10. überarb. u. erw. Aufl. von Helmut Henne, Heidrun Kämper und Georg Objartel. Tübingen: Niemeyer.

Pekrun, Richard (1933): Das Deutsche Wort. Rechtschreibung und Erklärung des deutschen Wortschatzes sowie der Fremdwörter. Leipzig: Georg Dollheimer.

Pekrun, Richard (1953): Das deutsche Wort. Rechtschreibung, Sprachlehre, Erklärung des deutschen Wortschatzes und der Fremdwörter. Heidelberg: Keyser.

Pfeifer, Wolfgang (1989): Etymologisches Wörterbuch des Deutschen. Erarb. v. einem Autorenkollektiv des Zentralinstituts für Sprachwissenschaft unter d. Leitung v. Wolfgang Pfeifer. 3 Bde. Berlin: Akademie-Verlag.

Pschyrembel (1982) = Pschyrembel, Willibald: Klinisches Wörterbuch mit klinischen Syndromen und Nomina Anatomica. 254. neubearb. Aufl. Berlin, New York: De Gruyter.

Pschyrembel (1986) = Pschyrembel Klinisches Wörterbuch mit klinischen Syndromen und Nomina Anatomica. 255., völlig überarb. u. stark erw. Aufl. Bearb. von der Wörterbuchredaktion des Verlages unter der Leitung von Christoph Zink. Berlin, New York: De Gruyter.

Pschyrembel (1990) = Pschyrembel Klinisches Wörterbuch mit klinischen Syndromen und Nomina Anatomica. 256., neu bearb. Aufl. Bearb. von der Wörterbuchredaktion des Verlages unter der Leitung von Christoph Zink. Berlin, New York: De Gruyter.
Pschyrembel (1998) = Pschyrembel Klinisches Wörterbuch. 258., neu bearb. Aufl. Bearb. von der Wörterbuch-Redaktion des Verlages unter der Leitung von Helmut Hildebrandt. Berlin, New York: De Gruyter.
Pschyrembel (2002) = Pschyrembel Klinisches Wörterbuch. 259., neu bearb. Aufl. Bearb. von der Wörterbuch-Redaktion des Verlages. Berlin, New York: De Gruyter.
Pschyrembel (2004) = Pschyrembel Klinisches Wörterbuch. 260., neu bearb. Aufl. Bearb. von der Wörterbuch-Redaktion des Verlages. Berlin, New York: De Gruyter.
Pschyrembel Online = Pschyrembel Online (2024). Hg. von der medizinische Fachredaktion Pschyrembel unter der Leitung von Arne Schäffler. Berlin: De Gruyter. https://www.pschyrembel.de, letzter Zugriff 12.07.2024.
Sprach-Brockhaus (1935) = Der Sprach=Brockhaus. Deutsches Bildwörterbuch für jedermann. Leipzig: F. A. Brockhaus.
Sprach-Brockhaus (1940) = Der Sprach=Brockhaus. Deutsches Bildwörterbuch für jedermann. Vierte, verb. Aufl. Leipzig: F. A. Brockhaus.
Sprach-Brockhaus (1948) = Der Sprach=Brockhaus. Deutsches Bildwörterbuch für jedermann. Wiesbaden: Eberhard Brockhaus.
Von Treskow, Barbara/Weyl, Johannes (1937 [1932]): Das Lexikon der Hausfrau. Berlin: Ullstein.
Wahrig, Gerhard (1966): Das grosse deutsche Wörterbuch. Hg. in Zus.arb. mit zahlr. Wissenschaftlern u. anderen Fachleuten. Mit e. „Lexikon d. dt. Sprachlehre". Gütersloh: Bertelsmann.
Wahrig, Gerhard (1986): Deutsches Wörterbuch. Mit einem „Lexikon der deutschen Sprachlehre". Hg. in Zus.arb. mit zahlreichen Wissenschaftlern und anderen Fachleuten. Völlig überarb. Neuausg. bearb. v. Ursula Hermann, Renate Wahrig-Burfeind, Klaus Rüme, Norbert Raum. München: Mosaik-Verlag.
Wahrig (2006) = Wahrig. Deutsches Wörterbuch. Mit einem Lexikon der Sprachlehre. Hg. von Renate Wahrig-Burfeind. 8., vollst. neu bearb. u. aktual. Aufl. Gütersloh, München: Wissen Media.
WDG (1964–1977) = Klappenbach, Ruth/Steinitz, Wolfgang (Hg.): Wörterbuch der deutschen Gegenwartssprache. Bearb. von R[uth] Klappenbach und H[elene] Malige-Klappenbach. 6 Bände. Berlin: Akademie-Verlag.
Wippermann, Peter (Hg.) (2000): Duden. Wörterbuch der Szenesprachen. Mannheim etc.: Dudenverlag.
Wippermann, Peter (Hg.) (2009): Duden. Das neue Wörterbuch der Szenesprachen. Mannheim, Wien, Zürich: Dudenverlag.

Weitere gedruckte oder online publizierte Quellen

o. A. (1918): Personalverhältnisse der Schweizerischen Naturforschenden Gesellschaft. In: Verhandlungen der Schweizerischen Naturforschenden Gesellschaft = Actes de la Société Helvétique des Sciences Naturelles = Atti della Società Elvetica di Scienze Naturali 1917(1), 139–156.
o. A. (2001): Vereinigung der Schweizer schriftstellernden Ärzte und Ärztinnen. In: Schweizerische Ärztezeitung 82(12), 613–614.
A[llers, Rudolf] (1912): [Rezension zu:] Bleuler, Dementia praecox oder Gruppe der Schizophrenien. Aschaffenburgs Handbuch der Psychiatrie. Franz Deutike [sic], Leipzig und Wien 1911. In: Zeitschrift für die gesamte Neurologie und Psychiatrie 5(6), 657–661.

American Psychiatric Association (APA) (1980): Diagnostic and Statistical Manual of Mental Disorders. Third Edition. [DSM-III]. Washington, D. C.: American Psychiatric Association.

American Psychiatric Association (APA) (1984): Diagnostisches und statistisches Manual psychischer Störungen. DSM-III. Übers. nach der 3. Aufl. des DSM der APA. Dt. Bearb. und Einf. von Karl Koehler u. Henning Saß. [Übers.: O. v. Delbrück]. Weinheim, Basel: Beltz.

American Psychiatric Association (APA) (1987): Diagnostic and Statistical Manual of Mental Disorders. Third Edition – Revised. DSM-III-R. Washington, D. C.: American Psychiatric Association.

American Psychiatric Association (APA) (1989): Diagnostisches und statistisches Manual psychischer Störungen. DSM-III-R. Übers. nach der Rev. der 3. Aufl. des DSM der APA. Dt. Bearb. und Einf. von Hans-Ulrich Wittchen, Henning Saß, Michael Zaudig und Karl Koehler. Weinheim, Basel: Beltz.

American Psychiatric Association (APA) (1995): Diagnostic and Statistical Manual of Mental Disorders. Fourth Edition. DSM-IV. International Version with ICD-10 Codes. Washington, D. C.: American Psychiatric Association.

American Psychiatric Association (APA) (1996): Diagnostisches und statistisches Manual psychischer Störungen. DSM-IV. Übers. nach der 4. Aufl. des DSM der APA. Dt. Bearb. u. Einf. von Henning Saß, Hans-Ulrich Wittchen und Michael Zaudig. Redaktionelle Koordination: Isabel Houben. Göttingen etc.: Hogrefe.

American Psychiatric Association (APA) (2015): Diagnostisches und Statistisches Manual Psychischer Störungen DSM-5. Dt. Ausgabe hg. von Peter Falkai und Hans-Ulrich Wittchen. Mitherausg. von Manfred Döpfner, Wolfgang Gaebel, Wolfgang Maier, Winfried Rief, Henning Saß und Michael Zaudig. Göttingen etc.: Hogrefe.

Arieti, Silvano (1985): Schizophrenie. Ursachen, Verlauf, Therapie. Hilfen für Betroffene. München: Piper Verlag.

Ball, Hugo (1984 [1926]): Der Künstler und die Zeitkrankheit. In: Ders.: Der Künstler und die Zeitkrankheit. Ausgewählte Schriften. Hg. v. Hans Burkhard Schlichting. Frankfurt a. M.: Suhrkamp, 102–149.

Ball, Hugo (2007): Gedichte. Hg. v. Eckhard Faul. Göttingen: Wallstein (= Hugo Ball. Sämtliche Werke und Briefe 1).

Berze, Josef (1925): Beiträge zur psychiatrischen Erblichkeits- und Konstitutionsforschung. II. Schizoid, Schizophrenie, Dementia praecox. (Vorstudie zur Untersuchung der Schizosen). In: Zeitschrift für die gesamte Neurologie und Psychiatrie 96(1), 603–652.

Binswanger, Kurt (1920): Über schizoide Alkoholiker. In: Zeitschrift für die gesamte Neurologie und Psychiatrie 60(1), 127–159.

Birnbaum, Karl (1935): Die Welt der Geisteskranken. Berlin: Springer (= Verständliche Wissenschaft 24).

Bleuler, Eugen (1902/1903): Dementia praecox. In: The Journal of Mental Pathology 3(4–5), 113–120.

Bleuler, Eugen (1904): Die negative Suggestibilität. In: Psychiatrisch-neurologische Wochenschrift 6(27–28), 249–253, 261–263.

Bleuler, Eugen (1908): Die Prognose der Dementia praecox (Schizophreniegruppe). In: Allgemeine Zeitschrift für Psychiatrie und psychisch-gerichtliche Medizin 65, 436–464, 470–480 [Diskussion].

Bleuler, Eugen (1909a): Die Differentialdiagnose zwischen Dementia praecox (Schizophrenie) und den Neurosen. In: Correspondenz-Blatt für Schweizer Aerzte 39(22), 782–783.

Bleuler, Eugen (1909b): Wahnhafte Einbildungen der Degenerierten. In: Zentralblatt für Nervenheilkunde und Psychiatrie. Neue Folge Bd. 20, 77–80.

Bleuler, Eugen (1910): Zur Theorie des schizophrenen Negativismus. In: Psychiatrisch-Neurologische Wochenschrift 12(18, 19, 20, 21), 171–176, 184–187, 189–191, 195–198.

Bleuler, Eugen (1911a): Ambivalenz. In: Psychiatrisch-Neurologische Wochenschrift 12(43), 405–407.
Bleuler, Eugen (1911b): Dementia praecox oder Gruppe der Schizophrenien. Leipzig, Wien: Deuticke (= Handbuch der Psychiatrie. Spezieller Teil 4.1).
Bleuler, Eugen (1914): Die Kritiken der Schizophrenien. In: Zeitschrift für die gesamte Neurologie und Psychiatrie 22(1), 19–44.
Bleuler, Eugen (1916): Lehrbuch der Psychiatrie. Berlin: Julius Springer.
Bleuler, Eugen (1918): Die psychologische Richtung in der Psychiatrie. In: Verhandlungen der Schweizerischen Naturforschenden Gesellschaft = Actes de la Société Helvétique des Sciences Naturelles = Atti della Società Elvetica di Scienze Naturali 1917(2), 87–105.
Bleuler, Eugen (1922): Die Probleme der Schizoidie und der Syntonie. In: Zeitschrift für die gesamte Neurologie und Psychiatrie 78(1), 373–399.
Bleuler, Eugen (1929): Syntonie – Schizoidie – Schizophrenie. In: Journal für Psychologie und Neurologie 38(1), 47–57.
Bleuler, Eugen (1988 [1911]): Dementia praecox oder Gruppe der Schizophrenien. Tübingen: Edition diskord [Nachdruck der Erstausgabe von 1911].
Bleuler, Eugen/Jahrmärker, Maximilian (1908): [Leitsätze.] In: Allgemeine Zeitschrift für Psychiatrie und psychisch-gerichtliche Medizin 65, 429–432.
Bleuler, Manfred (1931): Schizophrenia. Review of the work of Prof. Eugen Bleuler. In: Archives of Neurology and Psychiatry 26(3), 610–627.
Bleuler, Manfred (1951): Forschungen und Begriffswandlungen in der Schizophrenielehre 1941–1950. In: Fortschritte der Neurologie. Psychiatrie und ihre Grenzgebiete 19(9–10), 385–452.
Bleuler, Manfred (1971): Schlusswort: Gedanken und Erfahrungen zur Schizophrenielehre. In: Ders./ Angst, Jules (Hg.): Die Entstehung der Schizophrenie. The origin of schizophrenia. Bern, Stuttgart, Wien: Hans Huber (= Aktuelle Probleme in der Psychiatrie, Neurologie, Neurochirurgie 5), 107–119.
Bleuler, Manfred (1972): Die schizophrenen Geistesstörungen im Lichte langjähriger Kranken- und Familiengeschichten. Mit einem Beitrag von A. Uchtenhagen: Schizophrenieähnliche Rorschach-Befunde bei Blutsverwandten Schizophrener. Stuttgart: Georg Thieme.
Bleuler, Manfred (1988): Zur Entstehung und Bedeutung von Eugen Bleulers Werk: „Dementia praecox oder Gruppe der Schizophrenien“. In: Bleuler, Eugen (1988 [1911]): Dementia praecox oder Gruppe der Schizophrenien. Tübingen: Edition diskord, V–XI.
Bornstein, Maurycy (1917): Über einen eigenartigen Typus der psychischen Spaltung. („Schizothymia reactiva“). In: Zeitschrift für die gesamte Neurologie und Psychiatrie 36(1–2), 86–145.
Bresler, Johannes (1912): Der Zwiesinn. In: Psychiatrisch-Neurologische Wochenschrift 14(3–4), 21–26, 33–42.
Breuer, Josef/Freud, Sigmund (1895): Studien über Hysterie. Leipzig, Wien: Deuticke.
Büchler, Franz (1972): Schizoid. Erzählungen und Texte. Tübingen, Basel: Erdmann.
Bürger-Prinz, Hans (1932): Über die künstlerischen Arbeiten Schizophrener. In: Wilmanns, Karl (Hg.): Die Schizophrenie. Bearb. von K. Beringer, H. Bürger Prinz, Hans W. Gruhle, A. Homburger, W. Mayer-Gross, G. Steiner, A. Strauss, A. Wetzel. Berlin: Springer (= Handbuch der Geisteskrankheiten 9, Spezieller Teil V), 668–704.
Bychowski, Gustav (1919): Zur Psychopathologie der Brandstiftung. In: Schweizer Archiv für Neurologie und Psychiatrie 5(1), 29–55.
Deleuze, Gilles/Guattari, Félix (1988 [1974]): Anti-Ödipus. Kapitalismus und Schizophrenie I. Übers. v. Bernd Schwibs. 5. Aufl. Frankfurt a. M.: Suhrkamp (= suhrkamp taschenbuch wissenschaft 224). [Frz. Originaltitel: *L'Anti Oedipe*; erschienen 1972. Dt. Erstausgabe: 1974.]

Essen-Möller, Erik (1946): The concept of schizoidia. In: Monatsschrift für Psychiatrie und Neurologie 112(5–6), 258–271.
fas/AFP (2014): Papst: Kurie leidet an „existenzieller Schizophrenie". 15 „Krankheiten". In: Focus online, 22.12.2014, http://www.focus.de/politik/ausland/papst/15-krankheiten-der-kurie-papst-vatikanverwaltung-leidet-an-existenzieller-schizophrenie_id_4363539.html, letzter Zugriff 12.07.2024.
Feuchtwanger, Lion (1993 [1930]): Erfolg. Drei Jahre Geschichte einer Provinz. Berlin, Weimar: Aufbau-Verlag (= Gesammelte Werke in Einzelbänden 6).
Finzen, Asmus (1996a): „Das ist doch schizophren!" Vom Mißbrauch der Schizophrenie als gesellschaftliche Metapher. In: Psychologie heute 5, 38–41.
Finzen, Asmus (1996b): „Der Verwaltungsrat ist schizophren". Die Krankheit und das Stigma. Bonn: Psychiatrie Verlag.
Finzen, Asmus (2000): Psychose und Stigma. Stigmabewältigung – zum Umgang mit Vorurteilen und Schuldzuweisungen. Bonn: Psychiatrie-Verlag (= Ratschlag). [Neuausgabe von Finzen 1996b.]
Franziskus (2014): Udienza del Santo Padre alla Curia Romana in occasione della presentazione degli auguri natalizi, 22.12.2014. In: Bolletino della Sala Stampa della Santa Sede, 0979. [http://press.vatican.va/content/salastampa/it/bollettino/pubblico/2014/12/22/0979/02116.html, letzter Zugriff 12.07.2024.]
Friedemann, M[ax]/Kohnstamm, O[skar] (1914): Zur Pathogenese und Psychotherapie bei Basedowscher Krankheit, zugleich ein Beitrag zur Kritik der psychanalytischen [sic] Forschungsrichtung. In: Zeitschrift für die gesamte Neurologie und Psychiatrie 23(4/5), 357–430.
Freud, Sigmund (1911): Psychoanalytische Bemerkungen über einen autobiographisch beschriebenen Fall von Paranoia (Dementia paranoides). In: Jahrbuch für psychoanalytische und psychopathologische Forschungen 3, 9–68.
Fromm-Reichmann, Frieda (1948): Notes on the development of treatment of schizophrenics by psychoanalytic psychotherapy. In: Psychiatry 11(3), 263–273.
Glauser, Friedrich (1995 [1936]): Matto regiert. Roman. Hg. v. Bernhard Echte. Zürich: Limmat Verlag (= Friedrich Glauser. Die Romane 4).
Gross, Otto (1904): Über Bewusstseinszerfall. In: Monatsschrift für Psychiatrie und Neurologie 15, 45–51.
Gruhle, Hans W. (1932): Geschichtliches. In: Wilmanns, Karl (Hg.): Die Schizophrenie. Bearb. von K. Beringer, H. Bürger Prinz, Hans W. Gruhle, A. Homburger, W. Mayer-Gross, G. Steiner, A. Strauss, A. Wetzel. Berlin: Springer (= Handbuch der Geisteskrankheiten 9, Spezieller Teil V), 1–30.
Guber-Gritz, D. S. (1926): Somatische Konstitution der Schizophreniker. In: Archiv für Psychiatrie und Nervenkrankheiten 77, 789–813.
Hafner, Urs (2011): Helvetische Schizophrenie. François Walters erfrischende Geschichte der Schweiz. In: Neue Zürcher Zeitung, 25.11.2011, 13.
Hartmann, Rolf (1994): Betrifft: Asmus Finzen: „Schizophrenie als Metapher" (Psychiat. Prax. 21 [199.4] 47–49). In: Psychiatrische Praxis 21(3), 123.
Henneberg, R[ichard] (1912): [Rezension zu Bleuler 1911: Dementia praecox oder Gruppe der Schizophrenien]. In: Neurologisches Centralblatt 31, 1267–1268.
Hesse, Hermann (2001): Der Steppenwolf. Narziß und Goldmund. Die Morgenlandfahrt. Hg. v. Volker Michels. Frankfurt a. M.: Suhrkamp (= Hermann Hesse. Sämtliche Werke 4).
ICD–10 = ICD-10-GM. Version 2019. Systematisches Verzeichnis. Internationale statistische Klassifikation der Krankheiten und verwandter Gesundheitsprobleme, 10. Revision – German

Modification. Hg. vom Deutschen Institut für Medizinische Dokumentation und Information DIMDI im Auftrag des Bundesministeriums für Gesundheit (BMG). http://www.icd-code.de/, letzter Zugriff 12.07.2024.

Jahrmärker, Maximilian (1908): [Einleitung.] In: Allgemeine Zeitschrift für Psychiatrie und psychisch-gerichtliche Medizin 65, 432–436.

Jaspers, Karl (1922): Strindberg und van Gogh. Versuch einer pathographischen Analyse unter vergleichender Heranziehung von Swedenborg und Hölderlin. Bern: Bircher (= Arbeiten zur angewandten Psychiatrie 5).

Kahn, René/Sommer, Iris/Denys, Damiaan/Schoevers, Robert/Aleman, André (2015): Schizofrenie als diagnose schrappen is anti-psychiatrie uit de jaren 70. In: NRC Handelsblad, 13.03.2015, https://www.nrc.nl/nieuws/2015/03/13/schizofrenie-als-diagnose-schrappen-is-anti-psych-1474407-a1214537, letzter Zugriff 12.07.2024.

Kasanin, J[acob S.] (1994 [1933]): The Acute Schizoaffective Psychoses. In: American Journal of Psychiatry 151(6), 144–154. [Wiederabdruck von 1933. In: American Journal of Psychiatry 90(1), 97–126.]

Kihn, Berthold/Luxenburger, Hans (1940): Die Schizophrenie. Leipzig: Thieme. (= Handbuch der Erbkrankheiten 2).

Kipphardt, Heinar (1976): Das Leben des schizophrenen Dichters Alexander M. Ein Film. Berlin: Klaus Wagenbach.

Kohnstamm, O[skar] (1914a): Schizothymie und Zyklothymie. In: Berliner klinische Wochenschrift 51(39), 1680–1682.

Kohnstamm, O[skar] (1914b): Über gewisse gegen Schlafmittel refraktäre Formen von Schlaflosigkeit. In: Verhandlungen des Deutschen Kongresses für innere Medizin 31, 140–144.

Kraepelin, Emil (1893): Psychiatrie. Ein kurzes Lehrbuch für Studirende und Aerzte. 4., vollst. umgearb. Aufl. Leipzig: A. Abel.

Kraepelin, Emil (1899): Psychiatrie. Ein Lehrbuch für Studirende und Ärzte. 6., vollst. umgearb. Aufl. Leipzig: J. A. Barth.

Kraepelin, Emil (1913a): Psychiatrie. Ein Lehrbuch für Studierende und Ärzte. Bd. III, Teil II. 8., vollst. umgearb. Aufl. Leipzig: J. A. Barth.

Kraepelin, Emil (1913b): Über paranoide Erkrankungen. [Diskussion]. In: Allgemeine Zeitschrift für Psychiatrie und psychisch-gerichtliche Medizin 70(1), 151–153.

Kretschmer, Ernst (1921): Körperbau und Charakter. Untersuchungen zum Konstitutionsproblem und zur Lehre von den Temperamenten. Berlin: Springer.

Krüll, Marianne (1977): Schizophrenie und Gesellschaft. Zum Menschenbild in Psychiatrie und Soziologie. München: C. H. Beck.

Kudszus, Winfried (Hg.) (1977): Literatur und Schizophrenie. Theorie und Interpretation eines Grenzgebiets. Tübingen: Niemeyer (= Deutsche Texte 45).

Laux, Gerd/Möller, Hans-Jürgen (2011): Memorix Psychiatrie und Psychotherapie. Unter Mitarbeit von Mirijam Fric. 2., aktual. Aufl. Stuttgart, New York: Thieme.

Lüthi, Theres (2018): Das Ende der Schizophrenie. In: NZZ am Sonntag, 18.02.2018, 56.

Maeder, Alphons (1912): [Rezension zu:] Bleuler, *Dementia praecox oder Gruppe der Schizophrenie* [sic]. Aus dem Handbuch der Psychiatrie Aschaffenburg's. Deuticke, Leipzig u. Wien 1911. In: Zentralblatt für Psychoanalyse 2(12), 654–656.

Meyer-Marsilius, Lukas (2012): Selbstoptimierung bis zur Schizophrenie. In: Tages-Anzeiger online, 09.08.2012, http://www.tagesanzeiger.ch/kultur/diverses/Selbstoptimierung-bis-zur-Schizophrenie/story/15842138, letzter Zugriff 12.07.2024.

Minkowski, Mieczyslaw (1941): Zum Andenken an Eugen Bleuler 30. April 1857–15. Juli 1939. Ansprachen gehalten an der Trauersitzung des Psychiatrisch-Neurologischen Vereins in Zürich, am 9. Februar 1940. In: Schweizer Archiv für Neurologie und Psychiatrie 46(1), 1–10.
Morgenthaler, Walter (1918): Übergänge zwischen Zeichnen und Schreiben bei Geisteskranken. In: Schweizer Archiv für Neurologie und Psychiatrie 3(2).
Morgenthaler, Walter (1985 [1921]): Ein Geisteskranker als Künstler. Adolf Wölfli. Wien, Berlin: Medusa. [Neuausgabe der Ausgabe 1921, Bern: Bircher.]
Navratil, Leo (1996 [1965]): Schizophrenie und Kunst. Überarb. Neuausg. Frankfurt a. M.: S. Fischer Taschenbuch (= Fischer-Taschenbücher 12386. Geist und Psyche).
Neuhauser, Sylvia (1977): Unversöhnliche Gegensätze. M. Krüll: „Schizophrenie und Gesellschaft". In: Frankfurter Allgemeine Zeitung, 11.10.1977, 22.
Nunnally, Jum C. (1961): Popular Conceptions of Mental Health. Their Development and Change. New York: Holt, Rinehart and Winston.
Pilcz, A[lexander] (1919): Lehrbuch der speziellen Psychiatrie. 4. Aufl. Leipzig: Deuticke.
Poot, Linke (1972 [1921]): Der deutsche Maskenball. In: Döblin, Alfred: Der Deutsche Maskenball von Linke Poot. Wissen und verändern! Hg. von Heinz Graber. Olten, Freiburg i. Br.: Walter (= Alfred Döblin. Ausgewählte Werke in Einzelbänden), 9–124.
Prinzhorn, Hans (1922): Bildnerei der Geisteskranken. Ein Beitrag zur Psychologie und Psychopathologie der Gestaltung. Berlin: Springer.
Prinzhorn, Hans (1925): Schizophrenie. Zur Geschichte des Wortes und zur Psychologie seines Einbruchs in das Zeitbewußtsein. In: Die Naturwissenschaften 13(35), 733–739.
Reile, Bonifaz (Hg.) (1939 [1903]): Kneipp, Sebastian. Das große Kneippbuch. München: Beckstein.
Rieger, Stefan (2012): Multitasking. Zur Ökonomie der Spaltung. Berlin: Suhrkamp (= edition unseld 46).
Rosenstein, L. M. (1933): Das Problem der milden Schizophrenieformen. Schizophrenia mitis, Schizothymia. In: Zeitschrift für die gesamte Neurologie und Psychiatrie 144(1), 297–312.
Saß, Henning/Zaudig, Michael/Houben, Isabel/Wittchen, Hans-Ulrich (1996): Einführung zur deutschen Ausgabe: Zur Situation der operationalisierten Diagnostik in der deutschsprachigen Psychiatrie. In: Diagnostisches und statistisches Manual psychischer Störungen. DSM-IV. Übers. nach der 4. Aufl. des DSM der APA. Dt. Bearb. u. Einf. von H. Saß, H.-U. Wittchen und M. Zaudig. Redaktionelle Koordination: I. Houben. Göttingen etc.: Hogrefe, IX–XXIV.
Schmutz, Gerhard (2012): Schizophreniekranke werden stigmatisiert. In: Der Bund, 04.10.12, 10.
Schneider, Kurt (1918): Schizophrene Kriegspsychosen. In: Zeitschrift für die gesamte Neurologie und Psychiatrie 43(3–5), 420–429.
Schulhof, Friedrich (1934): Praktische Psychiatrie. Berlin, Wien: Urban & Schwarzenberg.
Schwitters, Kurt (1922): Tragödie. Tran No. 22, gegen Herrn Dr. phil. et med. Weygandt. In: Der Sturm 13(5), 72–80.
Sloterdijk, Peter (1983): Kritik der zynischen Vernunft. Bd. 1. Frankfurt a. M.: Suhrkamp.
Sontag, Susan (2012 [1978/1989]): Krankheit als Metapher. Aids und seine Metaphern. 3. Aufl. Frankfurt a. M.: Fischer Taschenbuch. [I. Originaltitel: *Illness as Metaphor*. New York: Farrar, Straus & Giroux. 1977. Übers. aus dem Englischen von Karin Kersten. Dt. Erstausgabe 1978. II. Originaltitel: *AIDS and Its Metaphors*. New York: Farrar, Straus & Giroux. 1989. Übers. aus dem Englischen von Holger Fliessbach.]
Spielrein, Sabina (1911): Über den psychologischen Inhalt eines Falles von Schizophrenie (Dementia praecox). In: Jahrbuch für psychoanalytische und psychopathologische Forschungen 3, 329–400.
Spitzer, Robert L. (1980): Introduction. In: Diagnostic and Statistical Manual of Mental Disorders. Third Edition. [DSM-III]. Hg. von der American Psychiatric Association APA. Washington, D. C.: American Psychiatric Association, 1–12.

Spitzer, Robert L. (1984): Einleitung. In: Diagnostisches und statistisches Manual psychischer Störungen. DSM-III. Übers. nach der 3. Aufl. des DSM der APA. Dt. Bearb. und Einf. von Karl Koehler u. Henning Saß. Weinheim, Basel: Beltz, 3–16.
Spitzer, Robert L. (1987): Introduction. In: Diagnostic and Statistical Manual of Mental Disorders. Third Edition – Revised. DSM-III-R. Hg. von der American Psychiatric Association. Washington, D. C.: American Psychiatric Association, xvii–xxvii.
Spitzer, Robert L. (1989): Einleitung. In: Diagnostisches und statistisches Manual psychischer Störungen. DSM-III-R. Übers. nach der Rev. der 3. Aufl. des DSM der APA. Dt. Bearb. u. Einf. von Hans-Ulrich Wittchen, Henning Saß, Michael Zaudig u. Karl Koehler. Weinheim, Basel: Beltz, 3–17.
Stransky, Erwin (1909): Über die Dementia praecox. Streifzüge durch Klinik und Psychopathologie. Wiesbaden: J. F. Bergmann (= Grenzfragen des Nerven- und Seelenlebens 67).
Stransky, Erwin (1912a): „Der Zwiesinn". Bemerkungen zu Breslers gleichnamigem Aufsatze in Nr. 3 und 4 (1912) dieser Wochenschrift. [Sowie ein antwortender Kommentar von Bresler.] In: Psychiatrisch-Neurologische Wochenschrift 14(14), 155–157.
Stransky, Erwin (1912b): Referat über den derzeitigen Stand der Klinik der Dementia praecox. In: Jahrbücher für Psychiatrie und Neurologie 33, 516–527, 538–542 [Diskussion].
Stransky, Erwin (1912c): Zur Entwicklung und zum gegenwärtigen Stand der Lehre von der Dementia praecox (Schizophrenie). In: Zeitschrift für die gesamte Neurologie und Psychiatrie 8(5), 616–643.
Szasz, Thomas (1960): The myth of mental illness. In: The American Psychologist 15(2), 113–118.
Szasz, Thomas (1976): Schizophrenia. The Sacred Symbol of Psychiatry. New York: Basic Books.
Szasz, Thomas (1979): Schizophrenie – das heilige Symbol der Psychiatrie. Wien, München, Zürich: Europaverlag. [Übers. der amerikanischen Ausgabe von 1976 von Brigitte Stein.]
Van Os, Jim/Boevink, Wilma/van der Gaag, Rutger Jan/Beekman, Aartjan/Vermeiren, Robert/Engels, Rutger (2015): Laten we de diagnose schizofrenie vergeten. In: NRC Handelsblad, 07.03.2015, https://www.nrc.nl/nieuws/2015/03/07/laten-we-de-diagnose-schizofrenie-vergeten-1472619-a653133, letzter Zugriff 12.07.2024.
VASK Zürich (2011): Über uns. http://www.vaskzuerich.ch/index.php?page=388, letzter Zugriff 12.07.2024.
v. Mach (1913): [Rezension zu:] Bleuler, E., Dementia praecox oder Gruppe der Schizophrenien. In: Journal für Psychologie und Neurologie 20(3), 130–131.
Vogt, Walter (1991): Melancholie. Schizogorsk. Hg. v. Doris Halter. Zürich, Frauenfeld: Nagel & Kimche (= Werkausgabe Walter Vogt 2). [Erscheinungsdatum Erstausgabe von *Melancholie*: 1967, von *Schizogorsk*: 1977.]
Walter, François (2010): Histoire de la Suisse. Tome 5. Certitudes et incertitudes du temps présent (de 1930 à nos jours). Neuchâtel: Éditions Alphil.
Wanke, Georg (1919): Über die im gewöhnlichen Leben wichtigste Geisteskrankheit. Jugendirresein (Dementia praecox (Kraepelin), Schizophrenie (Bleuler), Paraphrenie (Magnan, Freud), Zwiesinn (Bresler)) für Ärzte, Juristen und Erzieher. Halle a.S.: Carl Marhold (= Juristisch-psychiatrische Grenzfragen. Zwanglose Abhandlungen 10(7–8)).
WHO 2018 = World Health Organization (ed.) (2018): WHO releases new International Classification of Diseases (ICD 11). http://www.who.int/news-room/detail/18-06-2018-who-releases-new-international-classification-of-diseases-(icd-11), letzter Zugriff 12.07.2024.
Wilmanns, Karl (Hg.) (1932): Die Schizophrenie. Bearb. von K. Beringer, H. Bürger Prinz, Hans W. Gruhle, A. Homburger, W. Mayer-Gross, G. Steiner, A. Strauss, A. Wetzel. Berlin: Springer (= Handbuch der Geisteskrankheiten 9, Spezieller Teil V).
Wrobel, Ignaz (1928): Das „Menschliche". In: Die Weltbühne 34(22), 826–829.

Nachschlagewerke

Bußmann, Hadumod (Hg.) (2008): Lexikon der Sprachwissenschaft. 4., durchges. u. bibliograph. erg. Aufl., unter Mitarbeit von Hartmut Lauffer. Stuttgart: Kröner.

Duden Online-Wörterbuch (o. J.). Hg. v. Bibliographisches Institut GmbH. Berlin. http://www.duden.de, letzter Zugriff 12.07.2024.

Duden Fremdwörterbuch (2007) = Duden. Das große Fremdwörterbuch. Hg. v. Bibliographisches Institut GmbH. 4., aktual. Aufl. Berlin. www.munzinger.de, letzter Zugriff 12.07.2024.

Glück, Helmut/Rödel, Michael (Hg.) (2016): Metzler Lexikon Sprache. 5. aktual. u. überarb. Aufl. Stuttgart: Metzler.

HLS = Historisches Lexikon der Schweiz (2002–2024). Hg. von der Stiftung Historisches Lexikon der Schweiz. Chefredaktor: Marco Jorio. Basel: Schwabe. [Zugriff über die elektronische Version e-HLS http://www.hls-dhs-dss.ch/index.php, letzter Zugriff 12.07.2024.]

KLG = Kritisches Lexikon zur deutschsprachigen Gegenwartsliteratur (2001–2024). Hg. von Hermann Korte. Begr. von Heinz Ludwig Arnold. München: Ed. Text + Kritik Ravensburg: Munzinger-Archiv. https://www.munzinger.de/search/query?query.id=query-16, letzter Zugriff 12.07.2024.

Kluge, Friedrich (2011): Etymologisches Wörterbuch der deutschen Sprache. Bearb. von Elmar Seebold. 25., durchges. u. erw. Aufl. Berlin, Boston: De Gruyter. [http://www.degruyter.com/view/product/42888, letzter Zugriff 12.07.2024.]

Kreuter, Alma (1996): Deutschsprachige Neurologen und Psychiater. Ein biographisch-bibliographisches Lexikon von den Vorläufern bis zur Mitte des 20. Jahrhunderts. Mit einem Geleitwort von Hanns Hippius und Paul Hoff. München etc.: Saur.

NDB = Neue Deutsche Biographie (1953 ff.): Hg. von der Historischen Kommission bei der Bayerischen Akademie der Wissenschaften. Berlin: Duncker & Humblot. [www.deutsche-biographie.de, letzter Zugriff 12.07.2024.]

Pfeifer, Wolfgang et al. (1993): Etymologisches Wörterbuch des Deutschen. Digitalisierte und von Wolfgang Pfeifer überarbeitete Version im Digitalen Wörterbuch der deutschen Sprache. https://www.dwds.de/wb/wb-etymwb, letzter Zugriff 12.07.2024.

Pschyrembel = Pschyrembel Online (2024): Hg. von der medizinischen Fachredaktion Pschyrembel u. d. Leitung v. Arne Schäffler. Berlin: De Gruyter. http://www.pschyrembel.de, letzter Zugriff 12.07.2024.

Shorter, Edward (2005): A Historical Dictionary of Psychiatry. Oxford: Oxford University Press.

Sekundärliteratur

Adamzik, Kirsten/Niederhauser, Jürg (1999): Fach-/Wissenschaftssprache versus Gemeinsprache im Laiendiskurs und im linguistischen Fachdiskurs. In: Niederhauser, Jürg/Adamzik, Kirsten (Hg.): Wissenschaftssprache und Umgangssprache im Kontakt. Frankfurt a. M. etc.: Peter Lang (= Germanistische Arbeiten zu Sprache und Kulturgeschichte 38), 15–37.

Aker, Servet/Kahve, Aybeniz Civan (2022): What Do Psychiatrists Think about Renaming Schizophrenia in Turkey? In: Schizophrenia Research 248, 8–13.

Albrecht, Andrea/Friede, Susanne (2004): Trans-, Inter- und Supradisziplinarität um 1900. Zum Diskurs in deutschen und französischen Kulturzeitschriften. In: Brand, Frank/Schaller, Franz/

Völker, Harald (Hg.): Transdisziplinarität. Bestandsaufnahme und Perspektiven. Beiträge zur THESIS-Arbeitstagung im Oktober 2003 in Göttingen. Göttingen: Universitätsverlag, 97–114.

Allan, Keith (2013): What is Common Ground? In: Capone, Alessandro/Lo Piparo, Franco/Carapezza, Marco (Hg.): Perspectives on Linguistic Pragmatics. Cham etc.: Springer (= Perspectives in Pragmatics, Philosophy & Psychology 2), 285–310.

Androutsopoulos, Jannis K. (1998): Deutsche Jugendsprache. Untersuchungen zu ihren Strukturen und Funktionen. Frankfurt a. M. etc.: Peter Lang (= VarioLingua 6).

Angermeyer, Matthias C./Beck, Michael/Dietrich, Sandra/Holzinger, Anita (2004): The stigma of mental illness: patients' anticipations and experiences. In: International Journal of Social Psychiatry 50(2), 153–162.

Angermeyer, Matthias C./Carta, Mauro G./Matschinger, Herbert/Millier, Aurélie/Refaï, Tarek/ Schomerus, Georg/Toumi, Mondher (2016): Cultural differences in stigma surrounding schizophrenia: comparison between Central Europe and North Africa. In: The British Journal of Psychiatry 208(4), 389–397.

Angermeyer, Matthias C./Matschinger, Herbert (1996): The effect of violent attacks by schizophrenic persons on the attitude of the public towards the mentally ill. In: Social Science & Medicine 43(12), 1721–1728.

Angermeyer, Matthias C./Matschinger, Herbert (2003): The stigma of mental illness: effects of labelling on public attitudes towards people with mental disorder. In: Acta Psychiatrica Scandinavica 108(4), 304–309.

Angermuller, Johannes/Nonhoff, Martin/Herschinger, Eva/Macgilchrist, Felicitas/Reisigl, Martin/Wedl, Juliette/Wrana, Daniel/Ziem, Alexander (2014): Diskursforschung. Ein interdisziplinäres Handbuch. Band 1: Theorien, Methodologien und Kontroversen. Bielefeld: Transcript (= DiskursNetz 1).

Antos, Gerd (2001): Transferwissenschaft. Chancen und Barrieren des Zugangs zu Wissen in Zeiten der Informationsflut und Wissensexplosion. Unter Mitarbeit von Stefan Pfänder. In: Wichter, Sigurd/Antos, Gerd (Hg.): Wissenstransfer zwischen Experten und Laien. Umriss einer Transferwissenschaft. Frankfurt a. M. etc.: Peter Lang (= Transferwissenschaften 1), 3–33.

Anz, Thomas (1987): Aids, Krebs, Schizophrenie. Krankheit und Moral in der Gegenwartsliteratur. In: Moser, Manfred (Hg.): Krankheitsbilder – Lebenszeichen. 3. Kolloquium zur philosophischen Praxis. Wien: Verlag des Verbandes der wissenschaftlichen Gesellschaften Österreichs (= Klagenfurter Beiträge zur Philosophie), 19–42.

Anz, Thomas (2005): Metaphorik. In: Jagow, Bettina von/Steger, Florian (Hg.): Literatur und Medizin. Ein Lexikon. Göttingen: Vandenhoeck & Ruprecht, 534–539.

Anz, Thomas (2006): Schizophrenie als epochale Symptomatik. Pathologie und Poetologie um 1910. In: Degler, Frank/Kohlroß, Christian (Hg.): Epochen/Krankheiten. Konstellationen von Literatur und Pathologie. St. Ingbert: Röhrig Universitätsverlag (= Das Wissen der Literatur 1), 113–130.

Anz, Thomas (2008): Schizophrenie als Metapher in der Literatur des 20. Jahrhunderts. Eine Erinnerung – auch an die literarischen Anfänge von Gerhard Köpf. In: Schlicht, Corinna/ Schumacher, Heinz (Hg.): Feder, Katheder und Stethoskop – von der Literatur zur Psychiatrie. Festschrift für Gerhard Köpf zum 60. Geburtstag. Frankfurt a. M.: Peter Lang, 203–220.

Ash, Mitchell G. (2007): Wissenschaft(en) und Öffentlichkeit(en) als Ressourcen füreinander. Weiterführende Bemerkungen zur Beziehungsgeschichte. In: Nikolow, Sybilla/Schirrmacher, Arne (Hg.): Wissenschaft und Öffentlichkeit als Ressourcen füreinander. Studien zur Wissenschaftsgeschichte im 20. Jahrhundert, Frankfurt a. M., New York: Campus, 349–362.

Athanasopoulou, Christina/Sakellari, Evanthia (2016): ‚Schizophrenia' on Twitter: Content Analysis of Greek Language Tweets. In: Studies in Health Technology and Informatics 226, 271–274.

Athanasopoulou, Christina/Välimäki, Maritta (2014): „Schizophrenia“ as a Metaphor in Greek Newspaper Websites. In: Studies in Health Technology and Informatics 202, 275–278.

Auer, Peter (2000): Die Linguistik auf dem Weg zur Kulturwissenschaft? In: Freiburger Universitätsblätter 39(147), 55–68.

Azzouni, Safia (2013): Popularisierung. In: Borgards, Roland/Neumeyer, Harald/Pethes, Nicolas/Wübben, Yvonne (Hg.): Literatur und Wissen. Ein interdisziplinäres Handbuch. Stuttgart, Weimar: Metzler, 294–298.

Azzouni, Safia (2017): Populäres Wissen und Medien. In: Sommer, Marianne/Müller-Wille, Staffan/Reinhardt, Carsten (Hg.): Handbuch Wissenschaftsgeschichte. Stuttgart: Metzler, 333–341.

Bachmann, Dieter (2004): Du. In: Historisches Lexikon der Schweiz (HLS). Version vom 15.04.2004. http://www.hls-dhs-dss.ch/textes/d/D23650.php, letzter Zugriff 12.07.2024.

Baker, Paul (2006): Using Corpora in Discourse Analysis. London etc.: Bloomsbury (= Bloomsbury Discourse Series).

Bal, Mieke (2002): Travelling concepts in the humanities. A rough guide. Toronto, Buffalo, London: University of Toronto Press (= Green College lectures).

Bal, Mieke (2006 [2002]): Wandernde Begriffe, sich kreuzende Theorien. Von den *cultural studies* zur Kulturanalyse. In: Dies: Kulturanalyse. Hrsg. u. mit e. Nachwort vers. v. Thomas Fechner-Smarsly u. Sonja Neef. Aus dem Englischen von Joachim Schulte. Frankfurt a. M.: Suhrkamp (= suhrkamp taschenbuch wissenschaft 1801), 7–27.

Baldauf, Christa (1997): Metapher und Kognition. Grundlagen einer neuen Theorie der Alltagsmetapher. Frankfurt a. M. etc.: Peter Lang (= Sprache in der Gesellschaft 24).

Balz, Viola (2010): Zwischen Wirkung und Erfahrung – eine Geschichte der Psychopharmaka. Neuroleptika in der Bundesrepublik Deutschland, 1950–1980. Bielefeld: Transcript (= Science Studies).

Baroni, Marco (2008–2009): Distributions in text. In: Lüdeling, Anke/Kytö, Merja (Hg.): Corpus Linguistics. An International Handbook. Berlin, New York: De Gruyter (= HSK 29.2), 803–822.

Bauer, Susanne/Heinemann, Torsten/Lemke, Thomas (2017a): Einleitung. In: Dies. (Hg.): Science and Technology Studies. Klassische Positionen und aktuelle Perspektiven, Berlin: Suhrkamp (= suhrkamp taschenbuch wissenschaft 2193), 7–40.

Bauer, Susanne/Heinemann, Torsten/Lemke, Thomas (Hg.) (2017b): Science and Technology Studies. Klassische Positionen und aktuelle Perspektiven. Berlin: Suhrkamp (= suhrkamp taschenbuch wissenschaft 2193).

Baumann, Klaus-Dieter (1998): Fachsprachliche Phänomene in den verschiedenen Sorten von populärwissenschaftlichen Vermittlungstexten. In: Hoffmann, Lothar/Kalverkämper, Hartwig/Wiegand, Herbert Ernst (Hg.): Fachsprachen. Ein internationales Handbuch zur Fachsprachenforschung und Terminologiewissenschaft. Berlin, New York: De Gruyter (= HSK 14.1), 728–735.

Bäuml, Josef (2007): „Spaltung“: Prägnante Beschreibung komplexer Symptome. In: Psychiatrische Praxis 34(8), 387.

Becker, Andrea (2001): Populärmedizinische Vermittlungstexte. Studien zur Geschichte und Gegenwart fachexterner Vermittlungsvarietäten. Tübingen: Niemeyer (= Reihe Germanistische Linguistik 225).

Benz, Dominik (2001): Schizophrenie im Spiegel. Eine empirisch-qualitative und quantitative Untersuchung über den Umgang eines Printmediums mit einem psychiatrischen Fachbegriff am Beispiel der Wochenzeitschrift Der Spiegel. Dissertation Medizin Universität Basel.

Beresford, Peter (2013): From ‚other‘ to involved: user involvement in research: an emerging paradigm. In: Nordic Social Work Research 3, 139–148.

Berg, Gunhild (2008): Die Geschichte der Begriffe als Geschichte des Wissens. Methodische Überlegungen zum ‚practical turn' in der Historischen Semantik. In: Müller, Ernst/Schmieder, Falko (Hg.): Begriffsgeschichte der Naturwissenschaften. Zur historischen und kulturellen Dimension naturwissenschaftlicher Konzepte. Berlin, New York: De Gruyter, 327–343.

Berger, Peter L./Luckmann, Thomas (1977 [1969]): Die gesellschaftliche Konstruktion der Wirklichkeit. Eine Theorie der Wissenssoziologie. 5. Aufl. Frankfurt a. M.: Fischer (= Conditio humana). [Übers. aus dem Englischen von Monika Plessner, dt. Erstausgabe 1969.]

Berlin-Brandenburgische Akademie der Wissenschaften (Hg.) (2007–2024): Deutsches Textarchiv. http://deutschestextarchiv.de/, letzter Zugriff 12.07.2024.

Berlin-Brandenburgische Akademie der Wissenschaften (Hg.) (o. J.): DWDS – Digitales Wörterbuch der deutschen Sprache. Das Wortauskunftssystem zur deutschen Sprache in Geschichte und Gegenwart. https://www.dwds.de/, letzter Zugriff 12.07.2024.

Bernet, Brigitta (2006): Assoziationsstörung. Zum Wechselverhältnis von Krankheits- und Gesellschaftsdeutung im Werk Eugen Bleulers (1857–1939). In: Fangerau, Heiner/Nolte, Karen (Hg.): „Moderne" Anstaltspsychiatrie im 19. und 20. Jahrhundert – Legitimation und Kritik. Stuttgart: Steiner (= Medizin, Gesellschaft und Geschichte. Beiheft 26), 167–192.

Bernet, Brigitta (2013): Schizophrenie. Entstehung und Entwicklung eines psychiatrischen Krankheitsbilds um 1900. Zürich: Chronos.

Berrios, German E. (2011): Eugen Bleuler's Place in the History of Psychiatry. In: Schizophrenia Bulletin 37(6), 1095–1098.

Berrios, German E./Luque, Rogelio/Villagrán, José M. (2003): Schizophrenia: A Conceptual History. In: International Journal of Psychology and Psychological Therapy 3(2), 111–140.

Biber, Douglas/Conrad, Susan/Reppen, Randi (1998): Corpus Linguistics. Investigating Language Structure and Use. Cambridge: Cambridge University Press.

Black, Max (1954): Metaphor. In: Proceedings of the Aristotelian Society, New Series 5, 273–294.

Black, Max (1983a): Die Metapher. In: Haverkamp, Anselm (Hg.): Theorie der Metapher. Darmstadt: Wissenschaftliche Buchgesellschaft (= Wege der Forschung 389), 55–79 [Übersetzung der englischen Fassung von 1954 durch Margit Smuda.]

Black, Max (1983b): Mehr über die Metapher. In: Haverkamp, Anselm (Hg.): Theorie der Metapher. Darmstadt: Wissenschaftliche Buchgesellschaft (= Wege der Forschung 389), 379–413 [Übersetzung der englischen Fassung von 1977 durch Margit Smuda.]

Blank, Andreas (1997): Prinzipien des lexikalischen Bedeutungswandels am Beispiel der romanischen Sprachen. Tübingen: Niemeyer (= Beihefte zur Zeitschrift für romanische Philologie 285).

Blank, Andreas (2001): Einführung in die lexikalische Semantik für Romanisten. Tübingen: Niemeyer (= Romanistische Arbeitshefte 45).

Blasius, Dirk (1994): „Einfache Seelenstörung". Geschichte der deutschen Psychiatrie, 1800–1945. Frankfurt a. M.: Fischer Taschenbuch.

Blühdorn, Hardarik/Foolen, Ad/Loureda, Óscar (2017): Diskursmarker: Begriffsgeschichte – Theorie – Beschreibung. Ein bibliographischer Überblick. In: Blühdorn, Hardarik/Deppermann, Arnulf/Helmer, Henrike/Spranz-Fogasy, Thomas (Hg.): Diskursmarker im Deutschen. Reflexionen und Analysen. Göttingen: Verlag für Gesprächsforschung, 7–48.

Bluhm, Claudia/Deissler, Dirk/Scharloth, Joachim/Stukenbrock, Anja (2000): Linguistische Diskursanalyse. Überblick, Probleme, Perspektiven. In: Sprache und Literatur in Wissenschaft und Unterricht 31(86), 3–19.

Bohde, Daniela (2012): Kunstgeschichte als physiognomische Wissenschaft. Kritik einer Denkfigur der 1920er bis 1940er Jahre. Berlin: Akademie Verlag (= Schriften zur modernen Kunsthistoriographie 3).

Boke, Omer/Aker, Servet/Alptekin Aker, Arzu/Sarisoy, Gokhan/Rifat Sahin, Ahmet (2007): Schizophrenia in Turkish newspapers. Retrospective scanning study. In: Social Psychiatry and Psychiatric Epidemiology 42(6), 457–461.

Böke, Karin (2005 [1996]): Überlegungen zu einer Metaphernanalyse im Dienst einer ‚parzellierten' Sprachgeschichtsschreibung (1996). In: Wengeler, Martin (Hg.): Sprachgeschichte als Zeitgeschichte. Hildesheim: Georg Olms (= Germanistische Linguistik 180–181), 194–223.

Bongo, Giancarmine (2014): Die Sprache der Popularisierung: eine Standortbestimmung. In: Ders./ Caliendo, Giuditta (Hg.): The Language of Popularization. Die Sprache der Popularisierung. Bern etc.: Peter Lang (= Sprache in Kommunikation und Medien 6), 223–246.

Bongo, Giancarmine/Caliendo, Giuditta (Hg.) (2014): The Language of Popularization. Die Sprache der Popularisierung. Bern etc.: Peter Lang (= Sprache in Kommunikation und Medien 6).

Bons, Iris (2009): Polysemie und Distribution. Zur Theorie und Methode einer korpusbasierten Semantik deutscher Adjektive. Giessen: Giessener Elektronische Bibliothek (= Linguistische Untersuchungen 1). http://dx.doi.org/10.22029/jlupub-3050, letzter Zugriff 12.07.2024.

Bormuth, Matthias/Podoll, Klaus/Spitzer, Carsten (2007): Vorwort. In: Dies. (Hg.): Kunst und Krankheit. Studien zur Pathographie. Göttingen: Wallstein, 7–9.

Borsche, Julia/Schomerus, Georg/Matschinger, Herbert/Angermeyer, Matthias C. (2007): Ein Irrtum der Gebildeten? Gespaltene Persönlichkeit und Schizophrenie. In: Psychiatrische Praxis 34(8), 384–387.

Böschen, Stefan (2017): Wissensgesellschaft. In: Sommer, Marianne/Müller-Wille, Staffan/Reinhardt, Carsten (Hg.): Handbuch Wissenschaftsgeschichte. Stuttgart: Metzler, 324–332.

Boschung Urs (2013): Wyrsch, Jakob. In: Historisches Lexikon der Schweiz (HLS). Version vom 27.11.2013. http://www.hls-dhs-dss.ch/textes/d/D14698.php, letzter Zugriff 12.07.2024.

Brandt, Christina (2004): Metapher und Experiment. Von der Virusforschung zum genetischen Code. Göttingen: Wallstein (= Wissenschaftsgeschichte).

Brandt, Christina (2013): Metapher. In: Borgards, Roland/Neumeyer, Harald/Pethes, Nicolas/Wübben, Yvonne (Hg.): Literatur und Wissen. Ein interdisziplinäres Handbuch. Stuttgart, Weimar: Metzler, 21–28.

Breindl, Eva (2007): Intensitätspartikeln. In: Hoffmann, Ludger (Hg.): Handbuch der deutschen Wortarten. Berlin, New York: De Gruyter, 397–422

Brink, Cornelia (2006): „Keine Angst vor Psychiatern". Psychiatrie, Psychiatriekritik und Öffentlichkeit in der Bundesrepublik Deutschland (1960–1980). In: Fangerau, Heiner/Nolte, Karen (Hg.): „Moderne" Anstaltspsychiatrie im 19. und 20. Jahrhundert – Legitimation und Kritik, Stuttgart: Steiner (= Medizin, Gesellschaft und Geschichte. Beiheft 26), 341–360.

Brink, Cornelia (2010a): Die Irren sind immer die Anderen. Selbstthematisierungen von psychischer Krankheit und Gesundheit in gesellschaftlichen Umbruchzeiten (Deutschland 1900/1970). In: Bösl, Elsbeth (Hg.): Disability History. Konstruktionen von Behinderung in der Geschichte. Eine Einführung. Bielefeld: Transcript (= Disability Studies. Körper – Macht – Differenz 6), 67–83.

Brink, Cornelia (2010b): Grenzen der Anstalt. Psychiatrie und Gesellschaft in Deutschland 1860–1980. Göttingen: Wallstein (= Moderne Zeit 20).

Brunner, Otto/Conze, Werner/Koselleck, Reinhart (Hg.) (1972–1997): Geschichtliche Grundbegriffe. Historisches Lexikon zur politisch-sozialen Sprache in Deutschland. 8 Bde. Stuttgart: Klett.

Bubenhofer, Noah (2006–2024): Einführung in die Korpuslinguistik: Praktische Grundlagen und Werkzeuge. http://www.bubenhofer.com/korpuslinguistik/, letzter Zugriff 12.07.2024.

Bubenhofer, Noah (2008): Diskurse berechnen? Wege zu einer korpuslinguistischen Diskursanalyse. In: Warnke, Ingo/Spitzmüller, Jürgen (Hg.): Methoden der Diskurslinguistik.

Sprachwissenschaftliche Zugänge zur transtextuellen Ebene. Berlin, New York: De Gruyter (= Linguistik – Impulse & Tendenzen 31), 407–434.

Bubenhofer, Noah (2009): Sprachgebrauchsmuster. Korpuslinguistik als Methode der Diskurs- und Kulturanalyse. Berlin, New York: De Gruyter (= Sprache und Wissen 4).

Bubenhofer, Noah (2013): Quantitativ informierte qualitative Diskursanalyse. Korpuslinguistische Zugänge zu Einzeltexten und Serien. In: Roth, Kersten Sven/Spiegel, Carmen (Hg.): Angewandte Diskurslinguistik. Felder, Probleme, Perspektiven. Berlin: Akademie-Verlag (= Diskursmuster – Discourse Patterns 2), 109–134.

Bubenhofer, Noah (2015): Muster aus korpuslinguistischer Sicht. In: Dürscheid, Christa/Schneider, Jan Georg (Hg.): Handbuch Satz, Äußerung, Schema. Berlin, Boston: De Gruyter (= Handbücher Sprachwissen 4), 485–502.

Bubenhofer, Noah (2018): Diskurslinguistik und Korpora. In: Warnke, Ingo H. (Hg.): Handbuch Diskurs. Berlin, Boston: De Gruyter (= Handbücher Sprachwissen 6), 208–241.

Bubenhofer, Noah/Knuchel, Daniel/Schüller, Larissa (Hg.) (2021): Kulturlinguistik in der Schweiz. In: Germanistik in der Schweiz, Sonderheft „Kulturlinguistik“ 18.

Bubenhofer, Noah/Scharloth, Joachim (2010): Kontext korpuslinguistisch. Die induktive Berechnung von Sprachgebrauchsmustern in großen Textkorpora. In: Klotz, Peter/Portmann-Tselikas, Paul R./Weidacher, Georg (Hg.): Kontexte und Texte. Soziokulturelle Konstellationen literalen Handelns. Tübingen: Narr (= Europäische Studien zur Textlinguistik 8), 85–107.

Buck, Thimothy (1985): Duden's *Grosses Wörterbuch der deutschen Sprache* and the *East German Wörterbuch der deutschen Gegenwartssprache*. A Critical Comparison. In: The Modern Language Review 80(2), 372–386.

Bugmann, Urs (2012): Kulturzeitschriften. Kap. 1: Deutsche Schweiz. In: Historisches Lexikon der Schweiz (HLS). Version vom 20.12.2012. http://www.hls-dhs-dss.ch/textes/d/D10470.php, letzter Zugriff 12.07.2024.

Burger, Harald (2005): Mediensprache. Eine Einführung in Sprache und Kommunikationsformen der Massenmedien. Mit einem Beitrag von Martin Luginbühl. 3., völlig neu bearb. Aufl. Berlin, New York: De Gruyter (= De Gruyter Studienbuch).

Burkhardt, Armin (2003): Das Parlament und seine Sprache. Studien zu Theorie und Geschichte parlamentarischer Kommunikation. Tübingen: Niemeyer (= Reihe Germanistische Linguistik 241).

Burkhardt, Armin (2004): Zwischen Monolog und Dialog. Zur Theorie, Typologie und Geschichte des Zwischenrufs im deutschen Parlamentarismus. Tübingen: Niemeyer (= Reihe Germanistische Linguistik 250).

Busch, Albert (1994): Laienkommunikation. Vertikalitätsuntersuchungen zu medizinischen Experten-Laien-Kommunikationen. Frankfurt a. M. etc.: Peter Lang (= Germanistische Arbeiten zu Sprache und Kulturgeschichte 26).

Busch, Albert (1999): Semantische Vertikalitätstypik und diskursive Grundkonzepte in der Gesundheitskommunikation. In: Niederhauser, Jürg/Adamzik, Kirsten (Hg.): Wissenschaftssprache und Umgangssprache im Kontakt. Frankfurt a. M. etc.: Peter Lang (= Germanistische Arbeiten zu Sprache und Kulturgeschichte 38), 103–122.

Busch, Albert (2004a): Diskurslexikologie und Sprachgeschichte der Computertechnologie. Tübingen: Niemeyer (= Reihe Germanistische Linguistik 252).

Busch, Albert (2004b): Terminologisierung, Entterminologisierung und fachexternes Wissenswachstum in der Informationstechnologie. In: Göpferich, Susanne/Engberg, Jan (Hg.): Qualität fachsprachlicher Kommunikation. Tübingen: Narr (= Forum für Fachsprachen-Forschung 66), 179–197.

Busch, Albert (2005): Wissenstransfer aus vertikalitätsorientierter und kommunikationssoziologischer Perspektive: Experten und Laien im diskursiven Kontakt. In: Antos, Gerd/Wichter, Sigurd (Hg.): Wissenstransfer durch Sprache als gesellschaftliches Problem. Frankfurt a. M. etc.: Peter Lang (= Transferwissenschaften 3), 429–446.

Busch, Albert (2006): Semantische Kämpfe in der Medizin. Ansätze zu einer Typologie der Wissenskämpfe. In: Felder, Ekkehard (Hg.): Semantische Kämpfe. Macht und Sprache in den Wissenschaften. Berlin, New York: De Gruyter (= Linguistik – Impulse & Tendenzen 19), 47–71.

Busch, Albert (2015): Medizindiskurse: Mediale Räume der Experten-Laien-Kommunikation. In: Ders./ Spranz-Fogasy, Thomas (Hg.): Handbuch Sprache in der Medizin. Berlin, Boston: De Gruyter (= Handbücher Sprachwissen 1), 369–388.

Busch, Albert/Spranz-Fogasy, Thomas (Hg.) (2015a): Handbuch Sprache in der Medizin. Berlin, Boston: De Gruyter (= Handbücher Sprachwissen 11).

Busch, Albert/Spranz-Fogasy, Thomas (2015b): Sprache in der Medizin. In: Felder, Ekkehard/Gardt, Andreas (Hg.): Handbuch Sprache und Wissen. Berlin, Boston: De Gruyter (= Handbücher Sprachwissen 1), 335–357.

Busse, Dietrich (1987): Historische Semantik. Analyse eines Programms. Stuttgart: Klett-Cotta (= Sprache und Geschichte 13).

Busse, Dietrich (1996): Öffentlichkeit als Raum der Diskurse. Entfaltungsbedingungen von Bedeutungswandel im öffentlichen Sprachgebrauch. In: Böke, Karin/Jung, Matthias/Wengeler, Martin (Hg.): Öffentlicher Sprachgebrauch. Praktische, theoretische und historische Perspektiven. Georg Stötzel zum 60. Geburtstag gewidmet. Opladen: Westdeutscher Verlag, 347–358.

Busse, Dietrich (2000): Historische Diskurssemantik. Ein linguistischer Beitrag zur Analyse gesellschaftlichen Wissens. In: Sprache und Literatur in Wissenschaft und Unterricht 31(86), 39–53.

Busse, Dietrich (2012): Frame-Semantik. Ein Kompendium. Berlin, Boston: De Gruyter.

Busse, Dietrich (2013a): Diskurs – Sprache – Gesellschaftliches Wissen. Perspektive einer Diskursanalyse nach Foucault im Rahmen einer linguistischen Epistemiologie. In: Ders./Teubert, Wolfgang (Hg.): Linguistische Diskursanalyse: Neue Perspektiven. Wiesbaden: VS Verlag für Sozialwissenschaften (= Interdisziplinäre Diskursforschung), 147–185.

Busse, Dietrich (2013b): Linguistische Diskurssemantik: Rückschau und Erläuterungen nach 30 Jahren. In: Ders./Teubert, Wolfgang (Hg.): Linguistische Diskursanalyse: Neue Perspektiven. Wiesbaden: VS Verlag für Sozialwissenschaften (= Interdisziplinäre Diskursforschung), 31–53.

Busse, Dietrich (2015): Interdisziplinäre Diskursforschung: Aufgabenfelder – Zustand – Perspektiven (aus der Sicht eines Sprachwissenschaftlers). In: Zeitschrift für Diskursforschung 3, 227–257.

Busse, Dietrich/Hermanns, Fritz/Teubert, Wolfgang (Hg.) (1994): Begriffsgeschichte und Diskursgeschichte. Methodenfragen und Forschungsergebnisse der historischen Semantik. Opladen: Westdeutscher Verlag.

Busse, Dietrich/Teubert, Wolfgang (1994): Ist Diskurs ein sprachwissenschaftliches Objekt? Zur Methodenfrage der historischen Semantik. In: Busse, Dietrich/Hermanns, Fritz/Teubert, Wolfgang (Hg.): Begriffsgeschichte und Diskursgeschichte. Methodenfragen und Forschungsergebnisse der historischen Semantik. Opladen: Westdeutscher Verlag, 10–28.

Cain, Belinda/Currie, Roseanne/Danks, Eleanor/Du, Fiona/Hodgson, Erica/May, Jennifer/O'Loghlen, Kirsty/Phan, Yen/Powter, Jennifer/Rizwan, Nayab/Shahim, Shazmi/Simsion, Dominique/ Loughnan, Steve/Haslam, Nick (2014): „Schizophrenia" in the Australian print and online news media. In: Psychosis 6(2), 97–106.

Caliendo, Giuditta (2014): Introduction. In: Bongo, Giancarmine/Caliendo, Giuditta (Hg.): The Language of Popularization. Die Sprache der Popularisierung. Bern: Peter Lang (= Sprache in Kommunikation und Medien 6), 7–19.

Carpenter, William T. (2016): Shifting Paradigms and the Term Schizophrenia. In: Schizophrenia Bulletin 42(4), 863–864.

Chopra, Arun K./Doody, Gillian A. (2007a): Crime rates and local newspaper coverage of schizophrenia. In: Psychiatric Bulletin 31(6), 206–208.

Chopra, Arun K./Doody, Gillian A. (2007b): Schizophrenia, an Illness and a metaphor: analysis of the use of the term „schizophrenia" in the UK national newspapers. In: Journal of the Royal Society of Medicine 100, 423–426.

Claßen, Isabella (1988): Darstellung von Kriminalität in der deutschen Literatur, Presse und Wissenschaft 1900 bis 1930. Frankfurt a. M. etc.: Peter Lang (= Hamburger Beiträge zur Germanistik 8).

Clauss, Julie/Bonah, Christian (2016): An der Grenze der Nosologie: Die praktische Klassifikation der Psychosen und die Einführung der Diagnose „Schizophrenie" an der Psychiatrischen Universitätsklinik zu Straßburg, 1912–1962. In: Schmiedebach, Heinz-Peter (Hg.): Entgrenzungen des Wahnsinns. Psychopathie und Psychopathologisierungen um 1900. Berlin, Boston: De Gruyter Oldenbourg (= Schriften des Historischen Kollegs 93), 131–160.

Clement, Sarah/Foster, Nena (2008): Newspaper reporting on schizophrenia: A content analysis of five national newspapers at two time points. In: Schizophrenia Research 98, 178–183.

Comment, François (2007): Ein Blick in die Geschichte des Amtlichen Bulletins. Von 1848 bis 2007. Bern. https://www.parlament.ch/centers/documents/de/HIST_D_2007.pdf, letzter Zugriff 12.07.2024.

Corrigan, Patrick W./Morris, Scott B./Michaels, Patrick J./Rafacz, Jennifer D./Rüsch, Nicolas (2012): Challenging the Public Stigma of Mental Illness: A Meta-Analysis of Outcome Studies. In: Psychiatric Services 63(10), 963–973.

Crain, Mirjam (2000): Schizophrenie in der Zeitung. Eine empirisch-qualitative und quantitative Untersuchung über den Umgang einer Tageszeitung mit einem psychiatrischen Fachbegriff am Beispiel der Süddeutschen Zeitung. Dissertation Medizin Universität Basel.

Curzan, Anne/Arbor, Ann (2009): Historical corpus linguistics and evidence of language change. In: Lüdeling, Anke/Kytö, Merja (Hg.): Corpus Linguistics. An International Handbook. Berlin, New York: De Gruyter (= HSK 29.2), 1091–1109.

Dalzell, Thomas (2010): The reception of Eugen Bleuler in British psychiatry, 1892–1954. In: History of Psychiatry 21(3), 325–339.

Danneberg, Lutz/Graeser, Andreas/Petrus, Klaus (Hg.) (1995): Metapher und Innovation. Die Rolle der Metapher im Wandel von Sprache und Wissenschaft. Bern, Stuttgart, Wien: Haupt (= Berner Reihe philosophischer Studien 16).

Daum, Andreas (2002): Wissenschaftspopularisierung im 19. Jahrhundert. Bürgerliche Kultur, naturwissenschaftliche Bildung und die deutsche Öffentlichkeit, 1848–1914. 2., erg. Aufl. München: Oldenbourg.

Deutscher Bundestag (Hg.) (2024): Plenarprotokolle. URL: http://www.bundestag.de/protokolle, letzter Zugriff 12.07.2024.

Didakowski, Jörg/Geyken, Alexander (2014): From DWDS corpora to a German word profile – methodological problems and solutions. In: OPAL – Online publizierte Arbeiten zur Linguistik 2014(2), 39–47.

Dieckmann, Walther (2012): Wege und Abwege der Sprachkritik. Bremen: Hempen.

Dietze, Gabriele (2016): „Heller Wahn“. Echoräume zwischen Genie-und-Wahnsinn-Diskursen in Psychiatrie und künstlerischen Avantgarden der Moderne. In: Schmiedebach, Heinz-Peter (Hg.): Entgrenzungen des Wahnsinns. Psychopathie und Psychopathologisierungen um 1900. Berlin, Boston: De Gruyter Oldenbourg (= Schriften des Historischen Kollegs 93), 259–278.
Dilg, Peter (1998): Die neuere Fachsprache der Pharmazie seit der Mitte des 19. Jahrhunderts. In: Hoffmann, Lothar/Kalverkämper, Hartwig/Wiegand, Herbert Ernst (Hg.): Fachsprachen. Ein internationales Handbuch zur Fachsprachenforschung und Terminologiewissenschaft. Berlin, New York: De Gruyter (= HSK 14.1), 1270–1277.
Divasson Lourdes/Léon, Isabel K. (2006): Metaphors in English, French, and Spanish Medical Written Discourse. In: Brown, Keith/Anderson, Anne H./Bauer, Laurie/Berns, Margie/Hirst, Graeme/ Miller, Jim (Hg.): Encyclopedia of language and linguistics. Bd. 9. 2. Aufl. Amsterdam: Elsevier, 58–63.
Domasch, Silke (2006): Zum sprachlichen Umgang mit Embryonen. Semantische Konkurrenzen innerhalb des biomedizinischen Diskurses zur Präimplantationsdiagnostik. In: Felder, Ekkehard (Hg.): Semantische Kämpfe. Macht und Sprache in den Wissenschaften. Berlin, New York: De Gruyter (= Linguistik – Impulse & Tendenzen 19), 99–125.
Duckworth, Kenneth/Halpern, John H./Schutt, Russell K./Gillespie, Christopher (2003): Use of Schizophrenia as a Metaphor in U. S. Newspapers. In: Psychiatric Services 54(10), 1402–1404.
Dubugras, Maria Thereza Bonilha/Evans-Lacko, Sara/de Jesus Mari, Jair (2011a): A Two-Year Cross-Sectional Study on the Information About Schizophrenia Divulged by a Prestigious Daily Newspaper. In: Journal of Nervous and Mental Disease 199(9), 659–665.
Dubugras, Maria Thereza Bonilha/Evans-Lacko, Sara/de Jesus Mari, Jair (2011b): Portrayal of Schizophrenia in a Prestigious Newspaper in Brazil. In: Psychiatric Services 62(5), 565.
Eckkrammer, Eva Martha (2016): Medizin für den Laien: Vom Pesttraktat zum digitalen Ratgebertext. Berlin: Frank & Timme (= Forum für Fachsprachen-Forschung 106–107).
Ebner, Gerhard/Bosshart, Herbert/Hatzinger, Martin/Mager, Ralph/Rota, Fulvia/Seifritz, Erich/ Stieglitz, Rolf-Dieter/Herzog-Zwitter, Iris (2023): ICD-11 – Empfehlung zur Verwendung in der Psychiatrie. In: Schweizerische Ärztezeitung 104(10), 34–35.
Eggers, Michael/Rothe, Matthias (2009a): Die Begriffsgeschichte ist tot, es lebe die Begriffsgeschichte! – Einleitung –. In: Dies. (Hg.): Wissenschaftsgeschichte als Begriffsgeschichte. Terminologische Umbrüche im Entstehungsprozess der modernen Wissenschaften. Bielefeld: Transcript, 7–22.
Eggers, Michael/Rothe, Matthias (Hg.) (2009b): Wissenschaftsgeschichte als Begriffsgeschichte. Terminologische Umbrüche im Entstehungsprozess der modernen Wissenschaften. Bielefeld: Transcript.
Ehlich, Konrad (2006): Die Vertreibung der Kultur aus der Sprache. 13 kurze Reflexionen zu einem reflexionsresistenten Thema. In: Zeitschrift für germanistische Linguistik 34(1–2), 50–63.
Engstrom, Eric J. (2014): Topographies of forensic practice in Imperial Germany. In: International Journal of Law and Psychiatry 37(1), 63–70.
Essock, Susan M./Rogers, Laura (2011): What's in a Name? Let's Keep Asking. In: Schizophrenia Bulletin 37(3), 469–470.
Evert, Stefan (2009): Corpora and collocations. In: Lüdeling, Anke/Kytö, Merja (Hg.): Corpus linguistics. An International Handbook. Berlin, New York: De Gruyter (= HSK 29.2), 1212–1248.
Feer, Hans (1987): Die Sprache der Psychiatrie. Eine linguistische Untersuchung. Berlin etc.: Springer (= Monographien aus dem Gesamtgebiete der Psychiatrie 48).
Feine, Angelika (2003): Fußballitis, Handyritis, Chamäleonitis. *-itis*-Kombinationen in der deutschen Gegenwartssprache. In: Sprachwissenschaft 48(4), 437–466.

Feine, Angelika (2009): Das Konfix *-man-*. In: Müller, Peter O. (Hg.): Studien zur Fremdwortbildung. Hildesheim: Georg Olms (= Germanistische Linguistik 197–198), 317–349.

Feine, Angelika/Habermann, Mechthild (2005): Eine korpusgestützte Analyse zur deutschen Fremd-Wortbildung. Möglichkeiten und Grenzen. In: Schwitalla, Johannes/Wegstein, Werner (Hg.): Korpuslinguistik deutsch: synchron – diachron – kontrastiv. Würzburger Kolloquium 2003. Tübingen: Niemeyer, 89–98.

Felder, Ekkehard (2006a): Semantische Kämpfe in Wissensdomänen. Eine Einführung in Benennungs-, Bedeutungs- und Sachverhaltsfixierungs-Konkurrenzen. In: Ders. (Hg.): Semantische Kämpfe. Macht und Sprache in den Wissenschaften. Berlin, New York: De Gruyter (= Linguistik – Impulse & Tendenzen 19), 13–46.

Felder, Ekkehard (Hg.) (2006b): Semantische Kämpfe. Macht und Sprache in den Wissenschaften. Berlin, New York: De Gruyter (= Linguistik – Impulse & Tendenzen 19).

Felder, Ekkehard (2008): Das Forschungsnetzwerk „Sprache und Wissen“: Zielsetzung und Inhalte. In: Zeitschrift für germanistische Linguistik 36, 270–276.

Felder, Ekkehard (2009): Sprachliche Formationen des Wissens. In: Ders./Müller, Marcus (Hg.): Wissen durch Sprache. Theorie, Praxis und Erkenntnisinteresse des Forschungsnetzwerks „Sprache und Wissen“. Berlin, New York: De Gruyter (= Sprache und Wissen 3), 21–77.

Felder, Ekkehard (2012): Pragma-semiotische Textarbeit und der hermeneutische Nutzen von Korpusanalysen für die linguistische Mediendiskursanalyse. In: Ders./Müller, Marcus/Vogel, Friedemann (Hg.): Korpuspragmatik. Thematische Korpora als Basis diskurslinguistischer Analysen. Berlin, Boston: De Gruyter (= Linguistik – Impulse & Tendenzen 44), 115–174.

Felder, Ekkehard (2013): Linguistische Diskursanalyse im Forschungsnetzwerk *Sprache und Wissen*. In: Viehöver, Willy/Keller, Reiner/Schneider, Werner (Hg.): Diskurs – Sprache – Wissen. Interdisziplinäre Beiträge zum Verhältnis von Sprache und Wissen in der Diskursforschung. Wiesbaden: Springer (= Interdisziplinäre Diskursforschung), 167–197.

Felder, Ekkehard (2015): Lexik und Grammatik der Agonalität in der linguistischen Diskursanalyse. In: Kämper, Heidrun/Warnke, Ingo H. (Hg.): Diskurs – interdisziplinär. Zugänge, Gegenstände, Perspektiven. Berlin, Boston: De Gruyter (= Diskursmuster – Discourse Patterns 6), 87–120.

Felder, Ekkehard/Gardt, Andreas (2015): Sprache – Erkenntnis – Handeln. In: Dies. (Hg.): Handbuch Sprache und Wissen. Berlin, Boston: De Gruyter (= Handbücher Sprachwissen 1), 3–33.

Felder, Ekkehard/Müller, Marcus (Hg.) (2009a): Wissen durch Sprache. Theorie, Praxis und Erkenntnisinteresse des Forschungsnetzwerks „Sprache und Wissen“. Berlin, New York: De Gruyter (= Sprache und Wissen 3).

Felder, Ekkehard/Müller, Marcus (2009b): Zur Einführung. In: Dies. (Hg.): Wissen durch Sprache. Theorie, Praxis und Erkenntnisinteresse des Forschungsnetzwerks „Sprache und Wissen“. Berlin, New York: De Gruyter (= Sprache und Wissen 3), 1–10.

Felder, Ekkehard/Müller, Marcus/Vogel, Friedemann (2012): Korpuspragmatik. Paradigma zwischen Handlung, Gesellschaft und Kognition. In: Dies. (Hg.): Korpuspragmatik. Thematische Korpora als Basis diskurslinguistischer Analysen. Berlin, Boston: De Gruyter (= Linguistik – Impulse & Tendenzen 44), 3–30.

Felt, Ulrike (2000): Die Stadt als verdichteter Raum der Begegnung zwischen Wissenschaft und Öffentlichkeit. Reflexionen zu einem Vergleich der Wissenschaftspopularisierung in Wien und Berlin um die Jahrhundertwende. In: Goschler, Constantin (Hg.): Wissenschaft und Öffentlichkeit in Berlin, 1870–1930. Stuttgart: Steiner, 185–220.

Felt, Ulrike (2002): Wissenschaft Politik und Öffentlichkeit – Wechselwirkungen und Grenzverschiebungen. In: Ash, Mitchell G./Stifter, Christian H. (Hg.): Wissenschaft, Politik und

Öffentlichkeit. Von der Wiener Moderne bis zur Gegenwart. Wien: WUV-Universitätsverlag (= Wiener Vorlesungen 12), 47–72.
Fiebach, Constanze (2010): Zum alltagsmetaphorischen Gebrauch des Wortes *schizophren*. In: Concordia Discors vs. Discordia Concors 2010(2), 92–98.
Finzen, Asmus (1994): Schizophrenie als Metapher. In: Psychiatrische Praxis 21, 47–49.
Finzen, Asmus/Benz, Dominik/Hoffmann-Richter, Ulrike (2001): Die Schizophrenie im „Spiegel" – oder ist der Krankheitsbegriff noch zu halten? In: Psychiatrische Praxis 28, 365–367.
Finzen, Asmus/Hoffmann-Richter, Ulrike (1999): Mental Illness as Metaphor. In: Guimón, José/Fischer, Werner/Sartorius, Norman (Hg.): The Image of Madness. The Public Facing Mental Illness and Psychiatric Treatment. Basel: Karger, 13–19.
Firth, John Rupert (1957 [1951]): Modes of Meaning. In: Ders.: Papers in Linguistics 1934–1951. London: Oxford University Press, 190–215.
Fischer, Tilman (1999): „Gesund ist, wer andere zermalmt". Heinar Kipphardts *März* im Kontext der Antipsychiatrie-Debatte. Bielefeld: Aisthesis.
Fischer, Tilman (2005a): Pathographie. In: Jagow, Bettina von/Steger, Florian (Hg.): Literatur und Medizin. Ein Lexikon. Göttingen: Vandenhoeck & Ruprecht, 602–607.
Fischer, Tilman (2005b): Schizophrenie. In: Jagow, Bettina von/Steger, Florian (Hg.): Literatur und Medizin. Ein Lexikon. Göttingen: Vandenhoeck & Ruprecht, 683–690.
Fleck, Ludwik (1983 [1936]): Das Problem einer Theorie des Erkennens. In: Ders.: Erfahrung und Tatsache. Gesammelte Aufsätze. Mit einer Einleitung hg. von Lothar Schäfer und Thomas Schnelle. Frankfurt a. M.: Suhrkamp (= suhrkamp taschenbuch wissenschaft 404), 84–127.
Fleck, Ludwik (1994 [1935]): Entstehung und Entwicklung einer wissenschaftlichen Tatsache. Einführung in die Lehre vom Denkstil und Denkkollektiv. Mit einer Einleitung hg. von Lothar Schäfer und Thomas Schnelle. 3. Aufl. Frankfurt a. M.: Suhrkamp (= suhrkamp taschenbuch wissenschaft 312). [Erstausg. 1935 bei Benno Schwabe & Co.; 1. Aufl. Taschenbuch bei Suhrkamp 1980.]
Fleischer, Wolfgang/Barz, Irmhild (2012): Wortbildung der deutschen Gegenwartssprache. 4. Aufl., völlig neu bearb. von Irmhild Barz unter Mitarbeit von Marianne Schröder. Berlin, Boston: De Gruyter (= De Gruyter Studium).
Forrer, Flavio (2000): Schizophrenie in der Frankfurter Allgemeinen Zeitung. Eine empirisch-qualitative und quantitative Untersuchung über den Umgang einer Tageszeitung mit einem psychiatrischen Fachbegriff am Beispiel der Frankfurter Allgemeinen Zeitung. Dissertation Medizin Universität Basel.
Foucault, Michel (1971): Die Ordnung der Dinge. Eine Archäologie der Humanwissenschaften. Wissenschaftliche Sonderausgabe. Frankfurt a. M.: Suhrkamp. [Aus dem Französischen von Ulrich Köppen. Frz. Erstausgabe: *Les mots et les choses*. Paris: Gallimard 1966.]
Foucault, Michel (1973): Archäologie des Wissens. Frankfurt a. M.: Suhrkamp. [Aus dem Französischen von Ulrich Köppen. Frz. Erstausgabe: *L'archéologie du savoir*. Paris: Gallimard 1969.]
Foucault, Michel (1974): Die Ordnung des Diskurses. Inauguralvorlesung am Collège de France – 2. Dezember 1970. Aus dem Französischen von Walter Seitter. München: Hanser (= Hanser Anthropologie). [Frz. Erstausgabe: *Ordre du discours*. Paris: Gallimard 1972.]
Foucault, Michel (1995 [1973]): Wahnsinn und Gesellschaft. Eine Geschichte des Wahns im Zeitalter der Vernunft. 11. Aufl. Frankfurt a. M.: Suhrkamp (= suhrkamp taschenbuch wissenschaft 39). [Aus dem Frz. von Ulrich Köppen. Frz. Erstausgabe: *Histoire de la folie*. Paris: Plon 1961.]
Freitag, Sabine/Löscher, Monika (2007): Vereine als Vermittler zwischen Wissenschaft und Öffentlichkeit. In: Nikolow, Sybilla/Schirrmacher, Arne (Hg.): Wissenschaft und Öffentlichkeit als

Ressourcen füreinander. Studien zur Wissenschaftsgeschichte im 20. Jahrhundert, Frankfurt a. M., New York: Campus, 339–346.
Frey, Stefan (1990): Chronologische Biographie (1933–1941). In: Helfenstein, Josef/Frey, Stefan (Hg.): Paul Klee. Das Schaffen im Todesjahr. Stuttgart: Hatje, 111–132.
Friedland, Alexander/Herrn, Rainer (2012): Zur Einführung der Schizophrenie an der Charité. In: Hess, Volker/Schmiedebach, Heinz-Peter (Hg.): Am Rande des Wahnsinns. Schwellenräume einer urbanen Moderne. Wien, Köln, Weimar: Böhlau, 207–258.
Fritz, Gerd (1995): Metonymische Muster und Metaphernfamilien. Bemerkungen zur Struktur und Geschichte der Verwendungsweisen von *scharf*. In: Hindelang, Götz/Rolf, Eckard/Zillig, Werner (Hg.): Der Gebrauch der Sprache. Festschrift für Franz Hundsnurscher zum 60. Geburtstag. Münster: Lit, 77–107.
Fritz, Gerd (2005): Einführung in die historische Semantik. Tübingen: Niemeyer (= Germanistische Arbeitshefte 42).
Fritz, Gerd (2006): Historische Semantik. 2., aktual. Aufl. Stuttgart: Metzler (= Sammlung Metzler 313).
Fritz, Gerd (2011): Historische Semantik – einige Schlaglichter. In: Riecke, Jörg (Hg.): Historische Semantik. Berlin: De Gruyter (= Jahrbuch für germanistische Sprachgeschichte 2), 1–19.
Fritz, Gerd (2012): Theories of meaning change: An overview. In: Maienborn, Claudia/Heusinger, Klaus von/Portner, Paul (Hg.): Semantics. An international handbook of natural language meaning. Berlin, Boston: De Gruyter (= HSK 33.3), 2625–2651.
Fuller Torrey, Edwin (2011): Patients, Clients, Consumers, Survivors et al: What's in a Name? In: Schizophrenia Bulletin 37(3), 466–468.
Füssel, Marian/Neu, Tim (2014): Diskursforschung in der Geschichtswissenschaft. In: Angermuller, Johannes/Nonhoff, Martin/Herschinger, Eva/Macgilchrist, Felicitas/Reisigl, Martin/Wedl, Juliette/Wrana, Daniel/Ziem, Alexander (Hg.): Diskursforschung. Ein interdisziplinäres Handbuch. Band 1: Theorien, Methodologien und Kontroversen, Bielefeld: Transcript (= DiskursNetz 1), 145–161.
Fussinger, Catherine/Germann, Urs/Lengwiler, Martin/Meier, Marietta (2003a): Ausdifferenzierung der Psychiatrie in der Schweiz. Stand und Perspektive der psychiatriehistorischen Forschung. In: Dies. (Hg.): Psychiatriegeschichte in der Schweiz (1850–2000). L'Histoire de la psychiatrie en Suisse (1850–2000). Zürich: Chronos (= Traverse 10(1)), 11–31.
Fussinger, Catherine/Germann, Urs/Lengwiler, Martin/Meier, Marietta (Hg.) (2003b): Psychiatriegeschichte in der Schweiz (1850–2000). L'Histoire de la psychiatrie en Suisse (1850–2000). Zürich: Chronos (= Traverse 10(1)).
Gaebel, Wolfgang/Baumann, Anja/Witte, A. M. (2002a): Einstellungen der Bevölkerung gegenüber schizophren Erkrankten in sechs bundesdeutschen Großstädten. In: Der Nervenarzt 73(7), 665–670.
Gaebel, Wolfgang/Baumann, Anja/Witte, A. M./Zäske, Harald (2002b): Public attitudes towards people with mental illness in six German cities: Results of a public survey under special consideration of schizophrenia. In: European Archives of Psychiatry and Clinical Neuroscience 252(6), 278–287.
Gaebel, Wolfgang/Baumann, Anja/Zäske, Harald (2004): Gesellschaftsrelevante Ansätze zur Überwindung von Stigma und Diskriminierung. In: Rössler, Wulf (Hg.): Psychiatrische Rehabilitation. Unter Mitarbeit von Ch. Lauber. Berlin, Heidelberg, New York: Springer, 875–886.
Gaebel, Wolfgang/Kerst, Ariane (2019): The debate about renaming schizophrenia: a new name would not resolve the stigma. In: Epidemiology and Psychiatric Sciences 28(3), 258–261.
Gaebel, Wolfgang/Rössler, Wulf/Sartorius, Norman (Hg.) (2017): The Stigma of Mental Illness – End of the Story? Cham etc.: Springer.

Gabriel, Eberhard (2012): Die frühe Rezeption des Bleulerschen Schizophreniebegriffes in Österreich. In: Neuropsychiatrie 26(4), 145–151.
Gardt, Andreas (2003): Sprachwissenschaft als Kulturwissenschaft. In: Haß, Ulrike/König, Christoph (Hg.): Literaturwissenschaft und Linguistik von 1960 bis heute. Göttingen: Wallstein (= Marbacher Wissenschaftsgeschichte 4), 271–288.
Gardt, Andreas (2005): Begriffsgeschichte als Praxis kulturwissenschaftlicher Semantik: *die Deutschen* in Texten aus Barock und Aufklärung. In: Busse, Dietrich/Niehr, Thomas/Wengeler, Martin (Hg.): Brisante Semantik. Neuere Konzepte und Forschungsergebnisse einer kulturwissenschaftlichen Linguistik. Tübingen: Niemeyer (= Reihe Germanistische Linguistik 259), 151–168.
Gardt, Andreas (2007): Diskursanalyse – Aktueller theoretischer Ort und methodische Möglichkeiten. In: Warnke, Ingo H. (Hg.): Diskurslinguistik nach Foucault. Theorie und Gegenstände. Berlin, New York: De Gruyter (= Linguistik – Impulse & Tendenzen 25), 27–52.
Gardt, Andreas (2012): Sprachgeschichte als Kulturgeschichte. Chancen und Risiken der Forschung. In: Maitz, Péter (Hg.): Historische Sprachwissenschaft. Erkenntnisinteressen, Grundlagenprobleme, Desiderate. Berlin, Boston: De Gruyter (= Studia Linguistica Germanica 110), 289–300.
Gardt, Andreas/Haß-Zumkehr, Ulrike/Roelcke, Thorsten (Hg.) (1999a): Sprachgeschichte als Kulturgeschichte. Berlin, New York: De Gruyter (= Studia Linguistica Germanica 54).
Gardt, Andreas/Haß-Zumkehr, Ulrike/Roelcke, Thorsten (1999b): Vorwort. In: Dies. (Hg.): Sprachgeschichte als Kulturgeschichte. Berlin, New York: De Gruyter (= Studia Linguistica Germanica 54), 1–10.
Gartmann, Seraina/Pagotto-Uebelhart, Jan (2013): Wick, Hugo. In: Historisches Lexikon der Schweiz (HLS). Version vom 29.10.2013. http://www.hls-dhs-dss.ch/textes/d/D6754.php, letzter Zugriff 12.07.2024.
Gaudin, François (2005): La socioterminologie. In: Langages 39(157), 80–92.
Geeraerts, Dirk (2012): Cognitive approaches to diachronic semantics. In: Maienborn, Claudia/ Heusinger, Klaus von/Portner, Paul (Hg.): Semantics. An international handbook of natural language meaning. Berlin, Boston: De Gruyter (= HSK 33.3), 2652–2675.
Germann, Urs (2004): Psychiatrie und Strafjustiz. Entstehung, Praxis und Ausdifferenzierung der forensischen Psychiatrie in der deutschsprachigen Schweiz 1850–1950. Zürich: Chronos.
Germann, Urs (2016): Umstrittene Grenzen: „Psychopathische Persönlichkeiten“ zwischen Psychiatrie und Justiz. In: Schmiedebach, Heinz-Peter (Hg.): Entgrenzungen des Wahnsinns. Psychopathie und Psychopathologisierungen um 1900. Berlin, Boston: De Gruyter Oldenbourg (= Schriften des Historischen Kollegs 93), 209–224.
Geyken, Alexander/Barbaresi, Adrien/Didakowski, Jörg/Jurish, Bryan/Wiegand, Frank/Lemnitzer, Lothar (2017): Die Korpusplattform des „Digitalen Wörterbuchs der deutschen Sprache“ (DWDS). In: Zeitschrift für germanistische Linguistik 42(2), 327–344.
Glück, Helmut/Sauer, Wolfgang Werner (1997): Gegenwartsdeutsch. 2. überarb. und erw. Aufl. Stuttgart, Weimar: Metzler (= Sammlung Metzler 252).
Ghaemi, S. Nassir/Dalley, Shannon (2014): The bipolar spectrum: Conceptions and misconceptions. In: Australian & New Zealand Journal of Psychiatry 48(4), 314–324.
Gilman, Sander L. (2008): Constructing Schizophrenia as a Category of Mental Illness. In: Wallace, Edwin R./Gach, John (Hg.): History of Psychiatry and Medical Psychology. With an Epilogue on Psychiatry and the Mind-Body Relation. New York: Springer, 461–483.
Goatly, Andrew (2011): The language of metaphors. 2. Aufl. London, New York: Routledge.

Gockel, Bettina (2010): Die Pathologisierung des Künstlers. Künstlerlegenden der Moderne. Berlin: Akademie-Verlag.

Gollwitzer, Klaus (2014): Heinar Kipphardts März. Alexander März zwischen den Psychiatrien. In: Hanuschek, Sven/Schütz, Laura (Hg.): Stören auf lustvolle Weise. Heinar Kipphardt zum Neunzigsten. Hannover: Wehrhahn (= INterVENTIONEN 4), 139–153.

Göhring, Anne/Volk, Martin (2011): The Text+Berg Corpus. An Alpine French-German Parallel Resource. In: Proceedings of Traitement Automatique des Langues Naturelles (TALN 2011). Montpellier. https://aclanthology.org/2011.jeptalnrecital-court.17.pdf, letzter Zugriff 12.07.2024.

Goschler, Constantin (2000a): Wissenschaft und Öffentlichkeit in Berlin (1870–1930). Einleitung. In: Ders. (Hg.): Wissenschaft und Öffentlichkeit in Berlin, 1870–1930. Stuttgart: Steiner, 7–29.

Goschler, Constantin (2000b): Wissenschaftliche „Vereinsmenschen". Wissenschaftliche Vereine in Berlin im Spannungsfeld von Wissenschaft und Öffentlichkeit, 1870–1900. In: Ders. (Hg.): Wissenschaft und Öffentlichkeit in Berlin, 1870–1930. Stuttgart: Steiner, 31–63.

Goulden, Robert/Corker, Elizabeth/Evans-Lacko, Sara/Rose, Diana/Thornicroft, Graham/Henderson, Claire (2011): Newspaper coverage of mental illness in the UK, 1992–2008. In: BMC Public Health 11(796), 1471–2458.

Graber, Heinz (1972): Nachwort des Herausgebers. In: Döblin, Alfred: Der Deutsche Maskenball von Linke Poot. Wissen und verändern! Hg. von Heinz Graber. Olten, Freiburg i. Br.: Walter (= Alfred Döblin. Ausgewählte Werke in Einzelbänden), 305–318.

Graefen, Gabriele (2000): „Hedging" als neue Kategorie? Ein Beitrag zur Diskussion. https://www.daf.uni-muenchen.de/media/downloads/hedge.pdf, letzter Zugriff 12.07.2024.

Greaves, David/Evans, Martyn (2000): Medical Humanities. In: Medical Humanities 26(1), 1–2.

Gredel, Eva (2014): Diskursdynamiken. Metaphorische Muster zum Diskursobjekt Virus. Berlin, Boston: De Gruyter (= Sprache und Wissen 17).

Gredel, Eva (2016): „Wenn der Körper ausbrennt" – *Burn-out*: Sprachliche und semiotische Strategien zur Aushandlung eines Krankheitsbildes. In: Kontutytė, Eglė/Žeimantienė, Vaiva (Hg.): Sprache in der Wissenschaft. Germanistische Einblicke. Frankfurt a. M.: Peter Lang (= Duisburger Arbeiten zur Sprach- und Kulturwissenschaft 111), 221–235.

Gredel, Eva (2018): *Itis*-Kombinatorik auf den Diskussionsseiten der Wikipedia: Ein Wortbildungsmuster zur diskursiven Normierung in der kollaborativen Wissenskonstruktion. In: Zeitschrift für Angewandte Linguistik 68(1), 35–72.

Greene, Logan Dale (2009): The Discourse of Hysteria. The *Topoi* of Humility, Physicality, and Authority in Women's Rhetoric. Lewiston, Queenston, Lampeter: Edwin Mellen Press.

Grice, H. Paul (1989): Studies in the Way of Words. Cambridge (MA), London: Harvard University Press.

Guloksuz, Sinan/Van Os, Jim (2019): Renaming schizophrenia: 5 × 5. In: Epidemiology and Psychiatric Sciences 28(3), 254–257.

Günthner, Susanne/Linke, Angelika (2006): Einleitung: Linguistik und Kulturanalyse. Ansichten eines symbiotischen Verhältnisses. In: Zeitschrift für germanistische Linguistik 34(1–2), 1–27.

Gür-Şeker, Derya (2012): Der *Duden* – eine Wörterbuchfamilie im Kontext der deutschen Wörterbuchlandschaft um die Wende vom 20. zum 21. Jahrhundert. In: Haß, Ulrike (Hg.): Grosse Lexika und Wörterbücher Europas. Europäische Enzyklopädien und Wörterbücher in historischen Porträts. Berlin, Boston: De Gruyter (= De Gruyter Lexikon), 491–507.

Gür-Şeker, Derya (2015): Das Wort im Diskurs. In: Haß, Ulrike/Storjohann, Petra (Hg.): Handbuch Wort und Wortschatz. Berlin, Boston: De Gruyter (= Handbücher Sprachwissen 3), 77–101.

Hacking, Ian (1996): Multiple Persönlichkeit. Zur Geschichte der Seele in der Moderne. Aus dem Amerikanischen von Max Looser. München, Wien: Carl Hanser. [Engl. Erstausg.: *Rewriting the*

Soul. Multiple Personality and the Sciences of Memory. Princeton (NJ): Princeton University Press 1995.]

Haghighat, Rahman (2008): Schizophrenia as social discourse: How do people use their diagnosis for social action? In: European Psychiatry 23(8), 549–560.

Haghighat, Rahman/Littlewood, Roland (1995): What should we call patients with schizophrenia? A sociolinguistic analysis. In: Psychiatric Bulletin 19, 407–410.

Hagner, Michael (2020): Anstatt einer Einleitung: Rückblick auf die Wissensgeschichte. In: Bärnreuther, Sandra/Böhmer, Maria/Witt, Sophie (Hg.): Feierabend? – (Rück-)Blicke auf „Wissen“. Zürich: Diaphanes (= Zürcher Jahrbuch für Wissensgeschichte 15), 35–47.

Hamilton, Heidi E./Chou, Wen-Ying Sylvia (2014a): Introduction. Health communication as applied linguistics. In: Dies. (Hg.): The Routledge Handbook of Language and Health Communication. London, New York: Routledge (= Routledge Handbooks in Applied Linguistics), 1–12.

Hamilton, Heidi E./Chou, Wen-Ying Sylvia (Hg.) (2014b): The Routledge Handbook of Language and Health Communication. London, New York: Routledge (= Routledge Handbooks in Applied Linguistics).

Hanks, Patrick (2006): Metaphoricity is gradable. In: Stefanowitsch, Anatol/Gries, Stefan Thomas (Hg.): Corpus-Based Approaches to Metaphor and Metonymy. Berlin, New York: De Gruyter (= Trends in Linguistics. Studies and Monographs 171), 17–35.

Hardie, Andrew (2012): CQPweb – combining power, flexibility and usability in a corpus analysis tool. In: International Journal of Corpus Linguistics 17(3), 380–409.

Harras, Gisela (2005): Fremdes in der deutschen Wortbildung. In: Müller, Peter O. (Hg.): Fremdwortbildung. Theorie und Praxis in Geschichte und Gegenwart. Frankfurt a. M.: Peter Lang (= Dokumentation germanistischer Forschung 6), 135–151.

Harvey, Kevin/Koteyko, Nelya (2013): Exploring Health Communication. Language in Action. London, New York: Routledge (= Routledge Introductions to Applied Linguistics).

Haß-Zumkehr, Ulrike (2001): Deutsche Wörterbücher – Brennpunkt von Sprach- und Kulturgeschichte. Berlin, New York: De Gruyter (= De Gruyter Studienbuch).

Hedwig, Meike/Schnurpfeil, Dagmar/Mohler, Caroline Mohler (2015): Alles über die Zeitung. Frankfurt a. M. http://dynamic.faz.net/fem/kommunikation/2015/148_220_4C_FO_K_Alles_ueber_15_Verlag_Onlineversion.pdf, letzter Zugriff 12.07.2024.

Heier, Anke (2012): Deutsche Fremdwortlexikografie zwischen 1800 und 2007. Zur metasprachlichen und lexikografischen Behandlung äusseren Lehnguts in Sprachkontaktwörterbüchern des Deutschen. Berlin, Boston: De Gruyter (= Lexicographica. Series Maior 142).

Heine, Bernd (2002): On the role of context in grammaticalization. In: Wischer, Ilse/Diewald, Gabriele (Hg.): New reflections on grammaticalization, Amsterdam: John Benjamins (= Typological studies in language 49), 83–101.

Heinrich-Jost, Ingrid (1986): Linke Poot – Alfred Döblins satirische Kommentare zur Zeit (1919–1922). In: Grab, Walter/Schoeps, Julius H. (Hg.): Juden in der Weimarer Republik. Stuttgart, Bonn: Burg (= Studien zur Geistesgeschichte 6; Jahrbuch des Instituts für Deutsche Geschichte. Beiheft 9), 88–106.

Hell, Daniel/Scharfetter, Christian/Möller, Arnulf (Hg.) (2001): Eugen Bleuler – Leben und Werk. Bern: Huber.

Helmchen, Hanfried (2013): Anmerkungen zur Sprache des Psychiaters und Stigmatisierung psychisch Kranker. In: Der Nervenarzt 84(3), 334–339.

Herberg, Dieter (2002): Kurzzeitwörter oder: der atmende Wortschatz. In: Kramer, Undine (Hg.): Archaismen – Archaisierungsprozesse – Sprachdynamik. Klaus-Dieter Ludwig zum 65.

Geburtstag. Frankfurt a. M. etc.: Peter Lang (= Leipziger Arbeiten zur Sprach- und Kommunikationsgeschichte 9), 11–24.

Heringer, Hans Jürgen (1999): Das höchste der Gefühle. Empirische Studien zur distributiven Semantik. Tübingen: Stauffenburg (= Stauffenburg Linguistik [15]).

Hermanns, Fritz (1994): Schlüssel-, Schlag- und Fahnenwörter. Zu Begrifflichkeit und Theorie der lexikalischen „politischen Semantik“. Arbeiten aus dem Sonderforschungsbereich 245, „Sprache und Situation“, Bericht Nr. 81. Heidelberg, Mannheim.

Hermanns, Fritz (1995): Sprachgeschichte als Mentalitätsgeschichte. Überlegungen zu Sinn und Form und Gegenstand historischer Semantik. In: Gardt, Andreas/Mattheier, Klaus J./Reichmann, Oskar (Hg.): Sprachgeschichte des Neuhochdeutschen. Gegenstände, Methoden, Theorien. Tübingen: Niemeyer (= Reihe Germanistische Linguistik 156), 69–101.

Hermanns, Fritz (2007): Diskurshermeneutik. In: Warnke, Ingo H. (Hg.): Diskurslinguistik nach Foucault. Theorie und Gegenstände. Berlin, New York: De Gruyter (= Linguistik – Impulse & Tendenzen 25), 187–210.

Hermanns, Fritz (2012 [1993]): *Arbeit*. Zur historischen Semantik eines kulturellen Schlüsselwortes. In: Kämper, Heidrun/Linke, Angelika/Wengeler, Martin (Hg.): Fritz Hermanns: Der Sitz der Sprache im Leben. Beiträge zu einer kulturanalytischen Linguistik. Berlin, Boston: De Gruyter, 277–293.

Hermanns, Fritz (2012 [1995]): Kognition, Emotion, Intention. Dimensionen lexikalischer Semantik. In: Kämper, Heidrun/Linke, Angelika/Wengeler, Martin (Hg.): Fritz Hermanns: Der Sitz der Sprache im Leben. Beiträge zu einer kulturanalytischen Linguistik. Berlin, Boston: De Gruyter, 129–162.

Hilken, Susanne/Bormuth, Matthias/Schmidt-Degenhard, Michael (2007): Psychiatrische Anfänge der Pathographie. In: Bormuth, Matthias/Podoll, Klaus/Spitzer, Carsten (Hg.): Kunst und Krankheit. Studien zur Pathographie. Göttingen: Wallstein, 11–26.

Hinselmann, Valentin Peter (1996): Schizophrenie in der Zeitung. Eine empirisch-qualitative und quantitative Untersuchung über den Umgang einer Tageszeitung mit einem psychiatrischen Fachbegriff am Beispiel der Neuen Zürcher Zeitung. Dissertation Medizin Universität Basel.

Hinzen, Wolfram (2017): Reference Across Pathologies: A New Linguistic Lens on Disorders of Thought. In: Theoretical Linguistics 43(3–4), 169–232.

Hirschmann, Hagen (2019): Korpuslinguistik. Eine Einführung. Berlin: J. B. Metzler.

Hoffmann, Lothar (1985): Kommunikationsmittel Fachsprache. Eine Einführung. 2., völlig neu bearb. Aufl. Tübingen: Narr (= Forum für Fachsprachen-Forschung 1).

Hoffmann, Lothar (1998a): Fachsprachen und Gemeinsprache. In: Ders./Kalverkämper, Hartwig/Wiegand, Herbert Ernst (Hg.): Fachsprachen. Ein internationales Handbuch zur Fachsprachenforschung und Terminologiewissenschaft. Berlin, New York: De Gruyter (= HSK 14.1), 157–168.

Hoffmann, Lothar (1998b): Austauschprozesse zwischen fachlichen und anderen Kommunikationsbereichen: theoretische und methodische Probleme. In: Ders./Kalverkämper, Hartwig/Wiegand, Herbert Ernst (Hg.): Fachsprachen. Ein internationales Handbuch zur Fachsprachenforschung und Terminologiewissenschaft. Berlin, New York: De Gruyter (= HSK 14.1), 679–689.

Hoffmann-Richter, Ulrike (2000): Psychiatrie in der Zeitung. Urteile und Vorurteile. Bonn: Psychiatrie-Verlag (= Edition Das Narrenschiff).

Hoffmann-Richter, Ulrike (2001): Sensation psychische Krankheit. In: Verhaltenstherapie & psychosoziale Praxis 33(1), 97–101.

Hoffmann-Richter, Ulrike/Alder, Barbara/Finzen, Asmus (1998a): „Vermischte Meldungen“. Ein kriminogenes Leiden: die Schizophrenie im Lokalteil der Neuen Zürcher Zeitung. In: Krankenhauspsychiatrie 9, 110–115.

Hoffmann-Richter, Ulrike/Alder, Barbara/Hinselmann, Valentin/Finzen, Asmus (1998b): Schizophrenie in der „Neuen Zürcher Zeitung". Eine Medienanalyse. In: Psychiatrische Praxis 25, 14–18.

Hoffmann-Richter, Ulrike/Forrer, Flavio/Finzen, Asmus (2003): Die Schizophrenie in der Frankfurter Allgemeinen Zeitung – ein Lehrstück. In: Psychiatrische Praxis 30, 4–7.

Holzinger, Anita/Angermeyer, Matthias C./Matschinger, Herbert (1998): Was fällt Ihnen zum Wort Schizophrenie ein? Eine Untersuchung zur sozialen Repräsentation der Schizophrenie. In: Psychiatrische Praxis 25(1), 9–13.

Hölzl, Andreas/Klumm, Matthias/Matičević, Mara/Scharinger, Thomas/Ungelenk, Johannes/Zapf, Nora (Hg.) (2015): Politik der Metapher. Würzburg: Königshausen & Neumann (= Languagetalks 4).

Hornscheidt, Antje (2003): Sprach(wissenschaft)liche Kulturen. Plädoyer für eine linguistische Partizipation an einem konstruktivistisch begründeten, kulturwissenschaftlichen Projekt transdisziplinärer Forschung am Beispiel der Interkulturellen Kommunikation. In: Linguistik online 14(2), 57–88.

Huonker, Thomas (2003): Diagnose: „moralisch defekt". Kastration, Sterilisation und Rassenhygiene im Dienst der Schweizer Sozialpolitik und Psychiatrie 1890–1970. Zürich: Orell Füssli.

Iakushevich, Marina (2013): Medialer Psychodiskurs in Deutschland: Burnout und Co. In: Knipf-Komlósi, Erzsébet/Öhl, Peter/Petéri, Attila/Rada, Roberta (Hg.): Dynamik der Sprache(n)und der Disziplinen: 21. internationale Linguistiktage der Gesellschaft für Sprache und Sprachen in Budapest. Budapest: ELTE Germanistisches Institut (= Budapester Beiträge zur Germanistik 70), 329–335.

Iakushevich, Marina (2017): Kollokationen als Konstruktionen? Zum diskurspragmatischen Mehrwert von festen Wortverbindungen. In: Janíková, Věra/Brychová, Alice/Veličková, Jana/Wagner, Roland (Hg.): Sprachen verbinden. Beiträge der 24. Linguistik- und Literaturtage. Brno/Tschechien, 2016. Hamburg: Kovač, 455–465.

Iakushevich, Marina (2018): Kollokationen in populärwissenschaftlichen Texten am Beispiel des Depression-Diskurses. In: Gautier, Laurent (Hg.): Le figement en discours spécialisé. Berlin: Frank & Timme (= Forum für Fachsprachen-Forschung 105), 111–130.

Iakushevich, Marina (2021): „Immer mehr Menschen fallen in Depressionen". Mediale Konstruktionen einer Volkskrankheit. In: Dies./Ilg, Yvonne/Schnedermann, Theresa (Hg.): Linguistik und Medizin. Sprachwissenschaftliche Zugänge und interdisziplinäre Perspektiven. Berlin, Boston: De Gruyter (= Sprache und Wissen 44), 399–417.

Iakushevich, Marina/Ilg, Yvonne/Schnedermann, Theresa (2017): Wissenschaftliches Netzwerk „Linguistik und Medizin". Patho- und Saluto-Diskurse im Spannungsfeld von objektivierter Diagnose, interaktionaler Vermittlung und medialer Konstitution. In: Zeitschrift für germanistische Linguistik 45(3), 422–427.

Iakushevich, Marina/Ilg, Yvonne/Schnedermann, Theresa (2021a): Linguistik und Medizin: Einleitung. In: Dies. (Hg.): Linguistik und Medizin. Sprachwissenschaftliche Zugänge und interdisziplinäre Perspektiven. Berlin, Boston: De Gruyter (= Sprache und Wissen 44), 1–10.

Iakushevich, Marina/Ilg, Yvonne/Schnedermann, Theresa (Hg.) (2021b): Linguistik und Medizin. Sprachwissenschaftliche Zugänge und interdisziplinäre Perspektiven. Berlin, Boston: De Gruyter (= Sprache und Wissen 44).

IDS = Leibniz-Institut für Deutsche Sprache (IDS) (Hg.) (o. J.): Korpora der geschriebenen Sprache. Aktuelles Korpusarchiv. https://www.ids-mannheim.de/digspra/kl/projekte/korpora/archiv-1/, letzter Zugriff 12.07.2024.

Ilg, Yvonne (2016): *Schizophrenie*. Zur gemeinsprachlichen „Karriere" eines Fachbegriffs und ihren Folgen. In: Zhu, Jianhua/Zhao, Jin/Szurawitzki, Michael (Hg.): Germanistik zwischen Tradition und Innovation. Akten des XIII. Kongresses der Internationalen Vereinigung für Germanistik (IVG), Shanghai, 23.–30.8.2015. Bd. 2. Frankfurt a. M. etc.: Peter Lang (= Publikationen der Internationalen Vereinigung für Germanistik 21), 43–47.

Ilg, Yvonne (2021a): Kommunikative Adaption, Prägung von Wissen, Kampf um Bedeutung. Aspekte von Gesundheits- und Krankheitsmetaphern am Beispiel *Schizophrenie*. In: Bendheim, Amelie/ Pavlik, Jennifer (Hg.): Gesundheit als Metapher. Heidelberg: Winter (= Jahrbuch Literatur und Medizin 9), 51–69.

Ilg, Yvonne (2021b): Medizinische Terminologie im öffentlichen Diskurs. Konjunkturen und Veränderungen von *Schizophrenie*. In: Iakushevich, Marina/Ilg, Yvonne/Schnedermann, Theresa (Hg.): Linguistik und Medizin. Sprachwissenschaftliche Zugänge und interdisziplinäre Perspektiven. Berlin, Boston: De Gruyter (= Sprache und Wissen 44), 219–240.

Ilg, Yvonne/Maatz, Anke (2015): Sprachliche Bilder von ‚Schizophrenie' zwischen Fach- und Alltagssprache. In: Sollberger, Daniel/Kapfhammer, Hans-Peter/Boehlke, Erik/Hoff, Paul/ Stompe, Thomas (Hg.): Bilder der Schizophrenie. Berlin: Frank & Timme (= Schriftenreihe der Deutschsprachigen Gesellschaft für Kunst und Psychopathologie des Ausdrucks e. V. 34), 65–85.

Ilg, Yvonne/Schnedermann, Theresa (2014): Schizophrenie und Burnout im Lichte sprachlicher Reflexion. In: Felder, Ekkehard/Müller, Marcus (Hg.): Diskurszukünfte. 10. Jahrestagung des Forschungsnetzwerks „Sprache und Wissen". Jubiläumszeitschrift. Heidelberg, 37–39. http://nbn-resolving.de/urn:nbn:de:bsz:16-heidok-184445, letzter Zugriff 12.07.2024.

Imhof, Kurt/Kraft, Martin (2011): Öffentlichkeit. In: Historisches Lexikon der Schweiz (HLS). Version vom 02.11.2011. http://www.hls-dhs-dss.ch/textes/d/D10987.php, letzter Zugriff 12.07.2024.

Ingenkamp, Konstantin (2012): Depression und Gesellschaft. Zur Erfindung einer Volkskrankheit. Bielefeld: Transcript.

Jádi, Inge (2002): Eine wissenschaftliche Dokumentation wird zum Kunstereignis. In: Fuchs, Thomas/ Jádi, Inge/Brand-Claussen, Bettina/Mundt, Christoph (Hg.): Wahn Welt Bild. Die Sammlung Prinzhorn. Beiträge zur Museumseröffnung. Berlin: Springer (= Heidelberger Jahrbücher XLVI), 215–223.

Jäger, Ludwig (2006): „ein nothwendiges Uebel der Cultur". Anmerkungen zur Kulturwissenschaftlichkeit der Linguistik. In: Zeitschrift für germanistische Linguistik 34(1–2), 28–49.

Jäger, Siegfried (2015): Kritische Diskursanalyse. Eine Einführung. 7., vollst. überarb. Aufl. Münster: Unrast (= Edition DISS 3).

Jakob, Karlheinz (1998): Fachsprachliche Phänomene in der Alltagskommunikation. In: Hoffmann, Lothar/Kalverkämper, Hartwig/Wiegand, Herbert Ernst (Hg.): Fachsprachen. Ein internationales Handbuch zur Fachsprachenforschung und Terminologiewissenschaft. Berlin, New York: De Gruyter (= HSK 14.1), 710–717.

Jakobitsch-Schischma, Andrea (2001): Schizophrenie in der Zeit. Eine empirisch-qualitative und quantitative Untersuchung über den Umgang eines Printmediums mit einem psychiatrischen Fachbegriff am Beispiel der Wochenzeitschrift „Die Zeit". Dissertation Medizin Universität Basel.

Johach, Eva (2011): Metaphernzirkulation. Methodologische Überlegungen zwischen Metaphorologie und Wissenschaftsgeschichte. In: Kroß, Matthias/Zill, Rüdiger (Hg.): Metapherngeschichten. Perspektiven einer Theorie der Unbegrifflichkeit. Berlin: Parerga (= Philosophie und andere Künste), 83–103.

Jannidis, Fotis (2015): Begriffsgeschichte. In: Nünning, Ansgar (Hg.): Metzler Lexikon Literatur- und Kulturtheorie. Ansätze – Personen – Grundbegriffe. 5., aktual. u. erw. Aufl. Stuttgart, Weimar: Metzler, 66–68.

Joseph, Adam J./Tandon, Neeraj/Yang, Lawrence H./Duckworth, Kenneth/Torous, John/Seidman, Larry J./Keshavan, Matcheri S. (2015): #Schizophrenia: Use and misuse on Twitter. In: Schizophrenia Research 165(2–3), 111–250.

Jost, Hans Ulrich (1996): Zum Konzept der Öffentlichkeit in der Geschichte des 19. Jahrhunderts. In: Schweizerische Zeitschrift für Geschichte 46(1), 43–59.

Jung, Matthias (1994): Öffentlichkeit und Sprachwandel. Zur Geschichte des Diskurses über die Atomenergie. Opladen: Westdeutscher Verlag.

Jung, Matthias (1996): Linguistische Diskursgeschichte. In: Böke, Karin/Jung, Matthias/Wengeler, Martin (Hg.): Öffentlicher Sprachgebrauch. Praktische, theoretische und historische Perspektiven. Georg Stötzel zum 60. Geburtstag gewidmet. Opladen: Westdeutscher Verlag, 453–472.

Jung, Matthias (1999): Experten- und Laiensemantik in der öffentlichen Arena. Ein besonderer Typus der Wissensdissemination. In: Niederhauser, Jürg/Adamzik, Kirsten (Hg.): Wissenschaftssprache und Umgangssprache im Kontakt. Frankfurt a. M. etc.: Peter Lang (= Germanistische Arbeiten zu Sprache und Kulturgeschichte 38), 193–214.

Jung, Matthias (2001): Unsystematischer Wissenstransfer über die Medien. In: Wichter, Sigurd/Antos, Gerd (Hg.): Wissenstransfer zwischen Experten und Laien. Umriss einer Transferwissenschaft. Frankfurt a. M. etc.: Peter Lang (= Transferwissenschaften 1), 275–286.

Junge, Matthias (Hg.) (2010): Metaphern in Wissenskulturen. Wiesbaden: VS Verlag für Sozialwissenschaften.

Junge, Matthias (Hg.) (2011): Metaphern und Gesellschaft. Die Bedeutung der Orientierung durch Metaphern. Wiesbaden: VS Verlag für Sozialwissenschaften.

Jürgensen, Christoph (o. J.): Freie Bühne/Die Neue deutsche Rundschau. In: Datenbank Europäische Kulturzeitschriften um 1900. Hg. von der Akademie der Wissenschaften zu Göttingen. http://kulturzeitschriften1900.adw-goe.de/portraet_frb.php, letzter Zugriff 12.07.2024.

Kailer, Thomas (2003): Werwölfe, Triebtäter, minderwertige Psychopathen. Bedingungen von Wissenspopularisierung: Der Fall Haarmann. In: Kretschmann, Carsten (Hg.): Wissenspopularisierung. Konzepte der Wissensverbreitung im Wandel. Berlin: Akademie-Verlag (= Wissenskultur und gesellschaftlicher Wandel 4), 323–359.

Kalverkämper, Hartwig (1990): Gemeinsprachen und Fachsprachen – Plädoyer für eine integrierende Sichtweise. In: Stickel, Gerhard (Hg.): Deutsche Gegenwartssprache. Tendenzen und Perspektiven. Berlin, New York: De Gruyter (= Jahrbuch des Instituts für Deutsche Sprache 1989), 88–133.

Kalwa, Nina (2013): Das Konzept „Islam". Eine diskurslinguistische Untersuchung. Berlin, Boston: De Gruyter (= Sprache und Wissen 14).

Kämper, Heidrun (2007): Linguistik als Kulturwissenschaft. Am Beispiel einer Geschichte des sprachlichen Umbruchs im 20. Jahrhundert. In: Dies./Eichinger, Ludwig M. (Hg.): Sprach-Perspektiven. Germanistische Linguistik und das Institut für Deutsche Sprache. Tübingen: Narr (= Studien zur deutschen Sprache 40), 419–439.

Kapfhammer, Hans-Peter (2017): Das Schizoidie-Konzept in der Psychiatrie. Von der Schizoidie über die Schizotypie zu den Cluster-A-Persönlichkeitsstörungen. In: Neuropsychiatrie 31(4), 155–171.

Kara, Umut Yener/Şenel Kara, Başak (2021): Schizophrenia on Turkish Twitter: An Exploratory Study Investigating Misuse, Stigmatization and Trivialization. In: Social Psychiatry and Psychiatric Epidemiology 2021. https://doi.org/10.1007/s00127-021-02112-x, letzter Zugriff 12.07.2024.

Käser, Rudolf (2014): Methodenansätze zur Erforschung des interdiskursiven Verhältnisses von Literatur und Medizin. In: Ders./Schappach, Beate (Hg.): Krank geschrieben. Rhetoriken von

Gesundheit und Krankheit im Diskursfeld von Literatur, Geschlecht und Medizin. Bielefeld: Transcript, 15–42.

Kaufmann, Doris (2007): Kunst, Psychiatrie und ‚schizophrenes Weltgefühl' in der Weimarer Republik. In: Bormuth, Matthias/Podoll, Klaus/Spitzer, Carsten (Hg.): Kunst und Krankheit. Studien zur Pathographie. Göttingen: Wallstein, 57–72.

Keiderling, Thomas (2012): *Der Brockhaus*. In: Haß, Ulrike (Hg.): Grosse Lexika und Wörterbücher Europas. Europäische Enzyklopädien und Wörterbücher in historischen Porträts. Berlin, Boston: De Gruyter (= De Gruyter Lexikon), 193–210.

Keller, Rudi (1994): Sprachwandel. Von der unsichtbaren Hand in der Sprache. Tübingen: Francke (= UTB für Wissenschaft 1567).

Keller, Rudi/Kirschbaum, Ilja (2000): Bedeutungswandel. In: Der Deutschunterricht 52(3), 41–53.

Keller, Rudi/Kirschbaum, Ilja (2003): Bedeutungswandel. Eine Einführung. Berlin, New York: De Gruyter (= De Gruyter Studienbuch).

Kendler, Kenneth S./Tsuang, Ming T. (1981): Nosology of Paranoid Schizophrenia and Other Paranoid Psychoses. In: Schizophrenia Bulletin 7(4), 594–610.

Keshavan, Matcheri S./DeLisi, Lynn E./Nasrallah, Henry A. (2017): Translational and spectrum aspects of Schizophrenia Research: The rationale for the journal's new subheading. In: Schizophrenia Research 179, 1.

Kiesel, Helmuth (2002): Der Dadaist Hugo Ball über die „Bildnerei der Geisteskranken". In: Fuchs, Thomas/Jádi, Inge/Brand-Claussen, Bettina/Mundt, Christoph (Hg.): Wahn Welt Bild. Die Sammlung Prinzhorn. Beiträge zur Museumseröffnung. Berlin: Springer (= Heidelberger Jahrbücher XLVI), 11–15.

Kiprijanov, Konstantin S./Philipp, Thorsten/Roelcke, Thorsten (Hg.) (2023a): Transferwissenschaften: Mode oder Mehrwert? Unter Mitarbeit von Koray Parlar und Anna Malena Pichler. Lausanne, Berlin: Peter Lang (= Transferwissenschaften 16).

Kiprijanov, Konstantin S./Philipp, Thorsten/Roelcke, Thorsten (2023b): Transferwissenschaften: Mode oder Mehrwert? Zur Einführung. In: Dies. (Hg.): Transferwissenschaften: Mode oder Mehrwert? Unter Mitarbeit von Koray Parlar und Anna Malena Pichler. Lausanne, Berlin: Peter Lang (= Transferwissenschaften 16), 7–17.

Kirschbaum, Ilja (2002a): Metaphorische und metonymische Muster der Adjektivintensivierung. In: Katz, Graham/Reinhard, Sabine/Reuter, Philip (Hg.): Sinn & Bedeutung VI. Proceedings of the Sixth Annual Meeting of the Gesellschaft für Semantik. University of Osnabrück (= Publications of the Institute of Cognitive Science University of Osnabrück 1), 201–215. [Online-Publikation: https://doi.org/10.18148/sub/2002.v6i0.827, letzter Zugriff 12.07.2024.]

Kirschbaum, Ilja (2002b): *Schrecklich nett* und *voll verrückt*. Muster der Adjektiv-Intensivierung im Deutschen. Düsseldorf. https://docserv.uni-duesseldorf.de/servlets/DocumentServlet?id=2650, letzter Zugriff 12.07.2024.

Klein, Christa-Irene/Schütze, Olaf/Paletschek, Sylvia/Prüll, Livia/Brandt, Sebastian (2014): Universität, Wissenschaft und Öffentlichkeit in Westdeutschland 1945 bis ca. 1970: Einleitung. In: Brandt, Sebastian/Klein, Christa-Irene/Kopp, Nadine/Paletschek, Sylvia/Prüll, Livia/Schütze, Olaf (Hg.): Universität, Wissenschaft und Öffentlichkeit in Westdeutschland (1945 bis ca. 1970). Stuttgart: Steiner, 7–38.

Klein, Josef (2014 [2001]): Debattieren, Verhandeln etc. – Interaktionsformate in politischen Institutionen. In: Ders. (Hg.): Grundlagen der Politolinguistik. Ausgewählte Aufsätze. Berlin: Frank & Timme (= Sprachwissenschaft 23), 243–277. [Erstveröffentlichung 2001 unter dem Titel *Gespräche und politische Institutionen*.]

Kley, Andreas (2011): Imboden, Max. In: Historisches Lexikon der Schweiz (HLS). Version vom 22.12.2011. https://hls-dhs-dss.ch/de/articles/006393/2011-12-22/, letzter Zugriff 12.07.2024.

Klin, Ana/Lemish, Dafna (2008): Mental Disorders Stigma in the Media: Review of Studies on Production, Content, and Influences. In: Journal of Health Communication 13(5), 434–449.

Knuchel, Daniel (2019): ‚Old' AIDS – ‚New' AIDS in DER SPIEGEL? A corpus linguistic approach to conceptualisations of HIV/AIDS. In: Gross, Alexandra/Pech, Ramona/Vlassenko, Ivan (Hg.): HIV/AIDS. Interdisziplinäre Perspektiven. Berlin: Lit-Verlag, 95–114.

Koch, Peter/Oesterreicher, Wulf (1994): Schriftlichkeit und Sprache. In: Günther, Hartmut/Ludwig, Otto (Hg.): Schrift und Schriftlichkeit. Ein interdisziplinäres Handbuch internationaler Forschung. Berlin, New York: De Gruyter (= HSK 10.1.), 587–604.

Kohl, Katrin (2007): Metapher. Stuttgart, Weimar: Metzler (= Sammlung Metzler 352).

Kolde, Gottfried (1989): Probleme der Beschreibung von sog. Heckenausdrücken in allgemeinen einsprachigen Wörterbüchern. In: Steger, Hugo/Wiegand, Herbert Ernst (Hg.): Wörterbücher. Ein internationales Handbuch zur Lexikographie. Berlin, New York: De Gruyter (= HSK 5.1), 855–862.

Konerding, Klaus-Peter (2009): Diskurslinguistik – eine neue Teildisziplin. In: Felder, Ekkehard (Hg.): Sprache. Berlin: Springer (= Heidelberger Jahrbücher 53), 155–177.

Konersmann, Ralf (2010): Metapher. In: Bermes, Christian/Dierse, Ulrich (Hg.): Schlüsselbegriffe der Philosophie des 20. Jahrhunderts. Hamburg: Meiner (= Archiv für Begriffsgeschichte. Sonderheft 6), 267–278.

Koselleck, Reinhart (1972a): Begriffsgeschichte und Sozialgeschichte. In: Ludz, Peter Christian (Hg.): Soziologie und Sozialgeschichte. Aspekte und Probleme. Opladen: Westdeutscher Verlag (= Kölner Zeitschrift für Soziologie und Sozialpsychologie. Sonderheft 16), 116–131.

Koselleck, Reinhart (1972b): Einleitung. In: Brunner, Otto/Conze, Werner/Koselleck, Reinhart (Hg.): Geschichtliche Grundbegriffe. Historisches Lexikon zur politisch-sozialen Sprache in Deutschland. Bd. 1. Stuttgart: Klett, XIII-XXVII.

Koselleck, Reinhart (Hg.) (1978): Historische Semantik und Begriffsgeschichte. Stuttgart: Klett-Cotta (= Sprache und Geschichte 1).

Koselleck, Reinhart (2006 [2002]): Stichwort: Begriffsgeschichte. In: Ders.: Begriffsgeschichten. Studien zur Semantik und Pragmatik der politischen und sozialen Sprache. Mit zwei Beiträgen von Ulrike Spree und Willibald Steinmetz sowie einem Nachwort zu Einleitungsfragmenten Reinhart Kosellecks von Carsten Dutt. Frankfurt a. M.: Suhrkamp, 99–102.

Koskela, Anu/Murphy, M. Lynne (2006): Polysemy and Homonymy. In: Brown, Keith/Anderson, Anne H./Bauer, Laurie/Berns, Margie/Hirst, Graeme/Miller, Jim (Hg.): Encyclopedia of language and linguistics. Bd. 9. 2. Aufl. Amsterdam: Elsevier, 742–744.

Kraam, Abdullah/Phillips, Paula (2012): Hebephrenia: a conceptual history. In: History of Psychiatry 23(4), 387–403.

Kramer, Undine (2012): Klappenbach/Steinitz: *Wörterbuch der deutschen Gegenwartssprache* (*WDG*). In: Haß, Ulrike (Hg.): Grosse Lexika und Wörterbücher Europas. Europäische Enzyklopädien und Wörterbücher in historischen Porträts. Berlin, Boston: De Gruyter (= De Gruyter Lexikon), 449–476.

Krämer, Steffen (2012): Entartung in der Kunst. Die Verbindung von Psychopathologie und moderner Kunst von der Mitte des 19. Jahrhunderts bis zum Nationalsozialismus. In: Kunstgeschichte. Open Peer Reviewed Journal. Online-Publikation: http://www.kunstgeschichte-ejournal.net/297/1/Kr%C3%A4mer_-_Entartung_in_der_Kunst.pdf, letzter Zugriff 12.07.2024.

Kretschmann, Carsten (2003): Einleitung: Wissenspopularisierung – ein altes, neues Forschungsfeld. In: Ders. (Hg.): Wissenspopularisierung. Konzepte der Wissensverbreitung im Wandel. Berlin: Akademie-Verlag (= Wissenskultur und gesellschaftlicher Wandel 4), 7–21.

Kroß, Matthias/Zill, Rüdiger (Hg.) (2011): Metapherngeschichten. Perspektiven einer Theorie der Unbegrifflichkeit. Berlin: Parerga (= Philosophie und andere Künste).

Kuck, Kristin/Römer, David (2012): Metaphern und Argumentationsmuster im Mediendiskurs zur ‚Finanzkrise'. In: Peltzer, Anja/Lämmle, Kathrin/Wagenknecht, Andreas (Hg.): Krise, Cash & Kommunikation. Die Finanzkrise in den Medien. Konstanz, München: UVK, 71–93.

Kuhn, Roland (2001): Über einige psychopathologische Begriffe Eugen Bleulers. In: Hell, Daniel/ Scharfetter, Christian/Möller, Arnulf (Hg.): Eugen Bleuler – Leben und Werk. Bern: Huber, 48–53.

Kühn, Peter/Püschel, Ulrich (1990a): Die deutsche Lexikographie vom 17. Jahrhundert bis zu den Brüdern Grimm ausschließlich. In: Hausmann, Franz Josef/Reichmann, Oskar/Wiegand, Herbert Ernst/Zgusta, Ladislav (Hg.): Wörterbücher. Ein internationales Handbuch zur Lexikographie. Berlin, New York: De Gruyter (= HSK 5.2), 2049–2077.

Kühn, Peter/Püschel, Ulrich (1990b): Die deutsche Lexikographie von den Brüdern Grimm bis Trübner. In: Hausmann, Franz Josef/Reichmann, Oskar/Wiegand, Herbert Ernst/Zgusta, Ladislav (Hg.): Wörterbücher. Ein internationales Handbuch zur Lexikographie. Berlin, New York: De Gruyter (= HSK 5.2), 2078–2100.

Kühnhold, Ingeburg/Putzer, Oskar/Wellmann, Hans (1978): Deutsche Wortbildung. Typen und Tendenzen in der Gegenwartssprache. Eine Bestandsaufnahme des Instituts für Deutsche Sprache, Forschungsstelle Innsbruck. Dritter Hauptteil. Das Adjektiv. Düsseldorf: Schwann (= Sprache der Gegenwart 43).

Lake, C. Raymond (2012): Schizophrenia Is a Misdiagnosis. Implications for the DSM-5 and the ICD-11. New York etc.: Springer.

Lakoff, George (1973): Hedges: A Study in Meaning Criteria and the Logic of Fuzzy Concepts. Journal of Philosophical Logic 2(4), 458–508.

Lakoff, George/Espenson, Jane/Schwartz, Alan (1991): Master Metaphor List. Second Draft Copy. http://araw.mede.uic.edu/~alansz/metaphor/METAPHORLIST.pdf, letzter Zugriff 12.07.2024.

Lakoff, George/Johnson, Mark (1980): Metaphors we live by. Chicago, London: University of Chicago Press.

Landolt, Anna/Müller, Mario/Ilg, Yvonne/Schulz, Peter J./Hoff, Paul/Seifritz, Erich/Maatz, Anke (2024): Linguistic and (Micro)Cultural Differences in the Global Debate about Re-Naming ‚Schizophrenia': A Mixed-Methods Survey from Switzerland. In: Schizophrenia Research 267, 341–348.

Landwehr, Achim (2009 [2008]): Historische Diskursanalyse. 2. Aufl. Frankfurt a. M., New York: Campus (= Historische Einführungen 4).

Lasalvia, Antonio/Penta, Elena/Sartorius, Norman/Henderson, Scott (2015): Should the label „schizophrenia" be abandoned? Invited commentary. In: Schizophrenia Research 162(1–3), 276–284.

Lasalvia, Antonio/Ruggeri, Mirella (2019): Renaming schizophrenia: benefits, challenges and barriers. In: Epidemiology and Psychiatric Sciences 28(3), 251–253.

Lasalvia, Antonio/Vita, Antonio/Bellomo, Antonello/Tusconi, Massimo/Favaretto, Gerardo/Bonetto, Chiara/Zanalda, Enrico/Mencacci, Claudio/Carpiniello, Bernardo (2021): Renaming schizophrenia? A survey among psychiatrists, mental health service users and family members in Italy. In: Schizophrenia Research 228, 502–509.

Latour, Bruno (1987): Science in Action. How to follow scientists and engineers through society. Cambridge, MS: Harvard University Press.
Lautenschläger, Sina (2018): Geschlechtsspezifische Körper- und Rollenbilder. Eine korpuslinguistische Untersuchung. Berlin, Boston: De Gruyter (= Sprache und Wissen 31).
Leferink, Klaus (1997): Sympathie mit der Schizophrenie – Die Moderne und ihre psychische Krankheit. In: Zaumseil, Manfred/Leferink, Klaus (Hg.): Schizophrenie in der Moderne. Modernisierung der Schizophrenie. Lebensalltag, Identität und soziale Beziehungen von psychisch Kranken in der Grossstadt. Bonn: Psychiatrie-Verlag, 27–81.
Lemnitzer, Lothar/Zinsmeister, Heike (2010): Korpuslinguistik. Eine Einführung. 2., durchges. u. aktual. Aufl. Tübingen: Narr (= narr Studienbücher).
Liebert, Wolf-Andreas (1993): Zur soziohistorischen Dynamik von Sprache und Kognition. Die Emergenz des Metaphernmodells ‚Geld ist Wasser' im 19. Jahrhundert. In: Papiere zur Linguistik 49(2), 151–157.
Liebert, Wolf-Andreas (2002): Bildfelder in synchroner Perspektive. In: Cruse, D. Alan/Lutzeier, Peter Rolf/Job, Michael/Hundsnurscher, Franz (Hg.): Lexikologie. Ein internationales Handbuch zur Natur und Struktur von Wörtern und Wortschätzen. Berlin, New York: De Gruyter (= HSK 21.1), 771–783.
Liebert, Wolf-Andreas (2004): Diskursdynamiken in der Risikokommunikation. Eine diskurslinguistische Untersuchung der Trierer Luftschadstoff-Debatte 1974–2001. In: Deutsche Sprache 2, 137–161.
Liebert, Wolf-Andreas (2008): Metaphernforschung. In: Fix, Ulla/Gardt, Andreas/Knape, Joachim (Hg.): Rhetorik und Stilistik. Ein internationales Handbuch historischer und systematischer Forschung. Berlin: De Gruyter (= HSK 31.1), 743–757.
Lienhard, Marina (2023): Schizophrenogen. Eine Wissensgeschichte des Verhältnisses zwischen Schizophrenie, Familie und Gesellschaft (1948–1980). Basel: Schwabe (= Medical Humanities 2).
Link, Jürgen (1999): Diskursive Ereignisse, Diskurse, Interdiskurse. Sieben Thesen zur Operativität der Diskursanalyse am Beispiel des Normalismus. In: Bublitz, Hannelore/Bührmann, Andrea D./ Hanke, Christine/Seier, Andrea (Hg.): Das Wuchern der Diskurse. Perspektiven der Diskursanalyse Foucaults. Frankfurt a. M., New York: Campus, 148–161.
Linke, Angelika (2003a): Begriffsgeschichte – Diskursgeschichte – Sprachgebrauchsgeschichte. In: Dutt, Carsten (Hg.): Herausforderungen der Begriffsgeschichte. Heidelberg: Winter (= Beiträge zur Philosophie. Neue Folge), 39–49.
Linke, Angelika (2003b): Sprachgeschichte – Gesellschaftsgeschichte – Kulturanalyse. In: Henne, Helmut/Sitta, Horst/Wiegand, Herbert Ernst (Hg.): Germanistische Linguistik: Konturen eines Faches. Tübingen: Niemeyer (= Reihe Germanistische Linguistik 240), 25–65.
Linke, Angelika (2009): Wie man Wissen teilt – oder: Vom Glück der Kommunikation. In: Rüegger, Hans-Ulrich/Arioli, Martina/Murer, Heini (Hg.): Universitäres Wissen teilen. Forschende im Dialog. Zürich: vdf Hochschulverlag an der ETH Zürich, 33–46.
Linke, Angelika (2011a): Diskurs. In: Lauer, Gerhard/Ruhrberg, Christine (Hg.): Lexikon Literaturwissenschaft. Hundert Grundbegriffe. Stuttgart: Reclam, 56–59.
Linke, Angelika (2011b): Signifikante Muster – Perspektiven einer kulturanalytischen Linguistik. In: Wåghäll Nivre, Elisabeth/Kaute, Brigitte/Andersson, Bo/Landén, Barbro/Stoeva-Holm, Dessislava (Hg.): Begegnungen. Das VIII. Nordisch-Baltische Germanistentreffen in Sigtuna vom 11. bis zum 13.6.2009. Stockholm: Acta Universitatis Stockholmiensis, 23–44.
Linke, Angelika (2015): Entdeckungsprozeduren – Oder: Wie Diskurse auf sich aufmerksam machen. In: Kämper, Heidrun/Warnke, Ingo H. (Hg.): Diskurs – interdisziplinär. Zugänge, Gegenstände, Perspektiven. Berlin, Boston: De Gruyter (= Diskursmuster – Discourse Patterns 6), 63–85.

Linke, Angelika (2018): Kulturhistorische Linguistik. In: Deppermann, Arnulf/Reineke, Silke (Hg.): Sprache im kommunikativen, interaktiven und kulturellen Kontext. Berlin, Boston: De Gruyter (= Germanistische Sprachwissenschaft um 2020 3), 347–383.

Löbner, Sebastian (2015): Semantik. Eine Einführung. 2., überarb., aktual. und stark erw. Aufl. Berlin, Boston: De Gruyter (= De Gruyter Studium).

Loch, Alexandre Andrade/Rössler, Wulf (2017): Who Is Contributing? In: Gaebel, Wolfgang/Rössler, Wulf/Sartorius, Norman (Hg.): The Stigma of Mental Illness – End of the Story? Cham etc.: Springer, 111–121.

Löffler, Heinrich (2010): Germanistische Soziolinguistik. 4., neu bearb. Aufl. Berlin: Erich Schmidt (= Grundlagen der Germanistik 28).

Löwy, Ilana (1993): Unscharfe Begriffe und föderative Experimentalstrategien. Die immunologische Konstruktion des Selbst. In: Rheinberger, Hans-Jörg/Hagner, Michael (Hg.): Die Experimentalisierung des Lebens. Experimentalsysteme in den biologischen Wissenschaften 1850/1950. Berlin: Akademie-Verlag, 188–206.

Lüdeling, Anke/Odebrecht, Carolin/Krause, Thomas/Schnelle, Gohar/Fischer, Catharina (2020): RIDGES Herbology (Version 9.0). Humboldt-Universität zu Berlin. http://korpling.org/ridges/ und https://doi.org/10.34644/laudatio-dev-PySSCnMB7CArCQ9CNKFY, letzter Zugriff 12.07.2024.

Luchsinger, Katrin (2016): Die Vergessenskurve. Werke aus psychiatrischen Kliniken in der Schweiz um 1900. Eine kulturanalytische Studie. Zürich: Chronos.

Maasen, Sabine/Mendelsohn, Everett/Weingart, Peter (Hg.) (1995): Biology as society, society as biology: Metaphors. Dordrecht, Boston, London: Kluwer Academic Publishers. (= Sociology of the sciences 18).

Maatz, Anke/Hoff, Paul (2014): The birth of schizophrenia or a very modern Bleuler: a close reading of Eugen Bleuler's ‚Die Prognose der Dementia praecox' and a re-consideration of his contribution to psychiatry. In: History of Psychiatry 25(4), 431–440.

Maatz, Anke/Hoff, Paul (2017): „Schizophrenie": Pars pro toto der Psychiatrie? Ein geistesgeschichtlicher Essay über den Status der „Schizophrenie" im psychiatrischen Diskurs. In: Der Nervenarzt 88(1), 78–82.

Maatz, Anke/Hoff, Paul/Angst, Jules (2015): Eugen Bleuler's schizophrenia – a modern perspective. In: Dialogues in Clinical Neuroscience 17(1), 43–49.

Maatz, Anke/Ilg, Yvonne (2021): The ins and outs of ‚schizophrenia': Considering diagnostic terms as ordinary linguistic expressions. In: Journal of Medical Humanities 42(3), 387–404.

Magliano, Lorenza/Read, John/Marassi, Riccardo (2011): Metaphoric and non-metaphoric use of the term „schizophrenia" in Italian newspapers. In: Social Psychiatry and Psychiatric Epidemiology 46(10), 1019–1025.

Maissen, Thomas (2005): Die Geschichte der NZZ 1780–2005. Mit einem Anhang von Konrad Stamm über die Auslandberichterstattung. Zürich: Verlag Neue Zürcher Zeitung.

Majerus, Benoît (2008): Psychiatrie im Wandel. Das Fallbeispiel Karl-Bonhoeffer-Nervenklinik (1960–1980). In: Medizinhistorisches Journal 43, 344–371.

Majerus, Benoît (2010): Mapping Antipsychiatry. Elemente für die Geschichte einer transnationalen Bewegung. In: Themenportal Europäische Geschichte 01.01.2010. www.europa.clio-online.de/essay/id/artikel-3570, letzter Zugriff 12.07.2024.

Majerus, Benoît (2014): (Not) making schizophrenia in Belgium from the 1920s to the 1950s. [Vortrag gehalten an der Tagung *Psychiatrie – Wissen – Gesellschaft. Ein transdiziplinärer Workshop*, Zürich, 16.–18.10.2014. Ungedruckt.]

Maletta, Rosanna May/Vass, Victoria (2023): A 20-year review comparing the use of ‚schizophrenia' and ‚psychosis' in UK newspapers from 2000 to 2019: Implications for stigma reduction. In: Schizophrenia Research 251, 66–73.

Malmqvist, Anita (2005): *Sammelwut* und *Wegwerfmanie*. Zur Versprachlichung von ‚Laster' als Übertreibung im Deutschen und Schwedischen. In: Schwitalla, Johannes/Wegstein, Werner (Hg.): Korpuslinguistik deutsch: synchron – diachron – kontrastiv. Würzburger Kolloquium 2003. Tübingen: Niemeyer, 273–276.

Manning, Christopher D./Schütze, Hinrich (2000 [1999]): Foundations of Statistical Natural Language Processing. 2. Aufl. Cambridge (MA), London: MIT Press.

Martín Zorraquino, María Antonia/Portolés Lázaro, José (1999): Los marcadores del discurso. In: Bosque, Ignacio/Demonte, Violeta (Hg.): Gramática descriptiva de la lengua española. Bd. 3 Madrid: Espasa Calpe, 4051–4213.

Maruta, Toshimasa/Matsumoto, Chihiro (2017): Stigma and the Renaming of Schizophrenia. In: Gaebel, Wolfgang/Rössler, Wulf/Sartorius, Norman (Hg.): The Stigma of Mental Illness – End of the Story? Cham etc.: Springer, 571–579.

Maruta, Toshimasa/Matsumoto, Chihiro (2019): Renaming schizophrenia. In: Epidemiology and Psychiatric Sciences 28(3), 262–264.

Maruta, Toshimasa/Volpe, Umberto/Gaebel, Wolfgang/Matsumoto, Chihiro/Iimori, Makio (2014): Should Schizophrenia still be named so? In: Schizophrenia Research 152(1), 305–306.

Mayer, Ruth/Weingart, Brigitte (Hg.) (2004): VIRUS! Mutationen einer Metapher. Bielefeld: Transcript (= Cultural Studies 5).

McEnery, Tony/Hardie, Andrew (2012): Corpus linguistics. Method, theory and practice. Cambridge: Cambridge University Press (= Cambridge textbooks in linguistics).

McNally, Kieran (2007): Schizophrenia as a split personality/Jekyll and Hyde: The origins of the informal usage in the English language. In: Journal of the History of the Behavioral Sciences 43(1), 69–79.

McNally, Kieran (2016): A Critical History of Schizophrenia. Houndmills, Basingstoke, Hampshire: Palgrave Macmillan (= Palgrave studies in the theory and history of psychology).

Meier, Marietta (2011): Stufen des Selbst. Persönlichkeitskonzepte in der Psychiatrie des 20. Jahrhunderts. In: Historische Anthropologie 19(3), 391–410.

Meier, Marietta/Dubach, Roswitha/Germann, Urs/Bernet, Brigitta (2007): Zwang zur Ordnung. Psychiatrie im Kanton Zürich 1870–1970. Unter Mitarbeit von Gisela Hürlimann. Zürich: Chronos.

Mell, Ruth Maria (2015): Das Wort in der Sprachkritik. In: Haß, Ulrike/Storjohann, Petra (Hg.): Handbuch Wort und Wortschatz. Berlin, Boston: De Gruyter (= Handbücher Sprachwissen 3), 439–463.

Mesholam-Gately, Raquelle I. et al. (2021): Are we ready for a name change for schizophrenia? A survey of multiple stakeholders. In: Schizophrenia Research 238, 152–160.

Meyer, Conrad (2005): Das Unternehmen NZZ 1780–2005. 225 Jahre Neue Zürcher Zeitung. Unter Mitarbeit von Pascal Morf. Zürich: Verlag Neue Zürcher Zeitung (= Neujahrsblatt auf das Jahr 2005, als Fortsetzung der Neujahrsblätter der Chorherrenstube 226).

Meyer, Ingrid/Mackintosh, Kristen (2000): When terms move into our everyday lives: An overview of de-terminologization. In: Terminology 6(1), 111–138.

Mnich, Eva E./Makowski, Anna C./Kofahl, Christopher/Lambert, Martin/Bock, Thomas/Angermeyer, Matthias C./von dem Knesebeck, Olaf (2015): Was weiß und denkt die Bevölkerung über psychische Erkrankungen? Ergebnisevaluation der psychenet-Aufklärungskampagne. In: Psychiatrische Praxis 42 (Suppl. 1), 20–24.

Möller, Torger (2009): Die langfristigen Probleme eines erfolgreichen Wissenstransfers zwischen Wissenschaft und Öffentlichkeit. In: Stenschke, Oliver/Wichter, Sigurd (Hg.): Wissenstransfer und Diskurs. Frankfurt a. M. etc.: Peter Lang (= Transferwissenschaften 6), 139–151.

Möller, Torger (2010): Vom wissenschaftlichen Wissen zum gesellschaftlichen Vorurteil. Erblichkeit und Psychopathologie im deutschen Epilepsiediskurs. Frankfurt a. M.: Mabuse-Verlag (= Mabuse-Verlag Wissenschaft 112).

Müller, Christian (2001): Rezeption der Bleuler'schen Schizophrenielehre in der zeitgenössischen Fachliteratur. In: Hell, Daniel/Scharfetter, Christian/Möller, Arnulf (Hg.): Eugen Bleuler – Leben und Werk. Bern: Huber, 37–47.

Müller, Ernst (2011): Verspätete Wirkung. Reinhart Kosellecks Begriffsgeschichte international. In: Trajekte 12(23), 22–25.

Müller, Ernst (Hg.) (2015): Forum Interdisziplinäre Begriffsgeschichte 4(1). E-Journal. https://www.zfl-berlin.org/files/zfl/downloads/publikationen/forum_begriffsgeschichte/ZfL_FIB_4_2015_1.pdf, letzter Zugriff 12.07.2024.

Müller, Ernst/Schmieder, Falko (Hg.) (2008a): Begriffsgeschichte der Naturwissenschaften. Zur historischen und kulturellen Dimension naturwissenschaftlicher Konzepte. Berlin, New York: De Gruyter.

Müller, Ernst/Schmieder, Falko (2008b): Einleitung. In: Dies. (Hg.): Begriffsgeschichte der Naturwissenschaften. Zur historischen und kulturellen Dimension naturwissenschaftlicher Konzepte. Berlin, New York: De Gruyter, XI-XXIII.

Müller, Ernst/Schmieder, Falko (2016): Begriffsgeschichte und historische Semantik. Ein kritisches Kompendium. Berlin: Suhrkamp (= suhrkamp taschenbuch wissenschaft 2117).

Müller, Peter O. (2005a): Einführung. In: Ders. (Hg.): Fremdwortbildung. Theorie und Praxis in Geschichte und Gegenwart. Frankfurt a. M. etc.: Peter Lang (= Dokumentation germanistischer Forschung 6), 11–45.

Müller, Peter O. (2005b): Deutsche Fremdwortbildung. Probleme der Analyse und der Kategorisierung. In: Ders. (Hg.): Fremdwortbildung. Theorie und Praxis in Geschichte und Gegenwart. Frankfurt a. M. etc.: Peter Lang (= Dokumentation germanistischer Forschung 6), 199–218.

Müller-Wille, Staffan/Reinhardt, Carsten/Sommer, Marianne (2017): Wissenschaftsgeschichte und Wissensgeschichte. In: Sommer, Marianne/Müller-Wille, Staffan/Reinhardt, Carsten (Hg.): Handbuch Wissenschaftsgeschichte. Stuttgart: Metzler, 2–18.

Munske, Horst Haider (2009): Was sind eigentlich ‚hybride' Wortbildungen? In: Müller, Peter O. (Hg.): Studien zur Fremdwortbildung. Hildesheim: Georg Olms (= Germanistische Linguistik 197–198), 223–260.

Musolff, Andreas (2003): Ideological Functions of Metaphor: The Conceptual Metaphors of „Health" and „Illness" in Public Discourse. In: Dirven, René/Frank, Roslyn/Pütz, Martin (Hg.): Cognitive Models in Language and Thought: Ideology, Metaphors and Meanings. Berlin, New York: De Gruyter (= Cognitive Linguistics Research 24), 327–352.

Musolff, Andreas (2005): Brisante Metaphern. Zur argumentativen Funktion von Krankheitsmetaphorik im öffentlichen Diskurs. In: Busse, Dietrich/Niehr, Thomas/Wengeler, Martin (Hg.): Brisante Semantik. Neuere Konzepte und Forschungsergebnisse einer kulturwissenschaftlichen Linguistik. Tübingen: Niemeyer (= Reihe Germanistische Linguistik 259), 309–322.

Neumann, Birgit/Nünning, Ansgar (2012): Travelling Concepts as a Model for the Study of Culture. In: Dies. (Hg.): Travelling Concepts for the Study of Culture. Berlin, Boston: De Gruyter (= Concepts for the Study of Culture 2), 1–22.

Niederhauser, Jürg (1999): Wissenschaftssprache und populärwissenschaftliche Vermittlung. Tübingen: Narr (= Forum für Fachsprachen-Forschung 53).

Niederhauser, Jürg/Adamzik, Kirsten (1999a): Kontakte zwischen Wissenschaftssprache und Umgangssprache – zur Einleitung. In: Dies. (Hg.): Wissenschaftssprache und Umgangssprache im Kontakt. Frankfurt a. M. etc.: Peter Lang (= Germanistische Arbeiten zu Sprache und Kulturgeschichte 38), 7–14.

Niederhauser, Jürg/Adamzik, Kirsten (Hg.) (1999b): Wissenschaftssprache und Umgangssprache im Kontakt. Frankfurt a. M. etc.: Peter Lang (= Germanistische Arbeiten zu Sprache und Kulturgeschichte 38).

Niehr, Thomas (2009): Wörterbücher und Enzyklopädien als Instrumente im Wissens- und Diskurstransfer. Oder: Warum heißt der Labrador eigentlich Labrador? In: Stenschke, Oliver/ Wichter, Sigurd (Hg.): Wissenstransfer und Diskurs. Frankfurt a. M. etc.: Peter Lang (= Transferwissenschaften 6), 153–167.

Nikolow, Sybilla (2014): Wissenschaft, Öffentlichkeit und die Rolle der Medien: Problematik, Konzepte und Forschungsfragen. In: Brandt, Sebastian/Klein, Christa-Irene/Kopp, Nadine/Paletschek, Sylvia/Prüll, Livia/Schütze, Olaf (Hg.): Universität, Wissenschaft und Öffentlichkeit in Westdeutschland (1945 bis ca. 1970). Stuttgart: Steiner, 39–57.

Nikolow, Sybilla/Schirrmacher, Arne (2007): Das Verhältnis von Wissenschaft und Öffentlichkeit als Beziehungsgeschichte. Historiographische und systematische Perspektiven. In: Dies. (Hg.): Wissenschaft und Öffentlichkeit als Ressourcen füreinander. Studien zur Wissenschaftsgeschichte im 20. Jahrhundert. Frankfurt a. M., New York: Campus, 11–36.

Noll, Richard (2011): American Madness. The Rise and Fall of Dementia Praecox. Cambridge (MA), London: Harvard University Press.

Nonhoff, Martin/Herschinger, Eva/Angermuller, Johannes/Macgilchrist, Felicitas/Reisigl, Martin/Wedl, Juliette/Wrana, Daniel/Ziem, Alexander (Hg.) (2014): Diskursforschung. Ein interdisziplinäres Handbuch. Band 2: Methoden und Analysepraxis. Perspektiven auf Hochschulreformdiskurse. Bielefeld: Transcript (= DiskursNetz 1).

Nübling, Damaris/Dammel, Antje/Duke, Janet/ Szczepaniak, Renata (2013): Historische Sprachwissenschaft des Deutschen. Eine Einführung in die Prinzipien des Sprachwandels. 4., komplett überarb. u. erw. Aufl. Tübingen: Narr.

Ogden, Charles K./Richards, Ivor Armstrong (1974): Die Bedeutung der Bedeutung. Eine Untersuchung über den Einfluß der Sprache auf das Denken und über die Wissenschaft des Symbolismus. Frankfurt a. M.: Suhrkamp. [Übers. der engl. Originalausg. *The Meaning of Meaning* von Gert H. Müller. Engl. Erstaufl.: 1923. Der dt. Übers. liegt die 10. Aufl. von 1949 zugrunde.]

Oksaar, Els (1998): Fachsprachen und öffentliches Leben: Kommunikation in der arbeitsteiligen Gesellschaft. In: Hoffmann, Lothar/Kalverkämper, Hartwig/Wiegand, Herbert Ernst (Hg.): Fachsprachen. Ein internationales Handbuch zur Fachsprachenforschung und Terminologiewissenschaft. Berlin, New York: De Gruyter (= HSK 14.1), 801–809.

Van Os, Jim (2010): Are psychiatric diagnoses of psychosis scientific and useful? The case of schizophrenia. In: Journal of Mental Health 19(4), 305–317.

Van Os, Jim (2016): „Schizophrenia“ does not exist. Disease classifications should drop this unhelpful description of symptoms. In: BMJ 375(352). https://doi.org/10.1136/bmj.i375, letzter Zugriff 12.07.2024.

Otto, Marcus (2008): Rezension zu: Landwehr, Achim: Historische Diskursanalyse. Frankfurt a. M. 2008. In: H-Soz-Kult 11.07.2008. www.hsozkult.de/publicationreview/id/rezbuecher-10793, letzter Zugriff 12.07.2024.

Panther, Klaus-Uwe/Thornburg, Linda L. (Hg.) (2003): Metonymy and Pragmatic Inferencing. Amsterdam: John Benjamins (= Pragmatics & Beyond New series 113).

Park, Jun-Hyun/Choi, Young-Min/Kim, Bongseog/Lee, Dong-Woo/Gim, Min-Sook (2012): Use of the Terms „Schizophrenia“ and „Schizophrenic“ in the South Korean News Media: A Content Analysis of Newspapers and News Programs in the Last 10 Years. In: Psychiatry Investigation 9(1), 17–24.

Paul, Hermann (1995 [1880]): Prinzipien der Sprachgeschichte. 10., unver. Aufl. Tübingen: Niemeyer (= Konzepte der Sprach- und Literaturwissenschaft 6).

Penn, David L./Nowlin-Drummond, Amy (2001): Politically Correct Labels and Schizophrenia: A Rose by Any Other Name? In: Schizophrenia Bulletin 27(2), 197–203.

Peters, Heinrich/Töteberg, Michael (2016): Heinar Kipphardt. In: Kritisches Lexikon zur deutschsprachigen Gegenwartsliteratur. Hg. von Hermann Korte. Begr. von Heinz Ludwig Arnold. München: Ed. Text + Kritik und Ravensburg: Munzinger-Archiv. https://online.munzinger.de/document/16000000300, letzter Zugriff 12.07.2024.

Petraškaitė-Pabst, Sandra (2006): Metapherngebrauch im politischen Diskurs. Zur EU-Osterweiterung im Deutschen und Litauischen. Tübingen: Stauffenburg (= Stauffenburg Linguistik 39).

Petraškaitė-Pabst, Sandra (2009): Metaphern im Diskurs über den neuen Terrorismus. In: Henn-Memmesheimer, Beate/Franz, Joachim (Hg.): Die Ordnung des Standard und die Differenzierung der Diskurse. Akten des 41. Linguistischen Kolloquiums in Mannheim 2006. Frankfurt a. M. etc.: Peter Lang (= Linguistik international 24), 451–463.

Pielenz, Michael (1993): Argumentation und Metapher. Tübingen: Narr (= Tübinger Beiträge zur Linguistik 381).

Pilgrim, David (2007): The survival of psychiatric diagnosis. In: Social Science & Medicine 65(5), 536–547.

Pirkis, Jane/Francis, Catherine (2012): Mental illness in the news and the information media. A critical review. Commonwealth of Australia. https://everymind.imgix.net/assets/Uploads/Mental-illness-in-the-news-and-information-media-A-critical-review.pdf, letzter Zugriff 12.07.2024.

Pitt, Liz/Kilbride, Martina/Welford, Mary/Nothard, Sarah/Morrison, Anthony P. (2009): Impact of a diagnosis of psychosis: user-led qualitative study. In: Psychiatric Bulletin 33(1), 419–423.

Polenz, Peter von (1973): [Rezension zu:] Geschichtliche Grundbegriffe. Historisches Lexikon zur politisch-sozialen Sprache in Deutschland. Hg. von Otto Brunner, Werner Conze und Reinhart Koselleck im Auftrag des Arbeitskreises für moderne Sozialgeschichte e. V. Bd. I (A–D). Stuttgar: Klett 1972. XXVII, 948 s. In: Zeitschrift für germanistische Linguistik 1(2), 235–241.

Polenz, Peter von (1999): Deutsche Sprachgeschichte vom Spätmittelalter bis zur Gegenwart. Band III. 19. und 20. Jahrhundert. Berlin, New York: De Gruyter (= De Gruyter Studienbuch).

Pörksen, Uwe (1985): Das Demokratisierungsparadoxon. Über die zweifelhaften Vorzüge der Verwissenschaftlichung und Verfachlichung unsrer Sprache. In: Wimmer, Rainer (Hg.): Sprachkultur, Düsseldorf: Schwann (= Sprache der Gegenwart 63; Jahrbuch des Instituts für Deutsche Sprache 1984), 159–181.

Pörksen, Uwe (1986): Deutsche Naturwissenschaftssprachen. Historische und kritische Studien. Tübingen: Gunter Narr (= Forum für Fachsprachen-Forschung 2).

Pörksen, Uwe (1998): Deutsche Sprachgeschichte und die Entwicklung der Naturwissenschaften – Aspekte einer Geschichte der Naturwissenschaftssprache und ihrer Wechselbeziehung zur Gemeinsprache. In: Besch, Werner/Betten, Anne/Reichmann, Oskar/Sonderegger, Stefan (Hg.): Sprachgeschichte. Ein Handbuch zur Geschichte der deutschen Sprache und ihrer Erforschung. 2., vollst. neu bearb. und erw. Aufl. Berlin, New York: De Gruyter (= HSK 2.1), 193–210.

Putscher, Marielene (1980): Jaspers und van Gogh. Oder über Krankheit und Kunst. In: Janus 67, 157–169.
Radden, Günter (2002): How metonymic are metaphors? In: Dirven, René/Pörings, Ralf (Hg.): Metaphor and Metonymy in Comparison and Contrast. Berlin, New York: De Gruyter (= Cognitive Linguistics Research 20), 407–434.
Read, John/Haslam, Nicholas/Sayce, Liz/Davies, E. (2006): Prejudice and schizophrenia: a review of the ‚mental illness is an illness like any other' approach. In: Acta Psychiatrica Scandinavica 114(5), 303–318.
Reisigl, Martin (2013): Die Stellung der historischen Diskurssemantik in der linguistischen Diskursforschung. In: Busse, Dietrich/Teubert, Wolfgang (Hg.): Linguistische Diskursanalyse: Neue Perspektiven. Wiesbaden: VS Verlag für Sozialwissenschaften (= Interdisziplinäre Diskursforschung), 243–271.
Reisigl, Martin/Warnke, Ingo H. (2013): Diskurslinguistik im Spannungsfeld von Deskription, Präskription und Kritik. Eine Einleitung. In: Meinhof, Ulrike Hanna/Reisigl, Martin/Warnke, Ingo H. (Hg.): Diskurslinguistik im Spannungsfeld von Deskription und Kritik. Berlin: Akademie-Verlag (= Diskursmuster – Discourse Patterns 1), 7–35.
Reisigl, Martin/Ziem, Alexander (2014): Diskursforschung in der Linguistik. In: Angermuller, Johannes/Nonhoff, Martin/Herschinger, Eva/Macgilchrist, Felicitas/Reisigl, Martin/Wedl, Juliette/Wrana, Daniel/Ziem, Alexander (Hg.): Diskursforschung. Ein interdisziplinäres Handbuch. Band 1: Theorien, Methodologien und Kontroversen, Bielefeld: Transcript (= DiskursNetz 1), 70–110.
Rheinberger, Hans-Jörg (2001): Experimentalsysteme und epistemische Dinge. Eine Geschichte der Proteinsynthese im Reagenzglas. Göttingen: Wallstein. [Erstmals publiziert 1997 unter dem Titel: *Toward a history of epistemic things: synthesizing proteins in the test tube*. Stanford, CA: Stanford University Press.]
Richards, Ivor Armstrong (1983 [1936]): Die Metapher. In: Haverkamp, Anselm (Hg.): Theorie der Metapher. Darmstadt: Wissenschaftliche Buchgesellschaft (= Wege der Forschung 389), 31–52. [Übers. der engl. Fassung von 1936 durch Margit Smuda.]
Riecke, Jörg (2004): Die Frühgeschichte der mittelalterlichen medizinischen Fachsprache im Deutschen. Bd. 1. Berlin, New York: De Gruyter.
Riehl, Claudia M. (2015): Besondere Wörter I: Lehnwörter, Neu-Wörter. In: Haß, Ulrike/Storjohann, Petra (Hg.): Handbuch Wort und Wortschatz. Berlin, Boston: De Gruyter (= Handbücher Sprachwissen 3), 344–370.
Rittmannsberger, Hans (2012): Die Diagnose „Schizophrenie“: Vergangenheit, Gegenwart und Zukunft. In: Psychiatria Danubina 24(4), 408–414.
Roelandt, Jean-Luc et al. (2020): How service users and carers understand, perceive, rephrase, and communicate about „depressive episode“ and „schizophrenia“ diagnoses: an international participatory research. In: Social Psychiatry and Psychiatric Epidemiology 55(9), 1201–1213.
Roelcke, Thorsten (1995): Fachwortkonzeption und Fachwortgebrauch. Hintergründe einer Diskrepanz zwischen Sprachwissenschaft und Sprachwirklichkeit. In: Zeitschrift für deutsche Philologie 114(3), 394–409.
Roelcke, Thorsten (2010): Fachsprachen. 3., neu bearb. Aufl. Berlin: Erich Schmidt (= Grundlagen der Germanistik 37).
Roelcke, Thorsten (2014): Zur Gliederung von Fachsprache und Fachkommunikation. In: Fachsprache 37(3–4), 154–178.
Roelcke, Thorsten (2015): Besondere Wörter II: Fachwörter, Termini. In: Haß, Ulrike/Storjohann, Petra (Hg.): Handbuch Wort und Wortschatz. Berlin, Boston: De Gruyter (= Handbücher Sprachwissen 3), 371–393.

Roelcke, Thorsten (2020): Fachsprachen. 4., neu bearb. u. wesentl. erw. Aufl. Berlin: Erich Schmidt (= Grundlagen der Germanistik 37).
Rolf, Eckard (2005): Metaphertheorien. Typologie, Darstellung, Bibliographie. Berlin, New York: De Gruyter (= De Gruyter Lexikon).
Rosenstock, Jason (2003): Beyond *A Beautiful Mind:* Film Choices for Teaching Schizophrenia. In: Academic Psychiatry (27)2, 117–122.
Röske, Thomas (2002): Hans Prinzhorn – ein „Sinnender" in der Weimarer Republik. In: Fuchs, Thomas/Jádi, Inge/Brand-Claussen, Bettina/Mundt, Christoph (Hg.): Wahn Welt Bild. Die Sammlung Prinzhorn. Beiträge zur Museumseröffnung. Berlin: Springer (= Heidelberger Jahrbücher XLVI), 31–39.
Röske, Thomas (2008): „Suchende Kierkegaard-Natur" und „Enfant terrible" – Karl Jaspers und Hans Prinzhorn. In: Meyer-Bohlen, Monica/Bormuth, Matthias (Hg.): Wahrheit ist was uns verbindet. Philosophie, Kunst, Krankheit. Bremen: Hauschild, 320–329.
Roth, Kersten Sven/Spiegel, Carmen (2013): Umrisse einer Angewandten Diskurslinguistik. In: Dies. (Hg.): Angewandte Diskurslinguistik. Felder, Probleme, Perspektiven. Berlin: Akademie-Verlag (= Diskursmuster – Discourse Patterns 2), 7–15.
Rottleb, Ulrich/Steinberg, Holger/Angermeyer, Matthias C. (2007): Die Darstellung der Psychiatrie in der „Leipziger Volkszeitung". Eine historische Längsstudie. In: Psychiatrische Praxis 34(6), 17–25.
Rowe, Dorothy (1980): Philosophy and Psychiatry. In: Philosophy 55(211), 109–112.
Sammet, Kai (2016): Wozu man die Schizophrenie gebrauchen kann: Semantik, Pragmatik, Öffentlichkeit(en) zwischen ca. 1910 und 1930. In: Schmiedebach, Heinz-Peter (Hg.): Entgrenzungen des Wahnsinns. Psychopathie und Psychopathologisierungen um 1900. Berlin, Boston: De Gruyter Oldenbourg (= Schriften des Historischen Kollegs 93), 45–62.
Sarasin, Philipp (2003a): Geschichtswissenschaft und Diskursanalyse. In: Ders.: Geschichtswissenschaft und Diskursanalyse. Frankfurt a. M.: Suhrkamp (= suhrkamp taschenbuch wissenschaft 1639), 10–60.
Sarasin, Philipp (2003b): Infizierte Körper, kontaminierte Sprachen. Metaphern als Gegenstand der Wissenschaftsgeschichte. In: Ders.: Geschichtswissenschaft und Diskursanalyse. Frankfurt a. M.: Suhrkamp (= suhrkamp taschenbuch wissenschaft 1639), 191–230.
Sarasin, Philipp (2011): Was ist Wissensgeschichte? In: Internationales Archiv für Sozialgeschichte der deutschen Literatur 36(1), 159–172.
Sarasin, Philipp (2020): Wie breit darf es denn sein? „Wissen" und kein Ende. In: Bärnreuther, Sandra/Böhmer, Maria/Witt, Sophie (Hg.): Feierabend? – (Rück-)Blicke auf „Wissen". Zürich: Diaphanes (= Zürcher Jahrbuch für Wissensgeschichte 15), 17–23.
Sarasin, Philipp/Kilcher, Andreas (2011): Editorial. In: Gugerli, David/Hagner, Michael/Hirschi, Caspar/Kilcher, Andreas/Purtschert, Patricia/Sarasin, Philipp/Tanner, Jakob (Hg.): Zirkulationen. Zürich: Diaphanes (= Nach Feierabend. Zürcher Jahrbuch für Wissensgeschichte 7), 7–11.
Sartorius, Norman/Chiu, Helen/Heok, Kua Ee/Lee, Min-Soo/Ouyang, Wen-Chen/Sato, Mitsumoto/Yang, Yen Kuang/Yu, Xin (2014): Name Change for Schizophrenia. In: Schizophrenia Bulletin 40(2), 255–258.
Sass, Louis A. (2007): ‚Schizophrenic Person' or ‚Person with Schizophrenia'? An Essay on Illness and the Self. In: Theory & Psychology 17(3), 395–420.
Sawitzki, Iwan (2001): Zu okkasionellen Wortbildungen in der Pressesprache. Dargestellt an Substantiven in den Magazinen Focus, Spiegel und Stern. In: Meier, Jörg/Ziegler, Arne (Hg.): Deutsche Sprache in Europa. Geschichte und Gegenwart. Festschrift für Ilpo Tapani Piirainen zum 60. Geburtstag. Wien: Edition Praesens, 385–399.

Schäfer, Armin (2013): Das psychiatrische Gutachten um 1900. In: Wübben, Yvonne/Zelle, Carsten (Hg.): Krankheit schreiben. Aufzeichnungsverfahren in Medizin und Literatur. Göttingen: Wallstein, 283–302.

Scharfetter, Christian (1973): Streifzüge in die Geschichte des Schizophreniebegriffs. In: Schweizer Archiv für Neurologie, Neurochirurgie und Psychiatrie 112(1), 75–85.

Scharfetter, Christian (2001a): Eugen Bleuler – seine Psychopathologie und Schizophrenielehre. In: Hell, Daniel/Scharfetter, Christian/Möller, Arnulf (Hg.): Eugen Bleuler – Leben und Werk. Bern: Huber, 31–36.

Scharfetter, Christian (2001b): Eugen Bleuler's schizophrenias – synthesis of various concepts. In: Schweizer Archiv für Neurologie und Psychiatrie 152, 34–37.

Scharfetter, Christian (2006): Eugen Bleuler 1857–1939. Polyphrenie und Schizophrenie. Mit Beiträgen von A. Möller, Th. Meyer, D. Hell und R. Mösli. Zürich: vdf Hochschulverlag.

Schauz, Désirée (2015): Wissenschaftsgeschichte und das Revival der Begriffsgeschichte. In: NTM 23 (1–2), 53–63.

Schecker, Michael/Kindt, Hildburg (Hg.) (1998): Sprache und Schizophrenie. Freiburg i. Br.: Hochschul-Verlag (= Cognitio 1).

Scherer, Carmen (2014): Korpuslinguistik. 2., aktualisierte Aufl. Heidelberg: Winter (= Kurze Einführungen in die germanistische Linguistik 2).

Scherrer, Adrian/Clavien, Alain (2012): Presse. In: Historisches Lexikon der Schweiz (HLS). Version vom 18.06.2012. https://hls-dhs-dss.ch/de/articles/010464/2015-04-10/, letzter Zugriff 12.07.2024.

Schibler, Thomas (2009): Oeri, Albert. In: Historisches Lexikon der Schweiz (HLS). Version vom 21.08.2009. https://hls-dhs-dss.ch/de/articles/006459/2009-08-21/, letzter Zugriff 12.07.2024.

Schiewe, Jürgen (2004): Öffentlichkeit. Entstehung und Wandel in Deutschland. Paderborn etc.: Schöningh (= UTB 2440).

Schiller, Anne/Teufel, Simone/Stöckert, Christine/Thielen, Christine (1995): Vorläufige Guidelines für das Tagging deutscher Textkorpora mit STTS. http://www.cis.uni-muenchen.de/~schmid/tools/TreeTagger/data/stts_guide.pdf, letzter Zugriff 12.07.2024.

Schirrmacher, Arne (2008): Nach der Popularisierung. Zur Relation von Wissenschaft und Öffentlichkeit im 20. Jahrhundert. In: Geschichte und Gesellschaft 34, 73–95.

Schirrmacher, Arne (2013): Popular Science as Cultural *Dispositif*: On the German Way of Science Communication in the Twentieth Century. In: Science in Context 26(3), 473–508.

Schlaefer, Michael (2001): Wissenstransfer und Allgemeinwörterbuch. In: Wichter, Sigurd/Antos, Gerd (Hg.): Wissenstransfer zwischen Experten und Laien. Umriss einer Transferwissenschaft. Frankfurt a. M. etc.: Peter Lang (= Transferwissenschaften 1), 301–314.

Schleuning, Peter (1980): Scene-Sprache. In: Osnabrücker Beiträge zur Sprachtheorie (OBST) 16, 9–44.

Schlier, Björn/Lincoln, Tania M. (2013): Ein Mythos von Jekyll und Hyde? Der Zusammenhang zwischen der Fehlannahme, Schizophrenie sei eine gespaltene Persönlichkeit, und Stigmatisierung von Personen mit Schizophrenie. In: Psychiatrische Praxis 40(2), 72–77.

Schlier, Björn/Lincoln, Tania M. (2014): „Bluttaten" und „schizophrene Politik" Stigmatisierung von Schizophrenie in 4 großen deutschen Printmedien aus dem Jahr 2011. In: Der Psychotherapeut 59(4), 293–299.

Schmid, Helmut (1994): Probabilistic Part-of-Speech Tagging Using Decision Trees. Proceedings of International Conference on New Methods in Language Processing. Manchester, UK. http://www.cis.uni-muenchen.de/~schmid/tools/TreeTagger/data/tree-tagger1.pdf, letzter Zugriff 12.07.2024.

Schmid, Helmut (1995): Improvements in Part-of-Speech Tagging with an Application to German. Proceedings of the ACL SIGDAT-Workshop. Dublin, Ireland. http://www.cis.uni-muenchen.de/~schmid/tools/TreeTagger/data/tree-tagger2.pdf, letzter Zugriff 12.07.2024.
Schmidt, Günter Dietrich (1987): *Therm(o)*. Untersuchungen zu Morphosyntax, Geschichte, Semantik und anderen Aspekten einer produktiven LWB-Einheit im heutigen Deutsch. In: Hoppe, Gabriele/Kirkness, Alan/Link, Elisabeth/Nortmeyer, Isolde/Rettig, Wolfgang/Schmidt, Günter Dietrich (Hg.): Deutsche Lehnwortbildung. Beiträge zur Erforschung der Wortbildung mit entlehnten WB-Einheiten im Deutschen. Tübingen: Narr (= Forschungsberichte des Instituts für Deutsche Sprache Mannheim 64), 409–440.
Schmidt, Günter Dietrich (2005 [1987]): Das Kombinem. Vorschläge zur Erweiterung des Begriffsfeldes und der Terminologie für den Bereich der Lehnwortbildung. In: Müller, Peter O. (Hg.): Fremdwortbildung. Theorie und Praxis in Geschichte und Gegenwart. Frankfurt a. M. etc.: Peter Lang (= Dokumentation germanistischer Forschung 6), 91–107.
Schmidt-Brücken, Daniel (2016): Diskurs. Heidelberg: Winter (= Literaturhinweise zur Linguistik 3).
Schmiedebach, Heinz-Peter (2016): Entgrenzungsphänomene des Wahnsinns – Einleitung. In: Ders. (Hg.): Entgrenzungen des Wahnsinns. Psychopathie und Psychopathologisierungen um 1900. Berlin, Boston: De Gruyter Oldenbourg (= Schriften des Historischen Kollegs 93), 1–28.
Schmitt, Sandra (2018): Das Ringen um das Selbst. Schizophrenie in Wissenschaft, Gesellschaft und Kultur nach 1945. Berlin, Boston: De Gruyter Oldenbourg (= Quellen und Darstellungen zur Zeitgeschichte 118).
Schnedermann, Theresa (2016): Der Aufmerksamkeitswettkampf um ADHS. Eine linguistische Konfliktanalyse im Bereich medizinisch-psychologischer Faktizitätsherstellung. In: Vogel, Friedmann/Luth, Janine/Ptashnyk, Stefaniya (Hg.): Linguistische Zugänge zu Konflikten in europäischen Sprachräumen. Korpus – Pragmatik – kontrovers. Heidelberg: Winter (= Schriften des Europäischen Zentrums für Sprachwissenschaften 4), 233–262.
Schnedermann, Theresa (2021): Die Macht des Definierens. Eine diskurslinguistische Typologie am Beispiel des Burnout-Phänomens. Berlin, Boston: De Gruyter (= Sprache und Wissen 48).
Schomerus, Georg/Kenzin, Denis/Borsche, Julia/Matschinger, Herbert/Angermeyer, Matthias C. (2007): The association of schizophrenia with split personality is not an ubiquitous phenomenon. Results from population studies in Russia and Germany. In: Social Psychiatry and Psychiatric Epidemiology 42, 780–786.
Schröter, Juliane (2014): Analyse von Sprache als Analyse von Kultur. Überlegungen zur kulturanalytischen Linguistik am Beispiel des Wandels von Briefschlüssen im 19. und 20. Jahrhundert. In: Benitt, Nora/Koch, Christopher/Müller, Katharina/Saage, Sven/Schüler, Lisa (Hg.): Kommunikation – Korpus – Kultur. Ansätze und Konzepte einer kulturwissenschaftlichen Linguistik. Trier: WVT Wissenschaftlicher Verlag Trier (= Giessen Contributions to the Study of Culture 11), 25–45.
Schröter, Juliane/Tienken, Susanne/Ilg, Yvonne (2019): Linguistische Kulturanalyse. Eine Einführung. In: Schröter, Juliane/Tienken, Susanne/Ilg, Yvonne/Scharloth, Joachim/Bubenhofer, Noah (Hg.): Linguistische Kulturanalyse. Berlin, Boston: De Gruyter (= Reihe Germanistische Linguistik 314), 1–27.
Schröter, Juliane/Tienken, Susanne/Ilg, Yvonne/Scharloth, Joachim/Bubenhofer, Noah (Hg.) (2019): Linguistische Kulturanalyse. Berlin, Boston: De Gruyter (= Reihe Germanistische Linguistik 314).
Schulze, Beate (2004): Psychisch Kranke im Spiegel der öffentlichen Meinung. In: Rössler, Wulf (Hg.): Psychiatrische Rehabilitation. Unter Mitarbeit von Ch. Lauber. Berlin, Heidelberg, New York: Springer, 849–860.

Schuster, Britt-Marie (1999): Zwischen Populismus und Professionalisierung. Zur Entwicklung der psychiatrischen Fachsprache zwischen 1897 und 1945 in der Gießener Universitätspsychiatrie. In: Bister-Broosen, Helga/Schuster, Britt-Marie (Hg.): Beiträge zur historischen Stadtsprachenforschung. Wien: Edition Praesens, 183–204.

Schuster, Britt-Marie (2001): Die Entstehung der psychiatrischen Fachsprache im 19. Jahrhundert: Von der präskriptiven Anthropologie zur ärztlichen Beschreibung. In: Brandt, Gisela (Hg.): Historische Soziolinguistik des Deutschen V. Soziofunktionale Gruppe und sozialer Status als Determinanten des Sprachgebrauchs. Internationale Fachtagung, Rostock, 25.–27.9.2000. Stuttgart: Heinz (= Stuttgarter Arbeiten zur Germanistik 398), 151–167.

Schuster, Britt-Marie (2009): Professionalisierung durch Oberflächen: Schreiben über psychisch Kranke im 19. Jahrhundert. In: Feilke, Helmuth/Linke, Angelika (Hg.): Oberfläche und Performanz. Untersuchungen zur Sprache als dynamischer Gestalt. Tübingen: Niemeyer (= Reihe Germanistische Linguistik 283), 369–388.

Schuster, Britt-Marie (2010): Auf dem Weg zur Fachsprache. Sprachliche Professionalisierung in der psychiatrischen Schreibpraxis (1800–1939). Berlin, New York: De Gruyter (= Reihe Germanistische Linguistik 286).

Schuster, Britt-Marie (2014): Der Verlust der Melancholie und der Aufstieg der Depression: Sprachliche Professionalisierung und ihre Folge. [Vortrag gehalten an der Tagung *Psychiatrie – Wissen – Gesellschaft. Ein transdiziplinärer Workshop*, Zürich, 16.–18.10.2014. Ungedruckt.]

Schuster, Britt-Marie (2016): KULI 1 – erstes Treffen des Netzwerks „KULI – Kulturbezogene und kulturanalytische Linguistik“ vom 14. bis 16. Januar in Stockholm. In: Zeitschrift für germanistische Linguistik 44(3), 519–527.

Schuster, Britt-Marie (2020): The contribution of terminology research to the understanding of science communication. In: Leßmöllmann, Annette/Dascal, Marcelo/Gloning, Thomas (Hg.): Science Communication. Boston, Berlin: De Gruyter (= Handbooks of Communication Science 17), 167–186.

Schwarz-Friesel, Monika (2015): Metaphern und ihr persuasives Inferenzpotenzial. Konzeptualisierungen des islamischen Terrorismus nach 9/11 im massenmedialen Diskurs. In: Spieß, Constanze/Köpcke, Klaus-Michael (Hg.): Metapher und Metonymie. Theoretische, methodische und empirische Zugänge. Berlin, München, Boston: De Gruyter (= Empirische Linguistik 1), 143–160.

Semino, Elena (2008): Metaphor in Discourse. Cambridge: Cambridge University Press.

Seré, Lucía/Cardona, Dolores/ Flichtentrei, Daniel/López, Pablo/Prats, María/Mastandueno, Ricardo/ Miorelli, Ana/Maruta, Toshimasa/Cetkovich, Marcelo (2016): Schizophrenia: Is it time to rename it? The opinions of Latin American psychiatrists. In: Schizophrenia Research 178(1), 102–103.

Shapin, Steven (1990): Science and the Public. In: Olby, Robert C./Cantor, G. N./Christie, J. R. R./ Hodge, M. J. S. (Hg.): Companion to the history of modern science. London, New York: Routledge, 990–1007.

Shapin, Steven/Schaffer, Simon (1985): Leviathan and the Air-pump: Hobbes, Boyle, and the Experimental Life. Princeton: Princeton University Press.

Sheehan, Lindsay/Nieweglowski, Katherine/Corrigan, Patrick W. (2017): Structures and Types of Stigma. In: Gaebel, Wolfgang/Rössler, Wulf/Sartorius, Norman (Hg.): The Stigma of Mental Illness – End of the Story? Cham etc.: Springer, 43–66.

Sieff, Elaine (2003): Media frames of mental illnesses: The potential impact of negative frames. In: Journal of Mental Health 12(3), 259–269.

Simonis, Annette (2013): Zirkulation. In: Nünning, Ansgar (Hg.): Metzler Lexikon Literatur- und Kulturtheorie. Ansätze – Personen – Grundbegriffe. Stuttgart: Metzler, 822–823.

Sinclair, John (1991): Corpus, Concordance, Collocation. Oxford: Oxford University Press.
Sitter-Liver, Beat (2014a): Schweizerische Akademie der Medizinischen Wissenschaften (SAMW). In: Historisches Lexikon der Schweiz (HLS). Version vom 06.03.2014. https://hls-dhs-dss.ch/de/articles/043472/2014-03-06, letzter Zugriff 12.07.2024.
Sitter-Liver, Beat (2014b): Schweizerische Akademie der Naturwissenschaften (SANW). In: Historisches Lexikon der Schweiz (HLS). Version vom 06.03.2014. https://hls-dhs-dss.ch/de/articles/043470/2014-03-06, letzter Zugriff 12.07.2024.
Skirl, Helge/Schwarz-Friesel, Monika (2013): Metapher. 2., aktual. Aufl. Heidelberg: Winter (= Kurze Einführungen in die germanistische Linguistik 4).
Sommer, Marianne/Müller-Wille, Staffan/Reinhardt, Carsten (Hg.) (2017): Handbuch Wissenschaftsgeschichte. Stuttgart: Metzler.
Speich Chassé, Daniel/Gugerli, David (2012): Wissensgeschichte. Eine Standortbestimmung. In: Traverse 2012(1), 85–100.
Spieß, Constanze (2015): Metonymie und Metapher. Sprachdidaktische Perspektiven auf das sprachreflexive Potenzial zweier Phänomene. In: Dies./Köpcke, Klaus-Michael (Hg.): Metapher und Metonymie. Theoretische, methodische und empirische Zugänge. Berlin, München, Boston: De Gruyter (= Empirische Linguistik 1), 323–354.
Spieß, Constanze (2017): Metaphern. In: Roth, Kersten Sven/Wengeler, Martin/Ziem, Alexander (Hg.): Handbuch Sprache in Politik und Gesellschaft. Berlin, Boston: De Gruyter (= Handbücher Sprachwissen 19), 94–115.
Spieß, Constanze/Köpcke, Klaus-Michael (Hg.) (2015a): Metapher und Metonymie. Theoretische, methodische und empirische Zugänge. Berlin, München, Boston: De Gruyter (= Empirische Linguistik 1).
Spieß, Constanze/Köpcke, Klaus-Michael (2015b): Metonymie und Metapher – Theoretische, methodische und empirische Zugänge. Eine Einführung in den Sammelband. In: Dies. (Hg.): Metapher und Metonymie. Theoretische, methodische und empirische Zugänge. Berlin, München, Boston: De Gruyter (= Empirische Linguistik 1), 1–21.
Spitzmüller, Jürgen (2005): Metasprachdiskurse. Einstellungen zu Anglizismen und ihre wissenschaftliche Rezeption. Berlin, New York: De Gruyter (= Linguistik – Impulse & Tendenzen 11).
Spitzmüller, Jürgen/Warnke, Ingo H. (2011): Diskurslinguistik. Eine Einführung in die Theorien und Methoden der transtextuellen Sprachanalyse. Berlin, New York: De Gruyter (= De Gruyter Studium).
Staatsbibliothek zu Berlin – Preußischer Kulturbesitz (Hg.) (2012): ZEFYS Zeitungsinformationssystem. DDR-Presse. http://zefys.staatsbibliothek-berlin.de/ddr-presse/neues-deutschland/, letzter Zugriff 12.07.2024.
Stalnaker, Robert (2002): Common ground. In: Linguistics and Philosophy 25(5), 701–721.
Star, Susan Leigh/Griesemer, James R. (1989): Institutional Ecology, ‚Translations' and Boundary Objects: Amateurs and Professionals in Berkeley's Museum of Vertebrate Zoology, 1907–39. In: Social Studies of Science 19, 387–420.
Staub, Michael E. (2011): Madness Is Civilization: When the Diagnosis Was Social, 1948–1980. Chicago, London: University of Chicago Press.
Stefanowitsch, Anatol/Gries, Stefan Thomas (Hg.) (2006): Corpus-Based Approaches to Metaphor and Metonymy. Berlin, New York: De Gruyter (= Trends in Linguistics. Studies and Monographs 171).
Steinig, Wolfgang (1981): Psychologische Fachsprache und Alltagskommunikation. In: Bungarten, Theo (Hg.): Wissenschaftssprache. Beiträge zur Methodologie, theoretischen Fundierung und Deskription. München: Fink, 422–453.

Steinmetz, Willibald (2008): Vierzig Jahre Begriffsgeschichte – *The State of the Art*. In: Kämper, Heidrun/Eichinger, Ludwig M. (Hg.): Sprache – Kognition – Kultur. Sprache zwischen mentaler Struktur und kultureller Prägung. Berlin, New York: De Gruyter (= Jahrbuch des Instituts für Deutsche Sprache 2007), 174–197.

Stengers, Isabelle (Hg.) (1987): D'une science à l'autre. Des concepts nomades, Paris: Seuil (= Science ouverte).

Stenschke, Oliver (2004): Akteure des diskursiven Wissenstransfers. In: Wichter, Sigurd/Stenschke, Oliver (Hg.): Theorie, Steuerung und Medien des Wissenstransfers. Frankfurt a. M. etc.: Peter Lang (= Transferwissenschaften 4), 45–56.

Steyer, Kathrin (2002): Wenn der Schwanz mit dem Hund wedelt. Zum linguistischen Erklärungspotenzial der korpusbasierten Kookkurrenzanalyse. In: Haß-Zumkehr, Ulrike/Kallmeyer, Werner/Zifonun, Gisela (Hg.): Ansichten der deutschen Sprache. Festschrift für Gerhard Stickel zum 65. Geburtstag. Tübingen: Narr (= Studien zur deutschen Sprache 25), 215–236.

Steyer, Kathrin (2004): Kookkurrenz. Korpusmethodik, linguistisches Modell, lexikografische Perspektiven. In: Dies. (Hg.): Wortverbindungen – mehr oder weniger fest. Berlin, New York: De Gruyter (= Jahrbuch des Instituts für Deutsche Sprache 2003), 87–116.

Stöber, Rudolf (2005): Deutsche Pressegeschichte. Von den Anfängen bis zur Gegenwart. 2., überarb. Aufl. Konstanz: UVK Verlagsgesellschaft (= UTB 2716).

Storjohann, Petra (2012): Dornseiff – *Der deutsche Wortschatz nach Sachgruppen*. In: Haß, Ulrike (Hg.): Grosse Lexika und Wörterbücher Europas. Europäische Enzyklopädien und Wörterbücher in historischen Porträts, Berlin, Boston: De Gruyter (= De Gruyter Lexikon), 477–490.

Stötzel, Georg (1995): Einleitung. In: Ders./Wengeler, Martin (Hg.): Kontroverse Begriffe. Geschichte des öffentlichen Sprachgebrauchs in der Bundesrepublik Deutschland. In Zusammenarbeit mit Karin Böke, Hildegard Gorny, Silke Hahn, Matthias Jung, Andreas Musolff, Cornelia Tönnesen. Berlin, New York: De Gruyter (= Sprache, Politik, Öffentlichkeit 4), 1–17.

Stötzel, Georg/Wengeler, Martin (Hg.) (1995): Kontroverse Begriffe. Geschichte des öffentlichen Sprachgebrauchs in der Bundesrepublik Deutschland. In Zusammenarbeit mit Karin Böke, Hildegard Gorny, Silke Hahn, Matthias Jung, Andreas Musolff, Cornelia Tönnesen. Berlin, New York: De Gruyter (= Sprache, Politik, Öffentlichkeit 4).

Stout, Patricia A./Villegas, Jorge/Jennings, Nancy A. (2004): Images of Mental Illness in the Media: Identifying Gaps in the Research. In: Schizophrenia Bulletin 30(3), 543–561.

Stubbs, Michael (2016): Corpus semantics. In: Riemer, Nick (Hg.): The Routledge Handbook of Semantics. London, New York: Routledge (= Routledge Handbooks in Linguistics), 106–121.

Tandon, Rajiv/Keshavan, Matcheri/Nasrallah, Henry (2022a): Editorial. Reinventing schizophrenia. Updating the construct. In: Schizophrenia Research 242, 1–3.

Tandon, Rajiv/Keshavan, Matcheri/Nasrallah, Henry (Hg.) (2022b): Reinventing schizophrenia. Updating the construct. In: Schizophrenia Research 242.

Tanner, Jakob (2007): Ordnungsstörungen: Konjunkturen und Zäsuren in der Geschichte der Psychiatrie. Schlusswort. In: Meier, Marietta/Dubach, Roswitha/Germann, Urs/Bernet, Brigitta (Hg.): Zwang zur Ordnung. Psychiatrie im Kanton Zürich 1870–1970. Unter Mitarbeit von Gisela Hürlimann. Zürich: Chronos, 271–306.

Tereick, Jana (2009): Sprachkritik und Sprachmagie. Eine Kategorisierung von Formen der Sprachkritik vor dem Hintergrund des Streits zwischen Sprachkritikern und Sprachwissenschaftlern. In: Felder, Ekkehard (Hg.): Sprache. Berlin: Springer (= Heidelberger Jahrbücher 53), 363–403.

Teuber, Nadine (2011): Das Geschlecht der Depression. „Weiblichkeit“ und „Männlichkeit“ in der Konzeptualisierung depressiver Störungen. Bielefeld: Transcript.
Timimi, Sami (2013): No More Psychiatric Labels: Campaign to Abolish Psychiatric Diagnostic Systems such as ICD and DSM (CAPSID). In: Self & Society 40(4), 6–14.
Titone, Debra (Hg.) (2010): Language, Communication and Schizophrenia. In: Journal of neurolinguistics 23(3), 173–318.
Thys, Erik/Struyven, Catharina/Danckaerts, Marina/De Hert, Marc (2013): Stigmatization of schizophrenia in Flemish newspapers. In: Schizophrenia Research 150(2–3), 598–599.
Thys, Erik/Struyven, Catharina/Danckaerts, Marina/De Hert, Marc (2014): Stigma rond schizofrenie en autisme in de Vlaamse dagbladen. In: Tijdschrift voor Psychiatrie 56(6), 365–374.
Tognini-Bonelli, Elena (2001): Corpus Linguistics at Work. Amsterdam: Benjamins (= Studies in Corpus Linguistics 6).
Tölle, Rainer (2008): Eugen Bleuler (1857–1939) und die deutsche Psychiatrie. In: Der Nervenarzt 79(1), 90–98.
Toepfer, Georg (2009): ‚Organisation‘ und ‚Organismus‘ – von der Gliederung zur Lebendigkeit – und zurück? Die Karriere einer Wortfamilie seit dem 17. Jahrhundert. In: Eggers, Michael/Rothe, Matthias (Hg.): Wissenschaftsgeschichte als Begriffsgeschichte. Terminologische Umbrüche im Entstehungsprozess der modernen Wissenschaften. Bielefeld: Transcript, 83–106.
Vahabzadeh, Arshya/Wittenauer, Justine/Carr, Erika (2011): Stigma, Schizophrenia and the Media: Exploring Changes in the Reporting of Schizophrenia in Major U. S. Newspapers. In: Journal of Psychiatric Practice 17(6), 439–446.
Veit-Brause, Irmline (2000): Die Interdisziplinarität der Begriffsgeschichte als Brücke zwischen den Disziplinen. In: Scholtz, Gunter (Hg.): Die Interdisziplinarität der Begriffsgeschichte. Hamburg: Meiner (= Archiv für Begriffsgeschichte. Sonderheft 1), 15–29.
Viehöver, Willy/Keller, Reiner/Schneider, Werner (2013): Diskurs – Sprache – Wissen: Ein problematischer Zusammenhang? In: Dies. (Hg.): Diskurs – Sprache – Wissen. Interdisziplinäre Beiträge zum Verhältnis von Sprache und Wissen in der Diskursforschung. Wiesbaden: Springer (= Interdisziplinäre Diskursforschung), 7–19.
Viney, William/Callard, Felicity/Woods, Angela (2015): Critical medical humanities: embracing entanglement, taking risks. In: Medical Humanities 41(1), 2–7.
Wahl, Otto F. (1996): Schizophrenia in the News. In: Psychiatric Rehabilitation Journal 20(1), 51–54.
Wahl, Otto F./Borostovik, Linda/Rieppi, Ricardo (1995): Schizophrenia in Popular Periodicals. In: Community Mental Health Journal 31(3), 239–248.
Walther Kuenzi, Edith (2001): Schizophrenie in der Zeitung. Eine empirisch-qualitative und quantitative Untersuchung über den Umgang einer Tageszeitung mit einem psychiatrischen Fachbegriff am Beispiel der Berliner Tageszeitung taz. Dissertation Medizin Universität Basel.
Warnke, Ingo H. (2007): Diskurslinguistik nach Foucault – Dimensionen einer Sprachwissenschaft jenseits textueller Grenzen. In: Ders. (Hg.): Diskurslinguistik nach Foucault. Theorie und Gegenstände. Berlin, New York: De Gruyter (= Linguistik – Impulse & Tendenzen 25), 3–24.
Warnke, Ingo H. (2009): Die sprachliche Konstituierung von geteiltem Wissen in Diskursen. In: Felder, Ekkehard/Müller, Marcus (Hg.): Wissen durch Sprache. Theorie, Praxis und Erkenntnisinteresse des Forschungsnetzwerks „Sprache und Wissen“. Berlin, New York: De Gruyter (= Sprache und Wissen 3), 113–140.
Warnke, Ingo H./Spitzmüller, Jürgen (Hg.) (2008a): Methoden der Diskurslinguistik. Sprachwissenschaftliche Zugänge zur transtextuellen Ebene. Berlin, New York: De Gruyter (= Linguistik – Impulse & Tendenzen 31).

Warnke, Ingo H./Spitzmüller, Jürgen (2008b): Methoden und Methodologie der Diskurslinguistik – Grundlagen und Verfahren einer Sprachwissenschaft jenseits textueller Grenzen. In: Dies. (Hg.): Methoden der Diskurslinguistik. Sprachwissenschaftliche Zugänge zur transtextuellen Ebene. Berlin, New York: De Gruyter (= Linguistik – Impulse & Tendenzen 31), 3–54.

Warnke, Ingo H. (Hg.) (2018): Handbuch Diskurs. Berlin, Boston: De Gruyter (= Handbücher Sprachwissen 6).

Weiler, Johanna (2020): Dementia praecox. Der Anfang vom Ende der Schizophrenie im Lehrbuch um 1900. Hamburg: Kovač (= Schriften zur Medizingeschichte 9).

Weingart, Brigitte (2002): Ansteckende Wörter. Repräsentationen von AIDS. Frankfurt a. M.: Suhrkamp (= edition suhrkamp 2250).

Weingart, Peter (2001): Die Stunde der Wahrheit? Zum Verhältnis der Wissenschaft zu Politik, Wirtschaft und Medien in der Wissensgesellschaft. Weilerswist: Velbrück Wissenschaft.

Weingart, Peter (2005): Die Wissenschaft der Öffentlichkeit. Essays zum Verhältnis von Wissenschaft, Medien und Öffentlichkeit. Weilerswist: Velbrück Wissenschaft.

Weingart, Peter/Bayertz, Kurt/Kroll, Jürgen (1988): Rasse, Blut und Gene. Geschichte der Eugenik und Rassenhygiene in Deutschland. Frankfurt a. M.: Suhrkamp.

Weinrich, Harald (1976 [1958]): Münze und Wort. Untersuchungen an einem Bildfeld. In: Ders.: Sprache in Texten. Stuttgart: Klett, 276–290.

Weinrich, Harald (1976 [1963]): Semantik der kühnen Metapher. In: Ders.: Sprache in Texten. Stuttgart: Klett, 295–316.

Wellmann, Hans (2005 [1975]): Fremdwörter des Lexikons oder systemgebundene Ableitungen? Über die Integration der Adjektive auf *-esk* (und *-oid*). In: Müller, Peter O. (Hg.): Fremdwortbildung. Theorie und Praxis in Geschichte und Gegenwart. Frankfurt a. M. etc.: Peter Lang (= Dokumentation germanistischer Forschung 6), 345–365.

Wengeler, Martin (1996): Sprachthematisierungen in argumentativer Funktion. Eine Typologie. In: Böke, Karin/Jung, Matthias/Wengeler, Martin (Hg.): Öffentlicher Sprachgebrauch. Praktische, theoretische und historische Perspektiven. Georg Stötzel zum 60. Geburtstag gewidmet. Opladen: Westdeutscher Verlag, 413–440.

Wengeler, Martin (Hg.) (2006a): Linguistik als Kulturwissenschaft. Hildesheim, Zürich, New York: Georg Olms (= Germanistische Linguistik 182–183).

Wengeler, Martin (2006b): Linguistik als Kulturwissenschaft. Eine Einführung in diesen Band. In: Ders. (Hg.): Linguistik als Kulturwissenschaft. Hildesheim, Zürich, New York: Georg Olms (= Germanistische Linguistik 182–183), 1–23.

Wernli, Martina (2014): Schreiben am Rand. Die „Bernische kantonale Irrenanstalt Waldau" und ihre Narrative (1895–1936). Bielefeld: Transcript.

Wetzell, Richard F. (2009): Psychiatry and criminal justice in modern Germany, 1880–1933. In: Journal of European Studies 39(3), 270–289.

Wichter, Sigurd (1991): Zur Computerwortschatz-Ausbreitung in die Gemeinsprache. Elemente der vertikalen Sprachgeschichte einer Sache. Frankfurt a. M. etc.: Peter Lang (= Germanistische Arbeiten zu Sprache und Kulturgeschichte 17).

Wichter, Sigurd (1994): Experten- und Laienwortschätze. Umriss einer Lexikologie der Vertikalität. Tübingen: Niemeyer (= Reihe Germanistische Linguistik 144).

Wichter, Sigurd (1995): Vertikalität von Wissen. Zur vergleichenden Untersuchung von Wissens- und insbesondere Wortschatzstrukturen bei Experten und Laien. In: Zeitschrift für Germanistische Linguistik 23(3), 284–313.

Wichter, Sigurd (1999): Gespräch, Diskurs und Stereotypie. In: Zeitschrift für germanistische Linguistik 27(3), 261–284.

Wichter, Sigurd/Antos, Gerd (Hg.) (2001): Wissenstransfer zwischen Experten und Laien. Umriss einer Transferwissenschaft. Frankfurt a. M. etc.: Peter Lang (= Transferwissenschaften 1).

Wiegand, Herbert Ernst (1990): Die deutsche Lexikographie der Gegenwart. In: Hausmann, Franz Josef/Reichmann, Oskar/Wiegand, Herbert Ernst/Zgusta, Ladislav (Hg.): Wörterbücher. Ein internationales Handbuch zur Lexikographie. Berlin, New York: De Gruyter (= HSK 5.2), 2100–2246.

Wiese, Ingrid (1998): Die neuere Fachsprache der Medizin seit der Mitte des 19. Jahrhunderts unter besonderer Berücksichtigung der Inneren Medizin. In: Hoffmann, Lothar/Kalverkämper, Hartwig/Wiegand, Herbert Ernst (Hg.): Fachsprachen. Ein internationales Handbuch zur Fachsprachenforschung und Terminologiewissenschaft. Berlin, New York: De Gruyter (= HSK 14.1), 1278–1285.

Wilschut, Jan C. (2005): Van dementia praecox naar schizofrenie. Over de receptie van Kraepelins en Bleulers concepten in Nederland. In: Tijdschrift voor Psychiatrie 47(12), S. 827–836.

Wittgenstein, Ludwig (1967 [1958]): Philosophische Untersuchungen. Frankfurt a. M.: Suhrkamp.

Wodak, Ruth/Cillia, Rudolf de/Reisigl, Martin/Liebhart, Karin/Hofstätter, Klaus/Kargl, Maria (1998): Zur diskursiven Konstruktion nationaler Identität. Frankfurt a. M.: Suhrkamp (= suhrkamp taschenbuch wissenschaft 1349).

Wodak, Ruth/Meyer Michael (Hg.) (2016): Methods of critical discourse studies. 3. Aufl. Los Angeles: Sage. [1. Aufl. 2001 unter dem Titel *Methods of critical discourse analysis*.]

Woods, Angela (2011): The Sublime Object of Psychiatry. Schizophrenia in Clinical and Cultural Theory. Oxford: Oxford University Press.

Wübben, Yvonne (2011): Hugo Balls Sonett „Der Schizophrene“ (1923/4). In: Golec, Janusz/von der Lühe, Irmela (Hg.): Geschichte und Gedächtnis in der Literatur vom 18. bis 21. Jahrhundert. Frankfurt a. M. etc.: Peter Lang (= Berliner Beiträge zur Literatur- und Kulturgeschichte 9), 143–154.

Wübben, Yvonne (2012): Verrückte Sprache. Psychiater und Dichter in der Anstalt des 19. Jahrhunderts. Paderborn: Konstanz University Press.

Wübben, Yvonne (2014): Verschlüsselte Gegenposition: Literarische Schizophasie als Formsprache des Protests in Heinar Kipphardts Roman *März*. In: Hanuschek, Sven/Schütz, Laura (Hg.): Stören auf lustvolle Weise. Heinar Kipphardt zum Neunzigsten. Hannover: Wehrhahn (= INterVENTIONEN 4), 155–191.

Wübben, Yvonne (2015): Heinar Kipphardts Wahnsinnsstücke. Dokumentarisches und autobiographisches Schreiben. Berlin: Alpheus-Verlag (= Labor der Phantasie 7).

Wübben, Yvonne (2016a): Ein Fall für die Psychiatrie? Büchners Lenz im Kontext psychiatrischer Aufzeichnungsverfahren. In: Georg Büchner Jahrbuch 13(2013–2015), 207–221.

Wübben, Yvonne (2016b): Büchners „Lenz“. Geschichte eines Falls. Paderborn: Konstanz University Press.

Wulff, Hans J. (2008): Individualisierung des Leidens: Motive und Stoffe der Psychiatrie im Film seit 1980. In: Medienobservationen 22.08.2008. http://www.medienobservationen.lmu.de, letzter Zugriff 12.07.2024.

Würgler, Andreas (1996): Politische Öffentlichkeit in der Schweiz im 18. Jahrhundert. In: Schweizerische Zeitschrift für Geschichte 46(1), 26–42.

Zehetner, Ludwig (2004): „Der genoweite Kontoauszug“. Überlegungen zur wortbildenden Funktion von „o“ in Wortkürzungen und Kurzwörtern. In: Muttersprache 1, 17–28.

Zeller, Joachim (2010): Die Vossische Zeitung 1617 bis 1934. http://db.saur.de/VOSS/language/de/html/introductions.html, letzter Zugriff 12.07.2024.

Zick, Jennifer L./Staglin, Brandon/Vinogradov, Sophia (2022): Eliminate schizophrenia. In: Schizophrenia Research 242, 147–149.

Ziem, Alexander (2010): Kollokationen, Konkordanzen und Metaphern: Krisenszenarien im Spiegel. In: Aptum 6(2), 157–169.
Zimmer, René (2009): Die Rahmung der Zwergenwelt. Argumentationsmuster und Versprachlichungsformen im Nanotechnologiediskurs. In: Felder, Ekkehard/Müller, Marcus (Hg.): Wissen durch Sprache. Theorie, Praxis und Erkenntnisinteresse des Forschungsnetzwerks „Sprache und Wissen“. Berlin, New York: De Gruyter (= Sprache und Wissen 3), 279–308.

Tabellenverzeichnis

https://doi.org/10.1515/9783110794472-020

Abbildungsverzeichnis

https://doi.org/10.1515/9783110794472-021

Register

Personen

https://doi.org/10.1515/9783110794472-022

Stichwörter